预防接种技能理论知识习题精选与解析

主 编 楼晓明 何寒青

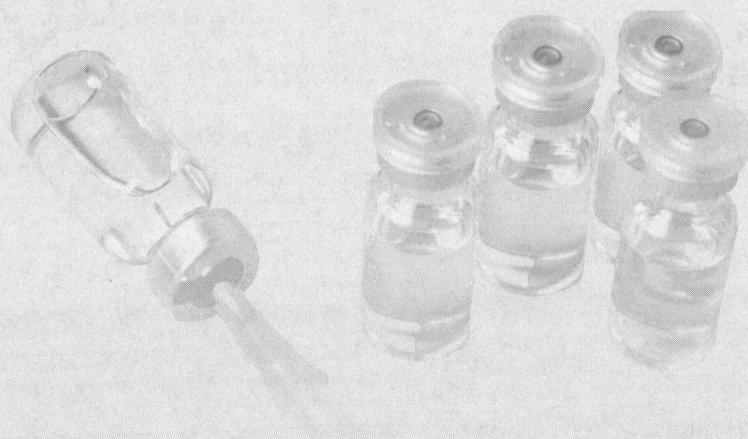

中国健康传媒集团·北京
中国医药科技出版社

内 容 提 要

本书系统覆盖预防接种政策法规、基础理论、管理与服务以及疾病防控知识要点，精选实战习题并对习题进行深度解析。本书内容权威，习题实用，解析详细，由省级专家联合基层一线专家精心编写而成。每道习题均标注相应依据或解析(如"依据《中华人民共和国疫苗管理法(2019年版)》第××条")，解析部分注明《预防接种工作规范(2023年版)》等出处。

本书适合各级疾控中心免疫规划及传染病防治岗位工作人员、接种单位预防接种工作人员，以及医学院校公共卫生、预防医学专业师生阅读参考。

图书在版编目（CIP）数据

预防接种技能理论知识习题精选与解析 / 楼晓明，何寒青主编. -- 北京：中国医药科技出版社，2025.7.

ISBN 978-7-5214-5475-8

Ⅰ. R186-44

中国国家版本馆CIP数据核字第2025AE4509号

美术编辑　陈君杞

版式设计　友全图文

出版　**中国健康传媒集团** | 中国医药科技出版社

地址　北京市海淀区文慧园北路甲 22 号

邮编　100082

电话　发行：010-62227427　邮购：010-62236938

网址　www.cmstp.com

规格　889 × 1194 mm $\frac{1}{16}$

印张　31 $\frac{1}{4}$

字数　874 千字

版次　2025 年 8 月第 1 版

印次　2025 年 8 月第 1 次印刷

印刷　三河市万龙印装有限公司

经销　全国各地新华书店

书号　ISBN 978-7-5214-5475-8

定价　**119.00 元**

获取新书信息、投稿、为图书纠错，请扫码联系我们。

编委会

陈雅萍（浙江省疾病预防控制中心）

陈福星（浙江省疾病预防控制中心）

陈颖萍（浙江省疾病预防控制中心）

周　洋（浙江省疾病预防控制中心）

胡　昱（浙江省疾病预防控制中心）

胡晓松（浙江省疾病预防控制中心）

胡瑜超[绍兴市柯桥区疾病预防控制中心（绍兴市柯桥区卫生监督所）]

徐娜妮[杭州市西湖区疾病预防控制中心（杭州市西湖区卫生监督所）]

徐夏超（义乌市北苑街道社区卫生服务中心）

高　垲（浙江省疾病预防控制中心）

唐学雯（浙江省疾病预防控制中心）

符　剑（浙江省疾病预防控制中心）

梁玉霞（浙江省疾病预防控制中心）

梁贞贞（浙江省疾病预防控制中心）

程　菊（温岭市太平街道社区卫生服务中心）

潘雪娇（浙江省疾病预防控制中心）

秘　书　潘雪娇（浙江省疾病预防控制中心）

冯哲伟[杭州市拱墅区疾病预防控制中心（杭州市拱墅区卫生监督所）]

前　言

预防接种是公共卫生体系的重要基石，是保障人民群众健康的第一道防线。随着《中华人民共和国疫苗管理法（2019年版）》《预防接种工作规范（2023年版）》等颁布、实施和新时代免疫规划工作的不断深化，预防接种相关岗位对专业化、规范化的技能要求日益提高。为帮助广大预防接种工作者夯实理论基础、筑牢实践基础，我们组织编写了这本《预防接种技能理论知识习题精选与解析》。本书以"基础训练，能力提升"为核心目标，通过系统化、场景化的习题设计加上深度解析，引导读者深入掌握预防接种的政策法规、基础理论、操作规范及疾病防控要点，将理论知识转化为解决实际问题的能力，最终实现以专业服务守护群众健康的根本宗旨。

当前，我国免疫规划工作已进入高质量发展快车道，但部分基层人员仍存在理论知识碎片化、政策法规更新不及时等问题。本书以习题为载体，以解析为亮点，紧扣岗位核心技能需求，具有以下意义和特点：一是整合知识，通过习题串联分散的政策法规、免疫学原理和操作规范，构建系统化知识框架；二是强化能力，以单选、多选、判断、填空等题型模拟工作场景需要的知识储备，培养专业素养与能力；三是优化服务，助力接种人员精准把握禁忌证识别要点、规范操作流程、科学应对不良反应处置，促进群众满意度不断提升；四是统一标准，为各级疾控机构、接种单位提供标准化学习工具，推动免疫服务同质化发展。

本书的出版凝聚了预防接种领域专家与一线工作者的智慧，由浙江省疾病预防控制中心牵头，组织疾控专家、接种单位精英骨干，围绕法律法规、国家免疫规划技术指南等核心文件，涉及基础医学、临床医学、预防医学、护理学等多个医学领域，确定"法规-理论-实践-防控"四维编写框架；习题编撰依据岗位能力标准，将知识点拆解为四种题型，经三轮交叉审校，补充盲区知识点，精选典型题目并对题目进行解析。主要内容包括：《中华人民共和国疫苗管理法（2019年版）》核心条款、免疫规划法规沿革及最新政策解读，突出法律红线与责任边界；从免疫学机制到流行病学应用，夯实病原体特征、接种禁忌证识别等跨学科知识；聚焦疫苗管理、冷链操作、接种服务全流程，详解特殊人群接种策略与疑似预防接种异常反应（AEFI）处置规范；针对疫苗可预防疾病，梳理防控要点与消除进程，强化"一病一策"实战思维。本书既可用于预防接种工作者学习理论知识，强化技能水平；又可用于新入职人员系统学习。

本书由浙江省疾病预防控制中心组织编写，在此衷心感谢参与本书编写的各级疾病预防控制中心、接种单位的专家以及浙江省预防医学会的大力支持。编写组虽力求严谨，然免疫规划领域政策与技术日新月异，不足之处恳请同行批评指正。

楼晓明　何寒青

2025年5月

目录

第四章　疾病防控

第一章 政策法规

第一节 《中华人民共和国疫苗管理法（2019年版）》

（一）单选

1.关于疫苗安全、预防接种等经费保障，不包含下列哪项（ ）

A.县级以上人民政府购买免疫规划疫苗和预防接种工作以及信息化建设等所需经费纳入本级政府预算，保证免疫规划制度的实施

B.省、自治区、直辖市人民政府和设区的市级人民政府应当对经济欠发达地区的县级人民政府开展与预防接种相关工作给予必要的经费补助

C.国家根据需要对经济欠发达地区的预防接种工作给予支持

D.乡镇人民政府按照国家有关规定对从事预防接种工作的乡村医生和其他基层医疗卫生人员给予补助

2.下面哪类疫苗不适用于《中华人民共和国疫苗管理法（2019年版）》（ ）

A.减毒活疫苗　　　　　B.灭活疫苗

C.治疗性疫苗　　　　　D.组分疫苗

3.哪级以上人民政府及其有关部门应当保障适龄儿童接种免疫规划疫苗（ ）

A.国家　　　　　　B.省

C.地市　　　　　　D.县

4.什么部门负责制定统一的疫苗追溯标准和规范，建立全国疫苗电子追溯协同平台（ ）

A.国务院药品监督管理部门会同国务院卫生健康主管部门

B.国务院卫生健康主管部门会同国务院药品监督管理部门

C.国务院药品监督管理部门

D.国务院卫生健康主管部门

5.《中华人民共和国疫苗管理法（2019年版）》中规定，谁应当开展疫苗安全法律、法规以及

预防接种知识等的公益宣传，并对疫苗违法行为进行舆论监督（ ）

A.疾病预防控制机构

B.卫生健康主管部门

C.疫苗上市许可持有人

D.新闻媒体

6.开展疫苗临床试验，应当取得受试者的书面知情同意；受试者为无民事行为能力人的，应当取得谁的书面知情同意（ ）

A.本人　　　　　　B.监护人

C.本人及其监护人　　D.父母

7.开展疫苗临床试验，应当经哪一部门依法批准（ ）

A.国务院药品监督管理部门

B.国务院卫生健康管理部门

C.国家疾病预防控制局

D.中国疾病预防控制中心

8.应对重大突发公共卫生事件急需的疫苗或者国务院卫生健康主管部门认定急需的其他疫苗，经评估获益大于风险的，国务院药品监督管理部门可以批准如下哪一条（ ）

A.附条件批准疫苗注册申请

B.限期批准疫苗注册申请

C.紧急使用

D.在一定范围和期限内紧急使用

9.出现特别重大突发公共卫生事件或者其他严重威胁公众健康的紧急事件，国务院卫生健康主管部门根据传染病预防、控制需要提出紧急使用疫苗的建议，经国务院药品监督管理部门组织论证同意后，可以批准如下哪一条（ ）

A.附条件批准疫苗注册申请

B.批准疫苗注册申请

C.紧急使用

D.在一定范围和期限内紧急使用

10.国家免疫规划疫苗由哪个部门等组织集中招标或者统一谈判，形成并公布中标价格或者成交价格，以哪一级为单位统一采购（ ）

A.国务院卫生健康主管部门会同国家疾病预防控制局 国家

B.国务院卫生健康主管部门会同国务院财政部门 国家

C.国务院卫生健康主管部门会同国家疾病预防控制局 各省、自治区、直辖市

D.国务院卫生健康主管部门会同国务院财政部门 各省、自治区、直辖市

11.国家免疫规划疫苗以外的其他免疫规划疫苗由谁组织采购（ ）

A.由国家通过全国公共资源交易平台组织采购

B.由各省、自治区、直辖市通过省级公共资源交易平台组织采购

C.由地方通过地方公共资源交易平台组织采购

D.由地方直接招标采购

12.哪一类单位负责按照规定向接种单位供应疫苗（ ）

A.疫苗上市许可持有人

B.疾病预防控制机构

C.疫苗配送单位

D.疫苗上市许可持有人委托疫苗配送单位

13.以下关于疫苗的说法，正确的是（ ）

A.政府免费向公民提供免疫规划疫苗

B.居住在中国境内的公民，依法享有接种免疫规划疫苗的权利，履行接种免疫规划疫苗的义务

C.疫苗临床试验应当由符合国务院药品监督管理部门和国务院卫生健康主管部门规定条件的三级医疗机构或省级以上疾病预防控制机构实施或者组织实施

D.出现特别重大突发公共卫生事件或者其他严重威胁公众健康的紧急事件，国务院卫生健康主管部门提出紧急使用疫苗的建议，经国务院药品监督管理部门组织论证

同意后，可以附条件批准疫苗注册申请

14.下面哪一条是关于疾控机构、接种单位、疫苗配送单位接收或购进疫苗时索取资料保存期限的正确表述（ ）

A.疫苗有效期满后5年

B.疫苗有效期满后不少于5年

C.接收或购进日后5年

D.接收或购进日后不少于5年

15.疾病预防控制机构、接种单位应当建立疫苗定期检查制度，对存在包装无法识别、储存温度不符合要求、超过有效期等问题的疫苗如实记录处置情况，处置记录应当保存至什么时候备查（ ）

A.疫苗有效期满后不少于五年

B.疫苗有效期满后五年

C.处置后不少于五年

D.处置后五年

16.对于医疗卫生人员的询问，受种者或者其监护人应当如实提供，不包含下列哪项情况（ ）

A.健康状况 B.接种禁忌证

C.疫苗过敏病史 D.出生证明

17.下列疫苗接种门诊告知信息中，错误的是（ ）

A.所接种疫苗的品种和作用

B.疫苗接种禁忌证

C.接种疫苗后可能出现的不良反应

D.疫苗临床试验数据

18.在儿童出生后多长时间内，其监护人应当到儿童居住地承担预防接种工作的接种单位或者出生医院为其办理预防接种证（ ）

A.1周 B.1个月

C.3个月 D.随时

19.有关儿童预防接种，下列说法正确的是（ ）

A.预防接种实行出生地管理，儿童在出生地接种国家免疫规划疫苗

B.预防接种实行居住地管理，儿童离开原居住地期间，由现居住地承担预防接种工作的接种单位负责对其实施接种

C.预防接种实行户籍地管理，儿童应在户籍所在地接种国家免疫规划疫苗

D.以上均不正确

20. 接种单位的接种记录应当保存至疫苗有效期满后不少于几年备查（　）

 A. 2   B. 5

 C. 6   D. 10

21. 接种单位接种非免疫规划类疫苗，除收取疫苗费用外，可以收取哪项费用（　）

 A.挂号费   B.注射器费用

 C.接种服务费   D.储存和运输费

22. 接种单位接种非免疫规划疫苗，除收取疫苗费用外，还可以收取接种服务费。接种服务费的收费标准由哪个部门制定（　）

 A.国务院财政部门

 B.国务院卫生健康主管部门会同国务院财政部门

 C.省、自治区、直辖市人民政府价格主管部门

 D.省、自治区、直辖市人民政府价格主管部门会同财政部门

23. 关于群体性接种，下列说法错误的是（　）

 A.进行群体性预防接种的，应当报经本级人民政府决定，并报上级人民政府卫生健康主管部门备案

 B.任何单位或者个人不得擅自进行群体性预防接种

 C.作出群体性预防接种决定的县级以上地方人民政府或者国务院卫生健康主管部门应当组织有关部门做好人员培训、宣传教育、物资调用等工作

 D.进行群体性预防接种的，应当报经本级人民政府决定，并报省级及以上人民政府卫生健康主管部门备案

24. 需要在全国范围或跨省、自治区、直辖市范围内进行群体性预防接种的，应当由哪个部门决定（　）

 A.省级以上地方人民政府卫生健康主管部门

 B.市级以上地方人民政府卫生健康主管部门

 C.县级以上地方人民政府卫生健康主管部门

 D.国务院卫生健康主管部门

25. 县级以上地方人民政府卫生健康主管部门根据传染病监测和预警信息，为预防、控制传染病暴发、流行，经本级人民政府决定，应

当报哪个部门备案后，可以在本行政区域进行群体性预防接种（　）

 A.国务院卫生健康主管部门

 B.省级以上人民政府

 C.省级以上人民政府卫生健康主管部门

 D.市级人民政府

26. ＿＿＿＿＿应当根据疫苗上市后研究、预防接种异常反应等情况持续更新说明书、标签（　）

 A.药品监督管理部门

 B.疾病预防控制机构

 C.疫苗上市许可持有人

 D.卫生健康主管部门

27. 公众可以通过＿＿＿＿＿查询疫苗说明书（　）

 A.疾病预防控制局官网

 B.国务院药品监督管理部门官网

 C.卫生健康主管部门官网

 D.疾病预防控制中心官网

28. 疫苗上市许可持有人，每年将疫苗生产流通、上市后研究、风险管理等情况向＿＿＿＿＿报告（　）

 A.国务院卫生健康主管部门

 B.国家疾病预防控制局

 C.国务院药品监督管理部门

 D.国家疾病预防控制机构

29. 疫苗上市许可持有人应当建立疫苗质量回顾分析和风险报告制度，＿＿＿＿＿将疫苗生产流通、上市后研究、风险管理等情况按照规定如实向国务院药品监督管理部门报告（　）

 A.每季度   B.每半年

 C.每年   D.每三年

30. 按照国家有关规定，＿＿＿＿＿对从事预防接种工作的乡村医生和其他基层医疗卫生人员给予补助（　）

 A.省级人民政府

 B.市级人民政府

 C.省级卫生行政部门

 D.县级人民政府

31. ＿＿＿＿＿应当将疫苗安全工作、购买免疫规划疫苗和预防接种工作以及信息化建设等所需经费纳入本级政府预算，保证免疫规划制度的实施（　）

A.省级以上人民政府

B.省级卫生健康主管部门

C.县级以上人民政府

D.县级卫生健康主管部门

32.国务院卫生健康主管部门根据各省、自治区、直辖市国家免疫规划疫苗使用计划，应由以下哪个部门根据疫苗需求信息合理安排生产（　　）

A.疫苗上市许可持有人

B.国家疾病预防控制机构

C.国家药品监督管理局

D.国务院工信部门

33.按照《中华人民共和国疫苗管理法（2019年版）》，疫苗包括哪两种（　　）

A.第一类疫苗和第二类疫苗

B.免疫规划疫苗和非免疫规划疫苗

C.免费疫苗和自费疫苗

D.减毒活疫苗和灭活疫苗

34.以下说法正确的是（　　）

A.省、自治区、直辖市人民政府在执行国家免疫规划时，可以根据本行政区域疾病预防、控制需要，调整免疫规划疫苗种类，报国务院卫生健康主管部门备案并公布

B.省、自治区、直辖市卫生健康行政部门在执行国家免疫规划时，可以根据本行政区域疾病预防、控制需要，调整免疫规划疫苗种类，报国务院卫生健康主管部门备案并公布

C.国务院卫生健康主管部门建立国家免疫规划专家咨询委员会，并会同国务院财政部门建立国家免疫规划疫苗种类动态调整机制

D.省、自治区、直辖市疾病预防控制机构可以根据疾病预防、控制需要，调整免疫规划疫苗种类，报国务院卫生健康主管部门备案并公布

35.县级以上人民政府应当制定疫苗安全事件应急预案，不包含以下哪条规定（　　）

A.疫苗安全事件分级、处置组织指挥体系与职责

B.预防预警机制

C.处置程序、应急保障措施

D.开展疫苗上市后安全性评价

36.以下哪种情况，不属于疾病预防控制机构、接种单位需按规定承担的法律责任（　　）

A.按照规定供应、接收、采购疫苗

B.遵守预防接种工作规范、免疫程序、疫苗使用指导原则、接种方案接种疫苗

C.按照规定投保疫苗责任强制保险

D.不得擅自进行群体性预防接种

37.如接种单位未按照规定告知、询问受种者或者其监护人有关情况，县级以上人民政府卫生健康主管部门做出的处罚决定，以下选项不正确的是（　　）

A.对接种单位、医疗机构处五万元以上五十万元以下的罚款

B.情节严重的，对主要负责人、直接负责的主管人员和其他直接责任人员依法给予警告直至撤职处分

C.情节严重的，责令负有责任的医疗卫生人员暂停六个月以上一年以下执业活动

D.造成严重后果的，吊销负有责任的医疗卫生人员的执业证书

38.关于国家免疫规划制度下列说法正确的是（　　）

A.居住在中国境内的公民，依法享有接种免疫规划疫苗的权利

B.居住在中国境内的公民，有履行接种免疫规划疫苗的义务

C.免疫规划疫苗由政府免费向居民提供

D.监护人可根据意愿，自愿选择是否让适龄儿童接种免疫规划疫苗

39.负责省、自治区、直辖市各行政区域疫苗监督管理工作的部门是（　　）

A.国务院药品监督管理部门会同卫生健康主管部门

B.省、自治区、直辖市药品监督管理部门会同卫生健康主管部门

C.省、自治区、直辖市人民政府药品监督管理部门

D.省、自治区、直辖市卫生健康主管部门

40.全国疫苗电子追溯协同平台由哪个部门建

立（ ）

A.国务院药品监督管理部门会同国务院卫生健康主管部门

B.疫苗上市许可持有人

C.国务院药品监督管理部门

D.国务院卫生健康主管部门

41. 国家实行疫苗批签发制度，在申请疫苗批签发时，由哪个部门对相关资料进行审核、检验（ ）

A.国务院药品监督管理部门

B.国务院药品监督管理部门指定的批签发机构

C.疫苗上市许可持有人所在地省级药品监督管理部门

D.国务院卫生健康主管部门

42. 预防、控制传染病疫情或者应对突发事件急需的疫苗，经哪个部门批准，免予批签发（ ）

A.国务院药品监督管理部门

B.国务院卫生健康主管部门

C.中国疾病预防控制中心

D.国家疾病预防控制局

43. 下列说法错误的是（ ）

A.接种单位接种免疫规划疫苗不得收取任何费用

B.接种单位接种非免疫规划疫苗，除收取疫苗费用外，可以收取注射费和接种服务费

C.接种免疫规划疫苗所需的补偿费用，由省、自治区、直辖市人民政府财政部门在预防接种经费中安排

D.接种非免疫规划疫苗所需的补偿费用，由相关疫苗上市许可持有人承担

44. 对不符合要求的疫苗，下列处理措施正确的是（ ）

A.发给不予批签发通知书

B.要求生产企业对该批疫苗进行改进，符合要求后重新申请批签发

C.不得销售，由国务院药品监督管理部门监督销毁

D.不予批签发的进口疫苗应当由国务院药品监督管理部门监督销毁或者依法进行其他处理

45. 疫苗的价格由哪个部门指定（ ）

A.国家药品监督管理部门

B.国家工商管理部门

C.国务院财政部门

D.疫苗上市许可持有人

46. 疫苗上市许可持有人应当按照什么约定，向疾病预防控制机构或者疾病预防控制机构指定的接种单位配送疫苗（ ）

A.采购计划　　　　B.采购合同

C.采购意向　　　　D.法律法规

47. 疾病预防控制机构、接种单位应当建立疫苗定期检查制度，对储存温度不符合要求的疫苗，按照相关部门的规定处置，相关部门为哪些部门（ ）

A.药品监督管理部门、卫生健康主管部门

B.药品监督管理部门、生态环境主管部门

C.药品监督管理部门、卫生健康主管部门、疾病预防控制机构

D.药品监督管理部门、卫生健康主管部门、生态环境主管部门

48. 疫苗上市许可持有人在销售疫苗时，应当提供哪些资料（ ）

A.加盖其印章的批签发证明原件、进口药品通关单原件

B.加盖其印章的批签发证明复印件、进口药品通关单复印件

C.加盖其印章的批签发证明复印件或者电子文件，销售进口疫苗还应当提供加盖其印章的进口药品通关单复印件或者电子文件

D.批签发证明复印件或者电子文件、进口药品通关单复印件或者电子文件

49. 疾病预防控制机构、接种单位接收或者购进疫苗时，对不能提供本次运输、储存全过程温度监测记录或者温度控制不符合要求的疫苗，下列说法错误的是（ ）

A.不得接收或购进

B.立即向县级以上地方人民政府药品监督管理部门报告

C.立即向县级以上地方人民政府卫生健康主管部门报告

D.立即原地销毁

50. 疾病预防控制机构、接种单位应当建立哪种疫苗检查制度（　）

　　A.每天检查　　　　　B.每月检查

　　C.定期检查　　　　　D.随时检查

51. 国家免疫规划疫苗的种类由哪两个部门拟定（　）

　　A.国务院卫生健康主管部门和国务院财政部门

　　B.国务院卫生健康主管部门和国家疾病预防控制局

　　C.国务院卫生健康主管部门和药品监督管理部门

　　D.国务院卫生健康主管部门和工信部门

52. 各省、自治区、直辖市人民政府卫生健康主管部门制定的是（　）

　　A.预防接种工作规范

　　B.免疫规划疫苗免疫程序和说明

　　C.非免疫规划疫苗使用指导原则

　　D.接种方案

53. 哪个部门可以指定符合条件的医疗机构承担责任区域内免疫规划疫苗接种工作（　）

　　A.县级以上地方人民政府疾控主管部门

　　B.县级以上地方人民政府疾控主管部门会同卫生健康主管部门

　　C.县级以上疾病预防控制机构

　　D.县级卫生健康主管部门和县级疾病预防控制机构

54. 疫苗生产工艺、生产场地、关键设备发生变更，可能影响疫苗安全性、有效性和质量可控性的，应当经哪个部门批准（　）

　　A.国务院药品监督管理部门

　　B.企业所在地药品监督管理部门

　　C.国务院药品监督管理部门会同卫生健康主管部门

　　D.企业所在地药品监督管理部门会同卫生健康主管部门

55. 对预防接种异常反应严重或者其他原因危害人体健康的疫苗，国务院药品监督管理部门正确的处理方式是（　）

　　A.情节严重的，收回该疫苗的药品注册证书

　　B.情节严重的，注销该疫苗的药品注册证书

　　C.收回该疫苗的药品注册证书

　　D.注销该疫苗的药品注册证书

56. 县级以上人民政府应当将下列所需经费纳入本级政府预算，哪项除外（　）

　　A.疫苗安全工作

　　B.购买疫苗

　　C.预防接种工作

　　D.信息化建设

57. 国家将疫苗纳入战略物资储备，实行哪两级储备（　）

　　A.中央和省级

　　B.省级和市级

　　C.县级和接种单位

　　D.疾控机构和上市许可持有人

58. 疫苗质量管理存在安全隐患，疫苗上市许可持有人等未及时采取措施消除的，药品监督管理部门可以采取哪些措施（　）

　　A.责任约谈、限期整改等措施

　　B.责令暂停疫苗生产、销售、配送

　　C.责令召回已销售疫苗

　　D.处以罚款

59. 下列哪项不属于药品监督管理部门依法进行监督检查的范围（　）

　　A.疫苗研制中的疫苗质量

　　B.疫苗生产和储存、运输中的疫苗质量

　　C.疫苗预防接种中的疫苗质量

　　D.疫苗的供应情况

60. 生产、销售的疫苗属于假药的，下列罚款金额正确的是（　）

　　A.处违法生产、销售疫苗货值金额十五倍以上五十倍以下的罚款，货值金额不足五十万元的，按五十万元计算

　　B.处违法生产、销售疫苗货值金额十五倍以上五十倍以下的罚款，货值金额不足一百万元的，按一百万元计算

　　C.处违法生产、销售疫苗货值金额五倍以上十倍以下的罚款，货值金额不足五十万元的，按五十万元计算

　　D.处违法生产、销售疫苗货值金额五倍以上十倍以下的罚款，货值金额不足十万元的，按十万元计算

61.监护人未依法保证适龄儿童按时接种免疫规划疫苗的，由县级人民政府卫生健康主管部门进行哪种处罚（　　）

A.批评教育，责令改正

B.罚款

C.限制儿童入学资格

D.以上均不正确

62.《中华人民共和国疫苗管理法（2019年版）》自什么时候开始施行（　　）

A. 2019年1月1日

B. 2019年6月29日

C. 2019年12月1日

D. 2020年1月1日

63.省级疾病预防控制机构应当根据国家免疫规划和本行政区域疾病预防、控制需要，制定本行政区域免疫规划疫苗使用计划，并按照国家有关规定向组织采购疫苗的部门报告，同时报哪个部门备案（　　）

A.国务院卫生健康主管部门

B.国务院财政部门

C.本级人民政府

D.省、自治区、直辖市人民政府卫生健康主管部门

64.关于疫苗供应，下面正确的是（　　）

A.疫苗上市许可持有人应当按照采购合同约定，向疾病预防控制机构或接种单位供应疫苗

B.疾病预防控制机构应当按照规定向接种单位配送疫苗

C.疾病预防控制机构以外的单位和个人可以向接种单位供应疫苗

D.疫苗上市许可持有人应当按照采购合同约定，向疾病预防控制机构或者疾病预防控制机构指定的接种单位配送疫苗

65.疫苗上市许可持有人按照采购合同约定配送疫苗，表述正确的是（　　）

A.疫苗上市许可持有人应当按照采购合同约定，向疾病预防控制机构或者疾病预防控制机构指定的接种单位配送疫苗

B.疫苗上市许可持有人、疾病预防控制机构自行配送疫苗应当具备疫苗冷链储存、运

输条件，也可以委托符合条件的疫苗配送单位配送疫苗

C.疾病预防控制机构配送非免疫规划疫苗可以收取储存、运输费用

D.以上均正确

66.关于包装无法识别、储存温度不符合要求、超过有效期等问题的疫苗，正确的是（　　）

A.采取隔离存放、设置警示标志等措施

B.按照药品监督管理部门的规定处置

C.按照药品监督管理部门和卫生健康主管部门的规定处置

D.疾病预防控制机构、接种单位应当如实记录处置情况，处置记录应当保存至疫苗有效期满后不少于两年备查

67.哪个部门对本行政区域疫苗监督管理工作负责，统一领导、组织、协调本行政区域疫苗监督管理工作（　　）

A.县级以上地方人民政府

B.县级以上药品监督管理部门

C.县级以上卫生健康主管部门

D.国务院卫生健康主管部门

68.国家非免疫规划疫苗的指导原则由以下哪个部门制定（　　）

A.国务院卫生健康主管部门会同国务院财政部门

B.国家疾控主管部门

C.国家疾病预防控制机构

D.国务院卫生健康主管部门

69.接种单位应当加强内部管理，开展预防接种工作应当遵守哪些规定（　　）

A.预防接种工作规范、免疫程序、疫苗使用专家指南和接种方案

B.预防接种工作规范、疫苗说明书、疫苗使用专家指南和接种方案

C.预防接种工作规范、疫苗说明书、疫苗使用指导原则和接种方案

D.预防接种工作规范、免疫程序、疫苗使用指导原则和接种方案

70.关于医疗机构接种非免疫规划疫苗，以下说法正确的是（　　）

A.任何医疗机构均可以承担非免疫规划疫苗

接种工作，同时应当报颁发其医疗机构执业许可证的卫生健康主管部门备案

B.符合条件的医疗机构均可以承担非免疫规划疫苗接种工作，并应当报颁发其医疗机构执业许可证的卫生健康主管部门备案

C.符合条件的医疗机构均可以承担非免疫规划疫苗接种工作，应报所在地的市级卫生健康主管部门备案

D.符合条件的医疗机构均可以承担非免疫规划疫苗接种工作，应报所在地的县级卫生健康主管部门备案

71. 医疗卫生人员在接种时，应当按照国务院卫生健康主管部门的规定，真实、准确、完整记录哪些接种信息（　　）

A.疫苗的品种、上市许可持有人、有效期、接种时间、接种的医疗卫生人员、受种者等接种信息

B.疫苗的品种、上市许可持有人、最小包装单位的识别信息、有效期、接种的医疗卫生人员、受种者等接种信息

C.疫苗的品种、最小包装单位的识别信息、有效期、接种时间、接种的医疗卫生人员、受种者等接种信息

D.疫苗的品种、上市许可持有人、最小包装单位的识别信息、有效期、接种时间、实施接种的医疗卫生人员、受种者等接种信息

72. 有关国家实行疫苗批签发制度，正确的是（　　）

A.不予批签发的疫苗不得销售，由疫苗上市许可持有人自行销毁

B.经省级以上监督管理部门指定的批签发机构审核、检验符合要求的，发给批签发证明

C.经国务院药品监督管理部门指定的批签发机构审核、检验不符合要求的，责令改正，改正后再次予以审核

D.每批疫苗销售前，应当经国务院药品监督管理部门指定的批签发机构按照相关技术要求进行审核、检验

73. 关于预防接种证的办理，错误的说法是（　　）

A.监护人可以到儿童居住地承担预防接种工作的接种单位为其办理预防接种证

B.监护人可以到儿童出生医院为其办理预防接种证

C.监护人可以到儿童居住地承担预防接种工作的接种单位或者出生医院为其办理预防接种证

D.监护人可以到儿童居住地的医疗机构或者出生医院为其办理预防接种证

74. 预防接种证的格式由哪个部门规定（　　）

A.国务院卫生健康主管部门

B.国家疾病预防控制中心

C.各省卫生健康主管部门

D.各省疾病预防控制中心

75. 传染病暴发、流行时，由哪级地方人民政府或者其卫生健康主管部门依照法律、行政法规的规定采取应急接种措施（　　）

A.国家或省级　　　　B.省级或市级

C.市级或县级　　　　D.县级以上

76. 关于开展群体性预防接种，以下描述正确的是（　　）

A.由县级地方人民政府卫生健康主管部门根据传染病监测和预警信息，为预防、控制传染病暴发、流行，报经本级人民政府决定，并报本级人民政府卫生健康主管部门备案，可以在本行政区域进行群体性预防接种

B.由县级地方人民政府卫生健康主管部门根据传染病监测和预警信息，为预防、控制传染病暴发、流行，报经本级人民政府决定，并报上级人民政府卫生健康主管部门备案，可以在本行政区域进行群体性预防接种

C.由县级以上地方人民政府卫生健康主管部门根据传染病监测和预警信息，为预防、控制传染病暴发、流行，报经本级人民政府决定，并报省级以上人民政府卫生健康主管部门备案，可以在本行政区域进行群体性预防接种

D.由县级地方人民政府卫生健康主管部门根据传染病监测和预警信息，为预防、控制

传染病暴发、流行，报经市级人民政府决定，并报省级以上人民政府卫生健康主管部门备案，可以在本行政区域进行群体性预防接种

77. 根据《中华人民共和国疫苗管理法（2019年版）》规定，接种单位、医疗机构等发现疑似预防接种异常反应，应当按照规定向谁报告（　　）

A.疾病预防控制机构

B.卫生健康主管部门

C.药品监督管理部门

D.疫苗上市许可持有人

78. 关于预防接种异常反应补偿费用，说法正确的是（　　）

A.接种免疫规划疫苗所需的补偿费用，由省、自治区、直辖市人民政府财政部门在预防接种经费中安排

B.接种非免疫规划疫苗所需的补偿费用，由相关疫苗上市许可持有人承担

C.国家鼓励通过商业保险等多种形式予以补偿

D.以上均正确

79. 由疫苗质量问题造成受种者伤害的，依法应由何方承担赔付责任（　　）

A.预防接种单位

B.疫苗上市许可持有人

C.疫苗责任保险公司

D.省级财政部门

80. 接种单位、疫苗上市许可持有人、疫苗配送单位有违反疫苗储存、运输管理规范有关冷链储存、运输要求的，由县级以上人民政府药品监督管理部门责令改正，拒不改正的，处以的罚款金额为（　　）

A.10万～50万　　B.20万～50万

C.10万～30万　　D.20万～100万

81. 某接种单位因为没有按规定报告疑似预防接种异常反应，多次延误了调查诊断，导致医患纠纷，可能受到罚款的金额为（　　）

A.10万～50万　　B.20万～50万

C.10万～30万　　D.5万～50万

82. 某幼儿园未按照规定开展查验接种证，当地

疾病预防控制机构多次检查指导仍不配合工作，应由何机构给予处分（　　）

A.县级疾病预防控制机构

B.县级卫生健康主管部门

C.县级市场监督管理部门

D.县级以上地方人民政府教育行政部门

83. 某县级疾病预防控制机构长时间不组织疑似异常反应专家组诊断，导致家长多次投诉，直接负责的主管人员依法可能受到的处分是（　　）

A.通报批评　　　　B.责令整改

C.罚款　　　　　　D.警告直至撤职

84. 以下哪个部门应当制定疫苗安全事件应急预案，对疫苗安全事件分级、处置组织指挥体系与职责、预防预警机制、处置程序、应急保障措施等作出规定（　　）

A.县级以上人民政府

B.县级以上卫生健康主管部门

C.县级以上疾病预防控制机构

D.以上都是

85. 疾病预防控制机构、接种单位违反疫苗法规定收取费用的，由县级以上人民政府卫生健康主管部门监督其将违法收取的费用退还给原缴费的单位或者个人，并由哪个部门依法给予处罚（　　）

A.县级以上人民政府药品监督管理部门

B.县级以上人民政府

C.县级以上人民政府市场监督管理部门

D.县级以上卫生健康主管部门

86. 哪些单位等应当通过全国儿童预防接种日等活动定期开展疫苗安全法律、法规以及预防接种知识等的宣传教育、普及工作（　　）

A.各级人民政府及其有关部门

B.疾病预防控制机构和接种单位

C.疫苗上市许可持有人和疫苗行业协会

D.以上都是

87. 一旦发现可能误导公众和社会舆论的疫苗安全信息，_____应当立即会同卫生健康主管部门及其他有关部门、专业机构、相关疫苗上市许可持有人等进行核实、分析，并及时公布结果（　　）

A.县级以上人民政府药品监督管理部门

B.县级以上疾病预防控制机构

C.县级以上人民政府市场监督管理部门

D.县级以上人民政府

88. 儿童离开原居住地期间，由何地承担预防接种工作的接种单位负责对其实施接种（　　）

A.原居住地　　　　B.现居住地

C.户籍所在地　　　D.以上均可以

89. 某接种单位被发现未如实监测记录疫苗冷藏温度，当地药品监督管理部门依法给予该单位最低程度的处罚是（　　）

A.责令改正，给予警告

B.处十万元以上三十万元以下的罚款

C.处违法储存、运输疫苗货值金额三倍以上十倍以下的罚款，货值金额不足十万元的，按十万元计算

D.对有关责任人依法给予开除处分

90. 某疾病预防控制机构多次被发现未如实监测记录疫苗冷藏温度并造成了严重后果，该单位主要责任人可能受到的处分是（　　）

A.给予警告直至撤职处分

B.责令负有责任的医疗卫生人员暂停一年以上十八个月以下执业活动

C.给予开除处分

D.吊销接种单位的接种资格

91. 接种单位在发现假劣或者质量可疑的疫苗后应立即向_____报告（　　）

A.县级疾病预防控制机构

B.县级药品监督管理部门

C.县级卫生健康主管部门

D.县级市场监管部门

92. 以下没有权利决定开展群体性预防接种工作的是（　　）

A.县级地方人民政府

B.市级地方人民政府

C.市级卫生健康主管部门

D.省级地方人民政府

93. 每批疫苗销售前，应当经_____指定的批签发机构按照相关技术要求进行审核、检验。符合要求的，发给批签发证明；不符合要求的，发给不予批签发通知书（　　）

A.国务院药品监督管理部门

B.省级药品监督管理部门

C.县级及以上药品监督管理部门

D.中国食品药品检定研究院

94. 经药品监督管理部门查处，某企业违法生产、销售的疫苗效价不符合国家标准，销售货值金额达51万元。请问针对该企业的违法行为，药品监督管理部门最少应罚款（　　）

A.51万元　　　　　B.255万元

C.510万元　　　　 D.1530万元

95. 下列有关疫苗全程电子追溯制度说法正确的是（　　）

A.疫苗追溯标准和规范由国家药品监督管理部门制定

B.疫苗电子追溯协同平台由各省级政府建设，整合预防接种全过程疫苗追溯信息

C.疾病预防控制机构、接种单位应当依法如实记录疫苗流通、预防接种等情况

D.通过疫苗追溯体系相关记录和标识，可以实现大部分疫苗可追踪的使用情况

96. 针对接种单位未按照规定告知、询问受种者或者其监护人有关情况的情形，县级以上人民政府卫生健康主管部门做出的处罚决定不包括以下哪项（　　）

A.情节严重的，对主要负责人、直接负责的主管人员和其他直接责任人员依法给予警告直至撤职处分

B.情节严重的，责令负有责任的医疗卫生人员暂停一年以上十八个月以下执业活动

C.造成严重后果的，对主要负责人、直接负责的主管人员和其他直接责任人员依法给予开除处分

D.造成严重后果的，吊销负有责任的医疗卫生人员的执业证书

（二）多选

1. 下面哪些疫苗是居民应当按照政府规定接种的免疫规划疫苗（　　）

A.国家免疫规划确定的疫苗

B.省、自治区、直辖市人民政府在执行国家免疫规划时增加的疫苗

C.县级以上人民政府或者其卫生健康主管部门组织的应急接种所使用的疫苗

D.替代免疫规划疫苗的非免疫规划疫苗

E.县级以上人民政府或者其卫生健康主管部门组织的群体性预防接种所使用的疫苗

2. 国家实行疫苗全程电子追溯制度,通过整合哪些过程,实现疫苗可追溯（ ）

A.疫苗研发　　　　B.疫苗生产

C.疫苗流通　　　　D.疫苗储存

E.预防接种

3. 哪些部门或单位应当通过全国儿童预防接种日等活动定期开展疫苗安全法律、法规以及预防接种知识等的宣传教育、普及工作（ ）

A.各级人民政府及其有关部门

B.疾病顶防控制机构

C.接种单位

D.疫苗上市许可持有人

E.卫生健康主管部门

4. 疫苗临床试验应当由符合国务院药品监督管理部门和国务院卫生健康主管部门规定条件的哪些机构实施或者组织实施（ ）

A.二级及以上医疗机构

B.三级医疗机构

C.三级综合性医疗机构

D.地市级以上疾病预防控制机构

E.省级以上疾病预防控制机构

5. 对于应对重大突发公共卫生事件或特别重大突发公共卫生事件所需疫苗,国务院药品监督管理部门在经过必要程序可以批准下面哪些工作（ ）

A.附条件批准疫苗注册申请

B.批准疫苗注册申请

C.限期紧急使用

D.在一定范围和期限内紧急使用

E.临时使用

6. 申请疫苗批签发应当按照规定向批签发机构提供哪些资料（ ）

A.批生产及检验记录摘要等资料

B.同批号产品等样品

C.进口疫苗还应当提供原产地证明

D.进口疫苗还应当提供原产地批签发证明

E.进口疫苗在原产地免予批签发的,可不提供批签发证明

7. 疫苗采购合同的主体包括哪些单位或部门（ ）

A.疫苗上市许可持有人

B.疾病预防控制机构

C.疫苗配送单位

D.接种单位

E.疾控主管部门

8. 疾控机构、接种单位、疫苗配送单位接收或购进进口疫苗时的要求是（ ）

A.应索取加盖疫苗上市许可持有人印章的批签发证明原件或电子文件

B.应索取加盖疫苗上市许可持有人印章的进口药品通关单原件或者电子文件

C.应索取本次运输、储存全过程温度监测记录或电子文档

D.对采用冷藏箱（包）运送到接种单位的,要查看冰排状况或冷藏箱（包）内的温度计,并做好记录

E.相关资料应保存至疫苗有效期满后不少于5年备查

9. 疾病预防控制机构、接种单位应当建立疫苗定期检查制度,对什么样的疫苗,采取隔离存放、设置警示标志等措施,并按规定处置（ ）

A.接收文件缺失或不全

B.包装无法识别

C.储存温度不符合要求

D.超过有效期

E.临近有效期

10. 以下属于免疫规划疫苗的是（ ）

A.国家免疫规划确定的疫苗

B.省、自治区、直辖市人民政府在执行国家免疫规划时增加的疫苗

C.县级以上人民政府在执行国家免疫规划时增加的疫苗

D.县级以上人民政府或者其卫生健康主管部门组织的群体性预防接种所使用的疫苗

E.县级以上人民政府或者其卫生健康主管部门组织的应急接种所使用的疫苗

11. 下列关于加强对预防接种规范管理的说法正

确的是（　　）

A.医疗卫生人员应当对符合接种条件的受种者实施接种

B.应当告知受种者或者其监护人所接种疫苗的品种、作用、禁忌证、不良反应以及现场留观等注意事项，询问受种者的健康状况以及是否有接种禁忌证等情况

C.有接种禁忌证不能接种的，医疗卫生人员应当向受种者或者其监护人提出医学建议

D.在接种前对受种者健康状况、接种禁忌证、疫苗品名、注射器的外观、受种者的姓名等内容进行检查核对，在确保做到受种者、预防接种证和疫苗信息相一致时方可接种

E.受种者在现场留观期间出现不良反应的，医疗卫生人员应当按照预防接种工作规范的要求，及时采取救治等措施

12.以下关于接种单位的说法，正确的是（　　）

A.取得医疗机构执业许可证

B.具有经过县级以上人民政府卫生健康主管部门组织的预防接种专业培训并考核合格的医师、护士或者乡村医生

C.具有符合疫苗储存、运输管理规范的冷藏设施、设备和冷藏保管制度

D.医疗机构承担责任区域内免疫规划疫苗接种工作的，由县级以上卫生健康主管部门指定

E.医疗机构承担非免疫规划疫苗接种工作的，报疾控部门备案

13.关于我国预防接种证制度，以下说法正确的是（　　）

A.儿童出生1个月内应当办理预防接种证

B.儿童居住地的医疗机构应为其办理预防接种证

C.出生医院应为其办理预防接种证

D.接种单位应当为儿童妥善保管预防接种证

E.儿童离开原居住地期间，由现居住地承担预防接种工作的接种单位负责对其实施接种

14.医疗卫生人员应当对符合接种条件的受种者实施接种，并按照国务院卫生健康主管部门

的规定，完整、准确地做好记录工作，需包含以下哪些记录内容（　　）

A.疫苗的品种、上市许可持有人、有效期

B.疫苗的最小包装单位的识别信息

C.接种疫苗的时间

D.受种者信息

E.实施接种的医疗卫生人员信息

15.关于疫苗说明书和标签，下列内容正确的是（　　）

A.疫苗上市后说明书和标签不能更改

B.疫苗上市许可持有人应当根据疫苗上市后研究持续更新说明书、标签

C.疫苗上市许可持有人应当根据预防接种异常反应等情况持续更新说明书、标签

D.国务院卫生健康主管部门应当在其网站上及时公布更新后的疫苗说明书、标签内容

E.疫苗说明书和标签更新后要按照规定申请核准或者备案

16.疫苗上市许可持有人应当建立疫苗质量回顾分析和风险报告制度，每年将下列哪些情况向国务院药品监督管理部门报告（　　）

A.疫苗生产流通　　　B.疫苗销售情况

C.AEFI监测情况　　　D.上市后研究

E.风险管理

17.为保证免疫规划制度的实施，县级以上人民政府应当将下列哪些经费投入纳入本级政府预算（　　）

A.购买免疫规划疫苗

B.疫苗安全工作

C.预防接种工作

D.疫苗冷链设备

E.信息化建设

18.传染病暴发、流行时，应由以下哪些部门保障疫苗生产与供应（　　）

A.相关疫苗上市许可持有人应当及时生产和供应预防、控制传染病的疫苗

B.交通运输单位应当优先运输预防、控制传染病的疫苗

C.县级以上人民政府及其有关部门应当做好组织、协调、保障工作

D.接种单位指定专人负责疫苗管理

E.疾病预防控制机构积极与疫苗上市许可持有人沟通，尽可能争取疫苗，并提供预防接种技术指导

19.药品监督管理部门依法对哪些环节中的疫苗质量监督检查（　）

A.疫苗研制　　　　B.疫苗生产

C.疫苗储存　　　　D.疫苗运输

E.预防接种

20.违反以下哪项并造成受种者损害的，疾病预防控制机构、接种单位应当依法承担赔偿责任（　）

A.预防接种工作规范

B.疫苗说明书

C.免疫程序

D.疫苗使用指导原则

E.接种方案

21.国家坚持疫苗产品的（　）

A.安全性　　　　　B.普遍性

C.战略性　　　　　D.公益性

E.可追溯性

22.国家实行疫苗全程电子追溯制度，下列说法正确的有（　）

A.疫苗全程电子追溯是要实现疫苗生产、流通和预防接种全过程最大包装单位的可追溯、可核查

B.疫苗研制、生产、检验等使用的菌毒株和细胞株，应当明确历史、生物学特性、代次，建立详细档案，保证来源合法、清晰、可追溯

C.疫苗上市许可持有人应当建立自有疫苗电子追溯平台，并按照规定向全国疫苗电子追溯协同平台提供追溯信息

D.疾病预防控制机构、接种单位应当依法如实记录疫苗流通、预防接种等情况，并按照规定向全国疫苗电子追溯协同平台提供追溯信息

E.疫苗全程电子追溯是要实现疫苗生产、流通和预防接种全过程最小包装单位的可追溯、可核查

23.新闻媒体应当开展疫苗安全法律、法规以及预防接种知识等的公益宣传，有关疫苗的宣传报道应当把握哪些原则（　）

A.全面　　　　　　B.科学

C.客观　　　　　　D.公正

E.及时

24.哪些机构可以实施或组织实施疫苗临床试验（　）

A.符合条件的三级医疗机构

B.符合条件的二级以上综合医疗机构

C.符合条件的省级以上疾病预防控制机构

D.符合条件的科研院校

E.符合条件的疫苗上市许可持有人

25.下列哪些疫苗可以附条件批准疫苗注册申请（　）

A.应对重大突发公共卫生事件急需的疫苗

D.应对特别重大突发公共卫生事件急需的疫苗

C.国务院卫生健康主管部门认定急需的其他疫苗

D.对疾病预防、控制急需的疫苗

E.多联多价的新型疫苗

26.下列说法正确的是（　）

A.每批疫苗销售前或者进口时，应当经国务院药品监督管理部门指定的批签发机构按照相关技术要求进行审核、检验

B.预防、控制传染病疫情或者应对突发事件急需的疫苗，经国务院药品监督管理部门批准，免予批签发

C.经相关机构审核、检验后，不符合要求的，发给不予批签发通知书

D.不予批签发的疫苗，并应当由国务院药品监督管理部门监督销毁

E.进口疫苗在申请批签发时，需要提供原产地证明、批签发证明；在原产地免予批签发的，应当提供免予批签发证明

27.关于疫苗采购，下列正确的是（　）

A.国家免疫规划疫苗由国务院卫生健康主管部门会同国务院财政部门等组织集中招标或者统一谈判，形成并公布中标价格或者成交价格，全国实行统一采购

B.国家免疫规划疫苗由国务院卫生健康主管部门会同国务院财政部门等组织集中招标或者统一谈判，形成并公布中标价格或者

成交价格，各省、自治区、直辖市实行统一采购

C.国家免疫规划疫苗以外的其他免疫规划疫苗由各省、自治区、直辖市通过省级公共资源交易平台组织采购

D.国家免疫规划疫苗以外的其他免疫规划疫苗由国务院卫生健康主管部门会同国务院财政部门等组织集中招标或者统一谈判，形成并公布中标价格或者成交价格，各省、自治区、直辖市实行统一采购。

E.国家免疫规划疫苗和非免疫规划疫苗均由国务院卫生健康主管部门会同国务院财政部门等组织集中招标或者统一谈判，形成并公布中标价格或者成交价格，全国实行统一采购

28.下列有关疫苗配送的方式正确的是（　　）

A.疫苗上市许可持有人可以向疾病预防控制机构配送疫苗

B.疫苗上市许可持有人可以向疾病预防控制机构指定的接种单位配送疫苗

C.疾病预防控制机构原则上应自行向接种单位配送疫苗

D.疾病预防控制机构可以委托符合条件的疫苗配送单位配送疫苗

E.疫苗上市许可持有人可以委托符合条件的疫苗配送单位向疾病预防控制机构或疾病预防控制机构指定的接种单位配送疫苗

29.接种单位在开展预防接种工作时，应当遵守预防接种工作规范、免疫程序、疫苗使用指导原则和接种方案，下列说法正确的是（　　）

A.预防接种工作规范由国务院卫生健康主管部门制定

B.国家免疫规划疫苗免疫程序由国务院卫生健康主管部门制定

C.非免疫规划疫苗使用指导原则由国务院卫生健康主管部门制定

D.接种方案由国家疾控主管部门制定

E.接种方案由省、自治区、直辖市卫生健康主管部门制定，并报国务院卫生健康主管部门备案

30.关于接种费用的说法，正确的是（　　）

A.接种单位接种免疫规划疫苗，不得收取任何费用

B.接种单位接种非免疫规划疫苗，可以收取疫苗费用

C.接种单位接种非免疫规划疫苗，可以收取接种服务费

D.接种单位接种非免疫规划疫苗，不得收取任何费用

E.接种单位接种非免疫规划疫苗，不得收取注射器费用

31.关于开展群体性预防接种，以下描述不正确的是（　　）

A.由县级地方人民政府卫生健康主管部门根据传染病监测和预警信息，为预防、控制传染病暴发、流行，报经本级人民政府决定，可以在本行政区域进行群体性预防接种

B.由县级地方人民政府卫生健康主管部门根据传染病监测和预警信息，为预防、控制传染病暴发、流行，报经本级人民政府决定，并报上级人民政府卫生健康主管部门备案，可以在本行政区域进行群体性预防接种

C.由县级以上地方人民政府卫生健康主管部门根据传染病监测和预警信息，为预防、控制传染病暴发、流行，报经本级人民政府决定，并报省级以上人民政府卫生健康主管部门备案，可以在本行政区域进行群体性预防接种

D.由县级以上地方人民政府卫生健康主管部门根据传染病监测和预警信息，为预防、控制传染病暴发、流行，报经本级人民政府决定，并报国务院卫生健康主管部门备案，可以在本行政区域进行群体性预防接种

E.需要在全国范围或跨省、自治区、直辖市范围内进行群体性预防接种的，应当由国务院卫生健康主管部门决定

32.关于预防接种异常反应补偿费用，说法正确的是（　　）

A.接种免疫规划疫苗所需的补偿费用，由

省、自治区、直辖市人民政府财政部门在预防接种经费中安排

B.接种非免疫规划疫苗所需的补偿费用，由相关疫苗上市许可持有人承担

C.国家鼓励通过商业保险等多种形式予以补偿

D.预防接种异常反应补偿范围、标准、程序由国务院规定

E.预防接种异常反应补偿实施办法由各省、自治区、直辖市制定

33. 疫苗接种后出现下列哪些情形，国务院药品监督管理部门应当注销该疫苗的药品注册证书（　　）

A.预防接种异常反应严重

B.危害人体健康

C.疫苗效价不稳定

D.疫苗接受度一般，使用量少

E.疫苗价格显著高于一般水平

34. 关于预防接种工作经费的说法，正确的是（　　）

A.县级以上人民政府应当将疫苗安全工作、购买疫苗和预防接种工作以及信息化建设等所需经费纳入本级政府预算，保证免疫规划制度的实施

B.国家根据需要对经济欠发达地区的预防接种工作给予支持

C.省、自治区、直辖市人民政府应当对经济欠发达地区的县级人民政府开展与预防接种相关的工作给予必要的经费补助

D.设区的市级人民政府应当对经济欠发达地区的县级人民政府开展与预防接种相关的工作给予必要的经费补助

E.县级以上人民政府按照国家有关规定对从事预防接种工作的乡村医生和其他基层医疗卫生人员给予补助

35. 疫苗上市许可持有人停止疫苗生产的，应当及时向哪个部门报告（　　）

A.国务院药品监督管理部门

B.国务院工业和信息化主管部门

C.国务院卫生健康主管部门

D.省、自治区、直辖市人民政府药品监督管

理部门

E.省、自治区、直辖市工商管理部门

36. 疫苗存在或者疑似存在质量问题的，下列处理措施正确的是（　　）

A.疫苗上市许可持有人、疾病预防控制机构、接种单位应当立即停止销售、配送、使用，必要时立即停止生产

B.按照规定向省级人民政府药品监督管理部门、卫生健康主管部门报告

C.药品监督管理部门应当依法采取查封、扣押等措施

D.对已经销售的疫苗，疫苗上市许可持有人应当及时通知相关疾病预防控制机构、疫苗配送单位、接种单位，按照规定召回

E.疫苗上市许可持有人、疾病预防控制机构、接种单位发现存在或者疑似存在质量问题的疫苗，不得瞒报、谎报、缓报、漏报，不得隐匿、伪造、毁灭有关证据

37. 疾病预防控制机构、接种单位以外的单位或者个人擅自进行群体性预防接种的，下列处罚措施正确的是（　　）

A.由县级以上人民政府卫生健康主管部门责令改正

B.没收违法所得和违法持有的疫苗

C.处违法持有的疫苗货值金额十倍以上三十倍以下的罚款，货值金额不足五万元的，按五万元计算

D.处违法持有的疫苗货值金额五倍以上三十倍以下的罚款，货值金额不足十万元的，按十万元计算

E.情节严重的，对主要负责人、直接负责的主管人员和其他直接责任人员依法给予警告直至撤职处分

38. 制定《中华人民共和国疫苗管理法（2019年版）》的目的是（　　）

A.加强疫苗管理

B.保证疫苗质量和供应

C.规范预防接种

D.保障公众健康

E.维护公共卫生安全

39. 国家实行疫苗全程电子追溯制度，以下正确

的是（ ）

A.卫生健康主管部门会同疾病预防控制机构制定统一的疫苗追溯标准和规范，建立疫苗电子追溯协同平台

B.疫苗上市许可持有人应当建立疫苗电子追溯系统，与疫苗电子追溯协同平台相衔接，实现生产、流通和预防接种全过程最大包装单位疫苗可追溯、可核查

C.疾病预防控制机构、接种单位应当依法如实记录疫苗流通、预防接种等情况

D.国务院药品监督管理部门会同国务院卫生健康主管部门制定统一的疫苗追溯标准和规范，建立疫苗电子追溯协同平台

E.疫苗上市许可持有人应当建立疫苗电子追溯系统，与疫苗电子追溯协同平台相衔接，实现生产、流通和预防接种全过程最小包装单位疫苗可追溯、可核查

40.从事疫苗生产活动，除符合《中华人民共和国药品管理法（2019年版）》规定的从事药品生产活动的条件外，还应当具备哪些条件（ ）

A.具备相应的研发能力

B.具备适度规模和足够的产能储备

C.具有保证生物安全的制度和设施、设备

C.符合疾病预防、控制需要

E.具备符合条件的疫苗配送能力

41.县级疾病预防控制机构获知疫苗存在或疑似存在质量问题，应当采取以下哪些措施（ ）

A.立即停止配送

B.向县级药监部门和卫健主管部门报告

C.通知接种单位停止使用

D.配合企业或上级疾控机构召回问题疫苗

E.向市级疾病预防控制机构报告

42.某疾病预防控制机构被举报没有在规定的温度环境储存、运输疫苗，视情节轻重，机构可能受到的处罚是（ ）

A.责令改正，给予警告

B.吊销接种资格

C.对违法储存、运输的疫苗予以销毁，没收违法所得

D.罚款

E.取消疫苗储运资格

43.关于非免疫规划疫苗的配送，以下哪种途径合法（ ）

A.疾病预防控制机构配送

B.疫苗推广企业配送

C.疫苗上市许可持有人按照合同约定配送

D.符合条件的疫苗配送单位接受委托配送

E.疫苗上市许可持有人委托符合条件的疫苗配送单位配送

44.疫苗法规定，接种单位在接收或者购进疫苗时，应当索取哪些资料（ ）

A.加盖疫苗上市许可持有人印章的批签发证明复印件或者电子文件

B.疫苗上市许可持有人的营业执照、生产许可证、GMP证书

C.进口疫苗还应有加盖其印章的进口药品通关单复印件或者电子文件

D.运输、储存全过程温度监测记录

E.疫苗说明书

45.疾病预防控制机构、接种单位擅自进行群体性预防接种的，可能受到的处罚有（ ）

A.由县级以上人民政府卫生健康主管部门责令改正，给予警告，没收违法所得

B.情节严重的，对主要负责人、直接负责的主管人员和其他直接责任人员依法给予警告直至撤职处分，责令负有责任的医疗卫生人员暂停一年以上十八个月以下执业活动

C.情节严重的，对主要负责人、直接负责的主管人员和其他直接责任人员依法给予警告直至撤职处分，责令负有责任的医疗卫生人员暂停六个月以上一年以下执业活动

D.造成严重后果的，对主要负责人、直接负责的主管人员和其他直接责任人员依法给予开除处分

E.造成严重后果的，对主要负责人、直接负责的主管人员和其他直接责任人员，由原发证部门吊销负有责任的医疗卫生人员的执业证书

46.全国预防接种异常反应报告情况，应由哪些部门统一公布，其余部门未经授权不得发布

上述信息（　　）

A.国务院卫生健康主管部门

B.国务院药品监督管理部门

C.省级以上人民政府

D.省级以上卫生健康主管部门

E.省级以上药品监督管理部门

47. 发生以下哪些情况时，应该由设区的市级以上人民政府卫生健康主管部门、药品监督管理部门按照各自职责组织调查处理（　　）

A.因预防接种导致受种者死亡、严重残疾

B.群体性疑似预防接种异常反应

C.对社会有重大影响的疑似预防接种异常反应

D.因疫苗本身特性引起的接种后反应

E.原因复杂难以判断的疑似预防接种异常反应

48. 国家实行预防接种异常反应补偿制度，以下哪些情况应当给予补偿（　　）

A.实施接种后出现受种者死亡的预防接种异常反应

B.实施接种后出现受种者死亡不能排除预防接种异常反应的

C.实施接种中出现的群体性疑似预防接种异常反应

D.实施接种过程中出现器官组织损伤的预防接种异常反应

E.实施接种过程中出现器官组织损伤不能排除预防接种异常反应的

49. 接种单位未按照规定告知、询问受种者或者其监护人有关情况的，可能受到何种处罚（　　）

A.责令改正，给予警告

B.罚款10万~20万

C.暂停六个月以上一年以下执业活动

D.吊销责任人的执业证书

E.没收违法所得

50. 某医院未在县级以上地方人民政府卫生健康主管部门备案就从事非免疫规划疫苗接种工作，可能受到何种处罚（　　）

A.由县级以上人民政府卫生健康主管部门责令改正，给予警告

B.处违法持有的疫苗货值金额十倍以上三十倍以下的罚款

C.没收违法所得和违法持有的疫苗

D.处十万元以上一百万元以下的罚款

E.处违法持有的疫苗货值金额十五倍以上五十倍以下的罚款

51. 下列说法正确的是（　　）

A.国务院卫生健康主管部门制定公布国家免疫规划疫苗的免疫程序

B.中国疾病预防控制中心制定公布国家免疫规划疫苗的免疫程序

C.国务院卫生健康主管部门制定公布非免疫规划疫苗的使用指导原则

D.中国疾病预防控制中心制定公布非免疫规划疫苗的使用指导原则

E.中国疾病预防控制中心制定公布疫苗接种方案

52. 根据《中华人民共和国疫苗管理法（2019年版）》规定，接种单位应当具备下列哪些条件（　　）

A.经市级以上人民政府卫生健康主管部门批准

B.取得医疗机构执业许可证

C.具有符合疫苗储存、运输管理规范的冷藏设施、设备和冷藏保管制度

D.具有经过县级疾病预防控制机构组织的预防接种专业培训并考核合格的医师、护士或者乡村医生

E.具备预防接种信息化管理条件

53. 根据《中华人民共和国疫苗管理法（2019年版）》规定，国务院药品监督管理部门会同国务院卫生健康主管部门制定统一的疫苗追溯标准和规范，建立全国疫苗电子追溯协同平台，整合疫苗＿＿＿＿＿全过程追溯信息，实现疫苗可追溯（　　）

A.生产　　　　　　B.销售

C.流通　　　　　　D.储存

E.预防接种

54. 各级疾控机构应按照各自职责，开展与预防接种相关的哪些工作（　　）

A.宣传培训　　　　B.技术指导

C.监测评价　　　　D.流行病学调查

E.应急处置

55. 接种单位对存在包装无法识别、储存温度不符合要求、超过有效期等问题的疫苗，应当采取隔离存放、设置警示标志等措施，并按照_____的规定处置（　　）

A.国务院药品监督管理部门

B.国务院生态环境主管部门

C.国务院卫生健康主管部门

D.省级药品监督管理部门

E.省级药品监督管理部门和卫生健康主管部门

56. 医疗机构未按照规定报告疑似预防接种异常反应，情节严重的，以下处罚有可能的是（　　）

A.罚款40万元

B.对医疗机构直接负责的主管人员依法给予警告

C.对医疗机构直接负责的主管人员撤职处分

D.对医疗机构其他直接责任人员依法给予警告

E.对医疗机构主要负责人依法给予开除处分

57. 根据《中华人民共和国疫苗管理法（2019年版）》，接种单位以下行为属于违法行为的是（　　）

A.为儿童接种EV71疫苗后，收取疫苗费用、接种服务费及接种耗材费

B.暂时接收未能提供运输温度记录的疫苗，待补充记录后入库

C.未告知受种者现场留观30分钟

D.没有在接种场所公示咨询和投诉电话

E.接种后受种者出现预防接种异常反应导致死亡

58. 下列说法正确的是（　　）

A.国家免疫规划疫苗由国务院卫生健康主管部门会同国务院财政部门等组织集中招标或者统一谈判，形成并公布中标价格或者成交价格，各省、自治区、直辖市实行统一采购

B.免疫规划疫苗使用计划的制定主体是国家疾病预防控制机构

C.国家免疫规划疫苗以外的其他免疫规划疫

苗、非免疫规划疫苗由各省、自治区、直辖市通过省级公共资源交易平台组织采购

D.疫苗的价格由国家价格主管部门合理制定。疫苗的价格水平、差价率、利润率应当保持在合理幅度

E.省级疾病预防控制机构应当根据国家免疫规划和本行政区域疾病预防、控制需要，制定本行政区域免疫规划疫苗使用计划，并按照国家有关规定向组织采购疫苗的部门报告，同时报省、自治区、直辖市人民政府卫生健康主管部门备案

59. 医疗卫生人员在实施接种前，应当按照预防接种工作规范的要求做好哪三查七对工作（　　）

A.检查受种者健康状况

B.核查接种禁忌证

C.查对预防接种证

D.检查疫苗、注射器的外观、批号、批签发合格证书

E.核对受种者的姓名、年龄和疫苗的品名、规格、剂量、接种部位、接种途径

60. 以下内容，可由省、自治区、直辖市人民政府制定的是（　　）

A.疫苗安全事件应急预案

B.配送非免疫规划疫苗的储存、运输费用收费标准

C.接种非免疫规划疫苗的接种服务费的收费标准

D.预防接种异常反应补偿标准

E.疫苗责任强制保险制度的具体实施办法

61. 下列关于预防接种的说法正确的是（　　）

A.国家实行有计划的预防接种制度

B.国家对儿童实行预防接种证制度

C.用于预防接种的疫苗必须符合国家质量标准

D.县级以上人民政府应当将疫苗安全工作和预防接种工作纳入本级国民经济和社会发展规划，加强疫苗监督管理能力建设，建立健全疫苗监督管理工作机制

E.不予批签发的疫苗不得销售，在国家药品监督管理部门监督下销毁

62. 违反疫苗管理法以下哪种规定，情节严重的，由卫生健康主管部门责令有责任的医疗卫生人员暂停六个月以上一年以下执业活动（ ）

A.未按照规定提供追溯信息

B.接种疫苗时未保存相关证明文件、温度监测记录

C.未按规定建立、保存疫苗接收、储存、接种、处置记录

D.未按照规定供应、采购疫苗

E.未按照规定告知、询问受种者或者其监护人有关情况

63. 疾病预防控制机构、接种单位接收或者购进疫苗时，对不能提供本次运输、储存全过程温度监测记录或者温度控制不符合要求的，正确的做法是（ ）

A.不予接收或购进

B.向本级疾病预防控制机构报告

C.向上级疾病预防控制机构报告

D.向县级以上地方人民政府药品监督管理部门报告

E.向县级以上卫生健康主管部门报告

64. 对存在包装无法识别、储存温度不符合要求、超过有效期等问题的疫苗，需按照国务院_____的规定处置（ ）

A.药品监督管理部门

B.卫生健康主管部门

C.生态环境主管部门

D.疾病控制主管部门

E.科学技术主管部门

65. 全国预防接种异常反应报告情况，应由哪个部门统一公布，其余部门未经授权不得发布上述信息（ ）

A.国务院卫生健康主管部门

B.国务院药品监督管理部门

C.省级卫生健康主管部门

D.省级药品监督管理部门

E.国家药品不良反应监测中心

（三）判断

1. 《中华人民共和国疫苗管理法（2019年版）》所称疫苗，是指为预防、控制疾病的发生、流行，用于人体免疫接种的预防性或治疗性生物制品，包括免疫规划疫苗和非免疫规划疫苗。（ ）

2. 免疫规划疫苗，是指居民应当按照政府的规定接种的疫苗，包括国家免疫规划确定的疫苗，省、自治区、直辖市人民政府在执行国家免疫规划时增加的疫苗，以及县级以上人民政府或者其卫生健康主管部门组织的应急接种或者群体性预防接种所使用的疫苗。（ ）

3. 应对重大突发公共卫生事件急需的疫苗或者国务院卫生健康主管部门认定急需的其他疫苗，经评估获益大于风险的，国务院药品监督管理部门可以批准疫苗注册申请。（ ）

4. 预防、控制传染病疫情或者应对突发事件急需的疫苗，经国务院药品监督管理部门批准，可以附条件批准疫苗注册申请。（ ）

5. 疫苗的价格由国家药品监督管理部门指导疫苗上市许可持有人合理制定。（ ）

6. 疾病预防控制机构配送疫苗可以收取储存、运输费用。（ ）

7. 疫苗储存、运输管理规范由国务院卫生健康主管部门制定。（ ）

8. 疾控机构、接种单位、疫苗配送单位接收或购进疫苗时，应索取加盖疫苗上市许可持有人印章的批签发证明复印件或电子文件；接收或购进进口疫苗的，还应当索取加盖其印章的进口药品通关单复印件或者电子文件。（ ）

9. 医疗机构承担免疫规划疫苗接种工作，需由县级以上地方人民政府卫生健康主管部门指定。（ ）

10. 预防接种证的格式由各省、自治区、直辖市人民政府卫生健康主管部门规定，保持可与其他省份互认。（ ）

11. 除了县级以上地方人民政府卫生健康主管部门外，其他单位、部门和个人都没有决定开展群体性预防接种工作的权力。（ ）

12. 预防接种异常反应补偿的具体实施办法由省、自治区、直辖市规定。（ ）

13. 疫苗上市许可持有人应当根据疫苗上市后研究、预防接种异常反应等情况持续更新说明书、标签，并按照规定申请核准或者备案。（ ）

14. 国务院药品监督管理部门应当建立疫苗质量回顾分析和风险评估制度。（　　）

15. 县级以上人民政府应当将疫苗安全工作、购买免疫规划疫苗和预防接种工作以及信息化建设等所需经费纳入本级政府预算，保证免疫规划制度的实施。（　　）

16. 国家实行疫苗责任强制保险制度。（　　）

17. 疫苗安全风险警示信息、重大疫苗安全事故及其调查处理信息和国务院确定需要统一公布的其他疫苗安全信息，由国务院卫生健康主管部门公布。（　　）

18. 疾病预防控制机构、接种单位、疫苗上市许可持有人、疫苗配送单位违反疫苗储存、运输管理规范有关冷链储存、运输要求的，由县级以上人民政府药品监督管理部门和卫生健康主管部门责令改正，给予警告。（　　）

19. 居住在中国的居民，依法享有接种免疫规划疫苗的权利，履行接种免疫规划疫苗的义务。（　　）

20. 疫苗电子追溯系统可实现疫苗生产、流通和预防接种全过程最小包装单位疫苗可追溯、可核查。（　　）

21. 对疾病预防、控制急需的疫苗和创新疫苗，经国务院卫生健康主管部门评估后，国务院药品监督管理部门应当予以优先审评审批。（　　）

22. 紧急使用的疫苗可以一直使用。（　　）

23. 所有疫苗都需要进行批签发。（　　）

24. 省级疾病预防控制机构应当根据国家免疫规划和本行政区域疾病预防、控制需要，制定本行政区域免疫规划疫苗使用计划，并按照国家有关规定向组织采购疫苗的部门报告，同时报上级疾病预防控制机构和本级人民政府卫生健康主管部门备案。（　　）

25. 某接种单位是疾病预防控制机构与疫苗上市许可持有人采购合同中指定的接种单位，则可接收疫苗上市许可持有人按照约定配送的疫苗。（　　）

26. 国务院卫生健康主管部门建立国家免疫规划疫苗种类动态调整机制。（　　）

27. 各级人民政府卫生健康主管部门应当结合本行政区域实际情况制定接种方案，并报上一级卫生健康主管部门备案。（　　）

28. 承担免疫规划疫苗接种工作的医疗机构由县级以上地方人民政府卫生健康主管部门指定，可直接承担非免疫规划疫苗接种。（　　）

29. 接种免疫规划疫苗不得收取任何费用。（　　）

30. 受种者有疫苗说明书规定的接种禁忌证，在接种前受种者或者其监护人未如实提供健康状况和接种禁忌证等情况，接种后原有疾病急性复发或者病情加重的，不属于异常反应。（　　）

31. 对疑似预防接种异常反应调查、诊断结论有争议的，可以按照相关规定申请由上一级进行诊断，仍有争议的，可提出鉴定申请。（　　）

32. 疫苗质量管理存在安全隐患，疫苗上市许可持有人等未及时采取措施消除的，药品监督管理部门可以责令暂停疫苗生产、销售、配送。（　　）

33. 因疫苗质量问题造成受种者损害的，疫苗上市许可持有人应当依法承担赔偿责任。（　　）

34. 省级卫生行政部门在执行国家免疫规划时，可以调整免疫规划疫苗种类，并报国务院卫生健康主管部门备案。（　　）

35. 县级以上人民政府及其有关部门应当保障适龄儿童接种免疫规划疫苗。监护人应当依法保证适龄儿童按时接种免疫规划疫苗。监护人未依法保证适龄儿童按时接种免疫规划疫苗的，由县级人民政府教育主管部门批评教育，责令改正。（　　）

36. 县级疾病预防控制机构向接种单位供应非免疫规划疫苗可以按照采购价格收取疫苗费用以及储存、运输、耗材费用。（　　）

37. 国家疾病预防控制中心制定、公布非免疫规划疫苗的使用指导原则。（　　）

38. 省级药品监督管理部门应当视规模向本行政区域内每家疫苗生产企业至少派驻2名检查员。（　　）

（四）填空

1. 国家坚持疫苗产品的_____和_____。

2. 居住在中国境内的_____，依法享有接种免疫规划疫苗的_____，履行接种免疫规划疫苗的_____。

3. 新闻媒体应当开展_____以及_____等的公益宣传，并对疫苗违法行为进行舆论监督。有关疫苗的宣传报道应当_____、_____、_____、_____。

4. 疫苗临床试验应当由符合国务院药品监督管理部门和国务院卫生健康主管部门规定条件的_____机构或者_____机构实施或者组织实施。

5. 疫苗上市许可持有人在销售疫苗时，应当提供加盖其印章的_____复印件或者电子文件；销售进口疫苗的，还应当提供加盖其印章的_____单复印件或者电子文件。

6. 疾病预防控制机构、接种单位、疫苗配送单位应当按照规定，建立真实、准确、完整的接收、购进、储存、配送、供应记录，并保存至_____满后不少于_____年备查。

7. 免疫规划疫苗，是指居民应当按照政府的规定接种的疫苗，包括国家免疫规划确定的疫苗，省、自治区、直辖市人民政府在执行国家免疫规划时增加的疫苗，以及县级以上人民政府或者其卫生健康主管部门组织的_____或者_____所使用的疫苗。

8. 疾病预防控制机构、接种单位应当建立疫苗定期检查制度，对存在_____、_____、_____等问题的疫苗，按照国务院药品监督管理部门、卫生健康主管部门、生态环境主管部门的规定处置后，应当如实记录处置情况，处置记录应当保存至疫苗有效期满后不少于_____年备查。

9. 国家对儿童实行预防接种证制度。在儿童出生后_____内，其监护人应当到儿童居住地承担预防接种工作的_____或者_____为其办理预防接种证。

10. 预防接种实行_____管理，儿童离开原居住地期间，由_____承担预防接种工作的接种单位负责对其实施接种。

11. 儿童入托、入学时，_____应当查验_____，发现未按照规定接种免疫规划疫苗的，应当向儿童居住地或者托幼机构、学校所在地承担预防接种工作的接种单位报告，并配合接种单位_____其监护人按照规定补种。

12. 接种单位接种免疫规划疫苗_____。接种单位接种非免疫规划疫苗，除收取_____外，还可以收取_____。

13. 预防接种异常反应，是指_____在实施规范接种过程中或者实施规范接种后造成受种者_____，相关各方均_____药品不良反应。

14. 接种免疫规划疫苗所需的补偿费用，由省、自治区、直辖市人民政府_____部门在预防接种经费中安排；接种非免疫规划疫苗所需的补偿费用，由相关_____承担。国家鼓励通过商业保险等多种形式对预防接种异常反应受种者予以补偿。

15. _____部门依法对疫苗研制、生产、储存、运输以及预防接种中的疫苗质量进行监督检查。_____部门依法对免疫规划制度的实施、预防接种活动进行监督检查。

16. _____按照国家有关规定对从事预防接种工作的乡村医生和其他基层医疗卫生人员给予补助。

17. 国家将疫苗纳入战略物资储备，实行_____和_____两级储备。

18. 国家实行疫苗_____制度。因疫苗质量问题造成受种者损害的，_____在承保的责任限额内予以赔付。

19. 编造、散布虚假疫苗安全信息，或者在接种单位寻衅滋事，构成违反治安管理行为的，由公安机关依法给予_____处罚。

20. 疾病预防控制机构、接种单位应当依法如实记录_____、_____等情况，并按照规定向_____提供追溯信息。

21. 《中华人民共和国疫苗管理法（2019年版）》第四十五条规定医疗卫生人员实施接种，应当告知受种者或者其监护人所接种疫苗的_____、_____、_____、_____以及_____等注意事项。

22. 《中华人民共和国疫苗管理法（2019年版）》第七十条第二款规定_____依法对疫苗研制、生产、储存、运输以及预防接种中的_____进行监督检查。_____依法对免疫规划制度的实施、_____进行监督检查。

答案及解析

(一) 单选

1. 答案：D

解析：本题目首先需要锁定题目经费保障的范畴，根据《中华人民共和国疫苗管理法（2019年版）》第八章第六十三条规定："县级以上人民政府应当将疫苗安全工作、购买免疫规划疫苗和预防接种工作以及信息化建设等所需经费纳入本级政府预算，保证免疫规划制度的实施。县级人民政府按照国家有关规定对从事预防接种工作的乡村医生和其他基层医疗卫生人员给予补助。国家根据需要对经济欠发达地区的预防接种工作给予支持。省、自治区、直辖市人民政府和设区的市级人民政府应当对经济欠发达地区的县级人民政府开展与预防接种相关的工作给予必要的经费补助。"因此答案ABC均属于经费保障内容，D项内容应为"县级人民政府"按照国家有关规定对从事预防接种工作的乡村医生和其他基层医疗卫生人员给予补助，不是"乡镇人民政府"。

2. 答案：C

解析：本题目是明确《中华人民共和国疫苗管理法（2019年版）》中对于疫苗的界定，根据《中华人民共和国疫苗管理法（2019年版）》第一章第二条规定："本法所称疫苗，是指为预防、控制疾病的发生、流行，用于人体免疫接种的预防性生物制品，包括免疫规划疫苗和非免疫规划疫苗。"因此选项ABD均属于预防性生物制品，选项C为治疗性生物制品，不属于预防性生物制品。

3. 答案：D

解析：根据《中华人民共和国疫苗管理法（2019年版）》第一章第六条规定："县级以上人民政府及其有关部门应当保障适龄儿童接种免疫规划疫苗。监护人应当依法保证适龄儿童按时接种免疫规划疫苗。"因此选择D。

4. 答案：A

解析：根据《中华人民共和国疫苗管理法（2019年版）》第一章第十条规定："国务院药品监督管理部门会同国务院卫生健康主管部门制定统一的疫苗追溯标准和规范，建立全国疫苗电子追溯协同平台，整合疫苗生产、流通和预防接种全过程追溯信息，实现疫苗可追溯。"因此选择A。

5. 答案：D

解析：根据《中华人民共和国疫苗管理法（2019年版）》第一章第十二条规定："新闻媒体应当开展疫苗安全法律、法规以及预防接种知识等的公益宣传，并对疫苗违法行为进行舆论监督。有关疫苗的宣传报道应当全面、科学、客观、公正。"因此选择D。

6. 答案：B

解析：根据《中华人民共和国疫苗管理法（2019年版）》第二章第十八条规定："开展疫苗临床试验，应当取得受试者的书面知情同意；受试者为无民事行为能力人的，应当取得其监护人的书面知情同意；受试者为限制民事行为能力人的，应当取得本人及其监护人的书面知情同意。"因此选择B。

7. 答案：A

解析：根据《中华人民共和国疫苗管理法（2019年版）》第二章第十六条规定："开展疫苗临床试验，应当经国务院药品监督管理部门依法批准。"因此选择A。

8. 答案：A

解析：根据《中华人民共和国疫苗管理法（2019年版）》第二章第二十条规定："应对重大突发公共卫生事件急需的疫苗或者国务院卫生健康主管部门认定急需的其他疫苗，经评估获益大于风险的，国务院药品监督管理部门可以附条件批准疫苗注册申请。"因此选择A。

9. 答案：D

解析：根据《中华人民共和国疫苗管理法（2019年版）》第二章第二十条规定："出现特别重大突发公共卫生事件或者其他严重威胁公众健康的紧急事件，国务院卫生健康主管部门根据传染病预防、控制需要提出紧急使用疫苗的建议，经国务院药品监督管理部门组织论证同意后可以在一定范围和期限内紧急使用。"因此选择D。

10.答案：D

解析：根据《中华人民共和国疫苗管理法（2019年版）》第四章第三十二条规定："国家免疫规划疫苗由国务院卫生健康主管部门会同国务院财政部门等组织集中招标或者统一谈判，形成并公布中标价格或者成交价格，各省、自治区、直辖市实行统一采购。"因此选择D。

11.答案：B

解析：根据《中华人民共和国疫苗管理法（2019年版）》第四章第三十二条规定："国家免疫规划疫苗以外的其他免疫规划疫苗、非免疫规划疫苗由各省、自治区、直辖市通过省级公共资源交易平台组织采购。"因此选择B。

12.答案：B

解析：根据《中华人民共和国疫苗管理法（2019年版）》第四章第三十五条规定："疾病预防控制机构应当按照规定向接种单位供应疫苗。"因此选择B。

13.答案：C

解析：根据《中华人民共和国疫苗管理法（2019年版）》第六条："国家实行免疫规划制度。居住在中国境内的居民，依法享有接种免疫规划疫苗的权利，履行接种免疫规划疫苗的义务。政府免费向居民提供免疫规划疫苗"。AB选项表述为"公民"，错误。第十六条："疫苗临床试验应当由符合国务院药品监督管理部门和国务院卫生健康主管部门规定条件的三级医疗机构或者省级以上疾病预防控制机构实施或者组织实施"。C选项表述正确。第二十条："出现特别重大突发公共卫生事件或者其他严重威胁公众健康的紧急事件，国务院卫生健康主管部门根据传染病预防、控制需要提出紧急使用疫苗的建议，经国务院药品监督管理部门组织论证同意后可以在一定范围和期限内紧急使用"。D选项表述为"附条件批准疫苗注册申请"，错误。

14.答案：B

解析：根据《中华人民共和国疫苗管理法

（2019年版）》第四章第三十八条规定："疾病预防控制机构、接种单位在接收或者购进疫苗时，应当索取前款规定的证明文件，并保存至疫苗有效期满后不少于五年备查。"因此选择B。

15.答案：A

解析：根据《中华人民共和国疫苗管理法（2019年版）》第四章第四十条规定："疾病预防控制机构、接种单位应当建立疫苗定期检查制度，对存在包装无法识别、储存温度不符合要求、超过有效期等问题的疫苗，采取隔离存放、设置警示标志等措施，并按照国务院药品监督管理部门、卫生健康主管部门、生态环境主管部门的规定处置。疾病预防控制机构、接种单位应当如实记录处置情况，处置记录应当保存至疫苗有效期满后不少于五年备查。"因此选择A。

16.答案：D

解析：根据《中华人民共和国疫苗管理法（2019年版）》第五章第四十五条规定："受种者或者其监护人应当如实提供受种者的健康状况和接种禁忌证等情况。"既往接种过疫苗后是否有不适可理解为接种中对疫苗成分过敏的考虑，因此选择D。

17.答案：D

解析：根据《中华人民共和国疫苗管理法（2019年版）》第五章第四十五条规定："医疗卫生人员实施接种，应当告知受种者或者其监护人所接种疫苗的品种、作用、禁忌证、不良反应以及现场留观等注意事项，询问受种者的健康状况以及是否有接种禁忌证等情况，并如实记录告知和询问情况。"因此选择D。

18.答案：B

解析：根据《中华人民共和国疫苗管理法（2019年版）》第五章第四十七条规定："国家对儿童实行预防接种证制度。在儿童出生后一个月内，其监护人应当到儿童居住地承担预防接种工作的接种单位或者出生医院为其办理预防接种证。接种单位或者出生医院不得拒绝办理。监护人应当妥善保管预防接种证。"因此选择B。

19.答案：B

解析：根据《中华人民共和国疫苗管理法

（2019年版）》第五章第四十七条规定："预防接种实行居住地管理，儿童离开原居住地期间，由现居住地承担预防接种工作的接种单位负责对其实施接种。"因此选择B。

20. 答案：B

解析：根据《中华人民共和国疫苗管理法（2019年版）》第五章第四十六条规定："医疗卫生人员应当按照国务院卫生健康主管部门的规定，真实、准确、完整记录疫苗的品种、上市许可持有人、最小包装单位的识别信息、有效期、接种时间、实施接种的医疗卫生人员、受种者等接种信息，确保接种信息可追溯、可查询。接种记录应当保存至疫苗有效期满后不少于五年备查。"因此选择B。

21. 答案：C

解析：根据《中华人民共和国疫苗管理法（2019年版）》第五章第四十九条规定："接种单位接种非免疫规划疫苗，除收取疫苗费用外，还可以收取接种服务费。接种服务费的收费标准由省、自治区、直辖市人民政府价格主管部门会同财政部门制定。"因此选择C。

22. 答案：D

解析：根据《中华人民共和国疫苗管理法（2019年版）》第五章第四十九条规定："接种单位接种非免疫规划疫苗，除收取疫苗费用外，还可以收取接种服务费。接种服务费的收费标准由省、自治区、直辖市人民政府价格主管部门会同财政部门制定。"因此选择D。

23. 答案：A

解析：根据《中华人民共和国疫苗管理法（2019年版）》第五章第五十条规定："县级以上地方人民政府卫生健康主管部门根据传染病监测和预警信息，为预防、控制传染病暴发、流行，报经本级人民政府决定，并报省级以上人民政府卫生健康主管部门备案，可以在本行政区域进行群体性预防接种。需要在全国范围或者跨省、自治区、直辖市范围内进行群体性预防接种的，应当由国务院卫生健康主管部门决定。作出群体性预防接种决定的县级以上地方人民政府或者国务院卫生健康主管部门应当组织有关部门做好人员

培训、宣传教育、物资调用等工作。任何单位和个人不得擅自进行群体性预防接种。"因此选择A。

24. 答案：D

解析：根据《中华人民共和国疫苗管理法（2019年版）》第五章第五十条规定："县级以上地方人民政府卫生健康主管部门根据传染病监测和预警信息，为预防、控制传染病暴发、流行，报经本级人民政府决定，并报省级以上人民政府卫生健康主管部门备案，可以在本行政区域进行群体性预防接种。需要在全国范围或者跨省、自治区、直辖市范围内进行群体性预防接种的，应当由国务院卫生健康主管部门决定。"因此选择D。

25. 答案：C

解析：根据《中华人民共和国疫苗管理法（2019年版）》第五章第五十条规定："县级以上地方人民政府卫生健康主管部门根据传染病监测和预警信息，为预防、控制传染病暴发、流行，报经本级人民政府决定，并报省级以上人民政府卫生健康主管部门备案，可以在本行政区域进行群体性预防接种。需要在全国范围或者跨省、自治区、直辖市范围内进行群体性预防接种的，应当由国务院卫生健康主管部门决定。"因此选择C。

26. 答案：C

解析：根据《中华人民共和国疫苗管理法（2019年版）》第七章第五十九条规定："疫苗上市许可持有人应当根据疫苗上市后研究、预防接种异常反应等情况持续更新说明书、标签，并按照规定申请核准或者备案。"因此选择C。

27. 答案：B

解析：根据《中华人民共和国疫苗管理法（2019年版）》第七章第五十九条规定："国务院药品监督管理部门应当在其网站上及时公布更新后的疫苗说明书、标签内容。"因此公众可以在国务院药品监督管理部门官网查询疫苗说明书，因此选择B。

28. 答案：C

解析：根据《中华人民共和国疫苗管理法

（2019年版）》第七章第六十条规定："疫苗上市许可持有人应当建立疫苗质量回顾分析和风险报告制度，每年将疫苗生产流通、上市后研究、风险管理等情况按照规定如实向国务院药品监督管理部门报告。"因此选择C。

29.答案：C

解析：根据《中华人民共和国疫苗管理法（2019年版）》第七章第六十条规定："疫苗上市许可持有人应当建立疫苗质量回顾分析和风险报告制度，每年将疫苗生产流通、上市后研究、风险管理等情况按照规定如实向国务院药品监督管理部门报告。"因此选择C。

30.答案：D

解析：根据《中华人民共和国疫苗管理法（2019年版）》第八章第六十三条规定："县级人民政府按照国家有关规定对从事预防接种工作的乡村医生和其他基层医疗卫生人员给予补助。"因此选择D。

31.答案：C

解析：根据《中华人民共和国疫苗管理法（2019年版）》第八章第六十三条规定："县级以上人民政府应当将疫苗安全工作、购买免疫规划疫苗和预防接种工作以及信息化建设等所需经费纳入本级政府预算，保证免疫规划制度的实施。"因此选择C。

32.答案：A

解析：根据《中华人民共和国疫苗管理法（2019年版）》第八章第六十五条规定："国务院卫生健康主管部门根据各省、自治区、直辖市国家免疫规划疫苗使用计划，向疫苗上市许可持有人提供国家免疫规划疫苗需求信息，疫苗上市许可持有人根据疫苗需求信息合理安排生产。"因此选择A。

33.答案：B

解析：根据《中华人民共和国疫苗管理法（2019年版）》第一章第二条规定："本法所称疫苗，是指为预防、控制疾病的发生、流行，用于人体免疫接种的预防性生物制品，包括免疫规划疫苗和非免疫规划疫苗。"因此选择B。

34.答案：C

解析：根据《中华人民共和国疫苗管理法（2019年版）》第五章第四十一条规定："省、自治区、直辖市人民政府在执行国家免疫规划时，可以根据本行政区域疾病预防、控制需要，增加免疫规划疫苗种类，报国务院卫生健康主管部门备案并公布。"免疫规划疫苗种类只能增加，不能减少，ABD项描述为"调整"不准确，因此选择C。

35.答案：D

解析：根据《中华人民共和国疫苗管理法（2019年版）》第九章第七十八条规定："县级以上人民政府应当制定疫苗安全事件应急预案，对疫苗安全事件分级、处置组织指挥体系与职责、预防预警机制、处置程序、应急保障措施等作出规定。"因此选择D。

36.答案：C

解析：根据《中华人民共和国疫苗管理法（2019年版）》第十章第八十三条、八十七条规定，ABD为疾病预防控制机构、接种单位需要承担的法律责任，C为疫苗上市许可持有人需要承担的法律责任，因此选择C。

37.答案：A

解析：根据《中华人民共和国疫苗管理法（2019年版）》第十章第八十八条规定，选择A。

38.答案：C

解析：根据《中华人民共和国疫苗管理法（2019年版）》第一章第六条规定："居住在中国境内的居民，依法享有接种免疫规划疫苗的权利，履行接种免疫规划疫苗的义务。政府免费向居民提供免疫规划疫苗。"是"居民"而不是"公民"，因此AB选项错误，D选项居民有履行接种免疫规划疫苗的义务，不能自愿选择是否接种，错误，因此选择C。

39.答案：C

解析：根据《中华人民共和国疫苗管理法（2019年版）》第一章第八条规定："省、自治区、直辖市人民政府药品监督管理部门负责本行政区域疫苗监督管理工作。"因此选择C。

40.答案：A

解析：根据《中华人民共和国疫苗管理法（2019年版）》第一章第十条规定："国务院药品监督管理部门会同国务院卫生健康主管部门制定

统一的疫苗追溯标准和规范，建立全国疫苗电子追溯协同平台，整合疫苗生产、流通和预防接种全过程追溯信息，实现疫苗可追溯。"疫苗电子追溯协同平台由国务院药品监督管理部门会同国务院卫生健康主管部门建立，因此选择A。

41.答案：B

解析：根据《中华人民共和国疫苗管理法（2019年版）》第二十六条："国家实行疫苗批签发制度。每批疫苗销售前或者进口时，应当经国务院药品监督管理部门指定的批签发机构按照相关技术要求进行审核、检验。"B选项正确。

42.答案：A

解析：根据《中华人民共和国疫苗管理法（2019年版）》第三章第二十八条规定："预防、控制传染病疫情或者应对突发事件急需的疫苗，经国务院药品监督管理部门批准，免予批签发。"因此选择A。

43.答案：B

解析：根据《中华人民共和国疫苗管理法（2019年版）》第四十九条，接种单位接种免疫规划疫苗不得收取任何费用。接种单位接种非免疫规划疫苗，除收取疫苗费用外，还可以收取接种服务费。A选项表述正确，B选项表述错误。第五十六条，国家实行预防接种异常反应补偿制度。接种免疫规划疫苗所需的补偿费用，由省、自治区、直辖市人民政府财政部门在预防接种经费中安排；接种非免疫规划疫苗所需的补偿费用，由相关疫苗上市许可持有人承担。国家鼓励通过商业保险等多种形式对预防接种异常反应受种者予以补偿。CD选项表述正确。

44.答案：A

解析：根据《中华人民共和国疫苗管理法（2019年版）》第三章第二十六条规定："每批疫苗销售前或者进口时，应当经国务院药品监督管理部门指定的批签发机构按照相关技术要求进行审核、检验。符合要求的，发给批签发证明；不符合要求的，发给不予批签发通知书。不予批签发的疫苗不得销售，并应当由省、自治区、直辖市人民政府药品监督管理部门监督销毁；不予批签发的进口疫苗应当由口岸所在地药品监督管理部门监督销毁或者依法进行其他处理。"因此选

择A。

45.答案：D

解析：根据《中华人民共和国疫苗管理法（2019年版）》第四章第三十三条规定："疫苗的价格由疫苗上市许可持有人依法自主合理制定。疫苗的价格水平、差价率、利润率应当保持在合理幅度。"因此选择D。

46.答案：B

解析：根据《中华人民共和国疫苗管理法（2019年版）》第四章第三十五条规定："疫苗上市许可持有人应当按照采购合同约定，向疾病预防控制机构供应疫苗。"因此选择B。

47.答案：D

解析：根据《中华人民共和国疫苗管理法（2019年版）》第四章第四十条规定："疾病预防控制机构、接种单位应当建立疫苗定期检查制度，对存在包装无法识别、储存温度不符合要求、超过有效期等问题的疫苗，采取隔离存放、设置警示标志等措施，并按照国务院药品监督管理部门、卫生健康主管部门、生态环境主管部门的规定处置。"因此选择D。

48.答案：C

解析：根据《中华人民共和国疫苗管理法（2019年版）》第四章第三十八条规定："疫苗上市许可持有人在销售疫苗时，应当提供加盖其印章的批签发证明复印件或者电子文件；销售进口疫苗的，还应当提供加盖其印章的进口药品通关单复印件或者电子文件。"因此选择C。

49.答案：D

解析：根据《中华人民共和国疫苗管理法（2019年版）》第四章第三十九条规定："疾病预防控制机构、接种单位接收或者购进疫苗时，应当索取本次运输、储存全过程温度监测记录，并保存至疫苗有效期满后不少于五年备查；对不能提供本次运输、储存全过程温度监测记录或者温度控制不符合要求的，不得接收或者购进，并应当立即向县级以上地方人民政府药品监督管理部门、卫生健康主管部门报告。"因此选择D。

50.答案：C

解析：根据《中华人民共和国疫苗管理法（2019年版）》第四章第四十条规定："疾病预防

控制机构、接种单位应当建立疫苗定期检查制度。"因此选择C。

51.答案：A

解析：根据《中华人民共和国疫苗管理法（2019年版）》第五章第四十一条规定："国务院卫生健康主管部门制定国家免疫规划；国家免疫规划疫苗种类由国务院卫生健康主管部门会同国务院财政部门拟订，报国务院批准后公布。"因此选择A。

52.答案：D

解析：根据《中华人民共和国疫苗管理法（2019年版）》第五章第四十二条规定："省、自治区、直辖市人民政府卫生健康主管部门应当结合本行政区域实际情况制定接种方案，并报国务院卫生健康主管部门备案。"因此选择D。

53.答案：B

解析：根据《中华人民共和国疫苗管理法（2019年版）》第五章第四十四条规定："县级以上地方人民政府卫生健康主管部门指定符合条件的医疗机构承担责任区域内免疫规划疫苗接种工作。符合条件的医疗机构可以承担非免疫规划疫苗接种工作，并应当报颁发其医疗机构执业许可证的卫生健康主管部门备案。"《预防接种工作规范（2023年版）》第二章2.1.1"县级以上地方人民政府疾控主管部门会同卫生健康主管部门根据人口密度、服务半径、地理条件和卫生资源配置等情况，指定符合条件的医疗机构承担免疫规划疫苗接种工作，并明确其责任区域和预防接种服务内容。"结合两者，选择B。

54.答案：A

解析：根据《中华人民共和国疫苗管理法（2019年版）》第七章第五十八条规定："生产工艺、生产场地、关键设备等发生变更的，应当进行评估、验证，按照国务院药品监督管理部门有关变更管理的规定备案或者报告；变更可能影响疫苗安全性、有效性和质量可控性的，应当经国务院药品监督管理部门批准。"因此选择A。

55.答案：B

解析：根据《中华人民共和国疫苗管理法（2019年版）》第七章第六十一条规定："对预防接种异常反应严重或者其他原因危害人体健康的

疫苗，国务院药品监督管理部门应当注销该疫苗的药品注册证书。"因此选择B。

56.答案：B

解析：根据《中华人民共和国疫苗管理法（2019年版）》第八章第六十三条规定："县级以上人民政府应当将疫苗安全工作、购买免疫规划疫苗和预防接种工作以及信息化建设等所需经费纳入本级政府预算，保证免疫规划制度的实施。"因此选择B。

57.答案：A

解析：根据《中华人民共和国疫苗管理法（2019年版）》第八章第六十六条规定："国家将疫苗纳入战略物资储备，实行中央和省级两级储备。"因此选择A。

58.答案：A

解析：根据《中华人民共和国疫苗管理法（2019年版）》第九章第七十二条规定："疫苗质量管理存在安全隐患，疫苗上市许可持有人等未及时采取措施消除的，药品监督管理部门可以采取责任约谈、限期整改等措施。"因此选择A。

59.答案：D

解析：根据《中华人民共和国疫苗管理法（2019年版）》第九章第七十条规定："药品监督管理部门依法对疫苗研制、生产、储存、运输以及预防接种中的疫苗质量进行监督检查。卫生健康主管部门依法对免疫规划制度的实施、预防接种活动进行监督检查。"因此选择D。

60.答案：A

解析：根据《中华人民共和国疫苗管理法（2019年版）》第十章第八十条规定："生产、销售的疫苗属于假药的，由省级以上人民政府药品监督管理部门没收违法所得和违法生产、销售的疫苗以及专门用于违法生产疫苗的原料、辅料、包装材料、设备等物品，责令停产停业整顿，吊销药品注册证书，直至吊销药品生产许可证等，并处违法生产、销售疫苗货值金额十五倍以上五十倍以下的罚款，货值金额不足五十万元的，按五十万元计算。"因此选择A。

61.答案：A

解析：根据《中华人民共和国疫苗管理法（2019年版）》第十章第九十二条规定："监护人

未依法保证适龄儿童按时接种免疫规划疫苗的，由县级人民政府卫生健康主管部门批评教育，责令改正。"因此选择A。

62.答案：C

解析：根据《中华人民共和国疫苗管理法（2019年版）》第十一章第一百条规定："本法自2019年12月1日起施行。"因此选择C。

63.答案：D

解析：根据《中华人民共和国疫苗管理法（2019年版）》第四章第三十四条规定："省级疾病预防控制机构应当根据国家免疫规划和本行政区域疾病预防、控制需要，制定本行政区域免疫规划疫苗使用计划，并按照国家有关规定向组织采购疫苗的部门报告，同时报省、自治区、直辖市人民政府卫生健康主管部门备案。"因此选择D。

64.答案：D

解析：根据《中华人民共和国疫苗管理法（2019年版）》第四章第三十五条、三十六条规定："疫苗上市许可持有人应当按照采购合同约定，向疾病预防控制机构供应疫苗。疾病预防控制机构应当按照规定向接种单位供应疫苗。疾病预防控制机构以外的单位和个人不得向接种单位供应疫苗，接种单位不得接收该疫苗，疫苗上市许可持有人应当按照采购合同约定，向疾病预防控制机构或者疾病预防控制机构指定的接种单位配送疫苗。疫苗上市许可持有人、疾病预防控制机构自行配送疫苗应当具备疫苗冷链储存、运输条件，也可以委托符合条件的疫苗配送单位配送疫苗。"因此选择D。

65.答案：D

解析：根据《中华人民共和国疫苗管理法（2019年版）》第四章第三十六条规定："疫苗上市许可持有人应当按照采购合同约定，向疾病预防控制机构或者疾病预防控制机构指定的接种单位配送疫苗。疫苗上市许可持有人、疾病预防控制机构自行配送疫苗应当具备疫苗冷链储存、运输条件，也可以委托符合条件的疫苗配送单位配送疫苗。疾病预防控制机构配送非免疫规划疫苗可以收取储存、运输费用，具体办法由国务院财政部门会同国务院价格主管部门制定，收费标准

由省、自治区、直辖市人民政府价格主管部门会同财政部门制定。"因此选择D。

66.答案：A

解析：根据《中华人民共和国疫苗管理法（2019年版）》第四章第四十条规定："疾病预防控制机构、接种单位应当建立疫苗定期检查制度，对存在包装无法识别、储存温度不符合要求、超过有效期等问题的疫苗，采取隔离存放、设置警示标志等措施，并按照国务院药品监督管理部门、卫生健康主管部门、生态环境主管部门的规定处置。疾病预防控制机构、接种单位应当如实记录处置情况，处置记录应当保存至疫苗有效期满后不少于五年备查。"因此选择A。

67.答案：A

解析：根据《中华人民共和国疫苗管理法（2019年版）》第一章第七条规定："县级以上地方人民政府对本行政区域疫苗监督管理工作负责，统一领导、组织、协调本行政区域疫苗监督管理工作。"因此选择A。

68.答案：D

解析：根据《中华人民共和国疫苗管理法（2019年版）》第五章第四十二条规定："国务院卫生健康主管部门应当制定、公布国家免疫规划疫苗的免疫程序和非免疫规划疫苗的使用指导原则。"因此选择D。

69.答案：D

解析：根据《中华人民共和国疫苗管理法（2019年版）》第五章第四十四条规定："接种单位应当加强内部管理，开展预防接种工作应当遵守预防接种工作规范、免疫程序、疫苗使用指导原则和接种方案。"因此选择D。

70.答案：B

解析：根据《中华人民共和国疫苗管理法（2019年版）》第五章第四十四条规定："县级以上地方人民政府卫生健康主管部门指定符合条件的医疗机构承担责任区域内免疫规划疫苗接种工作。符合条件的医疗机构可以承担非免疫规划疫苗接种工作，并应当报颁发其医疗机构执业许可证的卫生健康主管部门备案。"因此选择B。

71.答案：D

解析：根据《中华人民共和国疫苗管理法

（2019年版）》第五章第四十六条规定："医疗卫生人员应当按照国务院卫生健康主管部门的规定，真实、准确、完整记录疫苗的品种、上市许可持有人、最小包装单位的识别信息、有效期、接种时间、实施接种的医疗卫生人员、受种者等接种信息，确保接种信息可追溯、可查询。接种记录应当保存至疫苗有效期满后不少于五年备查。"因此选择D。

72.答案：D

解析：根据《中华人民共和国疫苗管理法（2019年版）》第二十六条：国家实行疫苗批签发制度。每批疫苗销售前或者进口时，应当经国务院药品监督管理部门指定的批签发机构按照相关技术要求进行审核、检验。D选项表述正确，B选项错误。符合要求的，发给批签发证明；不符合要求的，发给不予批签发通知书。C选项表述错误。不予批签发的疫苗不得销售，并应当由省、自治区、直辖市人民政府药品监督管理部门监督销毁；不予批签发的进口疫苗应当由口岸所在地药品监督管理部门监督销毁或者依法进行其他处理。A选项表述错误，不能由疫苗上市许可持有人自行销毁。

73.答案：D

解析：根据《中华人民共和国疫苗管理法（2019年版）》第五章第四十七条规定："国家对儿童实行预防接种证制度。在儿童出生后一个月内，其监护人应当到儿童居住地承担预防接种工作的接种单位或者出生医院为其办理预防接种证。接种单位或者出生医院不得拒绝办理。监护人应当妥善保管预防接种证。"D选项"居住地的医疗机构"描述有误。

74.答案：A

解析：根据《中华人民共和国疫苗管理法（2019年版）》第五章第四十七条规定："预防接种证的格式由国务院卫生健康主管部门规定。"因此选择A。

75.答案：D

解析：根据《中华人民共和国疫苗管理法（2019年版）》第五章第五十一条规定："传染病暴发、流行时，县级以上地方人民政府或者其卫生健康主管部门需要采取应急接种措施的，依照

法律、行政法规的规定执行。"因此选择D。

76.答案：C

解析：根据《中华人民共和国疫苗管理法（2019年版）》第五章第五十条规定："县级以上地方人民政府卫生健康主管部门根据传染病监测和预警信息，为预防、控制传染病暴发、流行，报经本级人民政府决定，并报省级以上人民政府卫生健康主管部门备案，可以在本行政区域进行群体性预防接种。"因此选择C。

77.答案：A

解析：根据《中华人民共和国疫苗管理法（2019年版）》第六章第五十四条规定："接种单位、医疗机构等发现疑似预防接种异常反应的，应当按照规定向疾病预防控制机构报告。"因此选择A。

78.答案：D

解析：根据《中华人民共和国疫苗管理法（2019年版）》第六章第五十六条规定："接种免疫规划疫苗所需的补偿费用，由省、自治区、直辖市人民政府财政部门在预防接种经费中安排；接种非免疫规划疫苗所需的补偿费用，由相关疫苗上市许可持有人承担。国家鼓励通过商业保险等多种形式对预防接种异常反应受种者予以补偿。"因此选择D。

79.答案：C

解析：根据《中华人民共和国疫苗管理法（2019年版）》第八章第六十八条规定："疫苗上市许可持有人应当按照规定投保疫苗责任强制保险。因疫苗质量问题造成受种者损害的，保险公司在承保的责任限额内予以赔付。"因此选择C。

80.答案：D

解析：根据《中华人民共和国疫苗管理法（2019年版）》第十章第八十五条规定："疾病预防控制机构、接种单位、疫苗上市许可持有人、疫苗配送单位违反疫苗储存、运输管理规范有关冷链储存、运输要求的，由县级以上人民政府药品监督管理部门责令改正，给予警告，对违法储存、运输的疫苗予以销毁，没收违法所得；拒不改正的，对接种单位、疫苗上市许可持有人、疫苗配送单位处二十万元以上一百万元以下的罚款。"因此选择D。

81.答案：D

解析：根据《中华人民共和国疫苗管理法（2019年版）》第十章第八十九条规定："疾病预防控制机构、接种单位、医疗机构未按照规定报告疑似预防接种异常反应、疫苗安全事件等，或者未按照规定对疑似预防接种异常反应组织调查、诊断等的，由县级以上人民政府卫生健康主管部门责令改正，给予警告；情节严重的，对接种单位、医疗机构处五万元以上五十万元以下的罚款，对疾病预防控制机构、接种单位、医疗机构的主要负责人、直接负责的主管人员和其他直接责任人员依法给予警告直至撤职处分。"因此选择D。

82.答案：D

解析：根据《中华人民共和国疫苗管理法（2019年版）》第十章第九十二条规定："托幼机构、学校在儿童入托、入学时未按照规定查验预防接种证，或者发现未按照规定接种的儿童后未向接种单位报告的，由县级以上地方人民政府教育行政部门责令改正，给予警告，对主要负责人、直接负责的主管人员和其他直接责任人员依法给予处分。"因此选择D。

83.答案：D

解析：根据《中华人民共和国疫苗管理法（2019年版）》第十章第八十九条规定："疾病预防控制机构、接种单位、医疗机构未按照规定报告疑似预防接种异常反应、疫苗安全事件等，或者未按照规定对疑似预防接种异常反应组织调查、诊断等的，由县级以上人民政府卫生健康主管部门责令改正，给予警告；情节严重的，对接种单位、医疗机构处五万元以上五十万元以下的罚款，对疾病预防控制机构、接种单位、医疗机构的主要负责人、直接负责的主管人员和其他直接责任人员依法给予警告直至撤职处分。"因此选择D。

84.答案：A

解析：根据《中华人民共和国疫苗管理法（2019年版）》第九章第七十八条规定："县级以上人民政府应当制定疫苗安全事件应急预案，对疫苗安全事件分级、处置组织指挥体系与职责、预防预警机制、处置程序、应急保障措施等作出

规定。"因此选择A。

85.答案：C

解析：根据《中华人民共和国疫苗管理法（2019年版）》第十章第九十条规定："疾病预防控制机构、接种单位违反本法规定收取费用的，由县级以上人民政府卫生健康主管部门监督其将违法收取的费用退还给原缴费的单位或者个人，并由县级以上人民政府市场监督管理部门依法给予处罚。"因此选择C。

86.答案：D

解析：根据《中华人民共和国疫苗管理法（2019年版）》第一章第十二条规定："各级人民政府及其有关部门、疾病预防控制机构、接种单位、疫苗上市许可持有人和疫苗行业协会等应当通过全国儿童预防接种日等活动定期开展疫苗安全法律、法规以及预防接种知识等的宣传教育、普及工作。"因此选择D。

87.答案：A

解析：根据《中华人民共和国疫苗管理法（2019年版）》第九章第七十六条规定："县级以上人民政府药品监督管理部门发现可能误导公众和社会舆论的疫苗安全信息，应当立即会同卫生健康主管部门及其他有关部门、专业机构、相关疫苗上市许可持有人等进行核实、分析，并及时公布结果。"因此选择A。

88.答案：B

解析：根据《中华人民共和国疫苗管理法（2019年版）》第五章第四十七条规定："预防接种实行居住地管理，儿童离开原居住地期间，由现居住地承担预防接种工作的接种单位负责对其实施接种。"因此选择B。

89.答案：A

解析：根据《中华人民共和国疫苗管理法（２０１９年版）》第十章第八十五、八十六条规定，选择A。

90.答案：C

解析：根据《中华人民共和国疫苗管理法（2019年版）》第十章第八十五、八十六条规定，选择C。

91.答案：B

解析：因疫苗质量由药品监督管理部门负

责，因此需报给药品监督管理部门，选择B。

92.答案：A

解析：根据《中华人民共和国疫苗管理法（2019年版）》第五十条，开展群体性预防接种，需经县级以上人民政府决定，因此选择A。

93.答案：A

解析：根据《中华人民共和国疫苗管理法（2019年版）》第二十六条规定："每批疫苗销售前或者进口时，应当经国务院药品监督管理部门指定的批签发机构按照相关技术要求进行审核、检验。符合要求的，发给批签发证明；不符合要求的，发给不予批签发通知书。"因此选择A。

94.答案：C

解析：解析：根据《中华人民共和国药品管理法（2019年版）》第九十八条，劣药包括药品成分含量不符合国家药品标准的情形。根据《中华人民共和国疫苗管理法（2019年版）》第八十条，生产、销售的疫苗属于劣药的，处违法生产、销售疫苗货值金额十倍以上三十倍以下的罚款，货值金额不足五十万元的，按五十万元计算。此题货值金额51万元，最少应罚51万元*10倍=510万元，因此选C。

95.答案：C

解析：根据《中华人民共和国疫苗管理法（2019年版）》第十条，国家实行疫苗全程电子追溯制度。国务院药品监督管理部门会同国务院卫生健康主管部门制定统一的疫苗追溯标准和规范，建立全国疫苗电子追溯协同平台，整合疫苗生产、流通和预防接种全过程追溯信息，实现疫苗可追溯。A、B选项错误。疫苗上市许可持有人应当建立疫苗电子追溯系统，与全国疫苗电子追溯协同平台相衔接，实现生产、流通和预防接种全过程最小包装单位疫苗可追溯、可核查。D选项错误。疾病预防控制机构、接种单位应当依法如实记录疫苗流通、预防接种等情况，并按照规定向全国疫苗电子追溯协同平台提供追溯信息。C选项正确。

96.答案：B

解析：根据《中华人民共和国疫苗管理法（2019年版）》第八十八条，未按照规定告知、询问受种者或者其监护人有关情况，可处以下惩

罚：由县级以上人民政府卫生健康主管部门责令改正，给予警告；情节严重的，对主要负责人、直接负责的主管人员和其他直接责任人员依法给予警告直至撤职处分，责令负有责任的医疗卫生人员暂停六个月以上一年以下执业活动；造成严重后果的，对主要负责人、直接负责的主管人员和其他直接责任人员依法给予开除处分，由原发证部门吊销负有责任的医疗卫生人员的执业证书。B选项负有责任的医疗卫生人员暂停执业活动时长错误。

（二）多选

1.答案：ABCE

解析：根据《中华人民共和国疫苗管理法（2019年版）》第十一章第九十七条规定："免疫规划疫苗，是指居民应当按照政府的规定接种的疫苗，包括国家免疫规划确定的疫苗，省、自治区、直辖市人民政府在执行国家免疫规划时增加的疫苗，以及县级以上人民政府或者其卫生健康主管部门组织的应急接种或者群体性预防接种所使用的疫苗。"因此选择ABCE。

2.答案：BCE

解析：根据《中华人民共和国疫苗管理法（2019年版）》第一章第十条规定："国务院药品监督管理部门会同国务院卫生健康主管部门制定统一的疫苗追溯标准和规范，建立全国疫苗电子追溯协同平台，整合疫苗生产、流通和预防接种全过程追溯信息，实现疫苗可追溯。"因此选择BCE。

3.答案：ABCDE

解析：根据《中华人民共和国疫苗管理法（2019年版）》第一章第十二条规定："各级人民政府及其有关部门、疾病预防控制机构、接种单位、疫苗上市许可持有人和疫苗行业协会等应当通过全国儿童预防接种日等活动定期开展疫苗安全法律、法规以及预防接种知识等的宣传教育、普及工作。"因此选择ABCDE。

4.答案：BE

解析：根据《中华人民共和国疫苗管理法（2019年版）》第二章第十六条规定："疫苗临床试验应当由符合国务院药品监督管理部门和国务

院卫生健康主管部门规定条件的三级医疗机构或者省级以上疾病预防控制机构实施或者组织实施。"因此选择BE。

5.答案：AD

解析：根据《中华人民共和国疫苗管理法（2019年版）》第二章第二十条规定："应对重大突发公共卫生事件急需的疫苗或者国务院卫生健康主管部门认定急需的其他疫苗，经评估获益大于风险的，国务院药品监督管理部门可以附条件批准疫苗注册申请。出现特别重大突发公共卫生事件或者其他严重威胁公众健康的紧急事件，国务院卫生健康主管部门根据传染病预防、控制需要提出紧急使用疫苗的建议，经国务院药品监督管理部门组织论证同意后可以在一定范围和期限内紧急使用。"因此选择AD。

6.答案：ABCD

解析：根据《中华人民共和国疫苗管理法（2019年版）》第三章第二十七条规定："申请疫苗批签发应当按照规定向批签发机构提供批生产及检验记录摘要等资料和同批号产品等样品。进口疫苗还应当提供原产地证明、批签发证明；在原产地免予批签发的，应当提供免予批签发证明。"因此选择ABCD。

7.答案：AB

解析：根据《中华人民共和国疫苗管理法（2019年版）》第四章第三十五条规定："疫苗上市许可持有人应当按照采购合同约定，向疾病预防控制机构供应疫苗。"因此合同的主体为疫苗上市许可持有人和疾病预防控制机构选择AB。

8.答案：CDE

解析：根据《中华人民共和国疫苗管理法（2019年版）》第四章第三十八条规定："疫苗上市许可持有人在销售疫苗时，应当提供加盖其印章的批签发证明复印件或者电子文件；销售进口疫苗的，还应当提供加盖其印章的进口药品通关单复印件或者电子文件。"A、B选项均描述为"原件"，错误。"疾病预防控制机构、接种单位在接收或者购进疫苗时，应当索取前款规定的证明文件，并保存至疫苗有效期满后不少于五年备查。"第四章第三十九条"疫苗上市许可持有人应当按照规定，建立真实、准确、完整的销售记

录，并保存至疫苗有效期满后不少于五年备查。疾病预防控制机构、接种单位、疫苗配送单位应当按照规定，建立真实、准确、完整的接收、购进、储存、配送、供应记录，并保存至疫苗有效期满后不少于五年备查。疾病预防控制机构、接种单位接收或者购进疫苗时，应当索取本次运输、储存全过程温度监测记录，并保存至疫苗有效期满后不少于五年备查；对不能提供本次运输、储存全过程温度监测记录或者温度控制不符合要求的，不得接收或者购进，并应当立即向县级以上地方人民政府药品监督管理部门、卫生健康主管部门报告。"因此选择CDE。

9.答案：BCD

解析：根据《中华人民共和国疫苗管理法（2019年版）》第四章第四十条规定："疾病预防控制机构、接种单位应当建立疫苗定期检查制度，对存在包装无法识别、储存温度不符合要求、超过有效期等问题的疫苗，采取隔离存放、设置警示标志等措施，并按照国务院药品监督管理部门、卫生健康主管部门、生态环境主管部门的规定处置。疾病预防控制机构、接种单位应当如实记录处置情况，处置记录应当保存至疫苗有效期满后不少于五年备查。"因此选择BCD。

10.答案：ABDE

解析：根据《中华人民共和国疫苗管理法（2019年版）》第十章第九十七条规定："免疫规划疫苗，是指居民应当按照政府的规定接种的疫苗，包括国家免疫规划确定的疫苗，省、自治区、直辖市人民政府在执行国家免疫规划时增加的疫苗，以及县级以上人民政府或者其卫生健康主管部门组织的应急接种或者群体性预防接种所使用的疫苗。"因此选择ABDE。

11.答案：ABCDE

解析：根据《中华人民共和国疫苗管理法（2019年版）》第五章第四十五条规定："医疗卫生人员实施接种，应当告知受种者或者其监护人所接种疫苗的品种、作用、禁忌证、不良反应以及现场留观等注意事项，询问受种者的健康状况以及是否有接种禁忌证等情况，并如实记录告知和询问情况。受种者或者其监护人应当如实提供受种者的健康状况和接种禁忌证等情况。有接种

禁忌证不能接种的，医疗卫生人员应当向受种者或者其监护人提出医学建议，并如实记录提出医学建议情况。医疗卫生人员在实施接种前，应当按照预防接种工作规范的要求，检查受种者健康状况，核查接种禁忌证，查对预防接种证，检查疫苗、注射器的外观、批号、有效期，核对受种者的姓名、年龄和疫苗的品名、规格、剂量、接种部位、接种途径，做到受种者、预防接种证和疫苗信息相一致，确认无误后方可实施接种。医疗卫生人员应当对符合接种条件的受种者实施接种。受种者在现场留观期间出现不良反应的，医疗卫生人员应当按照预防接种工作规范的要求，及时采取救治等措施。"因此选择ABCDE。

12.答案：ACD

解析：根据《中华人民共和国疫苗管理法（2019年版）》第五章第四十四条规定："接种单位应当具备下列条件：（一）取得医疗机构执业许可证；（二）具有经过县级人民政府卫生健康主管部门组织的预防接种专业培训并考核合格的医师、护士或者乡村医生；（三）具有符合疫苗储存、运输管理规范的冷藏设施、设备和冷藏保管制度。县级以上地方人民政府卫生健康主管部门指定符合条件的医疗机构承担责任区域内免疫规划疫苗接种工作。符合条件的医疗机构可以承担非免疫规划疫苗接种工作，并应当报颁发其医疗机构执业许可证的卫生健康主管部门备案。接种单位应当加强内部管理，开展预防接种工作应当遵守预防接种工作规范、免疫程序、疫苗使用指导原则和接种方案。各级疾病预防控制机构应当加强对接种单位预防接种工作的技术指导和疫苗使用的管理。"B选项表述"县级以上"有误，应为"县级"；E选项表述"报疾控部门备案"有误，应为"报颁发其医疗机构执业许可证的卫生健康主管部门备案"，因此选择ACD。

13.答案：ACE

解析：根据《中华人民共和国疫苗管理法（2019年版）》第五章第四十七条规定："国家对儿童实行预防接种证制度。在儿童出生后一个月内，其监护人应当到儿童居住地承担预防接种工作的接种单位或者出生医院为其办理预防接种证。接种单位或者出生医院不得拒绝办理。监护人应当妥善保管预防接种证。预防接种实行居住地管理，儿童离开原居住地期间，由现居住地承担预防接种工作的接种单位负责对其实施接种。"B选项表述为"医疗机构"有误，应为"承担预防接种工作的接种单位"，D选项应为"监护人应当妥善保管预防接种证"，因此选择ACE。

14.答案：ABCDE

解析：根据《中华人民共和国疫苗管理法（2019年版）》第五章第四十六条规定："医疗卫生人员应当按照国务院卫生健康主管部门的规定，真实、准确、完整记录疫苗的品种、上市许可持有人、最小包装单位的识别信息、有效期、接种时间、实施接种的医疗卫生人员、受种者等接种信息，确保接种信息可追溯、可查询。接种记录应当保存至疫苗有效期满后不少于五年备查。"因此选择ABCDE。

15.答案：BCE

解析：根据《中华人民共和国疫苗管理法（2019年版）》第六章第五十九条规定："疫苗上市许可持有人应当根据疫苗上市后研究、预防接种异常反应等情况持续更新说明书、标签，并按照规定申请核准或者备案。国务院药品监督管理部门应当在其网站上及时公布更新后的疫苗说明书、标签内容。"D选项表述为"国务院卫生健康主管部门"有误，应为"国务院药品监督管理部门"，选择BCE。

16.答案：ADE

解析：根据《中华人民共和国疫苗管理法（2019年版）》第六章第六十条规定："疫苗上市许可持有人应当建立疫苗质量回顾分析和风险报告制度，每年将疫苗生产流通、上市后研究、风险管理等情况按照规定如实向国务院药品监督管理部门报告。"因此选择ADE。

17.答案：ABCE

解析：根据《中华人民共和国疫苗管理法（2019年版）》第八章第六十三条规定："县级以上人民政府应当将疫苗安全工作、购买免疫规划疫苗和预防接种工作以及信息化建设等所需经费纳入本级政府预算，保证免疫规划制度的实施。"因此选择ABCE。

18.答案：ABC

解析：根据《中华人民共和国疫苗管理法（2019年版）》第八章第六十九条规定："传染病暴发、流行时，相关疫苗上市许可持有人应当及时生产和供应预防、控制传染病的疫苗。交通运输单位应当优先运输预防、控制传染病的疫苗。县级以上人民政府及其有关部门应当做好组织、协调、保障工作"该条款主要涉及疫苗上市许可人、交通运输单位、县级以上人民政府，未提及接种单位、疾病预防控制中心，因此选择ABC。

19.答案：ABCDE

解析：根据《中华人民共和国疫苗管理法（2019年版）》第九章第七十条规定："药品监督管理部门依法对疫苗研制、生产、储存、运输以及预防接种中的疫苗质量进行监督检查。卫生健康主管部门依法对免疫规划制度的实施、预防接种活动进行监督检查。"因此选择ABCDE。

20.答案：ACDE

解析：根据《中华人民共和国疫苗管理法（2019年版）》第十章第九十六条规定："因疫苗质量问题造成受种者损害的，疫苗上市许可持有人应当依法承担赔偿责任。疾病预防控制机构、接种单位因违反预防接种工作规范、免疫程序、疫苗使用指导原则、接种方案，造成受种者损害的，应当依法承担赔偿责任。"因此选择ACDE。

21.答案：CD

解析：根据《中华人民共和国疫苗管理法（2019年版）》第一章第四条规定："国家坚持疫苗产品的战略性和公益性。"因此选择CD。

22.答案：BDE

解析：根据《中华人民共和国疫苗管理法（2019年版）》第章一第十条规定："国家实行疫苗全程电子追溯制度。国务院药品监督管理部门会同国务院卫生健康主管部门制定统一的疫苗追溯标准和规范，建立全国疫苗电子追溯协同平台，整合疫苗生产、流通和预防接种全过程追溯信息，实现疫苗可追溯。疫苗上市许可持有人应当建立疫苗电子追溯系统，与全国疫苗电子追溯协同平台相衔接，实现生产、流通和预防接种全过程最小包装单位疫苗可追溯、可核查。疾病预防控制机构、接种单位应当依法如实记录疫苗流通、预防接种等情况，并按照规定向全国疫苗电

子追溯协同平台提供追溯信息。"因此选择BDE。

23.答案：ABCD

解析：根据《中华人民共和国疫苗管理法（2019年版）》第一章第十二条规定："新闻媒体应当开展疫苗安全法律、法规以及预防接种知识等的公益宣传，并对疫苗违法行为进行舆论监督。有关疫苗的宣传报道应当全面、科学、客观、公正。"因此选择ABCD。

24.答案：AC

解析：根据《中华人民共和国疫苗管理法（2019年版）》第二章第十六条规定："疫苗临床试验应当由符合国务院药品监督管理部门和国务院卫生健康主管部门规定条件的三级医疗机构或者省级以上疾病预防控制机构实施或者组织实施。"因此选择AC。

25.答案：AC

解析：根据《中华人民共和国疫苗管理法（2019年版）》第二章第二十条规定："应对重大突发公共卫生事件急需的疫苗或者国务院卫生健康主管部门认定急需的其他疫苗，经评估获益大于风险的，国务院药品监督管理部门可以附条件批准疫苗注册申请。"因此选择AC。

26.答案：ABCE

解析：根据《中华人民共和国疫苗管理法（2019年版）》第三章第二十六条规定："国家实行疫苗批签发制度。每批疫苗销售前或者进口时，应当经国务院药品监督管理部门指定的批签发机构按照相关技术要求进行审核、检验。符合要求的，发给批签发证明；不符合要求的，发给不予批签发通知书。不予批签发的疫苗不得销售，并应当由省、自治区、直辖市人民政府药品监督管理部门监督销毁；不予批签发的进口疫苗应当由口岸所在地药品监督管理部门监督销毁或者依法进行其他处理。国务院药品监督管理部门、批签发机构应当及时公布上市疫苗批签发结果，供公众查询。"第二十七条规定"申请疫苗批签发应当按照规定向批签发机构提供批生产及检验记录摘要等资料和同批号产品等样品。进口疫苗还应当提供原产地证明、批签发证明；在原产地免予批签发的，应当提供免予批签发证明。"第二十八条规定"预防、控制传染病

疫情或者应对突发事件急需的疫苗，经国务院药品监督管理部门批准，免予批签发。"因此选择ABCE。

27.答案：BC

解析：根据《中华人民共和国疫苗管理法（2019年版）》第四章第三十二条规定："国家免疫规划疫苗由国务院卫生健康主管部门会同国务院财政部门等组织集中招标或者统一谈判，形成并公布中标价格或者成交价格，各省、自治区、直辖市实行统一采购。国家免疫规划疫苗以外的其他免疫规划疫苗、非免疫规划疫苗由各省、自治区、直辖市通过省级公共资源交易平台组织采购。"因此选择BC。

28.答案：ABDE

解析：根据《中华人民共和国疫苗管理法（2019年版）》第四章第三十六条规定："疫苗上市许可持有人应当按照采购合同约定，向疾病预防控制机构或者疾病预防控制机构指定的接种单位配送疫苗。疫苗上市许可持有人、疾病预防控制机构自行配送疫苗应当具备疫苗冷链储存、运输条件，也可以委托符合条件的疫苗配送单位配送疫苗。疾病预防控制机构配送非免疫规划疫苗可以收取储存、运输费用，具体办法由国务院财政部门会同国务院价格主管部门制定，收费标准由省、自治区、直辖市人民政府价格主管部门会同财政部门制定。国家免疫规划疫苗以外的其他免疫规划疫苗、非免疫规划疫苗由各省、自治区、直辖市通过省级公共资源交易平台组织采购。"C选项表述不正确，因此选择ABDE。

29.答案：ABCE

解析：根据《中华人民共和国疫苗管理法（2019年版）》第五章第四十二条规定："国务院卫生健康主管部门应当制定、公布预防接种工作规范，强化预防接种规范化管理。国务院卫生健康主管部门应当制定、公布国家免疫规划疫苗的免疫程序和非免疫规划疫苗的使用指导原则。省、自治区、直辖市人民政府卫生健康主管部门应当结合本行政区域实际情况制定接种方案，并报国务院卫生健康主管部门备案。"因此选择ABCE。

30.答案：ABCE

解析：根据《中华人民共和国疫苗管理法（2019年版）》第五章第四十九条规定："接种单位接种免疫规划疫苗不得收取任何费用。接种单位接种非免疫规划疫苗，除收取疫苗费用外，还可以收取接种服务费。接种服务费的收费标准由省、自治区、直辖市人民政府价格主管部门会同财政部门制定。"因此选择ABCE。

31.答案：ABD

解析：根据《中华人民共和国疫苗管理法（2019年版）》第五章第五十条规定："县级以上地方人民政府卫生健康主管部门根据传染病监测和预警信息，为预防、控制传染病暴发、流行，报经本级人民政府决定，并报省级以上人民政府卫生健康主管部门备案，可以在本行政区域进行群体性预防接种。需要在全国范围或者跨省、自治区、直辖市范围内进行群体性预防接种的，应当由国务院卫生健康主管部门决定。作出群体性预防接种决定的县级以上地方人民政府或者国务院卫生健康主管部门应当组织有关部门做好人员培训、宣传教育、物资调用等工作。任何单位和个人不得擅自进行群体性预防接种。"因此选择ABD。

32.答案：ABCDE

解析：根据《中华人民共和国疫苗管理法（2019年版）》第六章第五十六条规定："国家实行预防接种异常反应补偿制度。实施接种过程中或者实施接种后出现受种者死亡、严重残疾、器官组织损伤等损害，属于预防接种异常反应或者不能排除的，应当给予补偿。补偿范围实行目录管理，并根据实际情况进行动态调整。接种免疫规划疫苗所需的补偿费用，由省、自治区、直辖市人民政府财政部门在预防接种经费中安排；接种非免疫规划疫苗所需的补偿费用，由相关疫苗上市许可持有人承担。国家鼓励通过商业保险等多种形式对预防接种异常反应受种者予以补偿。预防接种异常反应补偿应当及时、便民、合理。预防接种异常反应补偿范围、标准、程序由国务院规定，省、自治区、直辖市制定具体实施办法。"因此选择ABCDE。

33.答案：AB

解析：根据《中华人民共和国疫苗管理法

（2019年版）》第七章第六十一条规定："对预防接种异常反应严重或者其他原因危害人体健康的疫苗，国务院药品监督管理部门应当注销该疫苗的药品注册证书。"因此选择AB。

34.答案：BCD

解析：根据《中华人民共和国疫苗管理法（2019年版）》第八章第六十三条规定："县级以上人民政府应当将疫苗安全工作、购买免疫规划疫苗和预防接种工作以及信息化建设等所需经费纳入本级政府预算，保证免疫规划制度的实施。县级人民政府按照国家有关规定对从事预防接种工作的乡村医生和其他基层医疗卫生人员给予补助。国家根据需要对经济欠发达地区的预防接种工作给予支持。省、自治区、直辖市人民政府和设区的市级人民政府应当对经济欠发达地区的县级人民政府开展与预防接种相关的工作给予必要的经费补助。"A选项表述"购买疫苗"不准确，应为"购买免疫规划疫苗"，E选项"县级以上人民政府"表述有误，应为"县级人民政府"，BCD选项正确。

35.答案：AD

解析：根据《中华人民共和国疫苗管理法（2019年版）》第八章第六十五条规定："疫苗上市许可持有人停止疫苗生产的，应当及时向国务院药品监督管理部门或者省、自治区、直辖市人民政府药品监督管理部门报告。"因此选择AD。

36.答案：ACDE

解析：根据《中华人民共和国疫苗管理法（2019年版）》第九章第七十三条规定："疫苗存在或者疑似存在质量问题的，疫苗上市许可持有人、疾病预防控制机构、接种单位应当立即停止销售、配送、使用，必要时立即停止生产，按照规定向县级以上人民政府药品监督管理部门、卫生健康主管部门报告。卫生健康主管部门应当立即组织疾病预防控制机构和接种单位采取必要的应急处置措施，同时向上级人民政府卫生健康主管部门报告。药品监督管理部门应当依法采取查封、扣押等措施。对已经销售的疫苗，疫苗上市许可持有人应当及时通知相关疾病预防控制机构、疫苗配送单位、接种单位，按照规定召回，如实记录召回和通知情况，疾病预防控制机构、

疫苗配送单位、接种单位应当予以配合。未依照前款规定停止生产、销售、配送、使用或者召回疫苗的，县级以上人民政府药品监督管理部门、卫生健康主管部门应当按照各自职责责令停止生产、销售、配送、使用或者召回疫苗。疫苗上市许可持有人、疾病预防控制机构、接种单位发现存在或者疑似存在质量问题的疫苗，不得瞒报、谎报、缓报、漏报，不得隐匿、伪造、毁灭有关证据。"B选项表述"向省级人民政府药品监督管理部门、卫生健康主管部门报告"有误，应为"县级以上"，ACDE选项正确。

37.答案：ABCE

解析：根据《中华人民共和国疫苗管理法（2019年版）》第十章第八十七条规定："违反本法规定，疾病预防控制机构、接种单位有下列情形之一的，由县级以上人民政府卫生健康主管部门责令改正，给予警告，没收违法所得；情节严重的，对主要负责人、直接负责的主管人员和其他直接责任人员依法给予警告直至撤职处分，责令负有责任的医疗卫生人员暂停一年以上十八个月以下执业活动；造成严重后果的，对主要负责人、直接负责的主管人员和其他直接责任人员依法给予开除处分，由原发证部门吊销负有责任的医疗卫生人员的执业证书：（一）未按照规定供应、接收、采购疫苗；（二）接种疫苗未遵守预防接种工作规范、免疫程序、疫苗使用指导原则、接种方案；（三）擅自进行群体性预防接种。"第九十一条规定"违反本法规定，疾病预防控制机构、接种单位以外的单位或者个人擅自进行群体性预防接种的，由县级以上人民政府卫生健康主管部门责令改正，没收违法所得和违法持有的疫苗，并处违法持有的疫苗货值金额十倍以上三十倍以下的罚款，货值金额不足五万元的，按五万元计算。"因此选择ABCE。

38.答案：ABCDE

解析：根据《中华人民共和国疫苗管理法（2019年版）》第一章第一条规定："为了加强疫苗管理，保证疫苗质量和供应，规范预防接种，促进疫苗行业发展，保障公众健康，维护公共卫生安全，制定本法。"因此选择ABCDE。

39.答案：CDE

解析：根据《中华人民共和国疫苗管理法（2019年版）》第一章第十条规定："国家实行疫苗全程电子追溯制度。国务院药品监督管理部门会同国务院卫生健康主管部门制定统一的疫苗追溯标准和规范，建立全国疫苗电子追溯协同平台，整合疫苗生产、流通和预防接种全过程追溯信息，实现疫苗可追溯。疫苗上市许可持有人应当建立疫苗电子追溯系统，与全国疫苗电子追溯协同平台相衔接，实现生产、流通和预防接种全过程最小包装单位疫苗可追溯、可核查。疾病预防控制机构、接种单位应当依法如实记录疫苗流通、预防接种等情况，并按照规定向全国疫苗电子追溯协同平台提供追溯信息。"因此选择CDE。

40.答案：BCD

解析：根据《中华人民共和国疫苗管理法（2019年版）》第三章第二十二条规定："从事疫苗生产活动，除符合《中华人民共和国药品管理法（2019年版）》规定的从事药品生产活动的条件外，还应当具备下列条件：（一）具备适度规模和足够的产能储备；（二）具有保证生物安全的制度和设施、设备；（三）符合疾病预防、控制需要。"因此选择BCD。

41.答案：ABCD

解析：根据《中华人民共和国疫苗管理法（2019年版）》第九章第七十三条规定："疫苗存在或者疑似存在质量问题的，疫苗上市许可持有人、疾病预防控制机构、接种单位应当立即停止销售、配送、使用，必要时立即停止生产，按照规定向县级以上人民政府药品监督管理部门、卫生健康主管部门报告。卫生健康主管部门应当立即组织疾病预防控制机构和接种单位采取必要的应急处置措施，同时向上级人民政府卫生健康主管部门报告。药品监督管理部门应当依法采取查封、扣押等措施。对已经销售的疫苗，疫苗上市许可持有人应当及时通知相关疾病预防控制机构、疫苗配送单位、接种单位，按照规定召回，如实记录召回和通知情况，疾病预防控制机构、疫苗配送单位、接种单位应当予以配合。"因此选择ABCD。

42.答案：AC

解析：根据《中华人民共和国疫苗管理法

（2019年版）》第十章第八十五条规定："疾病预防控制机构、接种单位、疫苗上市许可持有人、疫苗配送单位违反疫苗储存、运输管理规范有关冷链储存、运输要求的，由县级以上人民政府药品监督管理部门责令改正，给予警告，对违法储存、运输的疫苗予以销毁，没收违法所得；拒不改正的，对接种单位、疫苗上市许可持有人、疫苗配送单位处二十万元以上一百万元以下的罚款；情节严重的，对接种单位、疫苗上市许可持有人、疫苗配送单位处违法储存、运输疫苗货值金额十倍以上三十倍以下的罚款，货值金额不足十万元的，按十万元计算，责令疫苗上市许可持有人、疫苗配送单位停产停业整顿，直至吊销药品相关批准证明文件、药品生产许可证等，对疫苗上市许可持有人、疫苗配送单位的法定代表人、主要负责人、直接负责的主管人员和关键岗位人员以及其他责任人员依照本法第八十二条规定给予处罚。疾病预防控制机构、接种单位有前款规定违法行为的，由县级以上人民政府卫生健康主管部门对主要负责人、直接负责的主管人员和其他直接责任人员依法给予警告直至撤职处分，责令负有责任的医疗卫生人员暂停一年以上十八个月以下执业活动；造成严重后果的，对主要负责人、直接负责的主管人员和其他直接责任人员依法给予开除处分，并可以吊销接种单位的接种资格，由原发证部门吊销负有责任的医疗卫生人员的执业证书。"因此选择AC。

43.答案：ACDE

解析：根据《中华人民共和国疫苗管理法（2019年版）》第四章第三十六条规定："疫苗上市许可持有人应当按照采购合同约定，向疾病预防控制机构或者疾病预防控制机构指定的接种单位配送疫苗。疫苗上市许可持有人、疾病预防控制机构自行配送疫苗应当具备疫苗冷链储存、运输条件，也可以委托符合条件的疫苗配送单位配送疫苗。疾病预防控制机构配送非免疫规划疫苗可以收取储存、运输费用，具体办法由国务院财政部门会同国务院价格主管部门制定，收费标准由省、自治区、直辖市人民政府价格主管部门会同财政部门制定。"因此选择ACDE。

44.答案：ACD

解析：根据《中华人民共和国疫苗管理法（2019年版）》第四章第三十八条规定："疫苗上市许可持有人在销售疫苗时，应当提供加盖其印章的批签发证明复印件或者电子文件；销售进口疫苗的，还应当提供加盖其印章的进口药品通关单复印件或者电子文件。疾病预防控制机构、接种单位在接收或者购进疫苗时，应当索取前款规定的证明文件，并保存至疫苗有效期满后不少于五年备查。"第三十九条规定"疾病预防控制机构、接种单位接收或者购进疫苗时，应当索取本次运输、储存全过程温度监测记录，并保存至疫苗有效期满后不少于五年备查。"因此选择ACD。

45.答案：ABDE

解析：根据《中华人民共和国疫苗管理法（2019年版）》第十章第八十七条规定："违反本法规定，疾病预防控制机构、接种单位有下列情形之一的，由县级以上人民政府卫生健康主管部门责令改正，给予警告，没收违法所得；情节严重的，对主要负责人、直接负责的主管人员和其他直接责任人员依法给予警告直至撤职处分，责令负有责任的医疗卫生人员暂停一年以上十八个月以下执业活动；造成严重后果的，对主要负责人、直接负责的主管人员和其他直接责任人员依法给予开除处分，由原发证部门吊销负有责任的医疗卫生人员的执业证书：（一）未按照规定供应、接收、采购疫苗；（二）接种疫苗未遵守预防接种工作规范、免疫程序、疫苗使用指导原则、接种方案；（三）擅自进行群体性预防接种。"因此选择ABDE。

46.答案：AB

解析：根据《中华人民共和国疫苗管理法（2019年版）》第九章第七十六条规定："全国预防接种异常反应报告情况，由国务院卫生健康主管部门会同国务院药品监督管理部门统一公布。未经授权不得发布上述信息。公布重大疫苗安全信息，应当及时、准确、全面，并按照规定进行科学评估，作出必要的解释说明。"因此选择AB。

47.答案：ABC

解析：根据《中华人民共和国疫苗管理法

（2019年版）》第六章第五十五条规定："因预防接种导致受种者死亡、严重残疾，或者群体性疑似预防接种异常反应等对社会有重大影响的疑似预防接种异常反应，由设区的市级以上人民政府卫生健康主管部门、药品监督管理部门按照各自职责组织调查、处理。"因此选择ABC。

48.答案：ABDE

解析：根据《中华人民共和国疫苗管理法（2019年版）》第六章第五十六条规定："国家实行预防接种异常反应补偿制度。实施接种过程中或者实施接种后出现受种者死亡、严重残疾、器官组织损伤等损害，属于预防接种异常反应或者不能排除的，应当给予补偿。补偿范围实行目录管理，并根据实际情况进行动态调整。接种免疫规划疫苗所需的补偿费用，由省、自治区、直辖市人民政府财政部门在预防接种经费中安排；接种非免疫规划疫苗所需的补偿费用，由相关疫苗上市许可持有人承担。国家鼓励通过商业保险等多种形式对预防接种异常反应受种者予以补偿。预防接种异常反应补偿应当及时、便民、合理。预防接种异常反应补偿范围、标准、程序由国务院规定，省、自治区、直辖市制定具体实施办法。"因此选择ABDE。

49.答案：ADE

解析：根据《中华人民共和国疫苗管理法（2019年版）》第十章第八十七条规定："违反本法规定，疾病预防控制机构、接种单位有下列情形之一的，由县级以上人民政府卫生健康主管部门责令改正，给予警告，没收违法所得；情节严重的，对主要负责人、直接负责的主管人员和其他直接责任人员依法给予警告直至撤职处分，责令负有责任的医疗卫生人员暂停一年以上十八个月以下执业活动；造成严重后果的，对主要负责人、直接负责的主管人员和其他直接责任人员依法给予开除处分，由原发证部门吊销负有责任的医疗卫生人员的执业证书：（一）未按照规定供应、接收、采购疫苗；（二）接种疫苗未遵守预防接种工作规范、免疫程序、疫苗使用指导原则、接种方案；（三）擅自进行群体性预防接种。"因此选择ADE。

50.答案：ACD

解析：根据《中华人民共和国疫苗管理法（2019年版）》第十章第九十一条规定："违反本法规定，未经县级以上地方人民政府卫生健康主管部门指定擅自从事免疫规划疫苗接种工作、从事非免疫规划疫苗接种工作不符合条件或者未备案的，由县级以上人民政府卫生健康主管部门责令改正，给予警告，没收违法所得和违法持有的疫苗，责令停业整顿，并处十万元以上一百万元以下的罚款，对主要负责人、直接负责的主管人员和其他直接责任人员依法给予处分。"因此选择ACD。

51.答案：AC

解析：根据《中华人民共和国疫苗管理法（2019年版）》第五章第四十一条规定："国务院卫生健康主管部门制定国家免疫规划；国家免疫规划疫苗种类由国务院卫生健康主管部门会同国务院财政部门拟订，报国务院批准后公布。国务院卫生健康主管部门建立国家免疫规划专家咨询委员会，并会同国务院财政部门建立国家免疫规划疫苗种类动态调整机制。"第四十二条规定"国务院卫生健康主管部门应当制定、公布预防接种工作规范，强化预防接种规范化管理。国务院卫生健康主管部门应当制定、公布国家免疫规划疫苗的免疫程序和非免疫规划疫苗的使用指导原则。省、自治区、直辖市人民政府卫生健康主管部门应当结合本行政区域实际情况制定接种方案，并报国务院卫生健康主管部门备案。"因此选择AC。

52.答案：BC

解析：根据《中华人民共和国疫苗管理法（2019年版）》第五章第四十四条规定："接种单位应当具备下列条件：（一）取得医疗机构执业许可证；（二）具有经过县级人民政府卫生健康主管部门组织的预防接种专业培训并考核合格的医师、护士或者乡村医生；（三）具有符合疫苗储存、运输管理规范的冷藏设施、设备和冷藏保管制度。"因此选择BC。

53.答案：ACE

解析：根据《中华人民共和国疫苗管理法（2019年版）》第一章第十条规定："国务院药品监督管理部门会同国务院卫生健康主管部门制定

统一的疫苗追溯标准和规范，建立全国疫苗电子追溯协同平台，整合疫苗生产、流通和预防接种全过程追溯信息，实现疫苗可追溯。"因此选择ACE。

54.答案：ABCDE

解析：根据《中华人民共和国疫苗管理法（2019年版）》第六章第四十三条规定："各级疾病预防控制机构应当按照各自职责，开展与预防接种相关的宣传、培训、技术指导、监测、评价、流行病学调查、应急处置等工作。"因此选择ABCDE。

55.答案：ABC

解析：根据《中华人民共和国疫苗管理法（2019年版）》第四章第四十条规定："疾病预防控制机构、接种单位应当建立疫苗定期检查制度，对存在包装无法识别、储存温度不符合要求、超过有效期等问题的疫苗，采取隔离存放、设置警示标志等措施，并按照国务院药品监督管理部门、卫生健康主管部门、生态环境主管部门的规定处置。疾病预防控制机构、接种单位应当如实记录处置情况，处置记录应当保存至疫苗有效期满后不少于五年备查。"因此选择ABC。

56.答案：ABCD

解析：根据《中华人民共和国疫苗管理法（2019年版）》第九章第八十九条规定："疾病预防控制机构、接种单位、医疗机构未按照规定报告疑似预防接种异常反应、疫苗安全事件等，或者未按照规定对疑似预防接种异常反应组织调查、诊断等的，由县级以上人民政府卫生健康主管部门责令改正，给予警告；情节严重的，对接种单位、医疗机构处五万元以上五十万元以下的罚款，对疾病预防控制机构、接种单位、医疗机构的主要负责人、直接负责的主管人员和其他直接责任人员依法给予警告直至撤职处分；造成严重后果的，对主要负责人、直接负责的主管人员和其他直接责任人员依法给予开除处分，由原发证部门吊销负有责任的医疗卫生人员的执业证书。"因此选择ABCD。

57.答案：ABC

解析：根据《中华人民共和国疫苗管理法（2019年版）》第八十五条、八十六条、八十七条、九十条，ABC项属于违法行为，《中华人民共和国疫苗管理法（2019年版）》未提及接种场所未按要求公示咨询/投诉电话属违法行为，接种后受种者出现预防接种异常反应导致死亡，接种人员操作规范，不属于违法行为，因此D、E项错误，选择ABC。

58.答案：ACE

解析：根据《中华人民共和国疫苗管理法（2019年版）》第四章第三十二条规定："国家免疫规划疫苗由国务院卫生健康主管部门会同国务院财政部门等组织集中招标或者统一谈判，形成并公布中标价格或者成交价格，各省、自治区、直辖市实行统一采购。国家免疫规划疫苗以外的其他免疫规划疫苗、非免疫规划疫苗由各省、自治区、直辖市通过省级公共资源交易平台组织采购。"第三十三条规定"疫苗的价格由疫苗上市许可持有人依法自主合理制定。疫苗的价格水平、差价率、利润率应当保持在合理幅度。"第三十四条规定"省级疾病预防控制机构应当根据国家免疫规划和本行政区域疾病预防、控制需要，制定本行政区域免疫规划疫苗使用计划，并按照国家有关规定向组织采购疫苗的部门报告，同时报省、自治区、直辖市人民政府卫生健康主管部门备案。"B选项计划的制定主体是省级疾病预防控制机构，D选项价格由疫苗上市许可持有人制定，ACE正确。

59.答案：ABCE

解析：根据《中华人民共和国疫苗管理法（2019年版）》第五章第四十五条规定："医疗卫生人员在实施接种前，应当按照预防接种工作规范的要求，检查受种者健康状况、核查接种禁忌证，查对预防接种证，检查疫苗、注射器的外观、批号、有效期，核对受种者的姓名、年龄和疫苗的品名、规格、剂量、接种部位、接种途径，做到受种者、预防接种证和疫苗信息相一致，确认无误后方可实施接种。"D选项"批签发合格证书"有误，应为"有效期"，ABCE选项正确。

60.答案：ABC

解析：根据《中华人民共和国疫苗管理法（2019年版）》第九章第七十八条规定："县级以

上人民政府应当制定疫苗安全事件应急预案，对疫苗安全事件分级、处置组织指挥体系与职责、预防预警机制、处置程序、应急保障措施等作出规定。"第四章第三十六条规定"疾病预防控制机构配送非免疫规划疫苗可以收取储存、运输费用，具体办法由国务院财政部门会同国务院价格主管部门制定，收费标准由省、自治区、直辖市人民政府价格主管部门会同财政部门制定。"第五章第四十九条规定"接种单位接种非免疫规划疫苗，除收取疫苗费用外，还可以收取接种服务费。接种服务费的收费标准由省、自治区、直辖市人民政府价格主管部门会同财政部门制定。"第六章第五十六条规定"预防接种异常反应补偿应当及时、便民、合理。预防接种异常反应补偿范围、标准、程序由国务院规定，省、自治区、直辖市制定具体实施办法。"第八章第六十八条规定"疫苗责任强制保险制度的具体实施办法，由国务院药品监督管理部门会同国务院卫生健康主管部门、保险监督管理机构等制定。"D选项预防接种异常反应补偿标准由国务院规定，E选项疫苗责任强制保险制度的具体实施办法由国务院药品监督管理部门会同国务院卫生健康主管部门、保险监督管理机构等制定，因此选择ABC选项。

61.答案：ABCD

解析：根据《中华人民共和国疫苗管理法（2019年版）》第三章第二十六条规定："不予批签发的疫苗不得销售，并应当由省、自治区、直辖市人民政府药品监督管理部门监督销毁；不予批签发的进口疫苗应当由口岸所在地药品监督管理部门监督销毁或者依法进行其他处理。"E选项在国家药品监督管理部门监督下销毁表述有误，ABCD选项正确。

62.答案：ABCE

解析：根据《中华人民共和国疫苗管理法（2019年版）》第十章第八十八条规定："违反本法规定，疾病预防控制机构、接种单位有下列情形之一的，由县级以上人民政府卫生健康主管部门责令改正，给予警告；情节严重的，对主要负责人、直接负责的主管人员和其他直接责任人员依法给予警告直至撤职处分，责令负有责任的医疗卫生人员暂停六个月以上一年以下执业活动；造成严重后果的，对主要负责人、直接负责的主管人员和其他直接责任人员依法给予开除处分，由原发证部门吊销负有责任的医疗卫生人员的执业证书：（一）未按照规定提供追溯信息；（二）接收或者购进疫苗时未按照规定索取并保存相关证明文件、温度监测记录；（三）未按照规定建立并保存疫苗接收、购进、储存、配送、供应、接种、处置记录；（四）未按照规定告知、询问受种者或者其监护人有关情况。"选择ABCE。

63.答案：ADE

解析：根据《中华人民共和国疫苗管理法（2019年版）》第四章第三十九条规定："疾病预防控制机构、接种单位接收或者购进疫苗时，应当索取本次运输、储存全过程温度监测记录，并保存全疫苗有效期满后不少于五年备查；对不能提供本次运输、储存全过程温度监测记录或者温度控制不符合要求的，不得接收或者购进，并应当立即向县级以上地方人民政府药品监督管理部门、卫生健康主管部门报告。"因此选择ADE。

64.答案：ABC

解析：根据《中华人民共和国疫苗管理法（2019年版）》第四章第四十条规定："疾病预防控制机构、接种单位应当建立疫苗定期检查制度，对存在包装无法识别、储存温度不符合要求、超过有效期等问题的疫苗，采取隔离存放、设置警示标志等措施，并按照国务院药品监督管理部门、卫生健康主管部门、生态环境主管部门的规定处置。疾病预防控制机构、接种单位应当如实记录处置情况，处置记录应当保存至疫苗有效期满后不少于五年备查。"因此选择ABC。

65.答案：AB

解析：根据《中华人民共和国疫苗管理法（2019年版）》第九章第七十六条规定："全国预防接种异常反应报告情况，由国务院卫生健康主管部门会同国务院药品监督管理部门统一公布。未经授权不得发布上述信息。公布重大疫苗安全信息，应当及时、准确、全面，并按照规定进行科学评估，作出必要的解释说明。"因此选择AB。

（三）判断

1.答案：错误

解析：根据《中华人民共和国疫苗管理法（2019年版）》第二条："本法所称疫苗，是指为预防、控制疾病的发生、流行，用于人体免疫接种的预防性生物制品，包括免疫规划疫苗和非免疫规划疫苗。"疫苗为预防性生物制品，没有治疗性生物制品，因此此题错误。

2.答案：正确

解析：根据《中华人民共和国疫苗管理法（2019年版）》第九十七条："免疫规划疫苗，是指居民应当按照政府的规定接种的疫苗，包括国家免疫规划确定的疫苗，省、自治区、直辖市人民政府在执行国家免疫规划时增加的疫苗，以及县级以上人民政府或者其卫生健康主管部门组织的应急接种或者群体性预防接种所使用的疫苗。"此题正确。

3.答案：错误

解析：根据《中华人民共和国疫苗管理法（2019年版）》第二十条："应对重大突发公共卫生事件急需的疫苗或者国务院卫生健康主管部门认定急需的其他疫苗，经评估获益大于风险的，国务院药品监督管理部门可以附条件批准疫苗注册申请。"是附条件批准疫苗注册申请，因此此题错误。

4.答案：错误

解析：根据《中华人民共和国疫苗管理法（2019年版）》第二十八条，预防、控制传染病疫情或者应对突发事件急需的疫苗，经国务院药品监督管理部门批准，免予批签发。不是附条件批准疫苗注册申请，此题错误。

5.答案：错误

解析：根据《中华人民共和国疫苗管理法（2019年版）》第三十三条："疫苗的价格由疫苗上市许可持有人依法自主合理制定。疫苗的价格水平、差价率、利润率应当保持在合理幅度。"此题错误。

6.答案：错误

解析：根据《中华人民共和国疫苗管理法（2019年版）》第三十六条，疾病预防控制机构配送非免疫规划疫苗可以收取储存、运输费用，但对于免疫规划疫苗不可以收取费用，因此此题错误。

7.答案：错误

解析：根据《中华人民共和国疫苗管理法（2019年版）》第三十七条："疫苗储存、运输管理规范由国务院药品监督管理部门、国务院卫生健康主管部门共同制定。"此题错误。

8.答案：正确

解析：根据《中华人民共和国疫苗管理法（2019年版）》第三十八条，此题正确。

9.答案：正确

解析：根据《中华人民共和国疫苗管理法（2019年版）》第四十四条："县级以上地方人民政府卫生健康主管部门指定符合条件的医疗机构承担责任区域内免疫规划疫苗接种工作。符合条件的医疗机构可以承担非免疫规划疫苗接种工作，并应当报颁发其医疗机构执业许可证的卫生健康主管部门备案。"接种非免疫规划疫苗，并应当报颁发其医疗机构执业许可证的卫生健康主管部门备案，接种免疫规划疫苗是由地方人民政府卫生健康主管部门指定。因此此题正确。

10.答案：错误

解析：根据《中华人民共和国疫苗管理法（2019年版）》第四十七条："预防接种证的格式由国务院卫生健康主管部门规定。"不是由各省、自治区、直辖市人民政府卫生健康主管部门规定。此题错误。

11.答案：错误

解析：根据《中华人民共和国疫苗管理法（2019年版）》第五十条，县级以上地方人民政府或国务院卫生健康主管部门可决定进行群体性预防接种，省、市、县级卫生健康主管部门不能决定开展群体性预防接种，此题错误。

12.答案：正确

解析：根据《中华人民共和国疫苗管理法（2019年版）》第五十六条："预防接种异常反应补偿应当及时、便民、合理。预防接种异常反应补偿范围、标准、程序由国务院规定，省、自治区、直辖市制定具体实施办法。"此题正确。

13.答案：正确

解析：根据《中华人民共和国疫苗管理法（2019年版）》第五十九条，此题正确。

14.答案：错误

解析：根据《中华人民共和国疫苗管理法（2019年版）》第六十条，应为"疫苗上市许可持有人应当建立疫苗质量回顾分析和风险报告制度"，此题错误。

15.答案：正确

解析：根据《中华人民共和国疫苗管理法（2019年版）》第六十三条，此题正确。

16.答案：正确

解析：根据《中华人民共和国疫苗管理法（2019年版）》第六十八条，此题正确。

17.答案：错误

解析：根据《中华人民共和国疫苗管理法（2019年版）》第七十六条，应由国务院药品监督管理部门会同有关部门公布，此题错误。

18.答案：错误

解析：根据《中华人民共和国疫苗管理法（2019年版）》第八十五条，应为由县级以上人民政府药品监督管理部门责令改正，无卫生健康主管部门，此题错误。

19.答案：正确

解析：根据《中华人民共和国疫苗管理法（2019年版）》第六条，此题正确。

20.答案：正确

解析：根据《中华人民共和国疫苗管理法（2019年版）》第十条，此题正确。

21.答案：错误

解析：根据《中华人民共和国疫苗管理法（2019年版）》第十九条，未提及需经国务院卫生健康主管部门评估，此题错误。

22.答案：错误

解析：根据《中华人民共和国疫苗管理法（2019年版）》第二十条，应为经国务院药品监督管理部门组织论证同意后可以在一定范围和期限内紧急使用，此题错误。

23.答案：错误

解析：根据《中华人民共和国疫苗管理法（2019年版）》第二十八条："预防、控制传染病疫情或者应对突发事件急需的疫苗，经国务院药品监督管理部门批准，免予批签发。"因此不是所有疫苗都需要进行批签发，此题错误。

24.答案：错误

解析：根据《中华人民共和国疫苗管理法（2019年版）》第三十四条，此题错误。

25.答案：正确

解析：根据《中华人民共和国疫苗管理法（2019年版）》第三十六条，此题正确。

26.答案：错误

解析：根据《中华人民共和国疫苗管理法（2019年版）》第四十一条，国务院卫生健康主管部门会同国务院财政部门建立国家免疫规划疫苗种类动态调整机制，此题仅提及国务院卫生健康主管部门，错误。

27.答案：错误

解析：根据《中华人民共和国疫苗管理法（2019年版）》第四十二条，省、自治区、直辖市人民政府卫生健康主管部门应当结合本行政区域实际情况制定接种方案，并报国务院卫生健康主管部门备案，并非各级均可制定，此题错误。

28.答案：错误

解析：根据《中华人民共和国疫苗管理法（2019年版）》第四十四条，承担非免疫规划疫苗接种工作，应向颁发其医疗机构执业许可证的卫生健康主管部门备案，此题错误。

29.答案：正确

解析：根据《中华人民共和国疫苗管理法（2019年版）》第四十九条，此题正确。

30.答案：正确

解析：根据《中华人民共和国疫苗管理法（2019年版）》第五十二条，此题正确。

31.答案：错误

解析：根据《中华人民共和国疫苗管理法（2019年版）》第五十五条，对调查、诊断结论有争议的，可以根据国务院卫生健康主管部门制定的鉴定办法申请鉴定。疑似预防接种异常反应诊断只进行一次，不进行二次诊断，此题错误。

32.答案：错误

解析：根据《中华人民共和国疫苗管理法（2019年版）》第七十二条，疫苗质量管理存在安全隐患，疫苗上市许可持有人等未及时采取措施消除的，药品监督管理部门可以采取责任约谈、限期整改等措施。严重违反药品相关质量管理规范的，药品监督管理部门应当责令暂停疫苗生产、销售、配送，立即整改，此题错误。

33.答案：错误

解析：根据《中华人民共和国疫苗管理法（2019年版）》第六十八条，疫苗上市许可持有人应当按照规定投保疫苗责任强制保险。因疫苗质量问题造成受种者损害的，保险公司在承保的责任限额内予以赔付；根据第七十八条，因质量问题造成的疫苗安全事件的补种费用由疫苗上市许可持有人承担。此题描述不准确，错误。

34.答案：错误

解析：根据《中华人民共和国疫苗管理法（2019年版）》第四十一条："省、自治区、直辖市人民政府在执行国家免疫规划时，可以根据本行政区域疾病预防、控制需要，增加免疫规划疫苗种类，报国务院卫生健康主管部门备案并公布。"此题描述为"调整"，不够准确，错误。

35.答案：错误

解析：根据《中华人民共和国疫苗管理法（2019年版）》第九十二条，应由县级人民政府卫生健康主管部门批评教育，不是教育主管部门，此题错误。

36.答案：错误

解析：根据《中华人民共和国疫苗管理法（2019年版）》第三十六条，疾病预防控制机构配送非免疫规划疫苗可以收取储存、运输费用，但不能收取耗材费用，此题错误。

37.答案：错误

解析：根据《中华人民共和国疫苗管理法（2019年版）》第四十二条："国务院卫生健康主管部门应当制定、公布国家免疫规划疫苗的免疫程序和非免疫规划疫苗的使用指导原则。"此题错误。

38.答案：错误

解析：根据《中华人民共和国疫苗管理法（2019年版）》及《关于向疫苗生产企业派驻检查员的指导意见》，省级药品监督管理部门应当向本行政区域内每家疫苗生产企业每期派驻检查员不少于2人，未按照规模区分派驻检查员，此题错误。

（四）填空

1. 答案：战略性　公益性

解析：根据《中华人民共和国疫苗管理法（2019年版）》第四条。

2. 答案：居民　权利　义务

解析：根据《中华人民共和国疫苗管理法（2019年版）》第六条。

3. 答案：疫苗安全法律、法规　预防接种知识　全面　科学　客观　公正

解析：根据《中华人民共和国疫苗管理法（2019年版）》第十二条。

4. 答案：三级医疗　省级以上疾病预防控制

解析：根据《中华人民共和国疫苗管理法（2019年版）》第十六条。

5. 答案：批签发证明　进口药品通关

解析：根据《中华人民共和国疫苗管理法（2019年版）》第三十八条。

6. 答案：疫苗有效期　五

解析：根据《中华人民共和国疫苗管理法（2019年版）》第三十九条。

7. 答案：应急接种　群体性预防接种

解析：根据《中华人民共和国疫苗管理法（2019年版）》第九十七条。

8. 答案：包装无法识别　储存温度不符合要求　超过有效期　五

解析：根据《中华人民共和国疫苗管理法（2019年版）》第四十条。

9. 答案：一个月　接种单位　出生医院

解析：根据《中华人民共和国疫苗管理法（2019年版）》第四十七条。

10. 答案：居住地　现居住地

解析：根据《中华人民共和国疫苗管理法（2019年版）》第四十七条。

11. 答案：托幼机构、学校　预防接种证　督促

解析：根据《中华人民共和国疫苗管理法（2019年版）》第四十八条。

12. 答案：不得收取任何费用　疫苗费用　接种服务费

13. 答案：合格的疫苗　机体组织器官、功能损害　无过错的

解析：根据《中华人民共和国疫苗管理法（2019年版）》第五十二条。

14. 答案：财政　疫苗上市许可持有人

解析：根据《中华人民共和国疫苗管理法（2019年版）》第五十六条。

15. 答案：药品监督管理　卫生健康主管

解析：根据《中华人民共和国疫苗管理法（2019年版）》第七十条。

16. 答案：县级人民政府

解析：根据《中华人民共和国疫苗管理法（2019年版）》第六十三条。

17. 答案：中央　省级

解析：根据《中华人民共和国疫苗管理法（2019年版）》第六十六条。

18. 答案：责任强制保险　保险公司

解析：根据《中华人民共和国疫苗管理法（2019年版）》第六十八条。

19. 答案：治安管理

解析：根据《中华人民共和国疫苗管理法（2019年版）》第九十三条。

20. 答案：疫苗流通　预防接种　全国疫苗电子追溯协同平台

解析：根据《中华人民共和国疫苗管理法（2019年版）》第十条。

21. 答案：品种　作用　禁忌证　不良反应　现场留观

解析：根据《中华人民共和国疫苗管理法（2019年版）》第四十五条。

22. 答案：药品监督管理部门　疫苗质量　卫生健康主管部门　预防接种活动

解析：根据《中华人民共和国疫苗管理法（2019年版）》第七十二条。

（胡瑜超　徐夏超　吕华坤　陈雅萍　符　剑）

第二节　免疫规划和预防接种有关法规

（一）单选

1. 根据《医疗机构管理条例（2022年修订）》，医疗机构基本标准由_____制定（　　）

A. 国务院

B. 国务院卫生行政部门

C. 省级人民政府卫生行政部门

D. 县级以上地方人民政府卫生行政部门

2. 根据《医疗机构管理条例（2022年修订）》，下列说法正确的是（　　）

A. 医疗机构必须将《医疗机构执业许可证》、诊疗科目、诊疗时间、诊疗医生和收费标准悬挂于明显处所

B. 医疗机构非因改建、扩建、迁建原因停业超过6个月的，视为歇业

C. 医疗机构对传染病、精神病、职业病等患者的特殊诊治和处理，应当按照国家有关法律、法规的规定办理

D. 发生重大灾害、事故、疾病流行或者其他意外情况时，医疗机构及其卫生技术人员必须服从省级人民政府卫生行政部门的调遣

3. 根据《突发公共卫生事件应急条例》，_____应当对突发事件现场等采取控制措施，宣传突发事件防治知识，及时对易受感染的人群和其他易受损害的人群采取应急接种、预防性投药、群体防护等措施（　　）

A. 国务院

B. 国务院卫生行政主管部门

C. 县级以上地方人民政府

D. 县级以上地方人民政府卫生行政主管部门

4. 接到甲类、乙类传染病疫情报告或者发现传染病暴发、流行时，应当立即向哪个部门报告（　　）

A. 上级卫生行政部门

B. 上级疾病预防控制中心

C. 当地卫生行政部门

D. 当地疾病预防控制中心

5. 省、自治区、直辖市人民政府应当在接到发生或者可能发生传染病暴发、流行，不明原因的群体性疾病，传染病菌种、毒种丢失，发生重大食物和职业中毒事件的报告时，应当在接到报告后_____小时内向_____报告（　　）

A. 1小时，国务院

B. 1小时，国务院卫生行政主管部门

C. 2小时，国务院

D. 2小时，国务院卫生行政主管部门

6. 国家建立突发事件应急报告制度和举报制度，下列说法正确的是（　　）

A. 任何单位和个人对突发公共卫生事件，不得隐瞒、缓报、谎报或者授意他人隐瞒、缓报、谎报

B. 突发公共卫生事件，必须由相关单位向当地卫生行政部门报告

C. 责任单位和个人有权向人民政府及其有关部门报告突发事件隐患

D. 责任单位和个人有权向上级人民政府及其有关部门举报地方人民政府及其有关部门不履行突发事件应急处理职责，或者不按照规定履行职责的情况

7. 医疗卫生机构收治的传染病患者或者疑似传染病患者产生的生活垃圾，应当如何处置（　　）

A. 按照医疗废物进行管理和处置

B. 按照生活垃圾进行管理和处置

C. 按照特殊物品进行管理和处置

D. 根据患者情况按照医疗废物或生活垃圾进行管理和处置

8. 国家医疗废物推行哪种处置方式（　　）

A. 集中无害化处置

B. 医疗废物回收单位集中处置

C. 产生单位按要求处置

D. 集中填埋处置

9. 对甲类传染病和乙类传染病中的肺炭疽、传染性非典型肺炎等按照甲类管理的患者或疑似患者以及其他传染病和不明原因疾病暴发的报告信息，应立即调查核实，于_____内通过网络完成报告信息的三级确认审核（　　）

A. 2小时

B. 24小时

C. 城市1小时，农村2小时

D.城市12小时，农村24小时

10.非免疫规划疫苗使用指导原则由_____协助制定（　　）

A.国务院卫生健康主管部门

B.国家疾控主管部门

C.中国疾病预防控制中心

D.各级疾病预防控制中心

11.对其他乙、丙类传染病患者、疑似患者和规定报告的传染病病原携带者在诊断后，应于_____小时内进行网络报告（　　）

A.城市6小时，农村12小时

B.城市12小时，农村24小时

C.12小时

D.24小时

12.下列传染病中，属于丙类传染病的是（　　）

A.水痘

B.脊髓灰质炎

C.病毒性肝炎

D.风疹

13.某中学出现流行性脑脊髓膜炎疫情，县政府为控制疫情蔓延，依照法律法规对该学校所有学生及教职工开展流行性脑脊髓膜炎疫苗接种活动。此类接种形式是（　　）

A.群体接种　　　　B.紧急接种

C.应急接种　　　　D.重点接种

14.关于《中华人民共和国传染病防治法（2025年修订）》，下列说法正确的是（　　）

A.国家和省、自治区、直辖市人民政府实行有计划的预防接种制度

B.国务院卫生行政部门根据传染病预防、控制的需要，制定传染病预防接种规划并组织实施

C.用于预防接种的疫苗必须符合国家质量标准

D.国家和省、自治区、直辖市人民政府对儿童实行预防接种证制度

15.根据《中华人民共和国生物安全法（2024年修订）》，任何单位和个人发现传染病、动植物疫病的，应当及时向_____报告（　　）

A.省级以上人民政府卫生健康或者农业农村主管部门

B.县级以上人民政府卫生健康或者农业农村主管部门

C.医疗机构、有关专业机构或者部门

D.当地疾病预防控制机构或动物疫病预防控制机构

16.医疗卫生机构应当建立医疗废物的暂时储存设施、设备，不得露天存放医疗废物；医疗废物暂时储存的时间不得超过（　　）

A.24小时　　　　　B.48小时

C.72小时　　　　　D.24～48小时

17.医疗废物管理应当建立医疗废物管理责任制，其_____为第一责任人（　　）

A.书记　　　　　　B.院长

C.分管院长　　　　D.法定代表人

18.预防接种档案信息经哪个部门许可，方可向其他单位和个人提供，且仍需做好信息安全和隐私保护相关工作（　　）

A.上级疾控机构

B.同级疾控机构

C.同级疾控主管部门

D.同级卫生健康主管部门

19.预防接种门诊中，以下哪项工作必须由医疗卫生专业资格人员承担（　　）

A.疫苗出入库管理　　B.冷链温度监测

C.知情告知　　　　　D.信息登记

20.以下说法正确的是（　　）

A.县级疾控机构应至少每月对辖区儿童的预防接种档案进行1次查漏分析

B.县级疾控机构对辖区接种单位每月至少进行1次指导

C.接种单位每季度应进行流动儿童主动搜索

D.县级疾控机构每年应组织对辖区国家免疫规划疫苗接种率进行抽样调查

21.《预防接种工作规范（2023年版）》规定接种单位的职责不包括以下哪项（　　）

A.根据责任区域内预防接种工作需要，按照各项技术规范要求，具体实施预防接种工作

B.制订免疫规划疫苗和非免疫规划疫苗使用计划；做好疫苗管理，保证疫苗冷藏

C.按照有关规定对新生儿建立预防接种卡

（证），及时发现流动人口中的儿童，并按规定建卡，给予接种或补种

D.接种单位至少每月进行一次流动儿童主动搜索，掌握流动儿童情况

22.根据《医疗废物管理条例》，_____对医疗废物收集、运送、储存、处置活动中的疾病防治工作实施统一监督管理（　）

A.县级以上各级人民政府

B.县级以上各级人民政府药品监督主管部门

C.县级以上各级人民政府卫生行政主管部门

D.县级以上各级人民政府环境保护行政主管部门

23.以下关于免疫规划疫苗接种单位的条件说法正确的是（　）

A.县级以上疾病预防控制机构根据相关情况，从符合条件的医疗机构中指定

B.医疗机构根据本身地理位置和群众需求，按照程序备案开展疫苗接种

C.负责接种的单位需将相关备案信息报医疗机构所在地县级疾病预防控制机构备案

D.符合条件的免疫规划疫苗接种单位可以同时开展非免疫规划疫苗接种工作。

24.疾病预防控制机构未依法履行传染病疫情报告、通报职责，或者隐瞒、谎报、缓报传染病疫情的，以下处罚中，错误的是（　）

A.由县级以上人民政府卫生行政部门责令限期改正，通报批评，给予警告

B.对负有责任的主管人员和其他直接责任人员，依法给予降级、撤职、开除的处分

C.对负有责任的主管人员和其他直接责任人员，依法吊销有关责任人员的执业证书

D.对负有责任的主管人员和其他直接责任人员处十万以上，二十万以下罚款

25.下列哪种情形属于群体性预防接种（　）

A.为托幼机构4岁儿童加强接种二价口服脊髓灰质炎减毒活疫苗

B.冬春季节为60岁及以上老年人开展免费接种流感疫苗民生实事项目

C.某校出现水痘暴发疫情，对该校易感儿童接种水痘疫苗

D.为3岁儿童接种A群C群流脑多糖疫苗

26.关于我国预防接种证制度，以下说法错误的是（　）

A.儿童出生1个月内应当办理预防接种证

B.儿童居住地承担预防接种工作的接种单位应为其办理预防接种证

C.出生医院应为其办理预防接种证

D.接种单位应当为受种者妥善保管预防接种证

27.根据《预防接种工作规范（2023年版）》，以下情况不符合三级门诊标准的是（　）

A.至少有工作人员4人，其中医师、护士至少各2名

B.至少有房屋4间，并至少具有6个功能分区

C.至少有2台专用医用冰箱．并规范开展温度监测

D.工作质量和群众满意度等指标评分≥90分

28.关于预防接种单位建设，下列说法正确的是（　）

A.城市地区的接种单位服务半径原则上不超过10公里，按周（每周≥3天）提供预防接种服务

B.应避免与普通门诊、发热门诊、肠道门诊、注射室、病房、放射科、传染病科、化验室、儿童保健科等存在潜在感染和损害风险的科室共处同一楼层或共用出入口及通道

C.在预防接种场所显著位置公示相关资料，包括接种单位及人员资质，预防接种工作流程，免疫规划疫苗品种、预防疾病种类、免疫程序、接种方法等，非免疫规划疫苗上市许可持有人、价格、预防接种服务价格等，公示内容根据需要可适当涉及商品宣传和商业推广

D.每个县（区）至少应具有1个提供狂犬病疫苗接种服务的接种单位

29.以下关于疾控机构免疫规划指导频次说法正确的是（　）

A.国家级对全国省份每年至少进行1次指导

B.省级对辖区地市级每年至少进行1次指导

C.地市级对辖区县级每年至少进行1次指导

D.县级对辖区接种单位每年至少进行1次指导

30.有关接种单位预防接种管理要求，表述错误的是（　　）

A.应至少每月对辖区儿童的预防接种档案进行1次查漏分析，发现未种者要及时通知其监护人

B.对死亡或连续12个月失去联系等情况，可以对其预防接种档案进行标记，不再纳入查漏分析和未种通知范围

C.在暂住地居住≥3个月的流动儿童，应由现居住地接种单位通过免疫规划信息系统异地获取预防接种电子档案，核准无误后完成迁入

D.省级疾控机构定期组织对受种者预防接种电子档案进行档案查重处理，以接种单位为单位预防接种档案重复率应<0.1%。

31.县级疾病预防控制机构每季度对辖区预防接种单位进行督导不少于（　　）

A.1次 B.2次

C.4次 D.8次

32.在疾病的预防措施中，EPI是指（　　）

A.计划免疫 B.扩大计划免疫

C.免疫规划 D.扩大免疫规划

（二）多选

1.属于预防接种组织形式的是（　　）

A.常规接种 B.查漏补种

C.群体性预防接种 D.应急接种

E.紧急接种

2.以下关于国家免疫规划制度说法错误的有（　　）

A.国家实施国家免疫规划是为了消除和消灭对儿童有危害的传染病

B.预防接种是控制和消除某些传染病的有效手段之一，是国家贯彻预防为主方针、保护易感人群的重要措施

C.国家免疫规划实施对象指所有中国公民

D.人用炭疽疫苗不属于国家免疫规划疫苗

E.出血热疫苗不属于国家免疫规划疫苗

3.关于群体性预防接种的描述，正确的有（　　）

A.为预防、控制传染病暴发、流行

B.在特定范围和时间内，针对可能受某种传染病威胁的特定人群，有组织地实施预防接种活动

C.疾控机构可根据疫情流行情况决定是否开展群体性预防接种

D.是开展预防接种工作的一种方式

E.群体性预防接种疫苗属于免疫规划疫苗

4.以下接种单位的主管部门相同的有（　　）

A.A区人民医院预防接种门诊

B.A区社区卫生服务中心预防接种门诊

C.A区妇幼保健院预防接种门诊

D.A区中医院预防接种门诊

E.A区乡镇卫生院狂犬病预防处置门诊

5.《预防接种工作规范（2023年版）》规定市级疾控机构的职责表述正确的有（　　）

A.组织制定辖区免疫规划相关技术方案，组织实施免疫规划，开展预防接种服务技术指导与评价

B.收集并上报辖区免疫规划疫苗使用计划，对辖区非免疫规划疫苗的计划、供应、使用进行管理，自行配送或委托符合条件的疫苗配送单位配送疫苗

C.协助市级疾控主管部门和卫生健康主管部门制定冷链设备配备、更新计划，指导辖区冷链系统管理和温度监测

D.开展国家免疫规划疫苗接种率监测，收集非免疫规划疫苗接种信息

E.负责疑似预防接种异常反应报告，组织调查诊断，参与处理等工作

6.以下哪项符合疾控机构、接种单位、疫苗配送单位疫苗出入库的要求（　　）

A.填写"疫苗出入库登记表"

B.记录信息应包括出入库时间、疫苗名称、疫苗上市许可持有人、疫苗属性、批号、剂型、规格、有效期、出库/入库类型、出入库数量和出入库后的库存数量等，并记录发货/去向单位和疫苗配送单位名称等

C.双方单位经手人对产品包装、储存温度、运输条件、批签发证明文件（进口疫苗进口药品通关单）等进行核查后签名或由免疫规划信息系统生成后电子签核

D.相关记录保存至疫苗有效期满后不少于5年备查

E.出入库疫苗时，应扫描追溯码

7. 疾病预防控制机构、接种单位应当建立疫苗定期检查制度，检查内容包括（　　）

　　A.检查接收文件

　　B.检查包装

　　C.检查温度

　　D.检查有效期

　　E.检查疫苗数量

8. 卫生健康主管部门依法监督检查的内容包括（　　）

　　A.免疫规划制度的实施

　　B.疫苗质量

　　C.预防接种活动

　　D.预防接种人员资质

　　E.疫苗库存数量

9. 以下关于疫苗的说法，正确的有（　　）

　　A.政府免费向居民提供免疫规划疫苗

　　B.居住在中国境内的公民，依法享有接种免疫规划疫苗的权利，履行接种免疫规划疫苗的义务

　　C.疫苗临床试验应当由符合国务院药品监督管理部门和国务院卫生健康主管部门规定条件的三级医疗机构或省级以上疾病预防控制机构实施或者组织实施

　　D.出现特别重大突发公共卫生事件或者其他严重威胁公众健康的紧急事件，国务院卫生健康主管部门提出紧急使用疫苗的建议，经国务院药品监督管理部门组织论证同意后，可以在一定范围和期限内紧急使用

　　E.各级人民政府在执行国家免疫规划时，可以根据本行政区域疾病预防、控制需要，增加免疫规划疫苗种类，报上级卫生健康主管部门备案并公布

10. 按照接种单位分级管理参考标准二级门诊应具备以下哪些项（　　）

　　A.扫码出入库

　　B.扫码接种

　　C.打印预防接种证信息

　　D.预约或取号

　　E.应用免疫规划信息系统

11. 目前全球已消灭的脊髓灰质炎野毒株血清型有（　　）

　　A.Ⅰ型　　　　　　　　B.Ⅱ型

　　C.Ⅲ型　　　　　　　　D.Ⅰ型和Ⅱ型

　　E.Ⅰ型和Ⅲ型

12. 在指定免疫规划疫苗接种单位时，县级以上地方人民政府疾控主管部门会同卫生健康主管部门根据人口密度、服务半径、地理条件和卫生资源配置等情况，指定符合条件的医疗机构承担免疫规划疫苗接种工作，并明确其（　　）

　　A.预防接种服务内容

　　B.责任区域

　　C.预防门诊开设日期

　　D.预防接种门诊开设地址

　　E.预防接种工作人员资质

13. 根据《预防接种工作规范（2023年版）》中的《健康状况询问表》健康询问时，既往过敏情况包括（　　）

　　A.药物过敏

　　B.食物过敏

　　C.过敏性鼻炎

　　D.既往因接种疫苗发生过敏

　　E.已知疫苗成分过敏情况

14. 以下属于县级疾控机构职责的是（　　）

　　A.组织开展接种单位疫苗公示和接种告知、疫苗管理使用登记和报告等工作情况的监督抽查

　　B.开展接种单位和相关人员的资质管理，开展预防接种服务技术指导与评价

　　C.制定并上报辖区免疫规划疫苗使用计划，负责非免疫规划疫苗的计划、供应和使用管理

　　D.负责辖区免疫规划信息系统维护和使用管理

　　E.开展疫苗免疫效果评价

15. 根据《预防接种工作规范（2023年版）》，县级疾控机构的冷链设备必须配备以下哪些保障设施（　　）

　　A.双路供电

　　B.备用发电机组

　　C.备用制冷机组

D. UPS 不间断电源

E. EPS 应急电源

16. 根据《预防接种工作规范（2023年版）》，设区的市级、县级疾病预防控制机构应当配备（　　）

A. 普通冷库

B. 双路供电或备用发电机组

C. 冷藏车或疫苗运输车

D. 冷藏冰箱、冷冻冰箱

E. 温度监测器材或设备

17. 承担预防接种工作的医疗机构，以下哪些属于其职责（　　）

A. 制定上报免疫规划疫苗和非免疫规划疫苗使用计划

B. 协助托育机构、幼儿园和学校开展儿童入托、入学预防接种证查验

C. 组织疑似预防接种异常反应调查诊断

D. 提供预防接种服务，记录和保存接种信息

E. 维护和使用免疫规划信息系统

18. 根据《预防接种工作规范（2023年版）》接种单位分级管理综合评估参考标准，以下哪项属于关于工作质量的评价指标（　　）

A. 询问健康状况和核查接种禁忌证

B. 做好面对面告知和知情同意

C. 做到"三查七对一验证"

D. 按要求开展接种后留观

E. 疫苗按照要求购进、出入库

19. _____ 共同明确辖区各接种单位在适龄儿童预防接种管理中的任务和责任区域，并督促落实（　　）

A. 县级药品监督管理部门

B. 县级疾控主管部门

C. 县级疾控机构

D. 县级卫生健康主管部门

E. 接种单位医共体或医联体总院（如有）

20. 按照《预防接种工作规范（2023年版）》要求，为满足接种信息打印需要，预防接种证原则上应符合 _____ 要求（　　）

A. 尺寸长210mm，宽145mm

B. 封面封底使用300g白卡纸

C. 封面封底使用200g白卡纸

D. 内页使用100g纯木浆护眼纸

E. 封面封底使用绿色亮面材质

21. 以下内容，属于《预防接种工作规范（2023年版）》新增的是（　　）

A. 接种单位分级管理综合评估参考标准

B. 疫苗储运温度异常处理原则

C. 疫苗接种方法和示意图

D. 疫苗全程电子追溯制度

E. 疫苗定期检查要求

22. 各级疾控机构应按照各自职责，开展与预防接种相关的哪些工作（　　）

A. 宣传与培训　　　B. 技术指导

C. 监测与评价　　　D. 流行病学调查

E. 应急处置

23. 责任报告单位和责任疫情报告人发现以下哪种情况应于2小时内将传染病报告卡通过网络报告（　　）

A. 甲类传染病

B. 乙类传染病

C. 乙类传染病中的肺炭疽、传染性非典型肺炎等按照甲类管理的传染病

D. 丙类传染病暴发

E. 不明原因疾病暴发

24. 持有人在生产、流通管理过程中，发现可能会影响疫苗产品质量的重大偏差或重大质量问题的，应当立即向所在地省级药品监督管理部门报告。进口疫苗在流通管理过程中，发现可能影响疫苗产品质量的重大偏差或重大质量问题的，由境外疫苗持有人指定的境内代理人向进口口岸所在地省级药品监督管理部门报告。报告至少包括以下哪些内容（　　）

A. 重大偏差或质量问题的详细情况和发生原因

B. 涉及产品的名称、批号、规格、数量、流向等信息

C. 已经或可能产生的不良影响

D. 已采取的紧急控制或处置措施

E. 拟进一步采取的措施以及应当说明的其他情况

25. 下列传染病中，属于乙类传染病的是（　　）

A. 麻疹

B.新生儿破伤风

C.百日咳

D.流行性腮腺炎

E.水痘

26.属于我国法定报告的乙类传染病是（ ）

A.乙型肝炎　　　　B.肺结核

C.风疹　　　　　　D.破伤风

E.钩端螺旋体病

27.根据《中华人民共和国药品管理法（2019年版）》，以下哪些国家实行特殊管理的药品不得在网络上销售（ ）

A.疫苗

B.血液制品

C.麻醉药品、精神药品

D.医疗用毒性药品、放射性药品

E.药品类易制毒化学品

28.根据《医疗机构管理条例（2022年修订）》，医疗机构以_____为宗旨（ ）

A.预防为主

B.救死扶伤

C.防治结合

D.防病治病

E.为公民的健康服务

29.根据《中华人民共和国生物安全法（2024年修订）》，生物安全是国家安全的重要组成部分。维护生物安全应当贯彻总体国家安全观，统筹发展和安全，坚持_____的原则（ ）

A.预防为主

B.以人为本

C.风险预防

D.分类管理

E.协同配合

30.根据《突发公共卫生事件应急条例》，有关部门、医疗卫生机构应当对传染病做到_____，切断传播途径，防止扩散（ ）

A.早发现　　　　　B.早诊断

C.早报告　　　　　D.早隔离

E.早治疗

31.根据《医疗废物管理条例》，下列说法正确的是（ ）

A.禁止邮寄医疗废物

B.禁止通过铁路、航空运输医疗废物

C.禁止通过水路运输医疗废物

D.禁止将医疗废物与旅客在同一运输工具上载运

E.禁止任何单位和个人转让、买卖医疗废物

32.突发公共卫生事件，是指突然发生，造成或者可能造成社会公众健康严重损害的事件，下列哪些属于突发公共卫生事件（ ）

A.重大传染病疫情

B.群体性不明原因疾病

C.重大食物中毒

D.重大职业中毒

E.其他严重影响公众健康的事件

33.医疗卫生机构和医疗废物集中处置单位，应当采取有效的职业卫生防护措施，为从事医疗废物收集、运送、储存、处置等工作的人员和管理人员，提供哪些条件，防止其受到健康损害（ ）

A.必要的防护用品

B.定期进行健康检查

C.对有关人员进行免疫接种

D.购买健康保险

E.提前注射免疫球蛋白

34.2014年4月国家八部门联合下发《关于进一步做好预防接种异常反应处置工作的指导意见》，其主要内容包括（ ）

A.加强对预防接种异常反应处置工作的组织领导

B.进一步加强疑似预防接种异常反应监测和应急处置工作

C.切实做好预防接种异常反应病例救治和康复工作

D.进一步规范完善预防接种异常反应调查诊断和鉴定工作

E.依法落实预防接种异常反应补偿政策和病例后续关怀救助工作

35.《疫苗储存和运输管理规范（2017年版）》适用于哪些单位（ ）

A.疾病预防控制机构

B.接种单位

C.疫苗生产企业

D.疫苗配送企业

E.疫苗仓储企业

（三）判断

1.传染病暴发、流行时，县级以上地方人民政府或者其疾控主管部门需要采取应急接种措施的，市级及以上疾控机构可以直接向接种单位供应免疫规划疫苗。（　）

2.根据《中华人民共和国传染病防治法（2025年修订）》，卫生行政部门、医疗机构与儿童的监护人应当相互配合，保证儿童及时接受预防接种。（　）

3.根据《预防接种工作规范（2023年版）》要求，医疗机构应报告疑似预防接种异常反应并做好诊疗工作，协助疾控机构进行调查和处理。（　）

4.接种单位为无预防接种证补发预防接种证时，不收取工本费；为遗失预防接种证的受种者补发预防接种证时，可以收取工本费。（　）

5.疾控机构、接种单位及相关工作人员要负责做好受种者预防接种档案信息安全管理和隐私保护，未经同级健康主管部门许可，不得擅自向其他任何单位和个人提供。（　）

6.世界卫生组织（WHO）提出的病毒性肝炎防控目标为到2030年消除病毒性肝炎作为公共卫生威胁，将新发病毒性肝炎感染率较2015年降低80%，将病毒性肝炎相关死亡率较2015年降低60%等。（　）

7.中央转移支付地方项目执行情况属于预防接种管理评价内容之一。（　）

8.根据《中华人民共和国药品管理法（2019年版）》，药品上市许可持有人、药品生产企业、药品经营企业和医疗机构应当经常考察本单位所生产、经营、使用的药品质量、疗效和不良反应。发现疑似不良反应的，应当及时向药品监督管理部门报告。（　）

9.疾病预防控制机构、动物疫病预防控制机构、植物病虫害预防控制机构应当对传染病、动植物疫病和列入监测范围的不明原因疾病开展主动监测，预测新发突发传染病，及时发布预警，并采取相应的防控措施。（　）

10.根据《突发公共卫生事件应急条例》，国务院卫生行政主管部门负责向社会发布突发事件的信息。必要时，可以授权省、自治区、直辖市人民政府卫生行政主管部门向社会发布本行政区域内突发事件的信息。（　）

11.根据《医疗废物管理条例》，医疗废物是指医疗卫生机构在医疗活动中产生的具有直接或间接感染性、毒性以及其他危害性的废物。（　）

12.疾病预防控制机构应当指定专人专职或兼职负责传染病疫情信息管理工作，及时对疫情报告进行核实、分析。（　）

13.对于各乙、丙类传染病报告卡，由县级疾病预防控制机构核对无误后，于24小时内通过网络完成确认审核。（　）

14.应急接种和群体性预防接种的疫苗使用计划由疾控主管部门会同卫生健康主管部门根据应急接种和群体性预防接种的对象和范围制定。（　）

15.预防接种组织形式包括常规接种、查漏补种、群体性预防接种、应急接种和紧急接种。（　）

（四）填空

1.指定符合条件的医疗机构承担免疫规划疫苗接种工作，需明确其＿＿＿＿＿和＿＿＿＿＿内容。

2.我国于＿＿＿＿＿年实现无脊髓灰质炎证实。

3.按照《预防接种工作规范（2023年版）》要求，以＿＿＿＿＿为单位预防接种档案重复率应小于＿＿＿＿＿。

4.医疗卫生机构应当建立医疗废物的暂时储存设施、设备，不得露天存放医疗废物；医疗废物暂时储存的时间不得超过＿＿＿＿＿天。

5.世界卫生大会发布《加速全球消除宫颈癌战略》中提出了「90-70-90」的战略目标，即90%的女孩＿＿＿＿＿＿＿＿，70%的妇女在35岁和45岁之前接受高效检测方法筛查；90%确诊宫颈疾病的妇女得到治疗。

6.各级疾控主管部门和卫生健康主管部门按照

_____、_____、_____、_____的原则，做好国家免疫规划的组织实施、综合监督和接种单位及人员管理工作。

7.疾控机构、接种单位及相关工作人员要负责做好受种者预防接种档案信息安全管理和隐私保护，未经_____许可，不得擅自向其他任何单位和个人提供。

8.根据《预防接种工作规范（2023年版）》，配送疫苗时要遵循"_____"的原则。

答案及解析

（一）单选

1.答案：B

解析：根据《医疗机构管理条例（2022年修订）》第八条："设置医疗机构应当符合医疗机构设置规划和医疗机构基本标准。医疗机构基本标准由国务院卫生行政部门制定。"B选项正确。

2.答案：C

解析：根据《医疗机构管理条例（2022年修订）》第二十条："医疗机构歇业，必须向原登记机关办理注销登记或者向原备案机关备案。经登记机关核准后，收缴《医疗机构执业许可证》。医疗机构非因改建、扩建、迁建原因停业超过1年的，视为歇业。"B选项错误；第二十五条："医疗机构必须将《医疗机构执业许可证》、诊疗科目、诊疗时间和收费标准悬挂于明显处所"，未提及诊疗医生，A选项错误；第三十八条："发生重大灾害、事故、疾病流行或者其他意外情况时，医疗机构及其卫生技术人员必须服从县级以上人民政府卫生行政部门的调遣。"D选项错误，C选项正确。

3.答案：D

解析：根据《突发公共卫生事件应急条例》第三十四条："突发事件应急处理指挥部根据突发事件应急处理的需要，可以对食物和水源采取控制措施。县级以上地方人民政府卫生行政主管部门应当对突发事件现场等采取控制措施，宣传突发事件防治知识，及时对易受感染的人群和其他易受损害的人群采取应急接种、预防性投药、群体防护等措施。"D选项正确。

4.答案：C

解析：根据《中华人民共和国传染病防治法（2025年修订）》第三十三条："疾病预防控制机构应当主动收集、分析、调查、核实传染病疫情信息。接到甲类、乙类传染病疫情报告或者发现传染病暴发、流行时，应当立即报告当地卫生行政部门，由当地卫生行政部门立即报告当地人民政府，同时报告上级卫生行政部门和国务院卫生行政部门。"C选项正确。

5.答案：B

解析：根据《突发公共卫生事件应急条例》第十九条："国家建立突发事件应急报告制度。国务院卫生行政主管部门制定突发事件应急报告规范，建立重大、紧急疫情信息报告系统。有下列情形之一的，省、自治区、直辖市人民政府应当在接到报告1小时内，向国务院卫生行政主管部门报告：（一）发生或者可能发生传染病暴发、流行的；（二）发生或者发现不明原因的群体性疾病的；（三）发生传染病菌种、毒种丢失的；（四）发生或者可能发生重大食物和职业中毒事件的。国务院卫生行政主管部门对可能造成重大社会影响的突发事件，应当立即向国务院报告。"B选项正确。

6.答案：A

解析：根据《突发公共卫生事件应急条例》第二十一条："任何单位和个人对突发事件，不得隐瞒、缓报、谎报或者授意他人隐瞒、缓报、谎报。"A选项正确。第二十四条："任何单位和个人有权向人民政府及其有关部门报告突发事件隐患，有权向上级人民政府及其有关部门举报地方人民政府及其有关部门不履行突发事件应急处理职责，或者不按照规定履行职责的情况。"B选项错误，CD选项描述为"责任单位和个人"，错误，A选项正确。

7.答案：A

解析：根据《医疗废物管理条例》第三条："医疗卫生机构收治的传染病患者或者疑似传染

病患者产生的生活垃圾，按照医疗废物进行管理和处置。"A选项正确。

8.答案：A

解析：根据《医疗废物管理条例》第四条："国家推行医疗废物集中无害化处置，鼓励有关医疗废物安全处置技术的研究与开发。县级以上地方人民政府负责组织建设医疗废物集中处置设施。国家对边远贫困地区建设医疗废物集中处置设施给予适当的支持。"A选项正确。

9.答案：A

解析：根据《传染病信息报告管理规范》："对甲类传染病和乙类传染病中的肺炭疽、传染性非典型肺炎等按照甲类管理的患者或疑似患者以及其他传染病和不明原因疾病暴发的报告信息，应立即调查核实，于2小时内通过网络完成报告信息的三级确认审核。对于其他乙、丙类传染病报告卡，由县级疾病预防控制机构核对无误后，于24小时内通过网络完成确认审核。"A选项正确。

10.答案：C

解析：根据《预防接种工作规范（2023年版）》第一章组织机构与职责："中国疾病预防控制中心的职责有：协助制定国家免疫规划疫苗免疫程序和非免疫规划疫苗使用指导原则，制定国家免疫规划相关方案、指南等技术文件。"C选项正确。

11.答案：D

解析：根据《传染病信息报告管理规范》："对甲类传染病和乙类传染病中的肺炭疽、传染性非典型肺炎等按照甲类管理的患者或疑似患者以及其他传染病和不明原因疾病暴发的报告信息，应立即调查核实，于2小时内通过网络完成报告信息的三级确认审核。对于其他乙、丙类传染病报告卡，由县级疾病预防控制机构核对无误后，于24小时内通过网络完成确认审核。"未区分城市和农村，D选项正确。

12.答案：D

解析：根据我国甲乙丙类传染病分类，BC为乙类传染病，A为非法定传染病，风疹为丙类传染病，D选项正确。

13.答案：C

解析：根据《预防接种工作规范（2023年版）》第五章预防接种实施："预防接种组织形式可分为常规接种、群体性预防接种、应急接种。常规接种是指接种单位按照免疫规划疫苗免疫程序、非免疫规划疫苗使用指导原则和接种方案，在相对固定的接种服务周期内，为受种者提供的预防接种服务；群体性预防接种是指根据监测和预警信息，为预防和控制传染病暴发、流行，在特定范围和时间内，针对可能受某种传染病威胁的特定人群，有组织实施的预防接种活动；应急接种是在传染病暴发、流行时，为控制传染病疫情蔓延，对目标人群开展的预防接种活动。该中学出现流行性脑脊髓膜炎疫情，为控制疫情蔓延开展的流行性脑脊髓膜炎疫苗接种活动属于应急接种。"C选项正确。

14.答案：C

解析：根据《中华人民共和国传染病防治法（2025年修订）》第十五条："国家实行有计划的预防接种制度。国务院卫生行政部门和省、自治区、直辖市人民政府卫生行政部门，根据传染病预防、控制的需要，制定传染病预防接种规划并组织实施。用于预防接种的疫苗必须符合国家质量标准。国家对儿童实行预防接种证制度。国家免疫规划项目的预防接种实行免费。医疗机构、疾病预防控制机构与儿童的监护人应当相互配合，保证儿童及时接受预防接种。具体办法由国务院制定。"AD选项应无"省、自治区、直辖市人民政府"描述，B选项应为"国务院卫生行政部门和省、自治区、直辖市人民政府卫生行政部门"，因此选择C。

15.答案：C

解析：根据《中华人民共和国生物安全法（2024年修订）》第十五条："任何单位和个人发现传染病、动植物疫病的，应当及时向医疗机构、有关专业机构或者部门报告。医疗机构、专业机构及其工作人员发现传染病、动植物疫病或者不明原因的聚集性疾病的，应当及时报告，并采取保护性措施。"选择C。

16.答案：B

解析：根据《医疗废物管理条例》第十七条："医疗卫生机构应当建立医疗废物的暂时储

存设施、设备，不得露天存放医疗废物；医疗废物暂时储存的时间不得超过2天。"选择B。

17. 答案：D

解析：根据《医疗废物管理条例》第七条第八条，医疗卫生机构和医疗废物集中处置单位，应当建立、健全医疗废物管理责任制，其法定代表人为第一责任人，切实履行职责，防止因医疗废物导致传染病传播和环境污染事故。D选项正确。

18. 答案：C

解析：根据《预防接种工作规范（2023年版）》第五章预防接种实施中预防接种档案建立和管理："疾控机构、接种单位及相关工作人员要负责做好受种者预防接种档案信息安全管理和隐私保护，未经同级疾控主管部门许可，不得擅自向其他任何单位和个人提供。"C选项正确。

19. 答案：C

解析：根据《预防接种工作规范（2023年版）》第二章接种单位建设和管理，接种单位人员资质："从事受种者健康状况询问与接种禁忌证核查、知情告知、疫苗接种操作、疑似预防接种异常反应病例救治等工作的技术人员，应为经专业培训并考核合格的医师、护士或乡村医生；疫苗出入库管理、冷链温度监测和信息登记工作，可由非医疗卫生专业资格人员承担。"C选项不能由非医疗卫生专业资格人员承担。

20. 答案：C

解析：根据《预防接种工作规范（2023年版）》规定，A选项表述为疾控机构每月查漏分析有误，应为接种单位，B选项表述每月至少1次指导有误，应为每季度至少1次，D选项应为县级疾控主管部门每年应组织对辖区国家免疫规划疫苗接种率进行抽样调查，C选项正确。

21. 答案：D

解析：根据《预防接种工作规范（2023年版）》第二章3接种单位工作内容和第十一章11.2，D选项应为至少每季度进行一次流动儿童主动搜索，表述有误。

22. 答案：C

解析：根据《医疗废物管理条例》第五条："县级以上各级人民政府卫生行政主管部门，对

医疗废物收集、运送、储存、处置活动中的疾病防治工作实施统一监督管理。"选择C。

23. 答案：D

解析：根据《预防接种工作规范（2023年版）》第二章 接种单位建设和管理1接种单位定义、2接种单位指定与备案明确："接种单位提供免疫规划疫苗和/或非免疫规划疫苗接种服务。县级以上地方人民政府疾控主管部门会同卫生健康主管部门根据人口密度、服务半径、地理条件和卫生资源配置等情况，指定符合条件的医疗机构承担免疫规划疫苗接种工作，并明确其责任区域和预防接种服务内容。承担非免疫规划疫苗接种工作的医疗机构要符合接种单位应具备的条件，并应当报颁发其医疗机构执业许可证的卫生健康主管部门备案，具体备案机制由各省疾控主管部门会同卫生健康主管部门规定。医疗机构提供非免疫规划疫苗接种服务，应遵守预防接种工作规范、非免疫规划疫苗使用指导原则和接种方案，并接受疾控机构的技术指导。"A、C选项均应为卫生健康主管部门指定或向其备案，B选项医疗机构接种疫苗，需卫生主管部门指定或向其备案，不可根据地理位置和群众需求等直接开展，D选项正确。

24. 答案：D

解析：根据《中华人民共和国传染病防治法（2025年修订）》第六十八条，ABC正确，未提及罚款事项。

25. 答案：B

解析：根据《预防接种工作规范（2023年版）》第五章预防接种实施概念，AD属于常规接种，C属于应急接种，B选项为群体性预防接种。

26. 答案：D

解析：根据《预防接种工作规范（2023年版）》，ABC选项均正确，D选项应为受种者或监护人长期保管，表述有误。

27. 答案：D

解析：根据《预防接种工作规范（2023年版）》附件2-1规定"三级：人员（1.至少4人；2.医师、护士至少各2名），房屋（1.至少4间；2.至少具有6个功能分区），冷链（1.2台以上专用医用冰箱或冷库；2.规范开展自动温度监测），

信息系统（1.应用免疫规划信息系统；2.扫描疫苗追溯码；3.扫码接种；4.扫码出入库；5.打印预防接种证信息；6.预约或取号），工作制度（1.应用免疫规划信息系统；2.扫描疫苗追溯码；3.扫码接种；4.扫码出入库；5.打印预防接种证信息；6.预约或取号），工作质量≥95分，差错事故（1.无接种差错，发生接种差错降级；2.无接种事故），群众满意度≥95分"，D选项表述评分90分有误。

28.答案：D

解析：根据《预防接种工作规范（2023年版）》第二章2.1.2规定"原则上每个乡镇（街道）至少应具有1个承担免疫规划疫苗接种工作的接种单位。"2.2.4规定"每个县（区）至少应具有1个提供狂犬病疫苗接种服务的接种单位。"5.1规定"5.1.1 城市地区的接种单位服务半径原则上不超过5公里，按周（每周≥3天）提供预防接种服务。5.1.2 农村地区的接种单位服务半径原则上不超过10公里，按周（每周≥3天）或按月（每月≥2次，每次≥3天）提供预防接种服务。"5.2.1规定"应避免与普通门诊、发热门诊、肠道门诊、注射室、病房、放射科、传染病科、化验室等存在潜在感染和损害风险的科室共处同一楼层或共用出入口及通道。有条件的医疗机构应在独立区域建设接种单位。以儿童预防接种为主的医疗机构，接种单位应与儿童保健科（室）等在空间上相比邻，服务上相衔接，推进儿童健康全过程管理和服务。负责预防接种的社区卫生服务站/村卫生室应具有独立的疫苗接种区域，与患者诊治区域分开。"5.6规定"5.6.1 接种单位要有醒目标识，各功能区、接种台要有明显标识。5.6.2 在预防接种场所显著位置公示相关资料，包括接种单位及人员资质，预防接种工作流程，免疫规划疫苗品种、预防疾病种类、免疫程序、接种方法等，非免疫规划疫苗还应公示疫苗上市许可持有人、价格、预防接种服务价格等。此外，还需公示预防接种服务时间、咨询电话和监督电话。5.6.3 公示内容不得涉及商品宣传和商业推广行为。"A选项应为不超过5公里，B选项提及儿童保健科错误，C选项应为不得涉及商品宣传和商业推广行为，D选项正确。

29.答案：B

解析：根据《预防接种工作规范（2023年版）》第八章2.2规定"国家级每年至少对全国一半以上的省份进行1次指导；省级对辖区地市级每年至少进行1次指导；地市级对辖区县级每半年至少进行1次指导；县级对辖区接种单位每季度至少进行1次指导。"因此选择B。

30.答案：D

解析：根据《预防接种工作规范（2023年版）》第五章3.2规定"3.2.1 接种单位应至少每月对辖区儿童的预防接种档案进行1次查漏分析，发现未种者要及时通知其监护人。对死亡或连续12个月失去联系等情况，可以对其预防接种档案进行标记，不再纳入查漏分析和未种通知范围。3.2.2 原纸质预防接种档案（卡、簿）应长期保存和管理，鼓励用电子档案逐步取代纸质档案。3.2.3 预防接种电子档案应长期保存，并做好数据备份。3.2.4 在暂住地居住≥3个月的流动儿童，应由现居住地接种单位通过免疫规划信息系统异地获取预防接种电子档案，核准无误后完成迁入。无法获取档案信息时，应按照预防接种证内容补充录入接种疫苗品种、剂次和日期等信息，为其建立预防接种电子档案。3.2.5 省级疾控机构定期组织对受种者预防接种电子档案进行档案查重处理，以省为单位预防接种档案重复率应<0.1%。3.2.6 疾控机构、接种单位及相关工作人员要负责做好受种者预防接种档案信息安全管理和隐私保护，未经同级疾控主管部门许可，不得擅自向其他任何单位和个人提供。"D选项为以省为单位预防接种档案重复率应<0.1%，不是以接种单位为单位，表述有误。

31.答案：A

解析：根据《预防接种工作规范（2023年版）》第八章1.2各级疾控主管部门会同卫生健康主管部门每年组织对辖区进行检查，省级对辖区地市级每年至少检查1次，地市级对辖区县级每半年至少检查1次，县级对辖区疾控中心、接种单位每季度至少检查1次。选择A。

32.答案：D

解析：基于消灭天花和经济发达国家控制上述传染病的经验，1974年5月第27届世界卫生大会通过一项决议，要求各成员国《发展和坚持免疫方法与流行病监督计划，防止天花、白喉、百日咳、破伤风、麻疹、脊髓灰质炎、结核病等传染病》，正式开始提出扩大免疫规划（Expanded Programme on Immunization，简称EPI）。

（二）多选

1.答案：ACD

解析：根据《预防接种工作规范（2023年版）》第五章预防接种实施：预防接种组织形式可分为常规接种、群体性预防接种、应急接种，ACD正确。

2.答案：ACDE

解析：国家实施国家免疫规划是为了预防、控制疾病的发生、流行，无法消除和消灭对儿童有危害的传染病。A选项错误。国家免疫规划实施对象指居住在中国境内的居民，也包括境内外籍居民。C选项错误。人用炭疽疫苗和出血热疫苗属于国家免疫规划疫苗中重点人群接种的疫苗，DE选项错误，因此选择ACDE。

3.答案：ABDE

解析：根据《预防接种工作规范（2023年版）》第五章预防接种实施：群体性预防接种是指根据监测和预警信息，为预防和控制传染病暴发、流行，在特定范围和时间内，针对可能受某种传染病威胁的特定人群，有组织实施的预防接种活动；ABD选项正确。根据《中华人民共和国疫苗管理法（2019年版）》第九十七条，县级以上人民政府或者其卫生健康主管部门组织的应急接种或者群体性预防接种所使用的疫苗属于免疫规划疫苗，E选项正确。根据《中华人民共和国疫苗管理法（2019年版）》第五十条，县级以上地方人民政府卫生健康主管部门根据传染病监测和预警信息，为预防、控制传染病暴发、流行，报经本级人民政府决定，并报省级以上人民政府卫生健康主管部门备案，可以在本行政区域进行群体性预防接种。C选项疾控机构不能决定是否开展群体性预防接种。因此选择ABDE。

4.答案：ABCE

解析：根据《预防接种工作规范（2023年版）》第一章 组织机构及职责：卫生健康主管部

门负责指导设立在县级以上医院、社区卫生服务中心、乡镇卫生院、妇幼保健院等医疗机构的接种单位日常管理工作。中医药主管部门归口指导设立在中医类医院的接种单位日常管理。ABCE项的主管部门为卫生健康主管部门，D项的主管部门为中医药主管部门。

5.答案：BCDE

解析：根据《预防接种工作规范（2023年版）》，市级疾控机构的职责包括：1.协助市级疾控主管部门制定辖区免疫规划工作计划。2.协助制定辖区免疫规划相关技术方案，组织实施免疫规划，开展预防接种服务技术指导与评价，指导辖区规范使用疫苗，为儿童入托、入学预防接种证查验工作提供技术指导。3.收集并上报辖区免疫规划疫苗使用计划，对辖区非免疫规划疫苗的计划、供应、使用进行管理，自行配送或委托符合条件的疫苗配送单位配送疫苗。4.协助市级疾控主管部门和卫生健康主管部门制定冷链设备配备、更新计划，指导辖区冷链系统管理和温度监测。5.开展国家免疫规划疫苗接种率监测，收集非免疫规划疫苗接种信息。6.负责疑似预防接种异常反应报告，组织调查诊断，参与处理等工作；协助疾控主管部门开展对社会有重大影响的疑似预防接种异常反应的调查、处理。7.开展疫苗免疫效果评价。8.负责辖区免疫规划信息系统维护和使用管理，收集、分析和上报免疫规划相关信息，负责辖区免疫规划信息化建设的技术指导。9.开展预防接种知识宣传教育和普及工作，组织实施免疫规划工作人员技术培训。BCDE选项均属于市级疾控机构的职责。A选项组织制定描述有误，应为协助制定。

6.答案：BCDE

解析：根据《预防接种工作规范（2023年版）》第三章疫苗使用管理5.4疫苗出入库信息管理明确："疾控机构、接种单位、疫苗配送单位疫苗出入库应扫描追溯码，建立真实、准确、完整的购进、接收、储存、供应/配送记录，通过扫描疫苗追溯码，自动生成"疫苗出入库登记表"。记录信息应包括出入库时间、疫苗名称、疫苗上市许可持有人、疫苗属性、批号、剂型、规格、有效期、出库/入库类型、出入库数量和出入库后的库存数量等，并记录发货/去向单位和疫苗配送单位名称等。双方单位经手人对产品包装、储存温度、运输条件、批签发证明文（进口疫苗进口药品通关单）等进行核查后签名或由免疫规划信息系统生成后电子签核。相关记录保存至疫苗有效期满后不少于5年备查。""疫苗出入库登记表"应扫描追溯码，自动生成，不是"填写"，A选项错误。

7.答案：BCDE

解析：根据《预防接种工作规范（2023年版）》第三章 疫苗使用管理8疫苗定期检查明确："疾控机构、接种单位应建立疫苗定期检查制度。疾控机构、接种单位应每月对本单位疫苗进行检查并记录，内容包括疫苗的数量、来源、包装、储存温度和有效期等。"BCDE选项均正确。

8.答案：ACD

解析：根据《预防接种工作规范（2023年版）》第八章1："各级疾控主管部门会同卫生健康主管部门依法依规对免疫规划制度的实施和预防接种活动等进行监督检查。"预防接种人员资质也属于预防接种活动内容之一，疫苗质量属于药监部门的检查内容。疫苗质量、疫苗库存数量不属于监督检查内容，因此选ACD。

9.答案：ACD

解析：根据《中华人民共和国疫苗管理法（2019年版）》第六条："国家实行免疫规划制度。居住在中国境内的居民，依法享有接种免疫规划疫苗的权利，履行接种免疫规划疫苗的义务。政府免费向居民提供免疫规划疫苗。"A选项表述正确，B选项"公民"描述有误。第十六条："疫苗临床试验应当由符合国务院药品监督管理部门和国务院卫生健康主管部门规定条件的三级医疗机构或者省级以上疾病预防控制机构实施或者组织实施。"C选项表述正确。第二十条："出现特别重大突发公共卫生事件或者其他严重威胁公众健康的紧急事件，国务院卫生健康主管部门根据传染病预防、控制需要提出紧急使用疫苗的建议，经国务院药品监督管理部门组织论证同意后可以在一定范围和期限内紧急使用。"D选项表述正确。第四十一条："省、自治区、直

辖市人民政府在执行国家免疫规划时，可以根据本行政区域疾病预防、控制需要，增加免疫规划疫苗种类，报国务院卫生健康主管部门备案并公布。"E选项表述为"各级人民政府"及"报上级卫生健康主管部门备案并公布"有误。

10.答案：ABCE

解析：根据《预防接种工作规范（2023年版）》附件2-1接种单位分级管理综合评估参考标准，标准二级门诊需具备应用免疫规划信息系统、扫描疫苗追溯码、扫码出入库、扫码接种、打印预防接种证信息等信息系统。D选项预约或取号属于三级门诊需具有的信息系统。

11.答案：BC

解析：自1999年以来，全球未再发现Ⅱ型脊髓灰质炎野病毒，2015年世界卫生组织（WHO）宣布Ⅱ型脊髓灰质炎野病毒已在全球范围内被消灭。自2012年以来，全球未再发现Ⅲ型脊髓灰质炎野病毒，2019年10月24日，在世界脊髓灰质炎日到来之际，WHO通过全球消灭脊髓灰质炎证实委员会正式宣布Ⅲ型脊髓灰质炎野病毒已在全球范围内被消灭。目前，只有Ⅰ型脊髓灰质炎野毒株尚未消灭。

12.答案：AB

解析：根据《预防接种工作规范（2023年版）》第二章2.1.1规定"县级以上地方人民政府疾控主管部门会同卫生健康主管部门根据人口密度、服务半径、地理条件和卫生资源配置等情况，指定符合条件的医疗机构承担免疫规划疫苗接种工作，并明确其责任区域和预防接种服务内容。"因此选择AB。

13.答案：ABDE

解析：根据《预防接种工作规范（2023年版）》附件5-5规定"2.是否对药物、食物等过敏？3.是否对疫苗成分过敏或曾经在接种疫苗后出现过敏反应？"提及ABDE。

14.答案：CDE

解析：根据《预防接种工作规范（2023年版）》第一章1疾控主管部门和卫生健康主管部门和第一章2.4县级疾控机构规定，A选项为疾控主管部门职责，B选项应为协助开展接种单位和相关人员的资质管理，CDE选项正确。

15.答案：AB

解析：根据《预防接种工作规范（2023年版）》第四章2.1.2规定，负责配送疫苗的市、县级疾控机构需要配备冷库、冰箱（包括冷藏和冷冻）、冷藏车或疫苗运输车、温度监测器材或设备。冷库或冰箱的容积应与使用需求相适应，冷链设备应双路供电或配备备用发电机组。因此选择AB。

16.答案：ABCDE

解析：根据《预防接种工作规范（2023年版）》第三章2.1.2规定，负责配送疫苗的市、县级疾控机构需要配备冷库、冰箱（包括冷藏和冷冻）、冷藏车或疫苗运输车、温度监测器材或设备。冷库或冰箱的容积应与使用需求相适应，冷链设备应双路供电或配备备用发电机组。因此选择ABCDE。

17.答案：ABDE

解析：根据《预防接种工作规范（2023年版）》第二章3规定，ABDE选项正确，C为疾病预防控制机构的职责。

18.答案：ABCDE

解析：根据《预防接种工作规范（2023年版）》附件2-1中工作质量规定，1.管理的适龄儿童国家免疫规划疫苗接种率＞90%；2.疫苗按照要求购进、出入库；3.进行疫苗储存运输温度监测；4.询问健康状况和核查接种禁忌证；5.做到面对面告知和知情同意；6.做到"三查七对一验证"；7.按照要求开展接种后留观；8.开展AEFI紧急救治培训；9.备有紧急救治药械。因此选择ABCDE。

19.答案：BD

解析：根据《预防接种工作规范（2023年版）》第五章11.1.1中工作质量规定，县级疾控主管部门会同卫生健康主管部门明确辖区各接种单位在适龄儿童预防接种管理中的任务和责任区域，并督促落实。因此选择BD。

20.答案：AB

解析：根据《预防接种工作规范（2023年版）》附件5-2中2印刷样式规定，2.1尺寸大小长210mm，宽145mm，厚度≤2.6mm。2.2纸张材质封面封底使用300g白卡纸，裱糊PVC（厚度0.3mm）绿色亚光材质，颜色：C85%，M30%，Y65%，K65%；内页使用100g纯木浆原白纸；封面采用雕刻版烫金。因此选择AB。

21.答案：ABCDE

解析：接种单位分级管理综合评估参考标准、疫苗储运温度异常处理原则、疫苗接种方法和示意图、疫苗全程电子追溯制度和疫苗定期检查要求均为《预防接种工作规范（2023年版）》较《预防接种工作规范（2016版）》新增的内容。

22.答案：ABCDE

解析：根据《预防接种工作规范（2023版）》第一章2疾控机构，ABCDE项均为各级疾控机构的职责。

23.答案：ACE

解析：根据《传染病信息报告管理规范》规定，发现甲类、按甲类管理的乙类传染病以及发现其他传染病和不明原因疾病暴发时，应于2小时内报告。因此选择ACE。

24.答案：BCDE

解析：根据《疫苗生产流通管理规定》二、发现可能会影响疫苗产品质量等重大问题应立即上报，A选项中发生原因未提及，BCDE选项均正确。

25.答案：ABC

解析：根据我国法定传染病规定，麻疹、新生儿破伤风、百日咳属于乙类传染病，流行性腮腺炎属于丙类传染病，水痘不属于法定传染病。

26.答案：ABE

解析：根据我国法定传染病规定，乙型肝炎、肺结核、钩端螺旋体病均属于乙类传染病，风疹属于丙类传染病，破伤风不属于法定传染病。

27.答案：ABCDE

解析：根据《中华人民共和国药品管理法（2019年版）》第六十一条，疫苗、血液制品、麻醉药品、精神药品、医疗用毒性药品、放射性药品、药品类易制毒化学品等国家实行特殊管理的药品不得在网络上销售。因此选择ABCDE。

28.答案：BDE

解析：根据《医疗机构管理条例（2022年

修订）》第三条，医疗机构以救死扶伤，防病治病，为公民的健康服务为宗旨。因此选择BDE。

29.答案：BCDE

解析：根据《中华人民共和国生物安全法（2024年修订）》第三条，生物安全是国家安全的重要组成部分。维护生物安全应当贯彻总体国家安全观，统筹发展和安全，坚持以人为本、风险预防、分类管理、协同配合的原则。因此选择BCDE。

30.答案：ACDE

解析：根据《突发公共卫生事件应急条例》第四十二条　有关部门、医疗卫生机构应当对传染病做到早发现、早报告、早隔离、早治疗，切断传播途径，防止扩散。因此选择ACDE。

31.答案：ABDE

解析：根据《医疗废物管理条例》第十五条，ABDE正确，关于C选项，有陆路通道的，禁止通过水路运输医疗废物；没有陆路通道必须经水路运输医疗废物的，应当经设区的市级以上人民政府环境保护行政主管部门批准，并采取严格的环境保护措施后，方可通过水路运输。因此选择ABDE。

32.答案：ABCDE

解析：根据《突发公共卫生事件应急条例》第二条，本条例所称突发公共卫生事件（以下简称突发事件），是指突然发生，造成或者可能造成社会公众健康严重损害的重大传染病疫情、群体性不明原因疾病、重大食物和职业中毒以及其他严重影响公众健康的事件。选择ABCDE。

33.答案：ABC

解析：根据《突发公共卫生事件应急条例》第十条，医疗卫生机构和医疗废物集中处置单位，应当采取有效的职业卫生防护措施，为从事医疗废物收集、运送、储存、处置等工作的人员和管理人员，配备必要的防护用品，定期进行健康检查；必要时对有关人员进行免疫接种，防止其受到健康损害。选择ABC。

34.答案：ABCDE

解析：根据《关于进一步做好预防接种异常反应处置工作的指导意见》，ABCDE各项内容均包括。

35.答案：ABCDE

解析：《疫苗储存和运输管理规范（2017年版）》，ABCDE均适用。

（三）判断

1.答案：正确

解析：根据《预防接种工作规范（2023年版）》第三章5.2.2，传染病暴发、流行时，县级以上地方人民政府或者其疾控主管部门需要采取应急接种措施的，市级及以上疾控机构可以直接向接种单位供应免疫规划疫苗。此题正确。

2.答案：错误

解析：根据《中华人民共和国传染病防治法（2025年修订）》第十五条，医疗机构、疾病预防控制机构与儿童的监护人应当相互配合，保证儿童及时接受预防接种。具体办法由国务院制定。此题错误。

3.答案：正确

解析：根据《预防接种工作规范（2023年版）》第一章3.1，医疗机构报告疑似预防接种异常反应并做好诊疗工作，协助疾控机构进行调查和处理，此题正确。

4.答案：错误

解析：补发预防接种证未有相关法律法规提到可收取工本费。接种免疫规划疫苗不收取任何费用，接种非免疫规划疫苗可收取疫苗费和预防接种服务费，无接种证工本费，此题错误。

5.答案：错误

解析：根据《预防接种工作规范（2023年版）》第五章3.2.6，应经同级疾控主管部门许可，此题错误。

6.答案：错误

解析：WHO提出的病毒性肝炎防控目标为到2030年消除病毒性肝炎作为公共卫生威胁，具体目标包括将新发病毒性肝炎感染率较2015年降低90%，将病毒性肝炎相关死亡率较2015年降低65%等。此题错误。

7.答案：正确

解析：根据《预防接种工作规范（2023年版）》第八章3.1.9，预防接种管理评价内容包括中央转移支付地方项目执行情况，此题正确。

8.答案：错误

解析：根据《中华人民共和国药品管理法（2019年版）》第八十一条，应当及时向药品监督管理部门和卫生健康主管部门报告，此题错误。

9.答案：错误

解析：根据《中华人民共和国生物安全法》第二十八条，疾病预防控制机构等专业机构监测信息，预测新发突发传染病，发布预警由国务院有关部门、县级以上地方人民政府及其有关部门开展，此题错误。

10.答案：正确

解析：根据《突发公共卫生事件应急条例》第二十五条，此题正确。

11.答案：错误

解析：根据《医疗废物管理条例》第二条，本条例所称医疗废物，是指医疗卫生机构在医疗、预防、保健以及其他相关活动中产生的具有直接或者间接感染性、毒性以及其他危害性的废物，不仅仅是医疗活动，此题错误。

12.答案：错误

解析：根据《中华人民共和国传染病防治法（2025年修订）》第三十三条，疾病预防控制机构应当指定设立或者指定专门的部门、人员负责传染病疫情信息管理工作，及时对疫情报告进行核实、分析。此题描述不准确。

13.答案：错误

解析：对于参照甲类传染病管理的乙类传染病，应于2小时内通过网络完成确认审核，此题错误。

14.答案：错误

解析：根据《预防接种工作规范（2023年版）》第三章2.4.1，疾控机构制定应急接种和群体性预防接种的对象和范围，而不是疾控主管部门会同卫生健康主管部门，此题错误。

15.答案：错误

解析：根据《预防接种工作规范（2023年版）》第五章1，预防接种组织形式包括常规接种、群体性预防接种和应急接种，此题错误。

（四）填空

1.答案：责任区域　预防接种服务

解析：《预防接种工作规范（2023年版）》第二章2.1。

2.答案：2000

解析：2000年10月，世界卫生组织（WHO）西太平洋地区正式宣布中国达到"无脊髓灰质炎状态"。

3.答案：省　1‰

解析：《预防接种工作规范（2023年版）》第五章3.2.5。

4.答案：2

解析：《医疗废物管理条例》第十七条。

5.答案：在15岁之前完成人乳头状瘤病毒（HPV）疫苗接种

解析：出自《加速全球消除宫颈癌战略》。

6.答案：归口统筹　点面结合　横纵并行强化协调

解析：根据《预防接种工作规范（2023年版）》第一章1。

7.答案：同级疾控主管部门

解析：根据《预防接种工作规范（2023年版）》第五章3.2.6。

8.答案：近有效期先出

解析：《预防接种工作规范（2023年版）》第三章5.2.2。

（胡瑜超　徐夏超　周　洋　陈雅萍　符　剑）

第一节 免疫学基础

一、免疫原理与机制

（一）单选

1. 目前接种门诊使用的疫苗主要是通过诱导高特异性的_____抗体产生保护作用（ ）

　A.血清IgM　　　　　　B.黏膜IgG

　C.黏膜IgA　　　　　　D.血清IgG

2. 接种减毒活疫苗后_____才能使用免疫球蛋白（ ）

　A.4周　　　　　　B.3周

　C.2周　　　　　　D.1周

3. 卡介苗（BCG）的主要效应因子是（ ）

　A.黏膜IgG　　　　　B.血清IgG

　C.B细胞　　　　　　D.T细胞

4. 与机体黏膜免疫有关的免疫球蛋白是（ ）

　A.IgA　　　　　　B.IgG

　C.IgM　　　　　　D.IgE

5. 免疫应答过程的三个阶段是（ ）

　A.识别、激活和效应阶段

　B.激活、识别和效应阶段

　C.效应、识别和激活阶段

　D.识别、增殖和分化阶段

6. 胎儿从母体获得IgG属于（ ）

　A.自然自动免疫

　B.自然被动免疫

　C.人工自动免疫

　D.人工被动免疫

7. 疫苗所诱导的抗体可以预防感染，在抗体缺乏的情况下，可以减轻病症和并发症的是（ ）

　A.T淋巴细胞　　　　B.B淋巴细胞

　C.K淋巴细胞　　　　D.NK淋巴细胞

8. 属于结核分枝杆菌引起的迟发型超敏反应的是（ ）

　A.Ⅰ型超敏反应　　　B.Ⅱ型超敏反应

　C.Ⅳ型超敏反应　　　D.Ⅲ型超敏反应

9. 抗体与免疫球蛋白的区别中，以下哪项不正确（ ）

　A.抗体是生物学功能上的概念

　B.免疫球蛋白是化学结构上的概念

　C.所有的免疫球蛋白都是抗体

　D.抗体都是免疫球蛋白

10. 同时参与经典、旁路及MBL三条激活途径的补体成分是（ ）

　A.C4　　　　　　B.C3

　C.C2　　　　　　D.C1

11. IgG通过胎盘使胎儿获得的免疫力称为（ ）

　A.自然被动免疫

　B.自然主动免疫

　C.人工被动免疫

　D.人工自动免疫

12. 抗原的特异性取决于（ ）

　A.抗原的分子量大小

　B.抗原表位的数量

　C.抗原化学结构的复杂性

　D.抗原物质表面的特殊化学基团，即抗原决定簇

（二）多选

1. 下列物质中具有免疫原性的是（ ）

　A.与蛋白质结合的DNP

　B.与红细胞结合的青霉素代谢产物

　C.主要组织相容性抗原

　D.细菌的脂多糖

　E.多聚核苷酸

2. 以下不属于特异性免疫物质的是（ ）

　A.细胞因子　　　　　B.干扰素

　C.中和抗体　　　　　D.巨噬细胞

　E.NK细胞

3. 再次免疫应答的特点不正确的是（　　）

A.潜伏期长

B.IgG 大量产生

C.IgM 产生量大

D.IgG 与 IgM 的产生量相似

E.应答速度慢

4. 免疫球蛋白对疫苗接种的影响以下说法不正确的是（　　）

A.麻疹减毒活疫苗：注射过免疫球蛋白者至少间隔1个月以上接种此疫苗

B.口服轮状病毒活疫苗：注射免疫球蛋白者应至少间隔1个月以上接种此疫苗，以免影响免疫效果

C.水痘减毒活疫苗：接种前1个月内给以全血、血浆或免疫球蛋白，可降低此疫苗的效果，应避免接种

D.接种EV71灭活疫苗与注射人免疫球蛋白应至少间隔3个月以上，以免影响免疫效果

E.卡介苗接种与免疫球蛋白间隔不做限制

5. 半抗原与抗原的区别不正确的是（　　）

A.半抗原不能引起免疫反应

B.半抗原只具有免疫反应性

C.半抗原只具有免疫原性

D.半抗原一定是小分子物质

E.半抗原不能与抗体结合

6. 下列不属于固有免疫应答的细胞是（　　）

A.NK细胞　　　　B.T 淋巴细胞

C.B 淋巴细胞　　　D.神经细胞

E.脂肪细胞

7. 以下哪些不是新生儿疫苗免疫应答的特点（　　）

A.体内淋巴细胞数量显著高于成人，但整体功能低下

B.对多糖类疫苗应答效率高

C.机体免疫力主要来自母传抗体

D.疫苗不良反应发生率高于成人

E.胸腺依赖性细胞免疫不强

8. 下列有关抗原的说法错误的是（　　）

A.只有免疫反应性

B.只有免疫原性

C.所有的抗原都具有反应原性

D.可与蛋白质结合

E.PAMP仅有免疫原性

9. 属于固有性免疫应答的是（　　）

A.皮肤黏膜的屏障作用

B.吞噬细胞的吞噬病原体作用

C.自然杀伤细胞对病毒感染细胞的杀伤作用

D.血液和体液中存在的抗体

E.组织损伤局部分泌的抑菌、杀菌物质

10. 下列有关抗原的说法错误的是（　　）

A.能诱导机体发生免疫应答的物质

B.只有免疫原性

C.半抗原只具有免疫反应性

D.完全抗原只有免疫反应性

E.完全抗原既有免疫原性，又有免疫反应性

11. 不可能引起典型的T细胞依赖性抗体应答的物质有（　　）

A.类毒素　　　　　B.蛋白质

C.脂多糖　　　　　D.减毒疫苗

E.抗毒素

12. 以下抗体中，新生儿不能从母体获得的抗体有（　　）

A. sIgA　　　　　B. IgD

C. IgE　　　　　　D. IgG

E.IgM

13. 以下细胞中，参与非固有免疫应答的细胞有（　　）

A. T 淋巴细胞　　　B. B 淋巴细胞

C. NK 细胞　　　　D.肥大细胞

E. DC 细胞

14. 吞噬细胞对入侵机体的病原微生物应答不包括（　　）

A.识别　　　　　　B.结合

C.吞噬　　　　　　D.消化

E.排出

15. 关于固有免疫与适应性免疫的区别描述错误的是（　　）

A.固有免疫无免疫记忆

B.适应性免疫能产生记忆细胞

C.适应性免疫反应发挥作用快

D.固有免疫需要抗原激发

E.适应性免疫不需要抗原激发

16. 下列属于细胞因子的是（　　）

A.白细胞介素　　　　B.集落刺激因子

C.T细胞　　　　　　D.生长因子

E.NK细胞

（三）判断

1.卡介苗疫苗的保护作用有 T 细胞免疫应答的参与。（　　）

2.群体免疫意味着群体中所有人体内都具备足够抵抗某种病原体的抗体。（　　）

3.免疫应答中，参与体液免疫的是T细胞，参与细胞免疫的是B细胞。（　　）

4.补体一般以无活性形式存在于血清中。（　　）

5.先天性免疫与获得性免疫往往是完全孤立的，在人体免疫应答中一般不能同时发挥作用。（　　）

（四）填空

1.抗原进入机体后能刺激机体产生特异性免疫反应，称为抗原的_____。

2.抗体进入机体后能与相应的免疫应答产物在体内、外发生特异性结合，称为抗原的_____。

3.外周免疫器官包括_____、_____、_____。

4._____合成并分泌抗体。

5.在特异性免疫应答过程中，_____和_____是终末细胞，不再分化。

6.特异性免疫反应的特点是_____、_____和_____。

7.抗原的特异性取决于抗原物质表面的特殊化学基团，称为_____。

8.同时具有免疫原性和反应原性的抗原称为完全抗原；而仅具有反应原性但不具有免疫原性者称为_____。

二、疫苗与免疫

（一）单选

1.以下说法正确的是（　　）

A.疫苗是一种抗体

B.免疫球蛋白是一种抗原

C.注射疫苗是主动免疫

D.乙型肝炎疫苗是减毒活疫苗

2.以下属于主动免疫特点的是（　　）

A.不可以自主产生抗体

B.主要通过注射抗体或抗毒素等获得

C.产生的免疫时间较长

D.维持时间较短

3.反应原性是指（　　）

A.抗原分子能与应答产物发生特异性反应的特性

B.抗原分子不能与应答产物发生特异性反应的特性

C.抗原分子能诱导免疫应答的特性

D.抗原分子不能诱导免疫应答的特性

4.序贯免疫是指（　　）

A.同一疫苗在不同时间点的重复接种

B.使用不同技术路线的疫苗进行接种

C.疫苗使用剂量的递增接种

D.疫苗与药物的联合使用

5.群体免疫的主要作用不包括（　　）

A.避免疾病的感染

B.保护免疫力低下的人群

C.确保人群不发生疾病

D.减轻医疗系统的负担

6.对于一些变异性很强又很难对付的病毒，经常采用哪种接种方式（　　）

A.群体免疫　　　　　B.加强免疫

C.序贯免疫　　　　　D.再加强免疫

7.患某种疾病后，体内产生抗相应疾病的免疫力，属于（　　）

A.自然主动免疫　　　B.自然被动免疫

C.人工主动免疫　　　D.人工自动免疫

8.常用于人工被动免疫的生物制品是（　　）

A.类毒素　　　　　　B.疫苗

C.菌苗　　　　　　　D.抗毒素

9.关于群体免疫说法错误的是（　　）

A.群体免疫指人群或牲畜群体对于传染病的抵抗能力

B.群体免疫水平比较高，则群体中对传染病抵抗的能力也比较高

C.疾病发生、流行与群体接触的频率及百分比无关

D.群体接种疫苗是增加群体免疫力的一种方法

10.确定免疫起始月龄时不需要考虑的因素有（　　）

A.婴幼儿接种疫苗来自母传抗体的干扰

B.个体免疫系统发育状况

C.传染病暴露机会

D.不同地区的经济、文化、卫生等差异

（二）多选

1. 在制定加强免疫计划时，以下哪些因素是不需要考虑的（　　）

A.疫苗的类型和特性

B.个体的年龄和健康状况

C.疫苗生产企业的资金保障

D.当地传染病的流行情况

E.人群受教育程度

2. 以下关于序贯免疫的描述，哪些是错误的（　　）

A.序贯免疫是一种免疫策略，旨在通过接种不同技术路线的疫苗来提高预防效果

B.序贯免疫仅适用于新型冠状病毒疫苗的接种

C.在进行序贯免疫时，需要考虑疫苗接种的间隔和顺序

D.序贯免疫可以减少部分人群的不良反应

E.序贯免疫不需要考虑疫苗的安全性

3. 下列不属于群体免疫的意义的是（　　）

A.减少疾病在社区中的传播，降低疫情暴发的风险

B.保护不能接种疫苗的人群

C.通过形成免疫屏障，阻止病毒的传播和变异，从而减缓疾病的进化速度

D.群体免疫仅通过自然感染就可实现

E.群体免疫的实现不能保护老年人、婴幼儿或免疫力低下的人

4. 抗原的哪些理化性质影响其免疫原性（　　）

A.宿主的年龄　　　　B.个体遗传因素

C.分子质量大小　　　D.结构的复杂性

E.分子构象

5. 佐剂的作用包括（　　）

A.激活免疫细胞

B.增强抗原稳定性

C.改变产生抗体的类型

D.增强巨噬细胞的吞噬作用

E.促进局部炎症反应

6. 下列哪种疫苗更有可能诱导较强的细胞免疫反应（　　）

A.灭活疫苗　　　　　B.亚单位疫苗

C.腺病毒载体疫苗　　D.多糖疫苗

E.减毒活疫苗

7. 下列哪项因素主要决定了疫苗的免疫原性（　　）

A.疫苗的生产成本

B.疫苗的剂型

C.疫苗的化学组成

D.疫苗的生产批次

E.疫苗的分子结构

8. 关于免疫应答，下列错误的是（　　）

A.对TD抗原的应答都产生记忆细胞

B.对TI抗原的应答都产生记忆细胞

C.对TD抗原的应答都需APC处理和提呈抗原

D.都产生效应产物

E.效应产物的作用均是特异的

9. 近些年在国家免疫规划程序调整中，脊髓灰质炎疫苗序贯接种程序由1IPV+3bOPV改为2IPV+2bOPV，以下认为改变免疫策略的原因正确的是（　　）

A.疫苗产能提高

B.进一步降低或消除VAPP发生的风险

C.避免发生任何不良反应

D.缩短疫苗接种周期

E.增加Ⅱ型脊髓灰质炎病毒免疫水平

10. 确定免疫起始月（年）龄的依据包括（　　）

A.婴幼儿接种疫苗来自母传抗体的干扰

B.个体免疫系统发育情况

C.疾病负担

D.成本效益

E.传染病暴露机会

11. 下列哪些疾病通过自然感染获得的免疫力是持久的甚至终生（　　）

A.流感　　　　　　　B.流行性腮腺炎

C.麻疹　　　　　　　D.水痘

E.百日咳

12. 下列哪些疫苗广泛采用序贯接种流程（　　）

A.乙型肝炎疫苗　　　B.狂犬病疫苗

C.脊髓灰质炎疫苗　　D.新型冠状病毒疫苗

E.百白破疫苗

13.疫苗再次接种后诱导的免疫应答的特点为
（　　）

A.诱导潜伏期短

B.诱导的主要抗体类型为IgM

C.抗体效价较低

D.抗体持续时间较短

E.抗体浓度增加快

（三）判断

1.在加强免疫中，通常需要考虑的因素包括疫苗类型、个体差异和接种间隔等。（　　）

2.新型冠状病毒疫苗序贯接种是指不同技术路线疫苗的间隔接种。（　　）

3.疫苗的免疫原性完全由疫苗中的抗原成分决定。（　　）

4.2岁以下婴幼儿对MCV4-CRM197的免疫应答较弱，一般来说产生的免疫反应持续性较短。（　　）

5.主动免疫是通过抗原刺激，使机体产生抗体，从而获得抵抗相应疾病的能力，与被动免疫的区别是抗体的来源。（　　）

6.被动免疫是机体被动接受抗体、致敏淋巴细胞或其产物所获得的特异性免疫能力，其特点是效应快，维持时间长，对随后的感染有高度抵抗的能力。（　　）

7.亚单位疫苗包含完整的病原体，因此可以引起强烈的细胞免疫反应。（　　）

8.加强免疫是指在完成基础免疫后，经过一定的时间，体内的保护性抗体会逐渐减弱或消失，为使机体继续维持必要的免疫力，需要根据不同疫苗的免疫特性在一定时间内进行疫苗的再次接种。（　　）

（四）填空

1.接种流感疫苗以后，体内淋巴细胞能产生抗体，这种免疫方式属于_____。

2.起始免疫年（月）龄是指可以接种该剂次疫苗的_____接种年（月）龄。

3.注射免疫球蛋白者应至少间隔_____个月接种MMR。

4.接种MMR后_____周内避免使用免疫球蛋白。

三、免疫效果监测与评价

（一）单选

1.疫苗免疫效果的评价中，哪个指标最为关键（　　）

A.疫苗的抗原含量　　B.疫苗的保护率

C.接种者的年龄　　　D.疫苗的失效日期

2.哪种因素通常不直接影响疫苗免疫效果（　　）

A.疫苗的储存条件

B.接种者的性别

C.接种者的文化水平

D.接种者的遗传因素

3.在评估免疫应答的持久性时，以下哪项是关键的监测指标（　　）

A.初始抗体滴度

B.抗体滴度随时间的变化

C.细胞因子的种类

D.免疫细胞的绝对数量

4.在某一群体接种某疫苗后，如何测量疫苗保护效果（　　）

A.在接种人群和未接种人群中各随机选择部分人群，抽取血标本，检测抗体水平进行评价，计算抗体水平

B.接种人群抗体调查，接种该疫苗的同类疫苗人群抗体调查，进行对比分析

C.接种人群和全人群该疫苗预防疾病的发病率调查，计算发病率

D.接种人群和未接种人群的该疫苗预防疾病的发病率调查，计算保护率

5.在3～72月龄儿童中开展某疫苗流行病学效果评价，结果免疫组儿童3000人，发病30人；对照组儿童3000人，发病120人。该疫苗的保护率是（　　）

A.80%　　　　　　　B.75%

C.90%　　　　　　　D.50%

6.疫苗在真实世界中评价的主要有效性指标称为（　　）

A.保护效果　　　　　B.保护效力

C.免疫原性　　　　　D.免疫应答

（二）多选

1.下列哪些因素会影响疫苗免疫效果（　　）

A.疫苗的免疫程序

B.疫苗的储存温度

C.接种者的遗传背景

D.接种者的年龄

E.疫苗抗原的量

2.免疫效果监测与评价时，需要考虑的因素有（   ）

A.疫苗接种时间　　　B.接种剂次

C.接种群体　　　　　D.疫苗的不良反应

E.免疫持续时间

3.以下哪些是开展暴发调查需要具备的条件（   ）

A.暴发流行的区域比较大

B.调查区域过去发生相应病例较多

C.应有足够被调查的人数

D.调查对象中仅包含接种人群

E.接种和临床病案记录较为可靠

4.影响疫苗免疫效果的因素包括（   ）

A.疫苗接种的剂次与剂量

B.疫苗株和流行株是否一致

C.疫苗的储存温度、湿度

D.免疫年龄

E.受种者的性别

5.疫苗免疫效果监测包括（   ）

A.免疫成功率监测

B.人群免疫水平监测

C.人群发病水平监测

D.人群患病水平监测

E.人群疾病治愈率监测

6.健康人体中疫苗抗体应答持续时间的决定因素有（   ）

A.疫苗注射途径

B.疫苗免疫程序

C.接种者遗传因素

D.疫苗中有效成分纯度、效价

E.受种者营养状况

（三）判断

1.一般可通过计算疫苗接种者的发病率来评价疫苗接种效果。（   ）

2.免疫程序的合理制定对疫苗免疫效果有重要影响。（   ）

3.真实世界研究不包括试验性研究。（   ）

4.血清抗体阳转的定义仅是接种某疫苗后通过血清学检测该抗体呈阳性。（   ）

5.同一种疫苗按照程序基础免疫应该接种三剂次，接种间隔为28天，某儿童按照规定的间隔无法完成接种，因此延迟1个月去接种门诊接种第三剂次疫苗，该疫苗的接种效果不会受到影响。（   ）

6..免疫接种年龄是影响疫苗抗体持久性的唯一因素。（   ）

7.免疫效果监测与评价的概念是指通过系统的方法和指标，对免疫应答进行全面、客观和科学的评价。（   ）

（四）填空

疫苗在真实世界中评价的主要有效性指标称为_____。

答案及解析

一、免疫学基础

（一）单选

1.答案：D

解析：现有疫苗主要是通过诱导高特异性的血清IgG抗体产生保护作用。

2.答案：C

解析：接种减毒活疫苗后2周才能使用免疫球蛋白。

3.答案：D

解析：卡介苗（BCG）的主要效应因子是T细胞。

4.答案：A

解析：与机体黏膜免疫有关的免疫球蛋白是IgA。

5.答案：A

解析：免疫应答过程的三个阶段是识别、激活和效应阶段。

6. 答案：B

解析：胎儿从母体获得IgG属于自然被动免疫。

7. 答案：A

解析：疫苗所诱导的抗体可以预防感染，在抗体缺乏的情况下，可以减轻病症和并发症的是T淋巴细胞。

8. 答案：C

解析：Ⅳ型超敏反应是细胞介导的细胞免疫应答造成的病理反应，又称迟发型超敏反应，无抗体补体参与，机体初次接触抗原后，T细胞转化为致敏淋巴细胞，使机体处于致敏状态，当相同抗原再次进入时，致敏T细胞识别抗原，分化增值，并形成以单核细胞浸润为主的炎症反应。病原微生物中以胞内寄生菌，如结核杆菌、麻风杆菌引起Ⅳ型超敏反应的最为常见。结核分枝杆菌不引起Ⅰ型、Ⅱ型、Ⅲ型超敏反应。

9. 答案：C

解析：免疫球蛋白是化学结构上的概念，抗体是生物学功能上的概念，抗体都是免疫球蛋白，但并非所有的免疫球蛋白都是抗体。

10. 答案：B

解析：同时参与经典、旁路及MBL三条激活途径的补体成分是C3。

11. 答案：A

解析：IgG通过胎盘使胎儿获得的免疫力称为自然被动免疫。

12. 答案：D

解析：抗原的特异性取决于抗原决定簇。

（二）多选

1. 答案：ABD

解析：DNP是小分子物质，属于半抗原，与蛋白质结合后具有免疫原性，青霉素代谢产物是小分子物质，属于半抗原，脂多糖也是半抗原。

2. 答案：ABDE

解析：非特异性免疫包括皮肤黏膜等生理屏障，吞噬细胞的吞噬作用，正常体液因子的炎症反应、发热反应和生物活性物质合成等非特异性免疫作用。特异性免疫包括体液免疫和细胞免疫。中和抗体属于特异性免疫物质。

3. 答案：ACDE

解析：再次免疫应答的主要特征是应答速度快，潜伏期短，所产生的特异性抗体IgG量大且亲和力显著高于初次应答。

4. 答案：ABCD

解析：注射过免疫球蛋白者至少间隔3个月以上可接种麻疹减毒活疫苗、口服轮状病毒活疫苗。水痘疫苗接种前5个月内给以全血、血浆或免疫球蛋白，可降低此水痘疫苗的效果，应避免接种。EV71灭活疫苗与注射人免疫球蛋白应至少间隔1个月。

5. 答案：ACDE

解析：抗原能刺激机体产生抗体或致敏淋巴细胞的能力叫免疫原性，能与抗体或致敏淋巴细胞特异性结合的能力叫反应原性。只有反应原性，无免疫原性的抗原叫半抗原。半抗原可能是小分子物质，如某些药物或化学物质，此外，半抗原也可能是蛋白质的一部分。

6. 答案：BCDE

解析：NK细胞属于固有免疫应答的细胞，BCDE都不属于固有免疫应答的细胞。

7. 答案：BD

解析：体内淋巴细胞数量显著高于成人，但整体功能低下，在生命早期，机体免疫力主要来自母传抗体，6~9月龄后，免疫系统对外来免疫原的识别和应答能力逐渐增强，但在2岁前，婴幼儿的免疫系统仍主要针对蛋白类免疫原产生应答，对多糖类免疫原的应答效率很低。疫苗不良反应发生率和成人相当。

8. 答案：AB

解析：抗原能刺激机体产生抗体或致敏淋巴细胞的能力叫免疫原性，能与抗体或致敏淋巴细胞特异性结合的能力叫反应原性。只有反应原性，无免疫原性的抗原叫半抗原。PAMP仅有免疫原性。

9. 答案：ABCE

解析：固有免疫又称非特异性免疫，包括：皮肤黏膜等生理屏障，吞噬细胞的吞噬作用，正常体液因子的炎症反应、发热反应和生物活性物质合成等非特异性免疫作用。特异性免疫包括体液免疫和细胞免疫。

10.答案：BD

解析：抗原能刺激机体产生抗体或致敏淋巴细胞的能力叫免疫原性，能与抗体或致敏淋巴细胞特异性结合的能力叫反应原性。只有反应原性，无免疫原性的抗原叫半抗原。

11.答案：CE

解析：胸腺非依赖性免疫原仅含有B细胞识别表位，可以直接激活B细胞，由于缺乏T细胞辅助，只能诱导产生IgM，不能形成有效的免疫记忆。大多数疫苗免疫原属于胸腺依赖性，少数多糖类疫苗属于胸腺非依赖性免疫原。脂多糖属于多糖类，抗毒素是抗体，不是抗原。

12.答案：BCE

解析：IgG是唯一能从母体通过胎盘到达胎儿体内的免疫球蛋白，sIgA可通过呼吸道和消化道黏膜，婴儿能从母亲初乳中获得sIgA。

13.答案：AB

解析：T淋巴细胞和B淋巴细胞参与获得性免疫，NK细胞、肥大细胞和DC细胞参与固有免疫。

14.答案：BE

解析：吞噬细胞对入侵机体的病原微生物应答主要包括识别、吞噬、消化。

15.答案：CDE

解析：固有免疫无免疫记忆，对同一抗原的多次刺激反应雷同，在识别病原微生物后，能迅速启动固有免疫应答。适应性免疫需要抗原激发，能产生记忆细胞，有免疫记忆。

16.答案：ABD

解析：细胞因子是由免疫细胞（如单核、巨噬细胞、T细胞、B细胞、NK细胞等）和某些非免疫细胞（内皮细胞、表皮细胞、纤维母细胞等）经刺激而合成、分泌的一类具有广泛生物学活性的小分子蛋白质。细胞因子一般通过结合相应受体调节细胞生长、分化和效应，调控免疫应答。细胞因子可被分为白细胞介素、干扰素、肿瘤坏死因子超家族、集落刺激因子、趋化因子、生长因子等。ABD都属于细胞因子。

（三）判断

1.答案：正确

解析：卡介苗疫苗的保护作用有T细胞免疫应答的参与。

2.答案：错误

解析：群体免疫通常是指当足够比例的人口对某种病原体具有免疫力时，即使还有未免疫的个体，整个群体也能避免大规模的疾病暴发。

3.答案：错误

解析：免疫应答中，参与体液免疫的是B细胞，参与细胞免疫的是T细胞。

4.答案：正确

解析：补体一般以无活性形式存在于血清中。

5.答案：错误

解析：先天性免疫与获得性免疫是相互关联，密切配合的，先天性免疫是获得性免疫的基础，获得性免疫所产生的免疫物质又能增强先天性免疫的作用。

（四）填空

1.答案：免疫原性

2.答案：反应原性

3.答案：淋巴结　脾脏　黏膜相关淋巴组织

4.答案：浆细胞

5.答案：浆细胞　致敏淋巴细胞

6.答案：获得性　针对性　可变性

7.答案：表位

8.答案：不完全抗原或半抗原

二、疫苗与免疫

（一）单选

1.答案：C

解析：疫苗是一种抗原，免疫球蛋白是一种抗体，乙型肝炎疫苗是灭活疫苗，注射疫苗是主动免疫。

2.答案：C

解析：主动免疫也称自动免疫，是指将疫苗或类毒素接种于人体，使机体产生获得性免疫力的一种防治微生物感染的措施。免疫须经几天、几个星期或更长时间才出现，但能长久甚至终生保持，且通过注射所需抗原很容易再活化。由机体自身产生抗体，使机体不再担心被病毒感染的免疫叫主动免疫。被动免疫是将抗体通过某种方式转移给其他人而产生保护作用，最常见的是婴儿从母体获得母传抗体。被动免疫维持时间较短。

3. 答案：A

解析：反应原性是指抗原分子能与应答产物发生特异性反应的特性。

4. 答案：B

解析：序贯接种是指间隔接种（交替接种）不同技术路线的同种疫苗完成全程接种。其中，若使用不同技术路线疫苗完成基础免疫，称为序贯基础免疫；而如果使用与基础免疫不同技术路线疫苗完成加强免疫，就称为序贯加强免疫。

5. 答案：C

解析：群体免疫，又称社区免疫或人群免疫，指的是当一个足够高比例的人群对某种疾病具有免疫力时，这种疾病在该群体中的传播就会受到阻碍，从而保护那些没有免疫力的人不被感染。这种免疫力可以是通过疫苗接种获得的，也可以是因为之前感染过疾病而自然产生的。群体免疫能减少疾病传播，保护易感人群，减轻医疗系统的负担。

6. 答案：C

解析：对于一些变异性很强又很难对付的病毒，如新型冠状病毒，常采用序贯免疫。

7. 答案：A

解析：患某种疾病后，体内产生抗相应疾病的免疫力，属于自然主动免疫。

8. 答案：D

解析：常用于人工被动免疫的生物制品是抗毒素。ABC是抗原。

9. 答案：C

解析：群体免疫指人群或牲畜群体对于传染病的抵抗能力；群体接种疫苗是增加群体免疫力的一种方法；群体免疫水平比较高，则群体中对传染病抵抗的能力也比较高；疾病发生、流行与群体接触的频率及百分比有关。

10. 答案：D

解析：确定免疫起始月龄时考虑的因素有：婴幼儿接种疫苗来自母传抗体的干扰，个体免疫系统发育状况，传染病暴露机会。不同地区的经济、文化、卫生等差异和起始月龄无关。

（二）多选

1. 答案：CE

解析：在制定加强免疫计划时，疫苗的类型和特性、个体的年龄和健康状况、疫苗初次接种后的免疫应答、当地传染病的流行情况等因素需要考虑。

2. 答案：BE

解析：序贯免疫是一种免疫策略，旨在通过接种不同技术路线的疫苗来提高预防效果。序贯免疫可以减少部分人群的不良反应。在进行序贯免疫时，需要考虑疫苗接种的间隔和顺序，疫苗的安全性。目前序贯免疫适用于新型冠状病毒疫苗和脊髓灰质炎疫苗的接种。

3. 答案：DE

解析：群体免疫通过形成免疫屏障，阻止病毒的传播和变异，从而减缓疾病的进化速度，减少疾病在社区中的传播，降低疫情暴发的风险，保护不能接种疫苗的人群。群体免疫可通过自然感染和接种疫苗实现。

4. 答案：CDE

解析：影响抗原的免疫原性的因素可分为两大类：抗原分子的理化性质和宿主方面的影响。异物性、化学性质、分子质量大小、结构的复杂性、分子构象等属于抗原分子的理化性质方面，宿主的年龄和个体遗传因素属于宿主方面的影响因素。

5. 答案：ABCDE

解析：佐剂的作用包括激活免疫细胞，增强抗原的免疫原性，增加抗体效价，改变产生抗体的类型，增强巨噬细胞的吞噬作用，促进局部炎症反应，诱导免疫应答。

6. 答案：CE

解析：接种灭活疫苗主要使受种者产生以体液免疫为主的免疫反应，接种减毒活疫苗对宿主是一次轻型亚临床感染，疫苗株在体内可以复制，延长了宿主免疫系统对抗原的识别时间，有利于免疫力的产生和记忆细胞形成。ABD属于灭活疫苗。腺病毒载体疫苗和减毒活疫苗可以使疫苗株在体内复制，从而诱导较强的细胞免疫。

7. 答案：CE

解析：疫苗的化学组成和分子结构主要决定

了疫苗的免疫原性。

8.答案：BD

解析：免疫应答产生的效应产物如细胞因子、穿孔素、颗粒酶等是非特异性的。对TI抗原的应答不产生记忆细胞，不形成免疫记忆。

9.答案：ABE

解析：免疫策略的调整不能避免发生任何不良反应和缩短疫苗接种周期。

10.答案：ABE

解析：疾病负担和成本效益是制定免疫程序时应考虑的因素，全球不同地区的经济、文化、卫生等差异，疾病负担也不同，应根据当地的疾病负担制定免疫程序。另外也许考虑疫苗的成本效益。而确定免疫起始月（年）龄需考虑婴幼儿接种疫苗来自母传抗体的干扰，个体免疫系统发育情况以及传染病暴露机会。

11.答案：BCD

解析：流行性腮腺炎、麻疹、水痘等疾病通过自然感染获得的免疫力是持久的甚至终生。

12.答案：CD

解析：目前，脊髓灰质炎和新型冠状病毒疫苗广泛采用序贯接种流程。

13.答案：AE

解析：疫苗初次接种后诱导的免疫应答的特点是：诱导的潜伏期长，主要抗体类型为IgM，抗体效价较低，抗体持续时间较短，浓度增加慢。再次接种后诱导的潜伏期短，抗体浓度增加快。

（三）判断

1.答案：正确

解析：在加强免疫中，通常需要考虑的因素包括疫苗类型、个体差异和接种间隔等。

2.答案：正确

解析：新型冠状病毒疫苗序贯接种是指不同技术路线疫苗的间隔接种（交替接种），包括基础免疫序贯和加强免疫序贯。

3.答案：错误

解析：疫苗的免疫原性除了由疫苗中的抗原成分决定，还受异物性、年龄、性别以及健康情况、免疫抗原使用的具体剂量、使用途径、使用次数等因素影响。

4.答案：错误

解析：MCV4-CRM197是多糖结合疫苗，2岁以下婴幼儿对它的免疫应答较强，一般来说产生的免疫反应持续性长。

5.答案：正确

解析：主动免疫与被动免疫的区别是抗体的来源是自身产生还是其他方式。

6.答案：错误

解析：被动免疫效应快，维持时间短。

7.答案：错误

解析：亚单位疫苗不包含完整的病原体，不会引起强烈的细胞免疫反应。

8.答案：正确

解析：加强免疫是指在完成基础免疫后，经过一定的时间，体内的保护性抗体会逐渐减弱或消失，为使机体继续维持必要的免疫力，需要根据不同疫苗的免疫特性在一定时间内进行疫苗的再次接种。

（四）填空

1.答案：特异性免疫

2.答案：最小

3.答案：3

4.答案：2

三、免疫效果监测与评价

（一）单选

1.答案：B

解析：疫苗免疫效果的评价中，疫苗的保护率最为关键。

2.答案：C

解析：接种者的文化水平通常不直接影响疫苗免疫效果。

3.答案：B

解析：抗体滴度随时间的变化是关键的监测指标。

4.答案：D

解析：测量疫苗保护效果：接种人群和未接种人群的该疫苗预防疾病的发病率调查，计算保护率。

5.答案：B

解析：疫苗保护率的计算公式为：疫苗保护

率=（对照组发病率－接种组发病率）/对照组发病率*100%。

6.答案：A

解析：疫苗在真实世界中评价的主要有效性指标称为保护效果。

（二）多选

1.答案：ABCDE

解析：影响疫苗免疫效果的因素：疫苗的免疫程序，疫苗的储存温度，接种者的遗传背景、年龄，疫苗抗原的剂量。

2.答案：ABCDE

解析：免疫效果监测与评价时，需要考虑的因素有疫苗接种时间，接种剂量，接种群体，疫苗的安全性，免疫持续时间。

3.答案：CE

解析：开展暴发调查需要具备的条件有暴发流行的区域比较局限，调查区域过去很少发生相应病例，应有足够被调查的人数，调查对象中包含接种和未接种人群，接种和临床病案记录较为可靠。

4.答案：ABCDE

解析：影响疫苗免疫效果的因素包括疫苗接种的剂次与剂量，疫苗的免疫程序，疫苗的运输储存条件，疫苗中有效成分纯度、效价，受种者年龄、性别、遗传、免疫状况及既往病史、免疫时间间隔，以及疫苗株和流行株是否一致。

5.答案：AB

解析：疫苗免疫效果监测包括免疫成功率监测和人群免疫水平监测。

6.答案：ABCDE

解析：健康人体中疫苗抗体应答持续时间的决定因素有疫苗类型，免疫程序，遗传因素，接种途径，免疫时间间隔，加强前时间间隔和疫苗中有效成分纯度、效价和受种者营养状况。

（三）判断

1.答案：错误

解析：一般可通过计算血清抗体保护率来评价疫苗接种效果。

2.答案：正确

解析：免疫程序的合理制定对疫苗免疫效果有重要影响。

3.答案：错误

解析：真实世界研究包括试验性研究。

4.答案：错误

解析：血清抗体阳转是指接种某种疫苗后血清抗体阳转或抗体滴度≥4倍增长。

5.答案：正确

解析：加强免疫延迟接种，该疫苗的接种效果不会受到影响。

6.答案：错误

解析：免疫接种年龄、性别、营养状况均会影响疫苗抗体的持久性。

7.答案：正确

解析：免疫效果监测与评价的概念是指通过系统的方法和指标，对免疫应答进行全面、客观和科学的评价。

（四）填空

答案：保护效果

（卢晓燕　王俊伟　胡　昱　梁玉霞　陈雅萍）

第二节　临床学基础

一、健康状况识别

（一）单选

1.针对吸附无细胞百白破联合疫苗，下列哪种情况可能会暂时与疫苗接种相关，且需要谨慎决定是否接种后续剂次含有百日咳的疫苗（　　）

　　A.24小时内出现的非其他明确病因导致的≥38.5℃发热

　　B.24小时内出现的非其他明确病因导致的≥39℃发热

　　C.48小时内出现的非其他明确病因导致的≥39.5℃发热

　　D.48小时内出现的非其他明确病因导致的≥40℃发热

2.关于支气管哮喘患儿，根据美国免疫实践咨询

委员会的建议，在大剂量全身性应用糖皮质激素后，需在停用激素后至少推迟多久才能正常接种减毒活疫苗（　　）

A.半个月　　　　　　B.1个月

C.2个月　　　　　　D.3个月

3.新生儿接种首针乙型肝炎疫苗的禁忌证不包括（　　）

A.HIV感染免疫功能低下的低体重早产儿

B.发热

C.慢性传染病急性发作期

D.对疫苗中一种或多种成分过敏者

4.接种卡介苗时，以下哪种情况需要暂缓接种或咨询医生（　　）

A.严重湿疹或皮肤病

B.新生儿生理性黄疸

C.卵圆孔未闭

D.先天性心脏病功能正常

5.HIV感染母亲所生儿童，如果HIV感染状况不详且无症状，下列哪种疫苗暂缓接种（　　）

A.卡介苗　　　　　　B.乙型肝炎疫苗

C.麻腮风疫苗　　　　D.百白破疫苗

6.原发性免疫缺陷易出现的主要临床表现是（　　）

A.自身免疫性疾病　　B.肿瘤

C.白血病　　　　　　D.反复、严重感染

（二）多选

1.食物过敏中，若对明胶过敏，要慎用以下哪些疫苗（　　）

A.麻腮风疫苗

B.五价轮状病毒减毒活疫苗

C.乙型脑炎减毒活疫苗

D.卡介苗

E.单价轮状病毒活疫苗

2.以下人群不建议接种流感减毒活疫苗的是（　　）

A.接种前48小时服用过流感抗病毒药物者

B.鼻炎患者

C.使用阿司匹林或含有水杨酸成分药物治疗的儿童和青少年

D.硫酸庆大霉素过敏者

E.孕妇

3.以下哪些情况应当暂缓接种减毒活疫苗（　　）

A.儿童贫血，HGB98.0g/L

B.儿童患免疫性血小板减少症，给予丙种球蛋白2g/kg、酚磺乙胺等治疗，5天后血小板恢复正常，治愈出院后1个月

C.白血病化疗停药后6个月，白血病缓解期

D.哮喘发作使用激素治疗期间

E.癫痫持续服用抗癫痫药物控制稳定期

4.服用以下哪些药物时，可能需要考虑暂缓疫苗接种（　　）

A.糖皮质激素类药物（如地塞米松）

B.二甲双胍片

C.硝苯地平缓释片

D.硫唑嘌呤

E.免疫球蛋白

5.关于既往过敏史对预防接种的影响，以下说法正确的是（　　）

A.有过敏史的人群接种疫苗时不会出现过敏反应

B.对某些物质过敏的人可能无法接种含有这些物质的疫苗

C.过敏史不会影响疫苗的保护效果

D.在接种疫苗前，有过敏史的人群需要告知医生自身的过敏情况

E.增强疫苗效果

6.正在接受全身免疫抑制治疗的儿童，原则上不可以接种下列哪些疫苗（　　）

A.乙型肝炎疫苗　　　B.EV71疫苗

C.麻腮风疫苗　　　　D.23价肺炎疫苗

E.水痘疫苗

7.以下疫苗及其中易过敏成分的对应关系正确的是（　　）

A.水痘减毒活疫苗—谷氨酸钠

B.重组乙型肝炎疫苗（CHO细胞）—甲醛

C.甲型肝炎灭活疫苗（西林瓶）—乳胶

D.麻腮风联合减毒活疫苗—明胶

E.四价人乳头瘤病毒疫苗—组氨酸

8.免疫球蛋白对疫苗接种的影响以下说法正确的是（　　）

A.麻疹减毒活疫苗：注射过免疫球蛋白者至少间隔1个月以上接种此疫苗

B.口服轮状病毒活疫苗：注射免疫球蛋白者应

至少间隔3个月以上接种此疫苗，以免影响免疫效果

C.水痘减毒活疫苗：接种前5个月内给以全血、血浆或免疫球蛋白，可降低此疫苗的效果，应避免接种

D.接种EV71疫苗与注射人免疫球蛋白应至少间隔3个月以上，以免影响免疫效果

E.卡介苗接种与免疫球蛋白使用不做限制

（三）判断

1.对于炎症性肠病所致腹泻患儿，可以接种所有疫苗。（ ）

2.关于湿疹/特应性皮炎患儿在系统治疗期间，口服抗组胺药物不影响疫苗接种。（ ）

3.腹泻由单纯腹部受凉引起，症状较轻微且呈一过性，未合并恶心、呕吐、腹痛等其伴随症状，可以考虑疫苗接种。（ ）

4.如果患者对氢氧化铝过敏，可以使用乙型肝炎疫苗进行预防接种。（ ）

5.肛周脓肿患儿可接种OPV疫苗。（ ）

（四）填空

根据百白破疫苗说明书，患脑病、_____和其他进行性神经系统疾病者禁忌接种百白破疫苗。

二、接种禁忌证核查

（一）单选

1.以下禁忌证描述不正确的是（ ）

A.硫酸庆大霉素过敏是口服脊髓灰质炎减毒活疫苗的禁忌证

B.先天性心脏病发作期是接种减毒活疫苗的禁忌证

C.生长发育迟缓，使用生长激素治疗是接种减毒活疫苗的禁忌证

D.明胶过敏是接种麻腮风疫苗的禁忌证

2.以下接种建议不正确的是（ ）

A.氨基糖苷类药物易感基因阳性儿童不能接种含抗生素的疫苗

B.没有其他禁忌证，生长发育良好，无临床症状，心功能无异常的先天性心脏病儿童可以正常进行预防接种

C.重度缺铁性贫血儿童建议暂缓接种各种疫苗

D.肾病综合征患儿停用免疫抑制剂3个月以上可以使用减毒活疫苗

3.下列哪项不是A群C群脑膜炎球菌多糖疫苗接种的禁忌证（ ）

A.已知对乳糖过敏者

B.发热≥40℃

C.患有脑病和未控制的癫痫

D.免疫缺陷、免疫功能低下或正在接受免疫抑制治疗者

4.对于HIV感染母亲所生儿童的接种建议，以下说法正确的为（ ）

A.HIV感染母亲所生儿童不应接种任何疫苗

B.HIV感染母亲所生儿童可按照免疫程序接种百白破疫苗

C.HIV感染母亲所生儿童可按照免疫程序接种甲型肝炎减毒活疫苗

D.HIV感染母亲所生儿童均不可接种含麻疹成分疫苗

5.有免疫缺陷、免疫功能低下或正在接受免疫抑制治疗的儿童，以下哪种疫苗可以接种（ ）

A.乙脑减毒活疫苗　　　B.乙型肝炎疫苗

C.水痘疫苗　　　　　　D.麻腮风疫苗

6.患免疫缺陷或正在使用免疫抑制剂的儿童，不能接种下列哪种疫苗（ ）

A.HIB疫苗

B.EV71疫苗

C.A群流脑多糖结合疫苗

D.水痘疫苗

7.严重湿疹儿童不可以接种的疫苗是（ ）

A.乙型肝炎疫苗　　　　B.百白破疫苗

C.流脑疫苗　　　　　　D.卡介苗

8.以下无症状且无免疫抑制的HIV感染儿童禁止接种的疫苗是（ ）

A.A群流脑多糖疫苗

B.水痘疫苗

C.麻腮风疫苗

D.EV71疫苗

9.以下有关禁忌证的描述不正确的是（ ）

A.有禁忌证的儿童接种疫苗后可能会增加发生不良反应的风险

B.有禁忌证的儿童接种疫苗后可能会影响疫苗

免疫效果

C.妊娠妇女是所有疫苗接种的禁忌证

D.接种疫苗的风险和收益是判断禁忌证的参考因素之一

（二）多选

1.破伤风类毒素过敏是以下哪些疫苗的禁忌证（　　）

A.无细胞百白破疫苗

B.A群C群脑膜炎球菌多糖结合疫苗

C.白破二联疫苗

D.HIB疫苗

E.ACYW135脑膜炎球菌多糖结合疫苗

2.HIV阳性母亲所生儿童已感染HIV但没有症状也无免疫抑制，以下哪种接种建议是正确的（　　）

A.暂缓接种卡介苗

B.可以接种麻腮风疫苗

C.建议用灭活甲型肝炎疫苗替代甲型肝炎减毒活疫苗

D.不建议接种脊髓灰质炎减毒活疫苗

E.可以接种乙脑减毒活疫苗

3.口服Ⅰ型Ⅲ型脊髓灰质炎减毒活疫苗的接种禁忌证有（　　）

A.对硫酸庆大霉素过敏者

B.患急性疾病、严重慢性疾病、慢性疾病的急性发作期、发热者

C.免疫缺陷、免疫功能低下或正在接受免疫抑制剂治疗者

D.患未控制的癫痫和其他进行性神经系统疾病者

E.妊娠期妇女

4.HIV感染母亲所生儿童无症状可按免疫程序接种的疫苗有（　　）

A.乙型肝炎疫苗　　　B.麻腮风疫苗

C.A群流脑多糖疫苗　　D.乙脑减毒活疫苗

E.脊髓灰质炎减毒活疫苗

5.下列不属于疫苗接种禁忌证的是（　　）

A.单纯性热性惊厥史

B.过敏性体质

C.先天性苯丙酮尿症

D.先天性感染梅毒

E.唐氏综合征

6.下列哪些儿童可以接种麻腮风疫苗（　　）

A.鸡蛋过敏者

B.补体缺陷患者

C.HIV感染母亲所生儿童明确感染HIV但无症状和无免疫抑制者

D.明胶过敏者

E.谷氨酸钠过敏者

7.关于特殊儿童预防接种建议，正确的是（　　）

A.哮喘的缓解期（长期维持吸入哮喘药物包括低剂量吸入型糖皮质激素）且健康情况较好可以按程序接种疫苗

B.先天性免疫缺陷症儿童不能接种疫苗

C.食物过敏的急性反应期（如并发哮喘、荨麻疹等）或接种部位皮肤异常（湿疹、特应性皮炎等），应暂缓接种

D.对蛋类过敏者禁忌接种流感疫苗

E.进行免疫抑制治疗的儿童，接种疫苗的效果可能有限

8.以下哪种情况需要暂缓接种减毒活疫苗（　　）

A.肛周脓肿患儿服用bOPV

B.川崎病患儿治愈出院后1个月

C.HIV感染状况不详的患儿接种流行性乙型脑炎减毒活疫苗

D.每天接受2mg/kg以上泼尼松治疗的患儿

E.肾脏移植患儿在移植期

9.服用以下哪些药物时，可能需要考虑暂缓疫苗接种（　　）

A.地塞米松　　　　B.他汀类药物

C.硝苯地平缓释片　　D.硫唑嘌呤

E.免疫球蛋白

10.下列常见疾病不作为疫苗接种禁忌证的包括（　　）

A.生理性和母乳性黄疸

B.癫痫处于发作期

C.病情不稳定的肝脏疾病

D.先天性风疹病毒感染

E.苯丙酮尿症

（三）判断

1.按照《国家免疫规划疫苗儿童免疫程序及说明（2021年版）》，胎龄小于或等于31孕周的早产

儿应暂缓接种卡介苗。（　）

2.按照《国家免疫规划疫苗儿童免疫程序及说明（2021年版）》，使用免疫球蛋白后应间隔3个月再接种卡介苗。（　）

3.在接种工作中应该以最严格的标准掌握接种禁忌证。（　）

4.只要是早产儿均严禁接种疫苗。（　）

5.免疫缺陷患者不可以接种减毒活疫苗。（　）

（四）填空

1.接种MMR后_____周内避免使用免疫球蛋白。

2.注射免疫球蛋白者应至少间隔_____个月接种MMR。

答案及解析

一、健康状况识别

（一）单选

1.答案：D

解析：48小时内出现的非其他明确病因导致的≥40℃发热，≥40℃属于高热，需要谨慎决定是否接种后续剂次含有百日咳的疫苗。

2.答案：B

解析：根据美国免疫实践咨询委员会的建议，在大剂量全身性应用糖皮质激素后，需在停用激素后至少推迟1个月才能正常接种减毒活疫苗。

3.答案：A

解析：HIV感染的低体重儿和早产儿需及早接种乙型肝炎疫苗。

4.答案：A

解析：严重湿疹或皮肤病接种卡介苗需要暂缓接种或咨询医生。

5.答案：A

解析：BD都是灭活疫苗，可以接种，无症状可以接种麻腮风疫苗。

6.答案：D

解析：原发性免疫缺陷易出现的主要临床表现是反复、严重感染。

（二）多选

1.答案：ACD

解析：ACD是注射类减毒活疫苗，疫苗成分中含有明胶。BE是口服疫苗。

2.答案：ABCDE

解析：根据流感疫苗说明书，接种前48小时服用过流感抗病毒药物者，鼻炎患者，使用阿

司匹林或含有水杨酸成分药物治疗的儿童和青少年，硫酸庆大霉素过敏者和孕妇不建议接种流感减毒活疫苗。

3.答案：BCD

解析：儿童患免疫性血小板减少症，给予丙种球蛋白，3个月后可接种减毒活疫苗，大多数白血病患儿免疫功能可在其化疗结束后6个月至12个月逐渐恢复正常，在化疗结束后12个月评估发病风险和机体免疫功能后考虑接种减毒活疫苗，哮喘发作使用激素治疗期间可能有免疫抑制现象，不建议接种减毒活疫苗。

4.答案：ADE

解析：服用糖皮质激素类药物，免疫抑制剂，免疫球蛋白，可能需要考虑暂缓疫苗接种，二甲双胍是降糖药，硝苯地平是降压药，硫唑嘌呤是免疫抑制剂。

5.答案：BD

解析：有过敏史的人群接种含有过敏成分疫苗时可能会出现过敏反应，过敏史会影响疫苗的保护效果。

6.答案：CE

解析：正在接受全身免疫抑制治疗的儿童，原则上不可以接种减毒活疫苗。

7.答案：ABCDE

解析：参照几种疫苗的说明书，ABCDE均正确。

8.答案：BCE

解析：卡介苗接种与免疫球蛋白使用不做限制。注射免疫球蛋白者应至少间隔3个月以上接种减毒疫苗，以免影响免疫效果，按照水痘疫苗说明书接种前5个月内给以全血、血浆或免疫球

蛋白，可降低此疫苗的效果，应避免接种，接种EV71疫苗与注射人免疫球蛋白应至少间隔1个月以上，以免影响免疫效果

（三）判断

1.答案：错误

解析：对于炎症性肠病所致腹泻患儿，可以接种所有灭活疫苗。

2.答案：正确

解析：关于湿疹/特应性皮炎患儿在系统治疗期间，口服抗组胺药物不影响疫苗接种。

3.答案：正确

解析：腹泻由单纯腹部受凉引起，症状较轻微且呈一过性，未合并恶心、呕吐、腹痛等其伴随症状，可以考虑疫苗接种。

4.答案：错误

解析：如果患者对疫苗中某些非活性成分过敏，禁止使用该疫苗进行预防接种。

5.答案：错误

解析：肛周脓肿患儿不可接种OPV疫苗。

（四）填空

答案：未控制的癫痫

二、接种禁忌证核查

（一）单选

1.答案：C

解析：根据《国家免疫规划疫苗儿童免疫程序及说明（2021年版）》，生长发育迟缓，使用生长激素治疗不是接种减毒活疫苗的禁忌证。

2.答案：A

解析：氨基糖苷类药物易感基因阳性儿童能接种含抗生素的疫苗。没有其他禁忌证，生长发育良好，无临床症状，心功能无异常的先天性心脏病儿童可以正常进行预防接种。重度缺铁性贫血儿童建议暂缓接种各种疫苗。肾病综合征患儿停用免疫抑制剂3个月以上可以使用减毒活疫苗。

3.答案：D

解析：A群C群脑膜炎球菌多糖疫苗属于灭活疫苗，免疫缺陷、免疫功能低下或正在接受免疫抑制治疗者不是禁忌证。

4.答案：B

解析：百白破疫苗属于灭活疫苗，HIV感染母亲所生儿童可按照免疫程序接种百白破疫苗。HIV感染母亲所生儿童若无症状可接种含麻疹成分疫苗。

5.答案：B

解析：乙型肝炎疫苗属于灭活疫苗，有免疫缺陷、免疫功能低下或正在接受免疫抑制治疗的儿童可以接种。

6.答案：D

解析：水痘疫苗属于减毒活疫苗，有免疫缺陷、免疫功能低下或正在接受免疫抑制治疗的儿童不能接种。

7.答案：D

解析：按照卡介苗说明书，严重湿疹儿童暂缓接种。

8.答案：B

解析：HIV感染儿童禁止接种水痘减毒疫苗。

9.答案：C

解析：有接种指征的孕妇可以接种破伤风疫苗，以预防新生儿破伤风。孕妇在妊娠中晚期因流感住院但风险较高，推荐流感季节常规接种流感疫苗。

（二）多选

1.答案：ABCD

解析：百白破、白破疫苗含有破伤风类毒素。HIB疫苗是b型流感嗜血杆菌荚膜多糖与破伤风类毒素共价结合而成。AC结合疫苗是A、C群荚膜多糖与破伤风类毒素结合而成。ACYW135多糖结合疫苗是与白喉毒素无毒突变体CRM197共价结合。

2.答案：BCD

解析：HIV阳性母亲所生儿童已感染HIV，不能接种减毒活疫苗如卡介苗、乙脑减毒活疫苗和脊髓灰质炎减毒活疫苗，没有症状也无免疫抑制可以接种麻腮风疫苗。

3.答案：ABCDE

解析：过敏体质者不是接种减毒活疫苗的禁忌证。

4.答案：ABC

解析：HIV感染母亲所生儿童可按免疫程序

接种灭活疫苗。

5.答案：ABCDE

解析：根据《国家免疫规划疫苗儿童免疫程序及说明（2021年版）》，下述常见疾病不作为疫苗接种禁忌证：生理性和母乳性黄疸，单纯性热性惊厥史，癫痫控制处于稳定期，病情稳定的脑疾病、肝脏疾病、常见先天性疾病（先天性甲状腺功能减低、苯丙酮尿症、唐氏综合征、先天性心脏病）和先天性感染（梅毒、巨细胞病毒和风疹病毒）。

6.答案：ABC

解析：根据《国家免疫规划疫苗儿童免疫程序及说明（2021年版）》，HIV感染母亲所生儿童明确感染HIV但无症状和无免疫抑制者，HIV感染状况不详且无症状者，可以接种麻腮风疫苗。补体缺陷患者可以接种麻腮风疫苗。根据麻腮风疫苗说明书，鸡蛋过敏者可以接种麻腮风疫苗。明胶、谷氨酸钠过敏者不能接种麻腮风疫苗。

7.答案：ACE

解析：对蛋类过敏者可以接种流感疫苗。进行免疫抑制治疗的儿童，接种疫苗的效果可能有限，但是接种疫苗的收益大于弊处，仍然建议接种。先天性免疫缺陷症儿童能接种灭活疫苗。

8.答案：ABCDE

解析：肛周脓肿患儿不能服用bOPV，川崎病患儿至少3~6个月内不能接种疫苗，HIV感染状况不详的患儿不能接种流行性乙型脑炎减毒活疫苗，每天接受2mg/kg以上泼尼松治疗的患儿不能接种减毒活疫苗，肾脏移植患儿在移植期不能接种疫苗。

9.答案：ADE

解析：糖皮质激素类药物、免疫抑制剂（硫唑嘌呤）和免疫球蛋白，可能使免疫系统受到抑制，不能使用减毒活疫苗。他汀类药物是降脂药，硝苯地平是降压药，不需要暂缓接种疫苗。

10.答案：ADE

解析：根据《国家免疫规划疫苗儿童免疫程序及说明（2021年版）》，下述常见疾病不作为疫苗接种禁忌证：生理性和母乳性黄疸，单纯性热性惊厥史，癫痫控制处于稳定期，病情稳定的脑疾病、肝脏疾病、常见先天性疾病（先天性甲状腺功能减低、苯丙酮尿症、唐氏综合征、先天性心脏病）和先天性感染（梅毒、巨细胞病毒和风疹病毒）。

（三）判断

1.答案：错误

解析：早产儿胎龄大于31孕周且医学评估稳定后，可以接种卡介苗。胎龄小于或等于31孕周的早产儿，医学评估稳定后可在出院前接种。

2.答案：错误

解析：卡介苗与免疫球蛋白接种间隔不做特别限制。

3.答案：错误

解析：不属于接种禁忌证的可以接种疫苗。

4.答案：错误

解析：HBsAg阳性或不详产妇所生新生儿建议在出生后12小时内尽早接种第1剂HepB。

5.答案：错误

解析：根据《国家免疫规划疫苗儿童免疫程序及说明（2021年版）》，补体缺陷者可以接种减毒活疫苗。

（四）填空

1.答案：2

2.答案：3

（卢晓燕　王俊伟　邢　博　梁贞贞　陈雅萍）

第三节　流行病学基础

一、基本概念

（一）单选

1.表示疾病流行强度的术语包括（　　）

A.短期波动、周期性、暴发、大流行

B.流行、周期性、季节性、散发

C.散发、暴发、流行、大流行

D.暴发、流行、大流行、长期变异

2. 传染源是指（　　）

A. 体内有病原体生存、繁殖的人和动物

B. 体内有病原体生存、繁殖并能将病原体排出体外的人和动物

C. 体内有病原体繁殖的人和动物

D. 体内有病原体并能将其排出的人和动物

3. 下列哪项指标不能用于衡量病原体的传染力（　　）

A. 续发率

B. 发病率

C. 有效再生指数

D. 引起疾病的最低病原体数量

4. 表示某市急性传染病的流行强度，宜用的指标是（　　）

A. 发病率　　　　　　B. 死亡率

C. 患病率　　　　　　D. 罹患率

5. 某机构调查了2000人的HBV的感染情况，其中50人HBSAg阳性。该调查宜用的流行病学描述指标是（　　）

A. 病死率　　　　　　B. 生存率

C. 罹患率　　　　　　D. 感染率

6. 疾病的地区分布特征主要与下列哪些因素有关（　　）

A. 地形地貌　　　　　B. 风俗习惯

C. 经济水平　　　　　D. 以上均是

7. 疾病的三间分布包括（　　）

A. 年龄、教育和文化

B. 国家、省市和地区

C. 长期变异、季节性和周期性

D. 时间、地区和人群分布

8. 四格表资料作卡方检验时，以下哪种情况下不必校正（　　）

A. T>5且n<40　　　　B. T>5或n>40

C. T>1且n>40　　　　D. T>5且n>40

9. 在抽样研究中，当样本例数逐渐增多时（　　）

A. 标准差逐渐加大

B. 标准差逐渐减小

C. 标准误逐渐减小

D. 标准误逐渐加大

10. 横轴上，标准正态曲线下从0~1.96面积为（　　）

A. 99%　　　　　　　B. 45%

C. 99.5%　　　　　　D. 47.5%

11. 直线回归中，如果自变量X乘以一个不为0或1的常数，则有（　　）

A. 截距改变　　　　　B. 回归系数改变

C. 两者都改变　　　　D. 两者都不改变

（二）多选

1. 病例对照研究的缺点有（　　）

A. 不适于研究人群暴露比例很低的因素

B. 一般不能计算发病率

C. 暴露与疾病的时间先后常难以判断

D. 可同时研究多个因素与某种疾病的联系

E. 易产生偏倚

2. 计算续发率时要掌握的资料有（　　）

A. 原发病例的发病时间

B. 接触者中易感者人数

C. 观察期间内发生的二代病例数

D. 原发病例数

E. 原发病例的病程

3. 以下哪些因素可能影响传染病的传染期（　　）

A. 病原体的生物学特性

B. 宿主的免疫状态

C. 宿主的年龄和健康状况

D. 宿主接受的治疗

E. 环境因素

4. 下列关于描述疾病分布常用的指标的描述正确的是（　　）

A. 病死率表示一定期间内，患某病的全部患者中因该病而死亡的比例

B. 感染率指在受检查的人群中某病现有感染人数所占比率.如某医院统计十月份确诊为流感的患者人数在该县人口中的比例

C. 患病率是由横断面调查获得的疾病频率，衡量疾病的存在或流行情况，是一种动态指标，其本质上是一种比例

D. 罹患率计算公式与发病率相同，通常用于发病较重、风险较高的疾病

E. 发病率是由发病报告或队列研究获得的单位时间内的疾病频率和强度，为动态指标，是一种真正的率

5. 请问满足以下哪些条件，可以判定一种疾病为地方性疾病（　　）

A.该病在当地居住的各类人群中的发病率均高，并可随年龄的增长而上升

B.在其他地区居住的相似人群中，该病的发病率均低，甚至不发病

C.外来的健康人群，到达当地一定时间后可能发病，其发病率和当地居民相似

D.迁出该地区的居民，该病发病率下降，患者症状减轻或呈自愈趋向

E.在当地对该病易感的动物可能发生类似疾病

6. 疾病年龄分布横断面分析方法可以说明（　　）

A.描述不同年龄组的发病率、患病率

B.同一时期不同年龄组死亡率的变化

C.同一年龄组不同时期死亡率的变化

D.不同年代各年龄组死亡率的变化

E.描述不同年代的发病率、死亡率

7. 以下哪些疾病常用病死率（　　）

A.关节炎　　　　　B.消化道溃疡

C.流行性出血热　　D.结核病

E.心肌梗死

8. 下列哪些特征属于人间分布（　　）

A.年龄　　　　　　B.职业

C.性别　　　　　　D.家庭

E.季节性

9. 下列哪项是疾病时间分布的变化形式（　　）

A.流行　　　　　　B.短期波动

C.周期性　　　　　D.季节性

E.长期变异

10. 研究疾病分布的意义在于（　　）

A.提供病因线索

B.帮助认识疾病特征

C.无法探索流行因素

D.有助于制定防治策略

E.可以确定病因

11. 作定量资料的统计描述，正确的是（　　）

A.变异系数=均数/标准差

B.四分位数间距和变异系数也是变异程度的指标

C.均数、中位数和几何均数可随意选用

D.标准差是常用的描述变异程度的指标

E.均数用于描述集中趋势

12. 对于线性相关和线性回归，下列论断错误的是（　　）

A.相关描述互依关系；回归描述依存关系

B.总体回归系数与总体相关系数的假设检验不等价

C.如果有统计学意义，则相关系数与回归系数的符号一致

D.总体回归系数与总体相关系数的假设检验等价

E.相关系数越大，回归系数也越大

13. 计算变异指标可以（　　）

A.衡量平均数代表性的大小

B.说明现象变动的均匀性或稳定程度

C.反映总体各单位标志值分布的离中趋势

D.分析现象之间的依存关系

E.反映总体各单位标志值分布的集中趋势

14. 影响疫源地范围大小的因素有（　　）

A.传染源的活动范围

B.传播途径的特点

C.周围人群的免疫状况

D.当地人口的多少

E.易感者的人数

（三）判断

1. 某病的续发率是指一个潜伏期内易感接触者中发病人数/易感接触者总人数×100%。（　　）

2. 在一起疫苗可预防传染病的暴发疫情中，病例发病情况通常用发病率来描述。（　　）

3. 抽样误差最小的方法是简单随机抽样。（　　）

4. 队列研究中多用比值比来测量暴露因素和疾病之间的关联程度。（　　）

5. 衡量抽样误差大小的指标是标准差。（　　）

6. 对于一种危害严重的疾病，采取针对病因的措施后，在评价其预防效果时应采用病死率作为评价指标。（　　）

7. 地图是最好的描述和解释疾病时间分布特征的方式。（　　）

8. 当资料分布的末端无确切数据时不能计算平均数。（　　）

9. 混杂因素是指与暴露因素和疾病均无关联的研究因素。（　　）

10. 生存概率是指 X 岁存活者期望今后可以存活

的平均年数。（　　）

11. PYLL是伤害流行病学中常用的指标，指死亡所造成的寿命损失。（　　）

12. DALY是指因伤残造成的寿命损失。（　　）

（四）填空

1. _____是决定传染病患者隔离期的主要依据。

2. _____用于比较传染病传染力的强弱，分析传染病流行因素及评价防疫措施的效果。

3. 偏倚按其产生的原因主要分为_____，_____和_____三类。

4. 开展队列研究最常见的偏倚是_____。

5. 偏态分布分为_____和_____两种情况。如果分布高峰偏向观察值较小的一侧，则该分布为_____。

6. 描述正态分布或对称分布资料离散程度常用的指标是_____，而反映偏态分布资料离散程度用_____。

7. 算术均数常用于描述_____资料和_____资料的平均水平。

8. 正态分布和t分布都呈单峰和_____分布，但是曲线下相同的面积所对应的界值是不同的，t界值比u界值_____，而且自由度越_____，二者相差越大。

9. 配对资料的X^2检验，当_____时，需计算校正X^2值。

二、流行病学研究方法

（一）单选

1. 一起风疹暴发疫情怀疑与一次聚会有关，应该用哪种研究方法找出此次麻疹暴发疫情的暴露因素（　　）

　A.筛检　　　　　　B.病例对照研究

　C.生态研究　　　　D.双向性队列研究

2. 与病例对照研究相比，队列研究的主要优点是（　　）

　A.省力、省钱、省时间

　B.易于组织实施

　C.因果顺序合理

　D.可以同时研究多个暴露与疾病的联系

3. 在病例对照研究方法中，计算疫苗保护效果的指标为（　　）

　A. RR　　　　　　　B. HR

　C. OR　　　　　　　D. AR

4. 流行病的描述性研究不包括（　　）

　A.队列研究　　　　B.监测

　C.现患调查　　　　D.生态学研究

5. 抽样调查的特点不包括（　　）

　A.适于患病率低的疾病

　B.工作量相对较小，人力、物力投入相对较少

　C.设计、实施较复杂

　D.用样本统计量估计总体参数

6. 现况研究样本量的大小不受哪个因素影响（　　）

　A.预期患病率　　　B.疾病患病率

　C.允许误差　　　　D.把握度

7. 现况调查的目的不包括（　　）

　A.描述疾病或健康状况的三间分布

　B.描述某些因素或特征与疾病的联系

　C.确定某因素与疾病之间的因果关系

　D.为评价防治措施效果提供科学依据

8. 队列研究是（　　）

　A.从因推果　　　　B.从果推因

　C.两者都是　　　　D.两者都不是

9. 在匹配病例对照研究中，病例与对照的比例最常用（　　）

　A. 1：1　　　　　　B. 1：2

　C. 1：4　　　　　　D. 1：6

10. Poisson分布的方差和均数分别记作σ^2和λ，当满足_____条件时，Poisson分布近似正态分布（　　）

　A.π接近0或1　　B.σ^2较小

　C.λ较小　　　　D.$\sigma^2 \geqslant 20$

11. 某研究者在5种不同的温度下分别独立地重复了10次试验，共测得某定量指标的50个数据，根据数据的条件，可用单因素方差分析处理此数据，组间误差的自由度是（　　）

　A. 49　　　　　　　B. 45

　C. 36　　　　　　　D. 4

12. 在队列研究中，研究重点或者结局的确切概念是指（　　）

　A.统计检验结果

B.暴露属性的分组结果

C.观察中出现了预期结果的事件

D.观察期限的终止时间

13. 接种率调查属于流行病学研究方法中的哪种方法（　　）

　　A.观察法　　　　　B.实验法

　　C.数理统计法　　　D.病例对照研究

14. 为了解人群中某病的患病情况，开展普查工作最适合于（　　）

　　A.患病率高的疾病

　　B.患病率低的疾病

　　C.不易发现的隐性疾病

　　D.病死率较高的疾病

15. 病例对照研究资料进行分层分析的目的是（　　）

　　A.提高统计效率

　　B.提高资料利用率

　　C.控制混杂偏倚

　　D.控制选择偏倚

16. 实验流行病学研究的人群来自（　　）

　　A.同一总体的患某病的患者

　　B.同一总体的健康人

　　C.同一总体的暴露人群和非暴露人群

　　D.同一总体的干预人群和非干预人群

17. 队列研究中，确定样本含量时与下列哪一项无关（　　）

　　A.研究因素的人群暴露率

　　B.研究疾病的发病率

　　C.研究因素的相对危险度

　　D.一类错误大小

18. 在一项配对病例对照研究中，病例组与对照组共63对。其中病例组与对照组均有暴露史者27对，两组均无暴露史者4对，病例组有暴露史而对照组无暴露史者29对，其余为对照组有暴露而病例组无暴露史者。则本研究的OR为（　　）

　　A.10.67　　　　　B.9.67

　　C.4.47　　　　　D.1.24

19. 要比较甲乙两厂工人患某种职业病的患病率，对工龄进行标化，其标准构成的选择是（　　）

　　A.甲厂工人的年龄构成

B.乙厂工人的年龄构成

C.甲乙两厂合并的工人的年龄构成

D.甲乙两厂合并的工人的工龄构成

20. 等级资料比较宜用（　　）

　　A.u检验　　　　　B.t检验

　　C.相关分析　　　　D.非参数检验

21. 成组设计两样本比较的秩和检验，其检验统计量T是（　　）

　　A.以秩和较小者为T

　　B.以秩和较大者为T

　　C.以例数较小者秩和为T

　　D.以例数较大者秩和为T

22. 使用多次t检验进行多个均数的比较会（　　）

　　A.结果与q检验相同

　　B.结果比q检验更合理

　　C.可能出现假阴性的结果

　　D.可能出现假阳性的结果

23. 分层抽样是将总体按某种特征分为若干次级层，为了减少抽样误差，最好是（　　）

　　A.层内个体差异小，层间差异大

　　B.层内个体差异大，层间差异小

　　C.层内个体差异大，层间差异大

　　D.层内个体差异不要求，层间差异必须小

（二）多选

1. 队列研究与病例对照研究比较，说法正确的是（　　）

　　A.均是分析性研究方法

　　B.均属于观察法

　　C.均可以计算发病密度

　　D.队列研究验证病因假设的能力较病例对照研究强

　　E.都适用于罕见病病因研究

2. 下列正确的是（　　）

　　A.人群现场是流行病学主要的实验室

　　B.理论流行病学研究又叫数理流行病学研究

　　C.分析性研究可人为控制研究条件

　　D.流行病学研究可应用于疾病的诊断及预后评价

　　E.病例对照研究可提供病因线索

3. 在一项疫苗试验中，对入组的2000名3岁儿

童接种疫苗并随访10年，其中90％从未发病，以下结论不正确的是（　　）

A.疫苗非常好，因为有高的免疫率

B.由于没有对不接种儿童进行追踪观察，所以得不出什么结论

C.疫苗并非特别有效，因为免疫率低

D.未作统计学检验而得不出结论

E.患病率为100％−90％＝10％

4.下列关于盲法说法正确的是（　　）

A.盲法可分为单盲、双盲和三盲

B.单盲指研究对象不知道自己的分组和所接受处理情况，但观察者和资料收集分析者知道

C.双盲指研究对象和观察者都不知道分组情况，也不知道研究对象接受的处理措施

D.三盲法是研究对象、观察者和资料整理分析者均不知道研究对象的分组和处理情况

E.盲法是为了避免偏倚采用的方法

5.下列方法中属于描述性研究的有（　　）

A.队列研究 　　　　B.病例对照研究

C.生态学研究 　　　D.现况研究

E.巢式病例对照研究

6.以下哪些是队列研究中表示暴露因素与疾病关联程度的指标（　　）

A. RR 　　　　　　B. OR

C. AR 　　　　　　D. PAR

E. VE

7.队列研究中，影响队列大小的因素一般包括（　　）

A.一般人群中所研究疾病的发病率

B.要求的显著性水平

C.暴露组与对照组人群发病率之差

D.把握度

E.研究者的个人意愿

8.关于卡方检验，正确的是（　　）

A.用于比较两个几何均数的假设检验

B.可用于两类构成比比较的假设检验

C.可用于四格表资料的假设检验

D.可用于行×列表资料的假设检验

E.可用于两个率比较的假设检验

9.分子流行病学中的生物标志包括（　　）

A.暴露标志

B.效应标志

C.核酸、蛋白质、抗体

D.易感标志

E.突变的基因

（三）判断

1.病例对照研究中多用RR值来测量暴露因素和疾病之间的关联程度。（　　）

2.在进行病例对照研究时，对照的匹配应尽量选择年龄、性别接近且不应来自于病例的源人群，否则不易得出有统计学意义的结果。（　　）

3.队列研究的主要目的是探讨暴露组与非暴露组的发病情况及其差别，并验证病因假说。（　　）

4.抽样误差是不可避免的，但其大小是可以控制的。（　　）

5.减少置信区间误差范围的方法包括选择较低的置信度和增大样本量。（　　）

6.整群抽样是非概率抽样方法中的一种。（　　）

7.在实际应用中，可以通过限定研究总体（如只研究总体某个亚群）来减小总体的变异程度。（　　）

8.可以通过统计推断来弥补调查设计的一些缺陷。（　　）

9. Cox回归可估计参数，故属于参数方法。（　　）

10.实验流行病学的研究对象不需要随机分组。（　　）

11.病例对照研究中，首选新病例作为病例组。（　　）

12.队列研究适用于发病率很低的疾病。（　　）

13.移民流行病学可以对三间分布进行综合描述。（　　）

（四）填空

流行病学中偏倚产生的原因可分为三大类，即_____、_____和_____。

三、流行病学应用

（一）单选

1.在3～83月龄儿童中开展某疫苗流行病学效果评价，结果免疫组儿童2000人，发病20人；对照组儿童2000人，发病80人。该疫苗的保

护率是（　　）

 A.80%   B.75%

 C.90%   D.50%

2. 传染病密切接触者的留验、检疫或医学观察期限，一般以_____为期限（　　）

 A.潜伏期   B.感染期

 C.恢复期   D.传染期

3. 早发现、早诊断、早治疗，又称"三早"预防，属于_____级预防（　　）

 A.一   B.二

 C.三   D.初

4. 评价人群疫苗接种效果最关键的指标是（　　）

 A.安全性   B.接种后反应率

 C.临床表现   D.保护率

5. 有对照（比较）组的研究，其共同的逻辑学基础是（　　）

 A.求同法   B.差异法

 C.同异并用法   D.共变法

6. 灵敏度是指（　　）

 A.试验检出阴性的人数占无病者总数的比例

 B.试验检出阳性的人数占有病者总数的比例

 C.阴性者中真正成为非患者的可能性

 D.将实际患病的人正确地判断为阳性的能力

7. 评价收益的主要指标是（　　）

 A.灵敏度   B.特异度

 C.阳性预测值   D.预测值

8. 某种人群的某个指标（如抗体水平）的正常值范围一般指（　　）

 A.该指标在所有人中的波动范围

 B.该指标在所有正常人中的波动范围

 C.该指标在绝大部分正常人中的波动范围

 D.该指标在少部分正常人中的波动范围

9. 在两个样本均数的假设检验中，若要同时减小Ⅰ型错误和Ⅱ型错误，则必须（　　）

 A.增加样本含量 B.减小容许误差

 C.减小总体标准差 D.A和C

10. 抽样调查的目的是（　　）

 A.研究样本统计量 B.研究总体统计量

 C.研究典型案例 D.样本推断总体参数

11. 调查某疫苗在儿童中接种后的预防效果，在某地全部1000名易感儿童中进行接种，经一定时间后从中随机抽取300名儿童做效果测定，得阳性人数228名。若要研究该疫苗在该地儿童中的接种效果，则（　　）

 A.该研究的样本是1000名易感儿童

 B.该研究的样本是228名阳性儿童

 C.该研究的总体是300名易感儿童

 D.该研究的总体是1000名易感儿童

根据下表的内容，回答以下两题：

	值	自由度	渐进显著性（双侧）	精确显著性（双侧）	精确显著性（单侧）	点概率
皮尔逊卡方	.953a	1	.329	.473	.272	
连续性修正b	.376	1	.540			
似然比	.971	1	.324	.473	.272	
费希尔精确检验				.473	.272	
线性关联	.936c	1	.333	.473	.272	.183
有效个案数	58					

12. 这个方法是（　　）

 A.四格表卡方检验

 B.多行多列卡方检验

 C.配对卡方检验

 D.一致性检验的结果

13. 结论是（　　）

 A.两组总体均数之间无统计学差异

 B.两组总体均数之间有统计学差异

 C.两组总体率之间无统计学差异

 D.两组总体率之间有统计学差异

14. 以下3组总体均数差异性比较结果，结论正确的是（　　）

ANOVA

48小时凝血活酶时间

	平方和	自由度	均方	F	显著性
组间	91.309	2	45.654	6.534	.005
组内	188.666	27	6.988		
总计	279.975	29			

A. 三组总体均数之间无统计学差异

B. 三组总体均数不全相等

C. 三组总体均数全部相等

D. 三组总体均数两两不等

15. 描述流行病学通常用于（　　）

A. 产生假设　　　　B. 肯定假设

C. 否定假设　　　　D. 验证假设

16. 以下说法正确的是（　　）

A. 不论何种疾病，队列研究比病例对照研究更值得应用

B. 病例对照研究可以确定暴露因素和疾病之间的因果联系

C. 巢式病例对照研究结合了病例对照研究和队列研究的优点

D. 队列研究比病例对照研究更适合罕见病的病因探索

17. 因果推断中的必要条件是（　　）

A. 因的出现先于果的发生

B. 关联强度较大

C. 同类研究结果的一致

D. 生物学合理性

18. 下列有关疾病监测的论述错误的是（　　）

A. 主动监测的结果要比被动监测更准确

B. 哨点监测的耗费要比常规报告高

C. 监测病例的诊断要比实际病例简便

D. 直接指标的获得要比间接指标困难

19. 疫苗临床试验负责机构向_____申请一次性疫苗临床试验机构资格认定，获得批准后组织开展临床试验，并对试验进行管理和质量控制（　　）

A. 国家药品监督管理局

B. 国家卫生健康委员会

C. 国家疾病预防控制局

D. 国家市场监督管理总局

20. 风险评估报告的内容应包括（　　）

A. 背景、事件风险、评估依据、风险管理建议

B. 背景、事件风险、评估依据、风险管理建议、专家评分

C. 事件风险、事件可能性等级、评估依据、风险管理建议

D. 事件风险、事件可能性等级、评估依据、风险管理建议、控制措施

21. 突发公共卫生事件的管理可相应地分为____五种功能体系（　　）

A. 组织队伍、应急演练、监测预警、应急反应、善后处理

B. 预防准备、监测预警、信息报告、应急反应、善后处理

C. 组织队伍、监测预警、信息报告、应急反应、善后处理

D. 预防准备、人员培训、监测预警、应急反应、善后处理

22. 《药物临床试验质量管理规范》适用的范畴是（　　）

A. 所有涉及人体研究的临床试验

B. 新药临床效果一致性评价

C. 人体生物非劣效性研究

D. 为申请药品注册而进行的药物临床试验

23. 受试者接受试验用药品后出现的所有不良医学事件，可以表现为症状体征、疾病或实验室检查异常，但不一定与试验用药品有因果关系的是（　　）

A. 不良事件

B. 严重不良事件

C. 药品不良反应

D. 可疑非预期严重不良反应

24. 下面有关结构方程模型表述不正确的是（　　）

A. 模型可分析直接与间接效应

B. 模型可消除测量误差的影响

C. 该模型适合分析潜变量数据

D. 结构系数有统计学意义则必有因果关系存在

25. 随机选取男性200人、女性100人为某寄生虫病研究的调查对象，测得其感染阳性率分别为20%和15%，则合并阳性率为（　　）

A. 35% B. 18.3%

C. 16.7% D. 11.7%

26. logistic 回归分析不能用于（　　）

A. 是否发生疾病的预测 B. 控制混杂因素

C. 估计优势比 OR D. 估计风险比 RR

27. 可用于筛检项目中远期生物学效果评价的指标有（　　）

A. 灵敏度、特异度、符合率、归因死亡率

B. Kappa 值、阳性预测值、保护率、病死率

C. 早诊/早治率、需筛检人数、保护率、复发率

D. 归因死亡率、复发率、生存时间

28. 1988 年，上海市发生了甲型肝炎流行，引起流行的主要原因是市民食用了被甲型肝炎病毒污染的毛蚶，该次流行共造成约 31 万人发病。当时为控制甲型肝炎的流行，采取了隔离治疗患者，接种免疫球蛋白，公共场所消毒，患者居所及其接触物、排泄物消毒和禁止销售毛蚶等措施。当时在公共场所消毒是一种（　　）

A. 预防性消毒 B. 随时消毒

C. 终末消毒 D. 疫源地消毒

（二）多选

1. 疾病监测的目的包括（　　）

A. 描述疾病分布 B. 预测疾病流行

C. 验证病因假设 D. 监测病原变化

E. 评价干预效果

2. 引起本地人群传染病易感性升高的因素有（　　）

A. 新生儿增加 B. 外来易感人口迁入

C. 免疫人群减少 D. 新型病原体出现

E. 预防接种实施

3. 潜伏期的流行病学意义及用途在于（　　）

A. 评价预防措施效果

B. 确定患者的隔离时间

C. 确定免疫接种时间

D. 判断患者受感染的时间

E. 确定接触者的留验、检疫和医学观察期限

4. 诊断试验的可靠性受下列哪些因素影响（　　）

A. 受试对象生物学变异 B. 变异系数

C. 观察者 D. 实验室条件

E. 符合率

5. 疫苗临床试验的原始文件有（　　）

A. 原始记录表

B. 知情同意书

C. 试验用疫苗使用和管理记录

D. 实验室记录

E. 受试者日记卡

6. 根据《传染病疫情风险评估管理办法（试行）》，下面哪些情形需要开展专题风险评估（　　）

A. 发现新发突发急性传染病、甲类或按甲类管理的法定传染病

B. 国外发生、国内尚未发生的传染病输入我国并出现本土传播

C. 传染病常见的流行模式发生明显改变、发病率或死亡率异常升高或地区分布明显扩大

D. 发现群体性不明原因疾病，或 1 例及以上的聚集性重症与死亡病例

E. 发生高致病性病原体菌毒种丢失

7. 国家对传染病防治的方针及策略是（　　）

A. 预防为主

B. 防治结合

C. 依靠科学、依靠群众

D. 按计划实施

E. 分类管理

8. 研究疾病三间分布的意义在于（　　）

A. 帮助认识疾病特征 B. 提供病因线索

C. 可以确定病因 D. 有助于制定防控策略

E. 可以验证病因假设

9. 下列哪些因素会影响疾病发病率的变化（　　）

A. 患病率的升高 B. 病原体致病力增强

C. 疾病诊断标准的变化 D. 疾病诊断水平的提高

E. 患病率的下降

10. 卫生统计工作中的统计资料主要的来源有（　　）

A. 专题调查或实验 B. 分类资料

C. 定量资料 D. 经常性工作资料

E. 统计报表

11. 适应用 Poisson 分布分析的实例是（　　）

A. 单位空间中某些昆虫数分布

B. 一定人群中结核患者数分布

C. 每毫升水样品中大肠埃希菌数分布

D. 放射性物质在单位时间内放射出质点数分布

E. 某高速公路一定时间发生的交通事故数分布

12.以下哪些情况提示某疾病存在家族聚集性（　）

    A.患者亲属的患病率或发病率大于一般群体的患病率或发病率

    B.患者亲属的患病率或发病率大于对照亲属的患病率或发病率

    C.患者亲属的患病率或发病率随亲缘级数的降低而降低，如Ⅰ级亲属＞Ⅱ级亲属＞Ⅲ级亲属

    D.某些数量性状如血压水平等，亲属对之间的相关大于非亲属对

    E. HIV感染者的配偶艾滋病患病率高于非HIV感染者的配偶

（三）判断

1.在一起麻疹暴发疫情中，病例发病情况通常用续发率来描述。（　）

2.病因推断中反映病因关联程度的指标为相对危险度。（　）

3.病因假设检验的常见检验步骤为：病例对照研究－队列研究－实验研究。（　）

4.疾病轮状模型的外环是指环境。（　）

5.风险评估包括风险识别、风险分析、风险评价三个过程。（　）

6.公共卫生对策，包括公共卫生的政策和策略两方面，两者之间是不能互相转化的。（　）

7.实验性研究是证明病因假设最可靠的方法。（　）

8.开展疫苗临床试验，应当取得受试者的书面知情同意；受试者为无民事行为能力的人，应当取得其监护人的书面知情同意；受试者为限制

民事行为能力的人，应当取得本人及其监护人的书面知情同意。（　）

9.疫苗临床试验研究中，研究者应当明确规定试验用药品的储存温度、运输条件（是否需要避光）、储存时限、药物溶液的配制方法和过程及药物输注的装置要求等。（　）

10.任何一种计量资料都可根据需要转换成计数资料或等级资料。（　）

11.有统计学意义的结果也相应具有实际意义。（　）

12.开放性问题可以得到更为丰富且信息量更大的资料。（　）

13.设计调查表时应尽量随机安排问题的顺序以避免信息偏倚。（　）

14.一个调查表的信度越高，说明调查的结果越能显示所测对象的真正特征。（　）

15.人口金字塔是将人口的性别、年龄分组数据，以年龄为纵轴，以年龄构成比为横轴，按左侧为男、右侧为女绘制的直方图。（　）

16.在子宫内膜癌与服用雌激素类药物的病例－对照研究中，算得OR=9.67，P<0.0001，故认为雌激素类药物可导致子宫内膜癌。（　）

（四）填空题

1.随机对照试验是＿＿＿＿的一种，它强调将研究人群随机分为＿＿＿＿和＿＿＿＿。

2.对照组患者额外地接受了试验组的药物，从而人为地造成一种夸大对照组疗效的现象称为＿＿＿＿。

3.＿＿＿＿是同时反映灵敏度和特异度的综合指标。

答案及解析

一、基本概念

（一）单选

1.答案：C

    解析：疾病流行强度的术语包括以下四个主要概念：散发指某种疾病在某一地区的发病率维持在历年的一般水平，病例之间无显著的时间和空间关联。暴发指局部地区或集体单位中，短时

间内突然出现大量相同病例，多由共同传染源或传播途径导致。流行指当某地区某病的发病率显著超过历年的散发水平时称为流行，其判断需基于具体病种、时间和人群特点。大流行指疾病迅速蔓延、涉及地域广（跨省、跨国或跨洲），如流感大流行或COVID-19全球传播。

    2.答案：B

解析：传染源是指体内有病原体生长、繁殖，并能排出病原体感染他人（或动物）的人或动物。

3.答案：D

解析：续发率：亦称二代发病率，是指一个家庭、病房、集体宿舍、托儿所、幼儿园班组中第一个病例发生后，在该病的最短潜伏期到最长潜伏期之间，易感接触者中因受其感染而发病的续发病例占所有易感接触者总数的百分比；发病率：在一定期间内，一定人群中某病新发生的病例出现的频率，是反映疾病对人群健康影响和描述疾病分布状态的一项测量指标；基本再生指数（R0）：是指在一个完全易感的群体中，一个感染者在平均患病期内所能传的新病例数，是衡量疾病传播速率的重要参数，通常用于评估传染病在无干预情况下的传播能力。因此ABC均可以用于衡量病原体的传染力。

4.答案：A

解析：发病率：在一定期间内，一定人群中某病新发生的病例出现的频率。死亡率：在一定时期内，某人群中总死亡人数与同期平均人口数之比。患病率：也称现患率，是指特定时间内被检人群中某病新旧病例所占比例，常用于描述病程较长的慢性病的流行情况。罹患率：指在某一特定时间段内，某病的新病例数与同期暴露人口的比例，适用于小范围、短时间内的疾病频率测量，尤其适用于食物中毒、职业中毒、传染病暴发等情况。

5.答案：D

解析：HBSAg为乙型肝炎感染的生物学标志物，感染率是指某时间内被检人群中某种病原体现有感染者人数所占比例。

6.答案：D

解析：疾病的地区分布特征受自然环境、社会经济、人口行为、生物因素及政策与干预措施等多方面影响。

7.答案：D

解析：答案出处为《流行病学（第8版）（国家卫生和计划生育委员会"十三五"规划教材）》P18。

8.答案：D

解析：答案出处为《卫生统计学（第8版）

（国家卫生和计划生育委员会"十三五"规划教材）》P193。

9.答案：C

解析：标准差是总体的参数，与样本例数无关。标准误的计算公式为：$SE = \sigma / \sqrt{n}$，其中 σ 表示样本的标准差，n 表示样本的数量。标准误越小，表示样本均值的估计值越接近于总体均值，反之则表示不确定性增加。

10.答案：D

解析：我们实际工作当中经常用到的曲线下面积有：90%、95%和99%，对应的位置为 $\mu \pm 1.64\sigma$、$\mu \pm 1.96\sigma$ 和 $\mu \pm 2.58\sigma$

11.答案：B

解析：直线回归中，如果自变量X乘以一个不为0或1的常数，回归系数改变，截距不变。

（二）多选

1.答案：ABCE

解析：病例对照研究的主要缺点包括：①不适于研究暴露比例很低的因素：病例对照研究通过比较患病者和未患病者暴露于某因素的差异来分析因果关系，但如果暴露比例很低，很难得出可靠的结论。②选择偏倚难以避免：在选择研究对象时，难以完全避免选择性偏倚，即选择的对象可能并不代表总体人群。③时间顺序有时不清：病例对照研究是回顾性的，难以判断暴露与疾病发生的时间顺序，可能导致因果倒置的错误。④回忆偏倚：研究中的暴露信息通常通过回忆获得，其可靠性难以保证，容易产生回忆偏倚。⑤不能测定暴露组和非暴露组疾病的率：病例对照研究无法直接计算发病率和相对危险度，因此不能准确评估暴露因素与疾病之间的因果关系。

2.答案：ABC

解析：续发率：亦称二代发病率，是指一个家庭、病房、集体宿舍、托儿所、幼儿园班组中第一个病例发生后，在该病的最短潜伏期到最长潜伏期之间，易感接触者中因受其感染而发病的续发病例占所有易感接触者总数的百分比。

3.答案：ABCDE

解析：传染病的传染期影响因素主要可分为以下几类：病原体相关因素、宿主相关因素、传播途径相关因素、环境因素、干预措施等。

4.答案：AE

解析：感染率是指在某个时间内能检查的整个人群样本中，某病现有感染人数所占比例，B项某医院统计十月份确诊为流感的患者人数不能代表全县的感染者。C项患病率是静态指标。D项罹患率适用于小范围、短时间内的疾病。

5.答案：ABCDE

解析：判断地方性疾病的依据：①该地区的各类居民、任何民族发病率均高；②在其他地区居住的相似人群中，该病的发病率均低，甚至不发病；③迁入该地区的人经一段时间后，其发病率和当地居民相似；④人群迁出该地后，发病率下降或患病症状减轻或自愈；⑤除人之外，当地的易感动物也可发生同样的疾病。

6.答案：AB

解析：横断面分析是通过对特定时间点和特定范围内人群中的疾病或健康状况和有关因素的分布状况的资料收集、描述。答案中仅AB正确。

7.答案：CDE

解析：AB通常不会直接导致死亡，而CDE具有较高的致死风险，病死率是评估其严重程度和公共卫生影响的重要指标。

8.答案：ABCD

解析：E属于时间分布

9.答案：BCDE

解析：疾病时间分布的变化主要有短期波动、季节性、周期性和长期趋势四种形式。A流行属于描述疾病流行强度的术语。

10.答案：ABD

解析：答案出处为《流行病学（第8版）（国家卫生和计划生育委员会"十三五"规划教材）》P14。

11.答案：BDE

解析：A项变异系数CV=标准差/平均值；C项均数、中位数和几何均数是常用的集中趋势度量，但它们适用于不同的数据类型和场景，不能随意选用。对称分布用均数，偏态分布或有异常值用中位数，比例变化数据用几何均数。

12.答案：DE

解析：B项总体回归系数与总体相关系数的假设检验不等价。E项相关系数衡量两个变量之间的线性关系强度和方向，取值范围为[-1,1]；在简单线性回归中，回归系数（斜率）表示自变量每增加一个单位，因变量的平均变化量。相关系数仅衡量线性关系的强度和方向。回归系数不仅受相关系数影响，还受变量标准差的影响。

13.答案：ABC

解析：变异指标主要用于衡量数据的离散程度，因此A、B、C是正确的。D.分析变量之间的依存关系通常使用相关分析或回归分析，而不是变异指标。E集中趋势通常由平均数、中位数等指标反映，而不是变异指标。

14.答案：ABC

解析：答案出处为《流行病学（第8版）（国家卫生和计划生育委员会"十三五"规划教材）》P201。

（三）判断

1.答案：正确

解析：答案出处为《流行病学（（第8版）（国家卫生和计划生育委员会"十三五"规划教材）》P16。

2.答案：错误

解析：小范围、短时间内的疾病频率测量用罹患率，尤其适用于食物中毒、职业中毒、传染病暴发等情况。

3.答案：错误

解析：抽样误差从大到小的排序是：整群抽样、单纯随机抽样、系统抽样、分层抽样。

4.答案：错误

解析：队列研究中关联程度测量指标为相对危险度（RR），病例对照研究中关联程度测量指标为比值比（0R）。

5.答案：错误

解析：衡量抽样误差大小的指标是标准误，是样本均数的标准差，用于描述样本均值与总体均值之间的差异程度。而标准差是一种描述数据离散程度的统计量。

6.答案：错误

解析：采取针对病因的措施降低了发病率，不一定能降低病死率。

7.答案：错误

解析：地图确实是描述和解释疾病空间分布

特征的有效工具。疾病的时间分布通常通过时间序列图、趋势图或其他统计图表来更好地展示。

8.答案：错误

解析：当资料分布的末端无确切数据时，算数平均数无法计算，但中位数是可以计算的。

9.答案：错误

解析：混杂因素是疾病的危险或保护因素，并且与研究的暴露因素存在关联。

10.答案：错误

解析：此题将"生存概率"错误地描述为"期望寿命"。生存概率是指某个年龄段的个体在未来一段时间内仍然存活的概率。期望寿命是指某个年龄段的个体预期还能存活的平均年数。

11.答案：正确

解析：PYLL，即潜在减寿年数，是指某年龄组人群因某病死亡者的期望寿命与实际死亡年龄之差的总和，即死亡所造成的寿命损失。PYLL是评价人群健康水平的一个重要指标。

12.答案：错误

解析：DALY，即伤残调整寿命（年），是指从发病到死亡所损失的全部的健康寿命（年），包括早死所致的寿命损失（年）和疾病所致伤残引起的健康寿命损失（年）两部分。

（四）填空

1.答案：传染期

解析：确定传染病隔离期的主要依据是传染期。隔离期是指根据传染病的传播途径和病原体排出方式与时间而定的对可疑患者隔离的时间。

2.答案：续发率

3.答案：选择偏倚　信息偏倚　混杂偏倚

4.答案：失访偏倚

5.答案：正偏态　负偏态　正偏态

6.答案：标准差　四分位数间距

7.答案：对称分布　正态分布

8.答案：对称　大　小

9.答案：$b + c \leqslant 40$

二、流行病学研究方法

（一）单选

1.答案：B

解析：筛检主要是针对那些处于临床前期

或早期阶段的疾病。通过快速、简便的试验、检查或其他方法，筛检可以把那些可能患病但表面健康的个体与那些可能无病的个体区分开来。病例对照研究比较患某病者与未患某病的对照者暴露于某可能危险因素的百分比差异，分析这些因素是否与该病存在联系。此题可通过比较病例组（感染麻疹者）与对照组（未感染者）在暴露因素（聚会参与情况等）上的差异，计算比值比（OR）以评估危险因素。

2.答案：C

解析：本题聚焦于病例对照研究与队列研究的优势和局限性。

	病例对照研究	队列研究
优势	①适用于罕见病、潜伏期长疾病的病因研究 ②省力、省钱、省时间，易于组织实施 ③可用于病因探讨，还可用于其他健康事件的因素分析 ④可同时分析多个暴露因素与某种疾病的联系	①资料可靠，多可避免回忆偏倚 ②检验病因假说的能力较强，可证实病因联系 ③直接获得研究人群的发病或死亡率，可计算出RR、AR等疾病危险关联的统计值，可直接分析暴露与疾病之间的关系 ④有助于了解疾病的自然史 ⑤可以分析一种暴露与多种疾病的关系
局限性	①不适于研究人群暴露比例很低的因素 ②选择研究对象时，难以避免选择偏倚 ③获取既往信息，难以避免信息偏倚 ④暴露和疾病的时间顺序难以判断，验证因果关系的能力弱 ⑤不能计算发病率，不能直接分析RR，只能用OR来估计RR	①不适用于发病率较低的疾病的研究 ②随访耗时长，依从性难度较大，容易出现失访偏倚 ③随访中，未知变量引入或已知变量变化，都会影响结局，使分析复杂化 ④研究消耗的人、财、物和时间较多，组织实施任务艰巨

3.答案：C

解析：疫苗保护效果=（对照组感染率-接种组感染率）/对照组感染率×100%=（1-RR）×100%，在病例对照研究中不能直接计算RR，但可用OR来近似估计RR。

4.答案：A

解析：描述性研究包括个例调查、病例报告、监测、病例分析、现况研究（横断面研究）、生态学研究等。队列研究属于分析性研究。

5.答案：A

解析：抽样调查的优点是省时、省力。缺点是设计、实施、资料分析较复杂；重复或遗漏不易被发现；变异过大的材料和需要普查普治的情况不适合用抽样调查，患病率太低的疾病不适合抽样调查，抽样比＞75％时，不如进行普查。

6.答案：B

解析：影响样本量大小的主要因素是：①预期现患率：现患率越小，所需样本量越大；②对调查结果精确性的要求：即允许误差越大，所需样本量越小；③要求的显著性水平（α）：α值越小，样本量要求越大；④把握度（1−β）：把握度越大，样本量要求越大。若分析指标为计量资料，上述影响因素的第①条可替换为标准差，即标准差越大，所需样本量越大。

7.答案：C

解析：现况调查的目的包括：描述疾病或健康状况的分布特点，提供疾病病因研究的线索，早期发现患者，评价疾病的防治效果以及确定高危人群。检验某因素与某疾病的因果联系时，最有效的观察性研究是队列研究。确定某因素与疾病之间的因果关系需要进一步的分析性研究和实验性研究。

8.答案：A

解析：答案出处为《流行病学（第8版）（国家卫生和计划生育委员会"十三五"规划教材）》P59。

9.答案：A

解析：答案出处为《流行病学（第8版）（国家卫生和计划生育委员会"十三五"规划教材）》P83。

10.答案：D

解析：泊松分布（Poisson distribution）是一种重要的离散型概率分布，用于描述在给定时间或空间区域内，某事件发生次数的概率分布。泊松分布可作为二项分布的极限而得到。若二项分布的试验次数n很大，二项分布的概率p很小，且乘积 λ =np 比较适中，则事件出现次数的概率可以用泊松分布来逼近。泊松分布具有一些独特的特性，如方差与均值相等。当泊松分布的总体均数 μ 小于5时，分布呈现偏峰状态，随着 μ 的

增大，分布逐渐趋于对称。理论上可以证明，当 μ 趋于无穷大时，泊松分布也渐近正态分布。此外，当 λ 较大时（如 λ =20或50），泊松分布也可以近似为正态分布。

11.答案：D

解析：在方差分析中，自由度分为组间自由度和组内自由度。组间自由度等于组数减去1，表示不同组之间均值的变异可以自由变动的程度。组内自由度等于总样本数减去组数，表示同一组内各观测值围绕组内均值波动的自由程度。具体计算公式如下：组间自由度=组数−1；组内自由度=样本总数−组数。

12.答案：C

解析：在队列研究中，结局的确切概念是指观察中出现了预期结果的事件。这些事件可以是疾病的发生、死亡、症状的出现、生理指标的改变等。

13.答案：A

解析：流行病学研究方法主要分为三大类：观察法、实验法和数理法。其中观察法包括描述性研究（横断面研究、监测、生态研究）和分析性研究（病例对照研究、队列研究）；实验法包括随机对照试验、社区试验、现场试验等。接种率调查属于观察法。

14.答案：A

解析：本题目聚焦于普查和抽样调查的优势和局限性。

调查类型	优势	局限性
普查	①调查对象为全体目标人群，无抽样误差 ②可以同时开展目标人群多种疾病或健康状态的现况调查 ③可发现目标人群中的全部病例	①不适用于患病率低且无简易、快速诊断方法的疾病 ②工作量大。对调查人员要求高，难免存在漏查和保证工作质量 ③费力、费钱、费时间
抽样调查	①省力、省钱、省时间 ②调查范围小，调查工作可以更详尽 ③适用于发病率较高的疾病	①调查实施和资料处理分析比普查要复杂 ②资料的重复或遗漏难发现 ③不适用于患病率较低的疾病 ④不适用于变异过大的调查对象和需要普查普治的疾病

15.答案：C

解析：控制混杂偏倚的方法：设计阶段有限制、匹配、随机化；分析阶段有分层分析、多因素分析等。

16.答案：D

解析：实验流行病学是研究者根据研究目的，按照预先确定的研究方案将研究对象随机分配到干预组（实验组）和非干预组（对照组），人为干预，然后跟踪随访干预之后的作用结果，对比分析两组人群的结局，从而进行干预的效果评价。

17.答案：A

解析：队列研究中确定样本含量的因素主要包括以下几个方面：①一般人群中所研究疾病的发病率水平：发病率越接近50%，所需要研究的人数越少；相反，则所需要人数越多。②暴露组与对照组人群发病率之差：暴露人群的发病率与非暴露人群相差越大，需要的观察人数越少。③显著性水平：即第一类错误的大小，要求的显著性水平越高，即第一类错误越小，样本量越大。④第二类错误的大小：要求第二类错误越小，即把握度（$1-\beta$）越高，需要的样本量越多。

18.答案：B

解析：配对病例对照研究中$OR=c/b$，本题中$c=29$，$b=63-27-29-4=3$，$OR=29/3$。

19.答案：D

解析：标化率的基本思想是寻找一个统一的分布作为标准组，然后每个比较组均按该分布标准计算相应的率，所得到的率是相对于标准组的，以消除因内部构成（如年龄、性别等）不同对总率产生的影响，使算得的率具有可比性。因为要比较的是甲乙两厂工人患某种职业病的患病率，并且是对工龄进行标化，所以应当选择能代表这两个厂工人总体工龄构成的标准，即甲乙两厂合并的工人的工龄构成。这样可以消除因工龄构成不同而带来的偏倚，使得比较更为准确。

20.答案：D

解析：等级资料是按事物的等级或程度分组，清点各组观察单位个数所得到的资料，又称半定量资料。非参数检验对总体分布不作严格假定，又称任意分布检验，是在总体方差未知或知道甚少的情况下，利用样本数据对总体分布形态等进行推断的方法。由于等级资料不满足参数检验的某些假定条件（如正态分布），因此宜使用非参数检验进行比较。除D以外的选项均为参数检验。

21.答案：A

解析：在成组设计两样本比较的秩和检验中，通常使用Wilcoxon秩和检验。该检验不依赖于总体分布的具体形式，适用于比较两个独立样本所来自总体的分布位置是否存在显著差异。检验的基本步骤包括：①合并样本并排序：将两个样本的数据合并成一个样本，并按照从小到大的顺序对数据进行排序。②计算秩：为每个数据分配一个秩（即其在排序后样本中的位置），如果数据有相同值，则分配平均秩。③计算秩和：分别计算两个样本数据的秩和。④计算检验统计量T：Wilcoxon秩和统计量T通常定义为较小样本的秩和。⑤确定P值：根据T值和样本量，利用Wilcoxon秩和检验的临界值表或统计软件来确定P值。⑥作出推断：根据P值与显著性水平α的比较结果，判断两个总体分布位置是否存在显著差异。

22.答案：D

解析：用两两比较的t检验进行多个样本均数比较时，需要进行多次检验，根据概率乘法法则，全部判断正确的概率大大降低，犯I类错误（假阳性）的概率也就增大。

23.答案：A

解析：答案出处为《流行病学（第8版）（国家卫生和计划生育委员会"十三五"规划教材）》P46。

（二）多选

1.答案：ABD

解析：病例对照研究只能计算OR值，队列研究不适用于罕见病研究。

2.答案：ABDE

解析：B项流行病学研究方法主要分为三大类：观察法、实验法和数理法。其中观察法包括描述性研究（横断面研究、监测、生态研究）和分析性研究（病例对照研究、队列研究），不人为施加干预。

3. 答案：ACDE

解析：A不正确，90%的未发病率不能直接推断为"免疫率高"，因为缺乏对照组（未接种疫苗的儿童）的数据。无法确定未发病率是疫苗的效果还是其他因素（如自然免疫力或环境因素）的结果。C不正确，90%的未发病率并不一定意味着"免疫率低"。在没有对照组数据的情况下，无法判断疫苗的效果。D不正确，虽然统计学检验可以增强结论的可信度，但即使没有统计学检验，也可以通过对照组数据得出初步结论。主要问题在于缺乏对照组，而不是未作统计学检验。E不正确，这里的"患病率"计算错误。90%的未发病率仅表示在观察期间有10%的儿童发病，但这并不等同于疫苗的"患病率"。患病率通常是指某一时间点或时期内患病的比例，而这里的10%是累积发病率。

4. 答案：ABCDE

解析：答案出处为《流行病学（第8版）（国家卫生和计划生育委员会"十三五"规划教材）》P109。

5. 答案：CD

解析：流行病学研究方法主要分为三大类：观察性研究、实验性研究和理论性研究。观察性研究又包含描述性和分析性研究。描述性研究包括个案报告、个案系列研究、横断面研究、生态学研究、现况研究等。分析性研究包括病例对照研究、巢式病例对照研究和队列研究等。实验性研究包括随机对照试验、社区试验、现场试验等。

6. 答案：ACD

解析：B项OR（odds ratio，比值比）定义：暴露组与非暴露组发病优势之比，是病例对照研究中表示暴露因素与疾病关联程度的指标。E项VE（vaccine effectiveness，疫苗保护率）定义：通过临床试验对比疫苗接种人群与未接种人群的感染率差异，计算得出的疫苗防护效果量化指标，该数值直接反映疫苗降低感染风险的实际效力。RR（relative risk，相对危险度）定义：暴露组与非暴露组发病风险之比，RR=暴露组发病率/非暴露组发病率。AR（attributable risk，归因危险度）定义：暴露组发病率与非暴露组发病率之差，AR=暴露组发病率-非暴露组发病率。PAR（population attributable risk，人群归因危险度）定义：人群中暴露因素导致的疾病风险增加量，PAR=总人群发病率-非暴露组发病率。RR、AR和PAR是队列研究中常用的暴露因素与疾病关联程度的指标。

7. 答案：ABCD

解析：队列研究中确定样本含量的因素主要包括以下几个方面：①一般人群中所研究疾病的发病率水平：发病率越接近50%，所需要研究的人数越少；相反，则所需要人数越多。②暴露组与对照组人群发病率之差：暴露人群的发病率与非暴露人群相差越大，需要的观察人数越少。③显著性水平：即第一类错误的大小，要求的显著性水平越高，即第一类错误越小，样本量越大。④第二类错误的大小：要求第二类错误越小，即把握度（1-β）越高，需要的样本量越多。

8. 答案：BCDE

解析：卡方检验适用于分类数据的假设检验，包括：两类构成比的比较（B）；四格表资料的比较（C）；行×列表资料的比较（D）；两个率的比较（E）。卡方检验不适用于连续数据（如几何均数）的比较。几何均数的比较通常使用t检验或方差分析（ANOVA）。因此A错误。

9. 答案：ABD

解析：生物标志分为以下三类：①暴露生物标志：内剂量生物标志；生物有效剂量生物标志。②效应生物标志：指机体内可测量的生化、生理或其他方面的改变。③易感性生物标志：是指机体接触某种特定环境因子时的反应能力的一类生物标志。

（三）判断

1. 答案：错误

解析：队列研究中多用相对危险度（RR）来测量暴露因素和疾病之间的关联程度；病例对照研究多用比值比（OR）来测量暴露因素和疾病之间的关联程度。

2. 答案：错误

解析：匹配是病例对照研究中常用的方法，通过选择与病例在年龄、性别等潜在混杂因素上相似的对照，可以减少混杂偏倚，提高研究结果的可靠性。对照应尽量来自于与病例相同的人群（即"源人群"），以确保对照与病例具有可比性。

3.答案：正确

解析：答案出处为《流行病学（第8版）（国家卫生和计划生育委员会"十三五"规划教材）》P57。

4.答案：正确

解析：答案出处为《卫生统计学（第8版）（国家卫生和计划生育委员会"十三五"规划教材）》P67。

5.答案：正确

解析：答案出处为《卫生统计学（第8版）（国家卫生和计划生育委员会"十三五"规划教材）》P128。

6.答案：错误

解析：概率抽样包括简单随机抽样、系统抽样（等距抽样）、分层抽样、整群抽样等，非概率抽样包括方便抽样、判别抽样/判断抽样、定额抽样/配额抽样、滚雪球抽样等。

7.答案：正确

解析：答案出处为《流行病学（第8版）（国家卫生和计划生育委员会"十三五"规划教材）》P73。

8.答案：正确

解析：是的，统计推断可以在一定程度上弥补调查设计的一些缺陷。调查设计是收集数据的基础，但在实际操作中，由于各种原因（如资源限制、时间紧迫、样本选择困难等），调查设计可能无法完全满足理想状态。这时，统计推断就发挥了重要作用。统计推断是基于样本数据对总体特征进行估计和推断的方法。通过合理的统计方法，可以从有限的样本数据中提取尽可能多的信息，从而对总体特征做出较为准确的估计。例如，在样本量不足或存在偏差的情况下，可以通过加权调整、插值、回归分析等方法来修正数据，提高推断的准确性。然而，需要注意的是，统计推断并不能完全消除调查设计的缺陷。如果调查设计存在严重问题（如样本选择完全不符合随机原则、调查范围过于狭窄等），那么即使采

用最先进的统计方法，也难以得出准确可靠的结论。因此，在进行调查设计时，应尽可能遵循科学的原则和方法，确保数据的真实性和代表性。同时，在利用统计推断进行数据分析时，也应充分考虑数据的来源和性质，避免过度依赖统计方法而忽略实际情况。

9.答案：错误

解析：Cox回归模型，又称"比例风险回归模型"，是一种半参数回归模型，因为它的基准风险率函数未知，所以不能称之为参数模型。该模型以生存结局和生存时间为因变量，可同时分析众多因素对生存期的影响，能分析带有截尾生存时间的资料，且不要求估计资料的生存分布类型。Cox回归模型的基本形式为：$h(t, X)=h0(t)exp(\beta'X)=h0(t)exp(\beta_1X_1+\beta_2X_2+\beta_3X_3+\cdots+\beta mXm)$。其中$h(t, X)$是具有协变量X的个体在时刻t时的风险函数，t为生存时间；$X=(X_1, X_2, \cdots, X_m)'$是可能影响生存时间的有关变量，即协变量；$h0(t)$是所有协变量取值为0时的风险函数，称为基线风险函数；$\beta=(\beta_1, \beta_2, \cdots, \beta m)'$是Cox模型的回归系数，是一组待估的回归参数。公式右侧的$h0(t)$不需要服从特定的分布形状，具有非参数的特点；而指数部分$exp(\beta'X)$具有参数模型的形式，所以Cox模型又称半参数模型。

10.答案：错误

解析：实验流行病学的研究对象通常需要随机分组。实验流行病学的核心特征包括：干预、对照、随机分组。

11.答案：正确

解析：新病例病程较短，可适当避免回忆偏倚。

12.答案：错误

解析：队列研究缺点：不适用于发病率很低的疾病研究，容易产生失访偏倚，且研究耗费的人力、物力、财力较大。

13.答案：正确

解析：移民流行病学是研究具有某种特点的人群从一个国家迁入另一个环境不同国家（或在国内从一个地区迁入另一地区）时，比较迁入居民与迁入国家或原住国家居民间的某病发病率或

死亡率，以探索病因或流行因素，是流行病学与其他学科相互渗透而形成的一个分支。可以对三间分布进行综合描述。

（四）填空

答案：选择偏倚　信息偏倚　混杂偏倚

三、流行病学应用

（一）单选

1.答案：B

解析：疫苗保护率=（对照组发病率-接种组发病率）/对照组发病率×100%。

2.答案：A

解析：潜伏期的定义：潜伏期是指病原体侵入机体至最早出现临床症状、体征的这段时间。在传染病中，这一阶段是从致病刺激物侵入机体或对机体发生作用起，到机体出现反应或开始呈现症状时止。潜伏期的流行病学意义主要包括：①追溯传染源和确定传播途径。②确定接触者的留验、检疫或医学观察期限。对于危害严重的传染病，可以按该病的最长潜伏期进行留验和检疫。③确定免疫接种的时间。④评价预防措施的效果。⑤影响疾病的流行特征。

3.答案：B

解析：第一级预防（病因预防）：在疾病尚未发生时，针对疾病的致病因素或危险因素采取措施，以避免或减少疾病的发生。这是预防医学的最终奋斗目标，如接种卡介苗预防结核的发生，就属于第一级预防。第二级预防（三早预防）：在疾病的临床前期，为了阻止或减缓疾病的发展而采取的措施，包括早期发现、早期诊断和早期治疗。如对某些人群进行定期检查，以便早期发现疾病，从而进行早期治疗，使疾病在早期就被控制和治愈。第三级预防（临床预防）：对已患某些病者，采取及时、有效的治疗措施，终止疾病的发展、防止病情恶化、预防并发症和伤残。对于已经丧失正常功能或功能上有缺陷的残疾者，通过医学的、教育的、职业的和社会的综合措施，尽量恢复其功能，使他们重新获得生活、学习和参加社会活动的能力。

4.答案：D

解析：答案出处为《流行病学（第8版）（国家卫生和计划生育委员会"十三五"规划教材）》P101。

5.答案：C

解析：①求异法：即从相似的事物中寻找不同的特点。②求同法：即从不同的个体或资料中寻找共同的特点。③共变法：如果暴露因素的剂量（水平）发生改变，则它引起的效应（发病率）也应随之改变，实际应用还应考虑疾病的潜伏期的影响。因而，如果实际研究中观察到暴露因素与发病率的变化趋势一致，则表明两者间可能存在因果联系。④同异并用法：通过正反两组场合中分别求同，又在这两组场合之间对照求异，从而判断因果联系。⑤剩余法：由被研究现象的剩余部分，去寻求未知因素。

6.答案：D

解析：灵敏度又称真阳性率，是指正确识别患有疾病的患者的能力。特异度又称真阴性率，是指正确识别未患疾病的患者的能力。

7.答案：C

解析：收益指经筛检后能使多少原来未发现的患者得到诊断和治疗。为了提高筛检收益，应尽可能多地从人群中发现无症状患者。而阳性预测值反映的正是筛检试验阳性的人群中患者的比例。

8.答案：C

解析：答案出处为《卫生统计学（第8版）（国家卫生和计划生育委员会"十三五"规划教材）》P126。

9.答案：A

解析：（1）Ⅰ型错误：当零假设正确时，我们却拒绝了该假设时所犯的错误，也叫α错误、弃真错误。研究者得出了处理有效果的结论，而实际上并没有效果。（2）Ⅱ型错误：当零假设是错误的时候，我们没有拒绝却接受了该假设时所犯的错误，也叫β错误、取伪错误。研究者得出了没有处理效应的结论，而实际上是有的。（3）两类错误的关系：①两类错误是在不同条件下犯的错误，Ⅰ型错误是在零假设成立时犯的错误，而Ⅱ型错误是在零假设不成立时犯的错误，所以α+β不一定等于1。②在其他条件不变的情况下，α与β不可能同时减小或增大，即样本容量一定时，"弃真"概率 α 和"取伪"概率 β 不能同时减少或同时增大，若一个减少，另一个就增大。③在规定了 α 的情况下要同时尽量减小 β，直接的方法就是增大样本容量。

10. 答案：D

解析：答案出处为《卫生统计学（第8版）（国家卫生和计划生育委员会"十三五"规划教材）》P62。

11. 答案：D

解析：样本是观测或调查的一部分个体，总体是研究对象的全部。

12. 答案：A

解析：上图为SPSS软件计算的结果，统计量为皮尔逊卡方，自由度是1，所以是四格表卡方检验。

13. 答案：C

解析：上图结果的P值—显著性>0.05，因此结果无统计学差异。

14. 答案：B

解析：上图为SPSS单因素方差分析的结果，p值（显著性）<0.05，差异有统计学意义。

15. 答案：A

解析：描述流行病学通常用于产生假设，分析流行病学通常用于检验假设，实验流行病学通常用于验证假设。

16. 答案：C

解析：巢式病例对照研究是一种将传统的病例对照研究和队列研究相结合的研究方法。其基本过程是在一个预先设定的队列中进行随访观察，并利用新出现的病例和队列中的非病例来进行病例对照研究。

17. 答案：A

解析：因果关系的判断标准：①时间顺序：指因先于果发生的时间，是判断因果关系的必要条件；②关联强度：一般用相对危险指标衡量，如相对危险度和比值比。是判断因果关系的必要条件；③剂量-效应关系；④研究的一致性；⑤实验证据；⑥生物学合理性；⑦生物学一致性；⑧特异性；⑨相似性；⑩预测力。

18. 答案：B

解析：本体聚焦于主动监测、被动监测、哨点监测的核心区别。

监测类型	定义	数据收集方式	优缺点	典型应用场景
主动监测	监测机构主动出击，系统性地向医疗机构、社区或特定人群收集数据	– 定期调查、电话随访 – 主动到医疗机构核查病例 – 入户筛查或抽样检测	优点：数据完整，漏报率低 缺点：人力成本高，耗时长	疫情暴发调查、重点疾病筛查（如结核病）
被动监测	依赖报告方主动上报，监测机构被动接收数据（如法定传染病报告系统）	– 医疗机构通过系统上报病例 – 实验室反馈检测结果 – 公众自行报告（如症状监测）	优点：成本低，覆盖广 缺点：漏报率高，数据质量依赖报告者	法定传染病常规监测（如乙型肝炎、艾滋病）
哨点监测	选择特定机构或人群，长期持续收集标准化数据（代表整体趋势）	– 指定医院或实验室作为哨点 – 固定人群队列跟踪（如高危人群） – 周期性抽样检测	优点：数据质量高，针对性强 缺点：覆盖范围有限，需代表性设计	流感监测，性病、艾滋病行为监测，耐药性监测

19. 答案：A

解析：根据《一次性疫苗临床试验机构资格认定管理规定》第三条，申请一次性资格认定的疾病预防控制机构，按《药物临床试验质量管理规范》和《疫苗临床试验质量管理指导原则》等完成相关的试验前准备工作后，向国家药品监督管理局行政事项受理服务和投诉举报中心提交申报资料。

20. 答案：A

解析：根据《传染病疫情风险评估管理办法（试行）》第十三条，专题风险评估报告应包括评估背景、风险问题、评估方法、风险识别、风险分析及依据、风险评价、评估的不确定性、风险管理建议、参与评估专家名单等内容。

21. 答案：B

解析：答案出处为《突发公共卫生事件应急条例》。

22. 答案：D

解析：《药物临床试验质量管理规范》适用于为申请药品注册而进行的药物临床试验。

23.答案：A

解析：本体聚焦于临床试验中的关于不良事件相关定义的掌握，不良事件：医疗质量安全不良事件指在医疗机构被工作人员主动发现的，或患者在接受诊疗服务过程中出现的，除患者自身疾病自然过程外的各种因素所致的不安全隐患、状态或造成后果的负性事件。可疑且非预期严重不良反应指临床表现的性质和严重程度超出了试验药物研究者手册、已上市药品的说明书或者产品特性摘要等已有资料信息的可疑并且非预期的严重不良反应，是同时满足相关、严重和非预期的不良事件。

24.答案：D

解析：结构方程模型通过系数来量化变量之间的关系，帮助研究者理解和验证假设，不能直接判定因果关系。

25.答案：B

解析：（200*20%+100*15%）/300 ≈ 18.3%

26.答案：D

解析：答案出处为《卫生统计学（第8版）（国家卫生和计划生育委员会"十三五"规划教材）》P260。

27.答案：D

解析：答案出处为《流行病学（第8版）（国家卫生和计划生育委员会"十三五"规划教材）》P135。

28.答案：D

解析：（1）疫源地消毒是指对目前或曾经存在传染源的地区进行消毒，目的是杀灭由传染源排到外界环境中的病原体。疫源地消毒又分为：①终末消毒：即患者痊愈或死亡后对其居住地进行的一次彻底消毒。②随时消毒：指对传染源的排泄物、分泌物及其污染物品进行随时消毒。（2）预防性消毒是指在未发现传染源的情况下，对可能受病原体污染的场所、物品和人体所进行的消毒。如饮用水消毒、餐具消毒、空气消毒、手术室及医护人员手的消毒等。

（二）多选

1.答案：ABDE

解析：答案出处为《中华人民共和国传染病防治法（2025年修订）》第十七条、第十八条。

2.答案：ABCD

解析：易感性升高因素：①新生儿增加：出生后6个月以上的婴儿，由于他们从母体获得的抗体逐渐消失，而自身的获得性免疫尚未形成，此时对许多传染病都是易感的。②易感人口迁入：流行区的居民，因患病或隐性感染而获得了特异性免疫力，但一旦有大量非流行区居民迁入，因其缺乏相应免疫力，可使流行区人群的易感性升高。③免疫人口免疫力的自然消退：当人群病后免疫（包括隐性感染）或人工免疫水平随着时间的推移逐渐消退时，人群易感性升高。④免疫人口死亡：免疫人口的死亡可使人群易感性相对提高。⑤病原体发生变异，人们对病原体的新变异株缺乏免疫力，人群普遍易感。

3.答案：ACDE

解析：B为传染期的流行病学意义及用途。

4.答案：ACD

解析：一项诊断试验的可靠性受很多因素的影响，包括试验方法本身及其外界条件、观察者及被观察者三方面的变异。

5.答案：ABCDE

解析：根据《疫苗临床试验质量管理指导原则》第十四条，临床试验的原始文件是指试验过程中原始记录的文件，如：原始记录表、知情同意书、试验用疫苗使用和管理记录、实验室记录、受试者日记卡等。

6.答案：ABCE

解析：答案出处为《传染病疫情风险评估管理办法（试行）》第十条。

7.答案：ABCE

解析：答案出处为《中华人民共和国传染病防治法（2025年修订）》第二条。

8.答案：ABD

解析：答案出处为《流行病学（第8版）（国家卫生和计划生育委员会"十三五"规划教材）》P22。

9.答案：BCD

解析：答案出处为《流行病学（第8版）（国家卫生和计划生育委员会"十三五"规划教材）》P15。

10.答案：ADE

解析：答案出处为《卫生统计学（第8版）（国家卫生和计划生育委员会"十三五"规划教材）》P58。

11.答案：ACDE

解析：Poisson分布分析通俗地理解是为了预测在单位时间或单位空间内发生指定数量事件的概率。

12.答案：ABCD

解析：家庭聚集性是指疾病在某些家庭中有多发或聚集现象。提示家族聚集性的情况包括：①患者亲属的发病率或患病率比普通人群高；②患者亲属的发病率或患病率比对照亲属高；③患者亲属的发病率或患病率随亲缘级数的降低而逐渐升高；④证实有家族史患者亲属的发病风险高于从群体中随机抽取的患者亲属的发病风险。针对家族聚集性，通常解释：①患者家族中有致病基因的遗传；②致病的行为、生活方式等危险因素在家庭中由上一代延续到下一代；③家族成员暴露在同一危险因素的环境中。

（三）判断

1.答案：错误

解析：暴发疫情病例发病情况通常用罹患率来描述。

2.答案：正确

解析：答案出处为《流行病学（第8版）（国家卫生和计划生育委员会"十三五"规划教材）》P70。

3.答案：正确

解析：答案出处为《流行病学（第8版）（国家卫生和计划生育委员会"十三五"规划教材）》P158。

4.答案：正确

解析：轮状模型把可患病的人或动物放到了中心的位置，遗传内核占据核心位置，周围是他们生活的理化、生物和社会环境，而传染病的致病因子只是生物环境的一个部分。

5.答案：正确

解析：答案出处《传染病疫情风险评估管理办法（试行）》第二条。

6.答案：错误

解析：答案出处为《流行病学（第8版）（国家卫生和计划生育委员会"十三五"规划教材）》P177。

7.答案：正确

解析：答案出处为《流行病学（第8版）（国家卫生和计划生育委员会"十三五"规划教材）》P158。

8.答案：正确

解析：答案出处《中华人民共和国疫苗管理法（2019年版）》第十八条。

9.答案：错误

解析：疫苗药品管理要求由申办方规定。

10.答案：正确

解析：答案出处为《卫生统计学（第8版）（国家卫生和计划生育委员会"十三五"规划教材）》P209。

11.答案：错误

解析：答案出处为《卫生统计学（第8版）（国家卫生和计划生育委员会"十三五"规划教材）》P137。

12.答案：正确

解析：答案出处为《卫生统计学（第8版）（国家卫生和计划生育委员会"十三五"规划教材）》P273。

13.答案：错误

解析：答案出处为《卫生统计学（第8版）（国家卫生和计划生育委员会"十三五"规划教材）》P274。

14.答案：错误

解析：答案出处为《卫生统计学（第8版）（国家卫生和计划生育委员会"十三五"规划教材）》P288。

15.答案：错误

解析：答案出处为《卫生统计学（第8版）（国家卫生和计划生育委员会"十三五"规划教材）》P312。

16.答案：错误

解析：答案出处为《卫生统计学（第8版）（国家卫生和计划生育委员会"十三五"规划教材）》P137。

（四）填空

1.答案：临床试验 试验组 对照组

2.答案：沾染

3.答案：似然比

（杨　洋　卢晓燕　朱　瑶　高　岜）

第四节　传染病学基础

一、病原体特征

（一）单选题

1. 显性感染指病原体侵入人体后诱导机体发生免疫应答，导致组织损伤，引起病理改变和临床表现。下列疾病在传染过程中以显性感染为主的是（　　）

　A.脊髓灰质炎　　　　B.水痘

　C.甲型肝炎　　　　　D.戊肝

2. 下列关于麻疹病毒的说法不正确的是（　　）

　A.麻疹病毒对热敏感

　B.麻疹病毒对干燥不敏感

　C.麻疹病毒对紫外线敏感

　D.麻疹病毒对酸敏感

3. 下列致呼吸道疾病病毒属于正黏病毒科的病毒是（　　）

　A.流感病毒　　　　　B.麻疹病毒

　C.流腮病毒　　　　　D.呼吸道合胞病毒

4. 以下关于病原体传染力的表述错误的是（　　）

　A.传染力是指病原体侵入宿主体内生存繁殖，引起感染的能力

　B.传染力常用发病率来测量

　C.传染力常用续发率来测量

　D.传染力常用二代发病率测量

5. 引起侵袭性疾病的脑膜炎奈瑟菌的主要血清群有（　　）

　A.D群　　　　　　　B.E群

　C.H群　　　　　　　D.X群

6. 以下哪种呼吸道疾病的基本再生系数（R_0）最大（　　）

　A.水痘

　B.麻疹

　C.流行性腮腺炎

　D.流感

7. 对于一些变异性很强又很难对付的病毒，经常采用哪种接种方式（　　）

　A.群体免疫　　　　　B.加强免疫

　C.序贯免疫　　　　　D.再加强免疫

8. 下列传染病中，属于丙类传染病的是（　　）

　A.水痘　　　　　　　B.百日咳

　C.麻疹　　　　　　　D.风疹

9. 下列病毒中抵抗力最强的是（　　）

　A.脊髓灰质炎病毒　　B.乙型肝炎病毒

　C.乙脑病毒　　　　　D.流感病毒

10. 某中学在4月发生了以发热、出疹为主要表现的疫情，经流行病学调查显示其潜伏期为2周左右，不可能的疾病是（　　）

　A.风疹　　　　　　　B.麻疹

　C.猩红热　　　　　　D.水痘

11. 以下肝炎病毒不是经肠道外途径传播的是（　　）

　A.HAV+HBV　　　　B.HAV+HCV

　C.HBV+HDV　　　　D.HDV+HEV

12. 在《人间传染的病原微生物目录（2023年版）》中，麻疹病毒的运输包装UN编号为（　　）

　A.UN2814　　　　　B.UN3373

　C.UN2900　　　　　D.UN3733

13. 病原体的毒力不包括（　　）

　A.毒素　　　　　　　B.穿透能力

　C.侵袭能力　　　　　D.传染能力

14. 关于病原体毒素说法错误的是（　　）

　A.分为外毒素与内毒素

　B.内毒素通过与靶细胞的受体结合，进入细胞内而起作用

　C.内毒素通过激活单核-吞噬细胞、释放细胞因子而起作用

　D.外毒素通过与靶细胞的受体结合，进入细胞内而起作用

15. 非特异性免疫是机体对侵入病原体的一种清除机制，不包括（　　）

　A.体液因子

　B.细胞免疫

　C.单核吞噬细胞系统

　D.皮肤、黏膜

16. 关于疾病感染谱的说法错误的是（　　）

　A.感染结局受人体防御功能的强弱、病原体数量、毒力的强弱共同影响

B.感染过程可以出现病原体被清除、隐性感染、显性感染、病原携带状态、潜伏性感染五种不同的结局

C.感染谱的不同表现可以移行或转化，呈现动态变化

D.潜伏性感染在每种传染病中都存在

17.下列关于隐性感染说法错误的是（　　）

A.隐性感染在临床上不显出任何症状、体征甚至生化改变，只能通过免疫学或病原学检查发现

B.在脊髓灰质炎和流行性乙型脑炎等大多数病毒性传染病中，隐性感染数量远超显性感染

C.隐性感染者在传染病流行期间不会成为传染源

D.隐性感染者可转变为病原携带状态

18.下列关于疾病前驱期的说法错误的是（　　）

A.前驱期是从起病至症状明显开始为止的时期

B.前驱期的临床表现通常是非特异性的，如头痛、发热、疲乏、食欲下降和肌肉酸痛等

C.前驱期不具有传染性

D.起病急骤者，可无前驱期

19.针对某新发传染病，在开展专题研究中，相比较而言，下列哪项研究对确定接触者排查开始时间的影响最大（　　）

A.潜伏期和潜隐期

B.潜伏期和恢复期

C.代间距和基本再生指数

D.续发率和罹患率

20.计算传染病的平均潜伏期，宜用哪一项指标（　　）

A.算术平均数　　　　B.中位数

C.离均差积和　　　　D.几何均数

21.关于病原携带者的描述错误的是（　　）

A.能排出病原体的人称为病原携带者

B.病原携带者可分为带病毒者、带菌者或带虫者

C.病原携带者可分为潜伏期携带者、恢复期携带者、慢性携带者

D.原携带者携带病原体持续时间短于3个月的称为急性携带者

22.某村18岁女孩，出现发热（体温38℃）、畏寒，起病较急，3天后体温下降伴全身乏力、食欲缺乏、恶心、呕吐，触诊肝大，近2天出现尿色深如豆油样，病原学检查：抗-HBs（+），抗-HAVIgM（+），诊断应考虑为（　　）

A.急性甲型肝炎　　　　B.急性乙型肝炎

C.急性戊型肝炎　　　　D.急性甲、乙型肝炎

23.就大多数病毒性传染病而论，下列哪项是最常见感染过程的表现（　　）

A.显性感染　　　　　　B.隐性感染

C.病原携带　　　　　　D.潜伏性感染

24.流行性乙型脑炎的常见潜伏期为（　　）

A.4~7天　　　　　　　B.10~14天

C.14~21天　　　　　　D.1~3个月

25.对于急性传染病的接触者，采取建议措施的时间是（　　）

A.开始接触之日算起相当于该病的最长潜伏期

B.开始接触之日算起相当于该病的平均潜伏期

C.最后接触之日算起相当于该病的最短潜伏期

D.最后接触之日算起相当于该病的最长潜伏期

26.传染病代间距的长短与以下哪项指标密切相关（　　）

A.潜伏期　　　　　　　B.潜隐期

C.再生数　　　　　　　D.潜隐期和潜伏期

27.关于病原体在传染过程中的作用，下列不正确的是（　　）

A.在同一传染病中，入侵病原体数量一般与致病力成正比

B.在同一传染病中，入侵病原体的数量与潜伏期成正比

C.病原体的毒力与病原体的致病力成正比

D.病原体的侵袭力与病原体的致病力成正比

28.决定病原体致病力大小的因素不包括（　　）

A.毒力

B.侵袭力

C.变异性

D.刺激机体产生细胞因子的能力

29.与细菌毒力有关的质粒是（　　）

A.F质粒　　　　　　B.R质粒

C.Vi质粒　　　　　　D.Y决定因子

30.构成细菌毒力的物质基础是（　　）

A.表面结构　　　　　B.侵袭性酶

C.毒素　　　　　　　D.侵袭力和毒素

31.外潜伏期是指（　　）

A.从病原体侵入机体至最早出现临床症状的这段时间

B.从病原体侵入机体至具有感染力的这段时间

C.从病原体侵入节肢动物体内至使吸血节肢动物具有感染性的这段时间

D.病原体从传染源排出至侵入新的易感宿主之前的这段时间

32.以下不是传染病流行过程中的传染源的是（　　）

A.患者　　　　　　　B.隐性感染者

C.病原携带者　　　　D.潜伏性感染者

33.下列哪种病原携带者在甲型病毒性肝炎中极为罕见（　　）

A.潜伏期携带者　　　B.恢复期携带者

C.症状期携带者　　　D.慢性携带者

34.下列哪种细菌分泌外毒素（　　）

A.伤寒沙门菌　　　　B.破伤风杆菌

C.志贺菌　　　　　　D.脑膜炎奈瑟菌

35.玫瑰疹属于（　　）

A.斑疹　　　　　　　B.丘疹

C.出血疹　　　　　　D.荨麻疹

（二）多选题

1.下列呼吸道传染病中，属于乙类传染病的是（　　）

A.麻疹　　　　　　　B.风疹

C.百日咳　　　　　　D.新型冠状病毒感染

E.甲型H1N1流感

2.下列哪些疾病可以通过自然感染获得持久的免疫力（　　）

A.麻疹　　　　　　　B.流行性腮腺炎

C.风疹　　　　　　　D.水痘

E.百日咳

3.下列哪种疾病的感染谱以隐性感染为主（　　）

A.脊髓灰质炎　　　　B.鼠疫

C.麻疹　　　　　　　D.水痘

E.乙脑

4.我国的乙类法定传染病中，历史上曾因疾病凶险、疫情严重而按照甲类传染病管理的是（　　）

A.脊髓灰质炎

B.皮肤炭疽

C.传染性非典型肺炎

D.人感染高致病性禽流感

E.新型冠状病毒感染

5.抗病毒治疗药物可分为（　　）

A.广谱抗病毒药物

B.窄谱抗病毒药物

C.抗RNA病毒药物

D.抗DNA病毒药物

E.联合抗病毒药物

6.病原体侵入机体的方式有（　　）

A.直接侵入，如钩端螺旋体等

B.经呼吸道侵入，如麻疹病毒等

C.经消化道侵入，如甲型肝炎病毒等

D.经伤口侵入，如狂犬病毒等

E.经血液侵入，如乙型肝炎病毒等

7.急性传染病的发生、发展和转归，通常包括哪几个阶段（　　）

A.潜伏期　　　　　　B.前驱期

C.症状明显期　　　　D.恢复期

E.病原携带期

8.某集体单位发生甲型肝炎疫情，现场消毒对象包括（　　）

A.室内空气　　　　　B.桌面

C.共用物品表面　　　D.餐具

E.卫生间台面、地面

9.疫苗的免疫原性评价指标有（　　）

A.几何平均滴度　　　B.几何平均浓度

C.抗体阳转率　　　　D.发病率

E.病死率

10.下列关于传染病感染谱说法正确的是（　　）

A.在大多数病毒性传染病中，隐性感染是最

常见的表现，其数量远远超过显性感染

B.当隐性感染过程结束后，少数人转变为病原携带状态，病原体持续存在于体内，称为无症状携带者

C.病原携带状态，病原体一般不排出体外

D.对于伤寒和甲型肝炎，当显性感染过程结束后，病原体可被清除，感染者能够获得稳固免疫，极少发生第二次感染

E.对于麻疹和水痘，大多数感染者表现为显性感染

11.若某种传染病的潜隐期小于潜伏期，则说明（　　）

A.在疾病处于潜伏期时，感染宿主已具有排出病原体的能力

B.仅对临床病例进行隔离治疗不能有效控制病原体在人群中的传播

C.对临床病例进行隔离治疗即可效控制病原体在人群中的传播

D.应考虑对暴露者实施检疫措施

E.潜伏期与传染期有交叉

12.下列哪种病原体感染后有无症状携带者（　　）

A.白喉杆菌　　　　B.乙型肝炎病毒

C.脑膜炎奈瑟菌　　D.甲型肝炎病毒

E.水痘–带状疱疹病毒

13.下列传染病为自然疫源型传染病的是（　　）

A.鼠疫

B.狂犬病

C.流行性乙型脑炎

D.森林脑炎

E.流行性脑脊髓炎

14.下列哪种传染病的慢性病原携带者极为罕见（　　）

A.麻疹　　　　　　B.甲型病毒性肝炎

C.登革热　　　　　D.流行性感冒

E.乙型病毒性肝炎

15.下列哪种病原体的侵袭力较弱（　　）

A.破伤风杆菌　　　B.白喉杆菌

C.钩虫丝状蚴　　　D.狂犬病毒

E.血吸虫尾蚴

16.传染病发热过程分为哪三个阶段（　　）

A.体温上升期　　　B.体温平稳期

C.极期　　　　　　D.体温下降期

E.体温回归期

17.病原体的特异性治疗包括（　　）

A.抗菌治疗　　　　B.抗病毒治疗

C.抗寄生虫治疗　　D.免疫治疗

E.对症治疗

（三）判断题

1.肺炎球菌无鞭毛、无芽孢、有荚膜，是一种常见的革兰氏阳性球菌、较难生长的兼性厌氧菌。（　　）

2.病原体侵入人体后能否引起疾病，取决于病原体的致病能力和机体的免疫功能这两方面因素。（　　）

3.病原体感染过程中，机体发生的变态反应都是特异性免疫应答。（　　）

4.潜隐期是指暴露于病因因子到疾病开始所经历的时间。（　　）

5.许多致病菌可产生外毒素，这些毒素通过与靶细胞的受体结合、进入细胞内而起作用，可能具有神经毒性、肠毒性、细胞毒性，检测这些细菌毒性有助于细菌鉴定及毒力鉴定。（　　）

6.麻疹疑似病例或临床诊断病例中：病原学标本检测麻疹病毒核酸阳性，血清中麻疹病毒特异性IgM抗体阳性，恢复期血清特异性IgG抗体滴度比急性期有4倍以上增高，以上其中的任何一条阳性可诊断为确诊病例。（　　）

7.能完整地反映传染性疾病感染谱及分布情况的研究方法是血清流行病学。（　　）

8.《国家突发公共卫生事件应急预案》中规定，突发公共卫生事件相关危险因素消除，或末例传染病病例发生后经过最长潜伏期无新的病例出现，突发公共卫生事件应急反应终止。（　　）

9.外潜隐期指病原体侵入媒介生物至媒介生物具有传播感染能力的时间。（　　）

10.在不同传染病中，能引起疾病发生的最低病原体数量相差很大。（　　）

11.细菌的荚膜成分常常是构成细菌毒力的因素之一。（　　）

12.亲和力是指抗体分子上一个抗原结合点与对应抗原表位之间相互适应而存在的引力，是抗原与抗体之间固有的结合力。（　　）

13.稽留热是指体温升高超过39℃且24小时内相差不超过1℃。（　）

14.所有的传染病病原体均含有核酸结构。（　）

（四）填空题

1.在《人间传染的病原微生物目录》中，根据病原微生物的危害程度和传播特性，脊髓灰质炎病毒危害程度为第_____类病原微生物。

2.感染性疾病是指由病原体感染所致的疾病，可分为_____和_____。

3.人体在被某种病原体感染的基础上再次被同一种病原体感染称为_____。

4.病原体导致组织损伤的发生机制包括_____、_____、_____。

5.传染病常见的症状与体征包括_____、_____、_____、_____。

6.根据传染病临床过程的长短可分为_____、_____。

7.根据传染病病情轻重可分为_____、_____、_____。

8.病原体感染过程机体非特异性免疫应答中的天然屏障包括_____和_____。

9.传染病的诊断中，根据病原体的大小和在体内分布可做的实验室病原学检查包括：直接检查病原体、_____、_____和_____。

二、传播和流行过程

（一）单选题

1.下列疫苗可预防传染病中，与其他疾病传播途径不同的是（　）

  A.水痘   B.百日咳

  C.乙脑   D.流脑

2.以下传染病中，主要通过消化道传播的是（　）

  A.细菌性痢疾、甲型肝炎、乙型肝炎

  B.脊髓灰质炎、霍乱、戊型肝炎

  C.脊髓灰质炎、甲型肝炎、丙肝

  D.戊型肝炎、伤寒、EV70病毒感染

3.经空气传播的疾病的流行特征是（　）

  A.呈季节变化，多见于冬春季

  B.疾病呈传播广、发病率高的特点

  C.居住拥挤和人口密度大的地区高

  D.以上都是

4.流行曲线是根据流行期间发病者的下述哪一资料绘制而成（　）

  A.暴露日期   B.发病日期

  C.诊断日期   D.报告日期

5.连续传播造成的流行或暴发的特点是（　）

  A.全部病例在一个最长潜伏期内

  B.发病曲线突然升高，很快下降

  C.有一个流行高峰

  D.病例分批出现，可以划分成代

6.下列描述传染病的传播动力学指标的说法，正确的是（　）

  A.潜伏期是指从病原体侵入机体到出现传染性的时间

  B. R_0 值（基本再生数）指在易感人群中1个传染源在其传染期内预期直接传染的新病例数

  C.代间距越短、表明该传染病有效传播速度越慢、疫情在人群中播散速度较慢

  D.若 $R_0 < 1$，意味着传染病出现流行

7.一些传染病的流行在时间上每隔一定年限具有规律性，称此特征为（　）

  A.长期变动   B.短期波动

  C.季节性   D.周期性

8.如果某疫苗针对疾病的基本再生数 $R_0=10$，假设该疫苗保护效果为95%，那么要保证人群不发生该疾病暴发，人群的疫苗接种率应至少在_____以上（　）

  A.95.0%   B.94.7%

  C.85.5%   D.90.0%

9.经食物传播的传染病的流程特征不包括（　）

  A.患者有食用相同食物史，不食者不发病

  B.发病潜伏期短，来势急剧，呈暴发性

  C.停止供该食物后，暴发或流行终止

  D.经食物传播的传染病暴发或流行通常时间较短

10.在传染病的流行过程及传染病防控中，需要关注的病原体变异包括（　）

  A.导致病原体的传染力增强的变异

  B.导致病原体的毒力增强的变异

  C.导致病原体的致病力增强的变异

  D.以上都是

11.构成传染病流行过程的基本单位是（　）

A.疫点　　　　　　　　B.疫区

C.疫源地　　　　　　　D.社区

12. 2024年夏季，气温高、雨水多，某村庄发生了细菌性痢疾的流行，在出现单个流行高峰后，接着出现一批病例，表现为流行曲线的拖尾现象，这是由于（　）

A.同源传播后继之以接触传播

B.连续传播后继之以同源传播

C.通过接触疫水传播

D.生物媒介传播和接触疫水传播同时存在

13. 下列哪项不是虫媒传播传染病的流行特征（　）

A.季节性

B.发病有职业和年龄差别

C.地区性

D.有人直接传人的情况

14. 下列哪项不是经空气传播的传染病的流行特征（　）

A.传播范围广

B.不易暴发流行

C.呈现周期性发病

D.呈现季节性发病

15. 在我国，蝇类作为传播媒介传播疾病的主要方式是（　）

A.机械性传播

B.生物性传播

C.吸血性传播

D.直接或间接接触传播

16. 预防肠道传染病的综合措施中，主要措施是（　）

A.切断传播途径　　　　B.隔离传染源

C.预防接种　　　　　　D.治疗患者

17. 传染病流行过程中最重要的传染源为（　）

A.患者　　　　　　　　B.隐性感染者

C.病原携带者　　　　　D.受感染的动物

18. 所有病原携带者的共同特点为（　）

A.无明显临床症状而携带病原体

B.有明显临床症状而携带病原体

C.仅携带病原体

D.无明显临床症状

19. 下列传播途径不属于水平传播的是（　）

A.呼吸道传播

B.血液、体液传播

C.母婴传播

D.虫媒传播

20. 哪种传染源在传染病的流行过程中具有重要的流行病学意义（　）

A.患者　　　　　　　　B.隐性感染者

C.病原携带者　　　　　D.受感染的动物

21. 乙型肝炎病毒感染超过几个月才算慢性携带者（　）

A.4个月　　　　　　　B.5个月

C.6个月　　　　　　　D.7个月

22. 一般而言，感染者携带病原体的持续时间短于＿＿＿＿＿，称为急性携带者（　）

A.1个月　　　　　　　B.2个月

C.3个月　　　　　　　D.6个月

（二）多选题

1. 目前，在我国依然存在本土流行的疾病有（　）

A.脊髓灰质炎　　　　　B.风疹

C.新生儿破伤风　　　　D.乙脑

E.流脑

2. 在传染病传播动力学中，描述传染病传播动力的常用指标有（　）

A.代间距　　　　　　　B.侵袭力

C.毒力　　　　　　　　D.病原体变异

E.再生数

3. 下列哪项是间接接触传播传染病的流行特征（　）

A.病例一般呈现散发

B.发病呈现一定的周期性

C.全年均可发病，季节性波动不明显

D.个人卫生习惯不良的人群和卫生条件差的地方，发病较多

E.加强传染源管理及严格消毒制度，可以减少病例发生

4. 可使人群对传染病易感性降低的因素有（　）

A.传染病流行后免疫人口增加

B.免疫人口免疫力自然消退

C.新生儿增加

D.免疫人口的死亡

E.群体免疫

5. 以下属于传染病的传播途径的是（　）

    A.呼吸道传播　　　　B.消化道传播

    C.母婴传播　　　　　D.虫媒传播

    E.医源性传播

6. 以下传染病的传播途径中属于垂直传播的是（　）

    A.经胎盘传播　　　　B.上行性传播

    C.分娩时传播　　　　D.接触传播

    E.医源性传播

7. 经饮用水传播的传染病流行特征中，下列正确的是（　）

    A.疾病的发病具有明显的季节性特点

    B.病例分布与供水范围一致，有饮用同一水源史

    C.除哺乳婴儿外，无年龄、性别及职业差别

    D.水源被持续污染时，病例可能终年不断

    E.对污染水源采取停用或消毒净化等措施后，暴发或流行可得到控制

8. 甲类传染病防控措施正确的是（　）

    A.对患者、病原携带者，予以隔离治疗，隔离期限根据医学检查结果确定

    B.对医疗机构内的患者、病原携带者、疑似患者的密切接触者，在指定场所进行医学观察和采取其他必要的预防措施

    C.对疑似患者，确诊前在指定场所单独隔离治疗

    D.感染者的发现主要通过医疗机构就诊、居民自我健康监测、重点人群检测等方式

    E.对无症状感染者和轻症病例采取居家健康管理措施

9. 针对传染病的防控策略是（　）

    A.控制传染源　　　　B.切断传播途径

    C.保护易感人群　　　D.治疗患者为主

    E.预防治疗并重

10. 病原体在机体内被清除的机制有（　）

    A.天然屏障　　　　　B.体液免疫

    C.细胞免疫　　　　　D.吞噬作用

    E.体液因子

11. 传染病传播过程的基本条件包括（　）

    A.传染源　　　　　　B.传播途径

    C.易感人群　　　　　D.自然环境

    E.社会因素

12. 经空气传播包括下列哪种传播方式（　）

    A.经飞沫传播　　　　B.经飞沫核传播

    C.经尘埃传播　　　　D.经唾液传播

    E.经水蒸气传播

13. 下列人群属于医源性感染易感人群的是（　）

    A.老年人和婴幼儿

    B.进行胃肠镜检查者

    C.抗肿瘤化疗患者

    D.长期使用广谱抗生素者

    E.健康人群

14. 下列传染病不是鼠传播疾病的是（　）

    A.斑疹伤寒　　　　　B.登革热

    C.鼠疫　　　　　　　D.流行性出血热

    E.乙型脑炎

（三）判断题

1. 如果基本传染数 $R_0=4$，传染力传播周期为5天，零号患者出现后的半个月，即3个完整的传播周期，最终传染的人群数量是4的3次方即64人。（　）

2. 影响传染病流行强度的因素有自然因素、社会因素、个人行为因素等。（　）

3. 某传染病呈现散发状态可能是由于人群对该病的免疫水平较高，或该病以隐性感染为主，或该病不容易传播等原因。（　）

4. 责任报告单位和责任疫情报告人发现甲类传染病，需要在发现后4小时内通过传染病疫情监测信息系统上报。（　）

5. 潜伏感染期间，病原体一般不排出体外。（　）

6. 医源性感染常见的传播方式包括接触传播、血液传播、医疗器械传播、空气飞沫传播和消化道传播。（　）

7. 传播动力学模型需要充分考虑传染病的传播机制。（　）

8. 自然灾害后的传染病防控措施中的"三管一灭"，指的是：管理好饮食卫生、饮水卫生、粪便卫生和消灭苍蝇。（　）

9. 判断某传染病者是否为院内感染引起的主要依据是所感染疾病的传染期。（　）

10. 传染病患者传染性最强的时期是亚临床期。（　）

11. 水平传播是指病原体在外环境中借助传播因素实现人与人之间的传播。（　　）

12. 传染病动力学是对传染病的流行规律进行理论性定量研究的一种重要方法。（　　）

13. 入院前已开始或已存在的感染称为社区获得性感染。（　　）

14. 病原体离开传染源到达另一个易感者的途径称为传播途径。（　　）

15. 动物源性传染病常存在于特定区域，并具有严格的传染性。（　　）

16. 婴儿出生前已感染梅毒或弓形虫可称为先天性感染。（　　）

（四）填空题

1. _____、_____、_____、_____是传染病传播动力学需要考虑的传染病的四个基本特征。

2. 影响人群对传染病易感性升高的主要因素有：_____、_____、_____和免疫人口死亡。

3. 针对传播途径的消毒措施有_____、_____两大类。

4. 传染病的发生是_____和_____互相作用的结果。

5. 传染源是体内有病原体生长、繁殖，并能排出病原体的人和动物，包括_____、_____和_____。

答案及解析

一、病原体特征

（一）单选题

1. 答案：B

解析：ACD主要以隐性感染为主。

2. 答案：B

解析：麻疹病毒对外界抵抗力较弱，对热、酸、干燥、紫外线和一般消毒剂均敏感；在室温物体表面存活时间不足2小时，56℃30分钟即可灭活；但在冻干状态下存活时间较久，加入蛋白稳定剂后于−70℃可存放数十年。因此选B。

3. 答案：A

解析：流感病毒为正黏病毒科，其余均为副黏病毒科，因此选A。

4. 答案：B

解析：传染力：或称为传染性，是病原体导致易感宿主感染的能力。流行病学上通常用续发率来测量传染力。续发率亦称二代发病率。因此选B。

5. 答案：D

解析：引起侵袭性疾病的脑膜炎奈瑟菌主要为A、B、C、W、Y、X六个血清群。

6. 答案：B

解析：R_0指在没有外力介入，同时所有人都没有免疫力的情况下，平均每位感染者在传染期内使易感者个体致病的数量。R_0值越高表明疾病越容易传播，相反，值越低表示疾病越不易传播。麻疹的R_0为12～18。因此选B。

7. 答案：C

解析：序贯免疫是不同技术路线的疫苗按照一定的接种时间间隔、接种的剂次，为了进一步提高预防效果，同时考虑安全性，所采取的一项免疫策略。一般针对常规的容易对付的病毒或者疾病，单一的疫苗使用就够了，但是对于一些变异性很强又很难对付的病毒，经常采用序贯免疫的方式。因此选C。

8. 答案：D

解析：A为非法定传染病，B、C为乙类传染病。因此选D。

9. 答案：B

解析：乙型肝炎病毒的抵抗力非常强，能在60℃下存活10小时，−20℃可保存10天，并且能够抵抗紫外线灭活。相比之下，其他选项中的病毒抵抗力相对较弱。例如，脊髓灰质炎病毒、乙脑病毒和流感病毒在高温或常规消毒条件下更容易失活。

10. 答案：C

解析：猩红热潜伏期平均为1～7天，一般为2～3天。因此选C。

11. 答案：D

解析：甲型肝炎、戊肝病毒主要经粪–口途径传播，乙型肝炎、丙肝、丁肝病毒主要经血液、母婴和性传播。

12.答案：B

解析：在《人间传染的病原微生物目录（2023年版）》中，UN3373适用于危害人类的B类感染性物质（如麻疹病毒、流感病毒等）或含有这类物质的生物样本。

13.答案：D

解析：毒力是指病原体引起宿主疾病的能力的强弱程度。病原体的毒力是多种因素共同作用的结果，包括毒素（内毒素和外毒素）和其他毒力因子（侵袭能力、穿透能力、溶组织能力等）。因此选D。

14.答案：B

解析：外毒素通过与靶细胞的受体结合，进入细胞内而起作用，因此选B。

15.答案：B

解析：非特异性免疫不牵涉对抗原的识别和二次免疫应答，具有快速、普遍和无记忆性的特点。它通过物理屏障、化学屏障、吞噬和自然杀伤细胞的防御、炎症反应、补体系统、模式识别受体等多种机制协同作用，保护机体免受感染。因此选B。

16.答案：D

解析：潜伏性感染多见于某些特定病原体，如单纯疱疹病毒、水痘-带状疱疹病毒和结核分枝杆菌等。然而潜伏性感染并非在所有传染病中都存在，如，某些急性传染病（如流感、麻疹）通常不会表现为潜伏性感染，而是以显性感染或病原体清除为主。因此选D。

17.答案：C

解析：隐性感染者虽然没有症状，但少数人可转变为病原携带状态，携带并排出病原体，成为传染源。例如，脊髓灰质炎和伤寒的隐性感染者可以通过粪便排出病毒或细菌，导致疾病传播。因此选C。

18.答案：C

解析：许多传染病在前驱期就具有传染性，例如，流感、麻疹和新型冠状病毒感染在前驱期即可通过呼吸道飞沫传播。因此选C。

19.答案：A

解析：潜伏期：从病原体感染到出现临床症状的时间，了解潜伏期有助于确定接触者排查的时间窗口。潜隐期：从病原体感染到具有传染性的时间，了解潜隐期有助于判断接触者在感染后何时可能传播病原体。潜伏期和潜隐期是确定接触者排查开始时间的关键因素。恢复期：从临床症状消失到完全康复的时间，恢复期主要影响患者的隔离和治疗策略，对接触者排查开始时间的影响较小。代间距：指一代感染者感染下一代感染者所需的时间。基本再生指数（R_0）：指一个感染者在完全易感人群中平均能感染的人数。代间距和基本再生指数主要用于评估疾病的传播速度和规模。续发率：指在接触者中发生继发病例的比例。罹患率：指在一定时间内某人群中发生新病例的比例。续发率和罹患率主要用于评估疾病的传播风险和范围。因此选A。

20.答案：B

解析：中位数是将数据集按大小顺序排列后位于中间位置的值。它对极端值不敏感，能够更好地反映数据的典型值。在潜伏期数据可能存在偏态分布（如少数病例潜伏期特别长）的情况下，中位数是更稳健的平均值指标。因此选B。

21.答案：A

解析：病原携带者不仅需要能够排出病原体，还需要满足以下条件：①无明显临床症状（即不表现出疾病症状）；②病原体在其体内持续存在。因此选A。

22.答案：A

解析：临床表现：发热起病，体温38℃，3天后体温下降。伴随症状：乏力、食欲缺乏、恶心呕吐。尿色深如豆油样（提示黄疸）。实验室检查：①抗HAVIgM（＋）：抗HAVIgM阳性是急性甲型肝炎的特异性诊断标志，表明近期感染甲型肝炎病毒（HAV）。②抗HBs（＋）：抗HBs阳性提示对乙型肝炎病毒（HBV）具有免疫力，可能是既往感染或接种乙型肝炎疫苗的结果，但与当前急性肝炎无关。因此选A。

23.答案：B

解析：在大多数病毒性传染病中，隐性感染的比例远高于显性感染。例如，脊髓灰质炎、流行性乙型脑炎和甲型肝炎等疾病中，大多数感染者表现为隐性感染。因此选B。

24.答案：B

解析：流行性乙型脑炎的潜伏期为4～21天，一般为10～14天。因此选B。

25.答案：D

解析：对于急性传染病的接触者，采取医学观察或隔离期限等建议措施的时间是最后接触之日算起相当于该病的最长潜伏期，因此选D。

26.答案：D

解析：代间距：一代感染者感染下一代感染者所需的时间。潜隐期：从病原体感染到具有传染性的阶段，潜隐期越短，感染者越早具有传染性，代间距可能越短。潜伏期：从病原体感染到出现临床症状的时间，潜伏期与代间距的关系较弱，但可能间接影响传播速度。因此选D。

27.答案：B

解析：潜伏期是指从病原体入侵到出现临床症状的这段时间，它与病原体的数量没有直接关系。潜伏期的长短更多地取决于病原体的特性、宿主的免疫状态以及感染部位等因素。因此选B。

28.答案：D

解析：决定病原体致病力大小的因素包括：侵袭力、毒力、数量、变异性。刺激机体产生细胞因子的能力：是病原微生物与宿主相互作用后的一种结果，而不是决定病原微生物致病力大小的因素。因此选D。

29.答案：C

解析：毒力质粒（Vi质粒）：是细菌中携带毒力基因的环状DNA分子，能够自主复制并独立于染色体存在，编码与细菌致病性相关的毒力因子。因此选C。

30.答案：D

解析：侵袭力：指细菌侵入宿主机体并在体内生长繁殖、扩散的能力，包括细菌的表面结构（如荚膜、微荚膜和黏附素等）和侵袭性酶（如透明质酸酶、胶原酶等）。毒素：细菌产生的有毒物质，可以直接损害宿主细胞和组织，导致疾病症状，分为外毒素和内毒素两类。因此选D。

31.答案：C

解析：外潜伏期是指病原体在媒介生物（如蚊子、蜱等吸血节肢动物）体内发育或繁殖，直到媒介生物具有感染性的这段时间。内潜伏期是指病原体在宿主体内从感染到出现临床症状的时间。因此选C。

32.答案：D

解析：传染源是指体内有病原体生存、繁殖并能将病原体排出体外的人和动物，包括：患者、隐性感染者、病原携带者、受感染的动物四方面。因此选D。

33.答案：D

解析：甲型肝炎极少形成慢性携带状态，因此慢性携带者在甲型肝炎中极为罕见。因此选D。

34.答案：B

解析：外毒素是细菌在生长过程中分泌到菌体外的蛋白质，通常由革兰氏阳性菌产生，毒性强，具有特异性作用机制，如破伤风毒素、白喉毒素等。而内毒素则是革兰氏阴性菌细胞壁中的脂多糖（LPS），在细菌死亡裂解后释放，毒性相对较弱，作用范围较广，如伤寒沙门菌、脑膜炎奈瑟菌的内毒素。因此选B。

35.答案：B

解析：玫瑰疹属于丘疹，呈粉红色，可见于伤寒、沙门菌感染等。因此选B。

（二）多选题

1.答案：ACD

解析：风疹为丙类传染病，甲型H1N1流感2014年1月由乙类调整为丙类。

2.答案：ABCD

解析：ABCD均只有一个血清型，自然感染获得的免疫力持久，甚至终生。

3.答案：AE

解析：脊髓灰质炎病毒感染后多无症状，隐性感染者占90%以上；乙脑病毒感染后多呈隐性感染，显性与隐形感染之比为1：（300～2000）；鼠疫病毒、麻疹病毒、水痘-带状疱疹病毒感染以显性感染为主。

4.答案：ACDE

解析：2004年5月，原卫生部发布《关于加强脊髓灰质炎防控工作的通知》，将脊髓灰质炎纳入为乙类传染病，按常规甲类措施管理；传染性非典型肺炎（SARS）：2003年爆发后，被列为乙类传染病，但其防控措施按甲类管理；人感染高致病性禽流感：尤其是 H5N1 等亚型，致病性强、病死率高，曾被纳入"乙类甲管"范畴。新型冠状病毒感染：2020 年疫情初期至 2022 年底，按甲类传染病管理，2023 年起调整为"乙类乙管"。

5.答案：ACD

解析：抗病毒治疗药物可分为广谱抗病毒药物、抗 RNA 病毒药物和抗 DNA 病毒药物。

6.答案：ABCDE

解析：以上选项均为病原体常见的侵入方式，涵盖了不同传播途径对应的感染机制。

7.答案：ABCD

解析：急性传染病的发生、发展和转归，分为潜伏期、前驱期、症状明显期和恢复期。

8.答案：BCDE

解析：甲型肝炎为粪－口途径传播，粪便污染水源、食物、蔬菜、玩具等可引起流行，需要通过加强食具、物体表面消毒，防止"病从口入"。

9.答案：ABC

解析：几何平均滴度（GMT）：用于衡量群体中抗体水平的平均强度，尤其适用于呈对数正态分布的抗体滴度数据（如病毒中和抗体），能更准确地反映群体免疫应答的整体水平。几何平均浓度（GMC）：与 GMT 类似，多用于定量检测抗体浓度（如乙肝表面抗体浓度），通过几何平均值消除数据分布偏差，体现疫苗诱导的抗体浓度水平。抗体阳转率：指接种疫苗后抗体由阴性转为阳性的比例（或抗体滴度/浓度达到保护阈值的比例），直接反映疫苗激发免疫应答的有效性，是评价免疫原性的关键指标之一。发病率和病死率：用于衡量疫苗在人群中预防疾病发生或降低重症/死亡的实际效果，而非免疫原性（免疫原性侧重机体免疫应答的产生，与临床保护效果存在关联但概念不同）。因此选 ABC。

10.答案：ABDE

解析：C 项病原携带状态：宿主感染病原体后无明显症状，但持续携带并可能排出病原体。而潜伏性感染：宿主无临床症状，病原体潜伏于宿主特定组织内，不复制、不排出。

11.答案：ABDE

解析：潜伏期：从病原体感染到出现临床症状的时间，了解潜伏期有助于确定接触者排查的时间窗口；潜隐期：从病原体感染到具有传染性的时间，了解潜隐期有助于判断接触者在感染后何时可能传播病原体。潜伏期和潜隐期是确定接触者排查开始时间的关键因素。排查通常需要在潜隐期结束前开始，以尽早发现潜在感染者并阻断传播链。

12.答案：ABC

解析：D 选项甲型肝炎病毒感染后主要引起急性肝炎，症状明显，通常不表现为无症状携带者。E 水痘和带状疱疹患者是水痘－带状疱疹病毒唯一传染源。

13.答案：ABCD

解析：自然疫源性疾病是指病原体在自然界的野生动物或媒介生物中循环，人类因接触疫源地环境或生物而被感染的疾病。其传播不依赖人类，具有明显的地域性和季节性特征。比如鼠疫、肾综合征出血热、莱姆病、森林脑炎、布鲁氏菌病、狂犬病、钩端螺旋体病、恙虫病、登革热、疟疾、血吸虫病、流行性乙型脑炎、Q 热、黄热病、埃博拉出血热、拉沙热等。人是脑膜炎奈瑟菌的唯一天然宿主，带菌者和流脑患者是流行性脑脊髓炎的传染源。

14.答案：ABCD

解析：慢性病原携带者是乙型病毒性肝炎的一种特殊状态，为乙型病毒性肝炎的重要传染源。

15.答案：ABD

解析：A 破伤风杆菌主要通过伤口感染，其致病机制主要是产生毒素而非直接侵袭组织。相对于其他病原体，其直接侵袭组织的能力较弱。B 白喉杆菌侵袭力较弱，侵入上呼吸道后仅在黏膜表层繁殖，不侵入深部组织和血流。D 狂犬病毒能引起致命的狂犬病，侵袭力较弱，病毒主要通过咬伤传播，也可通过带病毒的唾液，经各种伤口和抓伤、舔伤的黏膜和皮肤入侵。C 选项钩虫丝状蚴、E 选项血吸虫尾蚴能够穿透皮肤进入人体，并在体内移行到小肠定居，具有较强的侵袭能力。

16.答案：ACD

解析：传染病发热的三个阶段为体温上升期、极期、体温下降期。

17.答案：ABCD

解析：病原体的特异性治疗包括：抗菌治疗、抗病毒治疗、抗寄生虫治疗、免疫治疗，是针对病原体的治疗措施，达到根治和控制传染病的目的。

（三）判断题

1.答案：正确

解析：肺炎球菌，革兰染色阳性球菌，常呈矛头状或双排列；无鞭毛（故无运动性），无芽孢（抵抗力较弱），多数菌株有荚膜（荚膜是其主要毒力因子，与致病性密切相关）；属于兼性厌氧菌，营养要求较高，需在含血或血清的培养基上生长（如血琼脂平板），在普通培养基上较难生长。

2.答案：正确

解析：病原体侵入人体后能否引发疾病，核心取决于病原体的致病能力与机体的免疫功能之间的相互作用。两者的平衡决定了感染的结局：若病原体致病能力强于机体免疫力，则可能发病；反之，病原体被清除或形成隐性感染。

3.答案：正确

解析：病原体感染过程中发生的变态反应（超敏反应）均属于特异性免疫应答的异常形式。非特异性免疫应答（如吞噬细胞、补体的基础活性）不具有抗原特异性，不会引发变态反应。

4.答案：错误

解析：潜隐期是指从病原体侵入机体到出现传染性的时间。

5.答案：正确

解析：外毒素具有高度特异性，通过与靶细胞表面的特定受体结合，可经内化作用进入细胞内发挥毒性效应（如抑制蛋白质合成、干扰信号传导等）。毒性类型有神经毒性、肠毒性、细胞毒性。外毒素的产生具有菌种特异性（如破伤风梭菌的痉挛毒素），可通过检测毒素类型辅助菌种鉴定；外毒素是细菌重要的毒力因子，其产量或活性可反映菌株的毒力强弱。

6.答案：错误

解析：麻疹疑似病例或临床诊断病例在出疹后28天内且采血前8~56天内无麻疹疫苗接种史的，麻疹病毒IgM抗体阳性可诊断为确诊病例。

7.答案：正确

解析：血清流行病学是能够较为完整地反映传染性疾病的感染谱及其分布情况的研究方法之一，但仍需结合分子流行病学、临床数据等综合评估。

8.答案：正确

解析：根据中国《国家突发公共卫生事件应急预案》的规定，突发公共卫生事件的应急响应终止需满足以下条件之一：相关危险因素已消除（如传染源被控制、传播途径被切断）；末例传染病病例发生后，经过该病的最长潜伏期无新病例出现（确保疫情无进一步扩散风险）。

9.答案：正确

解析：外潜隐期是指病原体（如病毒、寄生虫）从侵入媒介生物（如蚊子、蜱虫）到该媒介生物具备传播感染能力所需的时间。

10.答案：正确

解析：在不同传染病中，受病原体特性、传播途径和宿主因素共同影响，能引起疾病发生的最低病原体数量（即最小感染剂量，MID）存在差异。

11.答案：正确

解析：细菌荚膜是许多病原菌毒力的关键因素，尤其在抵抗宿主免疫防御中起核心作用，能够增强细菌的致病能力。

12.答案：错误

解析：亲和力是指单个抗体分子的一个抗原结合位点与对应的单一抗原表位之间的结合强度。

13.答案：正确

解析：发热常见的5种热型：①稽留热：体温升高超过39℃且24小时内相差不超过1℃，可见于伤寒、斑疹伤寒等的极期；②弛张热：24小时内体温高低相差超过1℃，但最低点未达正常水平，可见于败血症、伤寒（缓解期）、肾综合征出血热等；③间歇热：24小时内体温波动于高热与正常体温之下，可见于疟疾、败血症等；④回归热：是指高热持续数天后自行消退，但数天后又再出现高热，可见于回归热、布鲁菌病等。若在病程中多次重复出现并持续数月之久称为波状热；⑤不规则热：是指发热患者的体温曲线无一定规律的热型，可见于流行性感冒、败血症等。

14.答案： 错误

解析：朊病毒可引起疯牛病、克雅氏病，是唯一已知不依赖核酸的传染性病原体。

（四）填空题

1.答案： 二

解析：病原微生物根据其危害程度和传播特性被分为四类：第一类病原微生物：这类微生物能够引起人类或动物的非常严重疾病，包括已经宣布消灭的微生物和尚未发现的微生物。例如，天花病毒和埃博拉病毒等。第二类病原微生物：这类微生物能够引起人类或动物的严重疾病，并且比较容易在人与人、动物与人、动物与动物间传播。例如，新型冠状病毒、SARS冠状病毒、脊髓灰质炎病毒、结核分枝杆菌、炭疽芽孢杆菌等。第三类病原微生物：这类微生物能够引起人类或动物的疾病，但一般情况下对人、动物或环境不构成严重危害，传播风险有限，实验室感染后很少引起严重疾病，并且具备有效治疗和预防措施。例如，乙型肝炎病毒、麻疹病毒、金黄色葡萄球菌、肺炎支原体等。第四类病原微生物：这类微生物在通常情况下不会引起人类或动物的疾病。病原微生物的定义和分类标准：国家根据病原微生物的传染性、感染后对个体或者群体的危害程度进行分类。第一类和第二类病原微生物统称为高致病性病原微生物。

2.答案： 传染病　非传染性感染性疾病

3.答案： 重复感染

解析：重复感染指疾病尚在进行过程中，同一种病原体再度侵袭而又感染，此在蠕虫病中较为常见，是发展为重症的主要原因。

4.答案： 直接损伤　毒素作用　免疫机制

5.答案： 发热　发疹　毒血症状　单核－吞噬细胞系统反应

6.答案： 急性　亚急性　慢性

7.答案： 轻型　典型（也称中型或普通型）　重型　暴发型

8.答案： 外部屏障　内部屏障

9.答案： 分离培养病原体　检测特异性抗原　检测特异性核酸

二、传播和流行过程

（一）单选题

1.答案： C

解析：C选项为蚊媒传播，其余均为呼吸道传播、接触传播等。因此选C。

2.答案： B

解析：乙型肝炎、丙肝主要为母婴传播、血液传播、性传播；EV70病毒主要为接触传播尤其是手－眼途径，可引起红眼病。因此选B。

3.答案： D

解析：经空气传播的传染病的流行特征为：①传播广泛，发病率高；②冬春季节高发；③少年儿童多见；④在未经免疫预防的人群中，发病呈现周期性；⑤居住拥挤和人口密度大的地区高发。因此选D。

4.答案： B

解析：流行曲线是表明病例发病时间分布的曲线图。横坐标为时间尺度，纵坐标为病例数，把各单位时间内（小时、日、周、月或年）发生的病例数标记在相应的位置上，可构成直方图或线图，称为流行曲线。因此选B。

5.答案： D

解析：连续传播，病例不会同时出现，而是分批出现，可以划分成代；与点源流行相比，连续传播导致的流行曲线不会迅速下降，而是呈现拖尾现象，表明疫情持续时间较长；在连续传播中，由于病例的暴露时间不同，潜伏期可能会有较大的变异，使得代的区分不明显；需要通过综合分析时间和空间分布、人群特征以及可能的传播途径来确定其特点和原因。因此选D。

6.答案： B

解析：A为潜隐期的概念；C项代间距越短表明传播速度越快；D项R0＜1，意味着传染病不会流行。因此选B。

7.答案： D

解析：时间分布存在四种类型：①长期变动是指在一个相当长的时间内，疾病的感染类型、病原体种类以及宿主随着生活及自然条件的改变、医疗技术的影响而发生明显的变化。②短期波动是指疾病在某个人群中短时间内病例数突然增多的一种现象，主要由于许多人在短期内接触同一致病因子所致。③季节性是指疾病的发病率在一年的部分月份出现升高的趋势。④周期性是指一些传染病每隔一定年限即发生一次流行。因此选D。

8.答案：B

解析：接种率=[（R_0-1）/R_0]/疫苗保护效果。因此选B。

9.答案：D

解析：经食物传播的传染病的流程特征主要有：①患者都有食用某食物的历史，而未食用该食物的人则不会发病。这一点是判断食物传播传染病的重要依据。②易形成暴发：如果食物被大量污染，那么在食用这些食物的人群中，就可能出现传染病的暴发。这种情况下，患者的临床症状往往较重，且累及的人数与食用污染食物的人数密切相关。③停止供应污染食物后，暴发即可平息：一旦停止供应被污染的食物，传染病的暴发就会逐渐平息。这说明传染病的流行与污染食物的供应有直接的关联。因此选D。

10.答案：D

解析：在传染病防控中，需要关注的病原体变异主要包括：①导致病原体的毒力和致病力增强的变异，这类变异可能导致疾病的症状更加严重，增加治疗难度；②导致疫苗丧失保护作用的病原体表面抗原发生改变的变异，这使得现有的疫苗无法有效识别和中和病原体，降低了疫苗的效果；③导致病原体对原有敏感药物产生耐药的变异，这使得原本有效的治疗方法失效，增加了治疗成本和难度。因此选D。

11.答案：C

解析：疫源地是指传染源及其排出的病原体所能波及的范围。在这个范围内，有病原体的存在和传播，以及可能的易感人群。因此选C。

12.答案：A

解析：出现单一流行高峰之后，接着又出现一批病例，在流行曲线上形成拖尾现象，这种曲线符合同源共同传播后出现接触传播的特点。因此选A。

13.答案：D

解析：虫媒传染病传播方式较单一，主要为动物–昆虫–人和人–昆虫–人的形式，人–人的形式极少见。因此选D。

14.答案：B

解析：经空气传播的传染病具有：传播广泛，发病率高；冬春季节高发；少年儿童多见；在未经免疫预防的人群中，发病呈现周期性；居住拥挤和人口密度大的地区高发等特征。因此选B。

15.答案：A

解析：机械性传播是指蝇类在体内外携带病原体，并通过它们特有的食性，如粪便、呕吐物等，将病原体传播扩散。非吸血蝇类通常是通过这种方式传播疾病的。因此选A。

16.答案：A

解析：预防肠道传染病的综合性措施中，其主要措施是切断传播途径，搞好"三管一灭"，即管理水源、管理饮食、管理粪便和消灭苍蝇。因此选A。

17.答案：A

解析：患者是大多数传染病的重要传染源，不同病期的患者其传染强度可以不同，一般以发病早期的传染性最大。因此选A。

18.答案：A

解析：病原携带者不仅需要能够排出病原体，还需要满足以下条件：①无明显临床症状（即不表现出疾病症状）；②病原体在其体内持续存在。因此选A。

19.答案：C

解析：母婴传播属于垂直传播，其余选项均为水平传播。因此选C。

20.答案：C

解析：所有病原携带者均具有无明显症状而携带病原体的特点，不易被发现，在伤寒等传染病的流行过程中具有重要的流行病学意义。因此选C。

21.答案：C

解析：一般而言，如果人体携带病原体的持续时间长于3个月，则称为慢性携带者。然而对于乙型肝炎病毒携带者，携带乙型肝炎病毒超过6个月才称为慢性携带者。因此选C。

22.答案：C

解析：一般而言，如果人体携带病原体的持续时间短于3个月，称为急性病原体携带者。因此选C。

（二）多选题

1.答案：BDE

解析：我国已于2000年消除脊髓灰质炎，2012年消除新生儿破伤风。

2.答案：AE

解析：代间距：原发病例的发病日期与其传播感染导致的续发病例发病日期的间隔。毒力：是指病原体引起宿主疾病的能力的强弱程度，具体指标可以用某病重症病例占临床显性感染病例的比例或病死率来表示。侵袭力：致病菌能突破宿主皮肤、黏膜生理屏障，进入机体并在体内定殖、繁殖和扩散的能力。病原体变异：病原体因环境、药物或遗传等因素而发生变异。再生数：在疾病传播的最初阶段，当所有人均为易感者时，一个患者在其平均患病期内所传染的人数。

3.答案：ACDE

解析：与直接接触传播的传染病相比，间接接触传播的传染病流行过程缓慢，全年均可发生病例，没有明显的季节性波动。

4.答案：AE

解析：人群易感性降低的主要原因通常包括群体注射疫苗、传染病流行后免疫人口增加、隐性感染后免疫人口增加。

5.答案：ABCDE

解析：同一种传染病可能有多种传播方式，有：呼吸道传播、消化道传播、接触传播、虫媒传播、血液传播、体液传播、医源性传播和母婴传播。

6.答案：ABC

解析：垂直传播：病原体通过母体直接传给子代，包括经胎盘、产道或哺乳等途径，主要发生在妊娠期、分娩期或哺乳期。水平传播：是

病毒在人群中不同个体间的传播，主要通过呼吸道、消化道、直接接触、性接触、虫媒、输血注射和医源性传播等途径。DE属于水平传播。

7.答案：BCDE

解析：经饮用水传播的传染病流行特征：病例分布与供水范围一致：病例通常出现在使用同一水源的区域内。发病无明显年龄、性别及职业差异：除哺乳婴儿外，不同年龄、性别和职业的人群都可能受到影响。暴发或流行情况：若水源一次性受到大量污染，可能导致疾病的暴发；若水源持续受到污染，则病例可能会常年不断。控制措施的效果：停止使用污染水源或采取净化、消毒措施后，疾病的暴发或流行能够得到迅速控制。

8.答案：ABC

解析：根据《中华人民共和国传染病防治法（2025年修订）》第三十九条：医疗机构发现甲类传染病时，应当及时采取下列措施：（一）对患者、病原携带者，予以隔离治疗，隔离期限根据医学检查结果确定；（二）对疑似患者，确诊前在指定场所单独隔离治疗；（三）对医疗机构内的患者、病原携带者、疑似患者的密切接触者，在指定场所进行医学观察和采取其他必要的预防措施。拒绝隔离治疗或者隔离期未满擅自脱离隔离治疗的，可以由公安机关协助医疗机构采取强制隔离治疗措施。

9.答案：ABC

解析：根据流行病学的经典理论，传染病的防控主要围绕三个环节：控制传染源、切断传播途径和保护易感人群。

10.答案：ABCDE

解析：病原体在机体内被清除的机制有非特异性免疫（天然屏障、吞噬作用和体液因子）和特异性免疫（细胞免疫和体液免疫）。

11.答案：ABC

解析：构成传染病流行过程的三个基本条件是传染源、传播途径和易感人群。

12.答案：ABC

解析：经空气传播是呼吸系统传染病的主要传播方式，包括飞沫、飞沫核与尘埃三种。

13.答案：ABCD

解析：医源性感染的易感人群包括：老年人和婴幼儿、有某些基础疾病的患者、进行侵入性诊断和治疗者、长期使用抗生素者、进行直接损害或抑制免疫系统功能治疗方法者等。

14.答案：BE

解析：登革热和乙型脑炎是蚊传播疾病。

（三）判断题

1.答案：正确

解析：R_0指在没有外力介入，同时所有人都没有免疫力的情况下，平均每位感染者在传染期内使易感者个体致病的数量。

2.答案：错误

解析：传染病的流行强度受到自然因素和社会因素的影响。

3.答案：正确

解析：传染病的散发状态通常指病例在时间和空间上零散分布，无明显的聚集性流行或暴发。其可能的原因包括以下几种：人群免疫水平较高、隐性感染（亚临床感染）为主、病原体传播能力较弱等。

4.答案：错误

解析：根据《传染病信息报告管理规范》，责任报告单位和责任疫情报告人发现甲类传染病时，应于2小时内将传染病报告卡通过网络报告。

5.答案：正确

解析：潜伏感染是指病原体感染人体后，寄生在某些部位，由于机体免疫功能足以将病原体局限化而不引起显性感染，但又不足以将病原体清除时，病原体便长期潜伏下来，待机体免疫功能低下时，则可引起显性感染，常见有单纯疱疹病毒、水痘病毒，在潜伏感染期病原体一般不排出体外。

6.答案：正确

解析：医源性感染常见的传播方式包括接触传播、血液传播、医疗器械传播、空气飞沫传播和消化道传播。

7.答案：正确

解析：传播动力学模型是根据传染病发生、传播、流行规律等传染病特征，以及与之有关的社会环境等因素建立的能反映传染病动力学特性的数学模型。

8.答案：正确

解析：自然灾害后，环境和水源污染严重，通过实施"三管一灭"（管理好饮食卫生、饮水卫生、粪便卫生和消灭苍蝇）措施，可以有效地控制和预防自然灾害后传染病的发生和传播。

9.答案：错误

解析：医院感染是指住院患者在医院内获得的感染，这包括在住院期间发生的感染和在医院内获得但出院后发生的感染。判断的依据是所感染疾病的潜伏期。

10.答案：错误

解析：传染病患者有传染性的时期称为传染期，大多在发病初期，病原在发病初期较活跃、数量较多，机体将病原大量释放到体外，传染性最强。

11.答案：正确

解析：水平传播是指病原体在人群个体之间通过直接或间接接触、媒介生物、空气/飞沫等途径实现的传播。这种传播方式与垂直传播（母婴传播）相对应。

12.答案：正确

解析：传染病动力学通过理论建模定量研究传染病的流行规律，是公共卫生决策的重要工具。

13.答案：正确

解析：社区获得性感染是指在社区环境中发生的感染，即患者在入院前已发生的感染，或在入院后48小时内出现症状且感染病原体不是来源于医院环境的感染。其核心特征是感染的发生与医疗机构无直接关联，病原体主要来自社区人群或自然环境。

14.答案：正确

解析：传播途径指病原体从传染源排出后，侵入新的易感宿主前，在外界环境中所经历的全过程。

15.答案：错误

解析：动物源性传染病的流行依赖于特定的宿主动物（如鼠疫的啮齿类动物、布鲁菌病的牛/羊等）的分布常呈现地域性分布，但其传染性强度因病原体而异，如狂犬病人传人能力较弱或无，并非具有严格传染性。

16.答案：正确

解析：先天性感染是指婴儿在出生前从母亲或父亲那里获得的感染，这种情况也称为垂直传播。例如，梅毒和艾滋病都是可以通过胎盘传给胎儿的先天性感染。弓形虫病的先天性感染是指孕妇在怀孕期间发生原发性感染，可以通过胎盘传染给胎儿，先天性感染是最重要的一种感染途径。

（四）填空题

1.答案：有病原体　有传染性　有流行病学特征　有感染后免疫

2.答案：新生儿增加　易感人口迁入　免疫人口免疫力的自然消退

3.答案：预防性消毒　疫源地消毒

4.答案：病原体　宿主

5.答案：患者　病原携带者　受感染的动物

（冯哲伟　巴芳芳　胡晓松）

第一节 疫苗种类及其作用

一、免疫规划疫苗

（一）单选

1.某地暴发炭疽疫情，该地疾控组织对该地区重点人群进行炭疽疫苗接种，采用哪种接种方法（　　）

    A.皮下注射法　　　　B.肌内注射法

    C.皮上划痕法　　　　D.皮内注射法

2.1974年世界卫生组织提出EPI，这是一项具有里程碑意义的全球公共卫生倡议。EPI指的是（　　）

    A.免疫规划　　　　　B.计划免疫

    C.预防接种　　　　　D.扩大免疫规划

3.卡介苗的接种剂量为_____，每支安瓿自稀释时起，_____内未用完应将剩余疫苗废弃（　　）

    A.0.1ml　30分钟　　B.0.5ml　30分钟

    C.0.1ml　60分钟　　D.0.5ml　60分钟

4.按照国家免疫规划疫苗免疫程序，目前儿童国家免疫规划疫苗一共最少多少剂次（　　）

    A.21　　　　　　　　B.22

    C.23　　　　　　　　D.24

5.新生儿强调24小时内接种乙型肝炎疫苗第一剂，HBsAg阳性或不详产妇所生新生儿建议在出生后12小时内尽早接种乙型肝炎疫苗第1剂，这是为了阻断乙型肝炎病毒的哪种传播（　　）

    A.产程传播

    B.宫内传播

    C.分娩后产妇哺乳传播

    D.分娩后夹剪脐带的血液传播

6.可在接种卡介苗_____后做PPD试验来判断卡介苗是否接种成功（　　）

    A.3周　　　　　　　　B.6周

    C.12周　　　　　　　D.24周

7.出生42天的儿童接种乙型肝炎疫苗第二针后1周，家长发现其左上臂外侧三角肌下缘出现红肿硬结和小脓疱，最可能的原因是（　　）

    A.接种第1针乙型肝炎疫苗引起的无菌化脓

    B.接种第2针乙型肝炎疫苗引起的无菌化脓

    C.接种第2针乙型肝炎疫苗时注射感染

    D.接种卡介苗后的一般反应

8.人二倍体脊髓灰质炎减毒活疫苗糖丸的稳定性受温度影响较大，如在2～8℃条件下保存，其有效期一般为（　　）

    A.3个月

    B.5个月

    C.12个月

    D.可在2～8℃长期保存

9.生物制品按免疫方式和作用机制分为（　　）

    A.主动免疫制剂、被动免疫制剂

    B.全抗原类、半抗原类

    C.预防类、治疗类、诊断类

    D.口服类、注射类

10.以下哪项均为国家免疫规划疫苗（　　）

    A.HepA、HepB、BCG、HIB

    B.HepA、bOPV、BCG、JE-I

    C.HepA、IPV、MMR、JE-L

    D.HepA、MMR、VZV、MPCV-AC

11.下列免疫规划疫苗的接种剂次中，最迟纳入我国免疫规划的是（　　）

    A.无细胞百白破疫苗第4剂

    B.脊髓灰质炎灭活疫苗第2剂

    C.麻腮风减毒活疫苗第2剂

    D.无细胞百白破疫苗第5剂

12.关于脊髓灰质炎疫苗，下列说法正确的是（　　）

A.脊髓灰质炎灭活疫苗的优势是可诱导黏膜免疫、安全性高

B.脊髓灰质炎灭活疫苗有可能引起VAPP

C.目前我国实行的免疫程序是1剂次IPV+3剂次bOPV

D.给有肛周脓肿的患儿服用脊髓灰质炎减毒活疫苗要慎重

13. 关于甲型肝炎疫苗，表述不正确的是（ ）

A.完成甲型肝炎灭活疫苗免疫程序的可替代甲型肝炎减毒活疫苗

B.甲乙型肝炎联合疫苗可替代甲型肝炎减毒活疫苗接种，全程免疫需接种3剂

C.甲型肝炎灭活疫苗接种途径为肌内注射

D.如已接种过1剂次甲型肝炎灭活疫苗，但无条件接种第2剂，可接种1剂甲型肝炎减毒活疫苗完成补种，间隔不小于3个月

14. 疫苗按成分性质分类，可分为（ ）

A.免疫规划疫苗、非免疫规划疫苗

B.口服疫苗、注射疫苗

C.灭活疫苗、减毒活疫苗、亚单位疫苗、蛋白或多糖疫苗、核酸疫苗等

D.单价疫苗、多价疫苗

15. 接种疫苗后常见接种部位红肿、硬结等局部反应，较重局部反应可用清洁毛巾热敷，但以下哪种疫苗不能热敷（ ）

A.A群流脑疫苗　　　B.麻腮风疫苗

C.白破疫苗　　　D.卡介苗

16. 接种卡介苗可使新生儿预防哪种疾病（ ）

A.结核性脑膜炎　　　B.继发性肺结核

C.原发性肺结核　　　D.结核性胸膜炎

17. 接种疫苗可能导致过敏反应的发生，以下疫苗与其中易过敏成分的对应关系错误的是（ ）

A.麻腮风减毒活疫苗—硫柳汞

B.重组乙型肝炎疫苗（CHO细胞）—甲醛

C.水痘疫苗（西林瓶）—乳胶

D.乙脑减毒活疫苗—硫酸庆大霉素

18. 以下哪项是钩端螺旋体疫苗接种对象（ ）

A.6月龄以上人群

B.7~60周岁人群

C.16~60周岁人群

D.16岁以上人群

19. 根据国家免疫规划疫苗儿童免疫程序，母亲为HBsAg阳性的儿童接种最后一剂乙型肝炎疫苗后_____进行HBsAg和乙型肝炎病毒表面抗体（抗–HBs）检测（ ）

A.1~2周　　　B.1~2个月

C.3~6个月　　　D.1年

20. 育龄期妇女接种麻腮风联合减毒活疫苗可预防胎儿先天性疾病，接种后多久内应该避免怀孕（ ）

A.3个月　　　B.6个月

C.9个月　　　D.12个月

21. 原国家卫生部于_____年将乙型肝炎疫苗纳入儿童计划免疫管理，提倡所有新生儿_____接种乙型肝炎疫苗；_____年乙型肝炎疫苗纳入国家计划免疫，对所有新生儿_____接种乙型肝炎疫苗（ ）

A.1992，自费；2002，免费

B.1992，免费；2002，免费

C.1996，自费；2003，免费

D.1996，免费；2003，免费

22. 下列关于脊髓灰质炎疫苗说法不正确的是（ ）

A.IPV含Ⅰ、Ⅱ、Ⅲ三种血清型脊髓灰质炎病毒抗原

B.bOPV含Ⅱ、Ⅲ两种血清型脊髓灰质炎病毒

C.bOPV含Ⅰ、Ⅲ三种血清型脊髓灰质炎病毒

D.tOPV含Ⅰ、Ⅱ、Ⅲ三种血清型脊髓灰质炎病毒

（二）多选

1. 2019年12月国家有关部门印发了《关于国家免疫规划脊髓灰质炎疫苗和含麻疹成分疫苗免疫程序调整相关工作的通知》，将脊髓灰质炎疫苗序贯接种程序由1IPV+3bOPV改为2IPV+2bOPV，以下影响免疫策略调整的原因有（ ）

A.疫苗产能提高

B.进一步降低或消除VAPP发生的风险

C.增加肠道黏膜免疫水平

D.缩短疫苗接种周期

E.增加Ⅱ型脊髓灰质炎病毒免疫水平

2.以下关于脊髓灰质炎疫苗描述正确的是（　　）

A.目前我国脊髓灰质炎疫苗常规免疫程序为2IPV+2tOPV

B.如果儿童已按疫苗说明书接种过IPV或含IPV成分的联合疫苗，可视为完成相应剂次的脊髓灰质炎疫苗接种

C.不管既往免疫史如何，儿童4岁时均应接种1剂bOPV

D.补种脊髓灰质炎疫苗时遵循先IPV，后bOPV的原则

E.患有生理性黄疸的儿童建议按照说明书全程使用IPV

3.以下关于麻腮风疫苗说法正确的是（　　）

A.上臂外侧三角肌下缘附着处皮下注射

B.若未能与其他减毒活疫苗同时接种，则需间隔≥28天

C.接种MMR后2周内避免使用免疫球蛋白，注射免疫球蛋白者3个月内避免接种MMR

D.对鸡蛋轻度过敏人群不能接种麻腮风疫苗

E.接种剂量0.5ml

4.张某发现自己手臂上有接种疫苗后留下的"瘢痕"，可能是接种以下哪些疫苗留下的（　　）

A.卡介苗　　　　　B.牛痘疫苗

C.伤寒疫苗　　　　D.鼠疫疫苗

E.炭疽疫苗

5.预防下面哪些疾病既有灭活疫苗又有减毒活疫苗（　　）

A.乙型肝炎　　　　B.麻腮风疫苗

C.流感　　　　　　D.乙脑

E.带状疱疹疫苗

6.我国曾分别于2016年5月和2019年12月两次调整脊髓灰质炎疫苗免疫策略，将脊髓灰质炎疫苗接种程序调整为当前的2IPV+2bOPV，其主要目的是（　　）

A.预防疫苗相关脊髓灰质炎麻痹病例（VAPP）

B.更早地提供有效保护

C.预防Ⅱ型疫苗衍生脊髓灰质炎病例（VDPV）

D.更好阻断脊髓灰质炎野病毒传播

E.序贯免疫程序可增强疫苗效果

7.关于DTaP的工艺差异点，以下说法不正确的是（　　）

A.共纯化的DTaP抗原含量恒定

B.组分纯化的DTaP批间差异大

C.共纯化的DTaP内毒素基本去除

D.共纯化的DTaP核心工艺：菌体培养后，盐析沉淀PT、FHA等保护性抗原，梯度离心法去除杂质，脱毒后制成疫苗

E.组分纯化的DTaP核心工艺：菌体培养后，盐析沉淀PT、FHA等保护性抗原，梯度离心法去除杂质，脱毒后制成疫苗用柱层析单独纯化各抗原组分，分别脱毒后按比例配制成疫苗

8.下列疫苗中，哪些不全为国家免疫规划疫苗（　　）

A. HepA、HepB、BCG、PCV23

B. HepA、bOPV、Lep、DTaP

C. IPV、DT、EHF、BCG

D. MMR、DT、JE–I、MPSV–AC

E. HepA、MMR、MPCV–AC、JE–L

9.国家免疫规划疫苗包括（　　）

A.儿童常规疫苗

B.老年人群接种疫苗

C.特殊人群接种疫苗

D.重点人群接种疫苗

E.高危人群接种疫苗

10.我国国家免疫规划疫苗重点地区重点人群接种的疫苗有（　　）

A.钩端螺旋体疫苗　　B.炭疽疫苗

C.霍乱疫苗　　　　　D.伤寒疫苗

E.出血热疫苗

（三）判断

1.当针对麻疹疫情开展应急接种时，可根据疫情流行病学特征考虑对疫情波及范围内的6～7月龄儿童接种1剂含麻疹成分疫苗，计入常规免疫剂次。（　　）

2.根据国家免疫规划疫苗脊髓灰质炎疫苗免疫程序，IPV接种剂量0.5ml，接种时间为2月龄和3月龄；bOPV液体剂型每次2滴，约0.1ml，

接种时间：4月龄和4周岁。（　　）

3. 如果一位4岁半的儿童已按照免疫程序完成全程接种，至少已接种20针次。（　　）

4. 制备卡介苗所用到的菌体是由结核分枝杆菌直接减毒制成。（　　）

5. 接种百白破疫苗后引起神经系统不良反应的成分主要是百日咳抗原成分。（　　）

6. HBsAg阳性产妇所生新生儿，可按医嘱肌内注射100国际单位乙型肝炎免疫球蛋白（HBIG），同时在不同（肢体）部位接种第1剂HepB。两者同时注射，不会影响乙型肝炎疫苗的效果。（　　）

7. 目前我国国家免疫规划疫苗可预防13种疾病。（　　）

8. 一般情况下，减毒活疫苗与灭活疫苗相比，其不良反应发生率较高。（　　）

（四）填空

1. 百白破疫苗的有效成分为：百日咳杆菌有效成分、_____、_____。

2. 炭疽减毒活疫苗接种途径是_____；钩端螺旋体疫苗的接种途径是　　　　；出血热疫苗的接种途径是_____。

3. 卡介苗的接种剂量是_____，接种途径为_____。

4. 加速消除宫颈癌全球战略是一个旨在全球范围内减少宫颈癌发病率和死亡率的国际倡议。战略目标：到2030年，全球90%的女孩应在_____岁之前完成HPV疫苗接种。

二、非免疫规划疫苗

（一）单选

1. 某一年级儿童在操场玩耍时不慎被铁锈钉扎伤，该儿童既往按国家免疫规划程序全程接种了含破伤风类毒素疫苗。针对该儿童，受伤后应如何注射疫苗来预防破伤风（　　）

　　A.仅需一剂破伤风免疫球蛋白

　　B.仅需加强一针破伤风疫苗

　　C.需加强一剂破伤风疫苗和注射一剂破伤风免疫球蛋白

　　D.无须注射破伤风疫苗、破伤风抗毒素或破伤

风免疫球蛋白

2. 下列关于重组B亚单位/菌体霍乱疫苗的说法错误的是（　　）

　　A.在2~8℃干燥保存

　　B.有效成分为：重组霍乱毒素B亚单位、霍乱弧菌菌体

　　C.免疫程序为初次免疫者须服用3剂次，分别于0、7、28天口服，每次1粒

　　D.为取得更好效果应于餐后1小时服苗，服苗后2小时内勿进食

3. 如接种狂犬病疫苗当天未使用狂犬病免疫球蛋白，接种首针狂犬病疫苗几天内仍可接种（　　）

　　A.3天　　　　　　　B.7天

　　C.14天　　　　　　D.28天

4. 13价肺炎球菌多糖结合疫苗的最早接种周/月龄为（　　）

　　A.1月龄　　　　　　B.6周龄

　　C.2月龄　　　　　　D.12周龄

5. 张某半年前被狗咬伤后全程接种了狂犬病疫苗，半年后再次被咬伤，应该如何处置（　　）

　　A.伤口冲洗和消毒，立即接种一剂狂犬病疫苗

　　B.伤口冲洗和消毒，于0和3天各接种一剂狂犬病疫苗

　　C.伤口冲洗和消毒，于0、3、7天各接种一剂狂犬病疫苗

　　D.伤口冲洗和消毒，无须接种狂犬病疫苗

6. 戊肝疫苗全程接种需接种几剂次（　　）

　　A.1　　　　　　　　B.2

　　C.3　　　　　　　　D.4

7. 以下关于轮状病毒疫苗以下说法错误的是（　　）

　　A.有免疫缺陷的儿童禁忌接种该疫苗

　　B.暂不推荐与其他疫苗进行同时接种

　　C.接种后的不良反应中胃肠道反应多见

　　D.该苗为口服疫苗，严禁注射

8. 以下哪项为Hib疫苗的适用人群（　　）

　　A.适用于6周龄~5岁儿童接种

　　B.适用于18岁以下的儿童接种

　　C.适用于2月龄~5岁儿童接种

　　D.适用于全人群接种

9. 下列关于狂犬病疫苗说法正确的是（　　）

A. 若无法使用同一品牌狂犬病疫苗完成全程接种，可用不同品牌的狂犬病疫苗替换，并按替换疫苗的免疫程序继续完成剩余剂次

B. 全程免疫后6个月内再次暴露者一般不需要再次免疫

C. 全程免疫后6个月及以上再次暴露者，应于0、3天各加强接种1剂次狂犬病疫苗

D. 被动免疫制剂如未能在接种狂犬病疫苗的当天使用，接种首针狂犬病疫苗14天内（含14天）仍可注射被动免疫制剂

10. 下列哪项HPV型别都属于高危型（　　）

A. 6、11、16、18

B. 6、16、18、52

C. 16、18、31、33

D. 11、16、18、33

11. 以下说法错误的是（　　）

A. 皮上划痕人用炭疽活疫苗接种后24小时划痕部位无任何反应者应重新接种

B. 双价肾综合征出血热灭活疫苗每1次人用剂量为0.5ml，肌内注射

C. 重组戊肝疫苗（大肠埃希菌）适用于16岁及以上易感人群

D. 森林脑炎灭活疫苗适用于在有森林脑炎发生地区居住及进入该地区的8周岁以上人员

12. 以下关于ACYW135流脑多糖疫苗的说法不正确的是（　　）

A. 属于非免疫规划疫苗，适用于2岁以上儿童及成人

B. 可用于替代A群流脑疫苗接种

C. 成人接种疫苗2～3年后若抗体水平快速下降，应考虑初次免疫3～5年内进行再次接种

D. 第一次接种小于4岁的儿童，应考虑初次免疫2～3年后再次接种

13. 以下关于13价肺炎疫苗说法不正确的是（　　）

A. 13价肺炎疫苗为多糖结合疫苗，可将荚膜多糖抗原从T细胞依赖性抗原转变为非T细胞依赖性抗原

B. 2周岁以上儿童仅需接种1剂，最大接种年龄为5周岁

C. 肺炎链球菌之间存在一定交叉免疫，疫苗对所含肺炎球菌以外的血清型具有一定预防保护作用

D. 对白喉类毒素过敏的儿童无法接种

14. 以下关于口服五价重配轮状病毒减毒活疫苗的说法不正确的是（　　）

A. 主要预防血清型G1、G2、G3、G4和G9导致的婴幼儿轮状病毒胃肠炎

B. 适用于6～32周龄婴儿

C. 全程免疫3剂，每剂间隔6～12周

D. 6～12周龄口服第1剂

15. HIB疫苗的主要成分为（　　）

A. 灭活菌体　　　　B. 减毒细菌

C. 荚膜多糖　　　　D. 多糖和蛋白质

16. 我国自主研发上市的手足口病疫苗，是针对哪种病原体研制的（　　）

A. EV71　　　　　B. CoxA10

C. CoxA16　　　　D. CoxB

17. 狂犬病疫苗的接种途径为（　　）

A. 皮内注射　　　　B. 皮下注射

C. 肌内注射　　　　D. 静脉注射

18. 我国自主研制的EV71疫苗是以哪个分支病毒株为基础研发的（　　）

A. B4　　　　　　B. B5

C. C4a　　　　　D. C4b

（二）多选

1. 根据疫苗说明书，三价轮状病毒疫苗可预防轮状病毒的血清型有（　　）

A. G1　　　　　　B. G2

C. G3　　　　　　D. G4

E. G9

2. 以下哪种人群不宜接种HPV疫苗（　　）

A. 哺乳期　　　　B. 妊娠期

C. 过敏体质　　　D. 月经期

E. 已婚妇女

3. 关于HPV疫苗接种，以下说法不正确的是（　　）

A. 接种前需要进行HPV检测

B. 接种HPV疫苗前一个月内应避免使用免疫

球蛋白或血液制品

C. 如果完成3剂4价HPV疫苗接种后需要接种9价HPV疫苗，则至少间隔1年后才能开始接种

D. 9～14岁女性接种9价HPV疫苗可采取2剂次接种方案

E. 妊娠期及哺乳期女性也可接种

4. 以下属于流感疫苗接种优先人群的是（　　）

A. 医务人员

B. 60岁及以上老年人

C. 养老机构、长期护理机构、福利院人群聚集场所脆弱人群及员工

D. 孕妇

E. 6月龄以下婴儿

5. 一名境外返乡儿童，在境外接种了"四痘"，"四痘"疫苗可以预防的疾病是（　　）

A. 麻疹　　　　　　　　B. 风疹

C. 腮腺炎　　　　　　　D. 乙脑

E. 水痘

6. 以下关于肺炎球菌疫苗的说法正确的是（　　）

A. 目前所有13价肺炎球菌多糖结合疫苗6周龄起即可接种

B. 肺炎球菌多糖结合疫苗将荚膜多糖与载体蛋白共价结合

C. 23价肺炎疫苗可覆盖所有13价肺炎疫苗可预防的肺炎链球菌型别

D. <2岁婴幼儿对23价肺炎球菌多糖疫苗中大多数血清型的肺炎球菌荚膜多糖抗体应答较强

E. 既往接种过1剂23价肺炎球菌疫苗的65岁成年人，再次接种1剂23价肺炎链球菌疫苗，与上1剂至少间隔5年

7. 关于流感疫苗，以下说法不正确的是（　　）

A. 优先接种对象包括60岁及以上居家老年人、6月龄～5岁儿童、慢性病患者以及6龄以下婴儿的家庭成员和看护人员等

B. 接种流感疫苗后可在下一年度内起到预防流感的作用，减少患流感的机会或减轻流感的症状

C. 应在流感高发期前完成接种，一般是每年的9～11月份

D. 四价流感疫苗可以预防乙型Yamagata系、

乙型Victoria系、甲型H1N1以及H5N1四种流感病毒引起的流感

E. 流感病毒可通过基因突变、基因重组和染色体变异导致遗传物质发生改变，且变异频率比其他生物高，导致之前研制的疫苗无效，因此需每年重新接种

8. 以下含百日咳成分疫苗中，目前在我国能接种到的有（　　）

A. DTaP　　　　　　　B. DTwP

C. Tdap　　　　　　　D. DTaP–IPV/Hib

E. DTaP–IPV/Hib/HepB

9. 水痘疫情暴发时，对密切接触者开展水痘疫苗应急接种。下列说法正确的是（　　）

A. 可以阻止其发病或者减轻发病后的临床症状

B. 应尽早开展接种，接触后72小时内应急接种的保护效果最好

C. 接触后超过3天仍建议接种

D. 水痘疫苗接种2剂次后，超过5年者仍可再接种

E. 曾经患过水痘的人群无须接种

10. 以下关于外伤后破伤风疫苗和被动免疫制剂使用说法正确的是（　　）

A. 破伤风疫苗全程免疫后5年内发生污染伤口，无须接种破伤风疫苗和注射被动免疫制剂

B. 破伤风疫苗全程免疫后5年内发生污染伤口，仅需接种1剂破伤风疫苗

C. 破伤风疫苗全程免疫后5～10年发生污染伤口，需接种1剂破伤风疫苗同时注射被动免疫制剂

D. 破伤风疫苗全程免疫10年后发生污染伤口，仅需接种1剂破伤风疫苗

E. 破伤风疫苗免疫史不详的污染伤口，需全程接种破伤风疫苗，同时注射被动免疫制剂

11. 以下关于狂犬病再次暴露后的疫苗接种，说法错误的是（　　）

A. 如果再次暴露发生在免疫接种过程中，则继续按照原有程序完成全程接种

B. 全程免疫后3个月内再次暴露者，一般不主张再次免疫

C. 全程免疫后6个月内再次暴露者，一般不主张再次免疫

D. 全程免疫超过3个月再次暴露者，应于0、3天各加强接种1针次

E. 全程免疫超过6个月再次暴露者，应于0、3天各加强接种1针次

12. 下列关于EV71疫苗的说法，不正确的是（ ）

A. 可以预防所有的手足口病

B. 接种对象为6月龄～3岁（或5岁）儿童

C. 皮下注射0.5ml

D. 接种2剂，至少间隔1个月，建议在12月龄前完成接种程序

E. 应与免疫球蛋白接种间隔1个月以上

13. 以下关于2价HPV疫苗的说法正确的是（ ）

A. 2价HPV疫苗（大肠埃希菌）的接种对象是9～45岁女性

B. 2价HPV疫苗（毕赤酵母）的接种对象是9～45岁女性

C. 2价HPV疫苗（毕赤酵母）的接种对象是9～30岁女性

D. 2价HPV疫苗（昆虫细胞）的接种对象是9～45岁女性

E. 2价HPV疫苗（重组酿酒酵母）的接种对象是9～30岁女性

14. 关于HPV疫苗，以下说法正确的是（ ）

A. 双价HPV疫苗可以预防的HPV型别为16、18型

B. 四价HPV疫苗在二价HPV疫苗基础上增加6、11型

C. 九价HPV疫苗在四价HPV疫苗基础上增加31、33、45、52、58型

D. 双价HPV疫苗和四价HPV预防的高危型HPV病毒型别是一样的

E. 四价HPV疫苗和九价HPV预防的低危型HPV病毒型别是一样的

（三）判断

1. 初次服用霍乱疫苗，应于第0、7、21天分别口服1粒。（ ）

2. 疫苗根据是否自费分为免疫规划疫苗和非免疫规划疫苗。（ ）

3. 九价人乳头瘤疫苗预防的高危型HPV血清型是6、11、16、18、31、33、45、52、58型。（ ）

4. 肠道病毒71型灭活疫苗只能预防EV71感染所致的手足口病。（ ）

5. 冻干鼻喷流感减毒活疫苗的接种对象为3周岁以上人群。（ ）

6. 接种HPV疫苗，仅能预防女性宫颈癌。（ ）

7. 目前四价HPV疫苗已获批在9～45岁男性中使用。（ ）

8. 四价人乳头瘤病毒疫苗比二价人乳头瘤病毒疫苗可以预防更多HPV血清型导致的宫颈癌。（ ）

9. 目前我国上市的人乳头瘤病毒疫苗的接种年龄范围均是9～45岁。（ ）

10. 如果在接种鼻喷流感减毒活疫苗前48小时至接种后14天的间隔内使用抗病毒药物，可能会降低疫苗的有效性。（ ）

11. 服用流感抗病毒药物预防和治疗期间可以接种流感灭活疫苗。（ ）

（四）填空

1. 9～14岁女性接种九价HPV疫苗，可选择2剂次免疫程序，即在第_____月、_____月各接种1剂。

2. 无细胞百白破b型流感嗜血杆菌联合疫苗接种剂量是_____。

3. 二价HPV疫苗预防的血清型是_____、_____型。

4. 我国自主研发的EV71疫苗是_____工艺疫苗。

5. 鼻喷流感疫苗的接种剂量为_____。

📋 **答案及解析**

一、免疫规划疫苗

（一）单选

1. 答案：C

解析：参照《浙江省疫苗接种方案（2021年

版）》，皮上划痕人用炭疽减毒活疫苗，于上臂外侧三角肌附着处皮上划痕接种。用消毒注射器吸取疫苗，在接种部位滴2滴，间隔3～4cm，划痕时用手将皮肤绷紧，用消毒划痕针在每滴疫

苗处作"井"字划痕，每条痕长 1 ~ 1.5 cm，划破表皮以出现间断小血点为度，用同一划痕针反复涂压，使疫苗充分进入划痕处，接种后局部至少裸露 5 ~ 10 分钟，然后用消毒干棉球擦净。接种后 24 小时划痕部位无任何反应者应重新接种。

2. 答案：D

解析：基于消灭天花和经济发达国家控制传染病的经验，1974 年 5 月第 27 届世界卫生大会通过一项决议，要求各成员国《发展和坚持免疫方法与流行病监督计划，防治天花、白喉、百日咳、破伤风、麻疹、脊髓灰质炎、结核病等传染病》，正式开始提出扩大免疫规划（Expanded Programme on Immunization，简称 EPI）。

3. 答案：A

解析：卡介苗的接种剂量为 0.1 ml，根据《预防接种工作规范（2023 年版）》规定，疫苗瓶开启后，减毒活疫苗超过半小时、灭活疫苗超过 1 小时未用完（疫苗说明书另有规定除外），应将剩余疫苗废弃，按照医疗废物处置方法处理。卡介苗属于减毒活疫苗，30 分钟内未使用完应废弃。

4. 答案：B

解析：根据国家免疫规划疫苗儿童免疫程序，目前儿童国家免疫规划疫苗需接种乙型肝炎疫苗 3 剂、卡介苗 1 剂、脊髓灰质炎疫苗 4 剂、百白破疫苗 5 剂、A 群流脑多糖疫苗 2 剂、A 群 C 群流脑多糖疫苗 2 剂、麻腮风疫苗 2 剂、乙脑减毒活疫苗 2 剂、甲型肝炎减毒活疫苗 1 剂，共 22 剂次。

5. 答案：A

解析：乙型肝炎病毒主要通过血液传播，新生儿在出生时可能会通过皮肤黏膜接触到母亲的血液，从而感染乙型肝炎病毒，因此及时接种乙型肝炎疫苗是有效阻断乙型肝炎病毒产程传播的关键。

6. 答案：C

解析：卡介苗是一种减毒活疫苗，接种后机体需要一定时间来启动免疫反应，产生对结核菌的特异性免疫力。一般来说，接种后 12 周左右，机体的免疫系统才能充分发挥作用，完成对卡介苗抗原的识别、处理和免疫应答过程，从而在体内形成有效的免疫记忆细胞等免疫机制。此时进

行 PPD 试验，能较为准确地反映机体是否对卡介苗产生了免疫反应。

7. 答案：D

解析：乙型肝炎疫苗接种部位为上臂外侧三角肌中部，与该儿童出现不良反应的部位不符。卡介苗的接种部位一般为左上臂外侧三角肌下缘。卡介苗一般在出生后接种，接种后 2 周左右局部可出现红肿浸润，随后化脓，形成小溃疡，一般 8 ~ 12 周左右结痂。该儿童左臂外侧三角肌下缘出现红肿硬结和小脓疱最可能是卡介苗接种后的一般反应。

8. 答案：B

解析：脊髓灰质炎减毒活疫苗糖丸的稳定性受温度影响较大，不同的保存温度对应不同的有效期，在 -20℃以下保存时有效期一般为 24 个月，而在 2 ~ 8℃条件下其有效期会缩短至 5 个月。

9. 答案：A

解析：生物制品按免疫方式和作用机制分为主动免疫制剂和被动免疫制剂；生物制品按照用途分为预防类生物制品、治疗类生物制品、诊断类生物制品；按抗原的性质和特点分为全抗原类和半抗原类，按给药途径分为口服类和注射类。

10. 答案：C

解析：本体考查疫苗的英文缩写。甲型肝炎疫苗 HepA、乙型肝炎疫苗 HepB、卡介苗 BCG、流感嗜血杆菌疫苗 HIB、口服 I 型 III 型脊髓灰质炎减毒活疫苗 bOPV、乙脑灭活疫苗 JE-I、乙脑减毒活疫苗 JE-L、脊髓灰质炎灭活疫苗 IPV、麻腮风疫苗 MMR、流脑 A 群 C 群多糖结合疫苗 MPCV-AC、水痘带状疱疹疫苗 VZV。A 选项的 HIB，B 选项的 JE-I，D 选项的 VZV、MPCV-AC 均不属于国家免疫规划疫苗。

11. 答案：D

解析：1978 年我国开始实施计划免疫，接种卡介苗、脊髓灰质炎疫苗、百白破疫苗（全细胞百白破）、麻疹疫苗。2002 年，将乙型肝炎疫苗纳入免疫规划，2008 年起实施扩大免疫规划，逐步扩大了无细胞百白破疫苗在免疫规划中的使用范围，逐渐替代全细胞百白破疫苗，将甲型肝炎疫苗、流脑疫苗、乙脑疫苗、麻腮风疫苗等纳入国家免疫规划。2016 年 5 月 1 日我国对脊髓灰

质炎疫苗免疫程序进行调整，施行1IPV+3bOPV的免疫程序。2019年12月起，又将脊髓灰质炎疫苗免疫程序调整为2IPV+2bOPV。麻腮风减毒活疫苗第2剂于2020年6月1日开始施行。最迟纳入我国免疫规划的是D选项，无细胞百白破疫苗第5剂于2025年1月1日开始施行。

12.答案：D

解析：脊髓灰质炎灭活疫苗是通过肌内注射方式进入人体，疫苗抗原主要在注射部位局部的免疫器官如淋巴结等被摄取和处理，免疫细胞在此被激活并产生免疫应答，与黏膜相关淋巴组织的直接接触较少，难以有效激活黏膜免疫的特定细胞和分子机制，A选项表述错误。脊髓灰质炎灭活疫苗是将脊髓灰质炎病毒通过甲醛等方法灭活后制成的疫苗，病毒已失去活性，完全没有感染性和复制能力，因此不会因为疫苗中的病毒在人体内恢复毒力而导致VAPP，安全性高，B选项表述错误。目前我国实行的免疫程序是2剂次IPV+2剂次bOPV，C选项表述错误。

13.答案：D

解析：如已接种过1剂次甲型肝炎灭活疫苗，但无条件接种第2剂，可接种1剂甲型肝炎减毒活疫苗完成补种，间隔不小于6个月。

14.答案：C

解析：疫苗按其成分性质可分为灭活疫苗、减毒活疫苗、亚单位疫苗、蛋白或多糖疫苗、核酸疫苗等。

15.答案：D

解析：接种疫苗后出现局部红肿、硬结等局部反应，可用干净的毛巾热敷，促进局部血液循环，加快新陈代谢，帮助身体吸收疫苗引起的局部炎症反应，缓解红肿和疼痛症状。但接种过卡介苗后，如果局部反应较重，出现了小脓疱或破溃等情况，热敷可能会使局部皮肤的屏障功能进一步受损，为外界细菌等病原体的侵入提供更有利的条件，增加局部感染的风险，导致局部反应更加复杂和严重，如出现化脓性感染、溃疡不愈合等情况。因此接种卡介苗后出现的局部反应禁止热敷。

16.答案：A

解析：新生儿接种BCG疫苗可预防婴幼儿结核性脑膜炎和粟粒性肺结核（血行播散型肺结核）。

17.答案：A

解析：硫柳汞是一种广谱抗菌剂，作为疫苗的防腐剂使用，目前在百白破、白破疫苗中适量添加，麻腮风疫苗中不含硫柳汞，A选项对应关系错误。乙型肝炎疫苗制备时，常使用甲醛灭活乙型肝炎病毒，因此乙型肝炎疫苗中可能会有极微量的甲醛残留，B选项对应关系正确。西林瓶瓶塞常用乳胶制成，C选项对应关系正确。乙脑减毒疫苗制备时会添加硫酸庆大霉素作为广谱抗生素来抑制细菌等微生物在细胞培养环境中滋生，D选项对应关系正确。

18.答案：B

解析：参照《扩大国家免疫规划实施方案（2007年版）》和钩端螺旋体疫苗说明书，重点人群用钩端螺旋体疫苗接种对象为流行地区可能接触疫水的7～60岁高危人群。共接种2剂次，受种者接种第一剂次后7～10天接种第二剂。

19.答案：B

解析：根据《国家免疫规划疫苗儿童免疫程序及说明（2021年版）》乙型肝炎疫苗接种说明，母亲为HBsAg阳性的儿童接种最后一剂HepB后1～2个月进行HBsAg和乙型肝炎病毒表面抗体（抗-HBs）检测，若发现HBsAg阴性、抗-HBs阴性或小于10mIU/ml，可再按程序免费接种3剂次HepB。

20.答案：A

解析：麻腮风疫苗是减毒活疫苗，接种后短时间内怀孕可能对胎儿造成危害，增加胎儿发育异常或畸形风险。为确保胎儿的安全，建议女性在接种麻腮风疫苗后至少3个月内避免怀孕。

21.答案：A

22.答案：B

解析：IPV、tOPV含血清Ⅰ、Ⅱ、Ⅲ型脊髓灰质炎病毒抗原，bOPV含血清Ⅰ、Ⅲ型脊髓灰质炎病毒抗原。

（二）多选

1.答案：ABE

解析：A选项疫苗产能是制定免疫策略的重要影响因素之一，足够的疫苗产能才能保证免疫策略的有效实施。BE选项：IPV为灭活疫苗，包含Ⅰ、Ⅱ、Ⅲ型脊髓灰质炎病毒，bOPV为减毒活疫苗，包含Ⅰ、Ⅲ型脊髓灰质炎病毒，将脊髓灰质炎第2剂免疫程序由bOPV改成IPV，可以增加Ⅱ型脊髓灰质炎病毒免疫水平，降低或消除VAPP发生的风险。C选项IPV疫苗通过肌内注射接种，与第二剂疫苗接种OPV相比，并未增加肠道黏膜免疫水平。D选项调整后的免疫程序，第4剂bOPV在儿童满4周岁接种，与之前一致，并未缩短疫苗接种周期。

2. 答案：BD

解析：根据《国家免疫规划疫苗儿童免疫程序及说明（2021年版）》，目前脊髓灰质炎疫苗常规免疫程序为2IPV+2bOPV。A选项表述错误。如果儿童已按疫苗说明书接种过IPV或含IPV成分的联合疫苗，可视为完成相应剂次的脊髓灰质炎疫苗接种。补种脊髓灰质炎疫苗时遵循先IPV，后bOPV的原则。BD选项表述正确。如儿童已按免疫程序完成4剂次含IPV成分疫苗接种，则4岁无须再接种bOPV。C选项表述错误。生理性和母乳性黄疸不作为疫苗接种的禁忌证，可按照常规免疫程序接种。E选项表述错误。

3. 答案：ACE

解析：麻腮风疫苗为减毒活疫苗，注射部位为上臂外侧三角肌下缘附着处皮下接种，A选项正确。麻腮风疫苗若未能与其他注射类减毒活疫苗同时接种，则需间隔≥28天，与口服类减毒活疫苗接种间隔不做限制，B选项表述错误。注射免疫球蛋白者应间隔不小于3个月接种MMR，接种MMR后2周内避免使用免疫球蛋白，C选项表述正确。麻腮风疫苗制备时，麻疹病毒减毒株接种于鸡胚成纤维细胞，因不含鸡蛋卵清蛋白，因此鸡蛋过敏者可以接种麻腮风疫苗，D选项表述错误。

4. 答案：ABDE

解析：A选项卡介苗接种后，局部出现红肿浸润，随后化脓形成小溃疡，干燥结痂后可形成"卡瘢"。BDE选项牛痘疫苗、鼠疫疫苗、炭疽疫苗都可通过皮上划痕接种，留下"瘢痕"。C选项伤寒疫苗，不采用皮上划痕接种，根据不同的疫苗种类，采取皮下接种或肌内注射方式。

5. 答案：CDE

解析：流感疫苗有流感裂解疫苗和冻干鼻喷流感减毒活疫苗；乙脑疫苗有乙脑减毒活疫苗和乙脑灭活疫苗，带状疱疹疫苗有带状疱疹减毒活疫苗和重组带状疱疹疫苗。重组乙型肝炎疫苗属于灭活疫苗，目前无乙型肝炎减毒活疫苗。麻腮风疫苗属于减毒活疫苗，目前无灭活麻腮风疫苗。

6. 答案：ACDE

解析：IPV能诱导机体产生良好的体液免疫反应，使血液中产生高滴度的中和抗体，为机体提供针对脊髓灰质炎病毒的全身性免疫保护。bOPV可在肠道内模拟自然感染过程，刺激肠道黏膜产生分泌型IgA抗体，补充IPV在肠道免疫方面的不足，进一步增强对脊髓灰质炎病毒的免疫防御。在序贯接种程序中，IPV不含有活病毒，先用IPV进行基础免疫，可大大降低VAPP的发生概率，提高疫苗接种的安全性。脊髓灰质炎疫苗序贯接种策略根据不同疫苗的特点和优势，合理安排接种顺序和种类，避免了单一使用某种疫苗可能带来的不良反应风险的累积，同时也充分发挥了每种疫苗的最佳免疫保护作用。随着全球一体化进程的加快，输入性脊髓灰质炎野病毒的风险始终存在。序贯接种策略中的IPV对所有脊髓灰质炎病毒血清型都有良好的免疫保护作用，可有效应对可能输入的不同型别脊髓灰质炎野病毒。ACDE选项表述正确。脊髓灰质炎免疫程序的调整未调整各剂次的接种年龄，B选项表述错误。

7. 答案：ABC

解析：共纯化是在生产过程中，将百日咳杆菌中的免疫相关物质如百日咳毒素（PT）、丝状血凝素（FHA）等一次性提取出来再一同进行纯化，相较于组分纯化，减少了分别提取和处理各成分的步骤，可能导致PT和FHA等抗原含量差异较大，使得不同批次疫苗的免疫原性可能存在一定波动，内毒素无法完全去除。组分纯化是对百日咳疫苗中的PT、FHA等有效成分进行分别提取，然后按照精确的比例进行配制，能够精准控制每种抗原的含量，内毒素基本去除，使疫苗中有效成分纯度高、杂质少，不同批次之间的产品质量更加稳定，差异更小。

8.答案：AE

解析：A选项中的PCV23，E选项中的MPCV-AC不是国家免疫规划疫苗。本题考察对国家免疫规划疫苗英文简称的了解，需注意的是双价肾综合征出血热灭活疫苗（出血热疫苗，EHF）、皮上划痕人用炭疽活疫苗（炭疽疫苗，Anth）、钩端螺旋体疫苗（Lep）也属于国家免疫规划疫苗。

9.答案：AD

解析：参照《预防接种工作规范（2023年版）》，国家免疫规划疫苗包括适龄儿童接种的免疫规划疫苗和重点人群接种的免疫规划疫苗。

10.答案：ABE

解析：参照《预防接种工作规范（2023年版）》，我国重点人群接种的免疫规划疫苗包括双价肾综合征出血热灭活疫苗（出血热疫苗，EHF）、皮上划痕人用炭疽活疫苗（炭疽疫苗，Anth）、钩端螺旋体疫苗（Lep）。

（三）判断

1.答案：错误

解析：根据《国家免疫规划疫苗儿童免疫程序及说明（2021年版）》麻腮风疫苗注意事项：当针对麻疹疫情开展应急接种时，可根据疫情流行病学特征考虑对疫情波及范围内的6~7月龄儿童接种1剂含麻疹成分疫苗，但不计入常规免疫剂次。

2.答案：正确

解析：根据《国家免疫规划疫苗儿童免疫程序及说明（2021年版）》脊髓灰质炎疫苗免疫程序，2月龄、3月龄各接种1剂IPV，每次剂量0.5ml，4月龄、4周岁各接种1剂bOPV，每次2滴（约0.1ml）。

3.答案：正确

解析：根据《国家免疫规划疫苗儿童免疫程序及说明（2021年版）》，目前儿童国家免疫规划疫苗需接种乙型肝炎疫苗3剂、卡介苗1剂、脊髓灰质炎疫苗4剂、百白破疫苗4剂、A群流脑多糖疫苗2剂、A群C群流脑多糖疫苗1剂、麻腮风疫苗2剂、乙脑减毒活疫苗2剂、甲型肝炎减毒活疫苗1剂，共20剂次。

4.答案：错误

解析：卡介苗是由法国细菌学家卡尔美特（Albert Calmette）和介兰（Camille Guérin）将牛分枝杆菌经过13年230次传代培养后，获得的减毒活菌株。在传代培养过程中，牛分枝杆菌的毒力逐渐减弱，最终成为对人体基本无致病性，但仍保留免疫原性的卡介苗菌株。结核分枝杆菌与牛分枝杆菌在抗原结构上有一定的相似性。它们具有一些共同的抗原成分，如特定的蛋白质、多糖等。当人体接种卡介苗后，免疫系统会识别牛分枝杆菌的这些抗原，进行免疫应答，在这个过程中，免疫系统会产生相应的免疫细胞和免疫分子。由于结核分枝杆菌与牛分枝杆菌的抗原存在交叉免疫原性，所以这些免疫细胞和免疫分子不仅能够识别和抵抗牛分枝杆菌，对结核分枝杆菌也具有一定的识别和防御能力。

5.答案：正确

解析：接种百白破疫苗后引起神经系统不良反应的成分主要是百日咳抗原成分。

6.答案：正确

解析：乙型肝炎疫苗的主要成分是乙型肝炎病毒的表面抗原，进入新生儿体内后，会激活免疫系统中的淋巴细胞，促使它们产生针对乙型肝炎病毒的特异性抗体，这是一个主动免疫的过程，需要一定时间来建立起有效的免疫保护，一般接种后1个月才会有一定量的抗体产生。乙型肝炎免疫球蛋白是一种含有高浓度乙型肝炎表面抗体的生物制剂，属于被动免疫。注射后能立即在新生儿体内发挥作用，直接与可能存在的乙型肝炎病毒结合，中和病毒，阻止病毒感染肝细胞，为新生儿提供即时的保护。新生儿出生时其母亲为乙型肝炎病毒感染者，需要同时注射乙型肝炎免疫球蛋白和乙型肝炎疫苗。乙型肝炎免疫球蛋白能在疫苗诱导机体产生足够的抗体之前，提供暂时性保护，而乙型肝炎疫苗则可启动机体的主动免疫反应，产生持久的保护作用。二者联合使用可以起到协同作用，增强对乙型肝炎病毒的预防效果，而不会相互干扰。

7.答案：错误

解析：目前我国国家免疫规划疫苗可预防15种疾病。

8.答案：正确

解析：减毒活疫苗是将病原微生物在人工条件下使其失去或减弱致病性，但仍保留其免疫原性和繁殖能力而制成的疫苗。接种后，疫苗中的病原体在人体内可进行一定程度的繁殖，类似于一次轻度的自然感染，这可能导致一些接种者出现类似轻度感染的症状，如发热、皮疹、局部红肿等。灭活疫苗中的病原体已失去活性，不会在人体内繁殖，因此一般不会引起感染症状。常见的不良反应主要是由于疫苗中的抗原成分或佐剂等引起的局部或全身反应，如接种部位的疼痛、红肿，以及可能出现的低热等，通常症状相对较轻，持续时间较短。

（四）填空

1.答案： 白喉类毒素　破伤风类毒素

2.答案． 皮上划痕接种　皮下注射　肌内注射

3.答案： 0.1ml　皮内接种

4.答案： 15

解析：为实现消除宫颈癌这一目标，加速消除宫颈癌全球战略提出了具体的指标和时间表，即到2030年，全球90%的女孩应在15岁之前完成HPV疫苗接种；70%的妇女应在35岁到45岁之间接受高效检测方法筛查；90%确诊宫颈疾病的妇女应得到治疗。

二、非免疫规划疫苗

（一）单选

1.答案：D

解析：该儿童为一年级学生，按国家免疫规划程序全程接种，最后一剂含破伤风成分疫苗最早应在六周岁时接种，直至目前未超过5年，参照《非新生儿破伤风诊疗规范（2024）》，全程免疫且最后一次注射后的5年内，所有外伤后均不需要使用主动免疫制剂和被动免疫制剂。因此该患儿不需要注射破伤风疫苗以及破伤风抗毒素或破伤风免疫球蛋白。

2.答案：D

解析：霍乱疫苗是用工程菌制备重组霍乱毒素B亚单位与灭活霍乱弧菌菌体，经冷冻、干燥成干粉，与其他辅料混合后制成的肠溶胶囊，用于预防霍乱和产毒性大肠埃希菌旅行者腹泻。接种对象为2周岁以上儿童、青少年和有接触或传播危险的成人。免疫程序：0、7、28天口服一次，每次1粒，共3粒。孕妇及2岁以下婴幼儿禁用，在2～8℃干燥保存。ABC选项表述正确。为取得更好效果应于餐后2小时服苗，服苗后1小时内勿进食，D选项表述错误。

3.答案：B

解析：参照《狂犬病暴露预防处置工作规范（2023年版）》第二十三条：如未能在接种狂犬病疫苗的当天使用被动免疫制剂，接种首针狂犬病疫苗7天内（含7天）仍可注射被动免疫制剂。

4.答案：B

解析：13价肺炎球菌多糖结合疫苗接种对象为6周龄全5岁的婴幼儿和儿童。基础免疫首剂最早可以在6周龄接种。

5.答案：B

解析：根据《狂犬病暴露预防处置工作规范（2023年版）》，任何一次暴露后均应首先、及时、彻底地进行伤口处置。狂犬病再次暴露后的疫苗接种：再次暴露发生在免疫接种过程中，应继续按照原有免疫程序完成剩余剂次的接种；全程接种后3个月内再次暴露者一般不需要加强接种；全程接种后3个月及以上再次暴露者，应于0、3天各加强接种1剂次狂犬病疫苗。该患者半年后再次暴露，应于0、3天各接种1剂次狂犬病疫苗。

6.答案：C

解析：重组戊型肝炎疫苗（HepE）适用于≥16周岁以上易感人群，共接种3剂次，免疫程序按照0、1、6月接种方案进行。

7.答案：B

解析：轮状病毒疫苗为减毒活疫苗，有免疫缺陷的患儿禁忌接种，A选项表述正确。接种后常见一过性胃肠道症状，如一过性的轻度呕吐、腹泻等。C选项表述正确。轮状病毒疫苗为口服疫苗，严禁注射，D选项表述正确。B选项说明书无不推荐与其他疫苗进行同时接种的说明。日常工作中常与注射类疫苗同时接种。

8.答案：C

解析：参照Hib疫苗说明书，Hib疫苗适用于2月龄~5岁儿童。

9.答案：A

解析：根据《狂犬病暴露预防处置工作规范（2023年版）》，第十八条：应尽量使用同一品牌狂犬病疫苗完成全程接种。若无法实现，可用不同品牌的狂犬病疫苗替换，并按替换疫苗的免疫程序继续完成剩余剂次。A选项表述正确。第二十三条：如未能在接种狂犬病疫苗的当天使用被动免疫制剂，接种首针狂犬病疫苗7天内（含7天）仍可注射被动免疫制剂。D选项表述错误。第二十七条：再次暴露后疫苗接种：再次暴露发生在免疫接种过程中，应继续按照原有免疫程序完成剩余剂次的接种；全程接种后3个月内再次暴露者一般不需要加强接种；全程接种后3个月及以上再次暴露者，应于0、3天各加强接种1剂次狂犬病疫苗。BC选项表述错误。

10.答案：C

解析：HPV16、18、31、33、35、39、45、51、52、56、58、59、68等型别被认为是高危型HPV，高危型HPV的持续感染与多种恶性肿瘤的发生密切相关，尤其是宫颈癌。HPV6、11、40、42、43、44、54、61、70、72、81、89等通常被归为低危型HPV，低危型HPV一般不会引起恶性肿瘤，但可引起生殖器疣等良性病变。

11.答案：B

解析：双价肾综合征出血热灭活疫苗每1次人用剂量为1.0ml，肌内注射。

12.答案：B

解析：ACYW135流脑多糖疫苗为非免疫规划疫苗，适用于2岁以上儿童及成人的高危人群使用，接种方式为上臂外侧三角肌附着处皮下注射。A选项表述正确。ACYW135流脑多糖疫苗不可用于替代A群流脑多糖疫苗接种，可用于替代A群C群流脑多糖疫苗接种。B选项表述错误。参照疫苗说明书再次接种（国外推荐）：传染地区的高危个体，特别是第一次接种小于4岁的儿童，如果持续处于高危状态，应考虑初次免疫2~3年后再次接种；成人接种疫苗2~3年后若抗体水平快速下降，应考虑初次免疫3~5年内进行再次接种。CD选项表述正确。

13.答案：A

解析：多糖通常是由重复的糖基单元组成，结构相对简单，多为线性或分支状的多糖链，缺乏复杂的空间结构和特定的抗原决定簇，可以直接与B细胞表面的抗原受体（BCR）结合，无须T细胞的辅助就能激活B细胞，属于非T细胞依赖性抗原，主要诱导产生体液免疫中的IgM抗体，免疫记忆较弱。初次免疫后，机体产生的抗体水平相对较低，而且抗体亲和力成熟有限，再次免疫时抗体反应增强不明显，难以产生长期有效的免疫保护。多糖结合疫苗是将细菌多糖抗原与蛋白质载体通过化学方法连接而成。这种结合使得原本单纯的多糖抗原获得了蛋白质载体的特性，形成了一种更为复杂的抗原结构，既保留了多糖的抗原性，又具备了蛋白质的免疫调节功能。多糖结合疫苗进入机体后，首先被抗原提呈细胞（APC）摄取、加工和处理，然后以抗原肽–MHC复合物的形式呈递给T细胞，激活T细胞，属于T细胞依赖性抗原。激活的T细胞会分泌细胞因子等信号分子，为B细胞的活化、增殖和分化提供辅助信号。B细胞在接受T细胞的辅助信号以及自身BCR与多糖抗原的结合信号后，会发生类别转换，产生IgG等抗体，并且形成免疫记忆细胞。多糖结合疫苗能够诱导产生更强的免疫应答，不仅抗体水平高，而且抗体的亲和力成熟度高，免疫记忆持久。再次免疫时，机体能够快速产生大量高亲和力的抗体，提供更有效的免疫保护。A选项13价肺炎球菌多糖结合疫苗，是让荚膜多糖抗原从非T细胞依赖性抗原转变为T细胞依赖性抗原。

14.答案：C

解析：参照疫苗说明书，口服五价重配轮状病毒减毒活疫苗的接种对象为6周至32周龄婴儿。全程免疫共3剂：6~12周龄时开始口服第一剂，每剂接种间隔4~10周，第三剂接种不应晚于32周龄。用于预防血清型G1、G2、G3、G4和G9导致的婴幼儿轮状病毒胃肠炎。

15.答案：D

解析：b型流感嗜血杆菌疫苗是用纯化的b型流感嗜血杆菌荚膜多糖与破伤风类毒素共价结合而成。

16.答案：A

解析：目前我国上市的手足口病疫苗为肠道病毒71型灭活疫苗，即EV71疫苗。

17.答案：C

18.答案：C

解析：肠道病毒71型（EV71）存在多个基因亚型，在我国手足口病流行期间，EV71 C4a分支病毒株是主要的流行毒株，具有广泛的传播性和较高的致病性，引发了大量手足口病重症和死亡病例。我国的EV71疫苗是以EV71 C4a分支病毒株为基础研发，能够针对性地预防最常见、危害较大的病毒类型，为防控手足口病提供有力保障。

（二）多选

1.答案：ABCDE

解析：根据疫苗说明书，三价轮状病毒疫苗是用G2、G3、G4型人-羊轮状病毒基因重配株分别接种Vero细胞，经培养、收获病毒液后加入适宜稳定剂制成。用于预防轮状病毒血清型G1、G2、G3、G4和G9导致的婴幼儿腹泻。

2.答案：AB

解析："过敏性体质"不是疫苗接种的禁忌证。对已知疫苗成分严重过敏或既往因接种疫苗发生喉头水肿、过敏性休克及其他全身性严重过敏反应的，禁忌继续接种同种疫苗。参照HPV说明书：妊娠期妇女临床数据有限，妊娠期间应避免接种。哺乳期妇女应慎用。

3.答案：ABE

解析：HPV疫苗可以预防多种HPV病毒型别，包括一些最常见的高危型别，如HPV16、HPV18等。即使一个人已经感染了某种HPV型别，接种疫苗仍可预防其他未感染型别的HPV病毒，从而降低因感染多种HPV型别而导致相关疾病的风险。HPV疫苗不仅可以预防初次感染，对于已经感染了HPV但病毒已被清除或处于亚临床感染状态的人群，接种疫苗也有助于预防再次感染同一种HPV型别，减少HPV的持续感染风险。对于大多数符合HPV疫苗接种年龄和适应证的人群，无论是否感染过HPV，接种疫苗都有一定的益处，接种前无须进行HPV检测。

A选项表述错误。参照HPV疫苗说明书，接种HPV疫苗前三个月内应避免使用免疫球蛋白或血液制品，B选项表述错误。妊娠期及哺乳期女性因临床试验数据有限，不推荐接种HPV疫苗。E选项表述错误。

4.答案：ABCD

解析：参照《中国流感疫苗预防接种技术指南（2023-2024）》，流感疫苗接种优先接种人群是医务人员，60岁及以上老年人，罹患一种或多种慢性病者，养老机构、长期护理机构、福利院等人群聚集场所脆弱人群及员工，孕妇，6~59月龄的儿童，6月龄以下婴儿的家庭成员和看护人员，重点场所人群。

5.答案：ABCE

解析："四痘"疫苗MMRV，可同时预防麻疹、风疹、腮腺炎和水痘。

6.答案：ABE

解析：参照23价肺炎球菌多糖疫苗与13价肺炎球菌多糖结合疫苗说明书，13价肺炎球菌中所包含的血清型6A型，未包含在23价肺炎球菌多糖疫苗中，C选项表述错误。2岁以下儿童因免疫系统尚未发育成熟，对多糖疫苗识别和反应能力有限，难以产生有效的免疫应答，D选项表述错误。

7.答案：BDE

解析：接种流感疫苗后产生的抗体有效期限为6~8个月，可在该期限内起到预防流感的作用，减少患流感的机会或减轻流感的症状。B选项表述错误。四价流感疫苗可以预防乙型Yamagata系、乙型Victoria系、甲型H1N1以及H3N2四种流感病毒引起的流感，D选项表述错误。流感病毒属于病毒类病原微生物，不存在染色体，但可通过基因突变、基因重组导致遗传物质发生改变，导致之前研制的疫苗无效。E选项表述错误。

8.答案：AD

解析：A选项无细胞百白破疫苗、D选项五联疫苗已在我国上市使用。B选项为全细胞百白破疫苗，目前已停止使用。C选项Tdap相较于DTaP，疫苗成分中白喉类毒素，无细胞百日咳成分含量减少，在美国的免疫程序通常在

11~12岁接种一剂，之后每10年需接种一次作为加强针。对于未接种过Tdap疫苗的成人接种一剂。孕妇则建议在怀孕晚期接种。国内暂未上市。E选项为六联疫苗，国内暂未上市。

9.答案：ABCE

解析：参照《浙江省水痘暴发疫情调查与处置技术指南（试行版）》，应急接种对象为≥12月龄，无2剂次水痘疫苗免疫史或患病史的人群。水痘疫苗接种2剂次后，无须再接种。

10.答案：AD

解析：参照《非新生儿破伤风诊疗规范（2024年版）》，全程免疫且最后一次注射后的5年内，所有外伤后均不需要使用主动免疫制剂和被动免疫制剂。全程免疫且最后一次注射后≥5年但＜10年，低风险者不需使用主动免疫抑制剂和被动免疫制剂；高风险者应加强接种一剂TTCV，不需使用被动免疫抑制。全程免疫且最后一次注射已≥10年，部分患者体内抗体水平降至保护水平以下，所有外伤者均应加强接种一剂TTCV，以快速提高体内抗体水平，不需使用被动免疫制剂。TTCV接种＜3剂或免疫接种史不详，低风险者应完成全程接种TTCV，不需要使用被动免疫制剂；高风险者在全程接种TTCV的同时需注射被动免疫制剂。

11.答案：CE

解析：根据《狂犬病暴露预防处置工作规范（2023年版）》狂犬病再次暴露后的疫苗接种：再次暴露发生在免疫接种过程中，应继续按照原有免疫程序完成剩余剂次的接种；全程接种后3个月内再次暴露者一般不需要加强接种；全程接种后3个月及以上再次暴露者，应于0、3天各加强接种1剂次狂犬病疫苗。

12.答案：AC

解析：多种病原体可以引起手足口病，如肠道病毒、柯萨奇病毒、埃可病毒等，EV71疫苗只能预防肠道病毒71型引起的手足口病，无法预防所有的手足口病，A选项表述错误。EV71疫苗为灭活疫苗，接种途径采用肌内注射，每剂次0.5ml。C选项表述错误。

13.答案：ACD

解析：目前我国上市的双价HPV疫苗表达系统包括大肠埃希菌表达系统、毕赤酵母表达系统、杆状病毒-昆虫细胞表达系统，暂无酿酒酵母表达系统制备的双价HPV疫苗。大肠埃希菌、杆状病毒-昆虫细胞表达系统制备的2价HPV疫苗接种对象为9~45岁女性，毕赤酵母表达系统制备的2价HPV疫苗的接种对象为9~30岁女性。

14.答案：ABCDE

解析：双价HPV疫苗可以预防的HPV型别为16、18型。四价HPV疫苗可以预防的HPV型别为6、11、16、18型，在双价HPV疫苗的基础上增加了6、11型。九价HPV疫苗可以预防的HPV型别为6、11、16、18、31、33、45、52、58型。其中双价HPV疫苗和四价HPV预防的高危型HPV病毒型别16、18型是一样的，四价HPV疫苗和九价HPV预防的低危型HPV病毒型别6、11型是一样的。

（三）判断

1.答案：错误

解析：霍乱疫苗免疫程序：接种对象为2周岁以上儿童，青少年和有接触或传播危险的成人。免疫程序：0、7、28天口服一次，每次1粒，共3粒。接受过该品全程免疫的人员，可根据疫情在流行季节前加强一次。

2.答案：错误

解析：疫苗根据是否自愿接种分为免疫规划疫苗和非免疫规划疫苗。

3.答案：错误

解析：九价人乳头瘤疫苗预防的HPV血清型是6、11、16、18、31、33、45、52、58型。其中6、11型属于低危型。

4.答案：正确

5.答案：错误

解析：根据冻干鼻喷流感减毒活疫苗说明书，其接种对象为3~17岁人群。

6.答案：错误

解析：HPV疫苗可以预防多种与HPV感染相关的疾病，如宫颈癌、肛门癌、外阴癌、阴道癌、口咽癌等恶性肿瘤；宫颈上皮内瘤变、肛门上皮内瘤变、外阴和阴道上皮内瘤变等癌前病变，以及生殖器疣、复发性呼吸道乳头状瘤病等良性病变。

7.答案：错误

解析：目前四价HPV疫苗已获批在9~26岁男性中使用。

8.答案：错误

解析：二价HPV疫苗可以预防的HPV型别为16、18型，四价HPV疫苗可以预防的HPV型别为6、11、16、18型，增加的6、11型属于低危型别，主要引起生殖器疣、复发性呼吸道乳头状瘤病以及其他良性病变。

9.答案：错误

解析：目前我国已上市多款双价HPV疫苗，双价HPV疫苗（大肠埃希菌）、双价HPV疫苗（昆虫细胞）的接种对象是9~45岁女性；双价HPV疫苗（毕赤酵母）的接种对象是9~30岁女性。

10.答案：正确

解析：鼻喷流感减毒活疫苗是由活的但已减弱毒性的流感病毒制成。它进入人体后，会在鼻腔等部位短暂复制，刺激人体免疫系统产生免疫反应，从而使人体获得对流感病毒的免疫力。抗病毒药物的作用是抑制流感病毒的复制和传播。如果在接种鼻喷流感减毒活疫苗前48小时至接种后14天内使用抗病毒药物，抗病毒药物可能会抑制疫苗中的减毒流感病毒在体内的复制，从而干扰人体免疫系统对疫苗的免疫应答，导致疫苗无法充分发挥作用，降低疫苗的有效性。

11.答案：正确

解析：流感抗病毒药物主要作用是抑制流感病毒在人体内的复制和播散，从而减轻症状、缩短病程、降低并发症的发生风险等。比如神经氨酸酶抑制剂，通过抑制流感病毒的神经氨酸酶活性，阻止病毒从被感染的细胞中释放和播散，进而抑制病毒在人体内的进一步传播。流感灭活疫苗是将流感病毒经过处理后使其失去活性，但仍

保留其免疫原性。接种后，疫苗中的抗原成分会刺激人体免疫系统，使其产生针对流感病毒的特异性抗体，从而获得对流感病毒的免疫力。两者作用机制不同，不会相互干扰，在服用抗病毒药物期间接种疫苗，疫苗仍可正常发挥刺激免疫反应的作用。

（四）填空

1.答案：0 6

解析：参照九价HPV疫苗免疫程序，九价HPV疫苗适用于9~45岁女性接种，推荐于0、2和6月分别接种1剂次，共3剂次。9~14岁女性也可选择2剂免疫程序，即于0月和6月分别接种1剂，共接种2剂。

2.答案：1ml

解析：无细胞百白破b型流感嗜血杆菌联合疫苗（DTaP-Hib）即四联疫苗，接种对象为3月龄及以上的婴幼儿，推荐3、4、5月龄各接种1剂，18~24月龄加强1剂，每次1ml，肌内注射。

3.答案：16 18

4.答案：灭活

解析：EV71疫苗是先将EV71病毒接种到适宜的细胞基质中进行培养，使病毒大量繁殖后，收获含有病毒的细胞培养物，然后采用物理或化学方法将病毒灭活，使其失去感染性和复制能力，但保留病毒的免疫原性。经过一系列的纯化、浓缩等工艺处理，去除细胞碎片、培养基成分等杂质，最终制成EV71灭活疫苗。

5.答案：0.2ml

解析：冻干鼻喷流感减毒活疫苗适用于3~17岁人群，采用鼻喷方式进行接种，每次剂量0.2ml，每侧鼻孔内喷0.1ml。

（方施思 毛屹松 陈福星 陈雅萍）

第二节 免疫程序

一、一般原则

（一）单选

1.接种减毒活疫苗后多久才能使用免疫球蛋白（ ）

A.1周　　　　　　　B.2周

C.1月　　　　　　　D.3月

2.以下哪项不是免疫程序所包含的内容（ ）

A.免疫起始月（年）龄

B.接种剂次与时间间隔

C.接种禁忌证

D.接种途径

3. 关于疫苗同时接种原则,下列说法正确的是
(　　)

A.国家免疫规划疫苗均可按照免疫程序或补种
原则同时接种,两种及以上注射类疫苗应
在不同部位接种

B.两种及以上减毒活疫苗如果未同时接种,应
间隔≥28天进行接种

C.可以将两种或多种疫苗混合吸入同一支注射
器内接种

D.免疫规划疫苗和非免疫规划疫苗接种时间发
生冲突时,应优先保证非免疫规划疫苗的
接种

4. 灭活疫苗如果与其他灭活疫苗、注射或口服类
减毒活疫苗未同时接种,需要的接种间隔是
(　　)

A.至少14天　　　　B.至少21天

C.至少28天　　　　D.不做限制

5. 以下我国国家免疫规划疫苗补种年龄正确的是
(　　)

A.小于7周岁　　　　B.小于10周岁

C.小于16周岁　　　　D.小于18周岁

6. A群流脑多糖疫苗自稀释时起,多长时间内未
用完应废弃(　　)

A.15分钟　　　　B.30分钟

C.45分钟　　　　D.60分钟

7. 关于免疫球蛋白对疫苗接种的影响,下列说法
正确的是(　　)

A.麻腮风减毒活疫苗:注射过免疫球蛋白者至
少间隔1个月以上接种此疫苗

B.水痘减毒活疫苗:接种前1个月内给以全
血、血浆或免疫球蛋白,可降低此疫苗的
效果,应避免接种

C.接种HPV疫苗与注射人免疫球蛋白应至少
间隔3个月以上,以免影响免疫效果

D.接种卡介苗与注射人免疫球蛋白应至少间隔
1个月以上,以免影响免疫效果

8. 以下关于PPD试验结果的判定,正确的是(　　)

A.24小时判定结果,局部反应直径≥5mm为

阳性

B.24小时判定结果,局部反应直径≥10mm为
阴性

C.48小时判定结果,局部反应直径≥10mm为
阴性

D.72小时判定结果,局部反应直径≥5mm为
阳性

9. 某儿童于2020年1月1日出生,下列哪项属于
合格接种(　　)

A.乙型肝炎疫苗第三剂2021年2月15日接种

B.麻腮风疫苗第1剂2020年5月30日接种

C. A群流脑多糖疫苗第2剂2021年3月1日
接种

D.乙脑减毒疫苗第1剂2021年1月15日接种

10. 接种途径为皮下注射的疫苗为(　　)

A. A群C群流脑多糖疫苗

B.百白破疫苗

C.乙型肝炎疫苗

D.甲型肝炎灭活疫苗

11. 皮上划痕人用炭疽活疫苗接种时,用手将划
痕处的皮肤绷紧,再用消毒的划痕针在每
滴疫苗处划上"#"字,确保每条痕长度为
(　　)

A. 0.5～1cm　　　　B. 1～1.5cm

C. 2～3cm　　　　D. 3～4cm

12. 以下哪项属于制定免疫程序时应当考虑的重
要因素(　　)

A.人群宗教信仰

B.接种者的个人意愿

C.人群文化水平

D.当地疾病流行情况

13. 免疫程序规定了接种疫苗的起始月龄。起始
月龄前为什么不能接种疫苗(　　)

A.如果在免疫起始月龄前接种疫苗会增加不
良反应的率

B.易受母传抗体的干扰,影响疫苗的效果

C.能够提前预防疾病

D.会延长和第二剂疫苗的接种间隔

14. 下面关于疫苗接种剂次的说法错误的是(　　)

A.为保证免疫效果,灭活疫苗通常比减毒活
疫苗需接种更多的剂次

B.在起始月龄前接种疫苗会影响疫苗效果

C.缩短疫苗各剂次的时间间隔，会降低疫苗的效果

D.增加疫苗各剂次的时间间隔，会降低疫苗的效果

（二）多选

1. 下列哪些疫苗均采用肌内注射法接种（　　）

A.百白破疫苗、乙型肝炎疫苗

B.A群C群流脑多糖疫苗、麻腮风疫苗

C.乙脑灭活疫苗、脊髓灰质炎灭活疫苗

D.A群流脑多糖疫苗、甲型肝炎灭活疫苗

E.出血热疫苗、钩端螺旋体疫苗

2. 关于疫苗同时接种，以下说法正确的是（　　）

A.2月龄儿童，脊髓灰质炎灭活疫苗和百白破疫苗如未同时接种，至少应间隔28天接种

B.4月龄儿童，口服脊髓灰质炎减毒活疫苗和百白破疫苗如未同时接种，至少应间隔28天接种

C.6月龄儿童，乙型肝炎疫苗和百白破疫苗如未同时接种，接种间隔不做限制

D.8月龄儿童，乙脑减毒活疫苗和麻腮风疫苗如未同时接种，至少应间隔28天接种

E.18月龄儿童，甲型肝炎减毒疫苗和麻腮风疫苗如未同时接种，至少应间隔28天接种

3. 疫苗接种途径为肌内注射的疫苗有（　　）

A.霍乱疫苗

B.脊髓灰质炎灭活疫苗

C.A群流脑多糖疫苗

D.9价HPV疫苗

E.出血热疫苗

4. 某儿童对破伤风类毒素过敏，则其不能接种的疫苗是（　　）

A.无细胞百白破疫苗

B.白破二联疫苗

C.A群C群脑膜炎球菌多糖疫苗

D.HIB疫苗

E.五联疫苗

5. 婴幼儿肌内注射时，常选择大腿外侧肌作为接种部位，原因是（　　）

A.该部位安全，少有大血管、神经干通过

B.血运循环丰富，疫苗吸收好，局部反应轻

C.接种部位易暴露，可操作性强

D.肌肉丰富，部位较广，可供多次注射

E.疼痛感不明显，儿童较易配合

6. 目前广泛采用序贯接种的疫苗有（　　）

A.百白破疫苗　　　　B.狂犬病疫苗

C.脊髓灰质炎疫苗　　D.新型冠状病毒疫苗

E.流感疫苗

7. 可选择大腿前外侧肌肉接种的疫苗有（　　）

A.DTaP-IPV-Hib联合疫苗

B.脊髓灰质炎灭活疫苗

C.麻腮风疫苗

D.ACYW135群流脑多糖结合疫苗

E.百白破疫苗

8. 根据《国家免疫规划疫苗儿童免疫程序及说明（2021年版）》要求，下列疫苗若未同时接种，对接种间隔不做限制的是（　　）

A.麻腮风疫苗和甲型肝炎减毒活疫苗

B.百白破疫苗和脊髓灰质炎灭活疫苗

C.脊髓灰质炎减毒活疫苗和麻腮风疫苗

D.脊髓灰质炎减毒活疫苗和口服轮状疫苗

E.乙脑减毒活疫苗和A群流脑多糖疫苗

9. 下列关于减毒活疫苗的说法不正确的是（　　）

A.接种减毒活疫苗类似于1次轻度感染，疫苗病毒可以在体内复制，但不致病或仅引起轻微的临床症状

B.免疫作用时间长，只要1次免疫，就可产生持久免疫

C.接种减毒活疫苗在体内有毒力返祖的潜在危险（如疫苗相关麻痹型脊髓灰质炎VAPP）

D.免疫缺陷患者接种减毒活疫苗可引起严重或致命的反应

E.目前我国使用的减毒活疫苗包括卡介苗、麻腮风疫苗、水痘疫苗和霍乱疫苗等

10. 以下哪些不是制定免疫起始月（年）龄的依据（　　）

A.婴幼儿接种疫苗来自母传抗体的干扰

B.个体免疫系统发育情况

C.疾病负担

D.成本效益

E.传染病暴露机会

（三）判断

1. 两种及以上减毒活疫苗如果未同时接种，应间隔不小于28天进行接种。（ ）

2. 当国家免疫规划疫苗儿童免疫程序与疫苗使用说明书不一致时，应按照疫苗使用说明书推荐的免疫程序来接种。（ ）

3. 对于乙型肝炎病毒表面抗体阴性的人群，如曾经检测出乙型肝炎病毒表面抗体阳性，也能对乙型肝炎病毒产生一定免疫力。（ ）

4. 当遇到无法使用同一疫苗上市许可持有人的同种疫苗完成免疫程序时，可使用不同疫苗上市许可持有人的同种疫苗完成后续接种。（ ）

5. 起始月龄的制定应当考虑母传抗体与自身免疫系统发育情况，理想的免疫起始月龄是婴儿母传抗体消失，并且自身免疫系统能够产生较好免疫应答能力的月龄。（ ）

6. 免疫程序是指对某一特定人群（如儿童）预防相应传染病需要接种疫苗的种类、时间、剂次、剂量、部位、禁忌证及有关要求所作的具体规定。（ ）

（四）填空

1. 两岁以下婴幼儿推荐接种部位为上臂外侧三角肌和_____。

2. 卡介苗每支安瓿自稀释时起，_____分钟内未用完应废弃。

二、接种程序和补种原则

（一）单选

1. 根据流脑疫苗的免疫程序，超过几岁的儿童不再补种A群流脑多糖疫苗（ ）

  A.1　　　　　　　　B.2
  C.3　　　　　　　　D.4

2. 免疫程序表所列各疫苗剂次的接种时间是指（ ）

  A.必须在当日接种该剂次疫苗的时间
  B.可以接种该剂次疫苗的最小年龄
  C.可以接种该剂次疫苗的最大年龄
  D.可以接种该剂次疫苗的最佳年龄

3. HBsAg阳性或不详产妇所生新生儿体重小于2000g者，也应在出生后尽早接种第1剂HepB，并在婴儿满_____月龄、_____月龄、_____月龄时按程序再完成3剂次HepB接种（ ）

  A.1　2　5　　　　B.1　2　6
  C.1　2　7　　　　D.0　1　6

4. 我国实施2剂麻腮风疫苗免疫程序的日期是（ ）

  A. 2016年5月1日
  B. 2019年12月1日
  C. 2020年6月1日
  D. 2020年12月1日

5. 关于疫苗接种，下面说法不正确的是（ ）

  A. 应当遵守《中华人民共和国疫苗管理法（2019年版）》和《预防接种工作规范（2023年版）》
  B. 应当遵守《非免疫规划疫苗使用指导原则（2020年版）》
  C. 应当遵守免疫程序和各省（自治区、直辖市）卫生健康行政部门制定的接种方案
  D. 当疫苗使用说明书和上述文件不一致时，按照疫苗使用说明书执行

6. 关于流脑疫苗补种原则表述不正确的是（ ）

  A. 小于24月龄儿童补齐MPSV-A剂次
  B. ≥24月龄儿童不再补种或接种MPSV-A，仍需完成两剂次MPSV-AC
  C. ≥24月龄儿童如未接种过MPSV-A，可在3周岁前尽早接种MPSV-AC
  D. ≥24月龄儿童如已接种1剂次MPSV-A，间隔不小于12个月尽早接种MPSV-AC

7. 下列关于新生儿乙型肝炎疫苗接种表述正确的是（ ）

  A. 重组（CHO细胞）HepB每剂次20μg，不论产妇HBsAg阳性或阴性，新生儿均接种20μg的HepB
  B. 重组（酵母）HepB每剂次10μg或20μg，HBsAg阳性产妇的新生儿接种20μg的HepB
  C. 极低出生体重儿、严重出生缺陷、重度窒息、呼吸窘迫综合征等危重症新生儿，应在生命体征平稳后尽早接种第1剂乙型肝炎疫苗
  D. HBsAg阳性母亲所生新生儿，在出生后接种第1剂乙型肝炎疫苗的同时，可在不同（肢体）部位肌内注射200国际单位乙型肝炎免

疫球蛋白

8. 某儿童年满3岁，已接种过1剂次卡介苗、3剂次乙型肝炎疫苗、4剂次五联疫苗、1剂次A群流脑多糖疫苗、2剂次麻腮风疫苗、2剂次乙脑减毒活疫苗、1剂次甲型肝炎减毒活疫苗，以下哪种疫苗需补种（　　）

 A.脊髓灰质炎疫苗

 B.百白破疫苗

 C.A群流脑多糖疫苗

 D.A群C群流脑疫苗

9. 下列关于肾综合征出血热疫苗的免疫程序正确的是（　　）

 A.基础免疫2剂，0天、7天各接种1剂，不需要加强免疫

 B.基础免疫2剂，0天、14天各接种1剂，不需要加强免疫

 C.基础免疫2剂，0天、14天各接种1剂，基础免疫后1年加强1剂

 D.基础免疫3剂，0天、7天、28天各接种1剂，基础免疫后1年加强1剂

10. 关于疫苗补种原则，错误的是（　　）

 A.未按照免疫程序完成国家免疫规划的小丁16周岁儿童，应按照免疫程序进行补种

 B.未完成国家免疫规划疫苗免疫程序规定剂次的儿童，只需补齐未完成的剂次，无须重新开始接种

 C.未完成百白破疫苗免疫程序的2月龄～6岁儿童使用百白破疫苗；7～11岁儿童使用白破疫苗

 D.未完成2剂次含麻疹成分疫苗接种（含强化免疫等）的儿童，应补种完成2剂次

11. 以下关于卡介苗补种的说法不正确的是（　　）

 A.除禁忌证者外，未接种卡介苗的3月龄以下儿童可直接补种；大于或等于4岁儿童不予补种

 B.3月龄～3周岁儿童对结核菌素（PPD）试验阴性者可补种

 C.已接种BCG的儿童，即使卡痕未形成也不再予以补种

 D.与免疫球蛋白接种时间应至少间隔1个月

12. 入托入学查验接种证时，发现某三周岁儿童未接种卡介苗和流脑疫苗，应如何补种（　　）

 A.直接补种1剂卡介苗和1剂A群C群流脑多糖疫苗

 B.做PPD试验，结果阴性者补种1剂卡介苗和1剂A群C群流脑多糖疫苗

 C.做PPD试验，结果阴性者补种1剂卡介苗和1剂A群流脑多糖疫苗

 D.无须补种卡介苗．只需补种1剂A群C群流脑多糖疫苗

13. HBsAg阳性产妇所生的早产儿胎龄32孕周，出生体重2500g，目前经医学评估稳定，以下关于疫苗接种说法错误的是（　　）

 A.可以接种卡介苗

 B.在出生后12小时内尽早接种第1剂10μg的乙型肝炎疫苗（重组酵母），同时需按医嘱肌内注射100IU乙型肝炎免疫球蛋白

 C.在出生后尽早接种第1剂乙型肝炎疫苗，并在满1月龄、2月龄、7月龄时按程序再完成3剂次乙型肝炎疫苗接种

 D.在接种最后一剂乙型肝炎疫苗后1～2个月进行 HBsAg和抗‐HBs检测．若发现HBsAg阴性、抗‐HBs小于10mIU/ml，可再按程序免费接种3剂次乙型肝炎疫苗

14. 根据乙脑疫苗补种原则，乙脑疫苗纳入免疫规划后出生且未接种乙脑疫苗的适龄儿童，如果使用JE-L进行补种，应补齐2剂，接种间隔为（　　）

 A.≥28天　　　　　B.≥3个月

 C.≥6个月　　　　　D.≥12个月

15. 乙脑减毒活疫苗第1剂的起始月龄为（　　）

 A. 6月龄　　　　　B. 8月龄

 C. 9月龄　　　　　D. 18周岁

16. 下列关于疫苗免疫程序的说法错误的是（　　）

 A.百白破疫苗：3、4、5月龄和18月龄共接种4剂次

 B.甲型肝炎灭活疫苗：18、24月龄共接种2剂次

 C.麻腮风疫苗8、18月龄共接种2剂次

 D.乙型肝炎疫苗0、1、6月龄共接种3剂次

17. 关于流脑A群C群疫苗的接种部位和接种间隔，下面说法正确的是（　　）

A.皮下注射、1年

B.肌内注射、1年

C.皮下注射、3年

D.肌内注射、3年

18. 注射免疫球蛋白后多久内不宜接种乙脑减毒活疫苗（ ）

　　A. 14天　　　　　　　B. 28天

　　C. 1个月　　　　　　　D. 3个月

19. 下列九价HPV疫苗的接种程序正确的是（ ）

　　A. 0、1、6个月分别接种1剂次，共接种3剂，每剂0.5ml

　　B. 0、1、6个月分别接种1剂次，共接种3剂，每剂1.0ml

　　C. 0、2、6个月分别接种1剂次，共接种3剂，每剂0.5ml

　　D. 0、2、6个月分别接种1剂次，共接种3剂，每剂1.0ml

（二）多选

1. 某外省流入儿童前往社区卫生服务中心接种疫苗，医务人员查看接种记录时发现，该4岁2个月儿童，已按免疫程序接种过3剂次乙型肝炎疫苗、3剂次百白破疫苗、2剂次脊髓灰质炎灭活疫苗、2剂次脊髓灰质炎减毒活疫苗、2剂次麻腮风疫苗、1剂次乙脑减毒活疫苗、1剂次A群流脑疫苗和1剂次甲型肝炎减毒疫苗，该儿童需补种的疫苗有（ ）

　　A.卡介苗　　　　　B.百白破疫苗

　　C.乙脑减毒活疫苗　　D.A群C群流脑疫苗

　　E.A群流脑疫苗

2. 下列关于流脑疫苗的说法，描述正确的是（ ）

　　A.大于或等于24月龄儿童不再补种或接种MPSV-A

　　B.大于或等于24月龄儿童如未接种过MPSV-A，可在3周岁前接种MPSV-AC

　　C.大于或等于24月龄儿童如已接种过1剂次MPSV-A，间隔不小于3个月尽早接种MPSV-AC

　　D.针对小于24月龄儿童，如已按流脑结合疫苗说明书接种了规定的剂次，可视为完成MPSV-A接种剂次

　　E.如儿童3周岁和6周岁时已接种含A群C群流脑疫苗成分的疫苗，可视为完成相应剂次的MPSV-AC接种

3. 下列有关免疫规划疫苗说法正确的是（ ）

　　A.开展应急接种，可根据疫情对6~7月龄儿童接种1剂次含麻疹类成分疫苗

　　B.胎龄≤31孕周的早产儿，医学评估稳定后可在出院后接种卡介苗

　　C.HIV感染母亲所生儿童不予接种脊髓灰质炎减毒活疫苗

　　D.补体缺陷患者不予接种减毒活疫苗

　　E.过敏体质不属于接种疫苗的禁忌证

4. 关于HBsAg阳性产妇所生新生儿接种乙型肝炎疫苗的说法正确的是（ ）

　　A.接种3剂重组酵母疫苗的种类分别为20μg、20μg、20μg

　　B.接种3剂重组CHO细胞疫苗的种类分别为20μg、20μg、20μg

　　C.如新生儿体重为2100g，按"0-1-6个月"免疫程序接种3剂

　　D.如新生儿体重为2100g，按"0-1-2-7个月"免疫程序接种4剂

　　E.如新生儿体重为1800g，按"0-1-2-7个月"免疫程序接种4剂

5. 下列关于重组带状疱疹疫苗（CHO细胞）的说法正确的是（ ）

　　A.接种对象为40周岁及以上人群

　　B.接种对象为50周岁及以上人群

　　C.仅需接种1剂次

　　D.接种2剂次，接种间隔为2~6个月

　　E.接种3剂次，接种程序为0、1、6月各接种一剂

6. 儿童年龄达到相应剂次疫苗的接种年龄时，应尽早接种，下列关于推荐接种年龄的描述正确的是（ ）

　　A.乙型肝炎疫苗第一剂：出生后24小时内完成

　　B.卡介苗：小于1月龄完成

　　C.麻腮风疫苗第一剂：小于12月龄完成

　　D.百白破疫苗第3剂次：小于12月龄完成

E. A群流脑多糖疫苗第2剂：小于12月龄完成

7. 下列关于带状疱疹减毒活疫苗的说法正确的是
（　　）

A.接种对象为40周岁及以上人群

B.接种对象为50周岁及以上人群

C.仅需接种1剂次

D.接种2剂次，接种间隔为2～6个月

E.接种3剂次，接种程序为0、1、6月各接种
一剂

8. 2019年12月31日出生的儿童，其脊髓灰质炎
疫苗的接种记录不可能是（　　）

A. 2剂次IPV+2剂次bOPV

B. 1剂次IPV+3剂次bOPV

C. 2剂次IPV+2剂次tOPV

D. 3剂次IPV+1剂次bOPV

F. 4剂次IPV

9. 关于流脑疫苗预防接种，下列表述不正确的是
（　　）

A. A群流脑多糖疫苗接种2剂次，分别于6月
龄、9月龄各接种1剂，推荐在12月龄前
完成

B. A群C群流脑多糖疫苗第1剂与A群流脑多
糖疫苗第2剂，间隔≥12个月

C. A群流脑多糖疫苗两剂次间隔≥3个月

D. A群C群流脑多糖疫苗两剂次间隔≥3年

E. AC流脑结合疫苗不可替代A群流脑多糖
疫苗

10. 关于脊髓灰质炎疫苗接种，以下说法正确的是
（　　）

A.共接种4剂，其中2月龄、3月龄各接种1
剂IPV，4月龄、4周岁各接种1剂tOPV

B.既往已有tOPV免疫史（无论剂次数）的迟
种、漏种儿童，用bOPV补种即可，不再
补种IPV

C.既往无tOPV免疫史的儿童，应补齐两剂次
IPV

D.脊髓灰质炎疫苗补种时遵循先IPV后bOPV
的原则，两剂次间隔≥28天

E. 2岁儿童已按免疫程序完成4剂次五联疫苗
接种，则4岁无须再接种bOPV

11. 某2岁1月龄儿童仅接种过1剂次A群流脑多

糖疫苗，下列关于其后续流脑疫苗的接种说
法不正确的是（　　）

A.该儿童可直接接种A群C群流脑多糖疫苗
或ACYW135群流脑多糖疫苗，与上一剂
次A群流脑多糖疫苗最短时间间隔3个月

B.该儿童可直接接种A群C群流脑多糖结合
疫苗，与上一剂次A群流脑多糖疫苗最短
时间间隔3个月

C.该儿童可直接接种A群C群流脑多糖疫苗
或ACYW135群流脑多糖疫苗，与上一剂
次A群流脑多糖疫苗最短时间间隔1年

D.该儿童可直接接种A群C群流脑多糖结合
疫苗，与上一剂次A群流脑多糖疫苗最短
时间间隔1年

E.该儿童不需要再补种A群流脑多糖疫苗

12. 某6周岁儿童来门诊接种疫苗，查看其接种
证只接种过3剂次乙型肝炎疫苗、4剂次五联
疫苗，1剂次A群流脑疫苗和1剂麻腮风疫苗，
下列哪些未种疫苗不可以接种（　　）

A.卡介苗　　　　　B.甲型肝炎减毒活疫苗

C.百白破疫苗　　　D.A群流脑疫苗

E.麻腮风疫苗

13. 某满2月龄儿童前往社区卫生服务中心接种
疫苗，已按免疫程序接种了1针卡介苗和2
针乙型肝炎疫苗，请问当日可以选择哪些疫
苗接种（　　）

A. Hib　　　　　　B.口服轮状病毒活疫苗

C.脊髓灰质炎灭活疫苗　　D.百白破疫苗

E.乙型肝炎疫苗

14. 某社区卫生服务中心近期开展辖区内2016年
3月1日至2019年9月30日出生儿童的脊髓
灰质炎灭活疫苗补种工作，请问以下目标儿
童脊髓灰质炎疫苗免疫史不属于补种对象
的是（　　）

A. 3剂次tOPV+1剂次bOPV

B. 4剂次bOPV

C. 1剂次IPV+2剂次bOPV

D. 3剂次Tap-IPV/Hib+1剂次bOPV

E. 1剂次IPV+2剂次tOPV+1剂次bOPV

15. 免疫程序规定儿童6月龄应接种的疫苗有
（　　）

A.麻腮风疫苗

B.乙脑疫苗

C.A群流脑多糖疫苗

D.百白破疫苗

E.乙型肝炎疫苗

16. 某社区卫生服务中心按照上级有关工作要求，近期开展辖区内在两次脊髓灰质炎疫苗免疫策略转换期间出生的儿童补种脊髓灰质炎灭活疫苗（IPV）工作。以下目标儿童脊髓灰质炎疫苗免疫史属于补种对象的是（ ）

A. 1剂次IPV+3剂次bOPV

B. 4剂次bOPV

C. 1剂次IPV+2剂次bOPV

D. 2剂次Tap–IPV/Hib+2剂次bOPV

E. 2剂次IPV+2剂次bOPV

17. 在查漏补种过程中发现一刚满6周岁儿童仅在6周岁前接种过3剂DTaP，关于该儿童补种说法正确的是（ ）

A.与上一剂次DTaP间隔12个月后补种一剂次DTaP，间隔12个月后再补种一剂次DT

B.与上一剂次DTaP间隔12个月后补种一剂次DT

C.该儿童需补种1剂DTaP疫苗，无须补种DT疫苗

D.与上一剂次DTaP间隔6个月后补种一剂次DTaP

E.无须补种

18. 目前《国家免疫规划疫苗儿童免疫程序及说明（2021年版）》规定的脊髓灰质炎疫苗免疫程序和接种方法不正确的是（ ）

A.共接种4剂，其中2月龄、3月龄各接种1剂IPV，4月龄、18月龄各接种1剂bOPV

B.如儿童已按免疫程序完成4剂次含IPV成分疫苗接种，则4岁需再接种1剂次bOPV

C.如果儿童已按疫苗说明书接种过IPV或含IPV成分的联合疫苗，可视为完成相应剂次的脊髓灰质炎疫苗接种

D.bOPV接种剂量：糖丸剂型每次1粒；液体剂型每次1滴（约0.1ml）

E.原发性免疫缺陷、正在使用具有免疫抑制

或免疫调节作用的药物人群建议按照说明书全程使用IPV

（三）判断

1. 2月龄～6周岁未完成百白破疫苗规定剂次的儿童，需补种未完成的剂次，所有剂次之间接种间隔均不小于28天。（ ）

2. A群C群流脑多糖疫苗第1剂和A群流脑疫苗第2剂之间至少间隔1年。（ ）

3. ≤18岁儿童未接种乙脑疫苗，如果使用乙脑灭活疫苗补种，第2剂与第3剂接种间隔6～12个月。（ ）

4. 一名6岁儿童，查验接种证显示其仅接种了2剂DTaP，按照补种原则应补1剂DT。（ ）

5. 如已接种过1剂次甲型肝炎灭活疫苗，但无条件接种第2剂甲型肝炎灭活疫苗时，可接种1剂甲型肝炎减毒活疫苗完成补种，间隔不小于6个月。（ ）

6. ≥4岁儿童卡介苗不予补种。（ ）

7. 《关于开展有关人群第二剂次脊髓灰质炎灭活疫苗补种工作的通知》（国疾控卫免发〔2024〕1号）中第二剂次脊髓灰质炎灭活疫苗补种对象为出生日期在2016年5月1日至2019年9月30日之间，未接种过或仅接种过1剂次脊髓灰质炎灭活疫苗（包括含脊髓灰质炎灭活疫苗成分的联合疫苗）的儿童。（ ）

8. 按照《国家免疫规划疫苗儿童免疫程序及说明（2021年版）》，使用免疫球蛋白后应间隔3个月再接种卡介苗。（ ）

9. 麻腮风疫苗第2剂、甲型肝炎减毒活疫苗、百白破疫苗第4剂、乙脑减毒活疫苗第2剂应在24月龄前完成。（ ）

10. 乙脑灭活疫苗的接种程序为8月龄儿童接种2剂，间隔7～10天完成基础免疫，2、6周岁时各加强免疫1剂。（ ）

11. 儿童乙型肝炎疫苗的补种，第3剂与第1剂间隔应不小于5个月。（ ）

12. 如2017年出生儿童已按当时的国家免疫规划疫苗儿童免疫程序完成4剂次脊髓灰质炎疫苗接种，则无须再补种任何脊髓灰质炎疫苗。（ ）

（四）填空

1. HBsAg阳性或不详产妇所生新生儿建议在出生后_____内尽早接种第一剂乙型肝炎疫苗；接种完2剂次A群脑膜炎球菌多糖疫苗，应至少间隔_____再接种A群C群脑膜炎球菌多糖疫苗。

2. 2月龄至6周岁及以下儿童：未按国家免疫规划程序完成百白破疫苗接种剂次的儿童，需尽早补种未完成的剂次。补种时，前3剂每剂间隔不小于28天，第4剂与第3剂间隔不小于_____个月，第5剂与第4剂间隔不小于_____个月。

3. 乙型肝炎疫苗补种时，第2剂与第1剂间隔应不小于____天，第3剂与第2剂间隔应不小于____天，第3与第1针间隔不小于____个月。

4. 我国脊髓灰质炎疫苗两次序贯免疫程序调整时间分别是2016年5月1日和_____。

5. A群流脑多糖疫苗第2剂推荐在_____月龄前完成。

6. 乙脑灭活疫苗第3剂接种应在儿童小于_____周岁完成。

7. HBsAg阳性产妇所生新生儿，可按医嘱肌内注射_____国际单位乙型肝炎免疫球蛋白（HBIG）。

8. HBsAg不详产妇所生新生儿建议在出生后_____小时内尽早接种第1剂HepB。

9. 某HBsAg阳性产妇所生新生儿体重为2100g，其乙型肝炎疫苗常规免疫程序应接种_____剂次，该儿童常规接种最后一剂HepB后_____个月进行HBsAg和乙型肝炎病毒表面抗体（抗-HBs）检测。

10. 适龄儿童接种BCG，与免疫球蛋白接种间隔_____。

11. 7周岁至11周岁儿童：接种百白破疫苗小于3剂者，用白破疫苗补齐3剂，第2剂与第1剂间隔____个月，第3剂与第2剂间隔____个月；接种百白破疫苗大于或等于3剂者，如6周岁未接种百白破疫苗，则应尽早补种1剂白破疫苗，如6周岁已接种百白破疫苗，则无须补种。

12. 2007年扩免后至_____（填写年月日）出生的儿童，应至少接种2剂含麻疹成分疫苗、1剂含风疹成分疫苗和1剂含腮腺炎成分疫苗，对不足上述剂次者，使用MMR补齐。

13. 注射免疫球蛋白者应间隔不小于_____个月接种JE-L，间隔不小于_____个月接种JE-I。

14. 乙脑疫苗纳入免疫规划后出生且未接种乙脑疫苗的适龄儿童，如果使用JE-L进行补种，应补齐_____剂，接种间隔不小于_____个月；如果使用JE-I进行补种，应补齐_____剂，第1剂与第2剂接种间隔为_____天，第2剂与第3剂接种间隔为_____个月，第3剂与第4剂接种间隔不小于3年。

15. 两剂次MPSV-A间隔不小于_____个月，第1剂MPSV-AC与第2剂MPSV-A，间隔不小于_____个月，两剂次MPSV-AC间隔不小于_____年。≥24月龄儿童如未接种过MPSV-A，可在3周岁前尽早接种MPSV-AC；如已接种过1剂次MPSV-A，间隔不小于_____个月尽早接种_____。

16. 使用HepA-I对适龄儿童进行补种，应补齐2剂HepA-I，每剂接种间隔不小于_____个月。已接种过1剂次HepA-I，使用HepA-L进行补种时，接种间隔不小于_____个月。

17. 根据《国家免疫规划疫苗儿童免疫程序及说明（2021年版）》，接种完2剂次A群脑膜炎球菌多糖疫苗，应至少间隔不小于_____个月再接种A群C群脑膜炎球菌多糖疫苗。

三、常见特殊健康状态人群接种

（一）单选

1. HIV感染母亲所生儿童，如果HIV感染状况不详且无症状，下列哪种疫苗应暂缓接种（　　）

   A. A群流脑多糖疫苗

   B. 乙型肝炎疫苗

   C. 脊髓灰质炎灭活疫苗

   D. 卡介苗

2. 以下哪项不是新生儿接种首针乙型肝炎疫苗的禁忌证（　　）

   A. 低体重儿医学评估良好

   B. 发热

   C. 患急性疾病或慢性疾病急性发作

D.对疫苗中成分过敏

3.有鸡蛋过敏史的儿童可以接种的疫苗是（　　）

　　A.麻腮风疫苗

　　B.水痘疫苗

　　C.乙脑减毒活疫苗

　　D.以上均可以接种

4.下列接种疫苗与免疫球蛋白间隔的说法正确的是（　　）

　　A.注射免疫球蛋白后应间隔不少于2周接种MMR

　　B.接种MMR后3个月避免使用免疫球蛋白

　　C.注射免疫球蛋白后应间隔不少于3个月接种JE-L

　　D.接种卡介苗后2周内避免使用免疫球蛋白

5.以下有关禁忌证的描述不正确的是（　　）

　　A.有禁忌证的儿童接种疫苗后可能会增加发生不良反应的风险

　　B.有禁忌证的儿童接种疫苗后可能会影响疫苗免疫效果

　　C.孕妇是所有疫苗接种的禁忌证

　　D.狂犬病毒暴露后接种狂犬病疫苗无禁忌证

6.某婴幼儿存在HIV感染，但无免疫抑制症状，该婴幼儿禁忌接种的疫苗是（　　）

　　A.流脑疫苗　　　　　B.脊髓灰质炎减毒活疫苗

　　C.麻腮风疫苗　　　　D.乙型肝炎疫苗

7.以下哪种情况下受种者不可以接种疫苗（　　）

　　A.生理性黄疸

　　B.急性传染病如流感、手足口病、脑膜炎等疾病恢复期

　　C.慢性疾病的急性发作期如乙型肝炎急性发作、哮喘急性发作等

　　D.房间隔缺损1mm，心脏代偿功能无异常

8.如果家庭中存在免疫缺陷患者，儿童接种哪种疫苗不会造成疾病向其传播（　　）

　　A.MMR疫苗　　　　　B.水痘疫苗

　　C.bOPV疫苗　　　　　D.霍乱疫苗

9.某18月龄儿童前往社区卫生服务中心接种疫苗，预检时家长告知该儿童10月龄时曾出现过癫痫症状，经治疗痊愈后未再发作。关于本次应接种的疫苗，说法正确的是（　　）

　　A.因该儿童曾患神经系统疾病，故不能为该儿童接种麻腮风疫苗

　　B.经健康问询和知情告知，家长同意后可以为儿童接种麻腮风

　　C.暂缓接种所有疫苗，待家长提供医生开具的可以接种疫苗的证明后再行接种

　　D.该儿童癫痫治愈未满12个月，禁止接种任何疫苗

10.关于特殊健康状况儿童，以下接种建议错误的是（　　）

　　A.HIV感染母亲所生儿童如无艾滋病相关症状，不能接种任何减毒活疫苗

　　B.HIV感染母亲所生儿童在出生后暂缓接种卡介苗，当确认儿童未感染HIV后再予以补种

　　C.HIV感染母亲所生小于18月龄婴儿在接种前不必进行HIV抗体筛查

　　D.先天性心脏病、唐氏综合征和先天性梅毒感染等疾病不作为疫苗接种禁忌证，可以正常接种疫苗

11.HIV感染母亲所生儿童，如果HIV感染状况不详，下列哪种疫苗可以接种（　　）

　　A.卡介苗

　　B.百白破疫苗

　　C.脊髓灰质炎减毒活疫苗

　　D.乙脑减毒活疫苗

12.接种乙型肝炎疫苗前是否需要进行乙型肝炎血清学筛检（　　）

　　A.必须做筛检，确认乙型肝炎病毒未感染后才能接种乙型肝炎疫苗

　　B.成人必须做筛检后才能接种乙型肝炎疫苗，儿童无须筛检

　　C.接种乙型肝炎疫苗前可以不做血清学筛检

　　D.未经筛检接种乙型肝炎疫苗十分危险

13.除了卡介苗和乙型肝炎疫苗，早产儿其他疫苗的接种原则是（　　）

　　A.按照实际月龄接种

　　B.按照纠正月龄接种

　　C.增加接种剂次

　　D.减少接种剂量

14.某儿童接种百白破疫苗第一剂时，发生严重过敏性休克，则对该儿童的接种建议是（　　）

A.禁忌接种百白破疫苗

B.可以接种百白破疫苗

C.可以接种白破疫苗

D.禁忌接种所有疫苗

15.接种含风疹成分疫苗可以预防风疹和先天性风疹综合征，以下哪类人群不是含风疹成分疫苗的接种对象（　　）

A.育龄期妇女

B.婚前女青年

C.妊娠期妇女

D.注射过抗风疹人血清免疫球蛋白的非孕妇

（二）多选

1.HIV感染外的其他免疫缺陷儿童，原则上不可以接种下列哪些疫苗（　　）

A.百白破疫苗

B.脊髓灰质炎减毒活疫苗

C.麻腮风疫苗

D.A群流脑疫苗

E.水痘疫苗

2.下列有关早产儿疫苗接种原则，正确的是（　　）

A.早产儿应按照实际月龄进行疫苗接种

B.早产儿胎龄＞31孕周且医学评估稳定后，可以接种卡介苗

C.早产儿接种可以适当减少疫苗使用剂量

D.为了使早产儿更好获得免疫保护，无须医学评估，应尽早接种各种疫苗

E.单纯软圆孔未闭，心功能正常可以接种疫苗

3.对于HIV感染母亲所生儿童接种疫苗建议正确的是（　　）

A.HIV感染母亲所生儿童在出生后暂缓接种卡介苗，当确认儿童未感染HIV后再予以补种；当确认儿童HIV感染，不予接种卡介苗

B.HIV感染母亲所生儿童可按照免疫程序接种乙型肝炎疫苗、百白破疫苗、A群流脑多糖疫苗、A群C群流脑多糖疫苗和白破疫苗等

C.HIV感染母亲所生儿童无论是否感染HIV，可按照免疫程序正常接种甲型肝炎减毒活疫苗、麻腮风疫苗、脊髓灰质炎减毒活疫苗等

D.HIV感染母亲所生＜18月龄婴儿在接种前不

必进行HIV抗体筛查，按HIV感染状况不详儿童进行接种

E.HIV感染母亲所生儿童如经医疗机构诊断无艾滋病相关症状或免疫抑制症状，可接种含麻疹成分疫苗

4.下列不属于疫苗接种禁忌证的是（　　）

A.单纯性热性惊厥史

B.母乳性黄疸

C.唐氏综合征

D.先天性梅毒感染

E.癫痫控制处于稳定期

5.下列哪些儿童可以接种麻腮风疫苗（　　）

A.鸡蛋过敏者

B.补体缺陷患者

C.HIV感染母亲所生儿童明确感染HIV但无症状和无免疫抑制者

D.1月前注射过免疫球蛋白

E.HIV感染状况不详但有症状者

6.关于特殊健康状态儿童预防接种建议，不正确的是（　　）

A.6个月及以上未发作的癫痫患者可以按程序接种疫苗

B.先天性免疫缺陷症儿童不能接种减毒活疫苗

C.急性哮喘发作期应暂缓接种

D.鸡蛋过敏者禁忌接种流感疫苗

E.进行免疫抑制治疗的儿童，接种疫苗的效果有限，没必要接种疫苗

7.以下哪种情况需要暂缓接种减毒活疫苗（　　）

A.儿童免疫缺陷正在接受免疫抑制治疗

B.发热38.5℃

C.白血病化疗期间

D.癫痫药物控制稳定期

E.先天性梅毒感染

8.HIV感染母亲所生婴儿，经医疗机构诊断出现艾滋病相关症状或者免疫抑制症状，不能接种哪些疫苗（　　）

A.MPSV-A疫苗　　　　B.HepA-I疫苗

C.MMR疫苗　　　　　D.JE-L疫苗

E.DTaP疫苗

9.使用以下哪些药物时，可能需要考虑暂缓疫苗接种（　　）

A.降糖药 　　　　B.降脂药

C.降压药 　　　　D.免疫抑制剂

E.免疫球蛋白

10.对于HIV感染母亲所生儿童接种疫苗建议不正确的是（　）

A. HIV感染母亲所生<18月龄婴儿在接种前不必进行HIV抗体筛查，按HIV感染儿童进行接种

B. HIV感染母亲所生儿童在出生后暂缓接种卡介苗，当确认儿童HIV感染，不予接种卡介苗，确认儿童HIV未感染，接种卡介苗

C. HIV感染母亲所生儿童不可接种含麻疹成分疫苗

D. HIV感染母亲所生儿童可按照免疫程序接种乙型肝炎疫苗、百白破疫苗、A群流脑多糖疫苗、A群C群流脑多糖疫苗和白破疫苗等

E. 非HIV感染母亲所生儿童，接种疫苗前无须常规开展HIV筛查

11.下列哪些常见疾病不作为疫苗接种的禁忌证（　）

A.生理性黄疸 　　B.6个月内癫痫未发作

C.过敏体质 　　　D.先天性梅毒感染

E.苯丙酮尿症

（三）判断

1.新生儿出生体重小于2500g应暂缓接种卡介苗。（　）

2.免疫缺陷患者中补体缺陷者可以接种减毒活疫苗。（　）

3.感染母亲所生儿童如果有艾滋病相关症状或有免疫抑制时不可以接种A群流脑多糖疫苗。（　）

4.某患者异体造血干细胞移植1年后，经检测免疫功能正常，可以接种减毒活疫苗。（　）

5.3个月及以上未发作的癫痫患者，无论是否服用抗癫痫药物，都可以接种所有疫苗。（　）

6.青霉素过敏史的人群不宜接种麻腮风疫苗。（　）

7.早产儿和低体重儿是乙型肝炎疫苗接种禁忌证

之一。（　）

8.所谓"过敏性体质"不是疫苗接种禁忌证。（　）

9.妊娠期妇女感染风疹病毒可能导致胎儿患先天性风疹综合征，越接近预产期感染，发生先天性风疹综合征的概率越高。（　）

10.慢性患者群为感染新型冠状病毒后的重症、死亡高风险人群。健康状况稳定，药物控制良好的慢性患者群不作为新型冠状病毒疫苗接种禁忌人群，建议接种。（　）

（四）填空

1.注射免疫球蛋白者应间隔不少于_____才能接种麻腮风疫苗。

2.接种MMR后_____周内避免使用免疫球蛋白。

四、非免疫规划疫苗使用指导原则

（一）单选

1.某2岁半儿童，既往未接种过流脑疫苗，此次前往社区医院补种，家长可选择哪种非免疫规划疫苗进行补种（　）

A. A群C群流脑多糖结合疫苗

B. ACYW135流脑多糖疫苗

C.两者均可

D.两者均不可

2.以下哪项不是"五联苗"可以替代疫苗的种类（　）

A.百白破疫苗

B.脊髓灰质炎疫苗

C.流脑疫苗

D.B型流感嗜血杆菌疫苗

3.根据目前免疫程序，下列哪些非免疫规划疫苗可替代免疫规划疫苗接种（　）

A.卡介苗、百白破疫苗、13价肺炎疫苗

B.水痘疫苗、乙型肝炎疫苗、百白破疫苗

C.麻腮风疫苗、流感疫苗、乙脑灭活疫苗、A群流脑疫苗

D.ACYW135流脑多糖疫苗、五联疫苗

4.下列哪种疫苗不能替代3岁儿童A群C群流脑多糖疫苗接种（　）

A. ACYW135流脑多糖疫苗

B. A群流脑多糖疫苗

C. AC结合疫苗

D. AC-Hib疫苗

5.下列关于非免疫规划疫苗的描述，不正确的是（　）

　　A.非免疫规划疫苗和免疫规划疫苗同样重要

　　B.非免疫规划疫苗是自愿接种的疫苗

　　C.非免疫规划疫苗可以替代免疫规划疫苗接种

　　D.非免疫规划疫苗比免疫规划疫苗更高效

6.下列哪个部门组织制定非免疫规划疫苗使用技术指南（　）

　　A.中国疾病预防控制中心

　　B.国家疾病预防控制局

　　C.国家卫生健康委员会

　　D.省疾病预防控制局

（二）多选

某家长前往社区医院为孩子接种五联疫苗时，被告知疫苗短缺，为尽快建立免疫保护，工作人员可建议家长如何进行接种（　）

　　A.建议接种免费的脊髓灰质炎疫苗和百白破疫苗，以及自费的Hib疫苗

B.建议接种免费的脊髓灰质炎疫苗和百白破疫苗，以及自费的AC-Hib疫苗

C.建议接种免费的脊髓灰质炎疫苗和自费的四联疫苗

D.建议接种自费的Hib疫苗和自费的四联疫苗

E.建议耐心等待"五联苗"到货后再接种

（三）判断

1.狂犬病暴露后，接种狂犬病疫苗无禁忌证。（　　）

2.接种狂犬病疫苗时，当某一剂次出现延迟，其后续剂次接种时间按原免疫程序作相应顺延，无须重启疫苗免疫程序。（　　）

3.某儿童前往社区医院接种，因该医院存在非免疫规划疫苗短缺，工作人员在知情告知时，只需向家长告知本门诊可接种的疫苗，无须告知其可替代用非免疫规划疫苗。（　　）

（四）填空

除疑似狂犬病暴露者接种狂犬病疫苗、_____等特殊情形外，其他非免疫规划疫苗与免疫规划疫苗的接种时间相同但未选择同时接种的，应当优先接种免疫规划疫苗。

答案及解析

一、一般原则

（一）单选

1.答案：B

解析：减毒活疫苗必须复制才能产生免疫反应。针对注入免疫球蛋白会干扰疫苗复制，至少应间隔两周以上，以确保免疫球蛋白不干扰病毒复制。

2.答案：C

解析：根据《国家免疫规划疫苗儿童免疫程序及说明（2021年版）》，免疫程序内容包括免疫起始月（年）龄、接种剂次和剂量、剂次之间的时间间隔、接种途径与方法，不包括接种禁忌证。

3.答案：A

解析：根据《国家免疫规划疫苗儿童免疫

程序及说明（2021年版）》同时接种原则，不同疫苗同时接种：两种及以上注射类疫苗应在不同部位接种。严禁将两种或多种疫苗混合吸入同一支注射器内接种；现阶段的国家免疫规划疫苗均可按照免疫程序或补种原则同时接种。A选项表述正确，C选项表述错误。不同疫苗接种间隔：两种及以上注射类减毒活疫苗如果未同时接种，应间隔不小于28天进行接种。B选项表述错误。《非免疫规划疫苗使用指导原则（2020年版）》同时接种原则：除疑似狂犬病暴露者接种狂犬病疫苗、其他外伤接种破伤风疫苗等特殊情形外，其他非免疫规划疫苗与免疫规划疫苗的接种时间相同但未选择同时接种的，应当优先接种免疫规划疫苗。D选项表述错误。

4.答案：D

解析：根据《国家免疫规划疫苗儿童免疫

程序及说明（2021年版）》同时接种原则，不同疫苗接种间隔：两种及以上注射类减毒活疫苗如果未同时接种，应间隔不小于28天进行接种。国家免疫规划使用的灭活疫苗和口服类减毒活疫苗，如果与其他灭活疫苗、注射或口服类减毒活疫苗未同时接种，对接种间隔不做限制。

5.答案：D

解析：根据《国家免疫规划疫苗儿童免疫程序及说明（2021年版）》，未按照推荐年龄完成国家免疫规划规定剂次接种的小于18周岁人群应尽快完成补种。

6.答案：D

解析：根据《预防接种工作规范（2023年版）》，疫苗瓶开启后，减毒活疫苗超过半小时、灭活疫苗超过1小时未用完（疫苗说明书另有规定除外），应将剩余疫苗废弃，按照医疗废物处置方法处理。A群流脑疫苗属于灭活疫苗，60分钟内未用完应废弃。

7.答案：C

解析：注射过免疫球蛋白者至少间隔3个月以上接种麻腮风疫苗，A选项表述错误。接种水痘疫苗前3个月内给以全血、血浆或免疫球蛋白，可降低此疫苗的效果，应避免接种。B选项表述错误。接种HPV疫苗与注射人免疫球蛋白应至少间隔3个月以上，以免影响免疫效果，C选项表述正确。根据《国家免疫规划疫苗儿童免疫程序及说明（2021年版）》卡介苗接种注意事项，卡介苗与免疫球蛋白接种间隔不做限制。D选项表述错误。

8.答案：D

解析：PPD试验即结核菌素试验，试验结果主要根据注射部位皮肤硬结的直径大小来判定，一般在注射后72小时观察结果，硬结直径＜5mm或无反应为阴性，硬结直径≥5mm为阳性。

9.答案：C

解析：根据《国家免疫规划疫苗儿童免疫程序及说明（2021年版）》，乙型肝炎疫苗第三剂、麻腮风第一剂、百白破疫苗第三剂、乙脑减毒活疫苗第一剂，推荐在12月龄前完成，AD选项均为不合格接种。B选项麻腮风疫苗提前接种，属于不合格接种。C选项A群流脑多糖疫苗第2剂推荐在18月龄前完成，该儿童属于合格接种。

10.答案：A

解析：A群C群流脑多糖疫苗的接种途径为皮下注射，百白破疫苗、乙型肝炎疫苗、甲型肝炎灭活疫苗的接种途径为肌内注射。

11.答案：B

解析：皮上划痕人用炭疽减毒活疫苗，于上臂外侧三角肌附着处皮上划痕接种。用消毒注射器吸取疫苗，在接种部位滴2滴，间隔3～4cm，划痕时用手将皮肤绷紧，用消毒划痕针在每滴疫苗处作"#"字划痕，每条痕长1～1.5cm，划破表皮以出现间断小血点为度，用同一划痕针反复涂压，使疫苗充分进入划痕处，接种后局部至少裸露5分钟，然后用消毒干棉球擦净。接种后24小时划痕部位无任何反应者应重新接种。

12.答案：D

解析：制定免疫程序时，需考虑疾病流行情况：在疾病高发地区或流行季节，可能需要加快疫苗接种进度，缩短接种间隔，增加接种人群范围等；而在疾病低发地区，免疫程序可以相对从容。

13.答案：B

解析：婴幼儿的免疫系统是逐步发育成熟的，在不同的月龄阶段，其免疫细胞的功能、免疫应答能力等都有所不同。在起始月龄之前，婴儿的免疫系统发育不完善，无法产生足够的抗体和免疫记忆细胞来提供长期的保护。母传抗体也可能会与疫苗中的抗原结合，从而干扰了疫苗的免疫原性，会影响疫苗的效果。

14.答案：D

解析：人体免疫系统对疫苗抗原的反应需要一定时间。当接种第一剂疫苗后，免疫系统中的免疫细胞需要时间来识别抗原，激活相关的免疫细胞，使其增殖、分化并产生抗体和免疫记忆细胞。适当延长剂次间隔，能为免疫系统提供更充足的时间来完成这些复杂的免疫反应过程，从而产生更有效的免疫保护。延长疫苗剂次间隔也可以使免疫记忆细胞有更多时间进行增殖和分化，进一步巩固免疫记忆。较长的间隔时间有助于这些记忆细胞更好地成熟和稳定，增强对病原体的长期识别和防御能力。因此增加疫苗各剂次的时间间隔，不会降低疫苗的效果。

（二）多选

1.答案：AC

解析：乙型肝炎疫苗、百白破疫苗、乙脑灭活疫苗、脊髓灰质炎灭活疫苗、甲型肝炎灭活疫苗、出血热疫苗采用肌内注射法进行接种。A群C群流脑多糖疫苗、麻腮风疫苗、A群流脑多糖疫苗、钩端螺旋体疫苗采用皮下注射法进行接种，故选项AC正确。

2.答案：CDE

解析：根据《国家免疫规划疫苗儿童免疫程序及说明（2021年版）》不同疫苗接种间隔：两种及以上注射类减毒活疫苗如果未同时接种，应间隔不小于28天进行接种。国家免疫规划使用的灭活疫苗和口服类减毒活疫苗，如果与其他灭活疫苗、注射或口服类减毒活疫苗未同时接种，对接种间隔不做限制。

3.答案：BDE

解析：A选项霍乱疫苗为口服接种，C选项A群流脑多糖疫苗的接种途径为皮下注射。BDE选项均为肌内注射。

4.答案：ABDE

解析：无细胞百白破疫苗、白破二联疫苗、五联疫苗均含有破伤风类毒素成分，选项ACE正确。D选项HIB疫苗由纯化的b型流感嗜血杆菌荚膜多糖与破伤风类毒素共价结合而成，因此破伤风类毒素过敏也是HIB疫苗接种的禁忌证。C选项A群C群脑膜炎球菌多糖疫苗不含破伤风类毒素成分，不属于该疫苗接种的禁忌证。

5.答案：ABCD

解析：肌内注射选择大腿外侧肌的优势主要包括操作便利性、安全性、吸收效果等方面：相较于臀部等部位，大腿外侧肌在进行注射时，患者更容易暴露注射部位，能快速进行注射操作，节省时间。大腿外侧肌的位置相对表浅且容易定位，这个区域范围较大且边界相对清晰，医护人员能够较为轻松地确定注射点，减少因定位不准确而导致的注射失误。大腿外侧肌内的大血管和

神经分布相对较少，在这个部位进行肌内注射，能够降低刺伤血管和神经的风险，减少因注射操作可能引发的局部血肿、神经损伤等并发症，提高注射的安全性。与臀部等部位相比，大腿外侧的脂肪层通常较薄，可以减少因脂肪层过厚导致注射针头无法准确到达肌肉层的情况，确保药物能够有效注入肌肉组织。大腿外侧肌属于较为发达的肌肉群，有丰富的毛细血管。药物注入后，能够与血液充分接触，快速被吸收进入血液循环，从而使药物更快地发挥作用。

6.答案：CD

解析：序贯接种是一种疫苗接种策略，指采用不同技术路线的疫苗按照一定的时间间隔和接种剂次，先后为受种者接种，以诱导机体产生更有效的免疫反应，从而获得更好的保护效果，目前脊髓灰质炎疫苗和新型冠状病毒疫苗常采用序贯接种。

7.答案：ABD

解析：C选项麻腮风疫苗需选择上臂外侧三角肌下缘附着处皮下接种。E选项百白破疫苗推荐上臂外侧三角肌肌内注射。

8.答案：BCDE

解析：根据《国家免疫规划疫苗儿童免疫程序及说明（2021年版）》不同疫苗接种间隔：两种及以上注射类减毒活疫苗如果未同时接种，应间隔不小于28天进行接种。国家免疫规划使用的灭活疫苗和口服类减毒活疫苗，如果与其他灭活疫苗、注射或口服类减毒活疫苗未同时接种，对接种间隔不做限制。A选项麻腮风疫苗和甲肝减毒活疫苗若未同时接种，应间隔不小于28天。

9.答案：BE

解析：减毒活疫苗相较于灭活疫苗作用时间长，在实际情况中，极少有疫苗只需要1次免疫就可产生持久免疫，大多数疫苗需要多次接种才能达到较好的免疫效果和持久的免疫保护，如脊髓灰质炎减毒活疫苗、乙脑减毒疫苗、麻腮风疫苗等均需多剂次接种。B选项表述错误。E选项中的霍乱疫苗，其有效成分为重组霍乱毒素B亚单位和灭活的霍乱弧菌菌体，不属于减毒活疫苗。

10.答案：CD

解析：确定免疫起始月（年）龄主要依据疾病的易感性、母传抗体水平、免疫系统发育状况以及疫苗的免疫原性等多个因素。疾病负担和成本效益则是是否将疫苗纳入免疫规划所考虑的因素，不是确定免疫起始月（年）龄的依据。

（三）判断

1.答案：错误

解析：根据《国家免疫规划疫苗儿童免疫程序及说明（2021年版）》同时接种原则，不同疫苗接种间隔：两种及以上注射类减毒活疫苗如果未同时接种，应间隔不小于28天进行接种。口服类减毒活疫苗，如果与其他灭活疫苗、注射或口服类减毒活疫苗未同时接种，对接种间隔做限制。

2.答案：错误

解析：《中华人民共和国疫苗管理法（2019年版）》等相关法律法规明确规定了国家免疫规划疫苗的免疫程序，具有权威性和法定性。国家免疫规划疫苗儿童免疫程序与疫苗使用说明书不一致时要按照国家免疫规划疫苗儿童免疫程序来执行。

3.答案：正确

解析：当人体感染过乙型肝炎病毒或接种乙型肝炎疫苗后，免疫系统会产生免疫记忆细胞。这些细胞可以"记住"乙型肝炎病毒的特征，即使血液中的乙型肝炎表面抗体水平下降至检测不出（即抗体转阴），一旦乙型肝炎病毒再次入侵，免疫记忆细胞能够迅速活化、增殖并分化为浆细胞，快速产生大量的抗体来清除病毒，从而保护机体免受感染。大量研究和临床实践表明，乙型肝炎疫苗接种成功后所诱导的免疫保护作用通常是长期的，甚至可以持续数十年。即使抗体转阴，之前接种疫苗或感染后所建立的免疫保护机制依然可能存在，对机体具有潜在的保护作用。

4.答案：正确

解析：《国家免疫规划疫苗儿童免疫程序及说明（2021年版）》补种通用原则：当遇到无法使用同一厂家同种疫苗完成接种程序时，可使用不同厂家的同种疫苗完成后续接种。

5.答案：正确

解析：婴儿在出生前，会通过胎盘从母体获得一些抗体，即母传抗体。这些抗体可以在婴儿出生后的一段时间内提供一定的免疫保护。然而，母传抗体水平会随着时间逐渐下降，一般在婴儿出生后6个月左右，大部分母传抗体已被代谢清除，其对婴儿的保护作用也随之减弱。婴儿的免疫系统在出生后逐渐发育成熟，随着月龄的增长，其免疫细胞和免疫分子的功能不断完善，对疫苗等抗原的免疫应答能力逐渐增强。理想的免疫起始月龄，既能使婴儿产生较好的免疫应答，又避免母传抗体的干扰。

6.答案：错误

解析：免疫程序中不包含禁忌证的内容。

（四）填空

1.答案：大腿前外侧中部

解析：推荐两岁以下婴幼儿选择上臂外侧三角肌和大腿前外侧中部进行注射。

2.答案：30

解析：参照《预防接种工作规范（2023年版）》剩余疫苗处理和卡介苗说明书，卡介苗开启后超过半小时未用完应废弃。

二、接种程序和补种原则

（一）单选

1.答案：B

解析：根据《国家免疫规划疫苗儿童免疫程序及说明（2021年版）》流脑疫苗补种原则：流脑疫苗纳入免疫规划后出生的适龄儿童，如未接种流脑疫苗或未完成规定剂次，根据补种时的年龄选择流脑疫苗的种类：小于24月龄儿童补齐MPSV-A剂次。大于或等于24月龄儿童不再补种或接种MPSV-A，仍需完成两剂次MPSV-AC。

2.答案：B

解析：根据《国家免疫规划疫苗儿童免疫程序及说明（2021年版）》免疫程序表所列各疫苗剂次的接种时间，是指可以接种该剂次疫苗的最小年龄。

3.答案：C

解析：根据《国家免疫规划疫苗儿童免疫

程及说明（2021年版）》免疫程序表乙型肝炎疫苗接种注意事项：HBsAg阳性或不详产妇所生新生儿建议在出生后12小时内尽早接种第1剂HepB；HBsAg阳性或不详产妇所生新生儿体重小于2000g者，也应在出生后尽早接种第1剂HepB，并在婴儿满1月龄、2月龄、7月龄时按程序再完成3剂次HepB接种。

4.答案：C

解析：根据《关于国家免疫规划脊髓灰质炎疫苗和含麻疹成分疫苗免疫程序调整相关工作的通知》，根据《中华人民共和国疫苗管理法（2019年版）》有关规定以及我国脊髓灰质炎、麻疹、风疹和腮腺炎传染病防控工作的实际需要，经请示国务院批准，决定自2019年12月起，在全国范围内实施2剂次脊髓灰质炎灭活疫苗和2剂次脊髓灰质炎减毒活疫苗的免疫程序，2月龄和3月龄各接种1剂次脊髓灰质炎灭活疫苗，4月龄和4周岁各接种1剂次2价脊髓灰质炎减毒活疫苗；自2020年6月起，在全国范围内实施2剂次麻疹—腮腺炎—风疹联合减毒活疫苗的免疫程序，8月龄和18月龄各接种1剂次麻疹-腮腺炎-风疹联合减毒活疫苗。

5.答案：D

解析：疫苗接种免疫程序，应当遵守《预防接种工作规范（2023年版）》《非免疫规划疫苗使用指导原则（2020年版）》，遵守各省（自治区、直辖市）卫生健康行政部门制定的接种方案。当疫苗使用说明书和上述文件不一致时，按上述文件执行。上述文件尚未制定或未作出规定的疫苗，按照疫苗说明书使用。

6.答案：D

解析：根据《国家免疫规划疫苗儿童免疫程序及说明（2021年版）》流脑疫苗补种原则：小于24月龄儿童补齐MPSV-A剂次。大于或等于24月龄儿童不再补种或接种MPSV-A，仍需完成两剂次MPSV-AC。大于或等于24月龄儿童如未接种过MPSV-A，可在3周岁前尽早接种MPSV-AC；如已接种过1剂次MPSV-A，间隔不小于3月尽早接种MPSV-AC。

7.答案：C

解析：根据《国家免疫规划疫苗儿童免疫

程及说明（2021年版）》乙型肝炎疫苗注意事项：危重症新生儿，如极低出生体重儿（出生体重小于1500g者）、严重出生缺陷、重度窒息、呼吸窘迫综合征等，应在生命体征平稳后尽早接种第1剂HepB。C选项表述正确。重组（CHO细胞）HepB：每剂次10μg或20μg，HBsAg阴性产妇所生新生儿接种10μg的HepB，HBsAg阳性产妇所生新生儿接种20μg的HepB。A选项表述错误。重组酵母HepB每剂次10μg，无论产妇乙型肝炎病毒表面抗原（HBsAg）阳性或阴性，新生儿均接种10μg的HepB。B选项表述错误。HBsAg阳性产妇所生新生儿，可按医嘱肌内注射100国际单位乙型肝炎免疫球蛋白（HBIG），同时在不同（肢体）部位接种第1剂HepB。HepB、HBIG和卡介苗（BCG）可在不同部位同时接种。D选项表述错误。

8.答案：D

解析：根据《国家免疫规划疫苗儿童免疫程序及说明（2021年版）》，该3岁儿童只接种过1剂A群流脑多糖疫苗，按照流脑疫苗补种原则，大于或等于24月龄儿童如已接种过1剂次A群流脑疫苗，间隔不小于3个月尽早接种A群C群流脑多糖疫苗。

9.答案：C

解析：参照《浙江省疫苗接种方案（2021年版）》，双价肾综合征出血热灭活疫苗的接种对象为16～60周岁高危人群，基础免疫2剂，0天、14天各接种1剂，基础免疫后1年加强1剂。接种剂量为1.0ml，肌内注射。

10.答案：A

解析：根据《预防接种工作规范2023年版》疫苗补种原则：未按照免疫程序完成国家免疫规划的小于18周岁儿童，应按照免疫程序进行补种。

11.答案：D

解析：根据《国家免疫规划疫苗儿童免疫程序及说明（2021年版）》卡介苗补种原则：未接种BCG的小于3月龄儿童可直接补种；3月龄～3岁儿童对结核菌素纯蛋白衍生物（TB-PPD）或卡介菌蛋白衍生物（BCG-PPD）试验阴性者，应予补种；大于或等于4岁儿童不予补种；已接种BCG

的儿童，即使卡痕未形成也不再予以补种。ABC选项表述正确。卡介苗与免疫球蛋白接种时间不做限制。D选项表述错误。

12.答案：B

解析：根据《国家免疫规划疫苗儿童免疫程序及说明（2021年版）》卡介苗补种原则：3月龄～3周岁儿童对结核菌素（PPD）试验阴性者可补种，阳性者不予补种。流脑疫苗补种原则：大于或等于24月龄儿童不再补种或接种A群流脑多糖疫苗，但仍需完成两剂次A群C群流脑多糖疫苗接种。

13.答案：C

解析：根据《国家免疫规划疫苗儿童免疫程序及说明（2021年版）》，早产儿胎龄大于31孕周且医学评估稳定后，可以接种BCG。A选项表述正确。HBsAg阳性或不详产妇所生新生儿建议在出生后12小时内尽早接种第1剂HepB，重组（酵母）HepB每剂次10μg，无论产妇乙型肝炎病毒表面抗原（HBsAg）阳性或阴性，新生儿均接种10μg的HepB。HBsAg阳性产妇所生新生儿，可按医嘱肌内注射100国际单位乙型肝炎免疫球蛋白（HBIG），同时在不同（肢体）部位接种第1剂HepB，B选项表述正确。母亲为HBsAg阳性的儿童接种最后一剂HepB后1～2个月进行HBsAg和乙型肝炎病毒表面抗体（抗-HBs）检测，若发现HBsAg阴性、抗-HBs阴性或小于10mIU/ml，可再按程序免费接种3剂次HepB。D选项表述正确。HBsAg阳性或不详产妇所生新生儿体重小于2000g者，也应在出生后尽早接种第1剂HepB，并在婴儿满1月龄、2月龄、7月龄时按程序再完成3剂次HepB接种。该新生儿体重2500g，可按0、1、6月免疫程序接种。

14.答案：D

解析：根据《国家免疫规划疫苗儿童免疫程序及说明（2021年版）》乙脑疫苗补种原则，乙脑疫苗纳入免疫规划后出生且未接种乙脑疫苗的适龄儿童，如果使用JE-L进行补种，应补齐2剂，接种间隔不小于12个月。

15.答案：B

解析：根据《国家免疫规划疫苗儿童免疫程序及说明（2021年版）》，乙脑减毒活疫苗共

接种2剂次。8月龄、2周岁各接种1剂。

16.答案：A

解析：根据《关于国家免疫规划百白破疫苗和白破疫苗免疫程序调整相关工作的通知》，百白破疫苗的免疫程序已调整为2月龄、4月龄、6月龄、18月龄、6周岁各接种1剂次百白破疫苗，共5剂次。

17.答案：C

解析：根据《国家免疫规划疫苗儿童免疫程序及说明（2021年版）》，MPSV-AC共接种2剂次，3周岁、6周岁各接种一剂，间隔不小于3年，采用皮下注射方式，每次接种0.5ml。

18.答案：D

解析：根据《国家免疫规划疫苗儿童免疫程序及说明（2021年版）》乙脑减毒活疫苗注意事项，注射免疫球蛋白者应间隔不小于3个月接种乙脑减毒活疫苗。

19.答案：C

（二）多选

1.答案：BCD

解析：根据《国家免疫规划疫苗儿童免疫程序及说明（2021年版）》，≥4岁儿童不再补种卡介苗。根据流脑疫苗补种原则，≥24月龄儿童不再补种或接种A群流脑疫苗，仍需完成两剂次A+C群流脑疫苗。因此该儿童需补种百白破疫苗、乙脑减毒活疫苗、A群C群流脑疫苗。

2.答案：ABCDE

解析：根据《国家免疫规划疫苗儿童免疫程序及说明（2021年版）》流脑疫苗注意事项：对于小于24月龄儿童，如已按流脑结合疫苗说明书接种了规定的剂次，可视为完成MPSV-A接种剂次，如儿童3周岁和6周岁时已接种含A群和C群流脑疫苗成分的疫苗，可视为完成相应剂次的MPSV-AC接种。参照流脑疫苗补种原则：小于24月龄儿童补齐MPSV-A剂次。大于或等于24月龄儿童不再补种或接种MPSV-A，仍需完成两剂次MPSV-AC。大于或等于24月龄儿童如未接种过MPSV-A，可在3周岁前尽早接MPSV-AC；如已接种过1剂次MPSV-A，间隔不小于3个月尽早接种MPSV-AC。

3.答案：AE

解析：根据《国家免疫规划疫苗儿童免疫程序及说明（2021年版）》：早产儿胎龄大于31孕周且医学评估稳定后，可以接种BCG。胎龄小于或等于31孕周的早产儿，医学评估稳定后可在出院前接种。B选项表述错误。对于HIV感染母亲所生儿童的HIV感染状况分3种：HIV感染儿童、HIV感染状况不详儿童、HIV未感染儿童。如该儿童明确未感染HIV，可按免疫程序接种脊髓灰质炎减毒活疫苗。C选项表述错误。除HIV感染者外的其他免疫缺陷或正在接受全身免疫抑制治疗者，可以接种灭活疫苗，原则上不予接种减毒活疫苗（补体缺陷患者除外）。D选项补体缺陷患者可以接种减毒活疫苗。当针对麻疹疫情开展应急接种时，可根据疫情流行病学特征考虑对疫情波及范围内的6～7月龄儿童接种1剂含麻疹成分疫苗，但不计入常规免疫剂次。A选项表述正确。过敏体质不属于接种疫苗的禁忌证，E选项表述正确。

4.答案：BCE

解析：根据《国家免疫规划疫苗儿童免疫程序及说明（2021年版）》乙型肝炎疫苗免疫程序：重组酵母HepB：每剂次10μg，无论产妇乙型肝炎病毒表面抗原（HBsAg）阳性或阴性，新生儿均接种10μg的HepB。重组CHO细胞HepB：每剂次10μg或20μg，HBsAg阴性产妇所生新生儿接种10μg的HepB，HBsAg阳性产妇所生新生儿接种20μg的HepB。HBsAg阳性或不详产妇所生新生儿体重小于2000g者，也应在出生后尽早接种第1剂HepB，并在婴儿满1月龄、2月龄、7月龄时按程序再完成3剂次HepB接种。

5.答案：BD

解析：重组带状疱疹疫苗（CHO细胞）的接种对象为50周岁及以上人群，共接种2剂次，接种间隔2～6个月。带状疱疹减毒活疫苗的接种对象为40周岁及以上人群，共接种1剂次。

6.答案：ACD

解析：根据《国家免疫规划疫苗儿童免疫程序及说明（2021年版）》，建议在下述推荐的年龄之前完成国家免疫规划疫苗相应剂次的接种：乙型肝炎疫苗第1剂：出生后24小时内完

成；卡介苗：小于3月龄完成；乙型肝炎疫苗第3剂、脊髓灰质炎疫苗第3剂、百白破疫苗第3剂、麻腮风疫苗第1剂、乙脑减毒活疫苗第1剂或乙脑灭活疫苗第2剂：小于12月龄完成；A群流脑多糖疫苗第2剂：小于18月龄完成。

7.答案：AC

解析：参照疫苗说明书，带状疱疹减毒活疫苗的接种对象为40周岁及以上人群，共接种1剂次，于上臂外侧三角肌下缘附着处皮下注射0.5ml。重组带状疱疹疫苗（CHO细胞）的接种对象为50周岁及以上人群，共接种2剂次，接种间隔2-6个月，于上臂三角肌肌内注射，每剂0.5ml。

8.答案：BC

解析：参照《脊髓灰质炎疫苗免疫策略调整技术方案》，自2020年1月1日，脊髓灰质炎疫苗常规免疫程序由1剂IPV加3剂bOPV，调整为2剂IPV加2剂bOPV，即2019年10月1日（含）后出生的儿童，未完成第2剂脊髓灰质炎疫苗接种的，在接种第2剂脊髓灰质炎疫苗时，按照调整后的免疫程序接种IPV疫苗。BC选项不符。儿童家长也可以选择接种非免疫规划用IPV疫苗替代bOPV疫苗接种，因此DE选项也有可能。

9.答案：AE

解析：A群流脑多糖疫苗共接种2剂次，分别于6月龄、9月龄各接种1剂，推荐A群流脑疫苗第2剂次在18月龄内完成，A选项表述错误。对于小于24月龄儿童，如已按流脑结合疫苗说明书接种了规定的剂次，可视为完成MPSV-A接种剂次，因此AC流脑结合疫苗可以替代A群流脑多糖疫苗，E选项表述错误。

10.答案：BCDE

解析：目前国家脊髓灰质炎疫苗的免疫程序为2、3月龄各接种1剂IPV，4月龄、4周岁各接种1剂bOPV，A选项错误。根据脊髓灰质炎疫苗补种原则，既往已有三价脊髓灰质炎减毒活疫苗（tOPV）免疫史（无论剂次数）的迟种、漏种儿童，用bOPV补种即可，不再补种IPV。既往无tOPV免疫史的儿童，应补齐2剂IPV。

11.答案：CD

解析：根据《国家免疫规划疫苗儿童免疫程序及说明（2021年版）》流脑疫苗补种原则：大于或等于24月龄的儿童，不再补种或接种MPSV-A，仍需完成两剂次MPSV-AC。如已接种过1剂次MPSV-A，间隔不小于3个月尽早接种MPSV-AC，在符合说明书规定的接种年龄下，可用非免疫规划疫苗A群C群流脑多糖结合疫苗、ACYW135群流脑多糖疫苗等替代A群C群流脑多糖疫苗接种。

12.答案：AD

解析：该儿童已满6周岁。大于或等于4周岁不再补种卡介苗，大于或等于2周岁不再补种A群流脑多糖疫苗，需补齐两针A群C群流脑多糖疫苗。

13.答案：ABCD

解析：该儿童目前已满两月龄，Hib疫苗的接种对象为2月龄到5周岁儿童，口服轮状病毒活疫苗接种对象为2月龄至3岁婴幼儿，脊髓灰质炎灭活疫苗第一剂、百白破疫苗第一剂接种时间为2月龄，因此ABCD选项可以接种。该儿童已接种两剂乙型肝炎疫苗，第三剂乙型肝炎疫苗应满6月龄再接种。

14.答案：ADE

解析：根据《国家免疫规划疫苗儿童免疫程序及说明（2021年版）》脊髓灰质炎疫苗补种原则，小于4周岁儿童未达到3剂（含补充免疫等），应补种完成3剂；大于或等于4岁儿童未达到4剂（含补充免疫等），应补种完成4剂。对于补种后满4剂次脊髓灰质炎疫苗接种的儿童，可视为完成脊髓灰质炎疫苗全程免疫。既往已有三价脊髓灰质炎减毒活疫苗（tOPV）免疫史（无论剂次数）的迟种、漏种儿童，用bOPV补种即可，不再补种IPV。AE选项无须补种。B选项无tOPV接种史和IPV接种史，需补种IPV。C选项脊髓灰质炎疫苗剂次未满4剂，需补齐4剂。D选项已按疫苗说明书接种过含IPV成分的联合疫苗，可视为完成相应剂次的脊髓灰质炎疫苗接种。

15.答案：CDE

16.答案：ABC

解析：根据《关于开展有关人群第二剂脊髓灰质炎灭活疫苗补种工作的通知》，对未接种满两剂次IPV的儿童进行补种。DE选项已接种2剂次IPV疫苗或含IPV成分的替代疫苗，无须进行补种。

17.答案：CD

解析：《百白破疫苗和白破疫苗免疫程序调整》后百白破疫苗的补种原则，2月龄至6周岁及以下儿童：未按国家免疫规划程序完成百白破疫苗接种剂次的儿童，需尽早补种未完成的剂次。补种时，前3剂每剂间隔不小于28天，第4剂与第3剂间隔不小于6个月，第5剂与第4剂间隔不小于12个月。7周岁至11周岁儿童：接种百白破疫苗小于3剂者，用白破疫苗补齐3剂，第2剂与第1剂间隔1～2个月，第3剂与第2剂间隔6～12个月；接种百白破疫苗大于或等于3剂者，如6周岁未接种百白破疫苗，则应尽早补种1剂白破疫苗，如6周岁已接种百白破疫苗，则无须补种。

18.答案：ABD

解析：根据《国家免疫规划疫苗儿童免疫程序及说明（2021年版）》，脊髓灰质炎疫苗共接种4剂，其中2月龄、3月龄各接种1剂IPV，4月龄、4周岁各接种1剂bOPV，A选项表述错误。如果儿童已按疫苗说明书接种过IPV或含IPV成分的联合疫苗，可视为完成相应剂次的脊髓灰质炎疫苗接种。如儿童已按免疫程序完成4剂次含IPV成分疫苗接种，则4岁无须再接种bOPV，B选项表述错误。液体剂型bOPV接种剂量为每次2滴（约0.1ml）。D选项表述错误。

（三）判断

1.答案：错误

解析：免疫程序调整后，百白破疫苗的补种原则为，2月龄至6周岁及以下儿童：未按国家免疫规划程序完成百白破疫苗接种剂次的儿童，需尽早补种未完成的剂次。补种时，前3剂每剂间隔不小于28天，第4剂与第3剂间隔不小于6个月，第5剂与第4剂间隔不小于12个月。

2.答案：正确

解析：根据《国家免疫规划疫苗儿童免疫程序及说明（2021年版）》流脑疫苗注意事项：第1剂MPSV-AC与第2剂MPSV-A，间隔不小于12个月。

3.答案：错误

解析：根据《国家免疫规划疫苗儿童免疫程序及说明（2021年版）》乙脑疫苗补种原则：乙脑疫苗纳入免疫规划后出生且未接种乙脑疫苗的适龄儿童，如果使用JE-I进行补种，应补齐4剂，第1剂与第2剂接种间隔为7～10天，第2剂与第3剂接种间隔为1～12个月，第3剂与第4剂接种间隔不小于3年。

4.答案：错误

解析：百白破疫苗和白破疫苗免疫程序调整后百白破疫苗的补种原则为：2月龄至6周岁及以下儿童，未按国家免疫规划程序完成百白破疫苗接种剂次的儿童，需尽早补种未完成的剂次。补种时，前3剂每剂间隔不小于28天，第4剂与第3剂间隔不小于6个月，第5剂与第4剂间隔不小于12个月；7周岁至11周岁儿童，接种百白破疫苗小于3剂者，用白破疫苗补齐3剂，第2剂与第1剂间隔1～2个月，第3剂与第2剂间隔6～12个月；接种百白破疫苗大于或等于3剂者，如6周岁未接种百白破疫苗，则应尽早补种1剂白破疫苗，如6周岁已接种百白破疫苗，则无须补种。

5.答案：正确

解析：根据《国家免疫规划疫苗儿童免疫程序及说明（2021年版）》甲型肝炎灭活疫苗补种原则：如已接种过1剂次HepA-I，但无条件接种第2剂HepA-I时，可接种1剂HepA-L完成补种，间隔不小6个月。

6.答案：正确

解析：根据《国家免疫规划疫苗儿童免疫程序及说明（2021年版）》卡介苗补种原则，大于或等于4岁儿童不予补种。

7.答案：错误

解析：《关于开展有关人群第二剂次脊髓灰质炎灭活疫苗补种工作的通知》（国疾控卫免发〔2024〕1号）中第二剂次脊髓灰质炎灭活疫苗补种对象为出生日期在2016年3月1日至2019年9月30日之间，未接种过或仅接种过1剂次脊髓灰质炎灭活疫苗（包括含脊髓灰质炎灭活疫苗成分的联合疫苗）的儿童。

8.答案：错误

解析：按照《国家免疫规划疫苗儿童免疫程序及说明（2021年版）》，卡介苗与免疫球蛋白接种间隔不做特别限制。

9.答案：错误

解析：根据《国家免疫规划疫苗儿童免疫程序及说明（2021年版）》，儿童满18月龄应接种麻腮风疫苗第2剂、甲型肝炎减毒活疫苗、百白破疫苗第4剂，推荐在24月龄前完成，乙脑减毒活疫苗第2剂推荐在3周岁之前完成。

10.答案：正确

解析：按照《国家免疫规划疫苗儿童免疫程序及说明（2021年版）》乙脑灭活疫苗免疫程序：共接种4剂次。8月龄接种2剂，间隔7～10天；2周岁和6周岁各接种1剂。

11.答案：错误

解析：《国家免疫规划疫苗儿童免疫程序及说明（2021年版）》乙型肝炎疫苗补种原则：若出生24小时内未及时接种，应尽早接种；对于未完成全程免疫程序者，需尽早补种，补齐未接种剂次；第2剂与第1剂间隔应不小于28天，第3剂与第2剂间隔应不小于60天，第3剂与第1剂间隔不小于4个月。

12.答案：错误

解析：《关于开展有关人群第二剂次脊髓灰质炎灭活疫苗补种工作的通知》（国疾控卫免发〔2024〕1号）对于出生日期在2016年3月1日至2019年9月30日之间的儿童，未接种过或仅接种过1剂次脊髓灰质炎灭活疫苗（包括含脊髓灰质炎灭活疫苗成分的联合疫苗），可补种脊髓灰质炎灭活疫苗。

（四）填空

1.答案：12小时　12个月

2.答案：6　12

解析：免疫程序调整后，百白破疫苗的补种原则为，2月龄至6周岁及以下儿童：未按国家免疫规划程序完成百白破疫苗接种剂次的儿童，需尽早补种未完成的剂次。补种时，前3剂每剂间隔不小于28天，第4剂与第3剂间隔不小于6个月，第5剂与第4剂间隔不小于12个月。7周岁至11周岁儿童：接种百白破疫苗小于3剂者，用白破疫苗补齐3剂，第2剂与第1剂间隔1～2

个月，第3剂与第2剂间隔6～12个月；接种百白破疫苗大于或等于3剂者，如6周岁未接种百白破疫苗，则应尽早补种1剂白破疫苗，如6周岁已接种百白破疫苗，则无须补种。

3.答案： 28　60　4

解析：《国家免疫规划疫苗儿童免疫程序及说明（2021年版）》乙型肝炎疫苗补种原则：若出生24小时内未及时接种，应尽早接种；对于未完成全程免疫程序者，需尽早补种，补齐未接种剂次；第2剂与第1剂间隔应不小于28天，第3剂与第2剂间隔应不小于60天，第3剂与第1剂间隔不小于4个月。

4.答案： 2019年12月31日

解析：我国脊髓灰质炎疫苗两次序贯免疫程序调整时间分别是2016年5月1日和2019年12月31日。2016年5月1日我国对脊髓灰质炎疫苗免疫程序进行调整，停用三价脊髓灰质炎减毒活疫苗（tOPV），启用二价脊髓灰质炎减毒活疫苗（bOPV），将脊髓灰质炎疫苗免疫程序调整为2月龄接种1剂次脊髓灰质炎灭活疫苗（IPV），3月龄、4月龄、4周岁各接种1剂次bOPV。2019年12月31日再次进行调整，将免疫程序调整为2月龄、3月龄各接种1剂IPV，4月龄、4周岁各接种1剂bOPV。

5.答案： 18

解析：根据《国家免疫规划疫苗儿童免疫程序及说明（2021年版）》，A群流脑多糖疫苗第2剂推荐18月龄前完成。

6.答案： 3

解析：根据《国家免疫规划疫苗儿童免疫程序及说明（2021年版）》，乙脑减毒活疫苗第2剂或乙脑灭活疫苗第3剂、甲型肝炎灭活疫苗第2剂推荐小于3周岁完成。

7.答案： 100

解析：根据《国家免疫规划疫苗儿童免疫程序及说明（2021年版）》乙型肝炎接种注意事项：HBsAg阳性产妇所生新生儿，可按医嘱肌内注射100国际单位乙型肝炎免疫球蛋白（HBIG），同时在不同（肢体）部位接种第1剂HepB。HepB、HBIG和卡介苗（BCG）可在不同部位同时接种。

8.答案： 12

解析：根据《国家免疫规划疫苗儿童免疫程序及说明（2021年版）》乙型肝炎接种注意事项：HBsAg阳性或不详产妇所生新生儿建议在出生后12小时内尽早接种第1剂HepB。

9.答案： 3　1～2

解析：根据《国家免疫规划疫苗儿童免疫程序及说明（2021年版）》乙型肝炎接种注意事项：HBsAg阳性或不详产妇所生新生儿体重小于2000g者，也应在出生后尽早接种第1剂HepB，并在婴儿满1月龄、2月龄、7月龄时按程序再完成3剂次HepB接种。该新生儿体重为2100g，超过2000g，可按常规免疫程序接种3剂次。母亲为HBsAg阳性的儿童接种最后一剂HepB后1～2个月进行HBsAg和乙型肝炎病毒表面抗体（抗-HBs）检测，若发现HBsAg阴性、抗-HBs阴性或小于10mIU/ml，可再按程序免费接种3剂次HepB。

10.答案： 不做特别限制

解析：根据《国家免疫规划疫苗儿童免疫程序及说明（2021年版）》卡介苗接种注意事项：卡介苗接种与免疫球蛋白接种间隔不做特别限制。

11.答案： 1～2　6～12

12.答案： 2019年9月30日

解析：根据《国家免疫规划疫苗儿童免疫程序及说明（2021年版）》麻腮风疫苗补种原则，自2020年6月1日起，2019年10月1日及以后出生儿童未按程序完成2剂MMR接种的，使用MMR补齐；2007年扩免后至2019年9月30日出生的儿童，应至少接种2剂含麻疹成分疫苗、1剂含风疹成分疫苗和1剂含腮腺炎成分疫苗，对不足上述剂次者，使用MMR补齐；2007年扩免前出生的小于18周岁人群，如未完成2剂含麻疹成分的疫苗接种，使用MMR补齐。

13.答案： 3　1

解析：根据《国家免疫规划疫苗儿童免疫程序及说明（2021年版）》乙脑疫苗接种注意事项：注射免疫球蛋白者应间隔不小于3个月接种乙脑减毒活疫苗，应间隔不小于1个月接种乙脑灭活疫苗。

14.答案：2　12　4　7～10　1～12

解析：根据《国家免疫规划疫苗儿童免疫程序及说明（2021年版）》乙脑疫苗补种原则：乙脑疫苗纳入免疫规划后出生且未接种乙脑疫苗的适龄儿童，如果使用JE-L进行补种，应补齐2剂，接种间隔不小于12个月。如果使用JE-I进行补种，应补齐4剂，第1剂与第2剂接种间隔为7～10天，第2剂与第3剂接种间隔为1～12个月，第3剂与第4剂接种间隔不小于3年。

15.答案：3　12　3　3　MPSV-AC

解析：根据《国家免疫规划疫苗儿童免疫程序及说明（2021年版）》流脑疫苗注意事项及补种原则：两剂次MPSV-A间隔不小于3个月；第1剂MPSV-AC与第2剂MPSV-A间隔不小于12个月；两剂次MPSV-AC间隔不小于3年，3年内避免重复接种。大于或等于24月龄儿童如未接种过MPSV-A，可在3周岁前尽早接种MPSV-AC；如已接种过1剂次MPSV-A，间隔不小于3个月尽早接种MPSV-AC。

16.答案：6　6

解析：根据《国家免疫规划疫苗儿童免疫程序及说明（2021年版）》甲型肝炎疫苗补种原则：甲型肝炎疫苗纳入免疫规划后出生且未接种甲型肝炎疫苗的适龄儿童，如果使用HepA-I进行补种，应补齐2剂HepA-I，接种间隔不小于6个月。如已接种过1剂次HepA-I，但无条件接种第2剂HepA-I时，可接种1剂HepA-L完成补种，间隔不小于6个月。

17.答案：12

三、常见特殊健康状态人群接种

（一）单选

1.答案：D

解析：根据《国家免疫规划疫苗儿童免疫程序及说明（2021年版）》常见特殊健康状态儿童接种部分：HIV感染母亲所生儿童在出生后暂缓接种卡介苗，当确认儿童未感染HIV后再予以补种；当确认儿童HIV感染，不予接种卡介苗。因此答案D选项卡介苗需暂缓接种。HIV感染母亲所生儿童可按照免疫程序接种乙型肝炎疫苗、脊髓灰质炎灭活疫苗、百白破疫苗、A群流脑多糖疫苗、A群C群流脑多糖疫苗和白破疫苗等。ABC选项无须暂缓接种。

2.答案：A

解析：参照乙型肝炎疫苗说明书，乙型肝炎疫苗的接种禁忌证包括：对疫苗所含任何组分过敏者；患急性疾病、严重慢性疾病、慢性疾病的急性发作期和发热者。BCD选项为乙型肝炎疫苗接种禁忌证。根据《国家免疫规划疫苗儿童免疫程序及说明（2021年版）》常见特殊健康状态儿童接种，对于早产儿与低出生体重儿：早产儿（胎龄小于37周）和/或低出生体重儿（出生体重小于2500g）如医学评估稳定并且处于持续恢复状态（无须持续治疗的严重感染、代谢性疾病、急性肾脏疾病、肝脏疾病、心血管疾病、神经和呼吸道疾病），按照出生后实际月龄接种疫苗。A选项不是新生儿接种首针乙型肝炎疫苗的接种禁忌证。

3.答案：D

解析：麻腮风疫苗制备时，麻疹病毒减毒株接种于鸡胚成纤维细胞，因不含鸡蛋卵清蛋白，因此鸡蛋过敏者可以接种麻腮风疫苗。水痘疫苗、乙脑减毒活疫苗均不含有鸡蛋成分，因此鸡蛋过敏者可以接种。

4.答案：C

解析：根据《国家免疫规划疫苗儿童免疫程序及说明（2021年版）》，注射免疫球蛋白者应间隔不小于3个月接种MMR，接种MMR后2周内避免使用免疫球蛋白。注射免疫球蛋白者应间隔不小于3个月接种JE-L。卡介苗与免疫球蛋白接种间隔不做特别限制。

5.答案：C

解析：妊娠妇女并不是所有疫苗接种的禁忌证，如乙型肝炎疫苗禁忌证中不包含妊娠期妇女，注意事项表明应充分权衡利弊后决定是否接种。《中国流感疫苗预防接种技术指南2023-2024》中流感疫苗接种优先接种人群也包括孕妇。

6.答案：B

解析：根据《国家免疫规划疫苗儿童免疫程序及说明（2021年版）》常见特殊健康状态儿童接种部分：HIV感染母亲所生儿童如经医疗机构诊断出现艾滋病相关症状或免疫抑制症状，不予接种含麻疹成分疫苗；如无艾滋病相关症状，可接种含麻疹成分疫苗。C选项麻腮风疫苗可以接种。HIV感染母亲所生儿童可按照免疫程序接种乙型肝炎疫苗、百白破疫苗、A群流脑多糖疫苗、A群C群流脑多糖疫苗和白破疫苗等。AD选项可以接种。HIV感染母亲所生儿童除非已明确未感染HIV，否则不予接种乙脑减毒活疫苗、甲型肝炎减毒活疫苗、脊髓灰质炎减毒活疫苗，可按照免疫程序接种乙脑灭活疫苗、甲型肝炎灭活疫苗、脊髓灰质炎灭活疫苗。B选项脊髓灰质炎减毒活疫苗禁忌接种。

7.答案：C

解析：生理性黄疸不属于接种疫苗的禁忌证，可以接种疫苗；患急性传染病，慢性疾病急性发作应暂缓接种疫苗，恢复期可以接种疫苗；房间隔缺损1mm，心脏代偿功能无异常，在这种情况下，心脏的结构和功能基本维持在正常状态，不会引起明显的心脏功能障碍或其他严重的病理生理改变，可以接种疫苗。

8.答案：D

解析：霍乱疫苗是一种灭活疫苗，其有效成分为霍乱毒素B亚单位和灭活霍乱菌体，不具有感染性和复制能力，无法在人体内进行繁殖，也不存在因接种疫苗而排出具有感染性病毒的情况，因此不会将疾病传播给家庭中的免疫缺陷者。

9.答案：B

解析：参照《特殊健康状态儿童预防接种专家共识》：6个月及以上未发作的癫痫患者（癫痫已控制），无论是否服用抗癫痫药物，可以接种所有疫苗。有癫痫家族史者可以接种疫苗。近6个月内有癫痫发作的患者，暂缓接种疫苗。该患儿癫痫痊愈超过6个月未再发作，可以接种所有疫苗。

10.答案：A

解析：根据《国家免疫规划疫苗儿童免疫程序及说明（2021年版）》常见特殊健康状态儿童接种，HIV感染母亲所生儿童如无艾滋病相关症状，可以接种麻腮风减毒活疫苗。

11.答案：B

解析：根据《国家免疫规划疫苗儿童免疫

程序及说明（2021年版）》特殊健康状态儿童接种，HIV感染母亲所生儿童在出生后暂缓接种卡介苗，当确认儿童未感染HIV后再予以补种；当确认儿童HIV感染，不予接种卡介苗。HIV感染母亲所生儿童可按照免疫程序接种乙型肝炎疫苗、百白破疫苗、A群流脑多糖疫苗、A群C群流脑多糖疫苗和白破疫苗等。HIV感染母亲所生儿童除非已明确未感染HIV，否则不予接种乙脑减毒活疫苗、甲型肝炎减毒活疫苗、脊髓灰质炎减毒活疫苗，可按照免疫程序接种乙脑灭活疫苗、甲型肝炎灭活疫苗、脊髓灰质炎灭活疫苗。

12.答案：C

解析：进行乙型肝炎血清学筛检需要额外的检测费用，包括检测试剂、仪器设备使用、人力成本等。如果对所有计划接种乙型肝炎疫苗的人群都进行筛检，会大大增加预防接种的成本。对于大多数没有明显乙型肝炎感染高危因素的普通人群来说，直接接种乙型肝炎疫苗的策略在成本效益上可能更优。乙型肝炎疫苗是一种安全性很高的疫苗。对于没有感染过乙型肝炎病毒的人来说，接种乙型肝炎疫苗可以预防感染；即使是已经感染过乙型肝炎病毒且已经自愈的人，再次接种乙型肝炎疫苗一般也不会对身体造成严重危害，只是可能不会产生额外的免疫效果。而对于极少数已经感染乙型肝炎病毒且处于潜伏期的人，接种乙型肝炎疫苗也不会加重病情。

13.答案：A

解析：按照《国家免疫规划疫苗儿童免疫程序及说明（2021年版）》早产儿（胎龄小于37周）和/或低出生体重儿（出生体重小于2500g）如医学评估稳定并且处于持续恢复状态（无须持续治疗的严重感染、代谢性疾病、急性肾脏疾病、肝脏疾病、心血管疾病、神经和呼吸道疾病），按照出生后实际月龄接种疫苗。

14.答案：A

解析：根据《国家免疫规划疫苗儿童免疫程序及说明（2021年版）》常见特殊健康状态儿童接种，对已知疫苗成分严重过敏或既往因接种疫苗发生喉头水肿、过敏性休克及其他全身性严重过敏反应的，禁忌继续接种同种疫苗。

15. 答案：C

解析：妊娠期妇女接种含风疹成分疫苗，减毒的风疹病毒可能通过胎盘感染胎儿，存在先天性风疹综合征的风险，引起胎儿出现多种严重的出生缺陷。因此，妊娠期妇女禁忌接种风疹成分疫苗。育龄妇女注射含风疹成分疫苗后，应至少3个月内避免怀孕。

（二）多选

1. 答案：BCE

解析：根据《国家免疫规划疫苗儿童免疫程序及说明（2021年版）》常见特殊健康状态儿童接种部分：关于免疫功能异常儿童，除HIV感染者外的其他免疫缺陷或正在接受全身免疫抑制治疗者，可以接种灭活疫苗，原则上不予接种减毒活疫苗（补体缺陷患者除外）。选项AD为灭活疫苗，BCE为减毒活疫苗。

2. 答案：ABE

解析：根据《国家免疫规划疫苗儿童免疫程序及说明（2021年版）》常见特殊健康状态儿童接种：早产儿（胎龄小于37周）和/或低出生体重儿（出生体重小于2500g）如医学评估稳定并且处于持续恢复状态（无须持续治疗的严重感染、代谢性疾病、急性肾脏疾病、肝脏疾病、心血管疾病、神经和呼吸道疾病），按照出生后实际月龄接种疫苗。D选项表述错误。早产儿接种剂量与正常儿童相同，无须减少疫苗使用剂量，C选项表述错误。

3. 答案：ABDE

解析：根据《国家免疫规划疫苗儿童免疫程序及说明（2021年版）》常见特殊健康状态儿童接种，ABDE选项正确。HIV感染母亲所生儿童除非已明确未感染HIV，否则不予接种乙脑减毒活疫苗、甲型肝炎减毒活疫苗、脊髓灰质炎减毒活疫苗，可按照免疫程序接种乙脑灭活疫苗、甲型肝炎灭活疫苗、脊髓灰质炎灭活疫苗。C选项错误。

4. 答案：ABCDE

解析：根据《国家免疫规划疫苗儿童免疫程序及说明（2021年版）》常见特殊健康状态儿童接种，下述常见疾病不作为疫苗接种禁忌证：

生理性和母乳性黄疸，单纯性热性惊厥史，癫痫控制处于稳定期，病情稳定的脑疾病、肝脏疾病、常见先天性疾病（先天性甲状腺功能减低、苯丙酮尿症、唐氏综合征、先天性心脏病）和先天性感染（梅毒、巨细胞病毒和风疹病毒）。

5. 答案：ABC

解析：麻腮风疫苗制备时，麻疹病毒减毒株接种于鸡胚成纤维细胞，因不含鸡蛋卵清蛋白，因此鸡蛋过敏者可以接种麻腮风疫苗。补体缺陷患者可以接种所有疫苗。HIV感染母亲所生儿童如经医疗机构诊断出现艾滋病相关症状或免疫抑制症状，不予接种含麻疹成分疫苗；如无艾滋病相关症状，可接种含麻疹成分疫苗。E选项不能接种麻腮风疫苗。注射免疫球蛋白者应间隔不小于3个月接种麻腮风疫苗。D选项儿童不能接种。

6. 答案：DE

解析：鸡蛋过敏曾被视为流感疫苗接种的禁忌证，但随着研究的深入和疫苗生产工艺的改进使得疫苗中的卵蛋白残留量显著降低。以裂解疫苗和亚单位疫苗为例，其卵蛋白含量极低，一般不会引发过敏反应，即使是对鸡蛋过敏的人群也能安全接种，D选项表述错误。免疫抑制治疗会抑制儿童的免疫系统，使其免疫功能下降，对细菌、病毒等病原体的抵抗力减弱，更容易感染各种疾病且感染后病情往往较重，可能会出现严重的并发症，甚至危及生命。接种疫苗是一种有效的预防手段，可帮助他们在免疫系统受抑制的情况下，尽可能获得对特定病原体的免疫力，降低感染风险。因此推荐进行免疫抑制治疗的儿童接种灭活疫苗预防相应的病原体。E选项表述错误。

7. 答案：ABC

解析：儿童患急性疾病、严重慢性疾病、慢性疾病急性发作期、发热者，存在免疫缺陷、免疫功能低下或正在接种免疫抑制治疗者，患未控制的癫痫和进行性神经系统疾病者，应暂缓接种减毒活疫苗。ABC选项均应暂缓接种。根据《国家免疫规划疫苗儿童免疫程序及说明（2021年版）》常见特殊健康状态儿童接种，先天性梅毒感染、癫痫控制处于稳定期不作为接种疫苗的禁忌证。

8.答案：CD

解析：根据《国家免疫规划疫苗儿童免疫程序及说明（2021年版）》常见特殊健康状态儿童接种部分：HIV感染母亲所生儿童在出生后暂缓接种卡介苗，当确认儿童未感染HIV后再予以补种；当确认儿童HIV感染，不予接种卡介苗。HIV感染母亲所生儿童如经医疗机构诊断出现艾滋病相关症状或免疫抑制症状，不予接种含麻疹成分疫苗；如无艾滋病相关症状，可接种含麻疹成分疫苗。HIV感染母亲所生儿童可按照免疫程序接种乙型肝炎疫苗、百白破疫苗、A群流脑多糖疫苗、A群C群流脑多糖疫苗和白破疫苗等。HIV感染母亲所生儿童除非已明确未感染HIV，否则不予接种乙脑减毒活疫苗、甲型肝炎减毒活疫苗、脊髓灰质炎减毒活疫苗，可按照免疫程序接种乙脑灭活疫苗、甲型肝炎灭活疫苗、脊髓灰质炎灭活疫苗。

9.答案：DE

解析：受种者存在免疫缺陷、免疫功能低下或正在接种免疫抑制治疗者，应暂缓接种疫苗，因此使用免疫抑制剂、免疫球蛋白等均需暂缓接种减毒活疫苗。降糖药、降压药、降脂药对免疫系统无直接抑制作用，高血糖、高血压、高血脂患者通常需要长期服用降糖药、降压药、降脂药来控制血糖、血压、血脂水平，以减少心脑血管疾病等并发症的发生风险。如果因为接种疫苗而随意暂停服药，可能会导致血糖、血压、血脂波动，增加心脑血管意外等不良事件的发生概率，对患者的健康造成更大危害。在规律服药的情况下，患者的血糖、血压、血脂相对稳定，更有利于接受疫苗接种，也能更好地应对疫苗接种后可能出现的一些轻微反应，降低因基础疾病不稳定和疫苗反应叠加而导致身体不适加重的风险。因此ABC选项在服用降糖药、降脂药和降压药期间可以接种疫苗。

10.答案：AC

解析：根据《国家免疫规划疫苗儿童免疫程序及说明（2021年版）》常见特殊健康状态儿童接种部分：HIV感染母亲所生<18月龄婴儿在接种前不必进行HIV抗体筛查，按HIV感染状况

不详儿童进行接种；HIV感染母亲所生儿童如经医疗机构诊断出现艾滋病相关症状或免疫抑制症状，不予接种含麻疹成分疫苗；如无艾滋病相关症状，可接种含麻疹成分疫苗。

11.答案：ABCDE

解析：根据《国家免疫规划疫苗儿童免疫程序及说明（2021年版）》常见特殊健康状态儿童接种，下述常见疾病不作为疫苗接种禁忌证：生理性和母乳性黄疸，单纯性热性惊厥史，癫痫控制处于稳定期，病情稳定的脑疾病、肝脏疾病、常见先天性疾病（先天性甲状腺功能减低、苯丙酮尿症、唐氏综合征、先天性心脏病）和先天性感染（梅毒、巨细胞病毒和风疹病毒）。"过敏性体质"不是疫苗接种的禁忌证。对已知疫苗成分严重过敏或既往因接种疫苗发生喉头水肿、过敏性休克及其他全身性严重过敏反应的，禁忌继续接种同种疫苗。

（三）判断

1.答案：错误

解析：根据《国家免疫规划疫苗儿童免疫程序及说明（2021年版）》卡介苗免疫程序，早产儿胎龄大于31孕周且医学评估稳定后，可以接种BCG。胎龄小于或等于31孕周的早产儿，医学评估稳定后可在出院前接种。对新生儿体重不做要求。

2.答案：正确

解析：根据《国家免疫规划疫苗儿童免疫程序及说明（2021年版）》常见特殊健康状态儿童接种：除HIV感染者外的其他免疫缺陷或正在接受全身免疫抑制治疗者，可以接种灭活疫苗，原则上不予接种减毒活疫苗（补体缺陷患者除外）。补体缺陷者可以接种减毒活疫苗。

3.答案：错误

解析：根据《国家免疫规划疫苗儿童免疫程序及说明（2021年版）》常见特殊健康状态儿童接种部分：HIV感染母亲所生儿童可按照免疫程序接种乙型肝炎疫苗、脊髓灰质炎灭活疫苗、百白破疫苗、A群流脑多糖疫苗、A群C群流脑多糖疫苗和白破疫苗等。

4.答案：错误

解析：参照《特殊健康状态儿童预防接种专家共识》，异体造血干细胞移植后1年，免疫功能正常，可以接种各类灭活疫苗；移植后2年，无慢性移植物抗宿主病GVHD者，停用免疫抑制剂3个月，建议专科门诊评估免疫功能正常，可接种减毒活疫苗。

5.答案：错误

解析：参照《特殊健康状态儿童预防接种专家共识》，6个月及以上未发作的癫痫患者（癫痫已控制），无论是否服用抗癫痫药物，都可以接种所有疫苗。近6个月内有癫痫发作的患者暂缓接种疫苗。

6.答案：错误

解析：麻腮风疫苗中所使用的广谱抗生素多为硫酸庆大霉素，不使用青霉素。因此青霉素过敏者可以不是接种麻腮风疫苗的禁忌证。

7.答案：错误

解析：早产儿或低出生体重儿，如医学评估稳定并且处于持续恢复状态（无须持续治疗的严重感染、代谢性疾病、急性肾脏疾病、肝脏疾病、心血管疾病、神经和呼吸道疾病），可以接种乙型肝炎疫苗。

8.答案：正确

解析：根据《国家免疫规划疫苗儿童免疫程序及说明（2021年版）》常见特殊健康状态儿童接种，所谓"过敏性体质"不是疫苗接种的禁忌证。对已知疫苗成分严重过敏或既往因接种疫苗发生喉头水肿、过敏性休克及其他全身性严重过敏反应的，禁忌继续接种同种疫苗。

9.答案：错误

解析：妊娠期妇女感染风疹病毒可能导致胎儿患先天性风疹综合征，妊娠前3个月感染风疹病毒发生先天性风疹综合征的概率高。

10.答案：正确

（四）填空

1.答案：3个月

解析：根据《国家免疫规划疫苗儿童免疫程序及说明（2021年版）》，注射免疫球蛋白者应间隔不小于3个月接种MMR，接种MMR后2周内避免使用免疫球蛋白。

2.答案：2

解析：根据《国家免疫规划疫苗儿童免疫程序及说明（2021年版）》，注射免疫球蛋白者应间隔不小于3个月接种MMR，接种MMR后2周内避免使用免疫球蛋白。

四、非免疫规划疫苗使用指导原则

（一）单选

1.答案：C

解析：按照《国家免疫规划疫苗儿童免疫程序及说明》、非免疫规划疫苗使用技术指南和各省（区、市）接种方案所确定的原则，受种者或其监护人可自主选择接种含国家免疫规划疫苗成分的非免疫规划疫苗替代免疫规划疫苗。

2.答案：C

3.答案：D

解析：根据目前免疫程序，D选项中ACYW135群流脑多糖疫苗可替代A群C群流脑多糖疫苗，五联疫苗可替代免疫规划的百白破疫苗、脊髓灰质炎疫苗。

4.答案：B

解析：2周岁及以上儿童不再使用A群流脑多糖疫苗进行接种。

5.答案：D

解析：根据《中华人民共和国疫苗管理法（2019年版）》定义：非免疫规划疫苗是指由居民自愿接种的免疫规划疫苗以外的其他疫苗。非免疫规划疫苗和免疫规划疫苗同样重要，可预防免疫规划疫苗未覆盖或覆盖不足的疾病，满足特殊人群需求。根据《非免疫规划疫苗使用指导原则》：受种者或其监护人可自主选择接种含国家免疫规划疫苗成分的非免疫规划疫苗替代免疫规划疫苗。

6.答案：A

（二）多选

答案：ABC

解析：五联疫苗即吸附无细胞百白破灭活脊髓灰质炎和b型流感嗜血杆菌联合疫苗，可以预防白喉、百日咳、破伤风、脊髓灰质炎和b型流感嗜血杆菌引起的侵入性感染。ABC选项均可预防这些疾病，自费的流脑AC-Hib疫苗除了能预防b型流感嗜血杆菌引起的侵入性感染外，还能预防A群C群脑膜炎球菌引起的感染性疾病。D选项四联疫苗即吸附无细胞百白破和b型流感嗜血杆菌联合疫苗，无须重复接种Hib疫苗。

（三）判断

1.答案：正确

解析：根据《狂犬病暴露预防处置工作规范（2023年版）》第十九条：狂犬病病死率几乎达100%，暴露后狂犬病疫苗接种无禁忌证。

2.答案：正确

解析：根据《狂犬病暴露预防处置工作规范（2023年版）》第十七条，应按时完成狂犬病疫苗全程接种，全程、规范接种狂犬病疫苗可刺激机体产生抗狂犬病毒的免疫力。当某一剂次出

现延迟，其后续剂次接种时间按原免疫程序作相应顺延，无须重启疫苗免疫程序。

3.答案：错误

解析：知情告知时，应向受种者或其监护人告知可接种的所有免疫规划疫苗和非免疫规划疫苗。

（四）填空

答案：其他外伤接种破伤风疫苗

解析：根据《非免疫规划疫苗使用指导原则（2020年版）》同时接种原则，除疑似狂犬病暴露者接种狂犬病疫苗、其他外伤接种破伤风疫苗等特殊情形外，其他非免疫规划疫苗与免疫规划疫苗的接种时间相同但未选择同时接种的，应当优先接种免疫规划疫苗。

（方施思　毛屹松　陈颖萍　陈雅萍）

第三节　预防接种管理

一、组织机构与职责

（一）单选

1. 根据《预防接种工作规范（2023年版）》规定，由_____依法依规对免疫规划制度的实施和预防接种活动等进行技术指导（　　）

　A.各级疾控机构

　B.各级预防医学会

　C.各级卫生行政部门

　D.接种单位

2. 下列哪项工作不属于县级疾病预防控制机构的职责（　　）

　A.收集、分析和上报预防接种相关的基础资料

　B.开展预防接种知识宣传教育和普及工作，组织实施免疫规划工作人员技术培训

　C.负责疑似预防接种异常反应报告，组织调查诊断，参与处理工作

　D.协助托幼机构、幼儿园和学校开展儿童入托、入学预防接种证查验工作

3. 根据《预防接种工作规范（2023年版）》规定，由以下哪个部门牵头组织实施国家免疫规划（　　）

　A.卫生健康主管部门

　B.疾控主管部门

　C.中国疾控中心

　D.各级疾控机构

4. 根据《预防接种工作规范（2023年版）》要求，下列哪项内容不属于卫生健康主管部门的职责（　　）

　A.负责指导设立在县级以上医院、社区卫生服务中心、乡镇卫生院、妇幼保健院等医疗机构的接种单位日常管理

　B.负责指导设立在县级以上医院、社区卫生服务中心、乡镇卫生院、妇幼保健院等医疗机构的接种单位完善预防接种信息档案，确保接种登记信息准确、可追溯，遵守工作规范，配合开展接种单位的全面排查

　C.负责指导设立在县级以上医院、社区卫生服务中心、乡镇卫生院、妇幼保健院等医疗机构的接种单位疑似预防接种异常反应的监测、报告和处理

　D.负责指导设立在县级以上医院、社区卫生服

务中心、乡镇卫生院、妇幼保健院等医疗机构的接种单位做好因接种疫苗而发生损害的相关人员医疗救治工作

5. 根据《预防接种工作规范（2023年版）》规定，医疗机构应报告疑似预防接种异常反应并协助疾控机构进行调查和处理，此外医疗机构还应做好疑似预防接种异常反应的哪项工作（ ）

　　A.调查　　　　　　B.转运患者

　　C.诊疗　　　　　　D.监督

6. 以下哪项工作不属于承担预防接种的各级各类医疗机构应履行的职责（ ）

　　A.收集适龄儿童信息，为适龄儿童和其他受种者在免疫规划信息系统中登记注册，建立预防接种档案，办理预防接种证

　　B.负责免疫规划信息系统的维护和使用，收集疫苗管理和疫苗接种相关信息

　　C.按照国家免疫规划疫苗免疫程序、非免疫规划疫苗使用指导原则、预防接种工作规范和接种方案要求，提供预防接种服务，记录和保存接种信息

　　D.负责国家免疫规划疫苗接种率和非免疫规划疫苗接种情况报告工作，同时开展疫苗免疫效果评价

7. 根据《预防接种工作规范（2023年版）》规定，具体由哪个部门负责开展预防接种知识宣传教育和普及工作，组织实施辖区免疫规划工作人员技术培训工作（ ）

　　A.疾控主管部门

　　B.卫生健康主管部门

　　C.承担预防接种工作的各级各类医疗机构

　　D.疾控机构

8. 根据《预防接种工作规范（2023年版）》，各级疾病预防控制机构依照各自职责，应开展与预防接种相关的工作，但不包括（ ）

　　A.预防接种知识宣传和普及

　　B.国家免疫规划疫苗接种率监测

　　C.技术指导与培训

　　D.负责督查督办违法案件

9. 根据《预防接种工作规范（2023年版）》要求，由＿＿＿＿负责预防接种数据录入、上传（ ）

　　A.省疾控机构

　　B.市疾控机构

　　C.县疾控机构

　　D.承担预防接种工作的各级各类医疗机构

10. 以下哪项工作不属于承担预防接种工作的医疗机构的职责（ ）

　　A.提供预防接种服务

　　B.协助托育机构、幼儿园和学校开展儿童入托、入学预防接种证查验

　　C.组织疑似预防接种异常反应调查诊断

　　D.制定上报免疫规划疫苗和非免疫规划疫苗使用计划

11. 以下关于疾控机构的职责说法不正确的是（ ）

　　A.各级疾控机构均可开展疫苗免疫效果评价

　　B.县级疾控机构协助县级疾控主管部门和卫生健康主管部门开展接种单位和相关人员的资质管理

　　C.省级疾控机构通过省级公共资源交易平台组织国家免疫规划疫苗以外的其他免疫规划疫苗、非免疫规划疫苗的采购

　　D.负责指导设立在县级以上医疗机构的接种单位日常管理和预防接种工作

12. 关于疾控主管部门的职责，以下说法正确的是（ ）

　　A.负责掌握辖区免疫规划疫苗使用需求，督促疾控机构落实技术指导职责

　　B.负责指导设立在县级以上医疗机构的接种单位日常管理和预防接种工作

　　C.指导做好因接种疫苗而发生损害的相关人员医疗救治工作

　　D.不定期向卫生健康主管部门通报国家免疫规划实施情况

13. 关于疑似预防接种异常反应，以下哪项属于中国疾病预防控制中心的职能（ ）

　　A.负责疑似预防接种异常反应报告，组织调查诊断，参与处理等工作

　　B.协助制定疑似预防接种异常反应相关政策，组织开展疑似预防接种异常反应监测，为疑似预防接种异常反应调查与处理等提供技术支持

　　C.协助疾控主管部门开展对社会有重大影响

的疑似预防接种异常反应的调查、处理

D.发布全国疑似预防接种异常反应监测和重大不良事件处理的信息

14.以下哪项是承担预防接种工作的医疗机构的职责（　　）

A.负责疑似预防接种异常反应报告，组织调查诊断，参与处理工作

B.制定并收集上报辖区免疫规划疫苗和非免疫规划疫苗使用计划，负责疫苗接收、储存和使用管理

C.通过公共资源交易平台组织国家免疫规划疫苗以外的其他免疫规划疫苗、非免疫规划疫苗的采购

D.开展疫苗免疫效果评价

15.以下哪个接种单位日常管理的归口指导部门与其他的不同（　　）

A.某县人民医院预防接种门诊

B.某乡镇卫生院狂犬病预防处置门诊

C.某妇幼保健院预防接种门诊

D.某市中医院预防接种门诊

16.根据《预防接种工作规范（2023年版）》，由以下哪个部门协助制定接种单位建设标准、冷链系统建设标准（　　）

A.中国疾病预防控制中心

B.省级疾控机构

C.市级疾控机构

D.国家药监部门

17.根据《预防接种工作规范（2023年版）》，以下哪项工作由疾控主管部门负责指导（　　）

A.设立在中医类医院的接种单位日常管理

B.辖区接种单位落实疫苗储存、运输、追溯技术标准和工作规范要求

C.做好因接种疫苗而发生损害的相关人员医疗救治工作

D.接种单位的日常管理和预防接种工作风险防范与应急处置

18.以下关于承担预防接种工作的医疗机构的职责说法不正确的是（　　）

A.医疗机构应报告疑似预防接种异常反应并做好诊疗工作，协助疾控机构进行调查和处理

B.承担预防接种工作的医疗卫生机构应收集适龄儿童信息，为适龄儿童和其他受种者在免疫规划信息系统中登记注册，建立预防接种档案，办理预防接种证

C.承担预防接种工作的医疗卫生机构应负责疑似预防接种异常反应报告，组织调查诊断，参与处理工作

D.开展预防接种知识宣传教育和公众沟通，开展预防接种工作人员培训

19.《预防接种工作规范（2023年版）》规定市级疾控机构的职责表述错误的是（　　）

A.组织制定辖区免疫规划相关技术方案，组织实施免疫规划，开展预防接种服务技术指导与评价

B.收集并上报辖区免疫规划疫苗使用计划，对辖区非免疫规划疫苗的计划、供应、使用进行管理，自行配送或委托符合条件的疫苗配送单位配送疫苗

C.协助市级疾控主管部门和卫生健康主管部门制定冷链设备配备、更新计划，指导辖区冷链系统管理和温度监测

D.开展国家免疫规划疫苗接种率监测，收集非免疫规划疫苗接种信息

20.各级疾控主管部门和卫生健康主管部门按照_____的原则，做好国家免疫规划的组织实施、综合监督和接种单位及人员管理工作（　　）

A.归口统筹、点面结合、横纵并行、强化协调

B.预防为主、防治结合、分类管理、依靠科学

C.预防为主、常备不懈、统一领导、分级负责

D.政府负责、社会参与、部门配合、法治保障

21._____收集、分析和上报预防接种有关的基础资料（　　）

A.中国疾病预防控制中心

B.省级疾控机构

C.市级疾控机构

D.县级疾控机构

22. _____负责预防接种数据录入、上传（　　）

　　A.承担预防接种工作的医疗机构

　　B.省级疾控机构

　　C.市级疾控机构

　　D.县级疾控机构

23. 以下哪项属于承担预防接种工作的医疗机构应履行的职责（　　）

　　A.协助县级疾控主管部门和卫生健康主管部门制定冷链设备更新计划

　　B.协助制定疑似预防接种异常反应相关政策

　　C.承担冷链设备使用管理和疫苗冷链温度监测工作

　　D.开展预防接种服务技术指导与评价

24. 以下哪个部门承担国家免疫规划疫苗集中招标工作（　　）

　　A.国家疾控中心　　　　B.省级疾控中心

　　C.市级疾控中心　　　　D.县级疾控中心

25. 以下哪个部门应指导做好因接种疫苗而发生损害的相关人员医疗救治工作（　　）

　　A.疾控主管部门

　　B.药品监督管理部门

　　C.市场监督管理部门

　　D.卫生健康主管部门

26. 以下哪个部门负责收集辖区托育机构、幼儿园和学校基本信息，为辖区托育机构、幼儿园和学校提供预防接种证查验技术支持（　　）

　　A.卫生健康主管部门

　　B.疾病预防控制机构

　　C.预防接种单位

　　D.教育行政部门

（二）多选

1. 以下属于县级疾控机构职责的是（　　）

　　A.组织开展接种单位疫苗公示和接种告知、疫苗管理使用登记和报告等工作情况的监督抽查

　　B.协助开展接种单位和相关人员的资质管理，开展预防接种服务技术指导与评价

　　C.开展疫苗免疫效果评价

　　D.负责辖区免疫规划信息系统维护和使用管理

　　E.制定并上报辖区免疫规划疫苗使用计划，

负责非免疫规划疫苗的计划、供应和使用管理

2. 以下属于县级疾控机构职责的是（　　）

　　A.协助县级疾控主管部门制定辖区免疫规划工作计划

　　B.制定并上报辖区免疫规划疫苗使用计划，负责非免疫规划疫苗的计划、供应和使用管理，自行配送或委托符合条件的疫苗配送单位配送疫苗

　　C.协助县级疾控主管部门和卫生健康主管部门制定冷链设备更新计划，负责辖区疫苗冷链系统管理，指导接种单位冷链温度监测工作

　　D.负责疑似预防接种异常反应报告，组织调查诊断，参与处理等工作

　　E.开展国家免疫规划疫苗接种率监测，收集非免疫规划疫苗接种信息

3. 以下属于市级疾控机构职责的是（　　）

　　A.督查督办疫苗相关违法案件

　　B.开展与预防接种相关的宣传、培训、技术指导工作

　　C.负责疑似预防接种异常反应报告，组织调查诊断，参与处理等工作

　　D.为儿童入托、入学预防接种证查验工作提供技术指导

　　E.负责辖区免疫规划综合监督工作

4. 根据《预防接种工作规范（2023年版）》要求，下列属于疾控主管部门职责的选项是（　　）

　　A.指导辖区接种单位落实疫苗储存、运输、追溯技术标准和工作规范要求

　　B.负责掌握辖区免疫规划疫苗使用需求，督促疾控机构落实技术指导职责

　　C.指导做好因接种疫苗而发生损害的相关人员医疗救治工作

　　D.组织开展接种单位和人员资质、预防接种相关宣传培训和技术指导等工作情况的监督抽查

　　E.定期向卫生健康主管部门通报国家免疫规划实施情况

5. 根据《预防接种工作规范（2023年版）》规定，以下属于疾控机构职责是（　　）

A.按照各项技术规范要求，提供预防接种服务

B.为接种单位预防接种工作提供技术指导

C.为适龄儿童和其他受种者在免疫规划信息系统中登记注册，建立预防接种档案

D.开展预防接种知识宣传、教育和普及工作

E.开展国家免疫规划疫苗接种率的监测工作

6. 根据《预防接种工作规范（2023年版）》规定，以下哪些选项为承担预防接种工作的各级各类医疗机构应履行的职责（　　）

A.负责免疫规划信息系统的维护和使用，收集疫苗管理和疫苗接种相关信息

B.收集适龄儿童信息，为适龄儿童和其他受种者在免疫规划信息系统中登记注册，建立预防接种档案，办理预防接种证

C.开展疫苗免疫效果评价

D.承担冷链设备使用管理和疫苗冷链温度监测工作

E.制定并上报免疫规划疫苗和非免疫规划疫苗使用计划，负责疫苗接收、储存、配送和使用管理

7. 以下哪些选项属于预防接种单位的法定职责（　　）

A.制定并上报免疫规划疫苗需求计划和非免疫规划疫苗采购计划

B.协助托幼机构、学校做好入托、入学儿童预防接种证查验工作

C.报告疑似预防接种异常反应病例

D.收集和上报预防接种有关的基础资料

E.承担冷链设备使用管理和疫苗冷链温度监测工作

（三）判断

1. 中国疾病预防控制中心制定疑似预防接种异常反应相关政策，组织开展疑似预防接种异常反应监测，为疑似预防接种异常反应调查与处理等提供技术支持。（　　）

2. 各级疾控机构应按照各自职责，开展与预防接种相关的宣传、培训、技术指导、监测、评价、流行病学调查、应急处置、综合监督等工作。（　　）

3. 根据《预防接种工作规范（2023年版）》要求，

医疗机构应报告疑似预防接种异常反应并做好调查诊断工作，并协助疾控机构进行调查和处理。（　　）

4. 县级疾病预防控制机构，制订并上报辖区免疫规划疫苗使用计划，负责非免疫规划疫苗的计划、供应和使用管理。（　　）

5. 根据《预防接种工作规范（2023年版）》规定，除省市疾控机构外，县级疾控机构也应具有负责预防接种工作的业务部门（中心、所、科、室）。（　　）

（四）填空

1. 各级疾控主管部门和卫生健康主管部门按照"＿＿＿＿、＿＿＿＿、横纵并行、强化协调"的原则，做好国家免疫规划的组织实施、综合监督和接种单位及人员管理工作。

2. 根据《预防接种工作规范（2023年版）》要求，＿＿＿＿负责指导做好因接种疫苗而发生损害的相关人员医疗救治工作。

二、接种单位建设和管理

（一）单选

1. 根据《预防接种工作规范（2023年版）》规定，原则上每个乡镇（街道）至少应具有几个承担免疫规划疫苗接种工作的接种单位（　　）

A.1　　　　　　　B.2

C.3　　　　　　　D.以上都不对

2. 根据《预防接种工作规范（2023年版）》规定，每个乡镇（街道）至少应具有多少个提供狂犬病疫苗接种服务的接种单位（　　）

A.1个　　　　　　B.2个

C.3个　　　　　　D.以上都不对

3. 根据《预防接种工作规范（2023年版）》规定，由哪级地方人民政府疾控主管部门会同卫生健康主管部门指定符合条件的医疗机构承担免疫规划疫苗接种工作（　　）

A.县级　　　　　　B.县级以上

C.市级　　　　　　D.市级以上

4. 根据《预防接种工作规范（2023年版）》规定，具备条件的乡镇卫生院或社区卫生服务中心至少应有多少名公共卫生医师从事预防接种相关服务工作（　　）

A. 1　　　　　　B. 2

C. 3　　　　　　D.以上都不对

5.以下选项中关于接种单位建设说法不正确的是（　　）

A.城市地区的接种单位服务半径原则上不超过5公里，按周（每周≥3天）提供预防接种服务

B.农村地区的接种单位服务半径原则上不超过10公里，按周（每周≥3天）或按月（每月≥3次，每次≥2天）提供预防接种服务

C.接种单位按照候诊、健康询问、登记、知情告知、接种、留观的先后顺序合理布局，人员入口、出口尽可能分开，实现业务流程单向流动，避免受种者交叉往返

D.应避免与普通门诊、发热门诊、肠道门诊、注射室、病房、放射科、传染病科、化验室等存在潜在感染和损害风险的科室共处同一楼层或共用出入口及通道

6.根据《预防接种工作规范（2023年版）》要求，预防接种相关人员需要接受多少次专业培训（　　）

A.每年不少于1次　　B.每2年不少于1次

C.每3年不少于1次　　D.以上都不对

7.关于接种单位功能区设置，下列说法错误的是（　　）

A.应避免与发热门诊、肠道门诊共处同一楼层

B.应避免与放射科、传染病科、化验室等共用出入口及通道

C.普通门诊可以与预防接种门诊共用出入口及通道

D.负责预防接种的村卫生室应具有独立的疫苗接种区域

8.根据《预防接种工作规范（2023年版）》规定，接种单位提供预防接种服务的人员数量上有什么要求（　　）

A.原则上健康询问/登记/知情告知人员各1人

B.原则上接种人员不少于3人

C.原则上留观/疑似预防接种异常反应处置人员各1人

D.以上都不对

9.根据《预防接种工作规范（2023年版）》规定，

关于接种单位指定和备案，下列说法错误的是（　　）

A.原则上每个乡镇（街道）至少应具有1个承担免疫规划疫苗接种工作的接种单位

B.提供非免疫规划疫苗接种的医疗机构应接受疾控机构的技术指导

C.承担免疫规划疫苗接种工作的医疗机构，应当由县级以上地方人民政府疾控主管部门会同卫生健康主管部门明确其责任区域和预防接种服务内容

D.承担非免疫规划疫苗接种工作的医疗机构符合接种单位应具备的条件，并应当报县级以上地方人民政府疾控主管部门备案

10.根据《预防接种工作规范（2023年版）》规定，从事受种者健康状况询问与接种禁忌证核查等工作的技术人员应符合下列哪个条件（　　）

A.经专业培训并考核合格的医师

B.经专业培训并考核合格的护士

C.经专业培训并考核合格的乡村医生

D.以上均可

11.根据《预防接种工作规范（2023年版）》关于接种单位分级管理综合评估参考标准，二级接种单位人员数量要求至少为几人（　　）

A. 2人　　　　　　B. 3人

C. 4人　　　　　　D. 5人

12.根据《预防接种工作规范（2023年版）》关于接种单位分级管理综合评估参考标准，三级接种单位工作质量评估评分要求达到多少分（　　）

A. ≥85分　　　　　B. ≥90分

C. ≥95分　　　　　D. 100分

13.根据《预防接种工作规范（2023年版）》规定，以下哪项工作可由非医疗卫生专业资格人员承担（　　）

A.受种者健康状况询问与接种禁忌证核查

B.知情告知

C.疫苗出入库管理、冷链温度监测和信息登记工作

D.疫苗接种操作

14.根据《预防接种工作规范（2023年版）》接

种单位分级管理综合评估参考标准，以下哪项内容属于关于工作质量的评价指标（　　）

A.打印预防接种证信息

B.应用免疫规划信息系统

C.服务态度

D.备有紧急救治药械

15. 根据《预防接种工作规范（2023年版）》接种单位分级管理综合评估参考标准，以下哪项不属于工作质量评估内容（　　）

A.询问健康状况和核查接种禁忌证

B.做到"三查七对一验证"

C.是否发生接种差错

D.按照要求开展接种后留观

16. 根据《预防接种工作规范（2023年版）》规定，接种单位在进行非免疫规划疫苗公示时，公示的内容不包括（　　）

A.预防接种服务价格

B.疫苗批签发合格证

C.疫苗上市许可持有人

D.疫苗价格

17. 根据《预防接种工作规范（2023年版）》规定，预防接种场所要求公示的内容不包括（　　）

A.预防接种工作流程，免疫规划疫苗品种、免疫程序、接种方法、作用、禁忌证、不良反应及注意事项

B.非免疫规划疫苗（包括免疫规划疫苗的同品种替代疫苗）的品种、免疫程序、接种方法、作用、禁忌证、不良反应及注意事项、生产企业联系方式、接种服务价格等

C.接种服务咨询电话

D.接种单位资质证明

18. 根据《预防接种工作规范（2023年版）》规定，对预防接种单位的人员专业要求，以下哪项说法是错误的（　　）

A.从事受种者预约、预检、健康状况询问与接种禁忌证核查、预防接种知情告知等技术人员应具有医师、护士或者乡村医生资格

B.从事疫苗接种操作的人员应具有医师、护士或者乡村医生资格

C.预防接种相关人员须接受过敏性休克等严重疑似预防接种异常反应病例救治的专业培训

D.从事疫苗出入库管理、信息登记、冷链温度监测等人员需具备医疗卫生专业资格

19. 根据《预防接种工作规范（2023年版）》中接种单位分级管理参考标准，二级门诊可不具备以下哪项工作内容（　　）

A.扫码出入库

B.扫码接种

C.打印预防接种证信息

D.预约或取号

20. 根据《预防接种工作规范（2023年版）》规定，以下哪类人员不得从事儿童预防接种门诊健康询问、知情告知工作（　　）

A.医师　　　　　　　B.乡村医生

C.执业药师　　　　　D.护士

21. 根据《预防接种工作规范（2023年版）》规定，应由哪一级疾控主管部门和卫生健康主管部门组织拟从事预防接种工作的医师、护士或者乡村医生进行预防接种上岗培训（　　）

A.省级　　　　　　　B.市级

C.县级　　　　　　　D.乡级

22. 根据《预防接种工作规范（2023年版）》规定，以下哪项顺序符合接种单位功能区合理布局顺序（　　）

A.健康询问、候诊、登记、知情告知、接种、留观

B.知情告知、登记、健康询问、候诊、接种、留观

C.候诊、健康询问、登记、知情告知、接种、留观

D.登记、候诊、健康询问、知情告知、接种、留观

（二）多选

1. 根据《预防接种工作规范（2023年版）》规定，接种单位应避免与哪些科室共处同一楼层或共用出入口及通道（　　）

A.普通门诊　　　　　B.发热门诊

C.病房　　　　　　　D.放射科

E.儿童保健科

2.根据《预防接种工作规范（2023年版）》规定，提供以下哪些服务的医疗机构均应具备接种单位相关条件（　　）

A.助产服务

B.外伤后破伤风预防处置

C.中医服务

D.中西医结合医疗服务

E.口腔护理服务

3.根据《预防接种工作规范（2023年版）》规定，提供非免疫规划疫苗接种服务的医疗机构，应当遵守以下哪些要求（　　）

A.预防接种工作规范

B.非免疫规划疫苗使用指导原则

C.非免疫规划疫苗接种方案

D.接受疾控机构的技术指导

E.中华人民共和国疫苗管理法

4.根据《预防接种工作规范（2023年版）》规定，负责预防接种的社区卫生服务站/村卫生室等不具备相应房屋条件的接种单位，至少应包括以下哪几个功能分区（　　）

A.候诊区

B.健康询问区/登记区/知情告知区

C.接种区

D.留观区

E.冷链区和疑似预防接种异常反应处置区

5.根据《预防接种工作规范（2023年版）》规定，设置接种单位时，应当考虑以下哪些因素（　　）

A.医疗卫生机构规模

B.人口密度

C.服务半径

D.地理条件

E.卫生资源配置

6.根据《预防接种工作规范（2023年版）》规定，各省疾控主管部门可根据以下哪些实际情况，制定接种单位分级管理评估办法（　　）

A.接种单位人员　　　B.接种单位房屋

C.冷链　　　　　　　D.信息系统配置

E.工作制度落实

7.根据《预防接种工作规范（2023年版）》规定，

在指定免疫规划疫苗接种单位时，县级以上地方人民政府疾控主管部门会同卫生健康主管部门根据人口密度、服务半径、地理条件和卫生资源配置等情况，指定符合条件的医疗机构承担免疫规划疫苗接种工作，并明确以下哪些内容（　　）

A.预防接种服务内容

B.责任区域

C.预防门诊开设日期

D.接种人员

E.工作时长

（三）判断

1.接种单位是指从事预防接种工作的医疗机构或疾控机构。（　　）

2.接种单位需要提供免疫规划疫苗和非免疫规划疫苗接种服务。（　　）

3.接种单位是指提供免疫规划疫苗接种服务的医疗机构。（　　）

4.每个乡镇（街道）至少应具有一个承担免疫规划疫苗接种工作的接种单位和一个提供狂犬病疫苗接种服务的接种单位。（　　）

5.根据《预防接种工作规范（2023年版）》规定，免疫规划疫苗接种门诊可同时开展非免疫规划疫苗接种工作，不需另行备案。（　　）

6.以儿童预防接种为主的医疗机构，接种单位应与儿童保健科（室）等在空间上相比邻，服务上相衔接，推进儿童健康全过程管理和服务。（　　）

7.根据《预防接种工作规范（2023年版）》接种单位分级管理综合评估参考标准，工作质量评价指标包括：管理的适龄儿童国家免疫规划疫苗接种率＞90%、按要求开展接种后留观、疫苗按照要求购进、出入库等。（　　）

8.承担非免疫规划疫苗接种工作的医疗机构由县级以上地方人民政府疾控主管部门会同卫生健康主管部门根据人口密度、服务半径、地理条件和卫生医疗配置等情况指定。（　　）

9.根据《预防接种工作规范（2023年版）》规定，疫苗接种、疑似预防接种异常反应病例救治、疫苗出入库管理、冷链温度监测和信息登记工作，只能由医疗卫生专业资格人员承担。（　　）

10. 根据《预防接种工作规范（2023年版）》规定，负责预防接种的社区卫生服务站/村卫生室疫苗接种区域可与诊疗区域共用。（　　）

11. 接种单位应开展预防接种知识宣传教育和公众沟通，开展预防接种工作人员培训。（　　）

12. 预防接种相关人员须接受过敏性休克等严重疑似预防接种异常反应病例救治的专业培训。（　　）

13. 根据《预防接种工作规范（2023年版）》接种单位分级管理综合评估参考标准，二级接种单位至少应具有3个功能分区。（　　）

（四）填空

1. 每个县（区）至少应具有_____个提供狂犬病疫苗接种服务的接种单位。

2. 根据《预防接种工作规范（2023年版）》规定，具备条件的社区卫生服务中心至少应有_____名公共卫生医师从事预防接种相关服务工作。

3. 负责预防接种的社区卫生服务站/村卫生室等不具备相应房屋条件的接种单位，至少应有_____、_____、_____、_____。

三、监督管理、指导和评价

（一）单选

1. 以下哪个部门应按照《预防接种工作规范（2023年版）》规定对免疫规划制度的实施和预防接种活动等进行监督检查（　　）

A.各级疾控主管部门

B.卫生健康主管部门

C.各级疾控主管部门会同卫生健康主管部门

D.接种单位

2. 根据《预防接种工作规范（2023年版）》规定，哪一级疾控主管部门会同卫生健康主管部门对接种单位实行定格、定人、定责的网格化管理（　　）

A.县级　　　　　　　　B.市级

C.省级　　　　　　　　D.县级以上

3. 根据《预防接种工作规范（2023年版）》规定，哪个部门应结合监督管理和指导情况，定期组织对辖区免疫规划制度的实施和预防接种活动

等进行评价（　　）

A.疾控主管部门　　　　B.疾控中心

C.接种单位　　　　　　D.卫生健康主管部门

4. 根据《预防接种工作规范（2023年版）》规定，以下哪个部门需依法依规对免疫规划制度的实施和预防接种活动进行技术指导（　　）

A.各级疾控主管部门

B.各级卫生健康主管部门

C.各级疾控机构

D.各级疾控主管部门和各级卫生健康主管部门

5. 根据《预防接种工作规范（2023年版）》规定，由疾控主管部门会同卫生健康主管部门对接种单位实行的网格化管理应按照什么划分（　　）

A.按照村庄划分

B.按照乡镇、社区划分

C.按照区县划分

D.按照省市划分

6. 根据《预防接种工作规范（2023年版）》关于监督管理、指导和评价的规定，以下说法正确的是（　　）

A.国家疾控机构每年至少对全国四分之一以上省份进行1次指导

B.省级疾控机构对辖区地市级每2年至少进行1次指导

C.地市级疾控机构对辖区县级每年至少进行1次指导

D.县级疾控机构对辖区接种单位每季度至少进行1次指导

7. 根据《预防接种工作规范（2023年版）》关于监督管理、指导和评价的规定，疾控主管部门应定期组织对辖区免疫规划制度的实施、预防接种活动等进行评价，其中市级的组织评价工作应多长时间开展一次（　　）

A.每2～3年1次　　　　B.每年1次

C.每半年1次　　　　　D.每季度1次

8. 根据《预防接种工作规范（2023年版）》关于监督管理、指导和评价的规定，以下说法错误的是（　　）

A.县级疾控部门对接种单位实行定格、定人、定责的网格化管理

B.各级疾控主管部门会同卫生健康主管部门每

年组织对辖区进行检查

C.重点检查免疫规划制度的实施、预防接种活动等情况，可开展综合性检查，也可进行专项检查

D.监督检查可与指导、评价工作统筹开展

（二）多选

1. 根据《预防接种工作规范（2023年版）》规定，以下哪些部门应依法依规对免疫规划制度的实施、预防接种活动等进行监督检查（　　）

  A.疾控主管部门　　　B.药监部门

  C.卫生健康主管部门　D.疾控部门

  E.接种门诊

2. 根据《预防接种工作规范（2023年版）》关于监督管理、指导和评价的规定，下列说法正确的是（　　）

  A.技术指导可与监督检查、评价工作统筹开展

  B.省级疾控部门对地市每2~3年进行一次指导

  C.技术指导需覆盖免疫规划工作的全部内容

  D.技术指导完成后，要将本次指导的情况向被指导单位反馈，并撰写指导报告报同级疾控主管部门

  E.县级对辖区预防接种单位每半年至少进行一次技术指导

3. 根据《预防接种工作规范（2023年版）》规定，各级疾控主管部门定期组织对辖区免疫规划制度的实施和预防接种活动等进行评价，以下哪几项属于评价内容（　　）

  A.预防接种服务

  B.疫苗使用管理

  C.冷链系统管理

  D.国家免疫规划疫苗接种率

  E.出生证办理情况

4. 我国依法依规对疫苗研制、生产、流通和预防接种全过程进行监督管理，以下说法正确的有（　　）

  A.卫生健康主管部门依法对疫苗研制、生产、储存、运输以及预防接种中的疫苗质量进行监督检查

  B.疾控主管部门会同卫生健康主管部门依法对免疫规划制度的实施和预防接种活动进行监督检查

C.可开展综合性检查，也可进行专项检查

D.监督检查可与指导、评价工作统筹开展

E.省级疾控主管部门会同卫生健康主管部门对辖区地市级每半年至少检查1次

5. 根据《预防接种工作规范（2023年版）》规定，各级疾控机构依法依规对免疫规划制度的实施、预防接种活动进行技术指导，指导的内容可以包括（　　）

  A.疫苗使用管理

  B.冷链系统管理

  C.接种率监测

  D.疑似预防接种异常反应监测

  E.免疫规划信息化建设和应用

6. 根据《预防接种工作规范（2023年版）》规定，县级疾控主管部门会同卫生健康主管部门对接种单位行____、____、____的网格化管理（　　）

  A.定格　　　　　B.定人　　　　C.定责

  D.定岗　　　　　E.定额

7. 根据《预防接种工作规范（2023年版）》规定，行政主管部门对接种单位实行网格化管理。按照乡镇、社区划分网格，明确每个网格的哪些责任人（　　）

  A.政府责任人　　　B.指导责任人

  C.社区责任人　　　D.部门责任人

  E.监督责任人

（三）判断

1. 县级疾控主管部门应每年对涉及免疫规划工作的中央转移支付地方项目执行情况进行评价，并将结果上报有关部门和反馈被评价单位。（　　）

2. 各级疾控机构应依法依规对免疫规划制度的实施和预防接种活动等进行监督检查。（　　）

3. 各级疾控机构应依法依规对免疫规划制度的实施和预防接种活动等进行技术指导。（　　）

4. 各级疾控主管部门会同卫生健康主管部门依法依规对免疫规划制度的实施、预防接种活动等进行监督检查，其中县级对辖区疾控中心、接种单位每年检查1次。（　　）

5. 各级疾控机构依法依规对免疫规划制度的实施、预防接种活动进行技术指导，国家级每年

至少对全国各省份进行1次指导。( )

6.根据《预防接种工作规范（2023年版）》规定，国家免疫规划相关资料管理不属于预防接种管理评价内容，但该项工作应纳入疾控机构对接种单位的日常技术指导中。( )

7.国家级、省级疾控机构每2～3年对辖区免疫规划制度的实施、预防接种活动等组织1次评价，并将结果上报有关部门和反馈被评价单位。( )

（四）填空

1.根据《预防接种工作规范（2023年版）》关于监督管理、指导和评价规定，_____会同_____对接种单位实行定格、定人、定责的网格化管理。

2.各级疾控机构依法依规对免疫规划制度的实施、预防接种活动进行技术指导，指导可以是国家免疫规划工作的全部内容，也可以是几项特定内容，如_____、_____、_____免疫规划信息化建设和应用、疑似预防接种异常反应监测、疾病监测、接种率监测等。

3.各级疾控机构依法依规对免疫规划制度的实施、预防接种活动进行技术指导，指导完成后，要将本次指导的情况向被指导单位反馈，并撰写指导报告报同级疾控主管部门。报告内容包括_____、_____、_____或工作建议。

4.各级疾控主管部门应结合监督管理和指导情况定期组织对辖区免疫规划制度的实施、预防接种活动等进行评价，其中国家级、省级每_____年组织1次评价，市、县级每_____年组织1次评价。

四、信息化管理

（一）单选

1.根据《中国疾病预防控制中心关于印发免疫规划信息系统预防接种信息和接种单位人员信息收集和报告工作方案的通知》（中国疾病预防控制中心免疫发〔2024〕66号）要求，新生儿出生多长时间内在免疫规划信息系统建立预防接种档案的比例≥95%（ ）

A.24小时内 B.48小时内
C.7天内 D.1个月内

2.疾病预防控制机构和接种单位要建立健全信息查询和使用制度，其他单位如需查询受种者个人的预防接种档案信息时，应申请哪个部门批准（ ）

A.上级疾控主管部门

B.上级疾控机构

C.同级疾控主管部门

D.同级疾控机构

3.若上级或其他行政部门需使用免疫规划信息系统的敏感数据应如何处理（ ）

A.听从上级指示将数据直接交出

B.听从上级指示将数据加密后交出

C.因涉及个人隐私信息，任何个人和单位索要数据都绝对不能交出

D.申请同级疾控主管部门批准后，由同级疾病预防控制机构办理

（二）多选

1.有关接种单位预防接种信息管理要求，表述错误的是（ ）

A.接种单位应至少每季度对辖区儿童的预防接种档案进行1次查漏分析，发现未种者要及时通知其监护人

B.对死亡或连续12个月失去联系等情况，可以对其预防接种档案进行标记，不再纳入查漏分析和未种通知范围

C.在暂住地居住≥3个月的流动儿童，应由现居住地接种单位通过免疫规划信息系统异地获取预防接种电子档案，核准无误后完成迁入

D.省级疾控机构定期组织对受种者预防接种电子档案进行档案查重处理，以区县为单位预防接种档案重复率应<0.1%

E.受种者预防接种档案本人或监护人身份证件信息采集率应≥99%

2.根据《中国疾病预防控制中心关于印发免疫规划信息系统预防接种信息和接种单位人员信息收集和报告工作方案的通知》（中国疾病预防控制中心免疫发〔2024〕66号）要求，以下指标正确的是（ ）

A.免疫规划信息系统中除补录接种信息外的疫

苗追溯码采集率应达到99%

B.受种者预防接种信息在实际接种完成后24小时内上传国家免疫规划信息系统的比例＞95%

C.以省为单位，每月报告儿童国家免疫规划疫苗常规接种信息的接种单位（不含产科接种单位和仅承担非免疫规划疫苗接种的单位）比例≥98%

D.国家和省级免疫规划信息系统每季度比对3000份预防接种档案的数据一致率≥99%

E.省级免疫规划信息系统数据交换上传国家时发生错误在14日内解决的比例＞95%

（三）判断

1.省级疾控机构定期组织对受种者预防接种电子档案进行档案查重处理，各接种单位预防接种档案重复率应＜0.01%。（　　）

2.各级疾控机构和接种单位要加强账号和密码的管理，普通用户、业务管理员账户信息发生泄露和遗失，须在24小时内通知本级系统管理员。（　　）

3.《全民健康信息化疾病预防控制系统数据交换文档规范》中接种单位编码为9位，编码规则为6位县国标码加3位乡级编码。（　　）

4.省级疾病预防控制机构至少每季度组织辖区开展重复档案处理工作，督促辖区各级及时合并删除重复档案。（　　）

（四）填空

1.疾控机构、接种单位及相关工作人员要负责做好受种者预防接种档案信息安全管理和隐私保护，未经_____许可，不得擅自向其他任何单位和个人提供。

2.其他单位如需查询受种者个人的预防接种档案信息时，应申请同级疾控主管部门批准后，由_____办理，并签订数据保密协议，注明索取信息内容和用途等。

3.免疫规划信息系统预防接种档案信息应保存期限为_____。

五、接种率监测

（一）单选

1.根据《预防接种工作规范（2023年版）》要求，原则上，在接种单位辖区居住时间超过多久的适龄儿童，均应纳入该接种单位辖区接种率统计（　　）

A.1个月　　　　　　B.3个月

C.半年　　　　　　D.1年

2.接种单位应在每月几日前，统计本单位上月疫苗接种情况，填写"国家免疫规划疫苗接种率月报表"和"非免疫规划疫苗接种数月报表"（　　）

A.5　　　　　　B.10

C.15　　　　　　D.20

3.下列关于国家免疫规划疫苗时段接种率监测统计时，以下说法不正确的是（　　）

A.四联疫苗或五联疫苗不纳入百白破疫苗相应剂次统计

B.四联疫苗不纳入脊髓灰质炎疫苗相应剂次统计

C.≥1岁儿童补种甲乙肝联合疫苗，应分别纳入乙型肝炎疫苗和甲型肝炎灭活疫苗相应剂次统计

D.6～23月龄儿童首剂接种非免疫规划的流脑疫苗时，按剂次纳入相应A群流脑多糖疫苗剂次统计

4.乙型肝炎表面抗原阳性或不详母亲所生新生儿的首剂乙型肝炎疫苗及时接种判断标准为出生后多长时间内完成接种（　　）

A.12小时　　　　　　B.24小时

C.48小时　　　　　　D.1个月

5.以下哪项监测数据有助于疾控机构及时发现免疫薄弱地区和人群，提出改进免疫服务质量的合理化建议（　　）

A.出生队列接种率

B.8剂次国家免疫规划疫苗出生队列接种率＞90%的乡镇比例

C.免疫规划档案

D.国家免疫规划疫苗时段接种率

6.在日常工作中，通常采用批质量保证抽样方法评价乡镇免疫规划疫苗接种率＞90%的目标完成情况，每个乡镇随机抽取42名目标儿童，若调查发现多少名儿童未接种，则该乡镇未达标（　　）

A.≥1　　　　　　B.≥2

C. ≥3　　　　　　　　D. ≥4

7. 某接种单位统计本辖区某剂次疫苗常规接种率，已知1月份应种100人次，实种80人次；2月份应种120人次，实种110人次；3月份应种105人次，实种100人次。该接种单位1～3月份此疫苗累计接种率计算公式正确的是（　）

A.（80+110+100）/（100+120+105）*100%

B.（80+110+100）/（80+110+105）*100%

C.（80+110+100）/（100+110+100）*100%

D.因条件有限，无法计算

8. 脱漏率是评价免疫服务供给和利用状况的重要指标，通常出生队列脱漏率为多少认为可接受（　）

A. <5%　　　　　　　B. <10%

C. <15%　　　　　　D. <20%

9. 以下哪个指标主要用于县区级以上单位评价辖区免疫规划工作整体完成情况（　）

A.国家免疫规划疫苗时段接种率＞90%

B.国家免疫规划疫苗出生队列接种率＞90%

C.国家免疫规划疫苗出生队列接种率＞90%的乡镇所占比例

D.国家免疫规划疫苗脱漏率＜10%

10. 利用免疫规划信息系统统计各出生队列儿童国家免疫规划疫苗接种率时，应遵循什么原则（　）

A.谁管理、谁统计

B.谁接种、谁统计

C.谁录入、谁统计

D.谁接种、谁管理、谁录入、谁负责

11. 某预防接种门诊6月份麻腮风疫苗应种人数为100人，实际接种95人，7月份麻腮风疫苗应种人数为95人，实际接种85人。则该预防接种门诊6月份和7月份2个月麻腮风疫苗的累计接种率最接近以下哪个数值（　）

A. 90%　　　　　　　B. 92%

C. 95%　　　　　　　D. 98%

12. 累计报告接种率计算中，累计应种人数应如何计算（　）

A.该时间段某疫苗（剂次）上次累计应种人数与该时间段最后1次该疫苗（剂次）的应种人数之和

B.该时间段某疫苗（剂次）上次累计应种人数与该时间段最后1次该疫苗（剂次）的实种人数之和

C.该时间段某疫苗（剂次）上次累计实种人数与该时间段最后1次该疫苗（剂次）的应种人数之和

D.该时间段某疫苗（剂次）上次累计实种人数与该时间段最后1次该疫苗（剂次）的实种人数之和

13. 关于"国家免疫规划疫苗出生队列接种率＞90%的乡镇比例"指标，以下选项不正确的是（　）

A.上一年度，辖区3岁组儿童8剂次国家免疫规划疫苗出生队列接种率均＞90%的乡镇所占比例

B.该指标主要用于县区级以上单位评价辖区免疫规划工作整体完成情况

C.对于常住人口＜1万人的乡镇，按照就近原则（同一县区且相邻）合并成一个常住人口≥1万人的乡镇后再统计

D.对于总人口＜1万人的县区，视为一个乡级单位进行统计

14. 评价以乡镇为单位接种率是否达标，一般采用以下哪种抽样方法（　）

A.按容量比例概率抽样法（PPS）

B.批质量保证抽样方法（LQAS）

C.分层抽样法

D.单层随机抽样法

15. 某接种单位进行辖区麻腮风疫苗第1剂次接种率统计时，下列哪种情况的儿童原则上应从应种人数统计中剔除（　）

A.本辖区居住≥3个月且有接种禁忌证的适龄儿童

B.本辖区居住≥3个月且未接种的适龄儿童

C.本辖区居住＜3个月且在本单位接种麻腮风疫苗第1剂次的适龄儿童

D.本辖区居住≥3个月且在外单位接种麻腮风疫苗第1剂次的适龄儿童

16. 在时段接种率统计中，以下哪个选项最能准确反映一定时间段内的疫苗接种情况（　）

A.该时段实际接种人数/总人口数×100%

B.该时段实际接种人数/总出生人口数×100%

C.该时段实际接种人数/该时段应接种人数×100%

D.该时段累计接种人数/该时段累计应接种人数×100%

17.关于免疫规划疫苗接种率监测,以下说法错误的是(　　)

A.符合常规免疫程序的补种疫苗剂次数,应作为常规接种实种剂次数统计报告

B.符合常规免疫程序的补种疫苗剂次数,同时作为常规接种应种剂次数统计报告

C.五联疫苗接种数除了报告到非免疫规划疫苗接种情况报表中外,还应该同时报告到国家免疫规划疫苗常规接种情况报表的百白破疫苗和脊髓灰质炎疫苗的实种数中

D.忌禁忌证适龄儿童不再纳入应种统计报告

18.以下哪项不是国家免疫规划疫苗出生队列接种率>90%的乡镇需计算的疫苗(　　)

A.含麻疹成分疫苗第1剂

B.A群流脑多糖疫苗第1剂

C.乙脑减毒活疫苗第1剂

D.甲型肝炎疫苗

(二)多选题

1.某儿童现管理地为A单位,某疫苗在B单位接种,关于该儿童接种率统计方法下列说法正确的是(　　)

A.统计某疫苗时段接种率时,应由A单位纳入统计

B.统计某疫苗时段接种率时,应由B单位纳入统计

C.统计某疫苗出生队列接种率时,应由A单位纳入统计

D.统计某疫苗出生队列接种率时,应由B单位纳入统计

E.统计某疫苗接种率时,A、B单位均可纳入统计

2.关于免疫规划疫苗时段接种率,以下表述正确的是(　　)

A.非本接种单位管理的适龄儿童在完成接种后,将接种信息及时回传至原管理单位,

由原管理单位计入实种人数统计

B.在本单位临时接种的,按照"实种+1,应种+1"的规则,纳入本接种单位该疫苗剂次实种人数统计

C.统计对象为接种单位辖区内0~6岁儿童,以及补种国家免疫规划疫苗的小于18周岁人群

D.若辖区死亡儿童在该自然月接种过疫苗,则应纳入该疫苗剂次的该自然月实种人数统计

E.接种率监测月报表中,首剂乙型肝炎及时接种的实种人数统计判定原则是新生儿在出生后24小时内完成接种,乙型肝炎表面抗原阳性或不详母所生新生儿则需在出生后12小时内完成接种

3.关于出生队列接种率统计,以下表述不正确的是(　　)

A.含国家免疫规划疫苗成分的非免疫规划疫苗接种人数也应纳入统计

B.外地接种的疫苗剂次,由现管理单位纳入统计

C.外地接种的疫苗剂次,由接种单位纳入统计

D.超出国家免疫规划疫苗儿童免疫程序规定的接种剂次,或在统计时点前已经死亡的儿童,不纳入统计

E.出生队列接种率主要用于评价该区域国家免疫规划疫苗接种工作进展

4.关于各出生队列儿童应统计的疫苗剂次,下列说法不对的是(　　)

A.1岁组应统计乙型肝炎疫苗第1~3剂(HBsAg阳性或不详产妇所生新生儿体重小于2000g者应为4剂)、卡介苗、脊髓灰质炎疫苗第1~3剂、百白破疫苗第1~3剂、含麻疹成分疫苗第1剂、乙脑减毒活疫苗第1剂(或乙脑灭活疫苗第1~2剂)

B.2岁组应统计除1岁组儿童所有疫苗剂次外,增加百白破疫苗第4剂、含麻疹成分疫苗第2剂、甲型肝炎减毒活疫苗(或甲型肝炎灭活疫苗第1剂)和A群流脑多糖疫苗第1~2剂

C.3岁组应统计除2岁组儿童所有疫苗剂次外,

增加乙脑减毒活疫苗第2剂（或乙脑灭活疫苗第3剂）、甲型肝炎灭活疫苗第2剂

    D. 4岁组应统计除3岁组儿童所有疫苗剂次外，增加A群C群流脑多糖疫苗第1剂；5岁组应统计除4岁组儿童所有疫苗剂次外，增加脊髓灰质炎疫苗第4剂

    E. 7岁组应统计除5岁组儿童所有疫苗剂次外，增加白破疫苗、A群C群流脑多糖疫苗第2剂，使用乙脑灭活疫苗的地区增加乙脑灭活疫苗第4剂

5. 接种率调查包括（　　）

    A. 以乡镇为单位国家免疫规划疫苗接种率＞90%的目标完成情况

    B. 适龄儿童预防接种档案的建档率、预防接种证的建证率及预防接种档案与预防接种证信息符合率及适龄儿童免疫规划信息系统管理率

    C. 国家免疫规划疫苗接种率及其影响因素，以及未接种原因

    D. 疫苗犹豫和预防接种知识知晓情况

    E. 免疫服务利用情况及其影响因素

6. 关于接种率调查，以下说法正确的是（　　）

    A. 省、市级疾控主管部门根据实际工作需要对辖区国家免疫规划疫苗接种率进行抽样调查

    B. 县级疾控主管部门每年组织对辖区国家免疫规划疫苗接种率进行抽样调查

    C. 调查内容包括以乡镇为单位国家免疫规划疫苗接种率＞90%的目标完成情况

    D. 调查内容包括国家免疫规划疫苗接种率及其影响因素，以及未接种原因

    E. 对流动人口密集、服务半径小、免疫服务能力不足、国家免疫规划疫苗接种率较低的地区应适当增加调查频次

7. 以下哪些选项属于接种率监测的内容（　　）

    A. 疫苗犹豫的原因

    B. 非免疫规划疫苗接种数

    C. 预防接种服务

    D. 国家免疫规划疫苗接种率

    E. 免疫规划信息系统建设和应用

8. 计算接种率前，应利用免疫规划信息系统进行

重档处理，下列选项正确的是（　　）

    A. 受种者预防接种电子档案中存在国家免疫规划疫苗，则取最后一次接种国家免疫规划疫苗的个人基本信息

    B. 若受种者未接种国家免疫规划疫苗，则取最后一次上传国家的个人基本信息

    C. 受种者接种信息重复，应优先保留接种单位和录入单位相同且录入时间最迟的一条记录

    D. 受种者接种信息重复，如果接种单位和录入单位均不同时，则保留录入时间最早的一条记录

    E. 计算接种率前，应分别使用"姓名+身份证件号码"和"姓名+性别+出生日期+母亲或父亲或其他监护人姓名"作为查询条件，在全省范围内进行档案查重

9. 以下关于计算出生队列接种率时"现管理接种单位"取值的说法正确的有（　　）

    A. 已全程记录儿童"现管理接种单位"变化情况的，可按实际情况取值

    B. 统计2023年前接种率，"现管理接种单位"缺失且无法核实时，归属到最后一次接种国家免疫规划疫苗的单位

    C. 统计2023年以后的接种率，根据预防接种电子档案"现管理接种单位"取值

    D. 儿童在其他非现管理接种单位接种的国家免疫规划疫苗剂次不再纳入该现管理接种单位出生队列接种率的实种人数统计

    E. "现管理接种单位"缺失且无法核实时，受种者预防接种电子档案"现管理接种单位"按照实际取空值

10. 以下关于出生队列儿童接种率计算，下列选项中正确的有（　　）

    A. 基于预防接种电子档案计算时，统计时点前已经死亡的儿童不再纳入统计

    B. 基于其他数据来源计算时，不同行政层级和接种单位可利用不同数据来源的各出生队列儿童数作为分子估算出生队列接种率

    C. 1岁组出生队列儿童数是指截至某统计时点满1岁但不满2岁的儿童数

    D. 不同行政层级某出生队列儿童数是指在某

统计时点，辖区部分接种单位该出生队列儿童数之和

E.不同出生队列儿童实种数中应包含异地接种，及时回传至儿童"现管理接种单位"的剂次数

11.接种单位和各级疾控在计算接种率前，应分别使用以下哪几种内容作为查询条件，在全省范围内进行档案查重，确保每个受种者在省级免疫规划信息系统只有一份电子档案（　　）

A.姓名+身份证号码

B.姓名+性别+出生日期

C.姓名+出生日期

D.姓名+性别+出生日期+母亲或父亲或其他监护人姓名

E.姓名+性别

12.以下哪些方法可以用于疫苗接种率可靠性评价（　　）

A.及时性评价　　　B.完整性评价

C.差值评价　　　　D.比值评价

E.比较法评价

13.根据《国家免疫规划疫苗接种率监测方案（试行）》规定，国家免疫规划疫苗接种率监测对象包括（　　）

A.在中国境内居住的0~6岁儿童

B.在中国境内居住的0~7岁儿童

C.儿童在中国境内居住的0~15岁儿童

D.补种国家免疫规划疫苗的7~17周岁儿童

E.补种国家免疫规划疫苗的8~18周岁儿童

14.以下关于国家免疫规划疫苗出生队列接种率＞90%的乡镇比例监测指标中，不正确的有（　　）

A.出生队列接种率均＞90%的乡镇所占比例指标中的8剂次国家免疫规划疫苗包括乙型肝炎疫苗第3剂

B.出生队列接种率均＞90%的乡镇所占比例指标中的8剂次国家免疫规划疫苗包括脊髓灰质炎疫苗第4剂

C.出生队列接种率均＞90%的乡镇所占比例指标中的8剂次国家免疫规划疫苗包括麻腮风疫苗第2剂

D.出生队列接种率均＞90%的乡镇所占比例指标中的8剂次国家免疫规划疫苗包括百白破疫苗第4剂

E.该指标主要用于评价该区域国家免疫规划疫苗接种工作进展

15.关于接种率调查，以下说法中正确的有（　　）

A.调查方法分为抽样调查和快速评估

B.评价乡镇接种率＞90%的目标完成情况，通常每个乡镇随机抽取30名目标儿童

C.接种率快速评估通常在实施群体性预防接种或应急接种后开展

D.评价乡镇接种率＞90%的目标完成情况，若≤2名儿童未接种，则判定该乡镇达标

E.省、市疾控主管部门应每年组织对辖区国家免疫规划疫苗接种率进行抽样调查

16.以下哪些是接种报告评价内容（　　）

A.完整性　　　　　B.及时性

C.有效性　　　　　D.可靠性

E.代表性

17.以下属于国家免疫规划疫苗接种率监测对象的是（　　）

A.接种单位辖区内0~6岁儿童

B.在辖区居住≥3个月的外籍适龄儿童

C.补种国家免疫规划疫苗的<18周岁人群

D.县级开展应急接种的<18周岁人群

E.接种含免疫规划疫苗成分的非免疫规划疫苗的0~6岁儿童

18.关于国家免疫规划疫苗时段接种率统计规则，以下说法正确的有（　　）

A.时段接种率遵循"谁管理、谁统计"原则

B.在接种单位接种国家免疫规划疫苗剂次的非本单位管理的适龄儿童，应纳入本接种单位实种人数统计

C.非本接种单位管理的适龄儿童应在完成接种后，通过免疫规划信息系统将接种信息及时回传至儿童"现管理接种单位"，儿童"现管理接种单位"不再重复计入实种人数统计

D.若辖区死亡儿童在该自然月接种过疫苗，则应纳入该疫苗剂次的该自然月实种人数统计

E.7～17岁儿童补种的国家免疫规划疫苗剂次，按照"实种＋1，应种＋1"的规则，纳入本接种单位该疫苗剂次应种人数统计

（三）判断

1.接种率监测包括预防接种信息收集、报告以及接种率调查和评价。各地应结合免疫规划信息系统建设，逐步实现基于预防接种电子档案开展接种率监测，增加基于儿童出生队列国家免疫规划疫苗接种率的分析和研判。（　）

2.国家免疫规划疫苗时段接种率统计，原则上，在接种单位辖区居住≥3个月的适龄儿童，均应纳入该接种单位辖区接种率统计；居住<3个月的适龄儿童，接种的相应疫苗（剂次）纳入辖区接种单位接种率统计，儿童原管理单位应将其从该疫苗（剂次）应种人数统计中剔除。（　）

3.有接种禁忌证适龄儿童原则上纳入国家免疫规划疫苗出生队列接种率的应种人数统计，但不纳入时段接种率的应种人数统计。（　）

4.在统计国家免疫规划疫苗时段接种率时，若此卡片仅有不含免疫规划疫苗成分的非免疫规划疫苗（如狂犬病疫苗、流感疫苗等），也应纳入应种人数。（　）

5.国家免疫规划疫苗出生队列接种率统计遵循"谁接种、谁管理、谁录入、谁统计"的原则。（　）

6.卫生健康主管部门每年组织对辖区国家免疫规划疫苗接种率进行抽样调查。（　）

7.根据国家免疫规划疫苗时段接种率统计规则，≥7岁儿童补种常规免疫规划疫苗，不再作为应种和实种进行统计报告。（　）

8.根据国家免疫规划疫苗时段接种率统计规则，在接种单位辖区居住<3个月的适龄儿童，接种的相应疫苗（剂次）纳入儿童原管理单位接种率统计。（　）

9.在接种单位辖区居住<3个月的适龄儿童，按照相应剂次"实种＋1，应种＋1"进行应种人数统计报告。（　）

10.采用多阶段组群抽样评价县级及以上区域接

种率，为增加代表性，行政区域（市、县、乡）的抽取可采取按容量比例抽样方法。（　）

11.接种率调查内容除了以乡镇为单位国家免疫规划疫苗接种率＞90%的目标完成情况以外，还应对疫苗犹豫和预防接种知识知晓情况、免疫服务利用情况及其影响因素等开展调查。（　）

12.脱漏率是评价免疫服务供给和利用状况的重要指标，高脱漏率意味着免疫服务供给、利用和管理等方面存在问题。（　）

13.报告接种率的计算公式为某疫苗（剂次）报告接种率＝该疫苗（剂次）实种人数/该疫苗（剂次）应种人数×100%。（　）

14.在实施群体性预防接种和应急接种后，可采用快速评估法进行接种率调查，通常结合当地实际情况，选择疑似免疫薄弱地点（如流动人口集居地、边远贫困乡镇、农贸市场等），根据需要，每个地点调查42名目标儿童。（　）

15.可采用批质量保证抽样方法评价乡镇接种率＞90%的目标完成情况，通常每个乡镇随机抽取42名目标儿童，若调查发现<1名儿童未接种，则判定该乡镇达标；否则，该乡镇未达标。（　）

（四）填空

1.国家免疫规划疫苗出生队列接种率＞90%的乡镇比例指标中，统计的8剂次国家免疫规划疫苗包括_____、_____、_____、_____、_____、_____、_____、_____。

2.县级疾控主管部门每年组织对辖区国家免疫规划疫苗接种率进行抽样调查。对流动人口密集、_____、免疫服务能力不足、_____的地区应适当增加调查频次。

3.接种率监测目的之一是为评价_____及其_____、预防和控制国家免疫规划疫苗针对疾病提供科学依据。

4.脱漏率通常以_____疫苗剂次间接种数进行计算，计算公式为：_____。

答案及解析

一、组织机构与职责

（一）单选

1.答案：A

解析：根据《预防接种工作规范（2023年版）》第一章 组织机构及职责规定，各级疾控机构依法依规对免疫规划制度的实施和预防接种活动等进行技术指导。

2.答案：D

解析：根据《预防接种工作规范（2023年版）》第一章 组织机构及职责规定，由医疗机构协助托幼机构、幼儿园和学校开展儿童入托、入学预防接种证查验工作。

3.答案：B

解析：根据《预防接种工作规范（2023年版）》第一章 组织机构及职责规定，疾控主管部门牵头组织实施国家免疫规划。

4.答案：C

解析：根据《预防接种工作规范（2023年版）》第一章 组织机构及职责规定，由疾控机构负责接种单位疑似预防接种异常反应报告和处理的技术指导。

5.答案：C

解析：根据《预防接种工作规范（2023年版）》第一章 组织机构及职责规定，医疗机构报告疑似预防接种异常反应并做好诊疗工作，协助疾控进行调查和处理。

6.答案：D

解析：根据《预防接种工作规范（2023年版）》第一章 组织机构及职责规定，承担预防接种工作的各级各类医疗机构的职责不包括开展疫苗免疫效果评价，该项工作为各级疾控机构的职责。

7.答案：D

解析：根据《预防接种工作规范（2023年版）》第一章 组织机构及职责规定，各级疾控机构开展预防接种知识宣传教育和普及工作，组织实施辖区免疫规划工作人员技术培训。

8.答案：D

解析：根据《预防接种工作规范（2023年版）》第一章 组织机构及职责规定，由疾控主管部门负责督查督办违法案件。

9.答案：D

解析：根据《预防接种工作规范（2023年版）》第一章 组织机构及职责规定，由承担预防接种工作的各级各类医疗机构负责预防接种数据录入、上传。

10.答案：C

解析：根据《预防接种工作规范（2023年版）》第一章 组织机构及职责规定，由省市区各级疾控部门负责组织疑似预防接种异常反应调查诊断。

11.答案：D

解析：根据《预防接种工作规范（2023年版）》第一章 组织机构及职责规定，由卫生健康主管部门负责指导设立在县级以上医疗机构的接种单位日常管理和预防接种工作风险防范和应急处置。

12.答案：A

解析：根据《预防接种工作规范（2023年版）》第一章 组织机构及职责规定，由疾控主管部门负责掌握辖区免疫规划疫苗使用需求，督促疾控机构落实技术指导职责、定期向卫生健康主管部门通报国家免疫规划实施情况，由卫生健康主管部门负责指导做好因接种疫苗而发生损害的相关人员医疗救治工作、负责指导设立在县级以上医疗机构的接种单位日常管理和预防接种工作风险防范和应急处置。

13.答案：B

解析：根据《预防接种工作规范（2023年版）》第一章 组织机构及职责规定，中国疾病预防控制中心应协助制定疑似预防接种异常反应相关政策，组织开展疑似预防接种异常反应监测，为疑似预防接种异常反应调查与处理等提供技术支持，具体的调查诊断和处理工作由下级疾控部门负责。根据《关于修改全国疑似预防接种异常反应监测方案部分内容的通知》(国卫办疾控函[2022]208号)文件规定,由国家卫生健康委和国家药品监督管理局联合发布全国疑似预防接种异常反应监测和重大不良事件处理的信息。

14.答案:B

解析:根据《预防接种工作规范(2023年版)》第一章 组织机构及职责规定,由省级疾控机构通过省级公共资源交易平台组织国家免疫规划疫苗以外的其他免疫规划疫苗、非免疫规划疫苗的采购,省市区各级疾控机构负责疑似预防接种异常反应报告,组织调查诊断,参与处理工作、开展疫苗免疫效果评价。

15.答案:D

解析:根据《预防接种工作规范(2023年版)》第一章 组织机构及职责规定,中医药主管部门归口指导设在中医类医院的接种单位日常管理。

16.答案:A

解析:根据《预防接种工作规范(2023年版)》第一章 组织机构及职责规定,由中国疾病预防控制中心协助制定接种单位建设标准、冷链系统建设标准。

17.答案:B

解析:根据《预防接种工作规范(2023年版)》第一章 组织机构及职责规定,由卫生健康主管部门负责设立在社区卫生服务中心、乡镇卫生院等医疗机构的接种单位日常管理和预防接种工作风险防范与应急处置,做好因接种疫苗而发生损害的相关人员医疗救治工作,由中医药主管部门归口指导设在中医类医院的接种单位日常管理。

18.答案:C

解析:根据《预防接种工作规范(2023年版)》第一章 组织机构及职责规定,由省市区各级疾控机构负责疑似预防接种异常反应报告,组织调查诊断,参与处理工作。

19.答案:A

解析:根据《预防接种工作规范(2023年版)》第一章 组织机构及职责规定,市级疾控机构协助制定辖区免疫规划相关技术方案,并非组织制定辖区免疫规划相关技术方案。

20.答案:A

解析:根据《预防接种工作规范(2023年版)》第一章 组织机构及职责规定,各级疾控主管部门和卫生健康主管部门按照"归口统筹、点面结合、横纵并行、强化协调"的原则,做好国家免疫规划的组织实施、综合监督和接种单位及人员管理工作。

21.答案:D

解析:根据《预防接种工作规范(2023年版)》第一章 组织机构及职责规定,由县级疾控机构收集、分析和上报预防接种有关的基础资料。

22.答案:A

解析:根据《预防接种工作规范(2023年版)》第一章 组织机构及职责规定,由承担预防接种工作的医疗机构负责预防接种数据录入、上传。

23.答案:C

解析:根据《预防接种工作规范(2023年版)》第一章 组织机构及职责规定,协助县级疾控主管部门和卫生健康主管部门制定冷链设备更新计划、协助制定疑似预防接种异常反应相关政策和开展预防接种服务技术指导与评价为疾控机构的职责。

24.答案:A

解析:根据《预防接种工作规范(2023年版)》第一章 组织机构及职责规定,国家疾控中心负责汇总各省国家免疫规划疫苗使用计划,实施国家免疫规划疫苗集中招标。

25.答案:D

解析:根据《预防接种工作规范(2023年版)》第一章 组织机构及职责规定,卫生健康主管部门负责指导做好因接种疫苗而发生损害的相关人员医疗救治工作。

26.答案:C

解析:根据《预防接种工作规范(2023年版)》第一章 组织机构及职责规定,预防接种单位负责收集辖区托育机构、幼儿园和学校基本信息,为辖区托育机构、幼儿园和学校提供预防接种证查验技术支持。

（二）多选

1. 答案：BCDE

解析：根据《预防接种工作规范（2023年版）》第一章 组织机构及职责规定，疾控主管部门负责组织开展接种单位疫苗公示和接种告知、疫苗管理使用登记和报告等工作情况的监督抽查。

2. 答案：ABCDE

解析：根据《预防接种工作规范（2023年版）》第一章 组织机构及职责规定，ABCDE均为县级疾控机构职责。

3. 答案：BCD

解析：根据《预防接种工作规范（2023年版）》第一章 组织机构及职责规定，疾控主管部门负责督查督办违法案件和免疫规划综合监督。

4. 答案：ABDE

解析：根据《预防接种工作规范（2023年版）》第一章 组织机构及职责规定，卫生健康主管部门负责指导做好因接种疫苗而发生损害的相关人员医疗救治工作。

5. 答案：BDE

解析：根据《预防接种工作规范（2023年版）》第一章 组织机构及职责规定，由预防接种单位按照各项技术规范要求，提供预防接种服务，为适龄儿童和其他受种者在免疫规划信息系统中登记注册，建立预防接种档案。

6. 答案：ABD

解析：根据《预防接种工作规范（2023年版）》第一章 组织机构及职责规定，由疾控机构负责开展疫苗免疫效果评价，承担预防接种工作的各级各类医疗机构负责制定并上报免疫规划疫苗和非免疫规划疫苗使用计划，负责疫苗接收、储存和使用管理，无配送职责。

7. 答案：ABCDE

解析：根据《预防接种工作规范（2023年版）》第一章 组织机构及职责规定，ABCDE均为预防接种单位职责。

（三）判断

1. 答案：错误

解析：根据《预防接种工作规范（2023年版）》第一章 组织机构及职责规定，中国疾病预防控制中心协助制定疑似预防接种异常反应相关政策，组织开展疑似预防接种异常反应监测，为疑似预防接种异常反应调查与处理等提供技术支持，并非直接制定疑似预防接种异常反应相关政策。

2. 答案：错误

解析：根据《预防接种工作规范（2023年版）》第一章 组织机构及职责规定，各级疾控机构应按照各自职责，开展与预防接种相关的宣传、培训、技术指导、监测、评价、流行病学调查、应急处置等工作，由疾控主管部门负责免疫规划综合监督。

3. 答案：错误

解析：根据《预防接种工作规范（2023年版）》第一章 组织机构及职责规定，省市区疾控机构应当做好疑似预防接种异常反应的报告、调查诊断和参与处理等工作。

4. 答案：正确

解析：根据《预防接种工作规范（2023年版）》第一章 组织机构及职责规定，县级疾病预防控制机构，制订并上报辖区免疫规划疫苗使用计划，负责非免疫规划疫苗的计划、供应和使用管理。

5. 答案：正确

解析：根据《预防接种工作规范（2023年版）》第一章 组织机构及职责规定，县级以上疾控机构应具有负责预防接种工作的业务部门（中心、所、科、室）。

（四）填空

1. 答案：归口统筹　点面结合
2. 答案：卫生健康主管部门

二、接种单位建设和管理

（一）单选

1. 答案：A

解析：根据《预防接种工作规范（2023年版）》第二章 接种单位建设和管理规定，原则上每个乡镇（街道）至少应具有1个承担免疫规划疫苗接种工作的接种单位。

2. 答案：A

解析：根据《预防接种工作规范（2023年

版）》第二章 接种单位建设和管理规定，每个县（区）至少应具有1个提供狂犬病疫苗接种服务的接种单位。

3.答案：B

解析：根据《预防接种工作规范（2023年版）》第二章 接种单位建设和管理规定，县级以上地方人民政府疾控主管部门会同卫生健康主管部门根据人口密度、服务半径、地理条件和卫生资源配置等情况，指定符合条件的医疗机构承担免疫规划疫苗接种工作，并明确其责任区域和预防接种服务内容。

4.答案：A

解析：根据《预防接种工作规范（2023年版）》第二章 接种单位建设和管理规定，具备条件的乡镇卫生院或社区卫生服务中心至少应有1名公共卫生医师从事预防接种相关服务工作。

5.答案：B

解析：根据《预防接种工作规范（2023年版）》第二章 接种单位建设和管理规定，城市地区的接种单位服务半径原则上不超过5公里，按周（每周≥3天）提供预防接种服务，农村地区的接种单位服务半径原则上不超过10公里，按周（每周≥3天）或按月（每月≥2次，每次≥3天）提供预防接种服务。

6.答案：A

解析：根据《预防接种工作规范（2023年版）》第二章 接种单位建设和管理规定，预防接种相关人员需要每年不少于1次专业培训。

7.答案：C

解析：根据《预防接种工作规范（2023年版）》第二章 接种单位建设和管理规定，应避免与普通门诊、发热门诊、肠道门诊、注射室、病房、放射科、传染病科、化验室等存在潜在感染和损害风险的科室共处同一楼层或共用出入口及通道。负责预防接种的社区卫生服务站/村卫生室应具有独立的疫苗接种区域，与患者诊治区域分开。

8.答案：D

解析：根据《预防接种工作规范（2023年版）》第二章 接种单位建设和管理规定，接种单位工作人员应相对固定。接种时，原则上应保证有1名健康询问/登记/知情告知人员、1名接种人员、1名留观/疑似预防接种异常反应处置人员。

9.答案：D

解析：根据《预防接种工作规范（2023年版）》第二章 接种单位建设和管理规定，承担非免疫规划疫苗接种工作的医疗机构要符合接种单位应具备的条件，并应当报颁发其医疗机构执业许可证的卫生健康主管部门备案，具体备案机制由各省疾控主管部门会同卫生健康主管部门规定。

10.答案：D

解析：根据《预防接种工作规范（2023年版）》第二章 接种单位建设和管理规定，从事受种者健康状况询问与接种禁忌证核查、知情告知、疫苗接种操作、疑似预防接种异常反应病例救治等工作的技术人员，应为经专业培训并考核合格的医师、护士或乡村医生。

11.答案：B

解析：根据《预防接种工作规范（2023年版）》接种单位分级管理综合评估参考标准，二级接种单位人员数量要求至少为3人。

12.答案：C

解析：根据《预防接种工作规范（2023年版）》接种单位分级管理综合评估参考标准，三级接种单位工作质量评估评分要求达到95分以上。

13.答案：C

解析：根据《预防接种工作规范（2023年版）》第二章 接种单位建设和管理规定，疫苗出入库管理、冷链温度监测和信息登记工作，可由非医疗卫生专业资格人员承担。

14.答案：D

解析：根据《预防接种工作规范（2023年版）》接种单位分级管理综合评估参考标准，关于工作质量的评价指标包括：①管理的适龄儿童国家免疫规划疫苗接种率＞90%；②疫苗按照要求购进、出入库；③进行疫苗储存运输温度监测；④询问健康状况和核查接种禁忌证；⑤做到面对面告知和知情同意；⑥做到"三查七对一验证"；⑦按照要求开展接种后留观；⑧开展AEFI紧急救治培训；⑨备有紧急救治药械。

15. 答案：C

解析：根据《预防接种工作规范（2023年版）》接种单位分级管理综合评估参考标准，是否发生接种差错不属于工作质量评估。

16. 答案：B

解析：根据《预防接种工作规范（2023年版）》第二章 接种单位建设和管理规定，在预防接种场所显著位置公示相关资料，包括接种单位及人员资质，预防接种工作流程，免疫规划疫苗品种、预防疾病种类、免疫程序、接种方法等，非免疫规划疫苗还应公示疫苗上市许可持有人、价格及预防接种服务价格等。此外，还需公示预防接种服务时间、咨询电话和监督电话。

17. 答案：B

解析：根据《预防接种工作规范（2023年版）》第二章 接种单位建设和管理规定，在预防接种场所显著位置公示相关资料，包括接种单位及人员资质，预防接种工作流程，免疫规划疫苗品种、预防疾病种类、免疫程序、接种方法等，非免疫规划疫苗还应公示疫苗上市许可持有人、价格及预防接种服务价格等。此外，还需公示预防接种服务时间、咨询电话和监督电话。

18. 答案：D

解析：根据《预防接种工作规范（2023年版）》第二章 接种单位建设和管理规定，疫苗出入库管理、冷链温度监测和信息登记工作，可由非医疗卫生专业资格人员承担。

19. 答案：D

解析：根据《预防接种工作规范（2023年版）》接种单位分级管理综合评估参考标准，按照接种单位分级管理参考标准二级门诊可不具备预约或取号。

20. 答案：C

解析：根据《预防接种工作规范（2023年版）》第二章 接种单位建设和管理规定，从事受种者健康状况询问与接种禁忌证核查、知情告知、疫苗接种操作、疑似预防接种异常反应病例救治等工作的技术人员，应为经专业培训并考核合格的医师、护士或乡村医生。

21. 答案：C

解析：根据《预防接种工作规范（2023年版）》第二章 接种单位建设和管理规定，接种单位应具备以下条件：取得医疗机构执业许可证，具有经过县级人民政府疾控主管部门和卫生健康主管部门组织的预防接种专业培训并考核合格的医师、护士或乡村医生，具有符合《疫苗储存和运输管理规范》的冷藏设施、设备以及相应的冷藏保管制度。

22. 答案：C

解析：根据《预防接种工作规范（2023年版）》第二章 接种单位建设和管理规定，接种单位按照候诊、健康询问、登记、知情告知、接种、留观的先后顺序合理布局。

（二）多选

1. 答案：ABCD

解析：根据《预防接种工作规范（2023年版）》第二章 接种单位建设和管理规定，应避免与普通门诊、发热门诊、肠道门诊、注射室、病房、放射科、传染病科、化验室等存在潜在感染和损害风险的科室共处同一楼层或共用出入口及通道。接种单位应与儿童保健科（室）等在空间上相比邻，服务上相衔接，推进儿童健康全过程管理和服务。

2. 答案：AB

解析：根据《预防接种工作规范（2023年版）》第二章 接种单位建设和管理规定，提供助产服务、外伤后破伤风预防处置的医疗机构均应具备接种单位相关条件。

3. 答案：ABCDE

解析：根据《预防接种工作规范（2023年版）》第二章 接种单位建设和管理规定，医疗机构提供非免疫规划疫苗接种服务，应遵守预防接种工作规范、非免疫规划疫苗使用指导原则和接种方案，并接受疾控机构的技术指导。

4. 答案：ABCD

解析：根据《预防接种工作规范（2023年版）》第二章 接种单位建设和管理规定，负责预防接种的社区卫生服务站/村卫生室等不具备相应房屋条件的接种单位，至少应有候诊区、健康询问区/登记区/知情告知区、接种区、留观区。

5. 答案：BCDE

解析：根据《预防接种工作规范（2023年

版）》第二章 接种单位建设和管理规定，县级以上地方人民政府疾控主管部门会同卫生健康主管部门根据人口密度、服务半径、地理条件和卫生资源配置等情况，指定符合条件的医疗机构承担免疫规划疫苗接种工作，并明确其责任区域和预防接种服务内容。

6.答案：ABCDE

解析：根据《预防接种工作规范（2023年版）》第二章 接种单位建设和管理规定，各省疾控主管部门可根据接种单位人员、房屋、冷链、信息系统配置、工作制度落实等实际情况，参考接种单位分级管理综合评估标准，制定接种单位分级管理评估办法。

7.答案：AB

解析：根据《预防接种工作规范（2023年版）》第二章 接种单位建设和管理规定，县级以上地方人民政府疾控主管部门会同卫生健康主管部门根据人口密度、服务半径、地理条件和卫生资源配置等情况，指定符合条件的医疗机构承担免疫规划疫苗接种工作，并明确其责任区域和预防接种服务内容。

（三）判断

1.答案：错误

解析：根据《预防接种工作规范（2023年版）》第二章 接种单位建设和管理规定，接种单位是指从事预防接种工作的医疗机构。

2.答案：错误

解析：根据《预防接种工作规范（2023年版）》第二章 接种单位建设和管理规定，接种单位提供免疫规划疫苗和/或非免疫规划疫苗接种服务。

3.答案：错误

解析：根据《预防接种工作规范（2023年版）》第二章 接种单位建设和管理规定，接种单位是指从事预防接种工作的医疗机构。

4.答案：错误

解析：根据《预防接种工作规范（2023年版）》第二章 接种单位建设和管理规定，原则上每个乡镇（街道）至少应具有1个承担免疫规划疫苗接种工作的接种单位，每个县（区）至少应

具有1个提供狂犬病疫苗接种服务的接种单位。

5.答案：错误

解析：根据《预防接种工作规范（2023年版）》第二章 接种单位建设和管理规定，承担非免疫规划疫苗接种工作的医疗机构要符合接种单位应具备的条件，并应当报颁发其医疗机构执业许可证的卫生健康主管部门备案。

6.答案：正确

解析：根据《预防接种工作规范（2023年版）》第二章 接种单位建设和管理规定，以儿童预防接种为主的医疗机构，接种单位应与儿童保健科（室）等在空间上相比邻，服务上相衔接，推进儿童健康全过程管理和服务。

7.答案：正确

解析：根据《预防接种工作规范（2023年版）》接种单位分级管理综合评估参考标准，工作质量评价指标包括：管理的适龄儿童国家免疫规划疫苗接种率＞90%、疫苗按照要求购进、出入库等

8.答案：错误

解析：根据《预防接种工作规范（2023年版）》第二章 接种单位建设和管理规定，承担非免疫规划疫苗接种工作的医疗机构要符合接种单位应具备的条件，并应当报颁发其医疗机构执业许可证的卫生健康主管部门备案，具体备案机制由各省疾控主管部门会同卫生健康主管部门规定。

9.答案：错误

解析：根据《预防接种工作规范（2023年版）》第二章 接种单位建设和管理规定，疫苗出入库管理、冷链温度监测和信息登记工作，可由非医疗卫生专业资格人员承担。

10.答案：错误

解析：根据《预防接种工作规范（2023年版）》第二章 接种单位建设和管理规定，负责预防接种的社区卫生服务站/村卫生室应具有独立的疫苗接种区域，与患者诊治区域分开。

11.答案：正确

解析：根据《预防接种工作规范（2023年版）》第二章 接种单位建设和管理规定，接种单位应开展预防接种知识宣传教育和公众沟通，开

展预防接种工作人员培训。

12.答案：正确

解析：根据《预防接种工作规范（2023年版）》第二章 接种单位建设和管理规定，预防接种相关人员须接受过敏性休克等严重疑似预防接种异常反应病例救治的专业培训。

13.答案：错误

解析：根据《预防接种工作规范（2023年版）》接种单位分级管理综合评估参考标准，二级接种单位应至少具有4个功能分区。

（四）填空

1.答案：1

解析：根据《预防接种工作规范（2023年版）》第二章 接种单位建设和管理规定，每个县（区）至少应具有1个提供狂犬病疫苗接种服务的接种单位。

2.答案：1

解析：根据《预防接种工作规范（2023年版）》第二章 接种单位建设和管理规定，具备条件的乡镇卫生院或社区卫生服务中心至少应有1名公共卫生医师从事预防接种相关服务工作。

3.答案：候诊区　健康询问区/登记区/知情告知区　接种区

解析：根据《预防接种工作规范（2023年版）》第二章 接种单位建设和管理规定，负责预防接种的社区卫生服务站/村卫生室等不具备相应房屋条件的接种单位，至少应有候诊区、健康询问区/登记区/知情告知区、接种区、留观区。

三、监督管理、指导和评价

（一）单选

1.答案：C

解析：根据《预防接种工作规范（2023年版）》第八章 监督管理、指导和评价规定，各级疾控主管部门会同卫生健康主管部门依法依规对免疫规划制度的实施、预防接种活动等进行监督检查。

2.答案：A

解析：根据《预防接种工作规范（2023年版）》第八章 监督管理、指导和评价规定，县级疾控主管部门会同卫生健康主管部门对接种单位实行定格、定人、定责的网格化管理。按照乡镇、社区划分网格，明确每个网格的政府责任人、部门责任人和监督责任人。

3.答案：A

解析：根据《预防接种工作规范（2023年版）》第八章 监督管理、指导和评价规定，结合监督管理和指导情况，各级疾控主管部门定期组织对辖区免疫规划制度的实施、预防接种活动等进行评价。

4.答案：C

解析：根据《预防接种工作规范（2023年版）》第八章 监督管理、指导和评价规定，各级疾控机构依法依规对免疫规划制度的实施、预防接种活动进行技术指导。

5.答案：B

解析：根据《预防接种工作规范（2023年版）》第八章 监督管理、指导和评价规定，县级疾控主管部门会同卫生健康主管部门对接种单位实行定格、定人、定责的网格化管理。按照乡镇、社区划分网格，明确每个网格的政府责任人、部门责任人和监督责任人。

6.答案：D

解析：根据《预防接种工作规范（2023年版）》第八章 监督管理、指导和评价规定，国家疾控机构每年至少对全国一半以上的省份进行1次指导；省级对辖区地市级每年至少进行1次指导；地市级对辖区县级每半年至少进行1次指导；县级对辖区接种单位每季度至少进行1次指导。

7.答案：B

解析：根据《预防接种工作规范（2023年版）》第八章 监督管理、指导和评价规定，国家级、省级每2～3年组织1次评价，市、县级每年组织1次评价。

8.答案：A

解析：根据《预防接种工作规范（2023年版）》第八章 监督管理、指导和评价规定，县级疾控主管部门会同卫生健康主管部门对接种单位实行定格、定人、定责的网格化管理。按照乡镇、社区划分网格，明确每个网格的政府责任人、部门责任人和监督责任人。

（二）多选题

1.答案：AC

解析：根据《预防接种工作规范（2023年版）》第八章 监督管理、指导和评价规定，各级疾控主管部门会同卫生健康主管部门依法依规对免疫规划制度的实施、预防接种活动等进行监督检查。

2.答案：AD

解析：根据《预防接种工作规范（2023年版）》第八章 监督管理、指导和评价规定，技术指导可以是国家免疫规划工作的全部内容，也可以是几项特定内容，省级对辖区地市级每年至少进行1次指导；地市级对辖区县级每半年至少进行1次指导；县级对辖区接种单位每季度至少进行1次指导。结合监督管理和指导情况，各级疾控主管部门定期组织对辖区免疫规划制度的实施、预防接种活动等进行评价。

3.答案：ABCD

解析：根据《预防接种工作规范（2023年版）》第八章 监督管理、指导和评价规定，各级疾控主管部门定期组织对辖区免疫规划制的实施、预防接种活动等进行评价，内容包括ABCD在内的共12项内容。

4.答案：BCD

解析：根据《中华人民共和国疫苗管理法（2019年版）》第七十条规定，药品监督管理部门依法对疫苗研制、生产、储存、运输以及预防接种中的疫苗质量进行监督检查。根据《预防接种工作规范（2023年版）》第八章 监督管理、指导和评价规定，各级疾控主管部门会同卫生健康主管部门每年组织对辖区进行检查，省级对辖区地市级每年至少检查1次，地市级对辖区县级每半年至少检查1次，县级对辖区疾控中心、接种单位每季度至少检查1次。

5.答案：ABCDE

解析：根据《预防接种工作规范（2023年版）》第八章 监督管理、指导和评价规定，技术指导可以是国家免疫规划工作的全部内容，也可以是几项特定内容，如疫苗使用管理、冷链系统

管理、预防接种服务、免疫规划信息化建设和应用、疑似预防接种异常反应监测、疾病监测、接种率监测等。

6.答案：ABC

解析：根据《预防接种工作规范（2023年版）》第八章 监督管理、指导和评价规定，县级疾控主管部门会同卫生健康主管部门对接种单位实行定格、定人、定责的网格化管理。

7.答案：ADE

解析：根据《预防接种工作规范（2023年版）》第八章 监督管理、指导和评价规定，县级疾控主管部门会同卫生健康主管部门对接种单位实行定格、定人、定责的网格化管理。按照乡镇、社区划分网格，明确每个网格的政府责任人、部门责任人和监督责任人。

（三）判断题

1.答案：正确

解析：根据《预防接种工作规范（2023年版）》第八章 监督管理、指导和评价规定，各级疾控主管部门定期组织对辖区免疫规划制度的实施、预防接种活动等进行评价，评价内容包括中央转移支付地方项目执行情况等，国家级、省级每2~3年组织1次评价，市、县级每年组织1次评价。

2.答案：错误

解析：根据《预防接种工作规范（2023年版）》第八章 监督管理、指导和评价规定，各级疾控主管部门会同卫生健康主管部门依法依规对免疫规划制度的实施和预防接种活动等进行监督检查。

3.答案：正确

解析：根据《预防接种工作规范（2023年版）》第八章 监督管理、指导和评价规定，各级疾控机构依法依规对免疫规划制度的实施、预防接种活动进行技术指导。

4.答案：错误

解析：根据《预防接种工作规范（2023年版）》第八章 监督管理、指导和评价规定，各级疾控主管部门会同卫生健康主管部门依法依规对免疫规划制度的实施、预防接种活动等进行监督

检查，其中县级对辖区疾控中心、接种单位每季度至少检查1次。

5.答案：错误

解析：根据《预防接种工作规范（2023年版）》第八章 监督管理、指导和评价规定，各级疾控机构依法依规对免疫规划制度的实施、预防接种活动进行技术指导，国家级每年至少对全国一半以上的省份进行1次指导。

6.答案：错误

解析：根据《预防接种工作规范（2023年版）》第八章 监督管理、指导和评价规定，预防接种管理评价内容包括国家免疫规划相关资料管理。

7.答案：错误

解析：根据《预防接种工作规范（2023年版）》第八章 监督管理、指导和评价规定，各级疾控主管部门定期组织对辖区免疫规划制度的实施、预防接种活动等进行评价。

（四）填空题

1.答案：县级疾控主管部门 卫生健康主管部门

解析：根据《预防接种工作规范（2023年版）》第八章 监督管理、指导和评价规定，县级疾控主管部门会同卫生健康主管部门对接种单位实行定格、定人、定责的网格化管理。

2.答案：疫苗使用管理、冷链系统管理、预防接种服务

解析：根据《预防接种工作规范（2023年版）》第八章 监督管理、指导和评价规定，技术指导可以是国家免疫规划工作的全部内容，也可以是几项特定内容，如疫苗使用管理、冷链系统管理、预防接种服务、免疫规划信息化建设和应用、疑似预防接种异常反应监测、疾病监测、接种率监测等。

3.答案：基本情况 成绩和经验 存在问题及解决措施

解析：根据《预防接种工作规范（2023年版）》第八章 监督管理、指导和评价规定，指导完成后，要将本次指导的情况向被指导单位反馈，并撰写指导报告报同级疾控主管部门。报告

内容包括基本情况、成绩和经验、存在问题及解决措施或工作建议。

4.答案：2～3 1

解析：根据《预防接种工作规范（2023年版）》第八章 监督管理、指导和评价规定，国家级、省级每2～3年组织1次评价，市、县级每年组织1次评价。

四、信息化管理

（一）单选

1.答案：D

解析：根据《中国疾病预防控制中心关于印发免疫规划信息系统预防接种信息和接种单位人员信息收集和报告工作方案的通知》（中国疾病预防控制中心免疫发〔2024〕66号），及时性指标为：新生儿出生后一个月内在免疫规划信息系统建立预防接种档案的比例≥95%。

2.答案：C

解析：根据《中国疾病预防控制中心关于印发免疫规划信息系统预防接种信息和接种单位人员信息收集和报告工作方案的通知》（中国疾病预防控制中心免疫发〔2024〕66号），疾病预防控制机构和接种单位要建立健全信息查询和使用制度。未经同级疾控主管部门同意，不得擅自向其他任何单位和个人提供。其他单位如需查询受种者个人的预防接种档案信息时，应申请同级疾控主管部门批准后，由同级疾病预防控制机构办理，并签订数据保密协议，注明索取信息内容和用途等。

3.答案：D

解析：根据《中国疾病预防控制中心关于印发免疫规划信息系统预防接种信息和接种单位人员信息收集和报告工作方案的通知》（中国疾病预防控制中心免疫发〔2024〕66号），疾病预防控制机构和接种单位要建立健全信息查询和使用制度。未经同级疾控主管部门同意，不得擅自向其他任何单位和个人提供。其他单位如需查询受种者个人的预防接种档案信息时，应申请同级疾控主管部门批准后，由同级疾病预防控制机构办理，并签订数据保密协议，注明索取信息内容和用途等。

（二）多选题

1. 答案：AD

解析：根据《预防接种工作规范（2023年版）》第五章 预防接种实施，接种单位应至少每月对辖区儿童的预防接种档案进行1次查漏分析，发现未种者要及时通知其监护人，省级疾控机构定期组织对受种者预防接种电子档案进行档案查重处理，以省为单位预防接种档案重复率应<0.1%。

2. 答案：BCDE

解析：根据《中国疾病预防控制中心关于印发免疫规划信息系统预防接种信息和接种单位人员信息收集和报告工作方案的通知》（中国疾病预防控制中心免疫发〔2024〕66号），免疫规划信息系统中除补录接种信息外的疫苗追溯码采集率应达到100%。

（三）判断

1. 答案：错误

解析：根据《预防接种工作规范（2023年版）》第五章 预防接种实施，省级疾控机构定期组织对受种者预防接种电子档案进行档案查重处理，以省为单位预防接种档案重复率应<0.1%。

2. 答案：错误

解析：根据《中国疾病预防控制中心关于印发免疫规划信息系统预防接种信息和接种单位人员信息收集和报告工作方案的通知》（中国疾病预防控制中心免疫发〔2024〕66号），各级疾控机构和接种单位要做好免疫规划信息系统接种单位人员信息模块用户权限管理，加强账号和密码的管理。要及时做好调离岗位人员账号停用以及人员信息变更等工作。一旦发现账号、密码泄露或被盗用，应立即更改密码，并报告同级信息安全部门。

3. 答案：错误

解析：根据《全民健康信息化疾病预防控制系统数据交换文档规范》，接种单位编码为12位，12位接种单位机构编码规则：6位县国标码+3位乡级编码（原2位乡级编码前加0）+3位顺序码（原2位顺序码前加0）。

4. 答案：正确

解析：根据《中国疾病预防控制中心关于印发免疫规划信息系统预防接种信息和接种单位人员信息收集和报告工作方案的通知》（中国疾病预防控制中心免疫发〔2024〕66号），省级疾病预防控制机构至少每季度组织辖区开展重复档案处理工作，督促辖区各级及时合并删除重复档案。

（四）填空

1. 答案：同级疾控主管部门

解析：根据《中国疾病预防控制中心关于印发免疫规划信息系统预防接种信息和接种单位人员信息收集和报告工作方案的通知》（中国疾病预防控制中心免疫发〔2024〕66号），疾病预防控制机构和接种单位要建立健全信息查询和使用制度。未经同级疾控主管部门同意，不得擅自向其他任何单位和个人提供。

2. 答案：同级疾病预防控制机构

解析：根据《中国疾病预防控制中心关于印发免疫规划信息系统预防接种信息和接种单位人员信息收集和报告工作方案的通知》（中国疾病预防控制中心免疫发〔2024〕66号），其他单位如需查询受种者个人的预防接种档案信息时，应申请同级疾控主管部门批准后，由同级疾病预防控制机构办理，并签订数据保密协议，注明索取信息内容和用途等。

3. 答案：永久

解析：根据《中国疾病预防控制中心关于印发免疫规划信息系统预防接种信息和接种单位人员信息收集和报告工作方案的通知》（中国疾病预防控制中心免疫发〔2024〕66号），免疫规划信息系统预防接种档案信息应永久保存。

五、接种率监测

（一）单选

1. 答案：B

解析：根据《预防接种工作规范（2023年版）》第七章 接种率监测，原则上，在接种单位辖区居住≥3个月的适龄儿童，均应纳入该接种单位辖区接种率统计。

2. 答案：A

解析：根据《预防接种工作规范（2023年版）》第七章 接种率监测，接种单位在每月5日前，统计本单位上月疫苗接种情况，填写"国家免疫规划疫苗接种率月报表"和"非免疫规划疫苗接种数月报表"，通过免疫规划信息系统进行报告。

3.答案：A

解析：根据《预防接种工作规范（2023年版）》第七章 接种率监测，实种人数包括接种国家免疫规划疫苗和含国家免疫规划疫苗成分的非免疫规划疫苗的人数。

4.答案：A

解析：根据《中国疾病预防控制中心关于印发国家免疫规划疫苗接种率监测方案（试行）的通知》（中国疾病预防控制中心免疫发〔2024〕46号），对于乙型肝炎表面抗原阳性或不详母亲所生新生儿，其首剂乙型肝炎疫苗接种时间≤该儿童出生时间+12小时，判定该儿童出生后12小时内及时接种了首剂乙型肝炎疫苗。

5.答案：A

解析：根据《中国疾病预防控制中心关于印发国家免疫规划疫苗接种率监测方案（试行）的通知》（中国疾病预防控制中心免疫发〔2024〕46号），疾控机构和接种单位应通过分析辖区国家免疫规划疫苗各出生队列接种率，及时发现免疫薄弱地区和人群，提出改进免疫服务质量的合理化建议，并向同级疾控主管部门报告。

6.答案：B

解析：根据《预防接种工作规范（2023年版）》第七章 接种率监测，评价乡镇接种率＞90%的目标完成情况。采用批质量保证抽样方法，通常每个乡镇随机抽取42名目标儿童，若调查发现≤1名儿童未接种，则判定该乡镇达标；否则，该乡镇未达标。

7.答案：B

解析：根据《预防接种工作规范（2023年版）》第七章 接种率监测，累计实种人数指某疫苗（剂次）在该时间段的实种人数之和，累计应种人数指该时间段某疫苗（剂次）上次累计实种人数与该时间段最后1次该疫苗（剂次）的应种人数之和，某疫苗（剂次）（某时间段）累计

报告接种率=该疫苗（剂次）（该时间段）累计实种人数/该疫苗（剂次）（该时间段）累计应种人数×100%。

8.答案：B

解析：根据《中国疾病预防控制中心关于印发国家免疫规划疫苗接种率监测方案（试行）的通知》（中国疾病预防控制中心免疫发〔2024〕46号），脱漏率是评价免疫服务供给和利用状况的重要指标，高脱漏率意味着免疫服务供给、利用和管理等方面存在问题。通常脱漏率＜10%认为可接受。

9.答案：C

解析：根据《中国疾病预防控制中心关于印发国家免疫规划疫苗接种率监测方案（试行）的通知》（中国疾病预防控制中心免疫发〔2024〕46号），国家免疫规划疫苗出生队列接种率＞90%的乡镇比例指在不同行政层级行政辖区内所有乡镇中，8剂次国家免疫规划疫苗出生队列接种率均＞90%的乡镇所占比例，主要用于县区级以上单位评价辖区免疫规划工作整体完成情况。

10.答案：A

解析：根据《预防接种工作规范（2023年版）》第七章 接种率监测，利用免疫规划信息系统中的预防接种电子档案，统计各出生队列儿童国家免疫规划疫苗接种率，分析和研判适龄儿童的国家免疫规划疫苗接种状况。统计遵循"谁管理、谁统计"的原则。

11.答案：C

解析：根据《预防接种工作规范（2023年版）》第七章 接种率监测，累计实种人数指某疫苗（剂次）在该时间段的实种人数之和，累计应种人数指该时间段某疫苗（剂次）上次累计实种人数与该时间段最后1次该疫苗（剂次）的应种人数之和，某疫苗（剂次）（某时间段）累计报告接种率=该疫苗（剂次）（该时间段）累计实种人数/该疫苗（剂次）（该时间段）累计应种人数×100%。

12.答案：C

解析：根据《预防接种工作规范（2023年版）》第七章 接种率监测，累计应种人数指该时间段某疫苗（剂次）上次累计实种人数与该时间

段最后1次该疫苗（剂次）的应种人数之和。

13.答案：A

解析：根据《中国疾病预防控制中心关于印发国家免疫规划疫苗接种率监测方案（试行）的通知》（中国疾病预防控制中心免疫发〔2024〕46号），国家免疫规划疫苗出生队列接种率＞90%的乡镇比例指在不同行政层级行政辖区内所有乡镇中，8剂次国家免疫规划疫苗（包括乙型肝炎疫苗第3剂、卡介苗、脊髓灰质炎疫苗第3剂、百白破疫苗第3剂、麻腮风疫苗第1剂、A群流脑疫苗第2剂、乙脑疫苗第1剂和甲型肝炎疫苗）出生队列接种率均＞90%的乡镇所占比例，主要用于县区级以上单位评价辖区免疫规划工作整体完成情况。

14.答案：B

解析：根据《预防接种工作规范（2023年版）》第七章 接种率监测，评价乡镇接种率＞90%的目标完成情况采用批质量保证抽样方法，通常每个乡镇随机抽取42名目标儿童，若调查发现≤1名儿童未接种，则判定该乡镇达标；否则，该乡镇未达标。

15.答案：D

解析：根据《预防接种工作规范（2023年版）》第七章 接种率监测，居住<3个月的适龄儿童，接种的相应疫苗（剂次）纳入辖区接种单位接种率统计，儿童原管理单位应将其从该疫苗（剂次）应种人数统计中剔除。

16.答案：D

解析：根据《中国疾病预防控制中心关于印发国家免疫规划疫苗接种率监测方案（试行）的通知》（中国疾病预防控制中心免疫发〔2024〕46号），国家免疫规划疫苗时段接种率用于分析接种率变化情况，掌握辖区国家免疫规划疫苗接种工作进展，某时段（某疫苗剂次）累计接种率＝该时段（该疫苗剂次）累计实种人数/该时段（该疫苗剂次）累计应种人数×100%。

17.答案：D

解析：根据《中国疾病预防控制中心关于印发国家免疫规划疫苗接种率监测方案（试行）的通知》（中国疾病预防控制中心免疫发〔2024〕46号），某疫苗剂次某月应种人数是指接种单位

在某个自然月，无论是否存在禁忌证，责任区域内在该自然月任一天达到国家免疫规划疫苗儿童免疫程序文件的该疫苗剂次起始月/年龄的儿童数，和前期漏种该疫苗剂次的儿童数之和。

18.答案：B

解析：根据《中国疾病预防控制中心关于印发国家免疫规划疫苗接种率监测方案（试行）的通知》（中国疾病预防控制中心免疫发〔2024〕46号），8剂次国家免疫规划疫苗（包括乙型肝炎疫苗第3剂、卡介苗、脊髓灰质炎疫苗第3剂、百白破疫苗第3剂、麻腮风疫苗第1剂、A群流脑疫苗第2剂、乙脑疫苗第1剂和甲型肝炎疫苗）。

（二）多选

1.答案：BC

解析：根据《中国疾病预防控制中心关于印发国家免疫规划疫苗接种率监测方案（试行）的通知》（中国疾病预防控制中心免疫发〔2024〕46号），时段接种率遵循"谁接种、谁统计"原则；国家免疫规划疫苗出生队列接种率按照"谁管理、谁统计"的原则。

2.答案：BCDE

解析：根据《中国疾病预防控制中心关于印发国家免疫规划疫苗接种率监测方案（试行）的通知》（中国疾病预防控制中心免疫发〔2024〕46号），非本接种单位管理的适龄儿童应在完成接种后，通过免疫规划信息系统将接种信息及时回传至儿童"现管理接种单位"，儿童"现管理接种单位"不再重复计入实种人数统计。

3.答案：CE

解析：根据《中国疾病预防控制中心关于印发国家免疫规划疫苗接种率监测方案（试行）的通知》（中国疾病预防控制中心免疫发〔2024〕46号），国家免疫规划疫苗出生队列接种率按照"谁管理、谁统计"的原则，主要用于评价该区域各出生队列儿童疫苗覆盖水平，以辅助研判不同出生队列可能的发病风险。

4.答案：AB

解析：根据《中国疾病预防控制中心关于印发国家免疫规划疫苗接种率监测方案（试行）的通知》（中国疾病预防控制中心免疫发〔2024〕

46号），各出生队列儿童应统计的疫苗剂次中，1岁组乙型肝炎疫苗第1~3剂（HBsAg阳性或不详产妇所生新生儿体重小于2000g者应为4剂）、卡介苗、脊髓灰质炎疫苗第1~3剂、百白破疫苗第1~3剂、含麻疹成分疫苗第1剂、乙脑减毒活疫苗第1剂（或乙脑灭活疫苗第1~2剂）、A群流脑多糖疫苗第1~2剂；2岁组除1岁组儿童所有疫苗剂次外，增加百白破疫苗第4剂、含麻疹成分疫苗第2剂、甲型肝炎减毒活疫苗（或甲型肝炎灭活疫苗第1剂）。

5.答案：ABCDE

解析：根据《预防接种工作规范（2023年版）》第七章 接种率监测，接种率调查内容包括：①以乡镇为单位国家免疫规划疫苗接种率>90%的目标完成情况；②适龄儿童预防接种档案的建档率、预防接种证的建证率及预防接种档案与预防接种证信息符合率；③适龄儿童免疫规划信息系统管理率；④国家免疫规划疫苗接种率及其影响因素，以及未接种原因；⑤疫苗犹豫和预防接种知识知晓情况；⑥疫服务利用情况及其影响因素。

6.答案：ABCD

解析：根据《预防接种工作规范（2023年版）》规定，对流动人口密集、服务半径大、免疫服务能力不足、国家免疫规划疫苗接种率较低的地区应适当增加调查频次。

7.答案：BD

解析：根据《中国疾病预防控制中心关于印发国家免疫规划疫苗接种率监测方案（试行）的通知》（中国疾病预防控制中心免疫发〔2024〕46号），国家免疫规划疫苗接种率监测内容为国家免疫规划疫苗分疫苗剂次、分时段、分出生队列（年龄组）的应接种人数、实际接种人数及其接种率，以及非免疫规划疫苗接种数。

8.答案：ABDE

解析：根据《中国疾病预防控制中心关于印发国家免疫规划疫苗接种率监测方案（试行）的通知》（中国疾病预防控制中心免疫发〔2024〕46号），受种者接种信息重复，应优先保留接种单位和录入单位相同且录入时间最早的一条记录。

9.答案：ABC

解析：根据《中国疾病预防控制中心关于印发国家免疫规划疫苗接种率监测方案（试行）的通知》（中国疾病预防控制中心免疫发〔2024〕46号），儿童在其他非现管理接种单位接种的国家免疫规划疫苗剂次也应纳入该现管理接种单位出生队列接种率的实种人数统计。统计2023年前接种率时（接种日期在2023年1月1日前），当"现管理接种单位"缺失且无法核实时，受种者预防接种电子档案"现管理接种单位"应归属到截至统计时间的最后一次接种国家免疫规划疫苗（包括含国家免疫规划疫苗成分的非免疫规划疫苗）的接种单位。统计2023年以后的接种率时（接种日期在2023年1月1日后），应根据预防接种电子档案"现管理接种单位"，将儿童归属至数据上传截止时间（次月10日）前的最后1份档案"现管理接种单位"。

10.答案：ACE

解析：根据《中国疾病预防控制中心关于印发国家免疫规划疫苗接种率监测方案（试行）的通知》（中国疾病预防控制中心免疫发〔2024〕46号），基于其他数据来源计算时，不同行政层级和接种单位可利用不同数据来源的各出生队列儿童数作为分母估算出生队列接种率。不同行政层级（某疫苗剂次）各出生队列实际接种数为辖区所有接种单位各出生队列实际接种儿童数之和。

11.答案：AD

解析：根据《中国疾病预防控制中心关于印发国家免疫规划疫苗接种率监测方案（试行）的通知》（中国疾病预防控制中心免疫发〔2024〕46号），计算接种率前，应分别使用"姓名+身份证件号码"和"姓名+性别+出生日期+母亲或父亲或其他监护人姓名"作为查询条件，在全省范围内进行档案查重。

12.答案：CDE

解析：根据《中国疾病预防控制中心关于印发国家免疫规划疫苗接种率监测方案（试行）的通知》（中国疾病预防控制中心免疫发〔2024〕46号），疫苗接种率可靠性评价的方法包括差值评价、比值评价和比较法评价。

13.答案：AD

解析：根据《中国疾病预防控制中心关于印发国家免疫规划疫苗接种率监测方案（试行）的通知》（中国疾病预防控制中心免疫发〔2024〕46号），国家免疫规划疫苗接种率监测对象包括在中国境内居住的0～6岁儿童，以及需补种国家规划苗的7～17岁儿童。

14.答案：BCDE

解析：根据《中国疾病预防控制中心关于印发国家免疫规划疫苗接种率监测方案（试行）的通知》（中国疾病预防控制中心免疫发〔2024〕46号），国家免疫规划疫苗出生队列接种率＞90%的乡镇比例监测指标为8剂次国家免疫规划疫苗（包括乙型肝炎疫苗第3剂、卡介苗、脊髓灰质炎疫苗第3剂、百白破疫苗第3剂、麻腮风疫苗第1剂、A群流脑疫苗第2剂、乙脑疫苗第1剂和甲型肝炎疫苗）出生队列接种率均＞90%的乡镇所占比例，主要用于县区级以上单位评价辖区免疫规划工作整体完成情况。

15.答案：AC

解析：根据《预防接种工作规范（2023年版）》第七章 接种率监测，评价乡镇接种率＞90%的目标完成情况。采用批质量保证抽样方法，通常每个乡镇随机抽取42名目标儿童，若调查发现≤1名儿童未接种，则判定该乡镇达标；否则，该乡镇未达标。县级疾控主管部门每年组织对辖区国家免疫规划疫苗接种率进行抽样调查，省、市级疾控主管部门根据实际工作需要对辖区国家免疫规划疫苗接种率进行抽样调查。

16.答案：ABD

解析：根据《预防接种工作规范（2023年版）》第七章 接种率监测，接种报告评价包括完整性、及时性和可靠性。

17.答案：ABCE

解析：根据《中国疾病预防控制中心关于印发国家免疫规划疫苗接种率监测方案（试行）的通知》（中国疾病预防控制中心免疫发〔2024〕46号），接种率监测对象为在中国境内居住的0～6岁儿童，以及需补种国家免疫规划疫苗的7～17岁儿童。

18.答案：BCDE

解析：根据《中国疾病预防控制中心关于印发国家免疫规划疫苗接种率监测方案（试行）的通知》（中国疾病预防控制中心免疫发〔2024〕46号），时段接种率遵循"谁接种、谁统计"原则。

（三）判断

1.答案：正确

解析：根据《预防接种工作规范（2023年版）》第七章 接种率监测，接种率监测包括预防接种信息收集、报告以及接种率调查和评价。各地应结合免疫规划信息系统建设，逐步实现基于预防接种电子档案开展接种率监测，增加基于儿童出生队列国家免疫规划疫苗接种率的分析和研判。

2.答案：正确

解析：根据《预防接种工作规范（2023年版）》第七章 接种率监测，原则上，在接种单位辖区居住≥3个月的适龄儿童，均应纳入该接种单位辖区接种率统计；居住<3个月的适龄儿童，接种的相应疫苗（剂次）纳入辖区接种单位接种率统计，儿童原管理单位应将其从该疫苗（剂次）应种人数统计中剔除。

3.答案：错误

解析：根据《预防接种工作规范（2023年版）》第七章 接种率监测，有接种禁忌证适龄儿童原则上纳入应种人数统计。

4.答案：错误

解析：根据《中国疾病预防控制中心关于印发国家免疫规划疫苗接种率监测方案（试行）的通知》（中国疾病预防控制中心免疫发〔2024〕46号），应种人数需要剔除仅有不含国家免疫规划疫苗成分的非免疫规划疫苗（如狂犬病疫苗、破伤风疫苗、流感疫苗、新型冠状病毒疫苗等）接种信息的预防接种电子档案。

5.答案：错误

解析：根据《中国疾病预防控制中心关于印发国家免疫规划疫苗接种率监测方案（试行）的通知》（中国疾病预防控制中心免疫发〔2024〕46号），国家免疫规划疫苗出生队列接种率统计遵循"谁管理、谁统计"的原则。

6.答案：错误

解析：根据《预防接种工作规范（2023年版）》第七章 接种率监测，县级疾控主管部门每年组织对辖区国家免疫规划疫苗接种率进行抽样调查。

7.答案：错误

解析：根据《预防接种工作规范（2023年版）》第七章 接种率监测，7~18岁儿童补种国家免疫规划疫苗，按照疫苗（剂次）数"实种+1，应种+1"进行应种人数统计报告。

8.答案：错误

解析：根据《预防接种工作规范（2023年版）》第七章 接种率监测，居住<3个月的适龄儿童，接种的相应疫苗（剂次）纳入辖区接种单位接种率统计，儿童原管理单位应将其从该疫苗（剂次）应种人数统计中剔除。

9.答案：正确

解析：根据《预防接种工作规范（2023年版）》第七章 接种率监测，在接种单位辖区居住<3个月的适龄儿童，按照相应剂次"实种+1，应种+1"进行应种人数统计报告。

10.答案：正确

解析：根据《预防接种工作规范（2023年版）》第七章 接种率监测，评价县级及以上区域接种率采用多阶段组群抽样，为增加代表性，行政区域（市、县、乡）的抽取可采取按容量比例抽样方法。

11.答案：正确

解析：根据《预防接种工作规范（2023年版）》第七章 接种率监测，接种率调查内容包括：①以乡镇为单位国家免疫规划疫苗接种率>90%的目标完成情况；②适龄儿童预防接种档案的建档率、预防接种证的建证率及预防接种档案与预防接种证信息符合率；③适龄儿童免疫规划信息系统管理率；④国家免疫规划疫苗接种率及其影响因素，以及未接种原因；⑤疫苗犹豫和预防接种知识知晓情况；⑥免疫服务利用情况及其影响因素。

12.答案：正确

解析：根据《中国疾病预防控制中心关于印发国家免疫规划疫苗接种率监测方案（试行）的通知》（中国疾病预防控制中心免疫发〔2024〕

46号），脱漏率是评价免疫服务供给和利用状况的重要指标，高脱漏率意味着免疫服务供给、利用和管理等方面存在问题。

13.答案：正确

解析：根据《预防接种工作规范（2023年版）》第七章 接种率监测，某疫苗（剂次）报告接种率＝该疫苗（剂次）实种人数/该疫苗（剂次）应种人数×100%。

14.答案：错误

解析：根据《预防接种工作规范（2023年版）》第七章 接种率监测，在实施群体性预防接种和应急接种后，可在疫苗可预防传染病（如麻疹等）相对高发且预防接种记录不完整的地区开展，用于快速评估局部地区儿童接种状况及低接种率形成原因。通常结合当地实际情况，选择疑似免疫薄弱地点（如流动人口集居地、边远贫困乡镇、农贸市场等），根据需要，每个地点可调查10~30名目标儿童。

15.答案：错误

解析：根据《预防接种工作规范（2023年版）》第七章 接种率监测，评价乡镇接种率>90%的目标完成情况采用批质量保证抽样方法，通常每个乡镇随机抽取42名目标儿童，若调查发现≤1名儿童未接种，则判定该乡镇达标；否则，该乡镇未达标。

（四）填空

1.答案： 乙型肝炎疫苗第3剂 卡介苗 脊髓灰质炎疫苗第3剂 百白破疫苗第3剂 麻腮风疫苗第1剂 A群流脑疫苗第2剂 乙脑疫苗第1剂 甲型肝炎疫苗

解析：根据《中国疾病预防控制中心关于印发国家免疫规划疫苗接种率监测方案（试行）的通知》（中国疾病预防控制中心免疫发〔2024〕46号），国家免疫规划疫苗出生队列接种率>90%的乡镇比例监测指标为8剂次国家免疫规划疫苗（包括乙型肝炎疫苗第3剂、卡介苗、脊髓灰质炎疫苗第3剂、百白破疫苗第3剂、麻腮风疫苗第1剂、A群流脑疫苗第2剂、乙脑疫苗第1剂和甲型肝炎疫苗）出生队列接种率均>90%的乡镇所占比例。

2.答案： 服务半径大 国家免疫规划疫苗接

种率较低

解析：根据《中国疾病预防控制中心关于印发国家免疫规划疫苗接种率监测方案（试行）的通知》（中国疾病预防控制中心免疫发〔2024〕46号），县级疾控主管部门每年组织对辖区国家免疫规划疫苗接种率进行抽样调查。对流动人口密集、服务半径大、免疫服务能力不足、国家免疫规划疫苗接种率较低的地区应适当增加调查频次。

3.答案：免疫策略　实施效果

解析：根据《中国疾病预防控制中心关于印发国家免疫规划疫苗接种率监测方案（试行）的通知》（中国疾病预防控制中心免疫发〔2024〕46号），监测目的包括：①系统收集和分析疫苗接种数据，评价接种工作进展和质量；②持续分析接种率变化趋势，识别国家免疫规划疫苗接种

薄弱地区和人群；③为评价免疫策略及其实施效果、预防和控制国家免疫规划疫苗针对疾病提供科学依据。

4.答案：百白破（DTP）　（某时点）某出生队列DTP脱漏率=（该时点）（DTP1实际接种儿童数－DTP3实际接种儿童数）/（该时点）DTP1实际接种儿童数×100%

解析：根据《中国疾病预防控制中心关于印发国家免疫规划疫苗接种率监测方案（试行）的通知》（中国疾病预防控制中心免疫发〔2024〕46号）文件，脱漏率通常以百白破（DTP）疫苗剂次间接种数进行计算，计算公式如下：（某时点）某出生队列DTP脱漏率=（该时点）（DTP1实际接种儿童数－DTP3实际接种儿童数）/（该时点）DTP1实际接种儿童数×100%。

（徐娜妮　杨　洋　陈雅萍）

第四节　疫苗与冷链管理

一、疫苗和注射器使用管理

（一）单选

1.关于冷藏储运的疫苗储运温度现场评估原则，下列说法错误的是（　　）

　A.动态监测温度在0℃～2℃（不含0℃、2℃），冻干疫苗累计时间不超过72小时（≤72小时）的可以使用

　B.动态监测温度在0℃～2℃（不含0℃、2℃），液体疫苗累计时间不超过48小时（≤48小时）的可以使用

　C.动态监测温度在8℃～15℃（不含8℃），累计时间不超过24小时（≤24小时）的可以使用

　D.动态监测温度在25℃～37℃（不含25℃），累计时间不超过8小时（≤8小时）的可以使用

2.疾控机构、接种单位、疫苗配送单位接收或购进疫苗时，应索取本次运输、储存全过程温度监测记录或电子文档，温度记录资料应保存多久（　　）

　A.疫苗有效期满后5年

　B.疫苗有效期满后不少于5年

　C.索取之日后5年

　D.索取之日后不少于5年

3.疫苗损耗系数的计算公式是（　　）

　A.疫苗损耗系数=疫苗使用剂次数/疫苗实际接种剂次数

　B.疫苗损耗系数=疫苗实际接种剂次数/疫苗使用剂次数

　C.疫苗损耗系数=疫苗报废数量/疫苗使用剂次数

　D.疫苗损耗系数=疫苗使用剂次数/疫苗报废数量

4.疾控机构、接种单位应建立疫苗定期检查制度，_____对本单位疫苗进行检查并记录（　　）

　A.每月　　　　　　　　B.每两个月

　C.每季度　　　　　　　D.每半年

5.关于冷藏箱（包）中疫苗的放置要求，以下说法正确的是（　　）

　A.含麻疹成分疫苗放在冷藏箱（包）的上层

　B.卡介苗放在冷藏箱（包）的中层，并有醒目标识

C.百白破疫苗放在冷藏箱（包）的底层

D.脊髓灰质炎减毒活疫苗放在冷藏箱（包）的上层

6. ____应当建立疫苗定期检查制度（　）

A.药品监督管理部门和疫苗上市许可持有人

B.卫生健康主管部门和疾病预防控制机构

C.疾病预防控制机构和疫苗上市许可持有人

D.疾病预防控制机构和接种单位

7. 疾控机构委托配送单位配送疫苗，应当对受委托方的哪些能力进行评估（　）

A.储存、配送能力

B.储存、库管能力

C.配送、风险管理能力

D.配送、售后服务能力

8. 制定疫苗计划的计算方法，下列正确的是（　）

A.某种疫苗使用计划量（剂次）=辖区内适龄应种人数×免疫程序规定接种剂次数−本年底预计库存量（剂次）−非免疫规划疫苗替代疫苗接种数量（剂次）

B.某种疫苗计划量（剂次）=辖区内适龄应种人数×免疫程序规定接种剂次数×损耗系数−本年底预计库存量（剂次）

C.某种疫苗使用计划量（剂次）=辖区内适龄应种人数×免疫程序规定接种剂次数×损耗系数−本年底预计库存量（剂次）−含免疫规划疫苗成分的替代疫苗接种数量（剂次）

D.某种疫苗计划量（剂次）=辖区内适龄应种人数×免疫程序规定接种剂次数×损耗系数−非免疫规划疫苗替代疫苗接种数量（剂次）

9. 根据《预防接种工作规范（2023年版）》要求，为保障疫苗供应，避免浪费，原则上，省、市、县级疾控机构库存量应为多少合适（　）

A.1~2个月的计划使用量

B.2~3个月的计划使用量

C.3~4个月的计划使用量

D.4~5个月的计划使用量

10. 根据《预防接种工作规范（2023年版）》，以下疫苗储运温度异常评估原则正确的是（　）

A.冷藏储运的疫苗动态监测温度在−2℃~0℃（不含0℃、−2℃），液体疫苗累计时间不超过48小时（≤48小时）的可以使用

B.冷藏储运的疫苗动态监测温度在−2℃~0℃（不含0℃、−2℃），冻干疫苗累计时间不超过48小时（≤48小时）的可以使用

C.冷冻储运的疫苗动态监测温度在−15℃~0℃（不含−15℃），累计时间不超过24小时（≤24小时）的可以使用

D.冷冻储运的疫苗动态监测温度在−15℃以下的可以使用

11. 关于疫苗损耗系数，下列说法正确的是（　）

A.疫苗损耗系数=疫苗使用剂次数/疫苗实际接种剂次数

B.疫苗损耗系数=疫苗实际接种剂次数/疫苗使用剂次数

C.卡介苗的损耗系数参考标准为2.0

D.白破疫苗损耗系数参考标准为2.5

12. 接种单位在接收疫苗时，对于温度控制不符合要求的，不得接收或购进，并应立即向____报告（　）

A.疾控机构、疾控主管部门

B.疾控机构、药品监督管理部门

C.疾控主管部门、药品监督管理部门

D.药品监督管理部门、药品不良反应监测中心

13. 冷藏储运的疫苗动态监测温度在0℃~2℃（不含0℃、2℃），冻干疫苗累计时间不超过多少小时，液体疫苗累计时间不超过多少小时可以使用（　）

A.48、72 　　　　B.24、48

C.72、48 　　　　D.48、24

14. 疾病预防控制机构和接种单位接收或者购进疫苗时，应当索取哪一过程的温度监测记录（　）

A.从疫苗生产企业到供货单位出库

B.从疫苗生产企业到收货单位入库

C.从供货单位入库到收货单位入库

D.从供货单位出库到收货单位入库

15. 关于"振荡试验"，下面描述不正确的是（　）

A."振荡试验"是检查疫苗是否冻结的方法

B.如果试验样品和对照样品沉淀速度相同，并且试验样品出现片状物，出现分层现象且上层液体较清，说明试验样品可能被冻结破坏，不能继续使用

C."振荡试验"操作方式是将被检和正常对照的疫苗瓶同时摇匀后静置竖立，对比疫苗在短时间（5～10分钟）内的沉淀现象

D.如果试验样品出现沉淀的速度比对照样品更慢，则说明试验样品可能被冻结破坏

16.关于包装无法识别、储存温度不符合要求、超过有效期等问题的疫苗，下列说法正确的是（ ）

A.继续保存至冷链设备内

B.交医院院感部门，送特种垃圾处理厂处理

C.按照药品监督管理部门、卫生健康主管部门、生态环境主管部门的规定处置

D.疾病预防控制机构、接种单位应当如实记录处置情况，处置记录应当保存不少于五年备查

17.下列哪些疫苗是可以在2～8℃之间储存（ ）

A.麻腮风疫苗、百白破疫苗、甲型肝炎灭活疫苗、脊髓灰质炎减毒活疫苗。

B.流脑疫苗、乙脑减毒活疫苗、脊髓灰质炎减毒活疫苗、百白破疫苗

C.脊髓灰质炎灭活疫苗、水痘疫苗、乙型肝炎疫苗、乙脑减毒活疫苗

D.流脑疫苗、卡介苗、乙型肝炎疫苗、脊髓灰质炎减毒活疫苗

18.疫苗储存时要按疫苗品种、批号分类码放，摆放整齐，采用冰箱存放疫苗时，疫苗与箱壁之间应留有多少间隙（ ）

A.0.5～1厘米　　　　B.1～2厘米

C.2～3厘米　　　　　D.3～4厘米

19.冰箱内放置疫苗，下列情况错误的是（ ）

A.按品种、批号分类码放，摆放整齐

B.疫苗与冰箱壁之间要留有一定的空间

C.大容量冰箱底部留有一定的空间

D.疫苗储存量大时，可以存放于冰箱门内搁架上

20.疫苗稀释液接种时应该处于什么状况（ ）

A.常温下　　　　　　B.2～8℃

C.冻结　　　　　　　D.按照说明书储存

21.下列说法中，关于疫苗出入库登记表正确的是（ ）

A.不同批号的同一种疫苗可以填在同一张疫苗出入库登记表上

B.当出入库类型为入库时，单位是指疫苗去向单位

C.疫苗报废不需要登记在疫苗出入库登记表上

D.下级退回需要登记在疫苗出入库登记表上

22.使用电脑软件管理疫苗和注射器账目的单位打印出疫苗和注射器出入库记录，保存至超过疫苗有效期多久备查（ ）

A.3年　　　　　　　B.4年

C.5年　　　　　　　D.6年

23.在向接种单位配送疫苗和注射器时，应根据接种单位的疫苗领取计划，按照哪些分发原则进行分发（ ）

A.先进先出　　　　　B.近效期先出

C.远效期先出　　　　D.数量多先出

24.下列关于疫苗和注射器的报废管理错误的说法是（ ）

A.报废疫苗的处置一律按医疗废弃物处置有关管理执行，并做好处置记录

B.报废疫苗和注射器可以自行处理

C.免疫规划报废疫苗上报至省级疾病预防控制机构

D.非免疫规划疫苗上报至县级疾病预防控制机构

25.接收或购进进口疫苗时，除了批签发证明复印件或电子文件，还应索取（ ）

A.疫苗合格证明复印件或电子文件

B.疫苗追溯码

C.进口药品通关单复印件或电子文件

D.疫苗生产企业资质

26.群体性预防接种的疫苗使用计划由_____根据群体性预防接种的对象和范围制定（ ）

A.接种单位

B.疾控主管部门

C.疾病预防控制机构

D.药品监督管理部门

27. 疾控机构和接种单位要在疫苗出入库的_____日，对本单位各类疫苗使用情况、损耗情况和库存情况进行统计和核实（ ）

A.当　　　　　　　　B.次

C.3　　　　　　　　D.7

28. 疾病预防控制机构、接种单位应当建立疫苗定期检查制度，对存在包装无法识别、储存温度不符合要求、超过有效期等问题的疫苗，按照相关部门的规定处置，相关部门不包括_____部门（ ）

A.药品监督管理部门

B.卫生健康主管部门

C.疾病预防控制机构

D.生态环境主管部门

29. 接种单位不得接收_____以外单位和个人供应的疫苗（ ）

A.卫生行政部门　　　B.疾控机构

C.疫苗供应企业　　　D.疫苗配送公司

30. 关于疫苗供应，下面正确的是（ ）

A.疫苗上市许可持有人应当按照采购合同约定，向接种单位供应疫苗

B.疾病预防控制机构应当按照规定向接种单位供应疫苗

C.疾病预防控制机构以外的单位和个人可以向接种单位供应疫苗

D.疫苗上市许可持有人应当按照采购合同约定，向疾病预防控制机构或者疾病预防控制机构指定的接种单位供应疫苗

31. 不具有疫苗配送资格的是（ ）

A.疫苗上市许可持有人

B.搬家公司

C.疾病预防控制机构

D.由疫苗上市许可持有人或疾病预防控制机构委托的符合条件的疫苗配送单位

32. 关于疫苗出入库管理，以下说法正确的是（ ）

A.每月底最后一天开展本单位的库存盘点，做到账、物相符

B.疾控机构和接种单位要在疫苗出入库的第二天，对本单位各类疫苗使用情况、损耗情况和库存情况进行统计和核实

C.在免疫规划信息系统中做好疫苗出入库信息维护，通过免疫规划信息系统上报

D.接种单位应当对前一日疫苗的使用情况和损耗情况进行核查，记录疫苗损耗剂次数及损耗原因等

33. 接收疫苗时，下列哪项不是双方单位经手人必须要核查的信息（ ）

A.批签发证明文件（进口疫苗进口药品通关单）

B.储存温度

C.产品包装

D.车辆年检标志

34. 根据《预防接种工作规范（2023年版）》，_____按照采购合同约定，向疾控机构供应疫苗，疾控机构按照规定向接种单位供应疫苗（ ）

A.疫苗生产企业

B.各级药品监督管理部门

C.疫苗上市许可持有人

D.各级卫生健康主管部门

35. 关于疫苗上市许可持有人按照采购合同约定配送疫苗，下面说法正确的是（ ）

A.只能向疾病预防控制机构配送疫苗

B.可向县级以上医疗机构配送疫苗

C.只能向接种单位配送疫苗

D.可向疾病预防控制机构或其指定的接种单位配送疫苗

36. 采用冷库存放疫苗时，疫苗应放置（ ）

A.地面贴于库墙

B.正对冷风机出风口

C.高于冷风机高度

D.低于冷风机高度

37. 疾控机构、接种单位应建立疫苗_____检查制度（ ）

A.定期　　　　　　　B.定时

C.随时　　　　　　　D.随机

38. 根据《医疗废物分类目录（2021年版）》，批量废弃的疫苗属于_____废物（ ）

A.感染性　　　　　　B.损伤性

C.化学性　　　　　　D.药物性

39. 应将使用后的注射器具直接或毁型后投入安

全盒或防刺穿的容器内，按照_____要求统一回收销毁（　　）

A.《医疗机构管理条例（2022年修订）》

B.《医疗废物管理条例》

C.《预防接种工作规范（2023年版）》

D.《医疗卫生机构医疗废物管理办法》

40. 疫苗上市许可持有人应当按照_____约定，向疾病预防控制机构供应疫苗（　　）

A.采购合同　　　　B.采购订单

C.采购计划　　　　D.采购意向

41. 疾病预防控制机构、接种单位和疫苗配送单位疫苗出入库均应扫（　　）

A.疫苗批号　　　　B.疫苗批签发

C.疫苗追溯码　　　D.疫苗生产日期

42. 疾病预防控制机构和接种单位应于每月底最后一个工作日开展本单位疫苗的_____，做到日清月结，账物相符（　　）

A.数据盘点　　　　B.盘点

C.库存盘点　　　　D.资料盘点

43. 以下说法正确的是（　　）

A.乙型肝炎疫苗严禁冻结

B.百白破疫苗可以直接接触冰排存放

C.脊髓灰质炎灭活疫苗可以直接接触冰排存放

D.脊髓灰质炎减毒活疫苗在2～8℃环境下储存

44. 以下哪种情况不适用疫苗储运温度异常评估原则（　　）

A.疫苗配送企业配送疫苗时运输途中有20分钟温度波动超过8℃

B.疾控机构疫苗装车导致疫苗运输车10分钟内温度高于8℃

C.接种单位盘点疫苗库存导致冰箱冷藏室温度在一个小时内处于10℃左右

D.接种单位因意外停电，冰箱停止工作3个小时

45. 国家免疫规划疫苗由哪个部门组织集中招标或者统一谈判，形成并公布中标价格或者成交价格（　　）

A.国务院卫生健康主管部门会同国务院财政部门等

B.各省、自治区、直辖市卫生健康主管部门会同财政部门

C.疾病预防控制机构

D.国务院卫生健康主管部门

46. 国家实行_____制度，国务院药品监督管理部门会同国务院卫生健康主管部门制定统一的疫苗追溯标准和规范（　　）

A.疫苗批签发　　　B.疫苗全程电子追溯

C.疫苗监督管理　　D.免疫规划

47. 关于纳入国家免疫规划的疫苗种类，以下说法正确的是（　　）

A.国务院卫生主管部门会同财政部门拟订，报国务院批准

B.国家疾病预防控制局会同财政部拟订，报国务院批准

C.地方卫生行政部门会同地方财政部门拟订，报地方人民政府批准

D.地方人民政府会同卫生行政部门、财政部门共同拟订

48. 关于疫苗运输过程中的温度记录，以下说法正确的是（　　）

A.只需要记录启运和到达时的温度，无须记录运输过程中的温度

B.运输超过4小时须记录途中温度，每天记录2次，间隔不少于4小时

C.运输超过6小时须记录途中温度，记录时间间隔不超过6小时

D.运输超过6小时须记录1次途中温度

49. 关于疫苗外观质量，下列说法正确的是（　　）

A.有摇不散块状物时，需用振荡器多次振荡后使用

B.疫苗如冻结，应放置温水中缓慢解冻后使用

C.安瓿有裂纹但未破裂时可使用

D.无标签或标签不清时不得使用

50. 接种前，注射器材应当按受种对象人次数的多少倍准备（　　）

A.1.1倍　　　　　　B.1.2倍

C.1.5倍　　　　　　D.2倍

51. 疫苗质量和流通的监督管理工作由_____负责（　　）

A.卫生健康主管部门

B.药品监督管理部门

C.各级疾控机构

D.卫生健康主管部门和药品监督管理部门共同

52. 预防接种单位发现包装无法识别、超过有效期、脱离冷链、来源不明等免疫规划疫苗时，应当逐级上报至（ ）

A.省级疾病预防控制机构

B.市级疾病预防控制机构

C.县级疾控预防控制机构

D.卫生行政部门

53. 预防接种单位发现包装无法识别、超过有效期、脱离冷链、来源不明等非免疫规划疫苗时，应当逐级上报至（ ）

A.省级疾病预防控制机构

B.市级疾病预防控制机构

C.县级疾控预防控制机构

D.卫生行政部门

54. 关于疫苗储存与运输的基本要求，以下描述不正确的是（ ）

A.疫苗运输车在运输过程中，温度条件应符合疫苗储存要求

B.疫苗的收货、验收、在库检查等记录应保存至超过疫苗有效期1年备查

C.对验收合格的疫苗，应按照其温度要求储存于相应的冷藏设施设备中，并按疫苗品种、批号分类码放

D.冷链设备的管理人员应每天至少2次查看并填写温度记录表

55. 每批疫苗销售前或者进口时，应当经_____指定的批签发机构按照相关技术要求进行审核、检验（ ）

A.国务院药品监督管理部门

B.国务院卫生健康主管部门

C.省级药品监督管理部门

D.省级卫生健康主管部门

56. 按照《疫苗储存和运输管理规范（2017年版）》，在特殊情况下，如停电、储存运输设备发生故障，造成温度异常的，须填写"疫苗储存和运输温度异常情况记录表"。由哪

个机构评估温度对疫苗的潜在影响，并将评估报告提交给相应单位（ ）

A.疫苗生产企业

B.疾病预防控制机构

C.当地药品监督机构

D.卫生健康主管部门

57. 根据疫苗储运温度异常现场评估原则，关于百白破疫苗储存温度监测结果，下列说法正确的是（ ）

A.动态监测温度在0℃~2℃(不含0℃、2℃)，累计时间不超过72小时的可以使用

B.动态监测温度在8℃~15℃(不含8℃)，累计时间不超过48小时的可以使用

C.动态监测温度在15℃~25℃(不含15℃)，累计时间不超过36小时的可以使用

D.动态监测温度在25℃~37℃(不含25℃)，累计时间不超过24小时的可以使用

58. 疫苗的有效期标注为"有效期至202502"，则疫苗的最后使用日为（ ）

A. 2025年2月28日

B. 2025年2月29日

C. 2025年2月1日

D. 2025年3月1日

59. 下列关于信息系统中使用的疫苗出入库类型，说法错误的是（ ）

A.疾控机构从疫苗生产企业接收疫苗时使用"采购入库"

B.疾控系统内部常规逐级供应时使用"供应入库"

C.接收接种单位或下级疾控中心上交的报废疫苗时使用"退货入库"

D.报废疫苗进行销毁处理时使用"销毁出库"

60. 疫苗未按照要求在冷链系统中储运，影响其效果的主要原因是（ ）

A.影响了抗原成分

B.影响了抗原含量

C.影响了疫苗效价

D.影响了佐剂含量

61. 在疫苗储运温度异常现场评估中，以下哪个选项是最重要的监测数（ ）

A.湿度　　　　　　B.温度

C.光照　　　　　D.包装材质

62. 注射器管理的主要目的是为了（　）

A.减少注射器重复使用

B.降低注射器的采购成本

C.确保注射过程的安全和有效

D.减少医疗废物的处理量

63. 以下说法正确的是（　）

A.接种单位将报废疫苗退回疾控机构，应选择"退货出库"

B.接种单位将报废疫苗退回疾控机构，应选择"销毁出库"

C.接种单位将报废疫苗退回疾控机构，应选择"报废出库"

D.疾控机构将废疫苗交相关机构销毁，应同时进行"报废出库"

64. 关于疫苗电子监管码，以下说法错误的是（　）

A.疫苗电子监管码全国统一标准

B.各省可制定本辖区的疫苗电子监管码标准

C.通过电子监管码可以查询疫苗批号、有效期等信息

D.疾控机构采购入库疫苗时必须扫描疫苗电子监管码

65. 生物制品的鉴定程序中不包括的程序有（　）

A.理化性质检定　　B.耐高温检定

C.安全性检定　　　D.效力检定

66. 含吸附剂的疫苗严禁冻结，除因为冷冻后吸附剂胶体被破坏，失去吸附作用外，还包括（　）

A.恢复致病力

B.增加疫苗不良反应风险

C.产生毒性物质

D.没有影响

（二）多选

1. 有关疫苗储存和运输要求，下列说法正确的是（　）

A.bOPV可在2～8℃进行运输和储存

B.卡介苗放在冷藏箱（包）的中层，并有醒目标识。

C.冰箱存放疫苗，疫苗不可放置在冰箱门内搁

架上

D.原则上，县级疾控机构库存量应为1～2个月的计划使用量

E.原则上，市级疾控机构库存量应为2～3个月的计划使用量

2. 疾病预防控制机构、接种单位应当建立疫苗定期检查制度，对以下哪种疫苗，应采取隔离存放、设置警示标志等措施（　）

A.包装无法识别

B.近效期

C.储存温度不符合要求

D.超过有效期

E.以上均是

3. 关于疫苗的配送错误的是（　）

A.疫苗上市许可持有人按照采购合同约定，自行或委托符合疫苗冷链储存、运输条件的疫苗配送单位向疾控机构配送疫苗

B.疫苗上市许可持有人不能向疾控机构指定的接种单位配送疫苗

C.疾控机构可以委托符合条件的配送单位将疫苗配送至接种单位

D.疾控机构承担免疫规划疫苗配送工作，可向疫苗上市许可持有人收取免疫规划疫苗储存运输费

E.传染病暴发、流行时，县级以上地方人民政府或其疾控主管部门需要采取应急接种的，市级及以上疾控机构可以直接向接种单位供应免疫规划疫苗

4. 疾病预防控制机构、接种单位应建立疫苗定期检查制度，定期检查内容包括（　）

A.种类　　　　　　B.包装

C.温度监测　　　　D.有效期

E.说明书

5. 下列关于冷藏储运的疫苗说法正确的是（　）

A.动态监测温度在0℃～2℃（不含0℃、2℃），冻干疫苗累计时间不超过72小时（≤72小时）的可以使用

B.动态监测温度在15℃～25℃（不含15℃），累计时间不超过24小时（≤24小时）的可以使用

C.动态监测温度在8℃～15℃（不含8℃），累

计时间不超过48小时（≤48小时）的可以使用

D.动态监测温度在25℃～37℃（不含25℃），累计时间不超过12小时（≤12小时）的可以使用

E.动态监测温度在0℃～2℃（不含0℃、2℃），液体疫苗累计时间不超过48小时（≤48小时）的可以使用

6. 接种单位在接收或者购进疫苗时，应当索取的资料包括（　　）

A.疫苗上市许可持有人的生产许可证

B.加盖企业印章的批签发证明复印件或者电子文件

C.进口疫苗应有加盖企业印章的进口药品通关单复印件或者电子文件

D.运输、储存全过程温度监测记录

E.疫苗上市许可持有人的GMP证书

7. 疾病预防控制机构、接种单位接收或者购进疫苗时，对不能提供本次运输、储存全过程温度监测记录或者温度控制不符合要求的，正确的做法是（　　）

A.不予接收或购进

B.向疫苗上市许可持有人报告

C.向上级疾病预防控制机构报告

D.向县级以上地方人民政府药品监督管理部门报告

E.向县级以上疾控机构报告

8. 制定《疫苗储存和运输管理规范》的目的包括（　　）

A.规范疫苗储存

B.加强疫苗质量管理

C.保障预防接种的安全性

D.保障预防接种的有效性

E.规范疫苗运输

9.《疫苗储存和运输管理规范》适用于（　　）

A.疾病预防控制机构

B.接种单位

C.疫苗生产企业

D.疫苗仓储企业

E.疫苗配送企业

10. 疾病预防控制机构、接种单位的疫苗储存、运输管理应当遵守（　　）

A.《预防接种工作规范（2023年版）》

B.《疫苗储存和运输管理规范（2017年版）》

C.《药品经营质量管理规范（2024年修订）》

D.《药品生产质量管理规范（2024年修订）》

E.《中华人民共和国疫苗管理法（2019年版）》

11. 县级疾病预防控制机构在供应或分发疫苗时，应当向接种单位提供（　　）

A.疫苗运输的设备类型

B.疫苗起运和到达时间

C.本次运输过程的疫苗运输温度记录

D.发货单和签收单

E.《生物制品批签发合格证》复印件

12. 疫苗启开后能使用多久（　　）

A.减毒活疫苗要在半小时内用完

B.减毒活疫苗要在1小时内用完

C.灭活疫苗应在半小时内用完

D.灭活疫苗应在1小时内用完

E.A群流脑多糖疫苗开启后，应在半小时内用完

13. 以下关于免疫规划疫苗年度使用计划制定依据说法正确的有（　　）

A.免疫规划疫苗的免疫程序

B.本辖区应种人数

C.疫苗损耗系数

D.人群免疫状况

E.群体性预防接种的安排

14. 国家免疫规划疫苗由国家疾病预防控制局会同财政部等组织集中招标或统一谈判，形成并公布中标价格或成交价格，各_____实行统一采购（　　）

A.省级　　　　　　　　B.自治区

C.直辖市　　　　　　　D.市级

E.县级

15. 关于国家免疫规划疫苗的招标采购，下列说法正确的是（　　）

A.国家免疫规划疫苗的招标工作由国务院卫生健康主管部门组织进行

B.招标公告通常发布在中央政府采购网等官方平台上

C. 中标价格或成交价格会在招标结束后统一公布，各地依据此进行统一采购

D. 疫苗采购遵循公开透明、公平竞争的原则，确保疫苗质量与供应稳定

E. 所有参与招标的疫苗生产商必须具备相应资质，且疫苗需通过国家药品监督管理局的批准

16. 关于疫苗供应，下列说法正确的是（　　）

A. 疫苗上市许可持有人按照采购合同约定向疾控机构供应疫苗

B. 疾控机构应当按照规定向接种单位供应疫苗

C. 疫苗批发企业可向接种单位供应疫苗

D. 个人可向接种单位供应疫苗

E. 疫苗上市许可持有人可向疾控机构指定的接种单位供应疫苗

17. 可向预防接种单位配送疫苗的单位有（　　）

A. 与疾病预防控制机构采购合同约定的疫苗上市许可持有人

B. 疾病预防控制机构

C. 疾病预防控制机构委托的符合条件的疫苗配送单位

D. 疫苗销售代理单位

E. 疫苗仓储企业

18. 疾控机构和接种单位要在疫苗出入库当日对本单位哪些情况进行统计和核实（　　）

A. 疫苗使用情况　　B. 损耗情况

C. 库存情况　　　　D. 剂次情况

E. 疫苗有效期

19. 疾控机构、接种单位、疫苗配送单位疫苗出入库应扫描追溯码，建立真实、准确、完整的购进、接收、储存、供应/配送记录，通过扫描疫苗追溯码，自动生成"疫苗出入库登记表"。记录信息应包括（　　）

A. 出入库时间

B. 疫苗名称、疫苗上市许可持有人

C. 疫苗属性、批号、剂型、规格、有效期

D. 出库/入库类型、出入库数量和出入库后的库存数量

E. 发货/去向单位和疫苗配送单位

20. 关于国家免疫规划疫苗的储存和运输，以下描述正确的是（　　）

A. 疫苗运输车在运输过程中，温度条件应符合疫苗储存要求

B. 疫苗应按照其特定的温度范围储存，冰箱冷藏室温度应当控制在2℃～8℃，冷冻室温度应当控制在≤-15℃

C. 疫苗接收时应当核实疫苗运输的设备类型、本次运输过程的疫苗运输温度记录等内容，并做好记录

D. 采用冷藏箱或者冷藏包时，应按照要求放置冻制好的冰排。疫苗瓶不能直接与冰排接触，防止冻结

E. 应定期对冷链设备设施进行维护和校准，保障冷链设备正常运转

21. 疾控机构、接种单位应每月对本单位疫苗进行检查并记录，检查内容包括（　　）

A. 疫苗的数量　　　B. 疫苗的来源

C. 疫苗的包装　　　D. 疫苗的生产企业

E. 疫苗的储存温度

22. 疫苗的下列储存要求哪些正确（　　）

A. 疫苗应按品种、批号分类码放

B. 疫苗不应放置冰箱门内格架上

C. 冷库和大容量冰箱存放疫苗时，底部应留有一定空间

D. 疫苗与箱壁之间应留有1～2厘米的空隙

E. 放置的疫苗不能正对冷风机或高于冷风机的高度

23. 疾控机构和接种单位应根据_____等情况，合理确定免疫规划疫苗储存数量（　　）

A. 当地人口数量　　B. 当地经济水平

C. 接种服务形式　　D. 免疫程序

E. 冷链储存条件

24. 关于非免疫规划疫苗的配送，以下哪些途径合法（　　）

A. 疾病预防控制机构配送

B. 疫苗推广企业配送

C. 疫苗上市许可持有人按照合同约定配送

D. 符合条件的疫苗配送单位接受委托配送

E. 任何单位都可以配送

25. 关于疫苗的供应，下列说法正确的是（　　）

A. 疫苗生产企业按照采购合同约定，向疾控

机构供应疫苗，疾控机构按照规定向接种单位供应疫苗

B.接种单位不得接收疾控机构以外单位和个人供应的疫苗

C.疫苗上市许可持有人按照采购合同约定，向疾控机构供应疫苗，疾控机构按照规定向接种单位供应疫苗

D.接种单位可以接收疾控机构以外单位供应的疫苗

E.疾控机构以外单位和个人可以向接种单位供应疫苗

26.县、市级疾控机构根据辖区（　），每月（或双月）向上一级疾控机构上报下月疫苗领取计划。（　）

A.疫苗申领情况　　B.疫苗库存量

C.接种服务形式　　D.疫苗已下发数量

E.冷链储存条件

27.疫苗储运温度异常现场评估原则适用于（　）

A.冷链设备稳定性异常

B.装卸疫苗时监测温度短时间超出规定温度

C.存放疫苗时监测温度短时间超出规定温度

D.疫苗未按照疫苗说明书的规定温度进行运输

E.取用疫苗时监测温度短时间超出规定温度

28.接种安全器材包括（　）

A.注射器毁型装置

B.锐器盒

C.医疗废物桶

D.自毁型注射器

E.一次性注射器

29.以下疫苗存放不符合要求的有（　）

A.乙型肝炎疫苗放在冷藏箱上层，避免与冰排直接接触

B.脊髓灰质炎减毒疫苗和乙脑减毒活疫苗放在冷藏箱底部

C.冷藏车车厢无导风槽，疫苗可以贴壁放置

D.采用冷库存放疫苗时，疫苗放置可以正对冷风机或高于冷风机高度

E.为提高冰箱利用率，疫苗可以贴壁存放

30.下列关于疫苗报废的说法错误的是（　）

A.疫苗报废资料应保存不少于5年备查

B.疫苗报废资料应保存至疫苗有效期满后不少于5年备查

C.待报废疫苗可以和正常疫苗一起储存在冷链设备中

D.待报废疫苗应采取隔离存放、设置警示标志等措施

E.对包装无法识别、储存温度不符合要求、超过有效期的疫苗应当按疫苗报废流程处置

31.下列哪些疫苗储存和运输的温度在2℃～8℃（　）

A.麻腮风疫苗

B.卡介苗

C.脊髓灰质炎减毒活疫苗糖丸

D.甲型肝炎疫苗

E.A群流脑多糖疫苗

32.疾病预防控制机构、接种单位、疫苗上市许可持有人发现疑似存在质量问题的疫苗，应当如何处理（　）

A.即停止销售、配送、使用

B.立即向所在地的县级人民政府卫生健康主管部门报告

C.立即向所在地的县级药品监督管理部门报告

D.不得自行处理

E.疫苗上市许可持有人必要时立即停止生产

33.接种后剩余疫苗的处理，正确的是（　）

A.按规范废弃已开启的疫苗

B.接种台小冰箱内未开启的疫苗，下次应首先使用

C.已开启的疫苗将瓶口封好后继续储存，下次首先使用

D.放回冰箱统一冷藏，与其他疫苗混合使用

E.已开启的疫苗，按照医疗废物处置方法处理

34.接种单位接种非免疫规划疫苗可以收取_____和_____。接种服务费的收费标准由省、自治区、直辖市人民政府价格主管部门会同财政部门制定（　）

A.接种服务费　　B.疫苗费用

C.接种耗材费　　D.储存费

E.运输费

35. 疫苗按照剂型划分，可分为（　　）

A.液体疫苗 　　　　B.冻干疫苗

C.注射疫苗 　　　　D.口服疫苗

E.丸剂疫苗

36. 以下属于疫苗属性分类的是（　　）

A.紧急使用疫苗

B.地方免疫规划疫苗

C.应急接种疫苗

D.群体性预防接种疫苗

E.非免疫规划疫苗

37. 非免疫规划疫苗使用指导原则包括（　　）

A.规范接种的原则

B.知情自愿接种的原则

C.同时接种的原则

D.替代免疫规划疫苗的原则

E.记录和报告接种信息的原则

38. 冷藏箱（包）中疫苗的放置要求表述正确的是（　　）

A.卡介苗放在冷藏箱（包）的上层，并有醒目标记

B.百白破疫苗、白破疫苗放在冷藏箱（包）的上层，不能直接接触冰排

C.脊髓灰质炎减毒活疫苗放在冷藏箱（包）的底层

D.甲型肝炎减毒活疫苗放在冷藏箱（包）的底层

E.乙型肝炎疫苗放在冷藏箱（包）的上层

39. 以下关于疫苗储存的说法正确的是（　　）

A.采用冷库存放疫苗时，疫苗应置于货架上，保证与冷库地面、库墙留有一定距离

B.放置的疫苗不能正对冷风机或低于冷风机的高度，以免影响制冷效果或导致疫苗冻结

C.搬运疫苗时，应随时关门

D.采用冰箱存放疫苗时，疫苗与箱壁之间至少留有1~2cm以上的空隙

E.采用冰箱存放疫苗时，疫苗不可放置在冰箱门内搁架上

40. 疫苗供应环节中，为了确保疫苗安全、高效地分发至使用单位，以下哪些措施是必要

的（　　）

A.实施严格的冷链监测，确保疫苗在储存和运输过程中温度控制在规定范围内

B.建立疫苗追溯体系，每一支疫苗都有唯一编码，实现生产到使用的全程可追溯

C.各级疾控中心根据接种需求预测，制定合理的疫苗库存管理策略

D.定期对疫苗供应商进行资质审查和绩效评估，确保供应商质量

E.在疫苗短缺或应急情况下，启动快速响应机制，优先保障高风险群体的接种需求

41. 以下哪些是疫苗电子追溯系统的主要优势（　　）

A.提高疫苗安全性　　B.简化库存管理

C.预防疫苗造假　　　D.提高接种效率

E.降低生产成本

42. 在疫苗储运温度异常现场评估中，以下哪些措施可以减少疫苗失效的风险（　　）

A.控制温度 　　　　B.控制湿度

C.避免光照 　　　　D.保持稳定的运输环境

E.定期检查设备

43. 疫苗常见采购方式有（　　）

A.公开招标 　　　　B.单一来源采购

C.邀请招标 　　　　D.竞争性谈判

E.询价采购

（三）判断

1. 疫苗损耗系数=疫苗实际接种剂次数/疫苗使用剂次数。（　　）

2. 疾病预防控制机构、接种单位在接收或者购进疫苗时，应当索取本次运输、储存全过程温度监测记录，并保持至疫苗使用后不少于五年备查。（　　）

3. 某接种单位冰箱意外断电数小时，该单位按照《预防接种工作规范（2023年版）》疫苗储运温度异常现场评估原则对该冰箱内疫苗进行评估，发现未超出评估原则，因此判断疫苗可以正常使用。（　　）

4. 百白破疫苗动态监测温度在15℃共36小时，按温度异常评估原则可以继续使用。（　　）

5. 原则上，疫苗库存量在省、市、县级疾控机构

为3个月，接种单位为2个月的计划使用量。
（　）

6.待废弃疫苗不得继续放置在冷链设备中保存。
（　）

7.制定免疫规划疫苗使用计划时，应考虑含免疫规划疫苗成分的非免疫规划疫苗接种数量。
（　）

8.疾病预防控制机构配送非免疫规划疫苗可以向疫苗生产企业收取储存、运输费用。（　）

9.使用冷藏箱（包）存放疫苗时，麻腮风疫苗、百白破疫苗、乙型肝炎疫苗等要放在冷藏箱（包）的上层，不能直接接触冰排。（　）

10.冷藏箱（包）中疫苗的放置要求：百白破疫苗、白破疫苗、乙型肝炎疫苗、脊髓灰质炎灭活疫苗等疫苗说明书中标注严禁冻结的疫苗，要放在冷藏箱（包）的中层，不能直接接触冰排。（　）

11.省级疾控机构在制定疫苗使用计划时需考虑一定数量的疫苗储备，以满足可能发生的疫苗短缺和突发疫情防控需要（　）

12.国家免疫规划疫苗以外的其他免疫规划疫苗由各省、自治区、直辖市通过省级公共资源交易平台组织采购，具体采购方式、采购主体由各省、自治区、直辖市自行规定。（　）

13.疫苗上市许可持有人可直接向接种单位供应疫苗。（　）

14.接受委托配送的配送单位可以再次委托。
（　）

15.疾控机构、接种单位、疫苗配送单位接收或购进疫苗时，应索取加盖疫苗上市许可持有人印章的批签发证明复印件或电子文件。
（　）

16.接种单位应对当日疫苗的使用情况和损耗情况进行核查，记录疫苗的损耗剂次数及损耗原因，并通过免疫规划信息系统上报。（　）

17.疫苗应按品种、批号分类码放，摆放整齐。疫苗与箱壁之间至少留有1~2cm的空隙，疫苗不可放置在冰箱门内搁架上。（　）

18.各级疾控机构、接种单位应建立疫苗定期检查制度，每季度对本单位疫苗进行检查并记录，包括疫苗的数量、效期、储存温度、包装是否完好等。（　）

19.对存在包装无法识别、储存温度不符合要求、超过有效期等问题的疫苗，要采取隔离存放、设置警示标志等措施，接种单位可自行处理。（　）

20.疾病预防控制机构、接种单位应当在疫苗出入库和接种阶段全程扫码，如实记录疫苗流通、预防接种等情况。（　）

21.制定疫苗使用计划不用考虑疫苗损耗系数，因为疫苗损耗系数是固定的。（　）

22.非免疫规划疫苗具体采购方式、采购主体由各省自行规定。（　）

23.接种单位不得接收疾控机构以外单位和个人供应的疫苗。（　）

24.疾控机构委托疫苗配送单位配送疫苗的，应当对疫苗配送单位的储存配送能力进行评估。接受委托配送的配送单位不得再次委托。（　）

25.疾控机构、接种单位、疫苗配送单位接收或购进疫苗时，应索取本次运输、储存全过程温度监测记录或电子文档（从供货单位出库到收货单位入库），对采用冷藏箱（包）运送到接种单位的，不得接收。（　）

26.接种单位应当对当日疫苗的使用情况和损耗情况进行核查，记录疫苗损耗剂次数及损耗原因。（　）

27.根据《预防接种工作规范（2023年版）》要求，设立在县级以上医疗机构的接种单位库存量应为3个月的计划使用量。（　）

28.疾病预防控制机构、接种单位应当如实记录疫苗报废处置情况，处置记录应当保存至疫苗有效期满后不少于五年备查。（　）

29.疫苗储运温度异常现场评估中，因存放疫苗时开关冰箱门造成监测温度超出规定温度，但时间很短的，可以忽略不计，不会影响疫苗的质量。（　）

30.注射器管理中，重复使用同一注射器是被允许的，只要进行充分消毒。（　）

31.群体性预防接种的疫苗使用计划由疾控机构根据群体性预防接种的对象和范围制定。（　）

32. 疾控机构根据预防接种工作的需要和受种者接种需求，制定"非免疫规划疫苗使用计划报表"。（ ）

33. 疫苗上市许可持有人按照采购合同约定，向疾控机构配送疫苗，也可配送至疾控机构指定的接种单位。（ ）

34. 疾病预防控制机构储存配送疫苗不得收取任何费用。（ ）

35. 疾病预防控制机构、接种单位应当按照规定，建立真实、准确、完整的购进、接收、储存、供应/配送记录，并保存至疫苗有效期满后不少于五年备查。（ ）

36. 疫苗出库时要遵循"近有效期先出"的原则。（ ）

37. 疾病预防控制机构、接种单位接收或者购进疫苗时，对不能提供本次运输、储存全过程温度监测记录或者温度控制不符合要求的，不得接收或者购进，并应当立即向上级疾控中心报告。（ ）

38. 疫苗应当按照疫苗说明书与《疫苗储运温度异常现场评估原则》的规定温度进行储存和运输。（ ）

39. 抽取疫苗后和注射完毕后立即回套针帽，不得用手分离注射器针头，防止被针头误伤。（ ）

40. 应急接种和群体性预防接种的疫苗使用计划可以在年度使用计划报表中上报，也可以在实施群体性预防接种和应急接种活动前上报。（ ）

41. 某疫苗企业委托疫苗配送单位向疾控中心配送疫苗，受委托的疫苗配送单位由于运力不足，可以转委托于另一家疫苗配送单位向该疾控中心配送疫苗。（ ）

42. 某省疾控承担省内非免疫规划疫苗配送工作向县级疾控机构配送疫苗，并向疫苗上市许可持有人收取了非免疫规划疫苗储存运输费，县级疾控在向接种单位配送时可以再次向疫苗上市许可持有人收费。（ ）

43. 传染病暴发、流行时，县级以上地方人民政府或其疾控主管部门需要采取应急接种的，市级及以上疾控机构可以直接向接种单位供

应免疫规划疫苗。（ ）

44. 疾病预防控制机构、接种单位、疫苗配送单位接收或者购进疫苗时，对不能提供本次运输、储存全过程温度监测记录或者温度控制不符合要求的，不得接收或者购进，并应当立即向县级以上地方人民政府药品监督管理部门、卫生健康主管部门报告。（ ）

45. 某疾控机构接收疫苗配送企业配送的疫苗时，发现运输全过程电子温度监测记录无法打开，且无纸质温度监测记录，企业承诺保证温度符合要求后，疾控机构可以正常接收入库。（ ）

46. 疫苗定期检查过程中发现有一瓶疫苗标签不清楚，根据其周围摆放的疫苗可以判断其为IPV，因此可以正常使用。（ ）

47. 疾控机构应当及时将疫苗报废情况向疾控主管部门、上级疾控机构报告。（ ）

48. 药品监督管理部门根据监督检查需要对疫苗进行抽查检验的，有关单位和个人应当予以配合，不得拒绝。（ ）

49. 疾病预防控制机构、接种单位发现质量异常的疫苗，应当立即停止供应、分发和接种，并及时向所在地的县级卫生行政部门和药品监督管理部门报告，报告后可以自行处理。（ ）

50. 疾病预防控制机构、接种单位、疫苗上市许可持有人、疫苗配送单位应遵守疫苗储存、运输管理规范，保证疫苗质量。（ ）

51. 国家法定传染病相关疫苗均属于免疫规划疫苗。（ ）

52. 接种单位在采购非免疫规划疫苗时，不需要向所在地疾控机构报告。（ ）

53. 疫苗定期检查时发现一瓶乙型肝炎疫苗冻结，可放置温水中缓慢解冻后优先使用。（ ）

54. 凡过期、变色、污染、发霉、有摇不散凝块或异物，无标签或标签不清，安瓿有裂纹的疫苗一律不得使用。（ ）

55. 预防、控制传染病疫情或者应对突发事件急需的疫苗，经国务院药品监督管理部门批准，免予批签发。（ ）

56. 国家实行疫苗批签发制度。每批疫苗销售前

或者进口时，应当经国务院药品监督管理部门指定的批签发机构按照相关技术要求进行审核、检验。符合要求的，发给批签发证明；不符合要求的，发给不予批签发通知书。（　　）

57.省、自治区、直辖市人民政府在执行国家免疫规划时，可以根据本行政区域疾病预防、控制需要，增加或减少免疫规划疫苗种类，报国务院卫生健康主管部门备案并公布。（　　）

58.省级人民政府在执行国家免疫规划时增加的疫苗属于免疫规划疫苗。（　　）

59.使用冻干疫苗时，用一次性注射器抽取稀释液，快速注入疫苗瓶内，轻轻摇荡，使疫苗充分溶解。（　　）

60.bOPV疫苗从-20℃环境下取出、开启后，未使用完的疫苗应放置于2～8℃条件下保存若当天未使用完可重新放置于-20℃正常保存，但建议第二天尽快使用并减少冻融次数。（　　）

61.冷藏设备内未开启的疫苗，直接放回冷链室冰箱和其他同种疫苗一起保存，于有效期内使用。（　　）

62.疫苗上市许可持有人应当具备疫苗生产能力，超出疫苗生产能力可委托其他企业生产。（　　）

63.疾控机构、接种单位发现质量异常疫苗，应立即销毁，然后报告药品监督管理部门。（　　）

64.县级疾控机构可向接种单位收取免疫规划疫苗的储存、运输费用。（　　）

65.只有资料齐全、符合冷链运输温度要求的疫苗，才可以接收入库。（　　）

66.疫苗上市许可持有人、疾病预防控制机构自行配送疫苗应当具备疫苗冷链储存、运输条件，也可以委托符合条件的疫苗配送单位配送疫苗。（　　）

67.如果冰箱内容量不够，在保证疫苗温度的前提下可以将疫苗紧贴冰箱壁存放，提高空间使用率。（　　）

68.疫苗运输过程中，如果路途短、时间快，可以直接运输，无须使用冷链设施设备。（　　）

69.疾控机构接收疫苗过程中发现一箱疫苗外包装条码损毁，可以拆箱后扫描其内部疫苗小包装条码。（　　）

70.市级疾控机构不可以直接采购非免疫规划疫苗。（　　）

71.在疫苗生产时加入的附加物也有可能引起过敏。（　　）

72.成人疫苗抗原含量均高于儿童同种疫苗。（　　）

73.疫苗生产企业只能将用于预防接种的非免疫规划疫苗销售给县级疾病预防控制机构。（　　）

（四）填空

1.疫苗运输、储存全过程的温度记录资料，应保存至_____备查。

2.根据《预防接种工作规范（2023年版）》，疫苗损耗系数参考标准中，单支2剂次疫苗为_____。

3.根据《预防接种工作规范（2023年版）》，配送疫苗时要遵循"_____先出"的原则。

4.在制定免疫规划疫苗使用计划时，4人份疫苗损耗系数为_____。

5.冷冻储运的疫苗，动态监测温度在0℃～25℃，累计时间不超过_____小时的可以使用。

6.采用冰箱存放疫苗时，疫苗与箱壁之间至少留有_____cm的空隙，疫苗不可放置在冰箱门内搁架上。

7.在制定免疫规划疫苗使用计划时，10人份疫苗损耗系数为_____。

8.冷藏储运的疫苗，动态监测温度在25℃～37℃，累计时间不超过_____小时的可以使用。

9.疾病预防控制机构以外的单位和个人不得向_____供应疫苗，_____不得接收该疫苗。

10.疫苗上市许可持有人、疾病预防控制机构自行配送疫苗应当具备疫苗_____条件，也可以委托符合条件的_____配送疫苗。

11.疾病预防控制机构、接种单位、疫苗上市许可持有人、疫苗配送单位应当遵守疫苗_____管理规范，保证_____。

12. 疫苗在储存、运输全过程中应当处于规定的_____环境，冷链储存、运输应当符合要求，并定时监测、记录_____。

13. 疾病预防控制机构、接种单位在接收或者购进疫苗时，应当索取疫苗上市许可持有人加盖其印章的_____；进口疫苗的，还应当提供加盖其印章的_____，并保存至疫苗有效期满后不少于五年备查。

14. 疾病预防控制机构、接种单位、疫苗配送单位应当按照规定，建立真实、准确、完整的_____、购进、_____、配送、供应记录，并保存至疫苗有效期满后不少于_____备查。

15. 疾病预防控制机构、接种单位接收或者购进疫苗时，应当索取_____运输、储存全过程温度监测记录，并保存至疫苗有效期满后不少于_____备查。

16. 制定下一年度免疫规划疫苗计划时需考虑_____和下一级_____预计库存量。

17. 疾控机构和接种单位要在疫苗出入库的当日，对本单位各类疫苗_____情况、_____情况和_____情况进行统计和核实，并于每月底最后一个工作日开展本单位的库存盘点，做到_____、账、物相符。

18. 疾病预防控制机构、接种单位对验收合格的疫苗，应按照其温度要求储存于相应的冷藏设施设备中，并按疫苗_____、_____分类码放。

19. 疫苗上市许可持有人应当按照采购合同约定，向_____供应疫苗。疾病预防控制机构应当按照规定向_____供应疫苗。疾病预防控制机构以外的单位和个人不得向接种单位供应疫苗，接种单位不得接收该疫苗。

20. 疾病预防控制机构、接种单位、疫苗配送单位应当按照规定，建立真实、准确、完整的接收、购进、储存、配送、供应记录，并保存至疫苗_____备查。

21. 疾病预防控制机构、接种单位接收或者购进疫苗时，应当索取_____，并保存至疫苗有效期满后不少于五年备查。

22. 疾病预防控制机构、接种单位应当建立_____制

度，对存在包装无法识别、储存温度不符合要求、超过有效期等问题的疫苗，采取_____、_____等措施，并按照国务院药品监督管理部门、卫生健康主管部门、生态环境主管部门的规定处置。

23. 疫苗上市许可持有人在销售疫苗时，应当提供加盖其印章的_____；销售进口疫苗的，还应当提供加盖其印章的_____。

24. 疾控机构、接种单位、疫苗配送单位疫苗出入库应扫描疫苗追溯码，建立真实、准确、完整的购进、接收、储存、供应/配送记录，通过扫描疫苗追溯码，自动生成"疫苗出入库登记表"。记录信息应包括出入库时间、疫苗名称、疫苗上市许可持有人、疫苗属性、批号、剂型、规格、有效期、出库/入库类型、出入库数量和出入库后的库存数量等，并记录发货/去向单位和疫苗配送单位名称等。双方单位经手人对_____等进行核查后签名或由免疫规划信息系统生成后电子签核。相关记录保存至疫苗有效期满后不少于5年备查。

25. 疾病预防控制机构和接种单位应根据免疫程序、年度工作计划、预防接种服务形式、冷链储存条件以及应急接种需要等情况确定国家免疫规划疫苗储存数量。各级疫苗储存参考用量为：省、市、县级疾控机构应为_____个月的计划使用量，接种单位库存量应为_____个月的使用量。

26. 省、自治区、直辖市人民政府在执行国家免疫规划时，根据本行政区域的_____、_____等因素，可以增加免费向公民提供的疫苗种类，并报国务院卫生健康主管部门备案。

27. 疫苗损耗系数参考标准：单人份疫苗_____，2人份疫苗_____，3人份疫苗_____，4人份疫苗_____，5人份疫苗_____。

28. 疾病预防控制机构、接种单位应当对疫苗运输过程进行温度监测，并填写_____。

29. 疫苗运输时间超过_____，须记录途中温度。途中温度记录时间间隔不超过_____。

30. 对不能提供本次运输、储存全过程温度监测

记录或者温度控制不符合要求的，不得接收或者购进，并应当立即向县级以上地方人民政府_____报告。

31. 疫苗上市许可持有人、疾病预防控制机构自行配送疫苗应当具备_____条件，也可以委托符合条件的_____配送疫苗。

二、冷链系统管理

（一）单选

1. 采用自动温度监测设备对普通冷库、低温冷库进行温度监测时，自动温度监测设备测量精度要求在_____℃范围内，在疫苗储存过程中应每隔_____分钟自动记录一次温度数据（ ）

  A. ±1℃，30　　　　B. ±1℃，60

  C. ±0.5℃，30　　　D. ±0.5℃，60

2. 关于疾病预防控制机构、接种单位的疫苗储存、运输设施设备管理和维护要求，下列说法错误的是（ ）

  A.冷藏车能自动调控、显示和记录温度状况

  B.冰箱的补充、更新应当选用具备医疗器械注册证的医用冰箱

  C.冷藏车、冰箱、冷藏箱（包）在储存、运输疫苗前应当达到相应的温度要求

  D.自动温度监测设备，温度测量精度要求在±1℃范围内；冰箱监测用温度计，温度测量精度要求在±0.5℃范围内

3. 根据《中华人民共和国医疗器械行业标准》（YY0086-2007），冰箱建议使用年限为（ ）

  A.7～8年　　　　B.8～9年

  C.8～10年　　　 D.10～12年

4. 按照《疫苗储存和运输管理规范》（2017年版），普通冷库每年至少全面维护几次？建议使用年限为多久（ ）

  A.1次，5～8年　　B.1次，8～10年

  C.2次，5～8年　　D.2次，8～10年

5. 注水后冰排直立放置在低温冰箱或普通冰箱的冷冻室，冻制时间应不少于多少小时（ ）

  A.8小时　　　　　B.24小时

  C.48小时　　　　 D.72小时

6. 对普通冰箱进行温度监测时，温度计应放在冰箱的什么位置（ ）

  A.冰箱底部

  B.冷冻室及冷藏室的中间位置

  C.冰箱上部

  D.冷藏室及冷冻室侧边

7. 接种单位应该配备的基本冷链设备是（ ）

  A.普通冷库，普通冰箱，冷藏箱或/和冷藏包

  B.低温冷库，低温冰箱，冰排，温度计

  C.低温冷库，普通冰箱，温度计

  D.普通冰箱，冷藏箱或/和冷藏包，冰排，温度计

8. 冰箱蒸发器结霜厚度超过多少要及时除霜（ ）

  A.3mm　　　　　　B.4mm

  C.5mm　　　　　　D.6mm

9. 疫苗冷链运输过程中温度监测包括以下哪些内容（ ）

  A.启运、到达时间

  B.环境温度

  C.启运、到达时的疫苗储存温度

  D.以上都是

10. 冻制冰排时，注水量为冰排容积的（ ）

  A.83%　　　　　　B.85%

  C.90%　　　　　　D.93%

11. 在冻制冰排时，冰排与低温冰箱箱壁之间应留有多少厘米的间隙（ ）

  A.1～2cm　　　　 B.2～3cm

  C.3～5cm　　　　 D.5～7cm

12. 要经常保持冰箱的清洁，下列哪些可用于冰箱内外的清洁（ ）

  A.碱性稀释剂　　　B.酸性洗涤剂

  C.一般洗涤剂　　　D.漂白水

13. 冷链系统是在冷链设施设备的基础上加入管理因素的工作体系，管理因素不包括下列哪一项（ ）

  A.房屋　　　　　　B.人员

  C.管理措施　　　　D.保障

14. 按照《疫苗储存和运输管理规范（2017年版）》，低温冰箱建议维护周期和使用年限分别是多久（ ）

  A.根据需要定期除霜，10～15年

  B.根据需要定期除霜，8～10年

C.一年1次维护，10～15年

D.一年1次维护，8～10年

15. 下列哪一项不是接种单位必须配备的冷链设备（　　）

A.台式小冰箱 　　　　B.普通冰箱

C.低温冰箱 　　　　　D.冷藏箱

16. 按照《疫苗储存和运输管理规范（2017年版）》，低温冷库每年至少全面维护几次？建议使用年限多久（　　）

A.2次，10～15年 　　B.1次，8～10年

C.1次，10～15年 　　D.2次，8～10年

17. 按照《疫苗储存和运输管理规范（2017年版）》，冷藏车建议维护周期和使用年限分别是多久（　　）

A. 500～700小时维护一次，建议使用年限为10～15年

B. 300～500小时维护一次，建议使用年限为10～15年

C. 500～700小时维护一次，建议使用年限为8～10年

D. 300～500小时维护一次，建议使用年限为8～10年

18. 自动温度监测设备，温度测量精度要求在多少范围内（　　）

A. ±0.5℃ 　　　　　B. ±0.1℃

C. ±1℃ 　　　　　　D. ±0.01℃

19. 冰箱监测用温度计，温度测量精度要求在多少范围内（　　）

A. ±0.5℃ 　　　　　B. ±0.1℃

C. ±1℃ 　　　　　　D. ±0.01℃

20. 关于冷链设备的安装，下列说法错误的是（　　）

A.冰箱应该安装在靠窗的位置

B.房间里安装3台以上冰箱，同时要安装空调或排气扇

C.冰箱应安装在干燥通风的专用房屋内

D.冰箱安装应避免阳光直射

21. 为保证冰箱的正常运行和通风散热，冰箱的上部和散热面要分别留有多少厘米以上的空间（　　）

A. 10，20 　　　　　B. 20，10

C. 30，10 　　　　　D. 10，30

22. 冷链室安装几台以上冰箱时，需安装空调或排气风扇（　　）

A. 2 　　　　　　　　B. 3

C. 4 　　　　　　　　D. 5

23. 按照《疫苗储存和运输管理规范（2017年版）》，在特殊情况下，如停电、储存运输设备发生故障，造成温度异常的，须填写"疫苗储存和运输温度异常情况记录表"。由哪个机构评估温度对疫苗的潜在影响，并将评估报告提交给相应单位（　　）

A.疫苗生产企业

B.县级疾病预防控制机构

C.当地药品监督机构

D.市级疾病预防控制机构

24. 冰箱长期停止使用时，应将冰箱内外擦干净，多久一次开机数小时（　　）

A.每季度 　　　　　B.每旬

C.每周 　　　　　　D.每天

25. 《疫苗储存和运输管理规范（2017年版）》是什么时候发布的（　　）

A. 2017年9月15日 　B. 2017年10月15日

C. 2017年11月15日 　D. 2017年12月15日

26. 采用温度计或自动温度监测设备对冰箱进行温度监测时，每天上午和下午各记录一次，间隔不少于多少小时（　　）

A. 4 　　　　　　　　B. 6

C. 8 　　　　　　　　D. 12

27. 下面关于冷链设备管理说法正确的是（　　）

A.冷链设备里禁止存放其他物品

B.冷链设备不需要专用房屋安置

C.冷链设备管理不需要专人进行管理与维护

D.县级疾控要制定冷链管理制度，建立冷链设备档案，接种单位不用建立冷链管理制度

28. 以下除了哪项措施可以确保冷链系统的有效运行（　　）

A.定期校准温度监测设备

B.实时监控温度变化

C.疫苗与冰箱壁直接接触

D.专人管理与维护冷链设备

29. 关于冷藏车车厢温度要求，以下说法错误的是（　　）

A.冷藏车启动后，即可装载疫苗

B.在疫苗装车前提前启动冷藏车，将车厢温度调节至2～8℃

C.寒冷地区温度低于2℃时，冷藏车车厢温度也需提前调节至2～8℃

D.运输bOPV疫苗时，冷藏车车厢温度需保持2～8℃

30. 采用温度计或自动温度监测设备对冰箱进行温度监测时，每日测温几次（间隔不少于6小时），并填写冷链设备温度记录表（　　）

A.1　　　　　　　　B.2

C.3　　　　　　　　D.4

31. 为保障疫苗质量，疫苗从疫苗上市许可持有人到_____，均在规定的温度条件下储存、运输和使用的全过程（　　）

A.疾病预防控制中心

B.政府机构

C.医疗机构

D.接种单位

32. 疾控机构应定期评估辖区和本单位冷链设备设施状况，结合冷链设备使用年限和预防接种工作需要等，制定冷链设备补充、更新需求计划，报告哪个部门（　　）

A.政府采购部门

B.上级疾控机构

C.同级疾控主管部门和卫生健康主管部门

D.接种单位

33. 冷库或冰箱的容积应与_____相适应，冷链设备应双路供电或配备备用发电机组（　　）

A.使用需求

B.免疫规划相关的工作人员数量

C.当地的经济发展水平

D.当地的人口数

34. 以下哪个环节不属于冷链系统管理的内容（　　）

A.温度监测记录

B.疫苗运输储存

C.仓库检查清洁

D.冷链管理应急预案

35. 冷链系统是指在冷链设备设施的基础上加入管理因素的工作体系，这里的管理因素指的是（　　）

A.培训、管理措施、人员

B.人员、管理措施、保障

C.监测、人员、管理措施

D.培训、监测、保障

36. 疾病预防控制机构、接种单位的疫苗储存、运输设施设备管理和维护要求冷藏车能自动_____温度状况（　　）

A.显示、记录和打印

B.调控、显示和记录

C.调控、显示、记录和打印

D.调控、显示、记录和报警

37. 下列哪种设备不可能出现在市、县疾控机构的冷链设备补充、更新需求计划（　　）

A.普通冰箱　　　　B.温度监测设备

C.冷藏车　　　　　D.冷库

38. 依据《预防接种工作规范（2023年版）》，市、县级疾控机构的冷链设备必须配备（　　）

A.双路供电或备用发电机组

B.备用发电机组或不间断电源

C.双路供电或不间断电源

D.双路供电或备用制冷机组

39. 负责配送疫苗的省级疾控机构冷链设备应配备（　　）

A.双路供电、备用发电机组、备用制冷机组

B.双路供电、备用发电机组、不间断电源

C.备用发电机组、备用制冷机组、不间断电源

D.双路供电、备用制冷机组、不间断电源

40. 预防接种单位疫苗储存冰箱日常使用要求有（　　）

A.冰箱应放置平整，避免震动，冰箱上部距离屋顶不得少于20cm，保持散热面10cm以上空间

B.疫苗储存冰箱要求专用，不得放置与接种无关的药品、生物制剂等

C.疫苗储存冰箱要配备专用自动温度监测设备，温度计的测量精度要求在±1℃范围内

D.冰箱蒸发器结霜厚度≥3mm要及时除霜，

可使用锐器除霜

41. 预防接种单位的常见冷链设备包括冰箱、冷藏箱（包）、冰排等，需要规范使用和维护，下列哪些内容符合冷链设备维护的要求（　　）

A. 冰箱的全面保养，包括检查冰箱铰链、门封条、螺丝是否松动，以及核验冰箱制冷能力、保温效果等，以上操作无须在断电后进行

B. 冷藏箱（包）使用后，应当清洗擦干净，避光保存，避免阳光直射造成老化

C. 冻制冰排时，冰排注水量不得大于冰排容积的95%，冻制时间不得少于24小时

D. 注水冰排使用后应对外表面进行清洁，与冷藏箱或冷藏包一起存放，需将冰排的水倒出，以便下次使用

42. 疫苗储存冰箱、冷藏箱（包）在使用过程中要全过程定时监测、记录温度，具体要求有（　　）

A. 采用自动温度监测设备对冰箱进行温度监测时，设备测量精度要求 ±0.5℃，疫苗储存过程至少每隔30分钟自动记录一次温度

B. 采取温度计对冰箱进行温度监测时，温度计应该放置在靠近出风口位置，每天上午和下午各测温一次，间隔时间不得少于6小时

C. 发现温度异常时，要及时评估，如评估结果不影响使用可以不转移疫苗，如评估结果不能使用要求按照有关规定进行处置

D. 对可采用温度计对冷藏箱（包）进行温度监测，精度要求 ±0.5℃，建议使用有外部显示温度的冷藏箱（包）

43. 对于冷链运输时间长、需要配送至偏远地区的疫苗，_____应当对疫苗生产企业提出加贴温度控制标签的要求并在招标文件中提出（　　）

A. 省级疾控机构

B. 市级疾控机构

C. 县区级疾控机构

D. 预防接种单位

44. 下列选项中关于冷链管理正确的是（　　）

A. 接种单位制定冷链管理制度，开展冷链设备设施维护和温度监测等工作，保障冷链设备正常运转，疾控机构无须制定冷链管理制度

B. 疾控机构和接种单位应有专人对冷链设备进行管理与维护。建立冷链管理应急预案，确保突发停电或设备故障等问题时，及时妥善处理

C. 疾控机构和接种单位应为冷链设备建立设备档案，填写"冷链设备档案表""冷链设备温度记录表"，并通过免疫规划信息系统进行报告。对新装备或状态发生变化的冷链设备，应在变更后15日内通过免疫规划信息系统更新报告

D. 对储存疫苗的冷链设备进行温度记录，记录保存不少于5年备查

45. 疫苗生产企业应当根据疫苗的_____选用合适规格的温度控制标签（　　）

A. 安全性　　　　　　B. 均一性

C. 稳定性　　　　　　D. 有效性

46. 以下关于冷链监测中说法不正确的是（　　）

A. 有条件的地区或单位应当建立自动温度监测系统

B. 采用自动温度监测设备记录温度的可代替人工记录

C. 冷链系统是为保障疫苗质量，疫苗从疫苗上市许可持有人到接种单位，均在规定的温度条件下储存、运输和使用的全过程

D. 冷藏车每次运输时随车携带外接电源线，如运输途中停车时间较长应接好外接电源，确保冷藏车制冷系统正常运行

47. 冰箱的补充、更新应选择（　　）

A. 普通冰箱　　　　　B. 医用冰箱

C. 冰衬冰箱　　　　　D. 低温冰箱

48. 冷链设备要有专用房屋安置，房屋应（　　）

A. 封闭、干燥

B. 封闭、潮湿

C. 通风、干燥，避免阳光直射

D. 阳光可以直射

49. 冷链设备报废应按照国家相关标准推荐使用年限和_____等执行（　　）

A.使用单位的规定

B.管理人员经验

C.国有资产管理规定

D.设备出现故障频率

50.设备到货后及时组织技术人员按规定的程序和_____进行验收（　　）

A.经验

B.设备使用说明

C.标准

D.单位领导要求

51.下列关于冷库使用的注意事项，说法错误的是（　　）

A.冷库内应根据需要配备适当数量的木质或金属材质的货架，货架之间应紧密排列增加储存面积。储存疫苗前应保证冷库内部达到规定的温度

B.冷库应配有自动温度监测器材或设备，能自动调控、显示、记录温度状况，并具备超温报警功能

C.要定期对冷库的冷风机和排管进行清霜，冷库内地面、门、顶部等也要定期除霜、除冰

D.要做好冷库库门清洁保养，保证冷库库门密封性能良好

52.下列关于低温冰箱维护和保养说法错误的是（　　）

A.用温湿软布擦低温冰箱的内外表面；污脏严重时，可用碱性洗涤剂擦拭，然后用洗净的软布擦净水渍

B.低温冰箱一旦启用，最好连续使用

C.切勿直接把水洒在低温冰箱上，以免造成电器元件绝缘性能下降和金属件生锈

D.切勿使用热水和有腐蚀性的清洁剂或有机溶剂等清洁医用低温箱，也勿用硬毛刷、钢丝刷清洗

53.有关冷链系统管理基本要求，表述正确的是（　　）

A.疾控机构和接种单位应有人员对冷链设备进行管理与维护

B.对新装备或状态发生变化的冷链设备，应在变更后30日内通过免疫规划信息系统更

新报告

C.对储存疫苗的冷链设备进行温度记录，记录保存至疫苗有效期满后不少于2年备查

D.定期检查、维护和更新冷链设备设施，保证设备的良好运转状态，符合疫苗储存规定要求

54.使用冷藏箱和冷藏包错误的是（　　）

A.箱（或包）盖定期检查是否密闭，有无破损、开裂

B.冷藏箱（包）的底层垫上纱布或纸，以吸水和防止疫苗破碎

C.疫苗安瓿直接与冰排接触，确保冷冻

D.每次使用冷藏箱（包）后，应清洗擦干后保存

55.在冷链设备安装前，应该首先检查（　　）

A.电源接线是否正确

B.设备的说明书是否完整

C.设备的外观是否完好

D.安装环境是否适宜

56.中国免疫规划信息管理系统中的待审冷链设备信息不包括（　　）

A.本单位第一次录入系统的冷链设备

B.审核完成后再次修改的冷链设备

C.每年一次的年审

D.上一年度报废的冷链设备

57.在冷链设备验收过程中，以下哪个步骤是必不可少的（　　）

A.核对设备型号和数量

B.测量设备的外观尺寸

C.确认设备的颜色

D.检查设备的包装材料

58.在冷链设备的维护中，发现设备出现故障时，应该首先（　　）

A.立即停止使用设备并切断电源

B.尝试自行修理设备

C.检查设备的说明书

D.继续使用设备，直到专业人员到来

59.下列哪种温度计不适用于测定冰箱温度（　　）

A.酒精温度计　　B.水银温度计

C.液晶温度计　　D.表盘温度计

60.下列关于冷藏车制冷机组使用或保养注意事

项说法正确的是（　　）

A.制冷机组设有自动启动/停止功能，对制冷机组进行维修之前，先确认机组处于关机状态，确保机组不会重新启动

B.制冷机组在运转过程中，甚至运转之后，各种部件的温度仍会非常低或非常高，在低温或高温部件的周围进行操作时要多加小心

C.制冷机组可能装有铅酸蓄电池，对蓄电池进行充电时一般会放出少量易燃、易爆的氢气，酸喷射到皮肤或眼睛会引起严重的烧伤。任何火焰、被点燃物或火苗都要远离蓄电池元件

D.以上都对

（二）多选

1.关于冷链设备的使用，以下说法错误的是（　　）

A.冰箱蒸发器结霜厚度≥4mm时要及时除霜

B.冻制冰排时，冰排注水量为冰排容积的95%

C.注水后冰排平放在低温冰箱或冰箱的冷冻室内，冻制时间不少于24小时

D.要经常保持冰箱内外的清洁，可用软布、化学洗涤剂擦洗内外壁及附件，清洁后自然晾干

E.每次使用冷藏箱或冷藏包后，应清洗擦干后保存

2.疾控机构应定期评估辖区和本单位冷链设备设施状况，结合冷链设备使用年限和预防接种工作需要等，制定冷链_____计划（　　）

A.设备损耗　　　　B.设备补充

C.设备维护　　　　D.更新需求

E.设备类型

3.下列关于疫苗冷链管理说法正确的是（　　）

A.低温冷库建议使用年限10～15年

B.冷藏车建议500～800小时维护一次，使用年限8～10年

C.在冻制冰排时，冰排注水量为冰排容积的95%

D.按照《疫苗储存和运输管理规范（2017年版）》冰箱冷藏室温度应控制在2～8℃，

冷冻室温度应控制在≤-15℃

E.要经常保持冰箱内外的清洁。可用软布、洗涤剂擦洗内外壁及附件，清洁后用干布擦干

4.下列关于冷链设备使用错误的是（　　）

A.疫苗装车时要轻搬轻放，码放整齐，不遮挡出风口，保证车厢内气流循环

B.冷库内应根据需要配备适当数量的木质或金属材质的货架，并留有适当宽度的通道

C.冰箱蒸发器结霜厚度≥6mm时要及时除霜

D.冰箱应放置平整，避免震动。冰箱的上部和散热面要分别留有30cm、15cm以上的空间

E.某接种单位开展麻风疫苗应急接种时，发现疫苗供应不足，县区疾控紧急调拨一辆冷藏车，司机启动车辆并设置温度为2～8℃后方可装载疫苗

5.根据《预防接种工作规范（2023年版）》，县级疾控机构的冷链设备必须配备以下哪些保障设施（　　）

A.双路供电

B.备用发电机组

C.备用制冷机组

D.UPS不间断电源

E.EPS应急电源

6.自动温度监测系统的测量范围、精度、误差等技术参数能够满足疫苗储存、运输管理需要，具有哪些功能（　　）

A.不间断监测　　　　B.数据存储功能

C.数据显示功能　　　　D.报警功能

E.连续记录数据

7.下列关于温度计的放置位置说法正确的是（　　）

A.普通冰箱冷藏室及冷冻室的下部

B.低温冰箱的上部

C.普通冰箱冷藏室及冷冻室的中间位置

D.低温冰箱的中间位置

E.普通冰箱冷藏室及冷冻室的上部

8.按照《疫苗储存和运输管理规范（2017年版）》，下列关于冰箱内存放疫苗的各室控制温度说法正确的是（　　）

A.冷藏室温度应当控制在2℃～8℃

B.冷冻室温度应当控制在≤-15℃

C.冷藏室温度应当控制在 0 ~ 2℃

D.冷冻室温度应当控制在 ≤ -20℃

E.冷冻室温度应当控制在 < -15℃

9.疫苗冷链设备信息需要进行报告的单位包括（　　）

A.省级疾病预防控制机构

B.市级疾病预防控制机构

C.县级疾病预防控制机构

D.接种单位

E.疾控主管部门

10.疫苗配送企业、疾病预防控制机构、接种单位应当对疫苗运输过程进行温度监测。开展温度监测时，温度记录的内容主要有（　　）

A.送收单位、送收疫苗人员签名

B.疫苗名称、生产企业、规格、数量、批号、有效期、启动和到达时间

C.运输工具的名称、启运和到达时的疫苗储存温度和环境温度

D.运输时间超过 6 小时，须记录途中的温度变化

E.疫苗冷藏方式

11.关于冷链，下列说法正确的有（　　）

A.冰箱的上、后部要分别留有 30cm、10cm 以上的空间

B.经常保持冰箱的清洁。可用软布、化学洗涤剂擦洗内外壁及附件，清洁后用干布擦干

C.冰箱蒸发器结霜厚度超过 4mm 时要及时除霜，避免使用铲子等锐器辅助除霜

D.要定期对冰箱进行全面保养，切断电源后检查冰箱铰链、门封条、螺丝是否松动变形

E.每台冰箱安装一个插座，可以与其他冰箱或电器设备共用插座

12.下列关于冷链设备建议使用年限说法正确的是（　　）

A.冷藏车 10 ~ 15 年

B.疫苗运输车 15 年

C.冷库 8 ~ 10 年

D.冷藏包在保证封闭和保温状态正常的情况下可长期使用

E.冰箱 8 ~ 10 年

13.冷链设备、设施包括（　　）

A.疫苗运输车　　　　B.冷库

C.医用冰箱　　　　　D.冷藏箱、冷藏包

E.安置设备的房屋

14.冷链系统管理中，为保证冷链设备的良好运转，符合疫苗储存规定要求，需要进行哪些操作（　　）

A.定期校准温度监测设备

B.定期检查冷链设备

C.定期维护冷链设备

D.记录并保存温度监测数据

E.每季度更换冷链设备

15.按照《疫苗储存和运输管理规范（2017年版）》，哪些机构和单位应当建立健全冷链设备档案，并对疫苗储存、运输设施设备运行状况进行记录（　　）

A.疾病预防控制机构

B.接种单位

C.疫苗上市许可持有人

D.疫苗配送企业

E.疫苗仓储企业

16.接种单位应当配备哪些冷链设备设施（　　）

A.医用冰箱

B.疫苗运输车

C.低温冰箱

D.温度监测器材或设备

E.冷藏箱（包）

17.根据《预防接种工作规范（2023年版）》负责配送疫苗的市疾控机构需要配备哪些冷链设备（　　）

A.冷库

B.医用冰箱

C.冷藏箱或冷藏包

D.温度监测器材或设备

E.冰排

18.接种单位的冷链设备可配备（　　）

A.双路供电　　　　　B.不间断电源

C.备用电池　　　　　D.备用制冷机组

E.备用发电机组

19.当冷链设备状况异常时，应及时_____，做

好设备维修记录（　　）

A.报告　　　　　　B.维修

C.更换　　　　　　D.校验

E.测试

20.下列关于冷链温度监测中操作错误的是（　　）

A.工作人员工作日时每日上午和下午各测温1次（间隔不少于6小时），并填写冷链设备温度记录表

B.疫苗运输记录表单设计时应包括疫苗运输工具、疫苗冷藏方式、疫苗名称、疫苗上市许可持有人、规格、批号、有效期、数量、疫苗属性、启运和到达时间、启运和到达时的疫苗储存温度和环境温度、启运至到达行驶里程、送/收疫苗单位、送/收疫苗人员签名等

C.某接种单位发现冰箱故障已持续1.5小时，仅填写"疫苗储存和运输温度异常情况记录表"即可

D.单位冷链室安放2台医用冰箱，应向单位相关部门申请安装空调

E.无须定期对冷链设备进行检查和维护

21.疾控机构配送疫苗，疫苗运输车行驶2小时后抵达接种单位时，下列表单内容填写规范的是（　　）

A.启运和到达时间

B.疫苗运输工具、疫苗冷藏方式

C.疫苗名称、疫苗上市许可持有人、规格、批号、有效期、数量、疫苗属性

D.启运和到达时的疫苗储存温度和环境温度

E.启运至到达行驶里程、送/收疫苗单位、送/收疫苗人员签名等

22.疫苗配送企业在配送途中，发现疫苗运输车温度异常，下列操作错误的是（　　）

A.将疫苗及时转移到其他冷链设备

B.造成温度异常的，须填写"疫苗运输温度记录表"

C.疾控主管部门应当及时启动重大偏差或次要偏差处理流程，评估其对产品质量的潜在影响，并将评估报告提交给相应单位

D.经评估对产品质量没有影响的，可继续使用

E.经评估对产品质量产生不良影响的，疫苗生产企业自行处置

23.冷链设备和设施应包括（　　）

A.冷藏车和疫苗运输工具

B.备用发电机组

C.疫苗冷藏箱和冷藏包、冰排

D.安置设备的房屋

E.温度监测设备

24.《疫苗冷链设备档案表》中的配备温度计类型包括（　　）

A.自动温度监测仪

B.自带电子温度计

C.普通电子温度计

D.普通温度计

E.电子温度记录卡

25.冷链设备管理评价的内容包括（　　）

A.设备装备是否符合冷链装备基本模式，管理制度是否健全，设备使用是否正确

B.专人管理和保养设备情况

C.设备损坏及维修情况和记录情况

D.设备温度记录情况

E.冷链管理应急预案

26.预防接种工作规范关于冷链设备的要求中，描述正确的是（　　）

A.冰箱的上部和散热面要分别留有30cm、10cm以上的空间

B.通过免疫规划信息系统建立冷链设备档案，并填写冷链设备档案表

C.对新装备或状态发生变化的冷链设备，应在变更后5日内通过免疫规划信息系统更新报告

D.冻制冰排时，冰排注水量为冰排容积的90%

E.冰排的冻制时间不少于24小时

27.下列冷链使用方法表达错误的是（　　）

A.冰箱疫苗应摆放整齐，疫苗与疫苗间不留空隙

B.疫苗较多时，可在冰箱门内搁架上摆放疫苗

C.冰箱应由专人负责管理，每天记录冰箱内的温度及使用情况

D.集体单位接种时，可一次性将疫苗拿出冷藏箱，方便取用

E.冷链设备的温度记录保存至少5年

28. 下列关于低温冰箱维护和保养说法正确的是（　　）

A.冰箱保养时，可用软布、洗涤剂擦洗内外壁及附件，清洁后用干布擦干

B.冰箱长期停止使用时，应将冰箱内外擦干净，每周开机数小时

C.要定期对冰箱进行全面保养，发现冰箱出现异常或故障应由专业技术人员进行检查和修理

D.冰箱结霜较严重难清理时，应使用锐器清理

E.先切断电源，再检查冰箱铰链、门封条、螺丝是否松动变形，清除冰箱内外暴露部分的灰尘和污物

29. 负责配送疫苗的省级疾控机构需要配备哪些设施设备（　　）

A.冷藏车

B.冰箱（包括冷藏和冷冻）

C.冷藏箱或冷藏包

D.温度监测设备

E.冷库

30. 在冷链设备验收和安装过程中，需要进行哪些步骤（　　）

A.核对设备的型号和数量

B.检查设备的运行状态

C.确认设备的生产日期和保修期

D.测试设备的温控性能

E.确认设备的颜色是否符合标准

31. 在冷链设备的使用和维护过程中，应采取哪些措施以确保设备正常运行（　　）

A.定期进行设备清洁

B.定期校准温度控制系统

C.定期检查冷链设备门的封闭性

D.及时更换设备的滤网和配件

E.定期除霜除冰

32. 为了确保冷链温度监测的准确性，应该采取哪些措施（　　）

A.定期校准温度记录设备

B.记录每次温度监测的时间和人员

C.定期审核温度记录

D.监测设备是否有温度波动

E.将温度记录数据备份到云端

（三）判断

1. 冷链室安装2台以上冰箱，房间应安装空调。（　　）

2. 采用自动温度监测设备对疫苗储存冰箱进行温度监测时，自动温度监测设备测量精度要求在±0.5℃范围内，在疫苗储存过程中应每隔15分钟自动记录一次温度数据。（　　）

3. 冷链设备配备专用大功率接线板，不可与其他设备或电器共用。（　　）

4. 冻制冰排时，冰排注水量为冰排容积的90%。注水后冰排水平放置在低温冰箱或冰箱的冷冻室内，冻制时间不少于24小时。（　　）

5. 接种单位采用自动温度监测器材或设备对冰箱进行温度监测的，可取代每天上午和下午各进行一次的人工温度记录。（　　）

6. 乡镇接种单位需要配备的基本冷链设备有冷库、冰箱、冷藏包、冰排。（　　）

7. 免疫规划信息系统无法对冷链设备进行管理。（　　）

8. 疾控机构应定期评估辖区和本单位冷链设备设施状况，结合冷链设备使用年限和预防接种工作需要等，制定冷链设备补充、更新需求计划，报告上级卫生健康主管部门。（　　）

9. 冷链设备只需要在夏季进行定期检查和维护。（　　）

10. 在冷链系统管理中，只要温度记录显示正常，无须对温度监测设备进行校准。（　　）

11. 在冷链温度监测过程中，如果短时间内温度波动较大，但设备显示正常，则可以忽略这一现象。（　　）

12. 冷链设备、设施包括冷藏车、疫苗运输车、冷库、冰箱、冷藏箱、冷藏包、冰排、冷链温度监测设备、备用发电机组等，不包括安置设备的房屋。（　　）

13. 接种单位只需要配备冰箱（包括冷藏和冷冻）、冷藏箱或冷藏包、冰排、温度监测器

材或设备等，没有必要配备普通冷库。（　）

14.条件允许的情况下，市、县级疾控机构冷链设备可配备双路供电、备用发电机组。（　）

15.冷链设备应按需求购置和下发，建立健全领发手续，做到专物专用，禁止存放其他物品。（　）

16.疾控机构应为冷链设备建立设备档案，接种单位可根据实际情况确定本单位是否建立冷链设备档案。（　）

17.依据《预防接种工作规范（2023年版）》，采用自动温度监测设备记录温度的不可代替人工记录。（　）

18.接种单位和疫苗配送单位对疫苗运输过程进行温度监测并记录，填写"疫苗运输温度记录表"，途中温度记录时间间隔不超过6小时，须记录途中温度。（　）

19.需要储存大量疫苗的接种单位可配备普通冷库。（　）

20.在紧急情况下，可以将疫苗以外的物品存放在冷链设备中。（　）

21.每台冷链设备配备专用接地插座，可以与其他设备或电器共用。（　）

22.要定期对冷库的冷风机和排管进行清霜，冷库内地面、门、顶部等也要定期除霜、除冰。（　）

23.疾控机构或接种单位储存疫苗的冷链设备采用自动温度监测设备记录温度的，必须同时进行人工记录。（　）

24.冷藏车是运输疫苗的专用车辆，应办理特种车辆证。（　）

25.每次运输前，根据疫苗储存的温度要求调整冷藏车厢内温度，按规定对冷藏车厢内温度进行监测与记录。（　）

26.冷库的制冷机组应双路供电或配有备用发电机组，安装电压、电流指示仪表，并配有备

用制冷机组。（　）

（四）填空

1.疾控机构和接种单位应为冷链设备建立设备档案，对新设备或状态发生改变的冷链设备应在变更后_____日内通过免疫规划信息系统进行更新报告。

2.用于疫苗储存的冷库容积应当与储存需求相适应，应当配有自动监测、调控、显示、记录温度状况以及_____的设备，备用_____、备用_____或安装双路电路。

3.疾病预防控制机构、接种单位应当建立健全_____档案，并对疫苗储存、运输设施设备_____进行记录。

4.采用自动温度监测器材或设备对冷库进行温度监测，须同时_____温度记录间隔_____，填写"冷链设备温度记录表"。

5.疫苗储存、运输过程中的温度记录可以为_____或_____的电子格式。

6.《疫苗储存和运输管理规范》建议普通冷库使用年限为_____年，普通冰箱使用年限为_____年。

7.冷链设备应按计划购置和下发，建立健全领发手续，做到_____，不得存放_____。

8.建立健全_____管理制度。各级疾控机构、乡（镇）卫生院、社区卫生服务中心和接种单位应有_____对冷链设备进行管理与维护。

9.疫苗冷链分为两种温度标准，即冷藏：温度区间为_____；冷冻：温度区间为_____。

10.疾病预防控制机构和接种单位应当建立健全_____，并对疫苗储存、运输设施设备运行状况进行记录。

11.疾病预防控制机构应当定期评估辖区内冷链设施设备的装备和运行状况，根据预防接种工作需要，制定_____、_____。

答案及解析

一、疫苗和注射器使用管理

（一）单选

1.答案：C

解析：根据《预防接种工作规范（2023年版）》第三章 疫苗使用管理10.1冷藏储运的疫苗：动态监测温度在0℃～2℃（不含0℃、2℃），

冻干疫苗累计时间不超过72小时（≤72小时），液体疫苗累计时间不超过48小时（≤48小时）的可以使用。动态监测温度在8℃～15℃（不含8℃），累计时间不超过48小时（≤48小时）的可以使用。动态监测温度在15℃～25℃（不含15℃），累计时间不超过24小时（≤24小时）的可以使用。动态监测温度在25℃～37℃（不含25℃），累计时间不超过8小时（≤8小时）的可以使用。C项累计时间错误。

2.答案：B

解析：根据《预防接种工作规范（2023年版）》第三章 疫苗使用管理5.3.2疾控机构、接种单位、疫苗配送单位接收或购进疫苗时，应索取本次运输、储存全过程温度监测记录或电子文档（从供货单位出库到收货单位入库），上述温度记录资料，应保存至疫苗有效期满后不少于5年备查。

3.答案：A

解析：根据《预防接种工作规范（2023年版）》第三章 疫苗使用管理2.1.7疫苗损耗系数。（1）疫苗损耗系数=疫苗使用剂次数/疫苗实际接种剂次数。

4.答案：A

解析：根据《预防接种工作规范（2023年版）》第三章 疫苗使用管理8.1疾控机构、接种单位应建立疫苗定期检查制度。疾控机构、接种单位应每月对本单位疫苗进行检查并记录，内容包括疫苗的数量、来源、包装、储存温度和有效期等。

5.答案：B

解析：根据《预防接种工作规范（2023年版）》第三章 疫苗使用管理6.3.3冷藏箱（包）中疫苗的放置要求：（1）脊髓灰质炎减毒活疫苗、含麻疹成分疫苗、甲型肝炎减毒活疫苗、乙脑减毒活疫苗等放在冷藏箱（包）的底层。（2）卡介苗放在冷藏箱（包）的中层，并有醒目标识。（3）百白破疫苗、白破疫苗、乙型肝炎疫苗、脊髓灰质炎灭活疫苗等疫苗说明书中标注严禁冻结的疫苗，要放在冷藏箱（包）的上层，不能直接接触冰排。A、C、D项错误。

6.答案：D

解析：根据《预防接种工作规范（2023年

版）》第三章 疫苗使用管理8.1疾控机构、接种单位应建立疫苗定期检查制度。

7.答案：A

解析：根据《预防接种工作规范（2023年版）》第三章 疫苗使用管理5.2疫苗配送（3）疾控机构委托疫苗配送单位配送疫苗的，应当对疫苗配送单位的储存、配送能力进行评估。

8.答案：C

解析：根据《预防接种工作规范（2023年版）》第三章 疫苗使用管理2.2疫苗使用计划的参考计算方法：2.2.1某种疫苗使用计划量（剂次）=辖区应种人数×免疫程序规定接种剂次数×损耗系数－本年度年底预计库存量（剂次）－含免疫规划疫苗成分的非免疫规划疫苗接种数量（剂次）。

9.答案：B

解析：根据《预防接种工作规范（2023年版）》第三章 疫苗使用管理6.1免疫规划疫苗储存数量：原则上，省、市、县级疾控机构库存量应为2～3个月的计划使用量，设立在县级以上医疗机构、社区卫生服务中心和乡镇卫生院的接种单位库存量应为1个月的计划使用量。

10.答案：D

解析：根据《预防接种工作规范（2023年版）》第三章 疫苗使用管理10.1冷藏储运的疫苗：动态监测温度在0～2℃（不含0℃、2℃），冻干疫苗累计时间不超过72小时（≤72小时），液体疫苗累计时间不超过48小时（≤48小时）的可以使用。A、B项错误。10.2冷冻储运的疫苗：动态监测温度在－15～0℃（不含－15℃），累计时间不超过48小时（≤48小时）的可以使用。C项错误。动态监测温度在－15℃以下的，可以使用。D项正确。

11.答案：A

解析：根据《预防接种工作规范（2023年版）》第三章 疫苗使用管理2.1.7疫苗损耗系数：（1）疫苗损耗系数=疫苗使用剂次数/疫苗实际接种剂次数。（2）疫苗损耗系数参考标准：单支1剂次疫苗为1.05，单支2剂次疫苗为1.2，单支3剂次疫苗为1.5，单支4剂次疫苗为2.0，单支5剂次及以上疫苗为2.5。C项卡介苗规格单支5剂次，损耗系数为2.5，D项白破为单支4剂次，损耗系数为2.0。

12. 答案：C

解析：根据《预防接种工作规范（2023年版）》第三章 疫苗使用管理5.3疫苗的接收：对不能提供本次运输、储存全过程温度监测记录或温度控制不符合要求的，不得接收或购进，并应立即向县级以上地方人民政府药品监督管理部门、疾控主管部门报告。

13. 答案：C

解析：根据《预防接种工作规范（2023年版）》第三章 疫苗使用管理10.1冷藏储运的疫苗：动态监测温度在0℃~2℃（不含0℃、2℃），冻干疫苗累计时间不超过72小时（≤72小时），液体疫苗累计时间不超过48小时（≤48小时）的可以使用。

14. 答案：D

解析：根据《预防接种工作规范（2023年版）》第三章 疫苗使用管理5.3疫苗的接收5.3.2疾控机构、接种单位、疫苗配送单位接收或购进疫苗时，应索取本次运输、储存全过程温度监测记录或电子文档（从供货单位出库到收货单位入库），对采用冷藏箱（包）运送到接种单位的，要查看冰排状况或冷藏箱（包）内的温度计，并做好记录。

15. 答案：D

解析：根据《预防接种工作规范（2023年版）》第五章 预防接种实施6.4.4检查含吸附剂疫苗是否冻结的方法：将被检和正常对照的疫苗瓶同时摇匀后静置竖立，被检疫苗在短时间（5~10分钟）内与对照疫苗相比，如出现分层现象且上层液体较清，即可判断被检疫苗曾被冻结。D项错误。

16. 答案：C

解析：根据《预防接种工作规范（2023年版）》第三章 疫苗使用管理8.2对存在包装无法识别、储存温度不符合要求、超过有效期等问题的疫苗，要采取隔离存放、设置警示标志等措施，并按照医疗废物管理要求进行处置。A、B项错误。根据《中华人民共和国疫苗管理法（2019年版）》第四十条疾病预防控制机构、接

种单位应当建立疫苗定期检查制度，对存在包装无法识别、储存温度不符合要求、超过有效期等问题的疫苗，采取隔离存放、设置警示标志等措施，并按照国务院药品监督管理部门、卫生健康主管部门、生态环境主管部门的规定处置。疾病预防控制机构、接种单位应当如实记录处置情况，处置记录应当保存至疫苗有效期满后不少于五年备查。C项正确，D项错误。

17. 答案：C

解析：根据《预防接种工作规范（2023年版）》第三章 疫苗使用管理6.2.1疫苗和稀释液的储存、运输温度按照疫苗说明书与《疫苗储存和运输管理规范》的规定执行。根据疫苗说明书，麻腮风疫苗、百白破疫苗、甲肝灭活疫苗、流行性脑脊髓膜炎疫苗、流行性乙型脑炎减毒活疫苗、脊髓灰质炎灭活疫苗、水痘疫苗、乙肝疫苗、卡介苗在2~8℃条件下避光储存和运输，脊髓灰质炎减毒活疫苗在-20℃以下保存，运输过程可在冷藏条件下进行。

18. 答案：B

解析：根据《预防接种工作规范（2023年版）》6.3储存和运输要求：（2）采用冰箱存放疫苗时，疫苗与箱壁之间至少留有1~2cm的空隙，疫苗不可放置在冰箱门内搁架上。

19. 答案：D

解析：根据《预防接种工作规范（2023年版）》第三章 疫苗使用管理6.3.1疫苗应按品种、批号分类码放，摆放整齐。（1）采用冷库存放疫苗时，疫苗应置于货架上，保证与冷库地面、库墙留有一定距离。放置的疫苗不能正对冷风机或高于冷风机的高度，以免影响制冷效果或导致疫苗冻结。搬运疫苗时，应随时关门。（2）采用冰箱存放疫苗时，疫苗与箱壁之间至少留有1~2cm的空隙，疫苗不可放置在冰箱门内搁架上。D项错误。

20. 答案：D

解析：根据《预防接种工作规范（2023年版）》第三章 疫苗使用管理6.2.1疫苗和稀释液的储存、运输温度按照疫苗说明书与《疫苗储存和运输管理规范》的规定执行。

21. 答案：D

解析：根据《预防接种工作规范（2023年版）》附件3-3疫苗出入库登记表备注：（1）疫苗按品种、疫苗上市许可持有人和批号管理；（2）入库类型：采购、供应、退货、生产、调拨、赠品、盘盈、召回、报废、其他；（3）出库类型：销售、供应、盘亏、退货、抽检、调拨、销毁、赠品、使用、召回、损坏、报废、其他；（4）发货/去向单位：入库为发货单位，出库为去向单位。

22.答案：C

解析：根据《预防接种工作规范（2023年版）》第三章 疫苗使用管理5.4.1疾控机构、接种单位、疫苗配送单位疫苗出入库应扫描追溯码，建立真实、准确、完整的购进、接收、储存、供应/配送记录，通过扫描疫苗追溯码，自动生成"疫苗出入库登记表"（附件3-3）。相关记录保存至疫苗有效期满后不少于5年备查。

23.答案：B

解析：解析：根据《预防接种工作规范（2023年版）》第三章 疫苗使用管理5.2.2配送疫苗时要遵循"近有效期先出"的原则。

24.答案：B

解析：根据《预防接种工作规范（2023年版）》第三章 疫苗使用管理8.2 对存在包装无法识别、储存温度不符合要求、超过有效期等问题的疫苗，要采取隔离存放、设置警示标志等措施，并按照医疗废物管理要求进行处置。8.3 疾控机构、接种单位应如实记录处置情况。根据《疫苗储存和运输管理规范（2017年版）》第二十条 疾病预防控制机构、接种单位应当定期对储存的疫苗进行检查并记录，对包装无法识别、超过有效期、不符合储存温度要求的疫苗，应当定期逐级上报，其中第一类疫苗上报至省级疾病预防控制机构，第二类疫苗上报至县级疾病预防控制机构。B项错误。

25.答案：C

解析：根据《预防接种工作规范（2023年版）》第三章 疫苗使用管理5.3.1疾控机构、接种单位、疫苗配送单位接收或购进疫苗时，应索取加盖疫苗上市许可持有人印章的批签发证明复印件或电子文件；接收或购进进口疫苗的，还应

索取加盖其印章的进口药品通关单复印件或电子文件。

26.答案：C

解析：根据《预防接种工作规范（2023年版）》第三章疫苗使用管理2.4 制定应急接种和群体性预防接种的疫苗使用计划 2.4.1 由疾控机构根据应急接种和群体性预防接种的对象和范围制定。

27.答案：A

解析：根据《预防接种工作规范（2023年版）》第三章 疫苗使用管理5.4.3疾控机构和接种单位要在疫苗出入库的当日，对本单位各类疫苗使用情况、损耗情况和库存情况进行统计和核实，并于每月底最后一个工作日开展本单位的库存盘点，做到日清月结，账、物相符。

28.答案：C

解析：根据《中华人民共和国疫苗管理法（2019年版）》第四十条疾病预防控制机构、接种单位应当建立疫苗定期检查制度，对存在包装无法识别、储存温度不符合要求、超过有效期等问题的疫苗，采取隔离存放、设置警示标志等措施，并按照国务院药品监督管理部门、卫生健康主管部门、生态环境主管部门的规定处置。

29.答案：B

解析：根据《预防接种工作规范（2023年版）》第三章 疫苗使用管理5.1.2接种单位不得接收疾控机构以外单位和个人供应的疫苗。

30.答案：B

解析：根据《预防接种工作规范（2023年版）》第三章 疫苗使用管理5.1.1疫苗上市许可持有人按照采购合同约定，向疾控机构供应疫苗，疾控机构按照规定向接种单位供应疫苗。5.1.2接种单位不得接收疾控机构以外单位和个人供应的疫苗。疫苗上市许可持有人按照采购合同约定，自行或委托符合疫苗冷链储存、运输条件的疫苗配送单位向疾控机构配送疫苗，也可配送至疾控机构指定的接种单位。A、C、D项错误。

31.答案：B

解析：根据《预防接种工作规范（2023年版）》第三章 疫苗使用管理5.2.2免疫规划疫苗

的配送：（1）疫苗上市许可持有人按照采购合同约定，自行或委托符合疫苗冷链储存、运输条件的疫苗配送单位向疾控机构配送疫苗，也可配送至疾控机构指定的接种单位。（2）疾控机构根据下级单位上报的疫苗领取计划，制定疫苗分配计划，自行或委托符合条件的配送单位将疫苗配送至接种单位。

32.答案：C

解析：根据《预防接种工作规范（2023年版）》第三章 疫苗使用管理5.4.3 疾控机构和接种单位要在疫苗出入库的当日，对本单位各类疫苗使用情况、损耗情况和库存情况进行统计和核实，并于每月底最后一个工作日开展本单位的库存盘点，做到日清月结、账、物相符。同时，在免疫规划信息系统中做好疫苗出入库信息维护，通过免疫规划信息系统上报。5.4.4 接种单位应当对当日疫苗的使用情况和损耗情况进行核查，记录疫苗损耗剂次数及损耗原因等，通过免疫规划信息系统上报。A、B、D项错误。

33.答案：D

解析：根据《预防接种工作规范（2023年版）》第三章 疫苗使用管理5.4 疫苗出入库信息管理：双方单位经手人对产品包装、储存温度、运输条件、批签发证明文件（进口疫苗进口药品通关单）等进行核查后签名或由免疫规划信息系统生成后电子签核。

34.答案：C

解析：根据《预防接种工作规范（2023年版）》第三章 疫苗使用管理5.1.1 疫苗上市许可持有人按照采购合同约定，向疾控机构供应疫苗，疾控机构按照规定向接种单位供应疫苗。

35.答案：D

解析：根据《预防接种工作规范（2023年版）》第三章 疫苗使用管理5.2.2 免疫规划疫苗的配送：疫苗上市许可持有人按照采购合同约定，自行或委托符合疫苗冷链储存、运输条件的疫苗配送单位向疾控机构配送疫苗，也可配送至疾控机构指定的接种单位。

36.答案：D

解析：根据《预防接种工作规范（2023年版）》第三章 疫苗使用管理 采用冷库存放疫苗

时，疫苗应置于货架上，保证与冷库地面、库墙留有一定距离。放置的疫苗不能正对冷风机或高于冷风机的高度，以免影响制冷效果或导致疫苗冻结。

37.答案：A

解析：根据《预防接种工作规范（2023年版）》第三章 疫苗使用管理 8.1疾控机构、接种单位应建立疫苗定期检查制度。

38.答案：D

解析：根据《医疗废物分类目录（2021年版）》药物性废物常见组分或废物名称：①废弃的一般性药物；②废弃的细胞毒性药物药物和遗传性读物；③废弃的疫苗及血液制品。

39.答案：B

解析：根据《预防接种工作规范（2023年版）》第五章 预防接种实施7.3 应将使用后的注射器具直接或毁型后投入安全盒或防刺穿的容器内，按照《医疗废物管理条例》统一回收销毁。

40.答案：A

解析：根据《预防接种工作规范（2023年版）》第三章 疫苗使用管理5.1.1 疫苗上市许可持有人按照采购合同约定，向疾控机构供应疫苗，疾控机构按照规定向接种单位供应疫苗。

41.答案：C

解析：根据《预防接种工作规范（2023年版）》第三章 疫苗使用管理5.4.1 疾控机构、接种单位、疫苗配送单位疫苗出入库应扫描追溯码，建立真实、准确、完整的购进、接收、储存、供应/配送记录，通过扫描疫苗追溯码，自动生成"疫苗出入库登记表"。

42.答案：C

解析：根据《预防接种工作规范（2023年版）》第三章 疫苗使用管理5.4.3 疾控机构和接种单位要在疫苗出入库的当日，对本单位各类疫苗使用情况、损耗情况和库存情况进行统计和核实，并于每月底最后一个工作日开展本单位的库存盘点，做到日清月结、账、物相符。

43.答案：A

解析：根据《预防接种工作规范（2023年版）》第三章 疫苗使用管理6.3.3 冷藏箱（包）中疫苗的放置要求：百白破疫苗、白破疫苗、乙肝疫苗、脊髓灰质炎灭活疫苗等疫苗说明书中标注严禁冻结的疫苗，要放在冷藏箱（包）的上层，不能直接接触冰排。6.2.1 疫苗和稀释液的储存、运输温度按照疫苗说明书与《疫苗储存和运输管理规范》的规定执行。根据脊髓灰质炎减毒活疫苗说明书，脊髓灰质炎减毒活疫苗在−20℃以下保存，运输过程可在冷藏条件下进行。

44.答案：D

解析：根据《预防接种工作规范（2023年版）》第三章 疫苗使用管理10 疫苗储运温度异常现场评估原则：疾控机构和接种单位在日常疫苗储存和运输工作中，因冷链设备稳定性异常或装卸、存放、取用疫苗时开关冷藏车、冷库、冰箱门等造成监测温度短时间超出规定温度的，可结合疫苗热稳定性试验结果和现场实际情况，参考以下原则进行评估。根据《疫苗储存和运输管理规范（2017年版）》第二十四条 在特殊情况下，如停电、储存运输设备发生故障，造成温度异常的，须填写"疫苗储存和运输温度异常情况记录表"（附件4）。疫苗生产企业应当及时启动重大偏差或次要偏差处理流程，评估其对产品质量的潜在影响，并将评估报告提交给相应单位。经评估对产品质量没有影响的，可继续使用。故D项不适用。

45.答案：A

解析：根据《中华人民共和国疫苗管理法（2019年版）》第三十二条：国家免疫规划疫苗由国务院卫生健康主管部门会同国务院财政部门等组织集中招标或者统一谈判，形成并公布中标价格或者成交价格，各省、自治区、直辖市实行统一采购。

46.答案：B

解析：根据《中华人民共和国疫苗管理法（2019年版）》第十条 国家实行疫苗全程电子追溯制度。国务院药品监督管理部门会同国务院卫生健康主管部门制定统一的疫苗追溯标准和规范。

47.答案：A

解析：根据《中华人民共和国疫苗管理法（2019年版）》第四十一条 国家免疫规划疫苗种类由国务院卫生健康主管部门会同国务院财政部门拟订，报国务院批准后公布。

48.答案：C

解析：根据《疫苗储存和运输管理规范（2017年版）》第十二条（二）运输时间超过6小时，须记录途中温度。途中温度记录时间间隔不超过6小时。

49.答案：D

解析：根据《预防接种工作规范（2023年版）》第五章 预防接种实施6.4 现场疫苗准备和检查6.4.2核对接种疫苗的品种，检查疫苗外观。凡过期、变色、污染、发霉、有摇不散凝块或异物、无标签或标签不清以及疫苗瓶（或预填充注射器）有裂纹的，一律不得使用。

50.答案：A

解析：根据《预防接种工作规范（2023年版）》第五章 预防接种实施5.3.1 按受种者人数的1.1倍准备注射器材。

51.答案：B

解析：根据《中华人民共和国疫苗管理法（2019年版）》第七十条 药品监督管理部门依法对疫苗研制、生产、储存、运输以及预防接种中的疫苗质量进行监督检查。

52.答案：A

解析：根据《疫苗储存和运输管理规范（2017年版）》第二十条 疾病预防控制机构、接种单位应当定期对储存的疫苗进行检查并记录，对包装无法识别、超过有效期、不符合储存温度要求的疫苗，应当定期逐级上报，其中第一类疫苗上报至省级疾病预防控制机构。

53.答案：C

解析：根据《疫苗储存和运输管理规范（2017年版）》第二十条 疾病预防控制机构、接种单位应当定期对储存的疫苗进行检查并记录，对包装无法识别、超过有效期、不符合储存温度要求的疫苗，应当定期逐级上报，其中第二类疫苗上报至县级疾病预防控制机构。

54.答案：B

解析：根据《疫苗储存和运输管理规范（2017年版）》第十条 疾病预防控制机构、接种单位、疫苗生产企业、疫苗配送企业、疫苗仓储企业必须按照疫苗使用说明书、《预防接种工作规范（2023年版）》等有关疫苗储存、运输的温度要求储存和运输疫苗。A项正确。第十一条（一）采用自动温度监测器材或设备对冷库进行温度监测，须同时每天上午和下午至少各进行一次人工温度记录（间隔不少于6小时）。（二）采用温度计对冰箱（包括普通冰箱、低温冰箱）进行温度监测，须每天上午和下午各进行一次温度记录（间隔不少于6小时）。D项正确。第十七条 疾病预防控制机构、接种单位对验收合格的疫苗，应当按照规定的温度要求储存，按疫苗品种、批号分类码放。C项正确。根据《预防接种工作规范（2023年版）》相关记录保存至疫苗有效期满后不少于5年备查。B项错误。

55. 答案：A

解析：根据《中华人民共和国疫苗管理法（2019年版）》第二十六条 每批疫苗销售前或者进口时，应当经国务院药品监督管理部门指定的批签发机构按照相关技术要求进行审核、检验。

56. 答案：A

解析：根据《疫苗储存和运输管理规范（2017年版）》第二十四条 在特殊情况下，如停电、储存运输设备发生故障，造成温度异常的，须填写"疫苗储存和运输温度异常情况记录表"。疫苗生产企业应当及时启动重大偏差或次要偏差处理流程，评估其对产品质量的潜在影响，并将评估报告提交给相应单位。

57. 答案：B

解析：根据《预防接种工作规范（2023年版）》第三章 疫苗使用管理10.1冷藏储运的疫苗：动态监测温度在0℃~2℃（不含0℃、2℃），冻干疫苗累计时间不超过72小时（≤72小时），液体疫苗累计时间不超过48小时（≤48小时）的可以使用。动态监测温度在8℃~15℃（不含8℃），累计时间不超过48小时（≤48小时）的可以使用。动态监测温度在15℃~25℃（不含15℃），累计时间不超过24小时（≤24小时）的可以使用。动态监测温度在25℃~37℃（不含25℃），累计时间不超过8小时（≤8小时）的可以使用。百白破疫苗为冷藏储运的液体疫苗，A、C、D项累计时间错误。

58. 答案：A

解析：疫苗有效期标注有两种常见形式，年月标注，表示疫苗在标注月份的最后一天24时前有效；年月日标注，表示精确至标注日期的24时。

59. 答案：C

解析：接收接种单位或下级疾控中心上交的报废疫苗时使用"报废入库"，故C项错误。

60. 答案：C

解析：疫苗中的蛋白质抗原在高温下会发生变性、沉淀，抗原结构破坏，核酸疫苗降解断裂，减毒活疫苗滴度下降，佐剂-抗原复合物解离，从而影响疫苗的效价。

61. 答案：B

解析：根据《预防接种工作规范（2023年版）》第三章 疫苗使用管理 疫苗储运温度异常现场评估原则主要是根据疫苗的储存和运输监测温度超出规定温度的累计时间进行评估。

62. 答案：C

解析：注射器管理的主要目的是为了保障医疗安全与质量，预防交叉感染，确保操作合规性，保证注射有效性。

63. 答案：C

解析：接种单位将报废疫苗退回疾控机构，应选择"报废出库"；疾控机构将报废疫苗交相关机构销毁，应同时进行"销毁出库"。故A、B、D项错误。

64. 答案：B

解析：根据《中华人民共和国疫苗管理法（2019年版）》，国务院药品监督管理部门会同国务院卫生健康主管部门制定统一的疫苗追溯标准和规范，建立全国疫苗电子追溯协同平台，整合疫苗生产、流通和预防接种全过程追溯信息，实现疫苗可追溯。疾病预防控制机构、接种单位应当依法如实记录疫苗流通、预防接种等情况，并按照规定向全国疫苗电子追溯协同平台提供追溯信息。故B项错误。

65. 答案：B

解析：生物制品的鉴定程序主要包括理化性质检定、安全性检定和效力检定三大核心环节，涵盖从取样到检验报告的全流程质量控制。耐高温检定主要用于航空航天、汽车制造、建筑材料等行业，用于评估材料或产品在高温环境下的性能稳定和可靠性，一般不用于生物制品的鉴定。

66.答案：B

解析：冷冻可能导致疫苗中的类毒素解离为毒素，或者使蛋白质变性，从而增强免疫系统的不良反应，如局部红肿、发热等；冷冻会破坏抗原的稳定性，使疫苗效力降低或失效，无法提供有效保护。

（二）多选

1.答案：BCE

解析：根据《预防接种工作规范（2023年版）》第三章 疫苗使用管理6.2.1疫苗和稀释液的储存、运输温度按照疫苗说明书与《疫苗储存和运输管理规范》的规定执行。脊髓灰质炎减毒活疫苗说明书：贮藏于−20℃以下保存，运输可在冷藏条件下（≤8℃）进行。A项错误。6.3.3冷藏箱（包）中疫苗的放置要求：卡介苗放在冷藏箱（包）的中层，并有醒目标识。B项正确。6.3 储存和运输要求：采用冰箱存放疫苗时，疫苗与箱壁之间至少留有1~2cm的空隙，疫苗不可放置在冰箱门内搁架上。C项正确。6.1 免疫规划疫苗储存数量：原则上，省、市、县级疾控机构库存量应为2~3个月的计划使用量，设立在县级以上医疗机构、社区卫生服务中心和乡镇卫生院的接种单位库存量应为1个月的计划使用量。D项错误，E项正确。

2.答案：ACD

解析：根据《预防接种工作规范（2023年版）》第三章 疫苗使用管理8.2 对存在包装无法识别、储存温度不符合要求、超过有效期等问题的疫苗，要采取隔离存放、设置警示标志等措施，并按照医疗废物管理要求进行处置。

3.答案：BD

解析：根据《预防接种工作规范（2023年版）》第三章 疫苗使用管理5.2 疫苗配送：疫苗上市许可持有人按照采购合同约定，自行或委托符合疫苗冷链储存、运输条件的疫苗配送单位向疾控机构配送疫苗，也可配送至疾控机构指定的接种单位。疾控机构根据下级单位上报的疫苗领取计划，制定疫苗分配计划，自行或委托符合条

件的配送单位将疫苗配送至接种单位。传染病暴发、流行时，县级以上地方人民政府或其疾控主管部门需要采取应急接种的，市级及以上疾控机构可以直接向接种单位供应免疫规划疫苗。A、C、E项正确，B项错误。非免疫规划疫苗的配送：疾控机构承担非免疫规划疫苗配送工作，可向疫苗上市许可持有人收取非免疫规划疫苗储存运输费。D项错误，不得收取免疫规划疫苗储存运输费。

4.答案：BCD

解析：根据《预防接种工作规范（2023年版）》第三章 疫苗使用管理8.1 疾控机构、接种单位应建立疫苗定期检查制度。疾控机构、接种单位应每月对本单位疫苗进行检查并记录，内容包括疫苗的数量、来源、包装、储存温度和有效期等。

5.答案：ABCE

解析：根据《预防接种工作规范（2023年版）》第三章 疫苗使用管理10.1冷藏储运的疫苗：动态监测温度在0℃~2℃（不含0℃、2℃），冻干疫苗累计时间不超过72小时（≤72小时），液体疫苗累计时间不超过48小时（≤48小时）的可以使用。动态监测温度在8℃~15℃（不含8℃），累计时间不超过48小时（≤48小时）的可以使用。动态监测温度在15℃~25℃（不含15℃），累计时间不超过24小时（≤24小时）的可以使用。动态监测温度在25℃~37℃（不含25℃），累计时间不超过8小时（≤8小时）的可以使用。D项累计时间错误。

6.答案：BCD

解析：根据《预防接种工作规范（2023年版）》第三章 疫苗使用管理5.3疫苗的接收5.3.1疾控机构、接种单位、疫苗配送单位接收或购进疫苗时，应索取加盖疫苗上市许可持有人印章的批签发证明复印件或电子文件；接收或购进进口疫苗的，还应索取加盖其印章的进口药品通关单复印件或电子文件。5.3.2疾控机构、接种单位、疫苗配送单位接收或购进疫苗时，应索取本次运输、储存全过程温度监测记录或电子文档（从供货单位出库到收货单位入库）。故选BCD。

7.答案：AD

解析：根据《预防接种工作规范（2023年版）》第三章 疫苗使用管理5.3 疫苗的接收：对不能提供本次运输、储存全过程温度监测记录或温度控制不符合要求的，不得接收或购进，并应立即向县级以上地方人民政府药品监督管理部门、疾控主管部门报告。故选AD。

8.答案：ABCDE

解析：根据《疫苗储存和运输管理规范（2017年版）》第一条 为规范疫苗储存、运输，加强疫苗质量管理，保障预防接种的安全性和有效性，根据《疫苗流通和预防接种管理条例》，制定本规范。

9.答案：ABCDE

解析：根据《疫苗储存和运输管理规范（2017年版）》第二条 本规范适用于疾病预防控制机构、接种单位、疫苗生产企业、疫苗配送企业、疫苗仓储企业的疫苗储存、运输管理。

10.答案：ABE

解析：根据《疫苗储存和运输管理规范（2017年版）》第二条疾病预防控制机构、接种单位的疫苗储存、运输管理还应当遵守《预防接种工作规范（2023年版）》；疫苗生产企业、疫苗配送企业、疫苗仓储企业的疫苗储存、运输管理还应当遵守《药品经营质量管理规范（2024年修订）》。

11.答案：ABCDE

解析：根据《疫苗储存和运输管理规范（2017年版）》第十五条 疫苗生产企业、疫苗配送企业、疾病预防控制机构在供应或分发疫苗时，应当向收货方提供疫苗运输的设备类型、起运和到达时间、本次运输过程的疫苗运输温度记录、发货单和签收单等资料。第十六条 疾病预防控制机构、接种单位在接收或者购进疫苗时，应当索取和检查疫苗生产企业或疫苗配送企业提供的《生物制品批签发合格证》复印件，进口疫苗还应当提供《进口药品通关单》复印件。

12.答案：AD

解析：根据《预防接种工作规范（2023年版）》第三章 疫苗使用管理10.3.2 疫苗瓶开启后，减毒活疫苗超过半小时、灭活疫苗超过1小时未用完（疫苗说明书另有规定除外），应将剩

余疫苗废弃，按照医疗废物处置方法处理。

13.答案：ABCDE

解析：根据《预防接种工作规范（2023年版）》第三章 疫苗使用管理2.1 制定疫苗使用计划的依据：2.1.1 免疫规划疫苗的免疫程序。2.1.2 本辖区应种人数。2.1.3 本辖区的免疫规划疫苗可预防疾病发病水平及疫情预测、人群免疫状况以及群体性预防接种的安排。2.1.4 本年度年底预计库存量。2.1.5 含免疫规划疫苗成分的非免疫规划疫苗接种数量。2.1.6 单支疫苗剂次数。2.1.7 疫苗损耗系数。

14.答案：ABC

解析：根据《预防接种工作规范（2023年版）》4.1 国家免疫规划疫苗由国家疾病预防控制局会同财政部等组织集中招标或统一谈判，形成并公布中标价格或成交价格，各省、自治区、直辖市实行统一采购。

15.答案：BCDE

解析：根据《中华人民共和国疫苗管理法（2019年版）》第三十二条 国家免疫规划疫苗由国务院卫生健康主管部门会同国务院财政部门等组织集中招标或者统一谈判，形成并公布中标价格或者成交价格，各省、自治区、直辖市实行统一采购。

16.答案：AB

解析：根据《中华人民共和国疫苗管理法（2019年版）》第三十五条 疫苗上市许可持有人应当按照采购合同约定，向疾病预防控制机构供应疫苗。疾病预防控制机构应当按照规定向接种单位供应疫苗。疾病预防控制机构以外的单位和个人不得向接种单位供应疫苗，接种单位不得接收该疫苗。

17.答案：ABC

解析：根据《预防接种工作规范（2023年版）》第三章 疫苗使用管理5.2.2 免疫规划疫苗的配送：（1）疫苗上市许可持有人按照采购合同约定，自行或委托符合疫苗冷链储存、运输条件的疫苗配送单位向疾控机构配送疫苗，也可配送至疾控机构指定的接种单位。（2）疾控机构根据下级单位上报的疫苗领取计划，制定疫苗分配计划，自行或委托符合条件的配送单位将疫苗配送

至接种单位。

18.答案：ABC

解析：根据《预防接种工作规范（2023年版）》5.4.3 疾控机构和接种单位要在疫苗出入库的当日，对本单位各类疫苗使用情况、损耗情况和库存情况进行统计和核实，并于每月底最后一个工作日开展本单位的库存盘点，做到日清月结、账、物相符。

19.答案：ABCDE

解析：根据《预防接种工作规范（2023年版）》第三章 疫苗使用管理5.4.1 疾控机构、接种单位、疫苗配送单位疫苗出入库应扫描追溯码，建立真实、准确、完整的购进、接收、储存、供应/配送记录，通过扫描疫苗追溯码，自动生成"疫苗出入库登记表"。记录信息应包括出入库时间，疫苗名称，疫苗上市许可持有人，疫苗属性、批号、剂型、规格、有效期，出库/入库类型，出入库数量和出入库后的库存数量等，并记录发货/去向单位和疫苗配送单位名称等。

20.答案：ABCDE

解析：根据《疫苗储存和运输管理规范（2017年版）》第二十二条 疫苗应当在批准的温度范围（控制温度）内储存、运输。第十一条 每次应当测量冰箱内存放疫苗的各室温度，冰箱冷藏室温度应当控制在 2℃～8℃，冷冻室温度应当控制在 ≤−15℃。第十六条 收货时应当核实疫苗运输的设备类型、本次运输过程的疫苗运输温度记录，对疫苗运输工具、疫苗冷藏方式、疫苗名称、生产企业、规格、批号、有效期、数量、用途、启运和到达时间、启运和到达时的疫苗储存温度和环境温度等内容进行核实并做好记录。根据《预防接种工作规范（2023年版）》疾控机构和接种单位制定冷链管理制度，开展冷链设备设施维护和温度监测等工作，保障冷链设备正常运转。5.4.1 储存和运输疫苗时，冷藏箱或冷藏包内应按照要求放置冻制好的冰排。疫苗瓶不能直接与冰排接触，防止冻结。

21.答案：ABCE

解析：根据《预防接种工作规范（2023年版）》第三章 疫苗使用管理8.1 疾控机构、接种

单位应建立疫苗定期检查制度。疾控机构、接种单位应每月对本单位疫苗进行检查并记录，内容包括疫苗的数量、来源、包装、储存温度和有效期等。

22.答案：ABCDE

解析：根据《预防接种工作规范（2023年版）》第三章 疫苗使用管理6.3.1 疫苗应按品种、批号分类码放，摆放整齐。（1）采用冷库存放疫苗时，疫苗应置于货架上，保证与冷库地面、库墙留有一定距离。放置的疫苗不能正对冷风机或高于冷风机的高度，以免影响制冷效果或导致疫苗冻结。搬运疫苗时，应随时关门。（2）采用冰箱存放疫苗时，疫苗与箱壁之间至少留有1～2cm的空隙，疫苗不可放置在冰箱门内搁架上。

23.答案：CE

解析：根据《预防接种工作规范（2023年版）》第三章 疫苗使用管理6.1 免疫规划疫苗储存数量：疾控机构和接种单位应根据年度工作计划、疫苗使用需求、接种服务形式、冷链储存条件等情况，合理确定免疫规划疫苗储存数量。

24.答案：ACD

解析：根据《预防接种工作规范（2023年版）》第三章 疫苗使用管理5.2.3 非免疫规划疫苗的配送：（1）疫苗上市许可持有人按照非免疫规划疫苗采购合同约定，自行或委托符合条件的疫苗配送单位向疾控机构或其指定的接种单位配送疫苗。（2）疾控机构承担非免疫规划疫苗配送工作，可向疫苗上市许可持有人收取非免疫规划疫苗储存运输费。

25.答案：BC

解析：根据《预防接种工作规范（2023年版）》第三章 疫苗使用管理5.1.1 疫苗上市许可持有人按照采购合同约定，向疾控机构供应疫苗，疾控机构按照规定向接种单位供应疫苗。5.1.2 接种单位不得接收疾控机构以外单位和个人供应的疫苗。

26.答案：AB

解析：根据《预防接种工作规范（2023年版）》第三章 疫苗使用管理5.2.1 接种单位每月上报下月疫苗领取计划。县、市级疾控机构根

据辖区疫苗申领情况和疫苗库存量，每月（或双月）向上一级疾控机构上报下月疫苗领取计划。

27. 答案：ABCE

解析：根据《预防接种工作规范（2023年版）》第三章 疫苗使用管理10 疫苗储运温度异常现场评估原则：疾控机构和接种单位在日常疫苗储存和运输工作中，因冷链设备稳定性异常或装卸、存放、取用疫苗时开关冷藏车、冷库、冰箱门等造成监测温度短时间超出规定温度的，可结合疫苗热稳定性试验结果和现场实际情况，参考以下原则进行评估。

28. 答案：ABC

解析：根据《预防接种工作规范（2023年版）》第五章 预防接种实施5.4.4接种安全器材，包括注射器毁型装置或锐器盒、医疗废物桶等。

29. 答案：CDE

解析：根据《预防接种工作规范（2023年版）》第三章 疫苗使用管理6.3.3 冷藏箱（包）中疫苗的放置要求：脊髓灰质炎减毒活疫苗、含麻疹成分疫苗、甲型肝炎减毒活疫苗、乙脑减毒活疫苗等放在冷藏箱（包）的底层。B项正确。百白破疫苗、白破疫苗、乙型肝炎疫苗、脊髓灰质炎灭活疫苗等疫苗说明书中标注严禁冻结的疫苗，要放在冷藏箱（包）的上层，不能直接接触冰排。A项正确。5.1.2 疫苗装车时要轻搬轻放，码放整齐，不遮挡出风口，保证车厢内气流循环。C项错误。采用冷库存放疫苗时，疫苗应置于货架上，保证与冷库地面、库墙留有一定距离。放置的疫苗不能正对冷风机或高于冷风机的高度，以免影响制冷效果或导致疫苗冻结。搬运疫苗时，应随时关门。D项错误。采用冰箱存放疫苗时，疫苗与箱壁之间至少留有1~2cm的空隙，疫苗不可放置在冰箱门内搁架上。E项错误。

30. 答案：AC

解析：根据《中华人民共和国疫苗管理法（2019年版）》第四十条 疾病预防控制机构、接种单位应当建立疫苗定期检查制度，对存在包装无法识别、储存温度不符合要求、超过有效期等问题的疫苗，采取隔离存放、设置警示标志等措施，并按照国务院药品监督管理部门、卫生健康主管部门、生态环境主管部门的规定处置。疾病预防控制机构、接种单位应当如实记录处置情况，处置记录应当保存至疫苗有效期满后不少于五年备查。A项错误。据《预防接种工作规范（2023年版）》待废弃疫苗不得继续放置在冷链设备中保存。C项错误。

31. 答案：ABDE

解析：根据疫苗说明书，乙型肝炎疫苗、卡介苗、脊髓灰质炎灭活疫苗、百白破疫苗、白破疫苗、麻疹疫苗、麻腮风疫苗、麻风疫苗、乙脑疫苗、A群流脑多糖疫苗、A群C群流脑多糖疫苗、甲型肝炎疫苗、钩端螺旋体疫苗、出血热疫苗、炭疽疫苗等在2~8℃条件下避光储存和运输。3.5.2.4 脊髓灰质炎减毒活疫苗在−20℃以下保存，运输过程可在冷藏条件下进行。

32. 答案：ABCDE

解析：根据《中华人民共和国疫苗管理法（2019年版）》第七十三条 疫苗存在或者疑似存在质量问题的，疫苗上市许可持有人、疾病预防控制机构、接种单位应当立即停止销售、配送、使用，必要时立即停止生产，按照规定向县级以上人民政府药品监督管理部门、卫生健康主管部门报告。药品监督管理部门应当依法采取查封、扣押等措施。

33. 答案：ABE

解析：根据《预防接种工作规范（2023年版）》第五章 预防接种实施10.3.2 疫苗瓶开启后，减毒活疫苗超过半小时、灭活疫苗超过1小时未用完（疫苗说明书另有规定除外），应将剩余疫苗废弃，按照医疗废物处置方法处理。10.3.4 冷藏设备内未开启的疫苗要做好标记，放回冷链室冰箱保存，于有效期内在下次预防接种时优先使用。

34. 答案：AB

解析：根据《中华人民共和国疫苗管理法（2019年版）》第四十九条 接种单位接种非免疫规划疫苗，除收取疫苗费用外，还可以收取接种服务费。

35. 答案：ABE

解析：根据《预防接种工作规范（2023年版）》附件3-3疫苗出入库登记表（参考格式）

剂型：1.液体；2.冻干；3.丸剂；4.其他。

36.答案：ABCDE

解析：根据《预防接种工作规范（2023年版）》附件3-3疫苗出入库登记表（参考格式）疫苗属性：1.国家免疫规划疫苗；2.省级免疫规划疫苗；3.应急接种疫苗；4.群体性预防接种疫苗；5.非免疫规划疫苗；6.紧急使用疫苗。

37.答案：ABCDE

解析：根据《非免疫规划疫苗使用指导原则（2020年版）》，ABCDE都正确。

38.答案：BCDE

解析：根据《预防接种工作规范（2023年版）》第三章 疫苗使用管理6.3.3冷藏箱（包）中疫苗的放置要求：（1）脊髓灰质炎减毒活疫苗、含麻疹成分疫苗、甲型肝炎减毒活疫苗、乙脑减毒活疫苗等放在冷藏箱（包）的底层。（2）卡介苗放在冷藏箱（包）的中层，并有醒目标识。（3）百白破疫苗、白破疫苗、乙型肝炎疫苗、脊髓灰质炎灭活疫苗等疫苗说明书中标注严禁冻结的疫苗，要放在冷藏箱（包）的上层，不能直接接触冰排。A项错误，卡介苗应放中层。B、C、D、E正确。

39.答案：ACDE

解析：根据《预防接种工作规范（2023年版）》第三章 疫苗使用管理：（1）采用冷库存放疫苗时，疫苗应置于货架上，保证与冷库地面、库墙留有一定距离。放置的疫苗不能正对冷风机或高于冷风机的高度，以免影响制冷效果或导致疫苗冻结。搬运疫苗时，应随时关门。（2）采用冰箱存放疫苗时，疫苗与箱壁之间至少留有1～2cm的空隙，疫苗不可放置在冰箱门内搁架上。

40.答案：ABCDE

解析：在疫苗供应环节中，确保疫苗安全、高效地分发至使用单位的主要措施包括：严格冷链管理，全流程追溯与监管，规范流通与配送机制，人员培训与应急响应，监督与责任落实等。故选ABCDE。

41.答案：ABCD

解析：疫苗电子追溯系统的主要优势：全流程透明化与精准追溯，预防疫苗造假，质量安全与风险防控强化，提升效率，资源优化等。疫苗追溯系统与降低生产成本两者无相关性。故选ABCD。

42.答案：ABCDE

解析：疫苗的储运要求主要包括温度控制、避光、湿度管理、运输设备管理、冷链设备维护等，对这些因素的控制可降低疫苗失效的风险。故选ABCDE。

43.答案：ABCDE

解析：疫苗常见采购方式主要包括国家统一采购和省级集中采购两种模式，具体实施中通过公共资源交易平台、带量谈判、公开招标、单一来源采购、邀请招标、竞争性谈判、询价采购等多元化机制实现。故选ABCDE。

（三）判断

1.答案：错误

解析：根据《预防接种工作规范（2023年版）》第三章 疫苗使用管理2.1.7疫苗损耗系数。（1）疫苗损耗系数＝疫苗使用剂次数/疫苗实际接种剂次数。

2.答案：错误

解析：根据《预防接种工作规范（2023年版）》第三章 疫苗使用管理5.3.2疾控机构、接种单位、疫苗配送单位接收或购进疫苗时，应索取本次运输、储存全过程温度监测记录或电子文档（从供货单位出库到收货单位入库），对采用冷藏箱（包）运送到接种单位的，要查看冰排状况或冷藏箱（包）内的温度计，并做好记录。上述温度记录资料，应保存至疫苗有效期满后不少于5年备查。

3.答案：错误

解析：根据《预防接种工作规范(2023年版)》，疫苗储运温度异常现场评估原则适用于因冷链设备稳定性异常或装卸、存放、取用疫苗时开关冷藏车、冷库冰箱门等造成监测温度短时间超出规定温度的情况。冰箱意外断电，应按照《疫苗储存和运输管理规范（2017年版）》第二十四条进行处置，在特殊情况下，如停电、储存运输设备发生故障，造成温度异常的，须填写"疫苗储存和运输温度异常情况记录表"。疫苗生产企业应当及时启动重大偏差或次要偏差处理流程，评估其对产品质量的潜在影响，并将评估报告提交给相应单位。

4.答案：正确

解析：根据《预防接种工作规范（2023年版）》第三章 疫苗使用管理10.1 冷藏储运的疫苗动态监测温度在8℃~15℃（不含8℃），累计时间不超过48小时（≤48小时）的可以使用。百白破疫苗属于冷藏储运的液体疫苗，动态监测温度在15℃，共36小时，累计时间没有超过48小时（≤48小时），可以使用。

5.答案：错误

解析：根据《预防接种工作规范（2023年版）》第三章 疫苗使用管理 免疫规划疫苗储存数量：原则上，省、市、县级疾控机构库存量应为2~3个月的计划使用量，设立在县级以上医疗机构、社区卫生服务中心和乡镇卫生院的接种单位库存量应为1个月的计划使用量。

6.答案：正确

解析：根据《预防接种工作规范（2023年版）》第三章 疫苗使用管理10.3 剩余疫苗处理：待废弃疫苗不得继续放置在冷链设备中保存。

7.答案：正确

解析：根据《预防接种工作规范（2023年版）》第三章 疫苗使用管理2.1 制定疫苗使用计划的依据：2.1.5 含免疫规划疫苗成分的非免疫规划疫苗接种数量。参考上一年度含免疫规划疫苗成分的非免疫规划疫苗的接种剂次数。

8.答案：错误

解析：根据《预防接种工作规范（2023年版）》第三章 疫苗使用管理 非免疫规划疫苗的配送：（2）疾控机构承担非免疫规划疫苗配送工作，可向疫苗上市许可持有人收取非免疫规划疫苗储存、运输费。

9.答案：错误

解析：根据《预防接种工作规范（2023年版）》第三章 疫苗使用管理6.3.3 冷藏箱（包）中疫苗的放置要求：脊髓灰质炎减毒活疫苗、含麻疹成分疫苗、甲型肝炎减毒活疫苗、乙脑减毒活疫苗等放在冷藏箱（包）的底层。百白破疫苗、白破疫苗、乙型肝炎疫苗、脊髓灰质炎灭活疫苗等疫苗说明书中标注严禁冻结的疫苗，要放在冷藏箱（包）的上层，不能直接接触冰排。

10.答案：错误

解析：根据《预防接种工作规范（2023年版）》第三章 疫苗使用管理6.3.3 冷藏箱（包）中疫苗的放置要求：（3）百白破疫苗、白破疫苗、乙型肝炎疫苗、脊髓灰质炎灭活疫苗等疫苗说明书中标注严禁冻结的疫苗，要放在冷藏箱（包）的上层，不能直接接触冰排。

11.答案：正确

解析：根据《预防接种工作规范（2023年版）》第三章 疫苗使用管理2.2 疫苗使用计划的参考计算方法。

12.答案：正确

解析：根据《预防接种工作规范（2023年版）》第三章 疫苗使用管理4.2 国家免疫规划疫苗以外的其他免疫规划疫苗、非免疫规划疫苗由各省、自治区、直辖市通过省级公共资源交易平台组织采购，具体采购方式、采购主体由各省、自治区、直辖市自行规定。

13.答案：错误

解析：根据《预防接种工作规范（2023年版）》第三章 疫苗使用管理5.1.1 疫苗上市许可持有人按照采购合同约定，向疾控机构供应疫苗，疾控机构按照规定向接种单位供应疫苗。5.1.2 接种单位不得接收疾控机构以外单位和个人供应的疫苗。

14.答案：错误

解析：根据《预防接种工作规范（2023年版）》第三章 疫苗使用管理5.2.2 免疫规划疫苗的配送：接受委托配送的配送单位不得再次委托。

15.答案：正确

解析：根据《预防接种工作规范（2023年版）》第三章 疫苗使用管理5.3 疫苗的接收。

16.答案：正确

解析：根据《预防接种工作规范（2023年版）》第三章 疫苗使用管理5.4 疫苗出入库信息管理。

17.答案：正确

解析：根据《预防接种工作规范（2023年版）》第三章 疫苗使用管理6.3 储存和运输要求。

18.答案：错误

解析：根据《预防接种工作规范（2023年版）》第三章 疫苗使用管理8.1疾控机构、接种单位应建立疫苗定期检查制度。疾控机构、接种单位应每月对本单位疫苗进行检查并记录，内容包括疫苗的数量、来源、包装、储存温度和有效期等。

19.答案：错误

解析：根据《预防接种工作规范（2023年版）》第三章 疫苗使用管理8.2 对存在包装无法识别、储存温度不符合要求、超过有效期等问题的疫苗，要采取隔离存放、设置警示标志等措施，并按照医疗废物管理要求进行处置。

20.答案：正确

解析·根据《预防接种工作规范（2023年版）》第三章 疫苗使用管理5.4 疫苗出入库信息管理9.2 免疫规划信息系统记录。

21.答案：错误

解析：根据《预防接种工作规范（2023年版）》第三章 疫苗使用管理2.1 制定疫苗使用计划的依据2.1.1 免疫规划疫苗的免疫程序。2.1.2 本辖区应种人数。2.1.3 本辖区的免疫规划疫苗可预防疾病发病水平及疫情预测、人群免疫状况以及群体性预防接种的安排。2.1.4 本年度年底预计库存量。2.1.5 含免疫规划疫苗成分的非免疫规划疫苗接种数量。2.1.6 单支疫苗剂次数。2.1.7 疫苗损耗系数。

22.答案：正确

解析：根据《预防接种工作规范（2023年版）》第三章 疫苗使用管理4 疫苗招标采购。

23.答案：正确

解析：根据《预防接种工作规范（2023年版）》第三章 疫苗使用管理5.1 疫苗供应。

24.答案：正确

解析：根据《预防接种工作规范（2023年版）》第三章 疫苗使用管理5.2.2 免疫规划疫苗的配送：（3）疾控机构委托疫苗配送单位配送疫苗的，应当对疫苗配送单位的储存配送能力进行评估。配送单位应遵守《疫苗储存和运输管理规范》的有关要求，保证储存运输过程中的疫苗质量。接受委托配送的配送单位不得再次委托。

25.答案：错误

解析：根据《预防接种工作规范（2023年版）》第三章 疫苗使用管理5.3 疫苗的接收5.3.2 疾控机构、接种单位、疫苗配送单位接收或购进疫苗时，应索取本次运输、储存全过程温度监测记录或电子文档（从供货单位出库到收货单位入库），对采用冷藏箱（包）运送到接种单位的，要查看冰排状况或冷藏箱（包）内的温度计，并做好记录。

26.答案：正确

解析：根据《预防接种工作规范（2023年版）》第三章 疫苗使用管理5.4 疫苗出入库信息管理。

27.答案：错误

解析：根据《预防接种工作规范（2023年版）》第三章 疫苗使用管理 原则上，省、市、县级疾控机构库存量应为2～3个月的计划使用量，设立在县级以上医疗机构、社区卫生服务中心和乡镇卫生院的接种单位库存量应为1个月的计划使用量。

28.答案：正确

解析：根据《预防接种工作规范（2023年版）》第三章 疫苗使用管理8 疫苗定期检查。

29.答案：错误

解析：根据《预防接种工作规范（2023年版）》第三章 疫苗使用管理 疾控机构和接种单位在日常疫苗储存和运输工作中，因冷链设备稳定性异常或装卸、存放、取用疫苗时开关冷藏车、冷库、冰箱门等造成监测温度短时间超出规定温度的，可结合疫苗热稳定性试验结果和现场实际情况，参考以下原则进行评估。

30.答案：错误

解析：根据《一次性使用无菌注射器（第4部分：防止重复使用注射器）》（YY/T 0573.4—2020）。

31.答案：正确

解析：根据《预防接种工作规范（2023年版）》第三章 疫苗使用管理2.4 制定应急接种和群体性预防接种的疫苗使用计划2.4.1 由疾控机构根据应急接种和群体性预防接种的对象和范围制定。

32.答案：错误

解析：根据《预防接种工作规范（2023年版）》第三章 疫苗使用管理3.1 接种单位根据预防接种工作的需要和受种者接种需求（可以通过预约进行测算），制定"非免疫规划疫苗使用计划报表"，按规定定期向县级疾控机构报告。3.2 "非免疫规划疫苗使用计划报表"由县级疾控机构汇总后，逐级上报至省级疾控机构。

33.答案：正确

解析：根据《预防接种工作规范（2023年版）》第三章 疫苗使用管理5.2 疫苗配送。

34.答案：错误

解析：根据《预防接种工作规范（2023年版）》第三章 疫苗使用管理（2）疾控机构承担非免疫规划疫苗配送工作，可向疫苗上市许可持有人收取非免疫规划疫苗储存运输费。

35.答案：正确

解析：根据《预防接种工作规范（2023年版）》第三章 疫苗使用管理5.4 疫苗出入库信息管理。

36.答案：正确

解析：根据《预防接种工作规范（2023年版）》第三章 疫苗使用管理5.2 疫苗配送。

37.答案：错误

解析：根据《预防接种工作规范（2023年版）》第三章 疫苗使用管理5.3 疫苗的接收：对不能提供本次运输、储存全过程温度监测记录或温度控制不符合要求的，不得接收或购进，并应立即向县级以上地方人民政府药品监督管理部门、疾控主管部门报告。

38.答案：错误

解析：根据《预防接种工作规范（2023年版）》第三章 疫苗使用管理6.2 储存和运输温度6.2.1 疫苗和稀释液的储存、运输温度按照疫苗说明书与《疫苗储存和运输管理规范》的规定执行。

39.答案：错误

解析：根据《预防接种工作规范（2023年版）》第三章 疫苗使用管理7.2 抽取疫苗后和注射完毕后不得回套针帽，不得用手分离注射器针头，防止被针头误伤。

40.答案：正确

解析：根据《预防接种工作规范（2023年版）》第三章 疫苗使用管理2.4 制定应急接种和群体性预防接种的疫苗使用计划。

41.答案：错误

解析：根据《预防接种工作规范（2023年版）》第三章 疫苗使用管理5.2.2 免疫规划疫苗的配送：接受委托配送的配送单位不得再次委托。

42.答案：错误

解析：根据《预防接种工作规范（2023年版）》第三章 疫苗使用管理（2）疾控机构承担非免疫规划疫苗配送工作，可向疫苗上市许可持有人收取非免疫规划疫苗储存运输费。

43.答案：正确

解析：根据《预防接种工作规范（2023年版）》第三章 疫苗使用管理5.2 疫苗配送。

44.答案：正确

解析：根据《预防接种工作规范（2023年版）》第三章 疫苗使用管理5.3 疫苗的接收。

45.答案：错误

解析：根据《预防接种工作规范（2023年版）》第三章 疫苗使用管理5.3 疫苗的接收：对不能提供本次运输、储存全过程温度监测记录或温度控制不符合要求的，不得接收或购进，并应立即向县级以上地方人民政府药品监督管理部门、疾控主管部门报告。

46.答案：错误

解析：根据《预防接种工作规范（2023年版）》第三章 疫苗使用管理8.2 对存在包装无法识别、储存温度不符合要求、超过有效期等问题的疫苗，要采取隔离存放、设置警示标志等措施，并按照医疗废物管理要求进行处置。

47.答案：正确

解析：根据《疫苗储存和运输管理规范》（2017年版）第二十条，根据《中华人民共和国疫苗管理法（2019年版）》第四十条。

48.答案：正确

解析：根据《中华人民共和国疫苗管理法（2019年版）》第七十条。

49.答案：错误

解析：根据《中华人民共和国疫苗管理法（2019年版）》第七十三条 疫苗存在或者疑似存在质量问题的，疫苗上市许可持有人、疾病预防控制机构、接种单位应当立即停止销售、配送、使用，必要时立即停止生产，按照规定向县级以上人民政府药品监督管理部门、卫生健康主管部门报告。药品监督管理部门应当依法采取查封、扣押等措施。

50.答案：正确

解析：根据《中华人民共和国疫苗管理法（2019年版）》第三十七条。

51.答案：错误

解析：比如霍乱疫苗、水痘疫苗、肠道病毒71型灭活疫苗等。

52.答案：错误

解析：根据《预防接种工作规范（2023年版）》第三章 疫苗使用管理3.2 制定并上报免疫规划疫苗使用计划和非免疫规划疫苗采购计划，负责疫苗接收和使用管理。

53.答案：错误

解析：根据《预防接种工作规范（2023年版）》第三章 疫苗使用管理6.4.3 疫苗说明书规定严禁冻结的疫苗，如百白破疫苗、乙型肝炎疫苗、白破疫苗等，冻结后一律不得使用。

54.答案：正确

解析：根据《预防接种工作规范（2023年版）》第三章 疫苗使用管理6.4 现场疫苗准备和检查。

55.答案：正确

解析：根据《中华人民共和国疫苗管理法（2019年版）》第二十八条。

56.答案：正确

解析：根据《中华人民共和国疫苗管理法（2019年版）》第二十六条。

57.答案：错误

解析：根据《中华人民共和国疫苗管理法（2019年版）》第四十一条 省、自治区、直辖市人民政府在执行国家免疫规划时，可以根据本行政区域疾病预防、控制需要，增加免疫规划疫苗种类，报国务院卫生健康主管部门备案并公布。

58.答案：正确

解析：根据《中华人民共和国疫苗管理法（2019年版）》第四十一条。

59.答案：错误

解析：根据《预防接种工作规范（2023年版）》第五章 预防接种实施2.1 疫苗吸取和使用要求：使用冻干剂型疫苗时，用一次性注射器抽取稀释液，沿疫苗瓶内壁缓慢注入，轻轻摇荡，使疫苗充分溶解，避免出现泡沫。

60.答案：错误

解析：根据《预防接种工作规范（2023年版）》附件5-6疫苗接种方法2.1 疫苗吸取和使用要求：多人份脊髓灰质炎减毒活疫苗滴剂容器开启后，如未能立即用完，应置于2~8℃，并于当天内用完。

61.答案：错误

解析：根据《预防接种工作规范（2023年版）》第五章 预防接种实施10.3.4 冷藏设备内未开启的疫苗要做好标记，放回冷链室冰箱保存，于有效期内在下次预防接种时优先使用。

62.答案：错误

解析：根据《中华人民共和国疫苗管理法（2019年版）》第二十二条 疫苗上市许可持有人应当具备疫苗生产能力；超出疫苗生产能力确需委托生产的，应当经国务院药品监督管理部门批准。

63.答案：错误

解析：根据《中华人民共和国疫苗管理法（2019年版）》第七十三条 疫苗存在或者疑似存在质量问题的，疫苗上市许可持有人、疾病预防控制机构、接种单位应当立即停止销售、配送、使用，必要时立即停止生产，按照规定向县级以上人民政府药品监督管理部门、卫生健康主管部门报告。药品监督管理部门应当依法采取查封、扣押等措施。

64.答案：错误

解析：根据《预防接种工作规范（2023年版）》5.2.3 非免疫规划疫苗的配送（2）疾控机构承担非免疫规划疫苗配送工作，可向疫苗上市许可持有人收取非免疫规划疫苗储存运输费。

65.答案：正确

解析：根据《疫苗储存和运输管理规范（2017年版）》第十六条。

66.答案：正确

解析：根据《预防接种工作规范（2023年版）》5.2疫苗配送。

67.答案：错误

解析：根据《预防接种工作规范（2023年版）》6.3 储存和运输要求（2）采用冰箱存放疫苗时，疫苗与箱壁之间至少留有1～2cm的空隙，疫苗不可放置在冰箱门内搁架上。

68.答案：错误

解析：根据《中华人民共和国疫苗管理法（2019年版）》第三十七条 疫苗在储存、运输全过程中应当处于规定的温度环境，冷链储存、运输应当符合要求，并定时监测、记录温度。

69.答案：正确

解析：疫苗追溯码根据包装层级分为三级，三级追溯码位于最外层包装上，用于标识整批疫苗的整体信息；二级追溯码，存在于中间层级的包装（介于大包装和小包装之间），用于中间环节的追溯；一级追溯码，标注在最小包装上，可精确追溯每盒/每支疫苗的来源和去向。疫苗外包装条码损毁，可以拆箱后扫描其内部疫苗小包装条码。

70.答案：错误

解析：省级疾病预防控制机构负责通过省级公共资源交易平台组织集中采购非免疫规划疫苗，市级、县级疾控机构根据辖区需求通过省级平台完成采购，故本题错误。

71.答案：正确

解析：疫苗生产过程中加入的附加物如佐剂、辅料或残留成分都可能引起过敏反应。

72.答案：错误

解析：如HPV疫苗、新型冠状病毒疫苗抗原含量成人和儿童一样，不区分成人和儿童。故本题错误。

73.答案：错误

解析：疫苗生产企业可将非免疫规划疫苗销售给各级疾病预防控制机构，包括县级、市级及承担县级职能的市级机构。故本题错误。

（四）填空

1.答案：疫苗有效期满后不少于5年

解析：根据《预防接种工作规范（2023年版）》第三章 疫苗使用管理5.3.2 疾控机构、接种单位、疫苗配送单位接收或购进疫苗时，应索取本次运输、储存全过程温度监测记录或电子文档（从供货单位出库到收货单位入库），对采用冷藏箱（包）运送到接种单位的，要查看冰排状况或冷藏箱（包）内的温度计，并做好记录。上述温度记录资料，应保存至疫苗有效期满后不少于5年备查。

2.答案：1.2

解析：根据《预防接种工作规范（2023年版）》第三章 疫苗使用管理2.1.7（2）疫苗损耗系数参考标准：单支1剂次疫苗为1.05，单支2剂次疫苗为1.2，单支3剂次疫苗为1.5，单支4剂次疫苗为2.0，单支5剂次及以上疫苗为2.5。可根据接种服务形式、服务周期、疫苗规格等调整。

3.答案：近有效期

解析：根据《预防接种工作规范（2023年版）》第三章 疫苗使用管理5.2.2配送疫苗时要遵循"近有效期先出"的原则。

4.答案：2.0

解析：根据《预防接种工作规范（2023年版）》第三章 疫苗使用管理2.1.7（2）疫苗损耗系数参考标准：单支1剂次疫苗为1.05，单支2剂次疫苗为1.2，单支3剂次疫苗为1.5，单支4剂次疫苗为2.0，单支5剂次及以上疫苗为2.5。可根据接种服务形式、服务周期、疫苗规格等调整。

5.答案：24

解析：根据《预防接种工作规范（2023年版）》第三章 疫苗使用管理10.1冷冻储运的疫苗：动态监测温度在0℃～25℃（不含0℃），累计时间不超过24小时（≤24小时）的可以使用。

6.答案：1～2

解析：根据《预防接种工作规范（2023年版）》第三章 疫苗使用管理6.3 储存和运输要

求：采用冰箱存放疫苗时，疫苗与箱壁之间至少留有 1～2cm 的空隙，疫苗不可放置在冰箱门内搁架上。

7.答案：2.5

解析：根据《预防接种工作规范（2023年版）》疫苗损耗系数参考标准：单支5剂次及以上疫苗为2.5。

8.答案：8

解析：根据《预防接种工作规范（2023年版）》第三章 疫苗使用管理10.1冷藏储运的疫苗：动态监测温度在25℃～37℃（不含25℃），累计时间不超过8小时（≤8小时）的可以使用。

9.答案：接种单位　接种单位

解析：根据《中华人民共和国疫苗管理法（2019年版）》第三十五条疾病预防控制机构以外的单位和个人不得向接种单位供应疫苗，接种单位不得接收该疫苗。

10.答案：冷链储存、运输　疫苗配送单位

解析：根据《中华人民共和国疫苗管理法（2019年版）》第三十六条疫苗上市许可持有人、疾病预防控制机构自行配送疫苗应当具备疫苗冷链储存、运输条件，也可以委托符合条件的疫苗配送单位配送疫苗。

11.答案：储存、运输　疫苗质量

解析：根据《中华人民共和国疫苗管理法（2019年版）》第三十七条 疾病预防控制机构、接种单位、疫苗上市许可持有人、疫苗配送单位应当遵守疫苗储存、运输管理规范，保证疫苗质量。

12.答案：温度　温度

解析：根据《中华人民共和国疫苗管理法（2019年版）》第三十七条疫苗在储存、运输全过程中应当处于规定的温度环境，冷链储存、运输应当符合要求，并定时监测、记录温度。

13.答案：批签发证明复印件或者电子文件　进口药品通关单复印件或者电子文件

解析：根据《中华人民共和国疫苗管理法（2019年版）》第三十八条 疫苗上市许可持有人在销售疫苗时，应当提供加盖其印章的批签发证明复印件或者电子文件；销售进口疫苗的，还应当提供加盖其印章的进口药品通关单复印件或者

电子文件。

14.答案：接收　储存　五年

解析：根据《中华人民共和国疫苗管理法（2019年版）》第三十九条 疾病预防控制机构、接种单位、疫苗配送单位应当按照规定，建立真实、准确、完整的接收、购进、储存、配送、供应记录，并保存至疫苗有效期满后不少于五年备查。

15.答案：本次　五年

解析：根据《中华人民共和国疫苗管理法（2019年版）》第三十九条 疾病预防控制机构、接种单位接收或者购进疫苗时，应当索取本次运输、储存全过程温度监测记录，并保存至疫苗有效期满后不少于五年备查。

16.答案：本级　本年底

解析：根据《预防接种工作规范（2023年版）》第三章 疫苗使用管理2.2.2 制定计划时需考虑本级和下一级本年度年底预计库存量。

17.答案：使用　损耗　库存　日清月结

解析：根据《预防接种工作规范（2023年版）》第三章 疫苗使用管理5.4.3 疾控机构和接种单位要在疫苗出入库的当日，对本单位各类疫苗使用情况、损耗情况和库存情况进行统计和核实，并于每月底最后一个工作日开展本单位的库存盘点，做到日清月结，账、物相符。

18.答案：品种　批号

解析：根据《预防接种工作规范（2023年版）》第二章 疫苗使用管理6.3 储存和运输要求6.3.1疫苗应按品种、批号分类码放，摆放整齐。

19.答案：疾病预防控制机构　接种单位

解析：根据《中华人民共和国疫苗管理法（2019年版）》第三十五条。

20.答案：有效期满后不少于五年

解析：根据《中华人民共和国疫苗管理法（2019年版）》第三十九条。

21.答案：本次运输、储存全过程温度监测记录

解析：根据《中华人民共和国疫苗管理法（2019年版）》第三十九条。

22.答案：疫苗定期检查　隔离存放　设置警示标志

解析：根据《中华人民共和国疫苗管理法（2019年版）》第四十条。

23. 答案：批签发证明复印件或者电子文件 进口药品通关单复印件或者电子文件

解析：根据《中华人民共和国疫苗管理法（2019年版）》第三十八条。

24. 答案：产品包装、储存温度、运输条件、批签发证明文件（进口疫苗进口药品通关单）

解析：根据《预防接种工作规范（2023年版）》第三章 疫苗使用管理5.4 疫苗出入库信息管理。

25. 答案：2~3 1

解析：根据《预防接种工作规范（2023年版）》第三章 疫苗使用管理6.1 免疫规划疫苗储存数量。

26. 答案：传染病流行情况 人群免疫状况

解析：根据《中华人民共和国疫苗管理法（2019年版）》第四十一条。

27. 答案：1.05 1.2 1.5 2.0 2.5

解析：根据《预防接种工作规范（2023年版）》第三章 疫苗使用管理（2）疫苗损耗系数参考标准。

28. 答案：疫苗运输温度记录表

解析：根据《疫苗储存和运输管理规范（2017年版）》第十二条。

29. 答案：6小\时 6小时

解析：根据《疫苗储存和运输管理规范（2017年版）》第十二条。

30. 答案：药品监督管理部门、卫生健康主管部门

解析：根据《中华人民共和国疫苗管理法（2019年版）》第三十九条。

31. 答案：疫苗冷链储存、运输 疫苗配送单位

解析：根据《疫苗储存和运输管理规范（2017年版）》第三十六条。

二、冷链系统管理

（一）单选

1. 答案：C

解析：根据《预防接种工作规范（2023年

版）》第四章 冷链系统管理6.1.1 采用自动温度监测设备对普通冷库、低温冷库进行温度监测时，自动温度监测设备测量精度要求在±0.5℃范围内，在疫苗储存过程中应每隔30分钟自动记录一次温度数据。

2. 答案：D

解析：根据《疫苗储存和运输管理规范（2017年版）》第六条 疾病预防控制机构、接种单位的疫苗储存、运输设施设备管理和维护要求：（二）冷藏车能自动调控、显示和记录温度状况。（三）冰箱的补充、更新应当选用具备医疗器械注册证的医用冰箱。（四）冷藏车、冰箱、冷藏箱（包）在储存、运输疫苗前应当达到相应的温度要求。（五）自动温度监测设备，温度测量精度要求在±0.5℃范围内；冰箱监测用温度计，温度测量精度要求在±1℃范围内。A、B、C项正确，D项自动温度监测设备和监测用温度计的温度测量精度要求错误。

3. 答案：C

解析：根据《疫苗储存和运输管理规范（2017年版）》附件1冷链设备维护周期和使用年限参考标准：普通冰箱，建议使用年限8~10年，参考依据《中华人民共和国医疗器械行业标准》（YY0086-2007）。

4. 答案：B

解析：根据《疫苗储存和运输管理规范（2017年版）》附件1冷链设备维护周期和使用年限参考标准：普通冷库，建议维护周期每年至少全面维护一次。建议使用年限8~10年，参考依据《中华人民共和国机械行业标准》（JB/T9061-1999/冷库管理规范）。

5. 答案：B

解析：根据《预防接种工作规范（2023年版）》第四章 冷链系统管理5.5 冰排：注水后冰排直立放置在低温冰箱或冰箱的冷冻室内，冻制时间不少于24小时。

6. 答案：B

解析：根据《预防接种工作规范（2023年版）》第四章 冷链系统管理6.1.2 采用温度计或自动温度监测设备对冰箱进行温度监测时，温度计应分别放置在冰箱冷藏室及冷冻室的中间

位置。

7.答案：D

解析：根据《预防接种工作规范（2023年版）》第四章 冷链系统管理2.1.3 接种单位需要配备冰箱（包括冷藏和冷冻）、冷藏箱或冷藏包、冰排、温度监测器材或设备，需要储存大量疫苗的接种单位可配备普通冷库。

8.答案：B

解析：根据《预防接种工作规范（2023年版）》第四章 冷链系统管理5.3.2 冰箱蒸发器结霜厚度≥4mm时要及时除霜。

9.答案：D

解析：根据《预防接种工作规范（2023年版）》第四章 冷链系统管理6.2.2 记录内容包括疫苗运输工具、疫苗冷藏方式、疫苗名称、疫苗上市许可持有人、规格、批号、有效期、数量、疫苗属性、启运和到达时间、启运和到达时的疫苗储存温度和环境温度、启运至到达行驶里程、送/收疫苗单位、送/收疫苗人员签名等。

10.答案：C

解析：根据《预防接种工作规范（2023年版）》第四章 冷链系统管理5.5.1 冻制冰排时，冰排注水量为冰排容积的90%。

11.答案：C

解析：在冻制冰排时，冰排与低温冰箱箱壁之间应留有3～5cm的间隙。

12.答案：C

解析：根据《预防接种工作规范（2023年版）》第四章 冷链系统管理5.3.2 要经常保持冰箱内外的清洁。可用软布、洗涤剂擦洗内外壁及附件，清洁后用干布擦干。

13.答案：A

解析：根据《预防接种工作规范（2023年版）》第四章 冷链系统管理1.3 冷链系统：在冷链设备设施的基础上加入管理因素（即人员、管理措施和保障）的工作体系。

14.答案：B

解析：根据《疫苗储存和运输管理规范（2017年版）》冷链设备维护周期和使用年限参考标准：低温冰箱建议维护周期根据需要定期除霜，建议使用年限8～10年。

15.答案：A

解析：根据《预防接种工作规范（2023年版）》第四章 冷链系统管理2.1.3 接种单位需要配备冰箱（包括冷藏和冷冻）、冷藏箱或冷藏包、冰排、温度监测器材或设备，需要储存大量疫苗的接种单位可配备普通冷库。

16.答案：B

解析：根据《疫苗储存和运输管理规范（2017年版）》附件1冷链设备维护周期和使用年限参考标准：低温冷库，每年至少全面维护一次，建议使用年限8～10年。

17.答案：A

解析：根据《疫苗储存和运输管理规范（2017年版）》附件1冷链设备维护周期和使用年限参考标准：冷藏车，建议维护周期500～700小时进行一次维护和保养，建议使用年限10～15年/40～60万公里。

18.答案：A

解析：根据《疫苗储存和运输管理规范（2017年版）》第六条 疾病预防控制机构、接种单位的疫苗储存、运输设施设备管理和维护要求：（五）自动温度监测设备，温度测量精度要求在±0.5℃范围内；冰箱监测用温度计，温度测量精度要求在±1℃范围内。

19.答案：C

解析：根据《疫苗储存和运输管理规范（2017年版）》第六条 疾病预防控制机构、接种单位的疫苗储存、运输设施设备管理和维护要求：（五）自动温度监测设备，温度测量精度要求在±0.5℃范围内；冰箱监测用温度计，温度测量精度要求在±1℃范围内。

20.答案：A

解析：根据《预防接种工作规范（2023年版）》第四章 冷链系统管理3.3 冷链设备要有专用房屋安置，房屋应通风、干燥，避免阳光直射。安装3台以上冰箱的房间应安装空调或排气风扇。A项错误。

21.答案：C

解析：根据《预防接种工作规范（2023年版）》第四章 冷链系统管理5.3.1 冰箱应放置平整，避免震动。冰箱的上部和散热面要分别留有

30cm、10cm以上的空间。

22.答案：B

解析：根据《预防接种工作规范（2023年版）》第四章 冷链系统管理3.3 安装3台以上冰箱的房间应安装空调或排气风扇。

23.答案：A

解析：根据《疫苗储存和运输管理规范（2017年版）》第二十四条 在特殊情况下，如停电、储存运输设备发生故障，造成温度异常的，须填写"疫苗储存和运输温度异常情况记录表"。疫苗生产企业应当及时启动重大偏差或次要偏差处理流程，评估其对产品质量的潜在影响，并将评估报告提交给相应单位。

24.答案：C

解析：冰箱长期停止使用时，应将冰箱内外擦干净，每周开机数小时。可以让管道内的润滑油和制冷剂循环，避免部件干涸或压缩机故障。

25.答案：D

解析：《疫苗储存和运输管理规范（2017年版）》是2017年12月15日发布的。

26.答案：B

解析：根据《预防接种工作规范（2023年版）》第四章 冷链系统管理6.1.2采用温度计或自动温度监测设备对冰箱进行温度监测时，温度计应分别放置在冰箱冷藏室及冷冻室的中间位置。每日上午和下午各测温1次（间隔不少于6小时）。

27.答案：A

解析：根据《预防接种工作规范（2023年版）》第四章 冷链系统管理3 冷链系统管理基本要求：疾控机构和接种单位制定冷链管理制度，开展冷链设备设施维护和温度监测等工作，保障冷链设备正常运转。3.1 疾控机构和接种单位应有专人对冷链设备进行管理与维护。3.2 冷链设备应按需求计划购置和下发，建立健全领发手续，做到专物专用，禁止存放其他物品。3.3 冷链设备要有专用房屋安置，房屋应通风、干燥、避免阳光直射。B、C、D项错误，A项正确。

28.答案：C

解析：疾控机构和接种单位制定冷链管理制度，开展冷链设备设施维护和温度监测等工作，保障冷链设备正常运转。疾控机构和接种单位应有专人对冷链设备进行管理与维护。对储存疫苗的冷链设备进行温度记录。定期检查、维护和更新冷链设备设施，保证设备的良好运转状态，符合疫苗储存规定要求。采用冰箱存放疫苗时，疫苗与箱壁之间至少留有1~2cm的空隙，疫苗不可放置在冰箱门内搁架上。

29.答案：A

解析：根据《预防接种工作规范（2023年版）》第四章 冷链系统管理5.1.1 冷藏车应定期保养，保证车辆机械和制冷系统处于良好状态。使用前应根据疫苗运输的温度要求设定冷藏车厢内温度，达到规定温度并稳定后再装载疫苗。

30.答案：B

解析：根据《预防接种工作规范（2023年版）》第四章 冷链系统管理6.1 疫苗储存温度监测：每日上午和下午各测温1次（间隔不少于6小时），并填写冷链设备温度记录表。

31.答案：D

解析：根据《预防接种工作规范（2023年版）》第四章 冷链系统管理1.1 冷链为保障疫苗质量，疫苗从疫苗上市许可持有人到接种单位，均在规定的温度条件下储存、运输和使用的全过程。

32.答案：C

解析：根据《预防接种工作规范（2023年版）》第四章 冷链系统管理2.2.1 疾控机构应定期评估辖区和本单位冷链设备设施状况，结合冷链设备使用年限和预防接种工作需要等，制定冷链设备补充、更新需求计划，报告同级疾控主管部门和卫生健康主管部门。

33.答案：A

解析：根据《预防接种工作规范（2023年版）》第四章 冷链系统管理2.1 冷库或冰箱的容积应与使用需求相适应，冷链设备应双路供电或配备备用发电机组。

34.答案：C

解析：根据《预防接种工作规范（2023年版）》第四章 冷链系统管理1.1 冷链为保障疫苗质量，疫苗从疫苗上市许可持有人到接种单位，均在规定的温度条件下储存、运输和使用的全过程。冷链系统：在冷链设备设施的基础上加入管理因素（即人员、管理措施和保障）的工作体系。3 冷链系统管理基本要求：疾控机构和接种单位制定冷链管理制度，开展冷链设备设施维护和温度监测等工作，保障冷链设备正常运转。

35.答案：B

解析：根据《预防接种工作规范（2023年版）》第四章 冷链系统管理1.3 冷链系统在冷链设备设施的基础上加入管理因素（即人员、管理措施和保障）的工作体系。

36.答案：B

解析：根据《疫苗储存和运输管理规范（2017年版）》第六条 疾病预防控制机构、接种单位的疫苗储存、运输设施设备管理和维护要求：（二）冷藏车能自动调控、显示和记录温度状况。

37.答案：A

解析：根据《预防接种工作规范（2023年版）》第四章 冷链系统管理2.1.2 负责配送疫苗的市、县级疾控机构需要配备冷库、冰箱（包括冷藏和冷冻）、冷藏车或疫苗运输车、温度监测器材或设备。冷库或冰箱的容积应与使用需求相适应，冷链设备应双路供电或配备备用发电机组。2.2.2 冰箱补充、更新应选择医用冰箱。

38.答案：A

解析：根据《预防接种工作规范（2023年版）》第四章 冷链系统管理2.1.2 负责配送疫苗的市、县级疾控机构需要配备冷库、冰箱（包括冷藏和冷冻）、冷藏车或疫苗运输车、温度监测器材或设备。冷库或冰箱的容积应与使用需求相适应，冷链设备应双路供电或配备备用发电机组。

39.答案：A

解析：根据《预防接种工作规范（2023年版）》第四章 冷链系统管理2.1.1 负责配送疫苗的省级疾控机构需要配备冷藏车、冷库（普通冷库、低温冷库）、自动温度监测器材或设备。冷库的容积应与使用需求相适应，冷链设备应双路供电，配备备用发电机组，并配有备用制冷机组。

40.答案：B

解析：根据《预防接种工作规范（2023年版）》第四章 冷链系统管理3.2 冷链设备应按需求计划购置和下发，建立健全领发手续，做到专物专用，禁止存放其他物品。B项正确。5.3.1 冰箱应放置平整，避免震动。冰箱的上部和散热面要分别留有30cm、10cm以上的空间。5.3.2 冰箱蒸发器结霜厚度≥4mm时要及时除霜。A、D错误。根据《疫苗储存和运输管理规范（2017年版）》第六条（五）自动温度监测设备，温度测量精度要求在±0.5℃范围内；冰箱监测用温度计，温度测量精度要求在±1℃范围内。C项错误。

41.答案：B

解析：根据《预防接种工作规范（2023年版）》第四章 冷链系统管理5.3.3 要定期对冰箱进行全面保养，切断电源后检查冰箱铰链、门封条、螺丝是否松动变形。5.4.2 每次使用冷藏箱或冷藏包后，应清洗擦干后保存。5.5.1 冻制冰排时，冰排注水量为冰排容积的90%。注水后冰排直立放置在低温冰箱或冰箱的冷冻室内，冻制时间不少于24小时。5.5.2 每次冷链运转结束后，应将冰排的水倒出，清洗干净、晾干后与冷藏箱或冷藏包分开存放。A、C、D错误。

42.答案：A

解析：根据《预防接种工作规范（2023年版）》第四章 冷链系统管理6.1.1 采用自动温度监测设备对普通冷库、低温冷库进行温度监测时，自动温度监测设备测量精度要求在±0.5℃范围内，在疫苗储存过程中应每隔30分钟自动记录一次温度数据。A项正确。6.1.2 采用温度计或自动温度监测设备对冰箱进行温度监测时，温度计应分别放置在冰箱冷藏室及冷冻室的中间位置。每日上午和下午各测温1次（间隔不少于6小时）。B项错误。6.1.3 冷链设备温度超出疫苗储存要求时，应及时将疫苗转移到其他设备单独存放，经评估不能使用的疫苗按照有关规定进行处置。C项错误。根据《疫苗储存和运输管理规范（2017年版）》第六条（五）自动温度监测设备，温度测量精度要求在±0.5℃范围内；冰箱监测用温度计，温度测量精度要求在±1℃范围内。第十一条（三）可采用温度计对冷藏箱

（包）进行温度监测，有条件的地区或单位可以使用具有外部显示温度功能的冷藏箱（包）。D项错误。

43.答案：A

解析：根据《疫苗储存和运输管理规范（2017年版）》第十三条 对于冷链运输时间长、需要配送至偏远地区的疫苗，省级疾病预防控制机构应当对疫苗生产企业提出加贴温度控制标签的要求并在招标文件中提出。疫苗生产企业应当根据疫苗的稳定性选用合适规格的温度控制标签。

44.答案：B

解析：根据《预防接种工作规范（2023年版）》第四章 冷链系统管理3 冷链系统管理基本要求：疾控机构和接种单位制定冷链管理制度，开展冷链设备设施维护和温度监测等工作，保障冷链设备正常运转。A项错误。3.1 疾控机构和接种单位应有专人对冷链设备进行管理与维护。3.7 建立冷链管理应急预案，确保突发停电或设备故障等问题时，及时妥善处理。B项正确。3.4疾控机构和接种单位应为冷链设备建立设备档案，填写"冷链设备档案表"，并通过免疫规划信息系统进行报告。对新装备或状态发生变化的冷链设备，应在变更后15日内通过免疫规划信息系统更新报告。C项错误。3.5对储存疫苗的冷链设备进行温度记录，记录保存至疫苗有效期满后不少于5年备查。D项错误。

45.答案：C

解析：根据《疫苗储存和运输管理规范（2017年版）》第十三条 疫苗生产企业应当根据疫苗的稳定性选用合适规格的温度控制标签。

46.答案：C

解析：根据《疫苗储存和运输管理规范（2017年版）》第七条 有条件的地区或单位应当建立自动温度监测系统。根据《预防接种工作规范（2023年版）》6.1疫苗储存温度监测：采用自动温度监测设备记录温度的可代替人工记录。A、B项正确。1.1冷链：为保障疫苗质量，疫苗从疫苗上市许可持有人到接种单位，均在规定的温度条件下储存、运输和使用的全过程。1.3冷链系统：在冷链设备设施的基础上加入管理因素

（即人员、管理措施和保障）的工作体系。C项错误。5.1.3 每次运输时随车携带外接电源线，如运输途中停车时间较长应接好外接电源，确保冷藏车制冷系统正常运行。D项正确。

47.答案：B

解析：根据《预防接种工作规范（2023年版）》第四章 冷链系统管理2.2 冷链设备补充和更新2.2.2 冰箱补充、更新应选择医用冰箱。

48.答案：C

解析：根据《预防接种工作规范（2023年版）》第四章 冷链系统管理3.3 冷链设备要有专用房屋安置，房屋应通风、干燥，避免阳光直射。

49.答案：C

解析：根据《预防接种工作规范（2023年版）》第四章 冷链系统管理4.4 设备报废应按照国家相关标准推荐使用年限和国有资产管理规定等执行。

50.答案：B

解析：根据《预防接种工作规范（2023年版）》第四章 冷链系统管理4.1 设备到货后及时组织技术人员按规定的程序及设备使用说明进行验收。

51.答案：A

解析：根据《预防接种工作规范（2023年版）》第四章 冷链系统管理5.2.1 冷库内应根据需要配备适当数量的木质或金属材质的货架，并留有适当宽度的通道。储存疫苗前应保证冷库内部达到规定的温度。5.2.2 冷库应配有自动温度监测器材或设备，能自动调控、显示、记录温度状况，并具备超温报警功能。5.2.3 要定期对冷库的冷风机和排管进行清霜，冷库内地面、门、顶部等也要定期除霜、除冰。要做好冷库库门清洁保养，保证冷库库门密封性能良好。A项错误。

52.答案：A

解析：根据《预防接种工作规范（2016年版）》第三章 冷链系统管理4.3.3 经常保持冰箱的清洁。可用软布、洗涤剂擦洗内外壁及附件，清洁后用干布擦干。不可用酸、强碱、化学稀释剂、汽油或挥发油擦洗冰箱任何部分。A项

错误。

53.答案：D

解析：根据《预防接种工作规范（2023年版）》第四章 冷链系统管理3.1 疾控机构和接种单位应有专人对冷链设备进行管理与维护。A项错误。对新装备或状态发生变化的冷链设备，应在变更后15日内通过免疫规划信息系统更新报告。B项变更后要求更新报告的日期错误。对储存疫苗的冷链设备进行温度记录，记录保存至疫苗有效期满后不少于5年备查。C项年限错误。定期检查、维护和更新冷链设备设施，保证设备的良好运转状态，符合疫苗储存规定要求。D项正确。

54.答案：C

解析：根据《预防接种工作规范（2016年版）》第三章 冷链系统管理4.4.1 储存和运输疫苗时，冷藏箱或冷藏包内应按照要求放置冻制好的冰排。疫苗瓶不能直接与冰排接触，防止冻结。4.4.2 储存和运输疫苗时，应在冷藏箱或冷藏包的底层垫上纱布或纸，以便吸水并预防疫苗破损。4.4.3 每次使用冷藏箱或冷藏包后，应清洗擦干后保存。A、B、D项正确，C项错误。

55.答案：A

解析：冷链设备安装前，应该首先进行电气安全检查，包括检查电源、插头及开关的完整性，确保设备的安全性。

56.答案：D

解析：上一年度报废的冷链设备已经完成报废流程，说明已在免疫规划信息管理系统中完成更新，不出现在待审冷链设备信息里。

57.答案：A

解析：根据《预防接种工作规范（2023年版）》第四章 冷链系统管理4.1 设备到货后及时组织技术人员按规定的程序及设备使用说明进行验收。

58.答案：A

解析：根据《预防接种工作规范（2023年版）》第四章 冷链系统管理3.6 定期检查、维护和更新冷链设备设施，保证设备的良好运转状态，符合疫苗储存规定要求。当冷链设备状况异常时，应及时报告、维修、更换，并做好设备维

修记录。

59.答案：C

解析：液晶温度计长期在低温环境下易出现显示故障，受环境湿度的影响较大，不适用于测定冰箱温度。

60.答案：D

解析：冷藏车制冷机组日常使用维护注意事项：制冷机组运行时，严禁触摸冷凝器和蒸发器等高温部件，以免烫伤；出现故障时，先对机组进行停机操作，再进行维修；充电时应选择阴凉通风处，避免高温或潮湿环境，远离火源等。故选D。

（二）多选

1.答案：BCD

解析：根据《预防接种工作规范（2023年版）》第四章 冷链系统管理5.3.2 要经常保持冰箱内外的清洁。可用软布、洗涤剂擦洗内外壁及附件，清洁后用干布擦干。冰箱蒸发器结霜厚度≥4mm时要及时除霜。A项正确。D项冰箱清洁后干燥方式错误。5.5.1 冻制冰排时，冰排注水量为冰排容积的90%。注水后冰排直立放置在低温冰箱或冰箱的冷冻室内，冻制时间不少于24小时。预充式冰排按照说明书要求使用。B项错误，C项注水后冰排放置方式错误。

2.答案：BD

解析：根据《预防接种工作规范（2023年版）》第四章 冷链系统管理2.2.1 疾控机构应定期评估辖区和本单位冷链设备设施状况，结合冷链设备使用年限和预防接种工作需要等，制定冷链设备补充、更新需求计划，报告同级疾控主管部门和卫生健康主管部门。

3.答案：DE

解析：根据《疫苗储存和运输管理规范（2017年版）》附件1 冷链设备维护周期和使用年限参考标准：低温冷库，建议使用年限8～10年，参考依据《中华人民共和国机械行业标准》JB/T9061-1999/冷库管理规范；A项错误。冷藏车，建议维护周期500～700小时进行一次维护和保养，建议使用年限10～15年/40～60万公里，参考依据《机动车强制报废标准规定》；B

项维护周期和使用年限错误。第十一条（二）每次应当测量冰箱内存放疫苗的各室温度，冰箱冷藏室温度应当控制在2～8℃，冷冻室温度应当控制在≤-15℃。D项正确。根据《预防接种工作规范（2023年版）》第四章 冷链系统管理5.3.2 要经常保持冰箱内外的清洁。可用软布、洗涤剂擦洗内外壁及附件，清洁后用干布擦干。5.5.1 冻制冰排时，冰排注水量为冰排容积的90%。C项错误，E项正确。

4.答案：CDE

解析：根据《预防接种工作规范（2023年版）》第四章 冷链系统管理5.1.2疫苗装车时要轻搬轻放，码放整齐，不遮挡出风口，保证车厢内气流循环。5.2.1 冷库内应根据需要配备适当数量的木质或金属材质的货架，并留有适当宽度的通道。储存疫苗前应保证冷库内部达到规定的温度。A、B项正确。冰箱蒸发器结霜厚度≥4mm时要及时除霜。C项结霜厚度错误。冰箱应放置平整，避免震动。冰箱的上部和散热面要分别留有30cm、10cm以上的空间。D项散热面留有的空间范围错误。5.1.1冷藏车应定期保养，保证车辆机械和制冷系统处于良好状态。使用前应根据疫苗运输的温度要求设定冷藏车厢内温度，达到规定温度并稳定后再装载疫苗。E项错误。

5.答案：AB

解析：根据《预防接种工作规范（2023年版）》第四章 冷链系统管理2.1.2负责配送疫苗的市、县级疾控机构需要配备冷库、冰箱（包括冷藏和冷冻）、冷藏车或疫苗运输车、温度监测器材或设备。冷库或冰箱的容积应与使用需求相适应，冷链设备应双路供电或配备备用发电机组。

6.答案：ABCDE

解析：根据《疫苗储存和运输管理规范（2017年版）》第七条 有条件的地区或单位应当建立自动温度监测系统。自动温度监测系统的测量范围、精度、误差等技术参数能够满足疫苗储存、运输管理需要，具有不间断监测、连续记录、数据存储、显示及报警功能。

7.答案：CD

解析：根据《疫苗储存和运输管理规范（2017年版）》第十一条 疾病预防控制机构、接种单位应当按以下要求对疫苗的储存温度进行监测和记录。（二）采用温度计对冰箱（包括普通冰箱、低温冰箱）进行温度监测，须每天上午和下午各进行一次温度记录（间隔不少于6小时），填写"冷链设备温度记录表"。温度计应当分别放置在普通冰箱冷藏室及冷冻室的中间位置，低温冰箱的中间位置。

8.答案：AB

解析：根据《疫苗储存和运输管理规范（2017年版）》第十一条（二）每次应当测量冰箱内存放疫苗的各室温度，冰箱冷藏室温度应当控制在2℃～8℃，冷冻室温度应当控制在≤-15℃。

9.答案：ABCD

解析：根据《预防接种工作规范（2023年版）》第四章 冷链系统管理3.4 疾控机构和接种单位应为冷链设备建立设备档案，填写"冷链设备档案表"，并通过免疫规划信息系统进行报告。

10.答案：ABCDE

解析：根据《疫苗储存和运输管理规范（2017年版）》第十二条 疫苗配送企业、疾病预防控制机构、接种单位应当对疫苗运输过程进行温度监测，并填写"疫苗运输温度记录表"。（一）记录内容包括疫苗运输工具、疫苗冷藏方式、疫苗名称、生产企业、规格、批号、有效期、数量、用途、启运和到达时间、启运和到达时的疫苗储存温度和环境温度、启运至到达行驶里程、送/收疫苗单位、送/收疫苗人签名。（二）运输时间超过6小时，须记录途中温度。途中温度记录时间间隔不超过6小时。

11.答案：ACD

解析：根据《预防接种工作规范（2023年版）》第四章 冷链系统管理5.3.1 冰箱的上部和散热面要分别留有30cm、10cm以上的空间。5.3.2 要经常保持冰箱内外的清洁。可用软布、洗涤剂擦洗内外壁及附件，清洁后用干布擦干。冰箱蒸发器结霜厚度≥4mm时要及时除霜。5.3.3要定期对冰箱进行全面保养，切断电源后检查冰箱铰链、门封条、螺丝是否松动变形。4.2 每台设备配备专用接地插座（三相电源），不可与其他设备或电器共用。ACD项正确，BE项错误。

12.答案：ABCDE

解析：根据《疫苗储存和运输管理规范（2017年版）》冷链设备维护周期和使用年限参考标准：冷藏车10～15年/40～60万公里，疫苗运输车15年，冷库和冰箱8～10年，冷藏箱（包）在保证封闭和保温状态正常的情况下可长期使用。

13.答案：ABCDE

解析：根据《预防接种工作规范（2023年版）》第四章 冷链系统管理1.2冷链设备、设施：包括冷藏车、疫苗运输车、冷库、冰箱、冷藏箱、冷藏包、冰排、冷链温度监测设备、备用发电机组和安置设备的房屋等。

14.答案：ABCD

解析：根据《预防接种工作规范（2023年版）》第四章 冷链系统管理3.5 对储存疫苗的冷链设备进行温度记录，记录保存至疫苗有效期满后不少于5年备查。3.6 定期检查、维护和更新冷链设备设施，保证设备的良好运转状态，符合疫苗储存规定要求。故选A、B、C、D。

15.答案：ABCDE

解析：根据《疫苗储存和运输管理规范（2017年版）》第八条 疾病预防控制机构、接种单位、疫苗生产企业、疫苗配送企业、疫苗仓储企业应当建立健全冷链设备档案，并对疫苗储存、运输设施设备运行状况进行记录。

16.答案：ACDE

解析：根据《预防接种工作规范（2023年版）》第四章 冷链系统管理2.1.3 接种单位需要配备冰箱（包括冷藏和冷冻）、冷藏箱或冷藏包、冰排、温度监测器材或设备，需要储存大量疫苗的接种单位可配备普通冷库。冷链设备可配备不间断电源、双路供电或备用发电机组。

17.答案：ABD

解析：根据《预防接种工作规范（2023年版）》第四章 冷链系统管理2.1 冷链设备装备：负责配送疫苗的市、县级疾控机构需要配备冷库、冰箱（包括冷藏和冷冻）、冷藏车或疫苗运输车、温度监测器材或设备。冷库或冰箱的容积

应与使用需求相适应，冷链设备应双路供电或配备备用发电机组。

18.答案：ABE

解析：根据《预防接种工作规范（2023年版）》第四章 冷链系统管理2.1.3 接种单位：冷链设备可配备不间断电源、双路供电或备用发电机组。

19.答案：ABC

解析：根据《预防接种工作规范（2023年版）》第四章 冷链系统管理3 冷链系统管理基本要求：当冷链设备状况异常时，应及时报告、维修、更换，并做好设备维修记录。

20.答案：ACDE

解析：根据《预防接种工作规范（2023年版）》第四章 冷链系统管理6.1.2 每日上午和下午各测温1次（间隔不少于6小时），并填写冷链设备温度记录表。A项错误。6.2 疫苗运输温度监测6.2.2 记录内容包括疫苗运输工具、疫苗冷藏方式、疫苗名称、疫苗上市许可持有人、规格、批号、有效期、数量、疫苗属性、启运和到达时间、启运和到达时的疫苗储存温度和环境温度、启运至到达行驶里程、送/收疫苗单位、送/收疫苗人员签名等。B项正确。根据《预防接种工作规范（2023年版）》第四章 冷链系统管理6.1.3 冷链设备温度超出疫苗储存要求时，应及时将疫苗转移到其他设备单独存放，经评估不能使用的疫苗按照有关规定进行处置。根据《疫苗储存和运输管理规范（2017年版）》第二十四条 在特殊情况下，如停电、储存运输设备发生故障，造成温度异常的，须填写"疫苗储存和运输温度异常情况记录表"。疫苗生产企业应当及时启动重大偏差或次要偏差处理流程，评估其对产品质量的潜在影响，并将评估报告提交给相应单位。C项错误。根据《预防接种工作规范（2023年版）》安装3台以上冰箱的房间应安装空调或排气风扇。D项错误。3.6 定期检查、维护和更新冷链设备设施，保证设备的良好运转状态，符合疫苗储存规定要求。E项错误。

21.答案：ABCDE

解析：根据《预防接种工作规范（2023年版）》第四章 冷链系统管理6.2.2 记录内容包括

疫苗运输工具、疫苗冷藏方式、疫苗名称、疫苗上市许可持有人、规格、批号、有效期、数量、疫苗属性、启运和到达时间、启运和到达时的疫苗储存温度和环境温度、启运至到达行驶里程、送/收疫苗单位、送/收疫苗人员签名等。故选ABCDE。

22.答案：BCE

解析：根据《预防接种工作规范（2023年版）》第四章 冷链系统管理6.1.3 冷链设备温度超出疫苗储存要求时，应及时将疫苗转移到其他设备单独存放，经评估不能使用的疫苗按照有关规定进行处置。根据《疫苗储存和运输管理规范（2017年版）》第二十四条 在特殊情况下，如停电、储存运输设备发生故障，造成温度异常的，须填写"疫苗储存和运输温度异常情况记录表"。疫苗生产企业应当及时启动重大偏差或次要偏差处理流程，评估其对产品质量的潜在影响，并将评估报告提交给相应单位。经评估对产品质量没有影响的，可继续使用。经评估对产品质量产生不良影响的，应当在当地卫生健康行政部门和药品监督管理部门的监督下销毁。B、C、E错误。

23.答案：ABCDE

解析：根据《预防接种工作规范（2023年版）》第四章 冷链系统管理1.2 冷链设备、设施：包括冷藏车、疫苗运输车、冷库、冰箱、冷藏箱、冷藏包、冰排、冷链温度监测设备、备用发电机组和安置设备的房屋等。

24.答案：ABCD

解析：根据《预防接种工作规范（2023年版）》附件4-1冷链设备档案表（参考格式）17.配备温度计类型：（1）自动温度监测设备；（2）自带电子温度计；（3）普通电子温度计；（4）普通温度计。

25.答案：ABCDE

解析：根据《预防接种工作规范（2023年版）》第四章 冷链系统管理 冷链设备管理评价的内容包括：疾控机构和接种单位制定冷链管理制度，开展冷链设备设施维护和温度监测等工作，保障冷链设备正常运转；疾控机构和接种单位应有专人对冷链设备进行管理与维护；储存疫苗的冷链设备要进行温度记录；定期检查、维护

和更新冷链设备设施，保证设备的良好运转状态，符合疫苗储存规定要求；当冷链设备状况异常时，应及时报告、维修、更换，并做好设备维修记录；建立冷链管理应急预案，确保突发停电或设备故障等问题时，及时妥善处理等。故选ABCDE。

26.答案：ABDE

解析：根据《预防接种工作规范（2023年版）》第四章 冷链系统管理5.3.1 冰箱应放置平整，避免震动。冰箱的上部和散热面要分别留有30cm、10cm 以上的空间。A项正确。3冷链系统管理基本要求：疾控机构和接种单位应为冷链设备建立设备档案，填写"冷链设备档案表"，并通过免疫规划信息系统进行报告。对新装备或状态发生变化的冷链设备，应在变更后15日内通过免疫规划信息系统更新报告。B项正确，C项变更后日期错误。5.5.1 冻制冰排时，冰排注水量为冰排容积的90%。注水后冰排直立放置在低温冰箱或冰箱的冷冻室内，冻制时间不少于24小时。D、E项正确。

27.答案：ABDE

解析：根据《预防接种工作规范（2023年版）》第四章 冷链系统管理6.3.1 疫苗应按品种、批号分类码放，摆放整齐。（2）采用冰箱存放疫苗时，疫苗与箱壁之间至少留有1~2cm的空隙，疫苗不可放置在冰箱门内搁架上。A、B项错误。3.1 疾控机构和接种单位应有专人对冷链设备进行管理与维护。3.5 对储存疫苗的冷链设备进行温度记录，记录保存至疫苗有效期满后不少于5年备查。C项正确，E项错误。6.4 现场疫苗准备和检查：6.4.1 实施接种前，将疫苗从冷链设备内取出，尽量减少开启冷链设备的次数。D项错误。

28.答案：ABCE

解析：根据《预防接种工作规范（2023年版）》第四章 冷链系统管理5.3.2要经常保持冰箱内外的清洁。可用软布、洗涤剂擦洗内外壁及附件，清洁后用干布擦干。冰箱蒸发器结霜厚度≥4mm 时要及时除霜。5.3.3要定期对冰箱进行全面保养，切断电源后检查冰箱铰链、门封条、螺丝是否松动变形。D项错误，冰箱除霜时，不

能使用锐器，以免损伤冰箱。故选ABCE。

29.答案：ADE

解析：根据《预防接种工作规范（2023年版）》第四章 冷链系统管理2.1 冷链设备装备：负责配送疫苗的省级疾控机构需要配备冷藏车、冷库（普通冷库、低温冷库）、自动温度监测器材或设备。冷库的容积应与使用需求相适应，冷链设备应双路供电、配备备用发电机组，并配有备用制冷机组。

30.答案：ABCD

解析：冷链设备的验收和安装需遵循严格的流程，以确保设备性能达标和安全运行。需进行以下关键步骤：外观与结构检查，核对设备的型号和数量，确认设备的生产日期和保修期，性能测试，设备运行调试等。故选ABCD。

31.答案：ABCDE

解析：根据《预防接种工作规范（2023年版）》第四章 冷链系统管理5.2.3 要定期对冷库的冷风机和排管进行清霜，冷库内地面、门、顶部等也要定期除霜、除冰。要做好冷库库门清洁保养，保证冷库库门密封性能良好。故选ABCDE。

32.答案：ABCD

解析：确保冷链温度监测的准确性采取的措施包括：监测设备的配置，动态数据采集，多级报警机制，定期维护与校准，操作规范，异常识别与处理等。故选ABCD。

（三）判断

1.答案：错误

解析：根据《预防接种工作规范（2023年版）》第四章 冷链系统管理5.3.1 冰箱应放置平整，避免震动。冰箱的上部和散热面要分别留有30cm、10cm以上的空间。安装3台以上冰箱的房间应安装空调或排气风扇。

2.答案：错误

解析：根据《预防接种工作规范（2023年版）》第四章 冷链系统管理6.1.1 采用自动温度监测设备对普通冷库、低温冷库进行温度监测时，自动温度监测设备测量精度要求在±0.5℃范围内，在疫苗储存过程中应每隔30分钟自动记录一次温度数据。

3.答案：错误

解析：根据《预防接种工作规范（2023年版）》第四章 冷链系统管理4.2 每台设备配备专用接地插座（三相电源），不可与其他设备或电器共用。

4.答案：错误

解析：根据《预防接种工作规范（2023年版）》第四章 冷链系统管理5.5.1 冻制冰排时，冰排注水量为冰排容积的90%。注水后冰排直立放置在低温冰箱或冰箱的冷冻室内，冻制时间不少于24小时。预充式冰排按照说明书要求使用。

5.答案：正确

解析：根据《预防接种工作规范（2023年版）》第四章 冷链系统管理6.1 采用自动温度监测设备记录温度的可代替人工记录。

6.答案：错误

解析：根据《预防接种工作规范（2023年版）》第四章 冷链系统管理2.1.3 接种单位需要配备冰箱（包括冷藏和冷冻）、冷藏箱或冷藏包、冰排、温度监测器材或设备，需要储存大量疫苗的接种单位可配备普通冷库。冷链设备可配备不间断电源、双路供电或备用发电机组。

7.答案：错误

解析：根据《预防接种工作规范（2023年版）》第四章 冷链系统管理3.4 疾控机构和接种单位应为冷链设备建立设备档案，填写"冷链设备档案表"，并通过免疫规划信息系统进行报告。对新装备或状态发生变化的冷链设备，应在变更后15日内通过免疫规划信息系统更新报告。

8.答案：错误

解析：根据《预防接种工作规范（2023年版）》第四章 冷链系统管理2.2.1 疾控机构应定期评估辖区和本单位冷链设备设施状况，结合冷链设备使用年限和预防接种工作需要等，制定冷链设备补充、更新需求计划，报告同级疾控主管部门和卫生健康主管部门。

9.答案：错误

解析：根据《预防接种工作规范（2023年版）》第四章 冷链系统管理5.1.4 冷藏车每次配送完成后，要及时清洗车辆，保持车内外干净整洁。5.2.3 要定期对冷库的冷风机和排管进行清霜，冷库内地面、门、顶部等也要定期除霜、除冰。5.4.2 每次使用冷藏箱或冷藏包后，应清洗擦干后保存。

10.答案：错误

解析：疾病预防控制机构和接种单位需要定期对温度监测设备进行校准。

11.答案：错误

解析：根据《预防接种工作规范（2023年版）》第三章 疫苗使用管理10疫苗储运温度异常现场评估原则：疾控机构和接种单位在日常疫苗储存和运输工作中，因冷链设备稳定性异常或装卸、存放、取用疫苗时开关冷藏车、冷库、冰箱门等造成监测温度短时间超出规定温度的，可结合疫苗热稳定性试验结果和现场实际情况，参考以下原则进行评估。

12.答案：错误

解析：根据《预防接种工作规范（2023年版）》第四章 冷链系统管理1.2 冷链设备、设施：包括冷藏车、疫苗运输车、冷库、冰箱、冷藏箱、冷藏包、冰排、冷链温度监测设备、备用发电机组和安置设备的房屋等。

13.答案：错误

解析：根据《预防接种工作规范（2023年版）》第四章 冷链系统管理2.1.3 接种单位需要配备冰箱（包括冷藏和冷冻）、冷藏箱或冷藏包、冰排、温度监测器材或设备，需要储存大量疫苗的接种单位可配备普通冷库。

14.答案：错误

解析：根据《预防接种工作规范（2023年版）》第四章 冷链系统管理2.1.2 市、县级疾控机构：冷库或冰箱的容积应与使用需求相适应，冷链设备应双路供电或配备备用发电机组。

15.答案：正确

解析：根据《预防接种工作规范（2023年版）》第四章 冷链系统管理3 冷链系统管理基本要求。

16.答案：错误

解析：根据《预防接种工作规范（2023年版）》第四章 冷链系统管理3.4疾控机构和接种单位应为冷链设备建立设备档案，填写"冷链设备档案表"，并通过免疫规划信息系统进行报告。

17.答案：错误

解析：根据《预防接种工作规范（2023年版）》第四章 冷链系统管理6.1疫苗储存温度监测：采用自动温度监测设备记录温度的可代替人工记录。

18.答案：错误

解析：根据《预防接种工作规范（2023年版）》第四章 冷链系统管理6.2.1 疾控机构、接种单位和疫苗配送单位对疫苗运输过程进行温度监测并记录，填写"疫苗运输温度记录表"。运输时间超过6小时的，须记录途中温度，记录时间间隔不超过6小时。

19.答案：正确

解析：根据《预防接种工作规范（2023年版）》第四章 冷链系统管理2.1.3 接种单位需要配备冰箱（包括冷藏和冷冻）、冷藏箱或冷藏包、冰排、温度监测器材或设备，需要储存大量疫苗的接种单位可配备普通冷库。

20.答案：错误

解析：根据《预防接种工作规范（2023年版）》第四章 冷链系统管理3.2 冷链设备应按需求计划购置和下发，建立健全领发手续，做到专物专用，禁止存放其他物品。

21.答案：错误

解析：根据《预防接种工作规范（2023年版）》第四章 冷链系统管理4.2 每台设备配备专用接地插座（三相电源），不可与其他设备或电器共用。

22.答案：正确

解析：根据《预防接种工作规范（2023年版）》第四章 冷链系统管理5.2.3 要定期对冷库的冷风机和排管进行清霜，冷库内地面、门、顶部等也要定期除霜、除冰。要做好冷库库门清洁保养，保证冷库库门密封性能良好。

23.答案：错误

解析：根据《预防接种工作规范（2023年版）》第四章 冷链系统管理6.1疫苗储存温度监测：采用自动温度监测设备记录温度的可代替人工记录。

24.答案：正确

解析：冷藏车属于特种车二类，专门用于运输需温控的货物（如疫苗、冷冻食品等），因其配备专用制冷设备和隔热结构，区别于普通货车，需办理特种车辆证。

25.答案：正确

解析：根据《预防接种工作规范（2023年版）》第四章 冷链系统管理5.1.1 冷藏车应定期保养，保证车辆机械和制冷系统处于良好状态。使用前应根据疫苗运输的温度要求设定冷藏车厢内温度，达到规定温度并稳定后再装载疫苗。

26.答案：正确

解析：根据《预防接种工作规范（2023年版）》第四章 冷链系统管理5常用冷链设备使用和维护。

（四）填空

1.答案：15

解析：根据《预防接种工作规范（2023年版）》第四章 冷链系统管理3.4 疾控机构和接种单位应为冷链设备建立设备档案，填写"冷链设备档案表"，并通过免疫规划信息系统进行报告。对新装备或状态发生变化的冷链设备，应在变更后15日内通过免疫规划信息系统更新报告。

2.答案：报警　制冷机组　发电机组

解析：根据《疫苗储存和运输管理规范》（2017年版）第六条 疾病预防控制机构、接种单位的疫苗储存、运输设施设备管理和维护要求：（一）用于疫苗储存的冷库容积应当与储存需求相适应，应当配有自动监测、调控、显示、记录温度状况以及报警的设备，备用制冷机组、备用发电机组或安装双路电路。

3.答案：冷链设备　运行状况

解析：根据《疫苗储存和运输管理规范（2017年版）》第八条 疾病预防控制机构、接种单位、疫苗生产企业、疫苗配送企业、疫苗仓储企业应当建立健全冷链设备档案，并对疫苗储存、运输设施设备运行状况进行记录。

4.答案：每天上午和下午至少各进行一次人工　不少于6小时

解析：根据《疫苗储存和运输管理规范（2017年版）》第十一条 疾病预防控制机构、接种单位应当按以下要求对疫苗的储存温度进行监测和记录。（一）采用自动温度监测器材或设备对冷库进行温度监测，须同时每天上午和下午至少各进行一次人工温度记录（间隔不少于6小时），填写"冷链设备温度记录表"。

5.答案：纸质　可识读

解析：根据《疫苗储存和运输管理规范（2017年版）》第十四条 疫苗储存、运输过程中的温度记录可以为纸质或可识读的电子格式。

6.答案：8～10　8～10

解析：根据《疫苗储存和运输管理规范（2017年版）》冷链设备维护周期和使用年限参考标准：普通冷库建议使用年限为8～10年，普通冰箱建议使用年限为8～10年。

7.答案：专物专用　其他物品

解析：根据《预防接种工作规范（2023年版）》第四章 冷链系统管理3.2 冷链设备应按需求计划购置和下发，建立健全领发手续，做到专物专用，禁止存放其他物品。

8.答案：冷链　专人

解析：根据《预防接种工作规范（2023年版）》第四章 冷链系统管理 疾控机构和接种单位制定冷链管理制度，开展冷链设备设施维护和温度监测等工作，保障冷链设备正常运转。3.1 疾控机构和接种单位应有专人对冷链设备进行管理与维护。

9.答案：2～8℃　≤-15℃

解析：根据《疫苗储存和运输管理规范（2017年版）》第十一条：每次应当测量冰箱内存放疫苗的各室温度，冰箱冷藏室温度应当控制在2～8℃，冷冻室温度应当控制在≤-15℃。

10.答案：冷链设备档案

解析：根据《疫苗储存和运输管理规范（2017年版）》第八条。

11.答案：冷链设备补充、更新需求计划

解析：根据《预防接种工作规范（2023年版）》第四章 冷链系统管理2.2 冷链设备补充和更新。

（程　菊　胡瑜超　汪　颖　陈雅萍）

第五节　预防接种服务

一、接种对象管理

（一）单选

1. _____会同_____明确辖区各接种单位在适龄儿童预防接种管理中的任务和责任区域，并督促落实（　）

A.市级疾控主管部门、市级卫生健康主管部门

B.县级疾控主管部门、县级卫生健康主管部门

C.市级疾控主管部门、市级疾控机构

D.县级疾控主管部门、县级疾控机构

2. _____应及时将辖区新生儿和未建卡适龄儿童纳入预防接种管理（　）

A.属地县级疾控机构

B.属地妇幼保健机构

C.承担免疫规划疫苗接种任务的接种单位

D.县级卫生健康主管部门

3. 适龄儿童预防接种实行_____管理，流动儿童与常住儿童享受同样的预防接种服务（　）

A.儿童户籍地管理

B.儿童居住地管理

C.儿童出生医院管理

D.儿童幼儿园学校管理

4. 关于不承担接种工作的医疗机构的职责，以下说法错误的是（　）

A.做好疑似预防接种异常反应诊疗工作

B.协助疾控机构进行调查和处理疑似预防接种异常反应

C.报告疑似预防接种异常反应

D.组织开展预防接种异常反应调查诊断工作

5. 以下关于流动儿童预防接种管理说法正确的是（　）

A.适龄儿童预防接种实行户籍地管理，流动儿童应前往户籍地享受预防接种服务

B.县级疾控主管部门应协调村（居）民委员会公共卫生委员会，将掌握的流动儿童分布和流向信息与接种单位共享

C.在暂住地居住＜6个月的流动儿童，由现居住地接种单位提供预防接种服务

D.在暂住地居住≥6个月的流动儿童，由现居住地接种单位负责预防接种并迁入或建立预防接种档案，纳入常住儿童管理与评价

6. 关于承担免疫规划疫苗接种任务的接种单位的职责，以下不正确的是（　）

A.收集适龄儿童和其他受种者信息，并在免疫规划信息系统中登记注册，建立预防接种档案，办理预防接种证

B.制定并上报本单位的免疫规划疫苗使用计划和非免疫规划疫苗采购计划

C.报告国家免疫规划疫苗接种率和非免疫规划疫苗接种情况

D.组织开展疑似预防接种异常反应调查诊断工作

7. 以下关于流动儿童预防接种说法错误的是（　）

A.县级疾控主管部门应协调村（居）民委员会公共卫生委员会，将掌握的流动儿童分布和流向信息与接种单位共享

B.可在流动人口相对集中的地方，通过设置接种单位、增加服务频次和延长服务时间等方式，提供便利的预防接种服务

C.在暂住地居住≥3个月的流动儿童，由现居住地接种单位负责预防接种并迁入或建立预防接种档案，纳入常住儿童管理与评价

D.适龄儿童预防接种实行户籍地管理，流动儿童应前往户籍地享受预防接种服务

8. 预防接种实行_____管理（　）

A.父母原籍　　　　　　B.儿童居住地

C.儿童户籍地　　　　　D.儿童出生医院

9. 流动儿童集中地区可采取的预防接种服务措施不包括（　）

A.设置接种单位

B.增加服务频次

C.延长服务时间

D.指引回原籍地接种单位接种

10. 儿童离开原居住地期间，由_____承担预防接种工作的接种单位负责对其实施接种（　）

A.儿童户籍地

B.儿童现居住地

C.儿童出生医院

D.父母户籍地

11. 根据儿童预防接种管理原则,《儿童预防接种证》如有损坏或遗失,应及时到哪里办理补证手续（　）

A.医疗机构产科接种单位

B.卫生局

C.居住地接种单位

D.疾病预防控制中心

12. 下列哪项属于承担免疫规划疫苗接种任务的接种单位应履行的职责（　）

A.收集适龄儿童信息,为适龄儿童和其他受种者在免疫规划信息系统中登记注册

B.协助县级疾控主管部门和卫生健康主管部门制定冷链设备更新计划

C.开展疫苗免疫效果评价

D.开展国家免疫规划疫苗接种率监测,收集非免疫规划疫苗接种信息

13. 以下不属于接种单位的职责有（　）

A.报告疑似预防接种异常反应并做好诊疗工作,协助疾控机构进行调查和处理

B.督促托育机构、幼儿园和学校做好儿童入托、入学预防接种证查验工作

C.按照国家免疫规划疫苗免疫程序、非免疫规划疫苗使用指导原则、预防接种工作规范和接种方案要求,提供预防接种服务,记录和保存接种信息

D.负责预防接种数据录入、上传

14. 接种单位应当加强内部管理,开展预防接种工作应当遵守哪些规定（　）

A.预防接种工作规范、免疫程序、疫苗使用专家指南和接种方案

B.预防接种工作规范、疫苗说明书、疫苗使用专家指南和接种方案

C.预防接种工作规范、疫苗说明书、疫苗使用指导原则和接种方案

D.预防接种工作规范、免疫程序、疫苗使用指导原则和接种方案

15. 不承担预防接种工作的医疗机构,应履行以下哪些职责（　）

A.收集、分析和上报预防接种有关的基础资料

B.报告疑似预防接种异常反应并做好诊疗工作,协助疾控机构进行调查和处理疑似预防接种异常反应

C.负责国家免疫规划疫苗接种率和非免疫规划疫苗接种情况报告工作

D.开展预防接种知识宣传教育和普及工作,组织实施免疫规划工作人员技术培训

16. 接种单位至少_____进行一次流动儿童主动搜索,必要时到流动人口集居地、出租房等地,掌握流动儿童情况（　）

A.每月　　　　　　B.每季度

C.每半年　　　　　D.每年

17. 医疗机构发现疑似预防接种异常反应的,应当按照规定向_____报告（　）

A.药品监督管理机构　B.疫苗生产企业

C.预防接种单位　　　D.疾控机构

18. 关于流动儿童预防接种管理,下列说法不正确的是（　）

A.县级疾控主管部门应协调村（居）民委员会公共卫生委员会,将掌握的流动儿童分布和流向信息与接种单位共享

B.暂住地居住<3个月的流动儿童,由现居住地接种单位提供预防接种服务

C.暂住地居住≥3个月的流动儿童,由现居住地接种单位负责预防接种并迁入或建立预防接种档案,纳入常住儿童管理

D.县级疾控机构指导接种单位每半年进行流动儿童主动搜索

19. 适龄儿童预防接种实行居住地管理,将常住儿童和_____纳入预防接种管理（　）

A.户籍儿童　　　　　B.0~6岁儿童

C.0~18岁儿童　　　 D.流动儿童

20. 下列关于不承担接种工作的医疗机构的说法正确的是（　）

A.开展疫苗免疫效果评价

B.开展国家免疫规划疫苗接种率监测,收集非免疫规划疫苗接种信息

C.发现新生儿和未建档案儿童可直接帮其建立预防接种电子档案

D.发现新生儿和未建档案儿童应及时报辖区

接种单位

21.在暂住地居住<3个月的流动儿童，由_____接种单位提供预防接种服务，并如实记录接种信息（　　）

　　A.户籍所在地　　　　B.医疗机构

　　C.现居住地　　　　　D.原居住地

22.承担免疫规划疫苗接种任务的接种单位应及时将辖区_____和_____纳入预防接种管理（　　）

　　A.新生儿　未建卡适龄儿童

　　B.常住儿童　适龄儿童

　　C.常住儿童　流动儿童

　　D.新生儿　流动儿童

23.承担免疫规划疫苗接种任务的接种单位，应按照_____，提供接种服务，记录和保存接种信息（　　）

　　A.国家免疫规划疫苗免疫程序和非免疫规划疫苗使用指导原则

　　B.预防接种工作规范

　　C.接种方案要求

　　D.以上都是

24.发现新生儿和未建档案儿童并及时报辖区接种单位的单位是（　　）

　　A.负责预防接种的医疗单位

　　B.不承担接种工作的医疗机构

　　C.疾控中心

　　D.妇幼保健单位

（二）多选

1.以下说法正确的是（　　）

　　A.适龄儿童预防接种实行居住地管理，流动儿童与常住儿童享受同样的预防接种服务

　　B.县级疾控主管部门会同卫生健康主管部门明确辖区各接种单位在适龄儿童预防接种管理中的任务和责任区域，并督促落实

　　C.承担免疫规划疫苗接种任务的接种单位应及时将辖区新生儿和未建卡适龄儿童纳入预防接种管理

　　D.不承担接种工作的医疗机构发现新生儿和未建档案儿童应及时报辖区接种单位

　　E.不承担接种工作的医疗机构发现新生儿和未

建档案儿童应及时将儿童信息采集至本院HIS系统，以便医疗机构分析研究疫苗接种情况

2.关于承担免疫规划疫苗接种任务的接种单位的职责，下面说法正确的是（　　）

　　A.收集适龄儿童和其他受种者信息，并在免疫规划信息系统中登记注册，建立预防接种档案

　　B.制定并上报免疫规划疫苗使用计划和非免疫规划疫苗采购计划，负责疫苗采购、接收和使用管理

　　C.报告疑似预防接种异常反应病例

　　D.协助托育机构、幼儿园和学校做好儿童入托、入学预防接种证查验工作

　　E.办理预防接种证

3.关于不承担接种工作的医疗机构的职责，以下说法正确的是（　　）

　　A.做好疑似预防接种异常反应诊疗工作

　　B.协助疾控机构进行调查和处理疑似预防接种异常反应

　　C.报告疑似预防接种异常反应

　　D.组织开展预防接种异常反应调查诊断工作

　　E.开展疫苗免疫效果评价

4.流动儿童集中地区可采取的预防接种服务措施包括（　　）

　　A.设置接种单位

　　B.增加服务频次

　　C.延长服务时间

　　D.指引回原籍地接种门诊接种

　　E.增设接种台

5.关于预防接种证管理，以下说法正确的有（　　）

　　A.接种单位对适龄儿童实施预防接种时，应核对预防接种证信息，并按规定做好记录

　　B.接种单位人员负责打印预防接种证中的受种者基本信息和预防接种信息。如手工填写，要求书写工整、内容规范、记录准确、项目齐全

　　C.预防接种证由受种者或其监护人长期保管

　　D.接种单位应为无预防接种证的受种者补发预防接种证

E.接种单位应为遗失预防接种证的受种者补发预防接种证

6.国家对儿童实行预防接种证制度。在儿童出生后一个月内，其监护人应当在何地为其办理预防接种证（　　）

A.县卫生健康主管部门

B.在出生医院产科接种单位

C.县级疾控主管部门

D.县级疾病预防控制机构

E.未在产科接种单位办理的，尽快到居住地接种单位办理

7.承担免疫规划疫苗接种任务的接种单位，应履行以下哪些职责（　　）

A.收集适龄儿童信息，为适龄儿童和其他受种者在免疫规划信息系统中登记注册

B.制定并上报免疫规划疫苗需求计划和非免疫规划疫苗采购计划，负责疫苗接收、储存和使用管理

C.按照国家免疫规划疫苗免疫程序、非免疫规划疫苗使用指导原则、预防接种工作规范和接种方案要求，提供预防接种服务，记录和保存接种信息

D.开展疫苗免疫效果评价

E.开展预防接种知识宣传教育和公众沟通，开展预防接种工作人员培训

8.关于流动儿童预防接种管理，下列说法正确的是（　　）

A.流动儿童与常住儿童享受同样的预防接种服务

B.儿童离开原居住地期间，由现居住地承担预防接种工作的接种单位负责对其实施接种

C.流动儿童接种不纳入实施临时接种的预防接种单位国家免疫规划疫苗时段接种率统计

D.流动儿童接种纳入实施临时接种的预防接种单位国家免疫规划疫苗出生队列接种率统计

E.流动儿童只有接种的相应疫苗剂次纳入辖区接种单位接种率统计，儿童原管理单位也应纳入统计

9.不承担预防接种工作的医疗机构，应履行以下哪些职责（　　）

A.报告疑似预防接种异常反应并做好诊疗工作

B.负责预防接种数据录入和上传

C.协助托幼机构、幼儿园和学校开展儿童入托、入学预防接种证查验工作

D.协助疾控机构进行调查和处理疑似预防接种异常反应

E.开展预防接种知识宣传教育和公众沟通

10.流动儿童预防接种如何管理（　　）

A.对流动儿童的预防接种实行现居住地管理，流动儿童与本地儿童享受同样的预防接种服务

B.接种单位对主动搜索到的适龄流动儿童，应及时登记，按规定迁入或建立预防接种档案；无预防接种证者需补办预防接种证，并及时接种或补种疫苗

C.可在流动人口相对集中的地方，通过设置接种单位、增加服务频次和延长服务时间等方式，提供便利的预防接种服务

D.县级疾控机构定期对流动儿童的预防接种情况进行调查评价

E.所有医疗机构发现新生儿和未建档案儿童应及时报辖区接种单位

11.常住儿童预防接种管理原则，以下哪项正确（　　）

A.县级疾控主管部门会同卫生健康主管部门明确辖区各接种单位在适龄儿童预防接种管理中的任务和责任区域，并督促落实

B.承担免疫规划疫苗接种任务的接种单位应及时将辖区新生儿和未建卡适龄儿童纳入预防接种管理

C.县级疾控主管部门明确辖区各接种单位在适龄儿童预防接种管理中的任务和责任区域，并督促落实

D.不承担接种工作的医疗机构发现新生儿和未建档案儿童应及时报辖区接种单位

E.所有医疗机构发现新生儿和未建档案儿童应及时报辖区接种单位

12.不承担接种工作的医疗机构发现____和____应该及时报辖区接种单位（　　）

A.新生儿

B.就诊的疑似疫苗接种反应患者

C.未建档案儿童

D.发热患者

E.门诊患者

（三）判断

1.承担免疫规划疫苗接种任务的接种单位因接种工作量大，可不组织和开展预防接种知识宣传教育和公众沟通。（　）

2.不承担接种工作的医疗机构不需要报告疑似预防接种异常反应。（　）

3.无预防接种证的流动儿童需先前往最后一次接种疫苗接种门诊补办预防接种证，并及时接种或补种疫苗。（　）

4.承担免疫规划疫苗接种任务的接种单位，应负责疑似预防接种异常反应报告，组织调查诊断，参与处理等工作。（　）

5.在暂住地居住≥6个月的流动儿童，应由现居住地接种单位通过免疫规划信息系统异地获取预防接种电子档案，核准无误后完成迁入。无法获取档案信息时，应按照预防接种证内容补充录入接种疫苗品种、剂次和日期等信息，为其建立预防接种电子档案。（　）

6.县级疾控机构指导接种单位每半年进行流动儿童主动搜索，必要时到流动人口集居地掌握流动儿童情况，并对流动儿童的预防接种情况进行调查、评价。（　）

7.对所有的流动儿童，由现居住地接种单位负责预防接种并迁入或建立预防接种档案，纳入常住儿童管理与评价，无预防接种证者需补办预防接种证。（　）

8.县级疾控机构指导接种单位每月进行流动儿童主动搜索，必要时到流动人口集居地掌握流动儿童情况，并定期对流动儿童的预防接种情况进行调查、评价。（　）

9.不承担接种工作的医疗机构发现新生儿和有应种未种疫苗的儿童应及时报辖区接种单位。（　）

（四）填空

1.流动儿童是指户籍在_____或无户口，随父母或其他监护人在_____暂时居住的儿童。

2.对流动儿童的预防接种实行_____管理，流动

儿童与本地儿童享受_____的预防接种服务。

3.流动人口相对集中的地方，可通过设置接种单位、增加_____和_____等，提供便利的预防接种服务。

4.在暂住地居住_____的流动儿童，由现居住地接种单位负责预防接种并建立预防接种卡（簿），无预防接种证者需同时建立或补办预防接种证。

二、接种档案建立与管理

（一）单选

1.接种单位应至少_____对辖区儿童的预防接种档案进行1次查漏分析。对死亡或连续_____失去联系等情况，可以对其预防接种档案进行标记，不再纳入查漏分析和未种通知范围（　）

A.每月，≥6个月

B.每月，≥12个月

C.每季度，≥6个月

D.每季度，≥12个月

2.预防接种档案信息未经哪个部门许可，不得擅自向其他单位和个人提供（　）

A.上级疾控机构

B.同级疾控机构

C.上级疾控主管部门

D.同级疾控主管部门

3.下列关于信息系统重复档案处理，说法错误的是（　）

A.应分别使用"姓名+身份证件号码"和"姓名+性别+出生日期+母亲或父亲或其他监护人姓名"作为查询条件，进行档案查重

B.若受种者预防接种电子档案中存在国家免疫规划疫苗，则取最后一次接种国家免疫规划疫苗的个人基本信息

C.当疫苗名称（小类）、接种日期完全一致时（不包括狂犬病疫苗），判断为接种信息重复，应优先保留接种单位和录入单位相同且录入时间最早的一条记录

D.当疫苗名称（小类）、接种日期完全一致时（不包括狂犬病疫苗），判断为接种信息重复，如果接种单位和录入单位均不同时，则保留录入时间最晚的一条记录

4.下列关于预防接种档案管理的说法，正确的是（　）

A.疾控机构应至少每月对辖区儿童的预防接种档案进行1次查漏分析，发现未种者要及时通知其监护人

B.对连续6个月失去联系的儿童，可以对其预防接种档案进行标记，不再纳入查漏分析和未种通知范围

C.在暂住地居住≥3个月的流动儿童，应由现居住地接种单位通过免疫规划信息系统异地获取预防接种电子档案，核准无误后完成迁入

D.县级以上疾控机构定期组织对受种者预防接种电子档案进行档案查重处理，以省为单位预防接种档案重复率应＜0.1%

5.受种者基本信息不包括（　）

A.性别

B.身份证号码

C.出生日期

D.是否属于流动儿童

6.受种者是儿童，还需采集的受种者基本信息不包括（　）

A.出生医院

B.出生体重

C.爷爷、奶奶姓名和手机号码

D.出生证号

7.以下关于疫苗出入库登记说法不正确的是（　）

A.疫苗出库时通过扫描疫苗追溯码，自动生成"疫苗出入库登记表"

B.记录信息应包括出入库时间、疫苗名称、疫苗上市许可持有人、疫苗属性、批号、剂型、规格、有效期、出库/入库类型、出入库数量和出入库后的库存数量等

C.记录追溯码对应包装的解析结果和出库相关信息

D.涉及出库的类型包含使用出库、盘亏出库、抽检出库、退货出库、调拨出库、销毁出库、赠品出库、召回出库、报损出库、报废出库、其他等

8.疫苗入库登记涉及入库的类型不包含（　）

A.生产入库　　　　　　B.退货入库

C.赠品入库　　　　　　D.非常规入库

9.关于受种者信息的导出及打印，下列说法正确的是（　）

A.疾控机构工作人员负责打印预防接种证中的受种者基本信息和预防接种信息。如手工填写，要求书写工整、内容规范、记录准确、项目齐全

B.接种单位人员负责打印预防接种证中的受种者基本信息和预防接种信息。如手工填写，要求书写工整、内容规范、记录准确、项目齐全

C.疾控机构工作人员负责打印预防接种证中的受种者基本信息和预防接种信息，不得手工填写

D.接种单位人员只能打印预防接种证中的受种者基本信息和预防接种信息，不得手工填写

10.接种单位开展预防接种电子档案的查漏分析，对死亡或连续12个月失去联系等情况，下列说法正确的是（　）

A.不可以对其预防接种档案进行标记，但要纳入查漏分析和未种通知范围

B.可以对其预防接种档案进行标记，不再纳入查漏分析和未种通知范围

C.对其预防接种档案进行标记，且需纳入查漏分析和未种通知范围

D.不可以对其预防接种档案进行标记，不再纳入查漏分析和未种通知范围

11.关于预防接种电子档案，下列说法正确的是（　）

A.现居住地接种单位无法通过免疫规划信息系统异地获取预防接种电子档案信息时，暂时不为其建立预防接种电子档案，待以后可获取时再进行操作

B.现居住地接种单位无法通过免疫规划信息系统异地获取预防接种电子档案信息时，应按照预防接种证内容补充录入接种疫苗品种、剂次和日期等信息，为其建立预防接种电子档案

C.现居住地接种单位无法通过免疫规划信息系统异地获取预防接种电子档案信息时，应按照受种者（或其监护人）回忆的接种

情况补充录入接种疫苗品种、剂次和日期等信息，为其建立预防接种电子档案

D.现居住地接种单位无法通过免疫规划信息系统异地获取预防接种电子档案信息时，只需将其提供的预防接种证内容手抄转录至本省预防接种证上即可

12.预防接种电子档案查重条件不包括（　　）

A.受种者姓名、性别、出生日期

B.儿童监护人姓名、电话号码

C.儿童监护人出生日期

D.儿童监护人证件号码

13.接种人员发现原始记录中受种者_____等基本信息有误或变更的，应及时更新（　　）

A.姓名　　　　　　B.身份证件号码

C.联系方式　　　　D.以上均是

14.在接种疫苗前，以下哪些基本信息是必须采集的（　　）

A.受种者的学历

B.受种者的职业

C.受种者的过敏史、用药史

D.婚姻状态

15.开展助产服务的医疗机构为新生儿在免疫规划信息系统建立档案后，居住地所在接种单位应直接在免疫规划信息系统_____，并_____、_____新生儿预防接种电子档案信息（　　）

A.定期查询，核对、下载

B.实时获取，核对、更新

C.定期查询，核对、更新

D.实时获取，核对、下载

16.医疗卫生人员应当按照_____的规定，真实、准确、完整记录疫苗的品种、上市许可持有人、最小包装单位的识别信息、有效期、接种时间、实施接种的医疗卫生人员、受种者等接种信息，确保接种信息可追溯、可查询（　　）

A.国务院卫生健康主管部门

B.国家市场监督管理总局

C.中国疾病预防控制中心

D.国家药品监督管理局

17.疾控机构疫苗出入库应扫描追溯码，建立真

实、准确、完整的_____（　　）

A.购进、接收、储存、供应、配送记录

B.购进、接收、储存、供应记录

C.购进、接收、储存、配送记录

D.购进、接收、储存记录

18.接种门诊在打印受种者接种信息时，接种证上疫苗最小包装识别信息应打印（　　）

A.疫苗追溯码　　　B.疫苗批号

C.疫苗规格　　　　D.接种剂量

19.由于特殊原因暂时无法打印疫苗接种信息的，接种单位应如何操作（　　）

A.将接种证暂存接种门诊，待后续打印完成后通知家长领取

B.直接手工填写，但必须完整、规范

C.直接在系统内记录，待下次接种时为受种者打印

D.暂缓接种，待可以打印时再通知受种者前来接种

20.成人接种疫苗，接种单位需要登记包括受种者基本信息以及疫苗品种、批号等信息，并可提供纸质或电子（　　）

A.接种凭证

B.接种证

C.知情告知书

D.健康状况询问与接种禁忌证核查表

21.预防接种档案和接种信息应在接种完成后_____小时内，上传至国家免疫规划信息系统（　　）

A.6　　　　　　　　B.12

C.24　　　　　　　D.及时上传

22.接种单位至少_____个月对辖区内儿童的接种档案进行1次核查和整理，对失去联系≥_____个月或重卡、迁出、死亡儿童的接种信息电子档案资料，要核实、标注、变更状态后，不再纳入查漏分析和未种通知范围（　　）

A.1、24　　　　　　B.3、24

C.1、12　　　　　　D.3、12

23.预防接种电子档案应_____，并做好数据备份（　　）

A.在儿童满6周岁后再保存不少于5年

B.在儿童满6周岁后再保存不少于15年

C.在儿童满7周岁后再保存不少于15年

D.长期保存

24. 预防接种人员应该在每次完成接种后_____将接种信息录入信息系统（　　）

A.即时录入　　　　　B.3日

C.5日　　　　　　　D.10日

25. 原则上应如何采集受种者信息，在免疫规划信息系统中为受种者建立预防接种电子档案（　　）

A.通过公安部门系统

B.通过妇幼出生系统

C.采用身份识别设备

D.手动添加

26. 开展助产服务的医疗机构为新生儿在免疫规划信息系统建立档案后，_____应直接在免疫规划信息系统实时获取并核对、更新新生儿预防接种电子档案信息（　　）

A.居住地所在接种单位

B.居住地所在疾控中心

C.户籍地所在接种单位

D.户籍地所在疾控中心

（二）多选

1. 以下说法正确的是（　　）

A.接种单位应至少每月对辖区儿童的预防接种档案进行1次查漏分析

B.地市级对辖区县级每季度至少进行1次指导

C.接种单位每季度应进行流动儿童主动搜索

D.县级疾控机构每年应组织对辖区国家免疫规划疫苗接种率进行抽样调查

E.预防接种电子档案应在儿童满6周岁后再保存不少于5年

2. 关于预防接种档案管理，以下说法正确的有（　　）

A.接种单位应至少每月对辖区儿童的预防接种档案进行1次查漏分析，发现未种者要及时通知其监护人

B.原纸质预防接种档案（卡、簿）应长期保存和管理，鼓励用电子档案逐步取代纸质档案

C.预防接种电子档案应长期保存，并做好数据备份

D.在暂住地居住≥3个月的流动儿童，应由现居住地接种单位通过信息系统异地获取预防接种电子档案，核准无误后完成迁入

E.无法获取流动儿童档案信息时，应按照预防接种证内容补充录入接种疫苗品种、剂次和日期等信息，为其建立预防接种电子档案

3. 接种单位人员手工填写预防接种证中的受种者基本信息和预防接种信息的要求包括（　　）

A.书写工整　　　　　B.内容规范

C.正楷字体　　　　　D.记录准确

E.项目齐全

4. 接种单位和各级疾控在计算接种率前，应分别使用以下哪几种内容作为查询条件，在全省范围内进行档案查重，确保每个受种者在省级免疫规划信息系统只有一份电子档案（　　）

A.姓名+身份证件号码

B.姓名+性别+出生日期

C.姓名+出生日期

D.姓名+性别+出生日期+监护人姓名

E.姓名+性别

5. 登记时，接种人员应查验受种者预防接种证、预防接种档案信息，核对哪些内容，确定本次受种者、接种疫苗的种类（　　）

A.接种疫苗价格

B.受种者姓名

C.受种者出生日期

D.疫苗批号

E.接种记录

6. 接种单位应通过信息系统采集疫苗接种信息，内容包括疫苗品种、疫苗上市许可持有人、疫苗批号、_____等（　　）

A.追溯码　　　　　　B.有效期

C.接种日期　　　　　D.受种者

E.实施接种的人员

7. 哪些单位进行疫苗出入库时应扫描追溯码（　　）

A.疫苗上市许可持有人

B.疾控机构

C.接种单位

D.疫苗配送单位

E.卫生健康委员会

8.疫苗接种信息包括（　　）

A.疫苗批号　　　　　　B.接种日期

C.接种部位　　　　　　D.疫苗价格

E.疫苗剂量

9.根据《预防接种工作规范（2023年版）》，预防接种证接种记录包括序号、疫苗与剂次、_____（　　）

A.接种日期　　　　　　B.生产企业

C.批号　　　　　　　　D.接种部位

E.接种单位

10.关于预防接种电子档案的迁移，说法正确的是（　　）

A.在暂住地居住≥3个月的流动儿童，应由现居住地接种单位通过免疫规划信息系统异地获取预防接种电子档案，核准无误后完成迁入

B.在暂住地居住≥3个月的流动儿童，在无法获取档案信息时，应按照预防接种证内容补充录入接种疫苗品种、剂次和日期等信息，为其建立预防接种电子档案

C.新生儿在出生医院建立预防接种电子档案并接种首剂乙型肝炎疫苗和卡介苗后，现居住地所在接种单位在接种后续剂次疫苗时需迁入本单位再进行操作，严禁建新电子档案

D.在暂住地居住<3个月的流动儿童，应由现居住地接种单位通过免疫规划信息系统异地获取预防接种电子档案，核准无误后完成迁入

E.接种单位发生变更时，建新的电子档案，无须迁移

11.成人接种疫苗以后，可以提供接种凭证，接种凭证需包含（　　）

A.受种者基本信息

B.疫苗品种信息

C.疫苗上市许可持有人信息

D.疫苗批号

E.接种日期、接种单位等

12.开展查验儿童预防接种证工作时，工作人员发现1名小学一年级学生未完成6周岁相应的国家免疫规划疫苗接种，且系外省返乡人员，本省免疫规划信息系统无该儿童档案，此时，你作为工作人员应该怎么处理（　　）

A.受种者只要进行本次接种就完成了所有规划疫苗的接种，本次直接采取临时接种方式即可

B.应通过免疫规划信息系统异地获取预防接种电子档案

C.异地获取发现电子档案信息与接种证信息不相符，可直接迁入后修改其信息

D.异地获取时核准无误后方可完成迁入

E.无法获取外省档案信息时，应按照预防接种证内容补充录入相关信息并为其建立预防接种电子档案

（三）判断

1.接种单位人员负责打印预防接种证中的受种者基本信息和预防接种信息，为保证内容规范、记录准确、项目齐全，不得手工填写。（　　）

2.按照《预防接种工作规范（2023年版）》要求，纸质预防接种档案（卡、簿）应在儿童满6岁后继续保存15年。（　　）

3.按照《预防接种工作规范（2023年版）》要求，省级疾控机构定期组织对受种者预防接种电子档案进行档案查重处理，以省为单位预防接种档案重复率应<1%。（　　）

4.在暂住地居住<3个月的流动儿童，应由现居住地接种单位通过免疫规划信息系统异地获取预防接种电子档案，核准无误后完成迁入。无法获取档案信息时，应按照预防接种证内容补充录入接种疫苗品种、剂次和日期等信息，为其建立预防接种电子档案。（　　）

5.预防接种证分为封皮、受种者基本信息、接种记录和入托、入学预防接种完成情况评估四个部分。（　　）

6.接种单位至少每季度对辖区儿童的预防接种档案进行1次查漏分析。（　　）

7.对死亡或连续12个月失去联系等情况，可以对其预防接种档案进行标记，不再纳入查漏分

析和未种通知范围。（　　）

8. 根据《预防接种工作规范（2023年版）》，预防接种证打印接种记录时内容包含序号、疫苗与剂次、批号、接种医生签名等。（　　）

9. 国家规定的免疫规划信息系统预防接种电子档案查重方式包含：姓名+身份证件号码、性别+出生日期+母亲姓名+母亲证件号码等。（　　）

10. 受种者应通过信息系统实现疫苗接种信息在预防接种证上的直接打印。（　　）

（四）填空

1. 按照《预防接种工作规范（2023年版）》要求，以省为单位预防接种档案重复率应小于_____。

2. 接种单位应至少每月对辖区儿童的预防接种档案进行_____查漏分析，发现未种者要及时通知其监护人。

三、预防接种证办理与管理

（一）单选

1. 根据《预防接种工作规范（2023年版）》，哪项不是预防接种证接种信息记录页的内容（　　）

A. 接种日期　　　　B. 生产企业

C. 接种单位　　　　D. 接种途径

2. 下列关于新生儿办证时限描述正确的是（　　）

A. 在儿童出生后1个月内，其监护人应到出生医院、儿童居住地承担预防接种工作的接种单位为其办理预防接种证

B. 在儿童出生后2个月内，其监护人应到出生医院、儿童居住地承担预防接种工作的接种单位为其办理预防接种证

C. 在儿童出生后3个月内，其监护人应到出生医院、儿童居住地承担预防接种工作的接种单位为其办理预防接种证

D. 在儿童出生后6个月内，其监护人应到出生医院、儿童居住地承担预防接种工作的接种单位为其办理预防接种证

3. 以下关于预防接种证的补发说法正确的是（　　）

A. 县级疾控机构可为无预防接种证或遗失预防接种证的受种者补发预防接种证

B. 县级疾控主管部门可为无预防接种证或遗失预防接种证的受种者补发预防接种证

C. 接种单位应为无预防接种证或遗失预防接种证的受种者补发预防接种证

D. 接种单位只能为无预防接种证受种者补发预防接种证，遗失预防接种证的应先到县级疾控机构开具遗失证明后才可办理补证

4. 预防接种证分为（　　）

A. 预防接种证分为封皮、受种者基本信息、接种记录和入托、入学预防接种完成情况评估、疫苗接种告知书五个部分

B. 预防接种证分为封皮、受种者基本信息、接种记录和入托、入学预防接种完成情况评估四个部分

C. 预防接种证分为封皮、受种者监护人基本信息、接种记录和入托、入学预防接种完成情况评估四个部分

D. 预防接种证分为封皮、受种者基本信息、接种记录和疫苗说明书四个部分

5. 下列关于预防接种证封皮封面说法错误的是（　　）

A. 上方标注"预防接种证"字样

B. 中间为EPI图标

C. 下方标注"国家疾病预防控制局"字样

D. 封底标注《中华人民共和国疫苗管理法（2019年版）》第七条和第四十七条相关内容

6. 以下关于预防接种证接种记录页内容的描述正确的为（　　）

A. 包括序号、疫苗与剂次、接种日期、生产企业、批号、接种部位、接种单位。"疫苗与剂次"栏预先打印现行国家免疫规划疫苗名称和剂次，其他疫苗打印在空白行

B. 包括序号、疫苗与剂次、接种日期、生产企业、批号、接种部位、接种单位。"疫苗与剂次"栏预先打印现行省级疫苗接种方案疫苗名称和剂次，其他疫苗打印在空白行

C. 包括序号、疫苗与剂次、接种日期、生产企业、批号、接种部位、接种单位。"疫苗与剂次"栏预先打印现行国家免疫规划疫苗名称和剂次，其他疫苗打印在另外纸张后贴在空白行页面

D.包括序号、疫苗与剂次、接种日期、生产企业、批号、接种部位、接种单位。"疫苗与剂次"应先空着待打印时打出来

7. 关于新生儿预防接种证的办理和管理，下列说法正确的是（　　）

A.由助产机构直接向居住地接种单位发送纸质档案

B.预防接种证由家长保存或预防接种单位留存

C.居住地接种门诊需等待家长主动到接种单位申请建档

D.接种单位应在办理的接种证上加盖业务章方能生效

8. 接种单位人员负责打印预防接种证中的（　　）

A.受种者基本信息

B.受种者预防接种信息

C.以上两者均是

D.以上两者均不是

9. 关于预防接种证的内容，以下说法正确的是（　　）

A.在受种者基本信息中，如已填写居住地址，则户籍地址可选填

B.在受种者基本信息中，如受种者为儿童，还需填写父母的姓名及身份证件号码

C.在受种者基本信息中，如受种者是儿童，还需要填写出生医院、出生体重、出生证号

D.封底上方标注"国家疾病预防控制局"字样

10. 按照《预防接种工作规范（2023年版）》，关于预防接种证的格式，以下说法正确的是（　　）

A.预防接种证由国家疾病预防控制局单独设计，统一格式和内容

B.预防接种证由国家疾病预防控制中心同国家卫生健康委员会设计

C.特殊情况下可不支持打印预防接种信息

D.负责预防接种证印制的单位，应按照规定的格式和内容印制，不得自行变更，确保不同地域间的规范登记和统一打印

（二）多选

1. 关于我国预防接种证制度，以下说法正确的是（　　）

A.儿童出生1个月内应当办理预防接种证

B.儿童居住地承担预防接种工作的接种单位应为其办理预防接种证

C.出生医院应为其办理预防接种证

D.监护人应当妥善保管预防接种证

E.儿童离开原居住地后，由户籍地承担预防接种工作的接种单位负责对其实施接种

2. 按照《预防接种工作规范（2023年版）》要求，为满足接种信息打印需要，预防接种证原则上应符合_____要求（　　）

A.尺寸长210mm，宽145mm

B.封面封底使用300g白卡纸

C.封面封底使用100g纯木浆原白纸

D.内页使用100g纯木浆原白纸，内页需彩色印刷

E.内页需使用绿色亚光材质，封面封底使用绿色亮面材质

3. 关于儿童预防接种证、信息的保管，正确的是（　　）

A.儿童接种证由儿童监护人保管

B.儿童预防接种信息由接种单位保管

C.儿童接种证由儿童学校保管

D.儿童预防接种证遗失应到接种单位办理补证

E.儿童预防接种证遗失应到出生医院办理补证

4. 关于预防接种证的办理和管理，下列说法正确的是（　　）

A.接种单位对适龄儿童实施预防接种时，应核对预防接种证信息，并按照规定做好记录

B.接种单位对主动搜索到的适龄流动儿童，应及时登记，按规定迁入或建立预防接种档案，若无预防接种证者应为其补办预防接种证

C.儿童预防接种证遗失后，可到预防接种单位补办预防接种证

D.预防接种证由国家疾病预防控制局会同国家卫生健康委员会设计，统一格式和内容，支持打印预防接种信息

E.接种单位人员负责打印预防接种证中的受种者基本信息和预防接种信息。如手工填写，

要求书写工整、内容规范、记录准确、项目齐全

5.《预防接种工作规范（2023年版）》中预防接种证内容有（　）

A.姓名、性别、出生日期

B.居住地址、户籍地址

C.疫苗与剂次、接种日期、生产企业、批号

D.实施接种的医疗卫生人员

E.出生医院、出生体重、出生证号

6.关于预防接种证的内容，以下说法正确的是（　）

A.在受种者基本信息需预留粘贴或打印条码的位置

B.在受种者基本信息中，如受种者是儿童，还需要填写父亲姓名、父亲联系手机、母亲姓名、母亲联系手机、出生医院、出生体重、出生证号

C.在受种者基本信息中，应填写居住地址（具体到村或居委会）、户籍地址（具体到村或居委会）、发证（补证）单位、发证（补证）时间、管理单位电话、受种者编码等内容，并预留粘贴或打印条码位置

D.入托、入学预防接种完成情况评估需包括补种评估结果和家长签字确认栏

E.接种记录页为空白页，无须预先打印内容，应按接种时间顺序打印疫苗名称和剂次

（三）判断

1.预防接种证分为封皮、受种者监护人基本信息、接种记录和入托、入学预防接种完成情况评估四个部分。（　）

2.设有产科的医疗卫生单位，在儿童出生后要告知新生儿监护人及时到居住地接种单位建立预防接种证，或直接为新生儿办理预防接种证。（　）

3.为维护资料可靠性，对遗失预防接种证的已种儿童需前往发证单位补证。（　）

4.预防接种证的格式由国务院卫生健康主管部门会同中国疾病预防控制中心联合规定。（　）

5.接种证接种信息记录页一定要有接种人员姓名。（　）

6.接种单位为新生儿办理预防接种证时，无须在接种证上加盖公章。（　）

7.《预防接种工作规范（2023年版）》中预防接种证上的接种记录，应包括疫苗名称、接种单位、批号、疫苗有效期。（　）

8.监护人可以到儿童居住地的医疗机构或者出生医院为其办理预防接种证。（　）

（四）填空

在儿童出生后_____，其监护人应到出生医院、儿童居住地承担预防接种工作的接种单位为其办理预防接种证。出生医院或接种单位不得拒绝办理。

四、预防接种证查验

（一）单选

1.负责为托幼机构、学校查验预防接种证等提供技术指导的是（　）

A.教育行政部门　　　　B.卫生行政部门

C.接种单位　　　　　　D.疾控机构

2.某儿童原户籍地为A地，现随父母迁居至B地，并在B地的C学校就读一年级。关于其预防接种证查验和补种责任，以下说法正确的是（　）

A.A地学校查验，A地接种单位接种

B.C学校查验，B地接种单位接种

C.A地学校查验，B地接种单位接种

D.C学校查验，A地接种单位接种

3.根据《儿童入托、入学预防接种证查验办法》，儿童入托、入学预防接种证查验工作须在新生开学后或儿童转学、插班多少日内完成（　）

A.14日　　　　　　　B.28日

C.30日　　　　　　　D.45日

4.儿童入托、入学预防接种证查验办法由什么部门制定（　）

A.国务院卫生健康主管部门会同国务院教育行政部门制定

B.省级卫生健康主管部门会同省级教育行政部门制定

C.市级卫生健康主管部门会同市级教育行政部门制定

D.县级卫生健康主管部门会同县级教育行政部门制定

5. 儿童入托、入学预防接种证查验工作不涉及的部门或机构是（　　）

A.卫生健康行政部门

B.教育行政部门

C.药品监督管理部门

D.托育机构、幼儿园和学校

6. 下列为儿童入托、入学预防接种证查验主体的是（　　）

A.卫生健康行政部门

B.教育行政部门

C.接种单位

D.托育机构、幼儿园和学校

7. 不属于儿童入托、入学预防接种证查验工作的查验对象的是（　　）

A.所有新入托儿童

B.所有新入学儿童

C.所有转学、插班儿童

D.所有在校儿童

8. 以下哪项不是新生儿童入托、入学预防接种证查验的内容（　　）

A.有无儿童预防接种证

B.非免疫规划疫苗完成情况

C.免疫规划疫苗完成情况

D.需补种的疫苗种类及针次

9. 托育机构、幼儿园和学校在新学年开学前，新生入托、入学提供哪些形式能够评估儿童预防接种完成情况的资料（　　）

A.儿童监护人录制的已完成的承诺视频

B.儿童监护人签字并按手印的疫苗接种承诺书

C.须出具预防接种证，或出具接种单位提供的其他形式能够评估儿童预防接种完成情况的资料

D.接种单位提供的纸质补种计划表

10. 儿童入托、入学查验后疫苗补种工作主体是（　　）

A.由儿童居住地或托育机构、幼儿园、学校所在地县级疾控中心负责

B.由儿童居住地或托育机构、幼儿园、学校所在地县级疾控主管部门负责

C.由托育机构、幼儿园和学校负责

D.由儿童居住地的接种单位或托育机构、幼儿园、学校所在地接种单位负责

11. 儿童入托、入学预防接种证查验后对需要补种疫苗的儿童，_____须督促儿童监护人及时带儿童到接种单位补种疫苗（　　）

A.居住地县级疾控机构

B.托育机构、幼儿园和学校

C.居住地县级疾控主管部门

D.儿童居住地的接种单位或托育机构、幼儿园、学校所在地的接种单位

12. 关于儿童入托、入学预防接种证查验工作，疾控主管部门（卫生健康行政部门）职责描述不正确的是（　　）

A.管理辖区托育机构预防接种证查验工作

B.会同教育行政部门管理辖区幼儿园、学校预防接种证查验工作

C.督促疾病预防控制机构和接种单位及时为预防接种证查验提供技术支持

D.开展预防接种证查验工作业务技术指导

13. 儿童入托、入学预防接种证查验工作中关于教育行政部门职责描述正确的是（　　）

A.负责对幼儿园和学校预防接种证查验工作的管理，督促辖区儿童尽快完成补种

B.负责对幼儿园和学校预防接种证查验工作的管理，督促辖区幼儿园和学校完成预防接种证查验相关工作

C.负责对幼儿园和学校预防接种证查验工作的管理，督促辖区接种单位完成补种

D.指导接种单位做好儿童入托、入学预防接种完成情况评估和补证、补种

14. 儿童入托、入学预防接种证查验工作中关于疾病预防控制机构职责描述不正确的是（　　）

A.负责托育机构、幼儿园和学校预防接种证查验工作的培训和技术指导

B.督促辖区幼儿园和学校完成预防接种证查验相关工作

C.指导接种单位做好儿童入托、入学预防接种完成情况评估和补证、补种

D.负责预防接种证查验资料的收集和报告工作

15. 关于儿童入托、入学预防接种证查验资料管理和查验报表报告流程描述正确的是（　　）

A. 托育机构、幼儿园和学校等每年汇总本校儿童入托、入学预防接种查验评估资料，填写"儿童入托、入学预防接种证查验情况报表"，在次年1月5日前报县级疾病预防控制机构

B. 乡镇卫生院、社区卫生服务中心等每年汇总辖区儿童入托、入学预防接种查验评估资料，填写"儿童入托、入学预防接种证查验情况报表"，在次年1月10日前报县级疾病预防控制机构

C. 县级疾病预防控制机构于次年1月20日前，汇总辖区"儿童入托、入学预防接种证查验情况报表"，报市级卫生健康行政部门和市级疾病预防控制机构

D. 市级疾病预防控制机构于次年1月25日前，汇总辖区"儿童入托、入学预防接种证查验情况报表"，报省级疾病预防控制机构

16. 入托、入学预防接种证查验工作中不是必须查验的疫苗种类是（　　）

A. 卡介苗、乙型肝炎疫苗、口服脊髓灰质炎减毒活疫苗

B. 水痘疫苗、EV71疫苗、轮状病毒疫苗

C. 乙型脑炎病毒活疫苗、A群脑膜炎球菌多糖疫苗、甲型肝炎减毒活疫苗

D. A+C脑膜炎球菌多糖疫苗或相应疫苗的替代疫苗

17. 县级卫生健康行政部门和教育行政部门每年组织_____开展辖区托育机构、幼儿园和学校的预防接种证查验业务培训（　　）

A. 疾病预防控制机构

B. 社区卫生服务中心

C. 预防接种门诊

D. 医院

18. 国家卫生健康委员会同教育部门制定的《儿童入托、入学预防接种证查验办法》最新版的印发时间是（　　）

A. 2020年1月　　　　B. 2020年12月

C. 2021年1月　　　　D. 2021年12月

19. 在开展儿童入托、入学预防接种证查验工作时，预防接种证查验相关资料应当由_____纳入学生健康档案和学校卫生资料管理（　　）

A. 教育行政部门

B. 疾病预防控制机构

C. 托育机构、幼儿园和学校

D. 接种单位

20. _____可利用免疫规划信息系统，为入托、入学儿童提供入托、入学预防接种完成情况评估服务和疫苗补种工作（　　）

A. 疾病预防控制中心

B. 接种单位

C. 卫生健康行政部门

D. 托育机构、幼儿园和学校

21. 对于在入托入学时未接到查验接种证通知的儿童，_____在开学后通知儿童家长到接种单位核实预防接种情况，开具儿童预防接种完成情况评估报告（　　）

A. 教育行政部门

B. 卫生健康行政部门

C. 接种单位

D. 托育机构、幼儿园和学校

22. 接种单位对无证、漏种儿童开展补证、补种工作后，还需（　　）

A. 组织开展预防接种证查验工作

B. 对家长进行疫苗接种知识培训

C. 收集和报告预防接种证查验资料

D. 对查验工作进行监督、检查

23. 以下描述正确的是（　　）

A. 托育机构、幼儿园和学校在儿童入托、入学时，仅须查验预防接种证上入托、入学预防接种完成情况评估结果或接种单位提供的其他形式评估儿童预防接种完成情况的资料

B. 儿童入托、入学预防接种证查验工作须在新生开学前或儿童转学、插班30日内完成

C. 对需要补种疫苗的儿童，托育机构、幼儿园和学校在当年无须再次查验预防接种完成情况

D. 对需要补种疫苗的儿童，托育机构、幼儿

园和学校须督促儿童监护人及时带儿童到接种单位补种疫苗，并在儿童补种疫苗后再次核对预防接种证或其他形式能够评估儿童预防接种完成情况的资料，查验疫苗补种完成情况

24. 以下说法错误的是（ ）

A.各地卫生健康行政部门和教育行政部门要密切合作，每年部署安排好辖区儿童入托、入学预防接种证查验工作，并联合开展检查指导

B.各地卫生健康行政部门要安排疾病预防控制机构和接种单位查验预防接种证和漏种儿童补种工作经费，根据《传染病防治卫生监督工作规范》对辖区医疗卫生机构和托育机构预防接种证查验工作进行监督检查

C.县级卫生健康行政部门和教育行政部门每年组织疾病预防控制机构开展辖区托育机构、幼儿园和学校的预防接种证查验业务培训

D.教育行政部门负责管理辖区托育机构预防接种证查验工作，会同卫生健康行政部门管理辖区幼儿园、学校预防接种证查验工作，督促疾病预防控制机构和接种单位及时为预防接种证查验提供技术支持，组织开展预防接种证查验工作的检查和考核

25. 对需要补种疫苗的儿童，完成补种后，____应当在预防接种证上入托、入学预防接种完成情况评估页填写补种完成信息（ ）

A.疾病预防控制机构

B.托幼机构及学校

C.县级卫生健康行政部门

D.接种单位

（二）多选

1. 关于查验预防接种证，以下说法不正确的是（ ）

A.对需要补种疫苗的儿童，接种单位须督促儿童监护人及时带儿童补种疫苗，并在儿童补种疫苗后再次核对预防接种证或其他形式能够评估儿童预防接种完成情况的资料，

查验疫苗补种完成情况

B.儿童入托、入学预防接种证查验工作须在新生开学前或儿童转学、插班30日内完成

C.对入托、入学时未提供预防接种完成情况评估资料的儿童，接种单位应当督促儿童监护人尽快提供相关资料

D.对需要补种疫苗的儿童，托育机构、幼儿园和学校应当在次年1月底之前再次查验预防接种完成情况

E.托育机构、幼儿园和学校在儿童入托、入学时，须查验预防接种证上入托、入学预防接种完成情况评估结果或接种单位提供的其他形式评估儿童预防接种完成情况的资料

2. 关于儿童入托入学查验预防接种证，下列描述正确的是（ ）

A.疾病预防控制机构是儿童入托入学查验预防接种证工作的主体，并指导预防接种单位做好入托、入学儿童接种完成情况评估

B.托幼机构和学校是儿童入托入学查验预防接种证工作的主体

C.接种单位在儿童入托、入学预防接种证查验中承担补证、补种工作

D.疾病预防控制机构为托幼机构、学校查验预防接种证等提供培训和技术指导

E.托幼机构和学校应当配合接种单位督促监护人按照规定为儿童补种相应疫苗

3. 以下为入托、入学预防接种证查验对象的是（ ）

A.幼托机构新入园的儿童

B.新入学的小学一年级学生

C.从外校转入的小学学生

D.留级的小学学生

E.新入学的初中一年级学生

4. 根据《儿童入托、入学预防接种证查验办法（2021年版）》规定，儿童居住地或托育机构、幼儿园和学校所在地的接种单位，需要根据下列哪些内容来评估儿童预防接种完成情况（ ）

A.预防接种记录

B.现行国家免疫规划疫苗儿童程序

C.查验地省级人民政府制定的接种方案

D.查验地省级人民政府增加的免疫规划疫苗种类

E.儿童年龄

5.儿童入托、入学预防接种证查验工作疾控主管部门（卫生健康行政部门）职责包括（　　）

A.管理辖区托育机构预防接种证查验工作

B.会同教育行政部门管理辖区幼儿园、学校预防接种证查验工作

C.督促疾病预防控制机构和接种单位及时为预防接种证查验提供技术支持

D.负责催种督促

E.组织开展预防接种证查验工作的检查和考核

6.儿童入托、入学预防接种证查验工作中关于教育行政部门职责描述不正确的是（　　）

A.负责对幼儿园和学校预防接种证查验工作的管理，督促辖区儿童尽快完成补种

B.负责对幼儿园和学校预防接种证查验工作的管理，督促辖区幼儿园和学校完成预防接种证查验相关工作

C.负责对幼儿园和学校预防接种证查验工作的管理，督促辖区接种单位完成补种

D.负责对幼儿园和学校预防接种证查验工作的管理，督促辖区幼儿园和学校落实补种工作

E.负责对幼儿园和学校预防接种证查验工作的管理，督促辖区疾控中心落实技术支持工作

7.儿童入托、入学预防接种证查验工作中关于疾病预防控制机构职责描述正确的是（　　）

A.负责托育机构、幼儿园和学校预防接种证查验工作的培训和技术指导

B.负责辖区托育机构预防接种证查验管理工作

C.指导接种单位做好儿童入托、入学预防接种完成情况评估和补证、补种

D.负责预防接种证查验资料的收集和报告工作

E.组织开展预防接种证查验工作的检查和考核

8.儿童入托、入学预防接种证查验工作中，托育机构、幼儿园和学校职责包括（　　）

A.将预防接种证查验工作纳入儿童入托、入学报名程序

B.组织开展儿童入托、入学预防接种证查验工作

C.督促儿童监护人及时带儿童到接种单位补种疫苗

D.在预防接种证上入托、入学预防接种完成情况评估页填写补种完成信息

E.对需要补种疫苗的儿童，应当在当年12月底之前再次查验预防接种完成情况

9.儿童入托、入学预防接种证查验工作中，以下属于接种单位职责的是（　　）

A.负责收集辖区托育机构、幼儿园和学校基本信息

B.为辖区托育机构、幼儿园和学校提供预防接种证查验技术支持

C.评估儿童入托、入学预防接种完成情况

D.对无证、漏种儿童开展补证、补种工作

E.收集和报告预防接种证查验资料

10.托育机构、幼儿园和学校在新学年开学前，通知新生报名时须出具的查验资料有（　　）

A.家长自行填写的接种记录表

B.预防接种证

C.预防接种情况评估报告

D.儿童监护人签字并按手印的疫苗接种证明

E.其他形式的能够评估儿童预防接种完成情况的资料

11.县级疾病预防控制机构在次年1月20日前将入托、入学预防接种证查验及疫苗补种工作报表上报至（　　）

A.县级卫生健康行政部门

B.市级卫生健康行政部门

C.省级卫生健康行政部门

D.市级疾病预防控制机构

E.省级疾病预防控制机构

12.关于儿童入托、入学预防接种证查验说法正确的是（　　）

A.托育机构、幼儿园和学校在儿童入托、入学时，须查验预防接种证上入托、入学预防接种完成情况评估结果或接种单位提供的其他形式评估儿童预防接种完成情况的资料

B.对需要补种疫苗的儿童，接种单位完成补

种后，应当在预防接种证上入托、入学预防接种完成情况评估页填写补种完成信息，无须反馈托育机构、幼儿园和学校再次查验

C.对需要补种疫苗的儿童，托育机构、幼儿园和学校须督促儿童监护人及时带儿童到接种单位补种疫苗，并在儿童补种疫苗后再次核对预防接种证或其他形式能够评估儿童预防接种完成情况的资料，查验疫苗补种完成情况

D.儿童入托、入学预防接种证查验工作须在新生开学后或儿童转学、插班30日内完成

E.对需要补种疫苗的儿童，托育机构、幼儿园和学校应当在当年12月底之前再次查验预防接种完成情况

13.关于儿童入托、入学预防接种证查验工作查验报表报告流程，以下说法正确的是（　　）

A.乡镇卫生院、社区卫生服务中心等每年汇总辖区儿童入托、入学预防接种查验评估资料，填写"儿童入托、入学预防接种证查验情况报表"，在次年1月10日前报县级卫生健康行政部门

B.县级疾病预防控制机构于次年1月20日前，汇总辖区"儿童入托、入学预防接种证查验情况报表"，报县级卫生健康行政部门和市级疾病预防控制机构

C.市级疾病预防控制机构于次年1月31日前，汇总辖区"儿童入托、入学预防接种证查验情况报表"报省级疾病预防控制机构

D.省级疾病预防控制机构于次年2月15日前，汇总辖区"儿童入托、入学预防接种证查验情况报表"报中国疾病预防控制中心

E.疾病预防控制机构负责做好儿童入托、入学预防接种完成情况评估以及预防接种证查验资料的收集和报告工作

（三）判断

1.儿童入托、入学时，托育机构、幼儿园、学校应当查验预防接种证，发现未按照规定接种免疫规划疫苗的，应当向儿童居住地或者托育机

构、幼儿园、学校所在地承担预防接种工作的接种单位报告，并配合接种单位督促其监护人按照规定补种。（　　）

2.儿童入托、入学预防接种证查验工作须在新生开学后或儿童转学、插班30日内完成。对需要补种疫苗的儿童，托育机构、幼儿园和学校应当在次年1月底之前再次查验预防接种完成情况。（　　）

3.儿童入托、入学预防接种证查验工作中接种单位负责收集辖区托育机构、幼儿园和学校基本信息，组织开展儿童入托、入学预防接种证查验工作。（　　）

4.儿童入托、入学预防接种证查验工作中，托育机构、幼儿园和学校应当将预防接种证查验工作纳入儿童入托、入学报名程序，配合接种单位开展儿童入托、入学预防接种证查验工作。（　　）

5.接种单位是儿童入托、入学查验预防接种证工作的主体。（　　）

6.如果一个6岁儿童接种的全是免疫规划疫苗，入学查验时其免疫规划疫苗应至少接种20剂次。（　　）

7.小明是马上要升入小学的幼儿园大班儿童，他入托报名时需要查验接种证。（　　）

8.开展入托、入学预防接种证查验工作的单位仅针对现阶段全国所有托育机构、幼儿园和小学。（　　）

9.疾病预防控制机构负责托育机构幼儿园和学校预防接种证查验工作的培训和技术指导，做好儿童入托、入学预防接种完成情况评估和补证、补种工作。（　　）

10.儿童入托、入学时，托育机构、幼儿园、学校应当查验预防接种证，发现未按照规定接种免疫规划疫苗的，应直接督促儿童居住地或者托育机构、幼儿园、学校所在地承担预防接种工作的接种单位按照规定补种。（　　）

（四）填空

1.儿童入托、入学预防接种证查验办法由_____主管部门会同_____部门制定。

2.儿童入托、入学时，_____应当查验预防接种

证，并配合接种单位督促其监护人按照规定补种。_____应当为托幼机构、学校查验预防接种证等提供技术指导。

五、接种流程与操作技术

（一）单选

1. 实施接种前开展"三查七对一验证"工作，目的是要保证_____信息的一致性（　　）

A.受种者、预防接种证与疫苗

B.受种者和身份证

C.受种者和疫苗

D.预防接种证和疫苗

2. 皮下注射疫苗时，与皮肤呈_____角快速刺入皮下，进针深度为_____（　　）

A.30°～40°，1/3～1/2

B.15°～30°，1/3～1/2

C.30°～40°，1/2～2/3

D.15°～30°，1/2～2/3

3. 按照《预防接种工作规范（2023年版）》，接种完成后，对于预约下次接种的操作，正确的是（　　）

A.必须与受种者预约下次接种疫苗的品种和接种日期

B.只预约接种日期，不预约疫苗品种

C.视情与受种者或其监护人预约下次接种疫苗的品种和接种日期

D.通知受种者可采用口头的方式

4. 关于振荡试验，下面描述不正确的是（　　）

A.振荡试验是通过观察疫苗在振荡后的沉淀情况来判断其是否冻结

B.如果试验样品出现沉淀的速度比对照样品更慢，则说明被检安瓿极可能未被冻过

C.如果试验样品和对照样品沉淀速度相同，并且试验样品出现片状物，出现分层现象，且上层液体较清，说明试验样品可能被冻结破坏，不能继续使用

D.如果试验样品出现沉淀的速度比对照样品更慢，则说明试验样品可能被冻结破坏

5. 实施接种时，医疗卫生人员要做到"三查七对一验证"，其中"七对"是指（　　）

A.核对受种者的姓名、性别和疫苗的品名、规

格、有效期、接种部位、接种途径

B.核对受种者的姓名、年龄和疫苗的品名、规格、剂量、接种部位、接种途径

C.核对受种者的姓名、年龄和疫苗的品名、外观、剂量、接种部位、接种途径

D.核对受种者的姓名、年龄和疫苗的品名、规格、有效期、接种部位、接种途径

6. 疫苗瓶开启后，减毒活疫苗超过_____、灭活疫苗超过_____未用完（疫苗说明书另有规定除外），应将剩余疫苗废弃，按照医疗废物处置方法处理（　　）

A.15分钟、半小时

B.15分钟、1小时

C.半小时、1小时

D.1小时、2小时

7. 关于预防接种的知情告知，下列说法错误的是（　　）

A.接种单位可以通过面对面、视频、文字材料及互联网技术等方式进行知情告知

B.应告知受种者或其监护人所接种疫苗的品种、作用、禁忌证、注意事项、可能出现的不良反应和预防接种异常反应补偿方式等信息

C.告知后由受种者或其监护人在纸质或电子知情同意书上签名确认

D.受种者或其监护人选择非免疫规划疫苗，接种单位还应告知疫苗的价格和接种费用等信息

8. 关于疫苗接种，下面技术操作正确的是（　　）

A.液体剂型脊髓灰质炎减毒活疫苗，以垂直90°或倾斜45°角将疫苗滴入儿童口中，每人次用量为2滴（相当于0.5ml）。

B.糖丸剂型脊髓灰质炎减毒活疫苗用消毒药匙送入儿童口中，为了避免儿童不适哭闹宜用温开水送服

C.麻腮风疫苗、乙脑减毒活疫苗、流脑多糖疫苗的接种部位均为上臂外侧三角肌下缘附着处

D.肌内注射需要将针头快速刺入肌肉，进针深度约为针头长度的2/3，进针后需快速推注疫苗

9. 关于皮下注射，下面技术操作错误的是（ ）

A. 用于乙脑减毒活疫苗、A+C流脑多糖疫苗、麻腮风疫苗、钩端螺旋体疫苗

B. 接种部位为上臂外侧三角肌中部

C. 快速刺入皮下，进针深度为1/2～2/3

D. 针头斜面向上，与皮肤表面呈30～40°角

10. 下列关于免疫规划疫苗预防接种告知说法错误的是（ ）

A. 在正式实施接种前，接种人员采取面对面的方式进行告知，并做到知情同意

B. 应告知受种者或其监护人所接种疫苗的品种、作用、禁忌证、注意事项、可能出现的不良反应和预防接种异常反应补偿方式等信息

C. 受种者健康状况询问内容包括是否有发热、咳嗽、腹泻等患病情况及过敏史、用药史等

D. 受种者或其监护人选择非免疫规划疫苗，接种单位还应告知疫苗的价格和疫苗厂家等信息

11. 接种前登记时，接种人员不查验以下哪项来核实受种者信息（ ）

A. 受种者预防接种证

B. 户口本

C. 预防接种档案信息

D. 受种者姓名、出生日期及接种记录

12. 在正式实施疫苗接种前，下列关于预防接种告知工作正确的是（ ）

A. 接种人员应采取面对面的方式进行告知，应告知受种者或其监护人所接种疫苗的品种、作用、禁忌证、注意事项、可能出现的不良反应和预防接种异常反应补偿方式等信息。受种者或其监护人选择非免疫规划疫苗，接种单位只需告知疫苗的价格和接种费用等信息

B. 接种人员应采取面对面的方式进行告知，应告知受种者或其监护人所接种疫苗的品种、作用、禁忌证、注意事项、可能出现的不良反应等信息。受种者或其监护人选择非免疫规划疫苗，接种单位无须告知疫苗的价格和接种费用等信息

C. 接种人员只需向受种者或其监护人提供一张告知单进行告知，应告知受种者或其监护人所接种疫苗的品种、作用、禁忌证、注意事项、可能出现的不良反应和预防接种异常反应补偿方式等信息。受种者或其监护人选择非免疫规划疫苗，接种单位还应告知疫苗的价格和接种费用等信息

D. 接种人员应采取面对面的方式进行告知，并做到知情同意。应告知受种者或其监护人所接种疫苗的品种、作用、禁忌证、注意事项、可能出现的不良反应和预防接种异常反应补偿方式等信息。受种者或其监护人选择非免疫规划疫苗，接种单位还应告知疫苗的价格和接种费用等信息

13. 接种操作中需严格执行"三查七对一验证"，下列哪种情况不属于"三查"内容（ ）

A. 检查受种者健康状况和接种禁忌证

B. 查对预防接种卡（簿）与儿童预防接种证

C. 查对儿童接种前告知情况

D. 检查疫苗、注射器外观与批号、有效期

14. 实施接种前，要做到"三查七对一验证"，"一验证"指的是（ ）

A. 接种前接种人员验证接种疫苗的品种和剂量等

B. 接种前请受种者或其监护人验证接种疫苗的品种和剂量等

C. 接种前接种人员验证接种疫苗的品种和有效期等

D. 接种前请受种者或其监护人验证接种疫苗的品种和有效期等

15. 关于疫苗外观质量，下列说法正确的是（ ）

A. 有摇不散块状物时，加热使凝块消散后使用

B. 疫苗如冻结，应放置温水中缓慢解冻后使用

C. 疫苗瓶无裂纹但有轻微划痕时可使用

D. 无标签或标签不清时不得使用

16. 下面关于疫苗接种皮肤消毒的说法，不正确的是（ ）

A. 接种部位要避开瘢痕、炎症、硬结和皮肤病变处

B.可用灭菌镊子夹取75%乙醇棉球或用无菌棉签蘸75%乙醇进行皮肤消毒

C.用2%碘酊进行皮肤消毒

D.要由内向外螺旋式对接种部位皮肤进行消毒，涂擦直径≥5cm

17. 关于留观的说法不正确的是（　　）

A.留观期间受种者出现疑似预防接种异常反应，应及时采取救治措施

B.留观需要采取强力约束措施

C.留观期间发生过敏休克应尽快使用肾上腺素

D.告知受种者留观 30 分钟，在留观期间不要随意走动

18. 预防接种单位在_____，由工作人员在预防接种证和预防接种档案登记受种者基本信息以及疫苗品种、疫苗批号、接种日期等信息（　　）

A.实施接种前　　　　B.实施接种后

C.知情告知前　　　　D.知情告知后

19. 关于接种前现场疫苗的准备和检查，下列说法错误的是（　　）

A.实施接种前，将疫苗从冷链设备内取出，尽量减少开启冷链设备的次数

B.核对接种疫苗的品种，检查疫苗外观

C.百白破疫苗、乙型肝炎疫苗、白破疫苗等，冻结后复溶可以使用

D.检查含吸附剂疫苗是否冻结，观察短时间内与对照疫苗相比是否出现分层现象，即可判断被检疫苗是否曾被冻结

20. 检查含吸附剂疫苗是否冻结的方法为，将被检和正常对照的疫苗瓶同时摇匀后静置竖立，_____后被检疫苗与对照疫苗相比，如出现分层现象且上层液体较清，即可判断被检疫苗曾被冻结（　　）

A.5～10分钟　　　　B.1～3分钟

C.20～30分钟　　　　D.3～5分钟

21. 下列关于皮内注射正确的是（　　）

A.皮内注射时，固定针栓的是左手示指

B.针头斜面向上，与皮肤呈5°～15°刺入

C.注意勿将针头全部刺入，以防针头折断

D.注射完毕后，针管逆时针方向旋转 180°

后，迅速拔出针头

22. 预防接种应准备的药品、器械，以下正确的是（　　）

A.消毒棉签、碘酒、1∶1000肾上腺素、体温计等

B.消毒棉签、碘伏、1∶1000肾上腺素、体温计等

C.无菌干棉签、75%乙醇、1∶1000肾上腺素、体温计等

D.无菌干棉签、70%乙醇、1∶1000肾上腺素、体温计等

23. 健康状况询问和接种禁忌证核查时，不包含以下哪项内容（　　）

A.儿童近期是否有发热、咳嗽、腹泻等患病情况

B.接种流感疫苗前询问是否存在鸡蛋过敏

C.既往过敏史及不良反应情况

D.不同疫苗重点应注意的禁忌

24. 除以下哪种疫苗外，疫苗说明书规定严禁冻结（　　）

A.乙型肝炎疫苗　　　B.百白破疫苗

C.白破疫苗　　　　　D.卡介苗

（二）多选

1. 医疗卫生人员实施接种，应当告知受种者或者其监护人哪些内容（　　）

A.所接种疫苗的品种、作用

B.所接种疫苗的禁忌证

C.所接种疫苗接种后可能出现的不良反应

D.所接种疫苗的生产工艺

E.所接种疫苗的生产企业

2. 关于皮下注射疫苗，下面正确的是（　　）

A.可用于A群流脑疫苗、钩端螺旋体疫苗

B.接种部位为上臂外侧三角肌中部

C.针头斜面向上，与皮肤表面呈30°～40°角

D.快速刺入皮下至针头长度的1/2～2/3

E.拔出针头后观察有无渗血或药液渗出，若有渗出，应将消毒干棉球或干棉签按压片刻

3. 医疗卫生人员在实施接种前，应当按照预防接种工作规范的要求做好哪三查七对工作（　　）

A.检查受种者健康状况

B.核查接种禁忌证

C.查对预防接种证

D.检查疫苗、注射器的外观、批号、有效期

E.核对受种者的姓名、年龄和疫苗的品名、规格、剂量、接种部位、接种途径

4. 以下开启疫苗的方法错误的有（　　）

A.将疫苗瓶上部疫苗弹至底部，用75%乙醇棉球消毒开启部位

B.首先将疫苗安瓿尖端的疫苗弹至底部，用砂轮在安瓿颈部锯一圈，用75%乙醇棉球消毒安瓿颈部，用消毒干棉球包在安瓿颈部将其折断

C.首先将疫苗安瓿尖端的疫苗弹至体部，用75%乙醇棉球消毒安瓿颈部，用镊子敲开安瓿

D.首先将安瓿尖端的疫苗弹至体部，再用砂轮在安瓿颈部锯一圈，用干棉球包住安瓿颈部将其折断

E.用砂轮在安瓿颈部锯一圈，然后用镊子敲开安瓿

5. 在吸取疫苗时，下列操作错误的是（　　）

A.使用冻干剂型疫苗时，用一次性注射器抽取稀释液，沿疫苗瓶内壁缓慢注入，轻轻摇荡，使疫苗充分溶解，避免出现泡沫

B.在疫苗瓶开启后立即将注射器针头斜面向下插入疫苗瓶的液面下吸取疫苗

C.吸取疫苗后，将注射器针头向上，排空注射器内气泡，直至针头上有一小滴疫苗出现为止

D.使用含有吸附剂的疫苗（如百白破、乙型肝炎、白破等）前，应充分摇匀

E.多人份脊髓灰质炎减毒活疫苗开启后，如未能立即用完，应保存于2~8℃，24小时内用完即可

6. 根据《预防接种工作规范（2023年版）》中的健康状况询问表健康询问时，既往过敏情况包括（　　）

A.药物过敏

B.食物过敏

C.季节性过敏（如花粉）

D.既往因接种疫苗发生过敏

E.已知疫苗成分过敏情况

7. 预防接种告知，（　　）

A.接种工作人员应告知接种疫苗的品种、作用、禁忌证、注意事项

B.接种工作人员应告知受种者或其监护人所接种疫苗可能出现的不良反应和预防接种异常反应补偿方式等信息

C.受种者或其监护人选择非免疫规划疫苗，接种单位还应告知疫苗的价格和接种费用等信息

D.在正式实施接种前，接种人员应采取面对面的方式进行告知，并做到知情同意

E.接种单位可以通过面对面、视频、文字材料及互联网技术等方式进行知情告知

8. 预防接种门诊可采取_____通知受种者或其监护人，告知接种疫苗的品种、时间、地点和相关要求（　　）

A.口头　　　　　　　B.书面

C.电话　　　　　　　D.短信

E.电子邮件

9. 疫苗接种前，须核对接种疫苗的品种，检查疫苗外观。凡出现_____，一律不得使用（　　）

A.过期、变色

B.污染、发霉

C.有摇不散凝块或异物

D.无标签或标签不清

E.疫苗瓶（或预填充注射器）有裂纹的

10. 下列哪些疫苗冻结后一律不得使用（　　）

A.百白破疫苗　　　　B.乙型肝炎疫苗

C.白破疫苗　　　　　D.卡介苗

E.甲型肝炎疫苗

11. 预防接种现场疫苗准备与检查，正确的是（　　）

A.预防接种时要尽量减少开启冷藏设备的次数

B.核对接种疫苗的品种，检查疫苗外观质量

C.凡发霉、有摇不散凝块、标签不清、疫苗瓶有裂纹的疫苗一律不得使用

D.疫苗瓶开启后，若不能立即用完，应在瓶身上标注失效时间

E.多剂次疫苗开启30分钟后可以继续使用

12. 健康状况询问与接种禁忌证核查表包括（　　）

A.监护人/受种者签名

B.医疗卫生人员签名

C.受种者姓名

D.健康状况

E.医学建议

13.医疗卫生人员在实施接种前，应告知受种者或者其监护人哪些内容（ ）

A.疫苗品种、作用

B.非免疫规划疫苗还应告知疫苗的价格和接种费用

C.疫苗禁忌证、注意事项

D.可能出现的不良反应

E.异常反应补偿方式

14.下面关于疫苗接种皮肤消毒的说法，正确的是（ ）

A.接种部位要避开瘢痕、炎症、硬结和皮肤病变处

B.可用无菌棉签蘸70%乙醇进行皮肤消毒

C.由外向内螺旋式对接种部位皮肤进行消毒

D.涂擦直径≥5cm

E.皮肤消毒后，需等待5分钟后接种

15.疫苗实施接种后的有关工作，下列表述正确的是（ ）

A.预约下次疫苗接种日期

B.为避免人群聚集，特殊情况下可将留观时间缩短

C.镊子、治疗盘等器械按要求灭菌或消毒后备用

D.告知需现场观察至少30分钟方可离开

E.记录疫苗的使用和损耗数量

（三）判断

1.肌内注射进针深度为针头的1/2～2/3。（ ）

2.检查含吸附剂疫苗是否冻结可将被检和正常对照的疫苗分别摇匀后静置竖立进行比照判断。（ ）

3.待废弃疫苗不得继续放置在冷链设备中保存。（ ）

4.接种前核实受种者在登记时，接种人员应查验受种者预防接种证、预防接种档案信息，核对受种者姓名、出生日期及接种记录，确定本次受种者、接种疫苗的种类。（ ）

5."三查七对一验证"，"一验证"指的是接种前请受种者或其监护人验证接种疫苗的品种和剂量等。（ ）

6.卡介苗接种时，针头与皮肤呈5°～10°角刺入皮内，注射完毕，针管顺时针方向旋转90°后，迅速拔出针头。（ ）

7.在正式实施接种前，接种人员不需要采取面对面的方式进行告知。（ ）

8.疫苗说明书规定严禁冻结的疫苗，如百白破疫苗、乙脑疫苗、白破疫苗等，冻结后一律不得使用。（ ）

9.注射过免疫球蛋白的儿童和减毒活疫苗接种应间隔一个月。（ ）

10.注射部位通常为上臂外侧三角肌处和大腿后外侧中部。（ ）

11.接种单位需常备1：10000肾上腺素。（ ）

12.在正式实施接种前，接种人员要采用面对面的方式进行知情告知，并做到知情同意后，在纸质和电子知情同意书上签名确认。（ ）

13.实施接种前，要做到"三查七对一验证"。"一验证"是指接种前接种人员要验证接种疫苗的品种和有效期等。（ ）

14.检查含吸附剂疫苗是否冻结的方法，将被检和正常对照的疫苗瓶同时摇匀后静置竖立，被检疫苗在短时间（3～5分钟）内与对照疫苗相比，如出现分层现象且上层液体较清，即可判断被检疫苗曾被冻结。（ ）

（四）填空

1.受种者的筛选是根据国家免疫规划疫苗程序、非免疫规划疫苗使用指导原则、_____等，通过_____筛选受种者。

2.肌内注射接种部位通常在上臂外侧三角肌、_____。

3.实施预防接种时，医疗卫生人员要做到"三查七对一验证"，其中"一验证"是指接种前请受种者或其监护人验证_____等。

4.实施接种前，要做到"三查七对一验证"。三查包括：一是检查受种者健康状况、核查接种禁忌证；二是查对预防接种证；三是_____。

六、安全注射

(一)单选

1. 关于选择相应容量的注射器说法不正确的是（ ）

　A.疫苗接种剂量为0.1ml，可选择0.1ml或0.5ml注射器

　B.疫苗接种剂量为0.5ml，可选择0.5ml或1ml注射器

　C.疫苗接种剂量为1ml，可选择1ml或2ml注射器

　D.稀释用时，可选择1～5ml注射器

2. 关于注射针长度的选择不正确的是（ ）

　A.皮内注射时，可选择10～16mm注射针

　B.皮下注射时，可选择16～25mm注射针

　C.肌内注射时，不用区分接种对象年龄，根据接种部位不同，上臂外侧三角肌可选择16～25mm注射针，大腿前外侧选择20～30mm注射针

　D.稀释用注射器，可选择25～38mm注射针

3. 下列哪种情况没有严格按照安全注射标准执行（ ）

　A.接种前方可打开或取出注射器材

　B.注射完毕后应回套针帽再处置

　C.注射完毕后不得用手分离注射器针头

　D.将使用后的注射器具直接或毁型后投入安全盒或防刺穿的容器内

4. 预防接种安全注射的标准以下错误的是（ ）

　A.对接受注射者（含患者、接受疫苗的健康人）无害

　B.对实施注射操作的医护人员不带来可避免的暴露风险

　C.注射的废弃物不对他人的环境造成危害

　D.对疫苗安全，使用符合规范的疫苗

5. 预防接种应首选注射器种类为（ ）

　A.普通注射器

　B.固定针头注射器

　C.一次性自毁型注射器

　D.可重复使用注射器

6. 预防接种时发生针刺伤时，下列处理方式错误的是（ ）

　A.应在伤口旁由远心端向近心端挤压出损伤处的血液

　B.应使用肥皂液等碱性溶液和流动水冲洗，之后用75%乙醇或0.5%碘伏消毒伤口，必要时包扎

　C.应立即取出或移除伤口处的锐器

　D.评估暴露情况，采取相应处理措施

7. 以下哪项不是准备注射器的注意事项（ ）

　A.根据疫苗接种剂量

　B.根据注射器库存

　C.根据疫苗接种途径

　D.根据疫苗接种方式

8. 当预防接种医务人员被污染的针头刺伤后，以下处理措施错误的是（ ）

　A.由远心端向近心端轻轻挤压

　B.用流动水和肥皂清洗伤口

　C.用酒精或碘伏对伤口进行消毒

　D.上报医疗机构并评估是否需要接种相应疫苗

9. 关于预防接种医务人员针刺伤的预防，以下描述正确的是（ ）

　A.锐器回收容器不具备防刺破防渗漏功能

　B.接种时不佩戴医用手套

　C.接种完成后应立即将使用过的针头放入锐器盒中

　D.接种完成后用手分离注射器针头

(二)多选

1. 为接种的疫苗选择合适的注射器类型和规格，以下说法正确的是（ ）

　A.一般按受种者人数的1.2倍准备注射器材

　B.按疫苗接种剂量选择

　C.按疫苗接种途径选择

　D.按疫苗接种方式选择

　E.注射器使用前要检查包装是否完好并在有效期内使用

2. 以下可通过针刺伤传播的疾病是（ ）

　A. HIV　　　　　　　　B. HBV

　C. HCV　　　　　　　　D. 梅毒

　E.疟疾

3. 在接种现场时如何做到安全注射（ ）

　A.接种前方可打开或取出注射器具

　B.在注射过程中防止被针头误伤

C.抽取疫苗后和注射完毕后不得回套针帽

D.注射完毕后不得用手分离注射器针头

E.将使用后的注射器具直接或毁型后投入安全盒或防刺穿的容器内，统一回收销毁

4.预防接种工作中发生针刺伤如何处理（　　）

A.应从伤口近心端向远心端轻轻挤压，尽可能挤出损伤处的血液，再用除菌皂液和流动水进行冲洗

B.应使用肥皂液等碱性溶液和流动水冲洗，之后用75%乙醇或0.5%碘伏消毒伤口，并包扎伤口

C.被暴露的黏膜，应反复用生理盐水冲洗干净

D.对伤口的局部进行按压

E.伤口处理完成后，应按所在医疗机构管理流程逐级报告

5.针刺伤处理原则包括（　　）

A.立即取出或移除伤口处的锐器，避免进一步伤害

B.尽可能挤出损伤处的血液，以减少病毒或细菌的进入

C.用流动的清水或生理盐水清洗伤口并对伤口进行消毒处理

D.及时向单位负责人报告刺伤事件，并按照单位的规定填写相关记录

E.做好风险评估并及时进行血液检查和预防接种，对于刺伤者，应进行追踪观察

6.下列哪些情况符合安全注射要求（　　）

A.接种前方可打开或取出注射器材

B.抽取疫苗后和注射完毕后不得回套针帽

C.使用后的注射器具直接或毁型后投入安全盒或防刺穿的容器内

D.使用后的注射器具按照《医疗废物管理条例》统一回收销毁

E.使用后的注射器具自行销毁即可

（三）判断

1.接种人员抽取疫苗后和注射完毕后不得回套针帽，不得用手分离注射针头，防止被针头误伤。（　　）

2.预灌封注射器的针管如为固定式，不能调换，遇到体型肥胖、皮下脂肪较厚的受种者需要进行肌内注射时，注射者须用手指绷紧、按压局部皮肤再进行接种，以免针管不能到达肌肉层。（　　）

3.预防接种所使用的注射器均为一次性注射器。（　　）

4.医疗卫生机构应当建立医疗废物的暂时储存设施、设备，不得露天存放医疗废物；医疗废物暂时储存的时间不得超过3天。（　　）

5.使用后的注射器首先要做到不回套针帽，如果必须回套针帽，要用双手操作，提高回套准确性。（　　）

6.准备注射器材时，要根据受种者年龄、体重、疫苗接种剂量、接种途径和接种方式等选择合适的注射器类型和规格。（　　）

（四）填空

应将使用后的注射器具直接或毁型后投入安全盒或防刺穿的容器内，按照《_____》统一回收销毁。

答案及解析

一、接种对象管理

（一）单选

1.答案：B

解析：根据《预防接种工作规范（2023年版）》第五章　预防接种实施：11.1.1 县级疾控主管部门会同卫生健康主管部门明确辖区各接种单位在适龄儿童预防接种管理中的任务和责任区域，并督促落实。故选项B正确。

2.答案：C

解析：根据《预防接种工作规范（2023年版）》第五章　预防接种实施：11.1.2 承担免疫规划疫苗接种任务的接种单位应及时将辖区新生儿和未建卡适龄儿童纳入预防接种管理。故选项C正确。

3.答案：B

解析：根据《预防接种工作规范（2023年版）》第五章 预防接种实施：11适龄儿童预防接种实行居住地管理，流动儿童与常住儿童享受同样的预防接种服务。故选项B正确。

4.答案：D

解析：根据《预防接种工作规范（2023年版）》第一章 组织机构及职责：3.1 报告疑似预防接种异常反应并做好诊疗工作，协助疾控机构进行调查和处理。组织开展预防接种异常反应调查诊断工作为疾控机构职责，故选项D错误。

5.答案：B

解析：根据《预防接种工作规范（2023年版）》第五章 预防接种实施：11适龄儿童预防接种实行居住地管理，流动儿童与常住儿童享受同样的预防接种服务。11.2.3 在暂住地居住＜3个月的流动儿童，由现居住地接种单位提供预防接种服务，并如实记录接种信息。在暂住地居住≥3个月的流动儿童，由现居住地接种单位负责预防接种并迁入或建立预防接种档案，纳入常住儿童管理与评价，无预防接种证者需补办预防接种证。故选项ACD均错误。11.2.1 县级疾控主管部门应协调村（居）民委员会公共卫生委员会，将掌握的流动儿童分布和流向信息与接种单位共享，故选项B正确。

6.答案：D

解析：根据《预防接种工作规范（2023年版）》第二章 接种单位建设和管理：3.1 收集适龄儿童和其他受种者信息，并在免疫规划信息系统中登记注册，建立预防接种档案，办理预防接种证。3.2 制定并上报免疫规划疫苗使用计划和非免疫规划疫苗采购计划，负责疫苗接收和使用管理。3.5 报告国家免疫规划疫苗接种率和非免疫规划疫苗接种情况。故选项ABC正确。

7.答案：D

解析：根据《预防接种工作规范（2023年版）》第五章 预防接种实施：11适龄儿童预防接种实行居住地管理，流动儿童与常住儿童享受同样的预防接种服务。故选项D错误。

8.答案：B

解析：根据《预防接种工作规范（2023年版）》第五章预防接种实施：适龄儿童预防接种

实行居住地管理，流动儿童与常住儿童享受同样的预防接种服务。故选项B正确。

9.答案：D

解析：根据《预防接种工作规范（2023年版）》第五章 预防接种实施：11.2.2 可在流动人口相对集中的地方，通过设置接种单位、增加服务频次和延长服务时间等方式，提供便利的预防接种服务。故选项ABC正确，选项D错误。

10.答案：B

解析：根据《中华人民共和国疫苗管理法（2019年版）》第四十七条：预防接种实行居住地管理，儿童离开原居住地期间，由现居住地承担预防接种工作的接种单位负责对其实施接种。故选项B正确。

11.答案：C

解析：根据《预防接种工作规范（2023年版）》第五章 预防接种实施：2.3.4 接种单位应为无预防接种证或遗失预防接种证的受种者补发预防接种证。

12.答案：A

解析：根据《预防接种工作规范（2023年版）》第二章 接种单位建设和管理：接种单位工作内容：3.1 收集适龄儿童和其他受种者信息，并在免疫规划信息系统中登记注册，建立预防接种档案，办理预防接种证。故选项A正确。

13.答案：B

解析：根据《预防接种工作规范（2023年版）》第一章 组织机构及职责：3 医疗机构：3.1 报告疑似预防接种异常反应并做好诊疗工作，协助疾控机构进行调查和处理。3.2.3 按照国家免疫规划疫苗免疫程序、非免疫规划疫苗使用指导原则、预防接种工作规范和接种方案要求，提供预防接种服务，记录和保存接种信息。3.2.4 负责预防接种数据录入、上传。故ACD正确。根据《儿童入托、入学预防接种证查验办法（2021年版）》教育行政部门负责对幼儿园和学校预防接种证查验工作的管理，督促辖区幼儿园和学校完成预防接种证查验相关工作。故选项B错误。

14.答案：D

解析：根据《中华人民共和国疫苗管理法（2019年版）》第四十四条：接种单位应当加强

内部管理，开展预防接种工作应当遵守预防接种工作规范、免疫程序、疫苗使用指导原则和接种方案。故选项D正确。

15.答案：B

解析：根据《预防接种工作规范（2023年版）》第一章 组织机构及职责：3 医疗机构：3.1 报告疑似预防接种异常反应并做好诊疗工作，协助疾控机构进行调查和处理。故选项B正确。

16.答案：B

解析：根据《预防接种工作规范（2023年版）》第五章 预防接种实施：11.2.4 县级疾控机构指导接种单位每季度进行流动儿童主动搜索，必要时到流动人口集居地掌握流动儿童情况，并定期对流动儿童的预防接种情况进行调查、评价。故选项B正确。

17.答案：D

解析：根据《预防接种工作规范（2023年版）》第一章组织机构及职责：3.1 报告疑似预防接种异常反应并做好诊疗工作，协助疾控机构进行调查和处理。故选项D正确。

18.答案：D

解析：根据《预防接种工作规范（2023年版）》第五章 预防接种实施：11.2.4 县级疾控机构指导接种单位每季度进行流动儿童主动搜索，必要时到流动人口集居地掌握流动儿童情况，并定期对流动儿童的预防接种情况进行调查、评价。故D错误。

19.答案：D

解析：根据《预防接种工作规范（2023年版）》第五章 预防接种实施：11 儿童预防接种管理：适龄儿童预防接种实行居住地管理，流动儿童与常住儿童享受同样的预防接种服务。故选项D正确。

20.答案：D

解析：根据《预防接种工作规范（2023年版）》第五章 预防接种实施：11.1.3 不承担接种工作的医疗机构发现新生儿和未建档案儿童应及时报辖区接种单位。故选项D正确。

21.答案：C

解析：根据《预防接种工作规范（2023年版）》第五章 预防接种实施：11.2.3 在暂住地居住<3个月的流动儿童，由现居住地接种单位提供预防接种服务，并如实记录接种信息。故选项C正确。

22.答案：A

解析：根据《预防接种工作规范（2023年版）》第五章 预防接种实施：11.1.2 承担免疫规划疫苗接种任务的接种单位应及时将辖区新生儿和未建卡适龄儿童纳入预防接种管理。故选项A正确。

23.答案：D

解析：根据《预防接种工作规范（2023年版）》第一章 组织机构及职责：3 医疗机构：3.2.3 按照国家免疫规划疫苗免疫程序、非免疫规划疫苗使用指导原则、预防接种工作规范和接种方案要求，提供预防接种服务，记录和保存接种信息。故选项ABC均正确。

24.答案：B

解析：根据《预防接种工作规范（2023年版）》第五章 预防接种实施：11.1.3 不承担接种工作的医疗机构发现新生儿和未建档案儿童应及时报辖区接种单位。故选项B正确。

（二）多选

1.答案：ABCD

解析：根据《预防接种工作规范（2023年版）》第五章 预防接种实施：11 儿童预防接种管理适龄儿童预防接种实行居住地管理，流动儿童与常住儿童享受同样的预防接种服务。11.1.1 县级疾控主管部门会同卫生健康主管部门明确辖区各接种单位在适龄儿童预防接种管理中的任务和责任区域，并督促落实。11.1.2 承担免疫规划疫苗接种任务的接种单位应及时将辖区新生儿和未建卡适龄儿童纳入预防接种管理。11.1.3 不承担接种工作的医疗机构发现新生儿和未建档案儿童应及时报辖区接种单位。故选项ABCD正确。

2.答案：ACDE

解析：根据《预防接种工作规范（2023年版）》第二章 接种单位建设和管理：接种单位工作内容：3.2 制定并上报免疫规划疫苗使用计划和非免疫规划疫苗采购计划，负责疫苗接收和使用管理，不负责疫苗的采购，故B错误。第二章接种单位建设和管理接种单位工作内容：3.1收集适龄儿童和其他受种者信息，并在免疫规划信息系统中登记注册，建立预防接种档案，办理预防接种证。3.6 报告疑似预防接种异常反应病例，做好应急处置，协助开展疑似预防接种异常反应的调查和处理等工作。3.7 协助托育机构、幼儿园和学校做好儿童入托、入学预防接种证查验工作。故选项ACDE均正确。

3.答案：ABC

解析：根据《预防接种工作规范（2023年版）》第一章 组织机构及职责：3.1 报告疑似预防接种异常反应并做好诊疗工作，协助疾控机构进行调查和处理。故ABC正确。

4.答案：ABC

解析：根据《预防接种工作规范（2023年版）》第五章 预防接种实施：11.2.2 可在流动人口相对集中的地方，通过设置接种单位、增加服务频次和延长服务时间等方式，提供便利的预防接种服务。故选项ABC正确。

5.答案：ABCDE

解析：根据《预防接种工作规范（2023年版）》第五章 预防接种实施：2.3.1 接种单位对适龄儿童实施预防接种时，应核对预防接种证信息，并按规定做好记录。2.3.2 接种单位人员负责打印预防接种证中的受种者基本信息和预防接种信息。如手工填写，要求书写工整、内容规范、记录准确、项目齐全。2.3.3 预防接种证由受种者或其监护人长期保管。2.3.4 接种单位应为无预防接种证或遗失预防接种证的受种者补发预防接种证。故ABCDE均正确。

6.答案：BE

解析：根据《预防接种工作规范（2023年版）》第五章 预防接种实施：2.2.1 在儿童出生后1个月内，其监护人应到出生医院、儿童居住地承担预防接种工作的接种单位为其办理预防接种证。出生医院或接种单位不得拒绝办理。故选项BE正确。

7.答案：ABCE

解析：根据《预防接种工作规范（2023年版）》第一章 组织机构及职责：3.2.1 收集适龄儿童信息，为适龄儿童和其他受种者在免疫规划

信息系统中登记注册，建立预防接种档案，办理预防接种证。3.2.2 制定并上报免疫规划疫苗和非免疫规划疫苗使用计划，负责疫苗接收、储存和使用管理。3.2.3 按照国家免疫规划疫苗免疫程序、非免疫规划疫苗使用指导原则、预防接种工作规范和接种方案要求，提供预防接种服务，记录和保存接种信息。3.2.9 开展预防接种知识宣传教育和公众沟通，开展预防接种工作人员培训。故选项ABCE正确。

8.答案：ABD

解析：根据《预防接种工作规范（2023年版）》第五章 预防接种实施：11儿童预防接种管理：适龄儿童预防接种实行居住地管理，流动儿童与常住儿童享受同样的预防接种服务。故选项AB正确。根据《国家免疫规划疫苗接种率监测方案（试行）》国家免疫规划疫苗时段接种率按照"谁接种、谁统计"原则，儿童在某接种单位或责任区域内接种的国家免疫规划疫苗剂次和含国家免疫规划疫苗成分的非免疫规划疫苗剂次纳入该接种单位或责任区域的时段接种率统计。故选项D正确。

9.答案：AD

解析：根据《预防接种工作规范（2023年版）》第一章组织机构及职责：3.1 报告疑似预防接种异常反应并做好诊疗工作，协助疾控机构进行调查和处理。故选项AD正确。

10.答案：ABCD

解析：根据《预防接种工作规范（2023年版）》第五章 预防接种实施：11儿童预防接种管理：适龄儿童预防接种实行居住地管理，流动儿童与常住儿童享受同样的预防接种服务。11.2.2 可在流动人口相对集中的地方，通过设置接种单位、增加服务频次和延长服务时间等方式，提供便利的预防接种服务。11.2.4 县级疾控机构指导接种单位每季度进行流动儿童主动搜索，必要时到流动人口集居地掌握流动儿童情况，并定期对流动儿童的预防接种情况进行调查、评价。接种单位对主动搜索到的适龄流动儿童，应及时登记，按规定迁入或建立预防接种档案；无预防接种证者需补办预防接种证，并及时接种或补种疫苗。故选项ABCD均正确。

11. 答案：ABD

解析：根据《预防接种工作规范（2023年版）》第五章 预防接种实施：11.1.1 县级疾控主管部门会同卫生健康主管部门明确辖区各接种单位在适龄儿童预防接种管理中的任务和责任区域，并督促落实。11.1.2 承担免疫规划疫苗接种任务的接种单位应及时将辖区新生儿和未建卡适龄儿童纳入预防接种管理。11.1.3 不承担接种工作的医疗机构发现新生儿和未建档案儿童应及时报辖区接种单位。故选项ABD正确。

12. 答案：AC

解析：根据《预防接种工作规范（2023年版）》第五章预防接种实施：11.1.3 不承担接种工作的医疗机构发现新生儿和未建档案儿童应及时报辖区接种单位。故选项AC正确。

（三）判断

1. 答案：错误

解析：根据《预防接种工作规范（2023年版）》第一章 组织机构及职责：3.2.9 开展预防接种知识宣传教育和公众沟通，开展预防接种工作人员培训。

2. 答案：错误

解析：根据《预防接种工作规范（2023年版）》第一章 组织机构及职责：3.1 报告疑似预防接种异常反应并做好诊疗工作，协助疾控机构进行调查和处理。医疗机构均需报告疑似预防接种异常反应。

3. 答案：错误

解析：根据《预防接种工作规范（2023年版）》第五章 预防接种实施：11 儿童预防接种管理：适龄儿童预防接种实行居住地管理，流动儿童与常住儿童享受同样的预防接种服务。2.3.4 接种单位应为无预防接种证或遗失预防接种证的受种者补发预防接种证。

4. 答案：错误

解析：根据《预防接种工作规范（2023年版）》第一章 组织机构及职责：3.1 报告疑似预防接种异常反应并做好诊疗工作，协助疾控机构进行调查和处理。接种单位不组织调查诊断疑似预防接种异常反应。

5. 答案：错误

解析：根据《预防接种工作规范（2023年版）》第五章 预防接种实施：3.2.4 在暂住地居住≥3个月的流动儿童，应由现居住地接种单位通过免疫规划信息系统异地获取预防接种电子档案，核准无误后完成迁入。无法获取档案信息时，应按照预防接种证内容补充录入接种疫苗品种、剂次和日期等信息，为其建立预防接种电子档案。

6. 答案：错误

解析：根据《预防接种工作规范（2023年版）》第五章 预防接种实施：11.2.4 县级疾控机构指导接种单位每季度进行流动儿童主动搜索，必要时到流动人口集居地掌握流动儿童情况，并定期对流动儿童的预防接种情况进行调查、评价。

7. 答案：错误

解析：根据《预防接种工作规范（2023年版）》第五章 预防接种实施：11.2.3 在暂住地居住≥3个月的流动儿童，由现居住地接种单位负责预防接种并迁入或建立预防接种档案，纳入常住儿童管理与评价，无预防接种证者需补办预防接种证。

8. 答案：错误

解析：根据《预防接种工作规范（2023年版）》第五章 预防接种实施：11.2.4 县级疾控机构指导接种单位每季度进行流动儿童主动搜索，必要时到流动人口集居地掌握流动儿童情况，并定期对流动儿童的预防接种情况进行调查、评价。

9. 答案：错误

解析：根据《预防接种工作规范（2023年版）》第五章 预防接种实施：11.1.3 不承担接种工作的医疗机构发现新生儿和未建档案儿童应及时报辖区接种单位。

（四）填空

1. 答案：外县 流入地

2. 答案：居住地 同样

解析：根据《预防接种工作规范（2023年版）》第五章 预防接种实施：11 儿童预防接种

管理：适龄儿童预防接种实行居住地管理，流动儿童与常住儿童享受同样的预防接种服务。

3. 答案：服务频次 延长服务时间

解析：根据《预防接种工作规范（2023年版）》第五章 预防接种实施：11.2.2 可在流动人口相对集中的地方，通过设置接种单位、增加服务频次和延长服务时间等方式，提供便利的预防接种服务。

4. 答案：≥3个月

解析：根据《预防接种工作规范（2023年版）》第五章 预防接种实施：在暂住地居住≥3个月的流动儿童，由现居住地接种单位负责预防接种并迁入或建立预防接种档案，纳入常住儿童管理与评价，无预防接种证者需补办预防接种证。

二、接种档案建立与管理

（一）单选

1. 答案：B

解析：根据《预防接种工作规范（2023年版）》第五章 预防接种实施：3.2.1 接种单位应至少每月对辖区儿童的预防接种档案进行1次查漏分析，发现未种者要及时通知其监护人。对死亡或连续12个月失去联系等情况，可以对其预防接种档案进行标记，不再纳入查漏分析和未种通知范围。故选项B正确。

2. 答案：D

解析：根据《预防接种工作规范（2023年版）》第五章 预防接种实施：3.2.6 疾控机构、接种单位及相关工作人员要负责做好受种者预防接种档案信息安全管理和隐私保护，未经同级疾控主管部门许可，不得擅自向其他任何单位和个人提供。故选项D正确。

3. 答案：C

解析：根据《国家免疫规划疫苗接种率监测方案》：计算接种率前，应分别使用"姓名+身份证件号码"和"姓名+性别+出生日期+母亲或父亲或其他监护人姓名"作为查询条件，在全省范围内进行档案查重，合并接种记录，剔除重复档案。当疫苗名称（小类）、接种日期完全一致时（不包括狂犬病疫苗），判断为接种信息

重复，应优先保留接种单位和录入单位相同且录入时间最早的一条记录。如果接种单位和录入单位均不同时，则保留录入时间最早的一条记录。

4. 答案：C

解析：根据《预防接种工作规范（2023年版）》第五章 预防接种实施：3.2.1 接种单位应至少每月对辖区儿童的预防接种档案进行1次查漏分析，发现未种者要及时通知其监护人。对死亡或连续12个月失去联系等情况，可以对其预防接种档案进行标记，不再纳入查漏分析和未种通知范围。3.2.4 在暂住地居住≥3个月的流动儿童，应由现居住地接种单位通过免疫规划信息系统异地获取预防接种电子档案，核准无误后完成迁入。3.2.5 省级疾控机构定期组织对受种者预防接种电子档案进行档案查重处理，以省为单位预防接种档案重复率应<0.1%。3.2.3 预防接种电子档案应长期保存，并做好数据备份。故选项C正确。

5. 答案：D

解析：根据《预防接种工作规范（2023年版）》附件5-2预防接种证格式和印刷样式：1.2 受种者基本信息包括受种者姓名、性别、出生日期、身份号码等个人基本信息。如受种者是儿童，还需要填写父亲姓名、父亲联系手机、母亲姓名、母亲联系手机、出生医院、出生体重、出生证号。此外还应填写居住地址、户籍地址、发证（补证）单位、发证（补证）时间、管理单位电话、受种者编码等内容，并预留粘贴或打印条码位置。故选项ABC均正确。

6. 答案：C

解析：根据《预防接种工作规范（2023年版）》附件5-2预防接种证格式和印刷样式：1.2 受种者基本信息包括受种者姓名、性别、出生日期、身份号码等个人基本信息。如受种者是儿童，还需要填写父亲姓名、父亲联系手机、母亲姓名、母亲联系手机、出生医院、出生体重、出生证号。此外还应填写居住地址、户籍地址、发证（补证）单位、发证（补证）时间、管理单位电话、受种者编码等内容，并预留粘贴或打印条码位置。故选项ABD均需采集。

7. 答案：D

解析：根据《预防接种工作规范（2023年版）》附件3-3疫苗出入库登记表：出库类型包括销售、供应、盘亏、退货、抽检、调拨、销毁、赠品、使用、召回、损坏、报废、其他。故选项ABC均正确。

8.答案：D

解析：根据《预防接种工作规范（2023年版）》附件3-3疫苗出入库登记表：入库类型：采购、供应、退货、生产、调拨、赠品、盘盈、召回、报废、其他。故选项ABC正确。

9.答案：B

解析：根据《预防接种工作规范（2023年版）》第五章　预防接种实施：2.3.2接种单位人员负责打印预防接种证中的受种者基本信息和预防接种信息。如手工填写，要求书写工整、内容规范、记录准确、项目齐全。故选项B正确。

10.答案：B

解析：根据《预防接种工作规范（2023年版）》第五章　预防接种实施：3.2.1接种单位应至少每月对辖区儿童的预防接种档案进行1次查漏分析，发现未种者要及时通知其监护人。对死亡或连续12个月失去联系等情况，可以对其预防接种档案进行标记，不再纳入查漏分析和未种通知范围。故选项B正确。

11.答案：B

解析：根据《预防接种工作规范（2023年版）》第五章　预防接种实施：3.2.4无法获取档案信息时，应按照预防接种证内容补充录入接种疫苗品种、剂次和日期等信息，为其建立预防接种电子档案。

12.答案：C

解析：计算接种率前，应分别使用"姓名+身份证件号码"和"姓名+性别+出生日期+母亲或父亲或其他监护人姓名"作为查询条件，在全省范围内进行档案查重，合并接种记录，剔除重复档案。

13.答案：D

解析：根据《预防接种工作规范（2023年版）》第五章　预防接种实施：6.1.2接种人员发现原始记录中受种者姓名、身份证件号码、联系方式等基本信息有误或变更的，应及时更新。

故选项ABC均正确。

14.答案：C

解析：根据《预防接种工作规范（2023年版）》第五章　预防接种实施：6.2.1询问健康状况。受种者健康状况询问内容包括是否有发热、咳嗽、腹泻等患病情况及过敏史、用药史等。故选项C正确。

15.答案：B

解析：根据《预防接种工作规范（2023年版）》第五章　预防接种实施：3.1.2开展助产服务的医疗机构为新生儿在免疫规划信息系统建立档案后，居住地所在接种单位应直接在免疫规划信息系统实时获取并核对、更新新生儿预防接种电子档案信息。故选项B正确。

16.答案：A

解析：根据《中华人民共和国疫苗管理法（2019年版）》第四十六条：医疗卫生人员应当按照国务院卫生健康主管部门的规定，真实、准确、完整记录疫苗的品种、上市许可持有人、最小包装单位的识别信息、有效期、接种时间、实施接种的医疗卫生人员、受种者等接种信息，确保接种信息可追溯、可查询。接种记录应当保存至疫苗有效期满后不少于五年备查。故选项A正确。

17.答案：A

解析：根据《中华人民共和国疫苗管理法（2019年版）》第三十九条：疾病预防控制机构、接种单位、疫苗配送单位应当按照规定，建立真实、准确、完整的接收、购进、储存、配送、供应记录，并保存至疫苗有效期满后不少于五年备查。故选项A正确。

18.答案：B

解析：根据《预防接种工作规范（2023年版）》附件5-2预防接种证格式和印刷样式：接种记录包括序号、疫苗与剂次、接种日期、生产企业、批号、接种部位、接种单位。故选项B正确。

19.答案：B

解析：根据《预防接种工作规范（2023年版）》第五章　预防接种实施：2.3.2接种单位人员负责打印预防接种证中的受种者基本信息和

预防接种信息。如手工填写，要求书写工整、内容规范、记录准确、项目齐全。故选项B正确。

20.答案：A

解析：根据《预防接种工作规范（2023年版）》第五章　预防接种实施：9.1.3 成人接种疫苗，接种单位需要登记包括受种者基本信息以及疫苗品种、疫苗上市许可持有人、批号、接种日期、接种单位等信息，并提供接种凭证。故选项A正确。

21.答案：C

解析：根据《预防接种工作规范（2023年版）》第五章　预防接种实施：9.2.4 预防接种档案和接种信息应在接种完成后 24 小时内，上传至国家免疫规划信息系统。故选项C正确。

22.答案：C

解析：根据《预防接种工作规范（2023年版）》第五章　预防接种实施：3.2.1 接种单位应至少每月对辖区儿童的预防接种档案进行1次查漏分析，发现未种者要及时通知其监护人。对死亡或连续 12 个月失去联系等情况，可以对其预防接种档案进行标记，不再纳入查漏分析和未种通知范围。故选项C正确。

23.答案：D

解析：根据《预防接种工作规范（2023年版）》第五章　预防接种实施：3.2.3 预防接种电子档案应长期保存，并做好数据备份。故选项D正确。

24.答案：A

解析：根据《预防接种工作规范（2023年版）》第五章　预防接种实施：9.1.1 实施接种后，预防接种工作人员应在预防接种证和预防接种档案登记受种者基本信息以及疫苗品种、疫苗批号、接种日期等信息。故选项A正确。

25.答案：C

解析：根据《预防接种工作规范（2023年版）》第五章　预防接种实施：3.1.1 接种单位在为新生儿办理预防接种证或受种者首次来接种疫苗时，应为其建立预防接种档案。原则上应采用身份识别设备采集受种者信息，在免疫规划信息系统中为受种者建立预防接种电子档案。故选项C正确。

26.答案：A

解析：根据《预防接种工作规范（2023年版）》第五章　预防接种实施：3.1.2 开展助产服务的医疗机构为新生儿在免疫规划信息系统建立档案后，居住地所在接种单位应直接在免疫规划信息系统实时获取并核对、更新新生儿预防接种电子档案信息。故选项A正确。

（二）多选

1.答案：AC

解析：根据《预防接种工作规范（2023年版）》第五章　预防接种实施：3.2.1接种单位应至少每月对辖区儿童的预防接种档案进行1次查漏分析，发现未种者要及时通知其监护人。对死亡或连续 12 个月失去联系等情况，可以对其预防接种档案进行标记，不再纳入查漏分析和未种通知范围。3.2.3预防接种电子档案应长期保存，并做好数据备份。11.2.4 县级疾控机构指导接种单位每季度进行流动儿童主动搜索，必要时到流动人口集居地掌握流动儿童情况，并定期对流动儿童的预防接种情况进行调查、评价。故选项AC正确，选项E错误。根据第八章监督管理、指导和评价：2.2 国家级每年至少对全国一半以上的省份进行1次指导；省级对辖区地市级每年至少进行1次指导；地市级对辖区县级每半年至少进行1次指导；县级对辖区接种单位每季度至少进行1次指导。第七章接种率调查：县级疾控主管部门每年组织对辖区国家免疫规划疫苗接种率进行抽样调查。故选项BD错误。

2.答案：ABCDE

解析：根据《预防接种工作规范（2023年版）》第五章　预防接种实施：3.2.1 接种单位应至少每月对辖区儿童的预防接种档案进行1次查漏分析，发现未种者要及时通知其监护人。3.2.2 原纸质预防接种档案（卡、簿）应长期保存和管理，鼓励用电子档案逐步取代纸质档案。3.2.3 预防接种电子档案应长期保存，并做好数据备份。3.2.4 在暂住地居住≥3 个月的流动儿童，应由现居住地接种单位通过免疫规划信息系统异地获取预防接种电子档案，核准无误后完成迁入。无法获取档案信息时，应按照预防接种证内容补充录入接种疫苗品种、剂次和日期等信息，为其建立预防接种电子档案。故选项ABCDE均正确。

3.答案：ABDE

解析：根据《预防接种工作规范（2023年版）》第五章 预防接种实施：2.3.2 接种单位人员负责打印预防接种证中的受种者基本信息和预防接种信息。如手工填写，要求书写工整、内容规范、记录准确、项目齐全。故选项ABDE正确。

4.答案：AD

解析：根据《国家免疫规划疫苗接种率监测方案》：计算接种率前，应分别使用"姓名+身份证件号码"和"姓名+性别+出生日期+母亲或父亲或其他监护人姓名"作为查询条件，在全省范围内进行档案查重，合并接种记录，剔除重复档案。

5.答案：BCE

解析：根据《预防接种工作规范（2023年版）》第五章 预防接种实施：6.1.1 登记时，接种人员应查验受种者预防接种证、预防接种档案信息，核对受种者姓名、出生日期及接种记录，确定本次受种者、接种疫苗的种类。故选项BCE正确。

6.答案：ABCDE

解析：根据《预防接种工作规范（2023年版）》第五章 预防接种实施：9.2.1 接种单位应通过信息系统采集疫苗接种信息，内容包括疫苗品种、疫苗上市许可持有人、疫苗批号、追溯码、有效期、接种日期、受种者、实施接种的人员等。故选项ABCDE均正确。

7.答案：BCD

解析：根据《预防接种工作规范（2023年版）》第三章 疫苗使用管理：5.4.1 疾控机构、接种单位、疫苗配送单位疫苗出入库应扫描追溯码，建立真实、准确、完整的购进、接收、储存、供应/配送记录，通过扫描疫苗追溯码，自动生成"疫苗出入库登记表"。故选项BCD正确。

8.答案：AB

解析：根据《预防接种工作规范（2023年版）》第五章 预防接种实施：9.2.1 接种单位应通过信息系统采集疫苗接种信息，内容包括疫苗品种、疫苗上市许可持有人、疫苗批号、追溯码、有效期、接种日期、受种者、实施接种的人员等。故选项AB正确。

9.答案：ABCDE

解析：根据《预防接种工作规范（2023年版）》附件5-2预防接种证格式和印刷样式：1.3 接种记录包括序号、疫苗与剂次、接种日期、生产企业、批号、接种部位、接种单位。故选项ABCDE均正确。

10.答案：ABC

解析：根据《预防接种工作规范（2023年版）》第五章 预防接种实施：3.2.4 在暂住地居住≥3个月的流动儿童，应由现居住地接种单位通过免疫规划信息系统异地获取预防接种电子档案，核准无误后完成迁入。无法获取档案信息时，应按照预防接种证内容补充录入接种疫苗品种、剂次和日期等信息，为其建立预防接种电子档案。3.1.2 开展助产服务的医疗机构为新生儿在免疫规划信息系统建立档案后，居住地所在接种单位应直接在免疫规划信息系统实时获取并核对、更新新生儿预防接种电子档案信息。故选项ABC正确。

11.答案：ABCDE

解析：根据《预防接种工作规范（2023年版）》附件5-3预防接种凭证：接种凭证包括：受种者编码、身份证号码、受种者姓名、出生日期、性别、联系电话、家庭住址、疫苗与剂次、接种日期、疫苗批号、生产企业、接种单位。故选项ABCDE均正确。

12.答案：BDE

解析：根据《预防接种工作规范（2023年版）》第五章 预防接种实施：3.2.4 在暂住地居住≥3个月的流动儿童，应由现居住地接种单位通过免疫规划信息系统异地获取预防接种电子档案，核准无误后完成迁入。无法获取档案信息时，应按照预防接种证内容补充录入接种疫苗品种、剂次和日期等信息，为其建立预防接种电子档案。

（三）判断

1.答案：错误

解析：按照《预防接种工作规范（2023年

版）》第五章　预防接种实施：2.3.2 接种单位人员负责打印预防接种证中的受种者基本信息和预防接种信息。如手工填写，要求书写工整、内容规范、记录准确、项目齐全。

2.答案：错误

解析：按照《预防接种工作规范（2023年版）》第五章　预防接种实施：3.2.2 原纸质预防接种档案（卡、簿）应长期保存和保管，鼓励用电子档案逐步取代纸质档案。

3.答案：错误

解析：按照《预防接种工作规范（2023年版）》第五章　预防接种实施：3.2.5 省级疾控机构定期组织对受种者预防接种电子档案进行档案查重处理，以省为单位预防接种档案重复率应<0.1%。

4.答案：错误

解析：按照《预防接种工作规范（2023年版）》第五章　预防接种实施：3.2.4 在暂住地居住≥3个月的流动儿童，应由现居住地接种单位通过免疫规划信息系统异地获取预防接种电子档案，核准无误后完成迁入。无法获取档案信息时，应按照预防接种证内容补充录入接种疫苗品种、剂次和日期等信息，为其建立预防接种电子档案。

5.答案：正确

解析：根据《预防接种工作规范（2023年版）》附件5-2预防接种证格式和印刷样式：预防接种证分为封皮、受种者基本信息、接种记录和入托、入学预防接种完成情况评估四个部分。

6.答案：错误

解析：按照《预防接种工作规范（2023年版）》第五章　预防接种实施：3.2.1 接种单位应至少每月对辖区儿童的预防接种档案进行1次查漏分析，发现未种者要及时通知其监护人。

7.答案：正确

解析：按照《预防接种工作规范（2023年版）》第五章　预防接种实施：3.2.1 接种单位应至少每月对辖区儿童的预防接种档案进行1次查漏分析，发现未种者要及时通知其监护人。对死亡或连续12个月失去联系等情况，可以对其预防接种档案进行标记，不再纳入查漏分析和未种通知范围。

通知范围。

8.答案：错误

解析：根据《预防接种工作规范（2023年版）》附件5-2预防接种证格式和印刷样式：1.3 接种记录包括序号、疫苗与剂次、接种日期、生产企业、批号、接种部位、接种单位。

9.答案：错误

解析：根据《国家免疫规划疫苗接种率监测方案》：计算接种率前，应分别使用"姓名+身份证件号码"和"姓名+性别+出生日期+母亲或父亲或其他监护人姓名"作为查询条件，在全省范围内进行档案查重，合并接种记录，剔除重复档案。

10.答案：错误

解析：按照《预防接种工作规范（2023年版）》第五章　预防接种实施：9.2.3 接种单位应通过信息系统实现疫苗接种信息在预防接种证上的直接打印。

（四）填空

1.答案：0.1%

解析：按照《预防接种工作规范（2023年版）》第五章　预防接种实施：省级疾控机构定期组织对受种者预防接种电子档案进行档案查重处理，以省为单位预防接种档案重复率应<0.1%。

2.答案：1次

解析：根据《预防接种工作规范（2023年版）》第五章　预防接种实施：3.2.1 接种单位应至少每月对辖区儿童的预防接种档案进行1次查漏分析，发现未种者要及时通知其监护人。对死亡或连续12个月失去联系等情况，可以对其预防接种档案进行标记，不再纳入查漏分析和未种通知范围。

三、预防接种证办理与管理

（一）单选

1.答案：D

解析：根据《预防接种工作规范（2023年版）》附件5-2预防接种证格式和印刷样式：接种记录包括序号、疫苗与剂次、接种日期、生产企业、批号、接种部位、接种单位。故选项D不是预防接种证接种信息记录页的内容。

2. 答案：A

解析：按照《预防接种工作规范（2023 年版）》第五章　预防接种实施：2.2.1 在儿童出生后 1 个月内，其监护人应到出生医院、儿童居住地承担预防接种工作的接种单位为其办理预防接种证。出生医院或接种单位不得拒绝办理。故选项 A 正确。

3. 答案：C

解析：按照《预防接种工作规范（2023 年版）》第五章　预防接种实施：2.3.4 接种单位应为无预防接种证或遗失预防接种证的受种者补发预防接种证。故选项 C 正确。

4. 答案：B

解析：根据《预防接种工作规范（2023 年版）》附件 5-2 预防接种证格式和印刷样式：预防接种证分为封皮、受种者基本信息、接种记录和入托、入学预防接种完成情况评估四个部分。故选项 B 正确。

5. 答案：D

解析：根据《预防接种工作规范（2023 年版）》附件 5-2 预防接种证格式和印刷样式：封面上方标注"预防接种证"字样，中间为 EPI 图标，下方标注"国家疾病预防控制局"字样。1.1.4 封底：《中华人民共和国疫苗管理法（2019 年版）》第六条和第四十七条相关内容，下方标注"印制单位+印制年份+'印制'"字样。故选项 D 错误。

6. 答案：A

解析：根据《预防接种工作规范（2023 年版）》附件 5-2 预防接种证格式和印刷样式：1.3 接种记录包括序号、疫苗与剂次、接种日期、生产企业、批号、接种部位、接种单位。"疫苗与剂次"栏预先打印现行国家免疫规划疫苗名称和剂次，其他疫苗打印在空白行。故选项 A 正确。

7. 答案：D

解析：按照《预防接种工作规范（2023 年版）》第五章　预防接种实施：2.2.1 在儿童出生后 1 个月内，其监护人应到出生医院、儿童居住地承担预防接种工作的接种单位为其办理预防接种证。出生医院或接种单位不得拒绝办理。

2.2.3 接种单位应在办理的预防接种证和预防接种凭证上加盖业务用章。2.3.3 预防接种证由受种者或其监护人长期保管。故选项 D 正确。

8. 答案：C

解析：按照《预防接种工作规范（2023 年版）》第五章　预防接种实施：2.3.2 接种单位人员负责打印预防接种证中的受种者基本信息和预防接种信息。如手工填写，要求书写工整、内容规范、记录准确、项目齐全。故选项 C 正确。

9. 答案：C

解析：根据《预防接种工作规范（2023 年版）》附件 5-2 预防接种证格式和印刷样式：1.1.1 封面：上方标注"预防接种证"字样，中间为 EPI 图标，下方标注"国家疾病预防控制局"字样。1.1.4 封底：《中华人民共和国疫苗管理法（2019 年版）》第六条和第四十七条相关内容，下方标注"印制单位+印制年份+'印制'"字样。1.2 受种者基本信息，包括受种者姓名、性别、出生日期、身份证件号码等个人基本信息。如受种者是儿童，还需要填写父亲姓名、父亲联系手机、母亲姓名、母亲联系手机、出生医院、出生体重、出生证号。此外还应填写居住地址、户籍地址、发证（补证）单位、发证（补证）时间、管理单位电话、受种者编码等内容，并预留粘贴或打印条码位置。故选项 C 正确。

10. 答案：D

解析：按照《预防接种工作规范（2023 年版）》第五章　预防接种实施：2.1.1 预防接种证由国家疾病预防控制局会同国家卫生健康委员会设计，统一格式和内容，支持打印预防接种信息。2.1.2 负责预防接种证印制的单位，应按照规定的格式和内容印制，不得自行变更，确保不同地域间的规范登记和统一打印。故选项 D 正确。

（二）多选

1. 答案：ABCD

解析：根据《预防接种工作规范（2023 年版）》第五章　预防接种实施：2.2.1 在儿童出生后 1 个月内，其监护人应到出生医院、儿童居住地承担预防接种工作的接种单位为其办理预防接种证。出生医院或接种单位不得拒绝办理；

2.3.3 预防接种证由受种者或其监护人长期保管。故选项ABCD正确。适龄儿童预防接种实行居住地管理，流动儿童与常住儿童享受同样的预防接种服务，故选项E错误，儿童离开原居住地后，由居住地承担预防接种工作的接种单位负责对其实施接种，而不是户籍地。

2.答案：AB

解析：根据《预防接种工作规范（2023年版）》附件5-2预防接种证格式和印刷样式：尺寸大小为长210mm，宽145mm，厚度≤2.6mm。2.2纸张材质：封面封底使用300g白卡纸，绿色亚光材质，内页使用100g纯木浆原白纸；封面采用雕刻版烫金。故选项AB正确。

3.答案：ABD

解析：根据《预防接种工作规范（2023年版）》第五章　预防接种实施：2.3.3 预防接种证由受种者或其监护人长期保管。2.3.4 接种单位应为无预防接种证或遗失预防接种证的受种者补发预防接种证。故选项ABD正确。

4.答案：ABCDE

解析：根据《预防接种工作规范（2023年版）》第五章　预防接种实施：2.1.1 预防接种证由国家疾病预防控制局会同国家卫生健康委员会设计，统一格式和内容，支持打印预防接种信息。2.3.1 接种单位对适龄儿童实施预防接种时，应核对预防接种证信息，并按规定做好记录。2.3.2 接种单位人员负责打印预防接种证中的受种者基本信息和预防接种信息。如手工填写，要求书写工整、内容规范、记录准确、项目齐全。2.3.4 接种单位应为无预防接种证或遗失预防接种证的受种者补发预防接种证。故选项ABCDE均正确。

5.答案：ABCE

解析：根据《预防接种工作规范（2023年版）》附件5-2预防接种证格式和印刷样式：预防接种证分为封皮、受种者基本信息、接种记录和入托、入学预防接种完成情况评估四个部分。1.2 受种者基本信息，包括受种者姓名、性别、出生日期、身份证件号码等个人基本信息。如受种者是儿童，还需要填写父亲姓名、父亲联系手机、母亲姓名、母亲联系手机、出生医院、出生

体重、出生证号。此外还应填写居住地址、户籍地址、发证（补证）单位、发证（补证）时间、管理单位电话、受种者编码等内容，并预留粘贴或打印条码位置。1.3 接种记录包括序号、疫苗与剂次、接种日期、生产企业、批号、接种部位、接种单位。故选项ABCE正确。

6.答案：ABC

解析：根据《预防接种工作规范（2023年版）》附件5-2预防接种证格式和印刷样式：1.2受种者基本信息，包括受种者姓名、性别、出生日期、身份证件号码等个人基本信息。如受种者是儿童，还需要填写父亲姓名、父亲联系手机、母亲姓名、母亲联系手机、出生医院、出生体重、出生证号。此外还应填写居住地址、户籍地址、发证（补证）单位、发证（补证）时间、管理单位电话、受种者编码等内容，并预留粘贴或打印条码位置。1.3 接种记录包括序号、疫苗与剂次、接种日期、生产企业、批号、接种部位、接种单位。"疫苗与剂次"栏预先打印现行国家免疫规划疫苗名称和剂次，其他疫苗打印在空白行。1.4 入托、入学预防接种完成情况评估共2页，包括入托、入学预防接种完成情况评估结果及补种评估结果。故选项ABC正确。

（三）判断

1.答案：错误

解析：根据《预防接种工作规范（2023年版）》附件5-2预防接种证格式和印刷样式：预防接种证分为封皮、受种者基本信息、接种记录和入托、入学预防接种完成情况评估四个部分。

2.答案：错误

解析：根据《预防接种工作规范（2023年版）》第五章　预防接种实施：3.1.2 开展助产服务的医疗机构为新生儿在免疫规划信息系统建立档案后，居住地所在接种单位应直接在免疫规划信息系统实时获取并核对、更新新生儿预防接种电子档案信息。

3.答案：错误

解析：根据《预防接种工作规范（2023年版）》第五章　预防接种实施：2.3.4 接种单位应为无预防接种证或遗失预防接种证的受种者补

发预防接种证。

4.答案：错误

解析：根据《预防接种工作规范（2023年版）》第五章　预防接种实施：2.1.1 预防接种证由国家疾病预防控制局会同国家卫生健康委员会设计，统一格式和内容，支持打印预防接种信息。

5.答案：错误

解析：根据《预防接种工作规范（2023年版）》附件5-2预防接种证格式和印刷样式：1.3接种记录包括序号、疫苗与剂次、接种日期、生产企业、批号、接种部位、接种单位。

6.答案：错误

解析：根据《预防接种工作规范（2023年版）》第五章　预防接种实施：2.2.3 接种单位应在办理的预防接种证和预防接种凭证上加盖业务用章。

7.答案：错误

解析：根据《预防接种工作规范（2023年版）》附件5-2预防接种证格式和印刷样式：1.3接种记录包括序号、疫苗与剂次、接种日期、生产企业、批号、接种部位、接种单位。

8.答案：错误

解析：根据《预防接种工作规范（2023年版）》第五章　预防接种实施：2.2.1 在儿童出生后1个月内，其监护人应到出生医院、儿童居住地承担预防接种工作的接种单位为其办理预防接种证。出生医院或接种单位不得拒绝办理。

（四）填空

答案：1个月内

解析：根据《预防接种工作规范（2023年版）》第五章　预防接种实施：2.2.1 在儿童出生后1个月内，其监护人应到出生医院、儿童居住地承担预防接种工作的接种单位为其办理预防接种证。出生医院或接种单位不得拒绝办理。

四、预防接种证查验

（一）单选

1.答案：D

解析：根据《儿童入托、入学预防接种证查验办法（2021年版）》：疾病预防控制机构负

责托育机构、幼儿园和学校预防接种证查验工作的培训和技术指导，指导接种单位做好儿童入托、入学预防接种完成情况评估和补证、补种以及预防接种证查验资料的收集和报告工作。故选项D正确。

2.答案：B

解析：根据《预防接种工作规范（2023年版）》第五章　预防接种实施　11儿童预防接种管理：适龄儿童预防接种实行居住地管理，流动儿童与常住儿童享受同样的预防接种服务，故该儿童在B地接种单位接种；根据《儿童入托、入学预防接种证查验办法（2021年版）》该儿童在C学校就读因此在C学校查验。故选项B正确。

3.答案：C

解析：根据《儿童入托、入学预防接种证查验办法（2021年版）》：儿童入托、入学预防接种证查验工作须在新生开学后或儿童转学、插班30日内完成。故选项C正确。

4.答案：A

解析：根据《中华人民共和国疫苗管理法（2019年版）》第四十八条：儿童入托、入学预防接种证查验办法由国务院卫生健康主管部门会同国务院教育行政部门制定。故选项A正确。

5.答案：C

解析：根据《儿童入托、入学预防接种证查验办法（2021年版）》：儿童入托、入学预防接种证查验工作涉及的部门：卫生健康行政部门、教育行政部门、疾病预防控制机构、托育机构、幼儿园和学校、接种单位。故选项C不涉及。

6.答案：D

解析：根据《儿童入托、入学预防接种证查验办法（2021年版）》：托育机构、幼儿园和学校应当将预防接种证查验工作纳入儿童入托、入学报名程序，组织开展儿童入托、入学预防接种证查验工作。故选项D正确。

7.答案：D

解析：根据《儿童入托、入学预防接种证查验办法（2021年版）》：查验对象。所有新入托、入学、转学、插班儿童。故选项D不属于查验对象。

8.答案：B

解析：根据《儿童入托、入学预防接种证查验办法（2021年版）》：儿童居住地或托育机构、幼儿园和学校所在地的接种单位，根据儿童年龄、预防接种记录（预防接种证、预防接种卡或预防接种个案信息记录等）、现行国家免疫规划疫苗儿童免疫程序和查验地省级人民政府制定的接种方案和增加的免疫规划疫苗种类，评估儿童预防接种完成情况，并将评估结果记录到预防接种证，或出具其他形式能够评估儿童预防接种完成情况的资料，评估资料应当记录儿童预防接种已完成或未完成及需补种疫苗种类、剂次等关键信息。故选项B不属新生儿童入托、入学预防接种证查验的内容。

9.答案：C

解析：根据《儿童入托、入学预防接种证查验办法（2021年版）》：托育机构、幼儿园和学校在儿童入托、入学时，须查验预防接种证上入托、入学预防接种完成情况评估结果或接种单位提供的其他形式评估儿童预防接种完成情况的资料。故选项C正确。

10.答案：D

解析：根据《儿童入托、入学预防接种证查验办法（2021年版）》：疫苗补种工作由儿童居住地的接种单位或托育机构、幼儿园、学校所在地接种单位负责。故选项D正确。

11.答案：B

解析：根据《儿童入托、入学预防接种证查验办法（2021年版）》：对需要补种疫苗的儿童，托育机构、幼儿园和学校须督促儿童监护人及时带儿童到接种单位补种疫苗，并在儿童补种疫苗后再次核对预防接种证或其他形式能够评估儿童预防接种完成情况的资料，查验疫苗补种完成情况。故选项B正确。

12.答案：D

解析：根据《儿童入托、入学预防接种证查验办法（2021年版）》：卫生健康行政部门负责管理辖区托育机构预防接种证查验工作，会同教育行政部门管理辖区幼儿园、学校预防接种证查验工作，督促疾病预防控制机构和接种单位及时为预防接种证查验提供技术支持，组织开展

预防接种证查验工作的检查和考核。故选项D不正确。

13.答案：B

解析：根据《儿童入托、入学预防接种证查验办法（2021年版）》：教育行政部门负责对幼儿园和学校预防接种证查验工作的管理，督促辖区幼儿园和学校完成预防接种证查验相关工作。故选项B正确。

14.答案：B

解析：根据《儿童入托、入学预防接种证查验办法（2021年版）》：疾病预防控制机构负责托育机构、幼儿园和学校预防接种证查验工作的培训和技术指导，指导接种单位做好儿童入托、入学预防接种完成情况评估和补证、补种以及预防接种证查验资料的收集和报告工作。故选项B不正确。

15.答案：B

解析：根据《儿童入托、入学预防接种证查验办法（2021年版）》：乡镇卫生院、社区卫生服务中心等每年汇总辖区儿童入托、入学预防接种查验评估资料，填写"儿童入托、入学预防接种证查验情况报表"，在次年1月10日前报县级疾病预防控制机构。县级疾病预防控制机构于次年1月20日前，汇总辖区"儿童入托、入学预防接种证查验情况报表"，报县级卫生健康行政部门和市级疾病预防控制机构。市级疾病预防控制机构于次年1月31日前，汇总辖区"儿童入托、入学预防接种证查验情况报表"，报省级疾病预防控制机构。省级疾病预防控制机构于次年2月15日前，汇总辖区"儿童入托、入学预防接种证查验情况报表"，报中国疾病预防控制中心。故选项B正确。

16.答案：B

解析：根据《儿童入托、入学预防接种证查验办法（2021年版）》：儿童居住地或托育机构、幼儿园和学校所在地的接种单位，根据儿童年龄、预防接种记录（预防接种证、预防接种卡或预防接种个案信息记录等）、现行国家免疫规划疫苗儿童免疫程序和查验地省级人民政府制定的接种方案和增加的免疫规划疫苗种类，评估儿童预防接种完成情况。故选项B正确。

17.答案：A

解析：根据《儿童入托、入学预防接种证查验办法（2021年版）》：县级卫生健康行政部门和教育行政部门每年组织疾病预防控制机构开展辖区托育机构、幼儿园和学校的预防接种证查验业务培训。故选项A正确。

18.答案：C

解析：根据《儿童入托、入学预防接种证查验办法（2021年版）》：2021年1月25日印发。故选项C正确。

19.答案：C

解析：根据《儿童入托、入学预防接种证查验办法（2021年版）》：预防接种证查验相关资料应当纳入学生健康档案和学校卫生资料管理。学生健康档案和学校卫生资料由托育机构、幼儿园和学校管理。故选项C正确。

20.答案：B

解析：根据《儿童入托、入学预防接种证查验办法（2021年版）》：接种单位可利用免疫规划信息系统，为入托、入学儿童或托育机构、幼儿园和学校提供儿童入托、入学预防接种完成情况评估服务。故选项B正确。

21.答案：D

解析：根据《儿童入托、入学预防接种证查验办法（2021年版）》：对入托、入学时未提供预防接种完成情况评估资料的儿童，托育机构、幼儿园和学校应当督促儿童监护人尽快提供相关资料。故选项D正确。

22.答案：C

解析：根据《儿童入托、入学预防接种证查验办法（2021年版）》：接种单位负责收集辖区托育机构、幼儿园和学校基本信息，为辖区托育机构、幼儿园和学校提供预防接种证查验技术支持，评估儿童入托、入学预防接种完成情况，对无证、漏种儿童开展补证、补种工作，收集和报告预防接种证查验资料。故选项C正确。

23.答案：D

解析：据《儿童入托、入学预防接种证查验办法（2021年版）》：托育机构、幼儿园和学校在儿童入托、入学时，须查验预防接种证上入托、入学预防接种完成情况评估结果或接种单位

提供的其他形式评估儿童预防接种完成情况的资料。儿童入托、入学预防接种证查验工作须在新生开学后或儿童转学、插班30日内完成。对需要补种疫苗的儿童，托育机构、幼儿园和学校须督促儿童监护人及时带儿童到接种单位补种疫苗，并在儿童补种疫苗后再次核对预防接种证或其他形式能够评估儿童预防接种完成情况的资料，查验疫苗补种完成情况。故选项D正确。

24.答案：D

解析：据《儿童入托、入学预防接种证查验办法（2021年版）》：卫生健康行政部门负责管理辖区托育机构预防接种证查验工作，会同教育行政部门管理辖区幼儿园、学校预防接种证查验工作，督促疾病预防控制机构和接种单位及时为预防接种证查验提供技术支持，组织开展预防接种证查验工作的检查和考核。教育行政部门负责对幼儿园和学校预防接种证查验工作的管理，督促辖区幼儿园和学校完成预防接种证查验相关工作。故选项D不正确。

25.答案：D

解析：据《儿童入托、入学预防接种证查验办法（2021年版）》：对需要补种疫苗的儿童，接种单位完成补种后，应当在预防接种证上入托、入学预防接种完成情况评估页填写补种完成信息，供儿童监护人交托育机构、幼儿园和学校再次查验。故选项D正确。

（二）多选

1.答案：ABCD

解析：根据《儿童入托、入学预防接种证查验办法（2021年版）》：对需要补种疫苗的儿童，托育机构、幼儿园和学校须督促儿童监护人及时带儿童到接种单位补种疫苗，并在儿童补种疫苗后再次核对预防接种证或其他形式能够评估儿童预防接种完成情况的资料，查验疫苗补种完成情况。儿童入托、入学预防接种证查验工作须在新生开学后或儿童转学、插班30日内完成。对入托、入学时未提供预防接种完成情况评估资料的儿童，托育机构、幼儿园和学校应当督促儿童监护人尽快提供相关资料。对需要补种疫苗的儿童，托育机构、幼儿园和学校应当在当年12月底之前再次查验预防接种完成情况。故选项

ABCD均错误。

2.答案：BCDE

解析：根据《儿童入托、入学预防接种证查验办法（2021年版）》：儿童入托入学查验预防接种证工作的主体是托育机构、幼儿园和学校。疾病预防控制机构负责托育机构、幼儿园和学校预防接种证查验工作的培训和技术指导，指导接种单位做好儿童入托、入学预防接种完成情况评估和补证、补种以及预防接种证查验资料的收集和报告工作。接种单位负责收集辖区托育机构、幼儿园和学校基本信息，为辖区托育机构、幼儿园和学校提供预防接种证查验技术支持，评估儿童入托、入学预防接种完成情况，对无证、漏种儿童开展补证、补种工作，收集和报告预防接种证查验资料。

3.答案：ABC

解析：根据《儿童入托、入学预防接种证查验办法（2021年版）》查验对象为所有新入托、入学、转学、插班儿童。故选项ABC正确。

4.答案：ABCDE

解析：根据《儿童入托、入学预防接种证查验办法（2021年版）》规定，儿童居住地或托育机构、幼儿园和学校所在地的接种单位，根据儿童年龄、预防接种记录（预防接种证、预防接种卡或预防接种个案信息记录等）、现行国家免疫规划疫苗儿童免疫程序和查验地省级人民政府制定的接种方案和增加的免疫规划疫苗种类，评估儿童预防接种完成情况。故选项ABCDE均正确。

5.答案：ABCE

解析：根据《儿童入托、入学预防接种证查验办法（2021年版）》：卫生健康行政部门负责管理辖区托育机构预防接种证查验工作，会同教育行政部门管理辖区幼儿园、学校预防接种证查验工作，督促疾病预防控制机构和接种单位及时为预防接种证查验提供技术支持，组织开展预防接种证查验工作的检查和考核。故选项ABCE正确。

6.答案：ACDE

解析：根据《儿童入托、入学预防接种证查验办法（2021年版）》：教育行政部门负责对幼儿园和学校预防接种证查验工作的管理，督促辖区幼儿园和学校完成预防接种证查验相关工作。故选项ACDE不正确。

7.答案：ACD

解析：根据《儿童入托、入学预防接种证查验办法（2021年版）》：疾病预防控制机构负责托育机构、幼儿园和学校预防接种证查验工作的培训和技术指导，指导接种单位做好儿童入托、入学预防接种完成情况评估和补证、补种以及预防接种证查验资料的收集和报告工作。故选项ACD正确。

8.答案：ABCE

解析：根据《儿童入托、入学预防接种证查验办法（2021年版）》：托育机构、幼儿园和学校应当将预防接种证查验工作纳入儿童入托、入学报名程序，组织开展儿童入托、入学预防接种证查验工作。对需要补种疫苗的儿童，托育机构、幼儿园和学校须督促儿童监护人及时带儿童到接种单位补种疫苗，并在儿童补种疫苗后再次核对预防接种证或其他形式能够评估儿童预防接种完成情况的资料，查验疫苗补种完成情况。对需要补种疫苗的儿童，托育机构、幼儿园和学校应当在当年12月底之前再次查验预防接种完成情况。故选项ABCE正确。

9.答案：ABCDE

解析：根据《儿童入托、入学预防接种证查验办法（2021年版）》：接种单位负责收集辖区托育机构、幼儿园和学校基本信息，为辖区托育机构、幼儿园和学校提供预防接种证查验技术支持，评估儿童入托、入学预防接种完成情况，对无证、漏种儿童开展补证、补种工作，收集和报告预防接种证查验资料。故选项ABCE正确。

10.答案：BCE

解析：根据《儿童入托、入学预防接种证查验办法（2021年版）》：托育机构、幼儿园和学校在新学年开学前，通过新生入托、入学招生简章或报名须知等形式，通知新生报名时须出具预防接种证，或出具接种单位提供的其他形式能够评估儿童预防接种完成情况的资料。故选项BCE正确。

11.答案：AD

解析：根据《儿童入托、入学预防接种证查验办法（2021年版）》：县级疾病预防控制机构于次年1月20日前，汇总辖区"儿童入托、入学预防接种证查验情况报表"，报县级卫生健康行政部门和市级疾病预防控制机构。故选项AD正确。

12.答案：ACDE

解析：根据《儿童入托、入学预防接种证查验办法（2021年版）》：托育机构、幼儿园和学校在儿童入托、入学时，须查验预防接种证上入托、入学预防接种完成情况评估结果或接种单位提供的其他形式评估儿童预防接种完成情况的资料。对需要补种疫苗的儿童，托育机构、幼儿园和学校须督促儿童监护人及时带儿童到接种单位补种疫苗，并在儿童补种疫苗后再次核对预防接种证或其他形式能够评估儿童预防接种完成情况的资料，查验疫苗补种完成情况。儿童入托、入学预防接种证查验工作须在新生开学后或儿童转学、插班30日内完成。对需要补种疫苗的儿童，托育机构、幼儿园和学校应当在当年12月底之前再次查验预防接种完成情况。故选项ACDE正确。

13.答案：BCD

解析：根据《儿童入托、入学预防接种证查验办法（2021年版）》：乡镇卫生院、社区卫生服务中心等每年汇总辖区儿童入托、入学预防接种查验评估资料，填写"儿童入托、入学预防接种证查验情况报表"，在次年1月10日前报县级疾病预防控制机构。县级疾病预防控制机构于次年1月20日前，汇总辖区"儿童入托、入学预防接种证查验情况报表"，报县级卫生健康行政部门和市级疾病预防控制机构。市级疾病预防控制机构于次年1月31日前，汇总辖区"儿童入托、入学预防接种证查验情况报表"，报省级疾病预防控制机构。省级疾病预防控制机构于次年2月15日前，汇总辖区"儿童入托、入学预防接种证查验情况报表"，报中国疾病预防控制中心。故选项BCD正确。

（三）判断

1.答案：错误

解析：根据《儿童入托、入学预防接种证

查验办法（2021年版）》：对需要补种疫苗的儿童，托育机构、幼儿园和学校须督促儿童监护人及时带儿童到接种单位补种疫苗，并在儿童补种疫苗后再次核对预防接种证或其他形式能够评估儿童预防接种完成情况的资料，查验疫苗补种完成情况。

2.答案：错误

解析：根据《儿童入托、入学预防接种证查验办法（2021年版）》：儿童入托、入学预防接种证查验工作须在新生开学后或儿童转学、插班30日内完成。对需要补种疫苗的儿童，托育机构、幼儿园和学校应当在当年12月底之前再次查验预防接种完成情况。

3.答案：错误

解析：根据《儿童入托、入学预防接种证查验办法（2021年版）》：接种单位负责收集辖区托育机构、幼儿园和学校基本信息，为辖区托育机构、幼儿园和学校提供预防接种证查验技术支持，评估儿童入托、入学预防接种完成情况，对无证、漏种儿童开展补证、补种工作，收集和报告预防接种证查验资料。

4.答案：错误

解析：根据《儿童入托、入学预防接种证查验办法（2021年版）》：托育机构、幼儿园和学校应当将预防接种证查验工作纳入儿童入托、入学报名程序，组织开展儿童入托、入学预防接种证查验工作。

5.答案：错误

解析：根据《儿童入托、入学预防接种证查验办法（2021年版）》：儿童入托入学查验预防接种证工作的主体是托育机构、幼儿园和学校。

6.答案：错误

解析：根据《国家免疫规划疫苗儿童免疫程序及说明（2021年版）》：6岁儿童需接种免疫规划疫苗：卡介苗1剂次、乙型肝炎疫苗3剂次、脊髓灰质炎疫苗4剂次、百白破疫苗5剂次、麻腮风疫苗2剂次、乙脑疫苗2剂次、流脑疫苗4剂次、甲型肝炎疫苗1剂次或2剂次，共22或23剂次。

7.答案：错误

解析：根据《儿童入托、入学预防接种证查验办法（2021年版）》：查验对象为所有新入托、入学、转学、插班儿童。故大班儿童入托报名时不需要查验接种证。

8.答案：错误

解析：根据《儿童入托、入学预防接种证查验办法（2021年版）》：查验单位为现阶段全国所有托育机构、幼儿园和小学均应当开展入托、入学预防接种证查验工作。其他类型学校是否纳入预防接种证查验管理，由当地卫生健康行政部门和教育行政部门根据疾病防控的需要确定。

9.答案：错误

解析：疾病预防控制机构负责托育机构、幼儿园和学校预防接种证查验工作的培训和技术指导，指导接种单位做好儿童入托、入学预防接种完成情况评估和补证、补种以及预防接种证查验资料的收集和报告工作。

10.答案：错误

解析：根据《儿童入托、入学预防接种证查验办法（2021年版）》：对需要补种疫苗的儿童，托育机构、幼儿园和学校须督促儿童监护人及时带儿童到接种单位补种疫苗，并在儿童补种疫苗后再次核对预防接种证或其他形式能够评估儿童预防接种完成情况的资料，查验疫苗补种完成情况。

（四）填空

1.答案：国务院卫生健康　国务院教育行政

解析：根据《中华人民共和国疫苗管理法（2019年版）》第四十八条：儿童入托、入学预防接种证查验办法由国务院卫生健康主管部门会同国务院教育行政部门制定。

2.答案：托幼机构、幼儿园、学校　疾病预防控制机构

解析：根据《儿童入托、入学预防接种证查验办法（2021年版）》：托育机构、幼儿园和学校应当将预防接种证查验工作纳入儿童入托、入学报名程序，组织开展儿童入托、入学预防接种证查验工作。疾病预防控制机构负责托育机构、幼儿园和学校预防接种证查验工作的培训和技术指导，指导接种单位做好儿童入托、入学预

防接种完成情况评估和补证、补种以及预防接种证查验资料的收集和报告工作。

五、接种流程与操作技术

（一）单选

1.答案：A

解析：根据《预防接种工作规范（2023年版）》第五章　预防接种实施：6预防接种流程：实施接种前，要做到"三查七对一验证"，做到受种者、预防接种证和疫苗信息相一致，接种人员和受种者双方确认无误后方可实施接种。三查包括：一是检查受种者健康状况、核查接种禁忌证；二是查对预防接种证；三是检查疫苗、注射器的外观、批号、有效期。"七对"是指核对受种者的姓名、年龄和疫苗的品名、规格、剂量、接种部位、接种途径。"一验证"是指接种前请受种者或其监护人验证接种疫苗的品种和有效期等。故选项A正确。

2.答案：C

解析：根据《预防接种工作规范（2023年版）》附件 5-6 疫苗接种方法：皮下注射用相应规格注射器吸取1人份疫苗后，排尽注射器内空气，皮肤常规消毒，左手绷紧注射部位皮肤，右手持注射器，针头斜面向上，与皮肤呈30°～40°角，快速刺入皮下，进针深度为1/2～2/3，松左手，固定针管，缓慢推注疫苗，注射完毕后用消毒干棉球或干棉签轻压针刺处，快速拔出针头。故选项C正确。

3.答案：C

解析：根据《预防接种工作规范（2023年版）》第五章　预防接种实施：10预防接种后处理：接种预约本次接种完成后，视情与受种者或其监护人预约下次接种疫苗的品种和接种日期。故选项C正确。

4.答案：D

解析：振荡试验是检查含吸附剂疫苗是否冻结的方法。将被检和正常对照的疫苗瓶同时摇匀后静置竖立，被检疫苗在短时间（5～10分钟）内与对照疫苗相比，如出现分层现象且上层液体较清，即可判断被检疫苗曾被冻结。故选项D不正确。

5.答案：B

解析：根据《预防接种工作规范（2023年版）》第五章　预防接种实施：实施接种前，要做到"三查七对一验证"，做到受种者、预防接种证和疫苗信息相一致，接种人员和受种者双方确认无误后方可实施接种。"七对"是指核对受种者的姓名、年龄和疫苗的品名、规格、剂量、接种部位、接种途径。故选项B正确。

6.答案：C

解析：根据《预防接种工作规范（2023年版）》第五章　预防接种实施：10.3.2 疫苗瓶开启后，减毒活疫苗超过半小时、灭活疫苗超过1小时未用完（疫苗说明书另有规定除外），应将剩余疫苗废弃，按照医疗废物处置方法处理。故选项C正确。

7.答案：A

解析：根据《预防接种工作规范（2023年版）》第五章　预防接种实施：6.3.2 在正式实施接种前，接种人员应采取面对面的方式进行告知，并做到知情同意。故选项A错误。

8.答案：C

解析：根据《预防接种工作规范（2023年版）》附件5-6疫苗接种方法：1.2.1 液体剂型疫苗从冰箱取出放置室温复溶，待完全溶化，充分摇匀后，以垂直90°或倾斜45°角将规定剂量的疫苗滴入儿童口中，每一人次用量为2滴（相当于0.1ml）。1.2.2 糖丸剂型疫苗用消毒药匙送入儿童口中，用凉开水送服。将针头快速垂直刺入肌肉，进针深度约为针头的2/3，松左手，固定针管，缓慢推注疫苗。故选项ABD均错误。

9.答案：B

解析：根据《预防接种工作规范（2023年版）》附件5-6疫苗接种方法：2.4.2 皮下注射接种部位为上臂外侧三角肌下缘附着处。故选项B错误。

10.答案：D

解析：根据《预防接种工作规范（2023年版）》第五章　预防接种实施：6.2.1 询问健康状况。受种者健康状况询问内容包括是否有发热、咳嗽、腹泻等患病情况及过敏史、用药史等。6.3.2 在正式实施接种前，接种人员应采

取面对面的方式进行告知，并做到知情同意。6.3.3 应告知受种者或其监护人所接种疫苗的品种、作用、禁忌证、注意事项、可能出现的不良反应和预防接种异常反应补偿方式等信息。受种者或其监护人选择非免疫规划疫苗，接种单位还应告知疫苗的价格和接种费用等信息。故选项D错误。

11.答案：B

解析：根据《预防接种工作规范（2023年版）》第五章　预防接种实施：6.1.1 登记时，接种人员应查验受种者预防接种证、预防接种档案信息，核对受种者姓名、出生日期及接种记录，确定本次受种者、接种疫苗的种类。故选项B不需要。

12.答案：D

解析：根据《预防接种工作规范（2023年版）》第五章　预防接种实施：6.3.1 接种单位可以通过家长课堂、视频、文字材料及互联网技术等方式进行预防接种宣传，使受种者或其监护人知晓预防接种相关知识。6.3.2 在正式实施接种前，接种人员应采取面对面的方式进行告知，并做到知情同意。6.3.3 应告知受种者或其监护人所接种疫苗的品种、作用、禁忌证、注意事项、可能出现的不良反应和预防接种异常反应补偿方式等信息。受种者或其监护人选择非免疫规划疫苗，接种单位还应告知疫苗的价格和接种费用等信息。故选项D正确。

13.答案：C

解析：根据《预防接种工作规范（2023年版）》第五章　预防接种实施：实施接种前，要做到"三查七对一验证"，做到受种者、预防接种证和疫苗信息相一致，接种人员和受种者双方确认无误后方可实施接种。三查包括：一是检查受种者健康状况、核查接种禁忌证；二是查对预防接种证；三是检查疫苗、注射器的外观、批号、有效期。故选项C不属于。

14.答案：D

解析：根据《预防接种工作规范（2023年版）》第五章　预防接种实施："一验证"是指接种前请受种者或其监护人验证接种疫苗的品种和有效期等。故选项D正确。

15.答案：D

解析：根据《预防接种工作规范（2023年版）》第五章　预防接种实施：6.4.2 核对接种疫苗的品种，检查疫苗外观。凡过期、变色、污染、发霉、有摇不散凝块或异物、无标签或标签不清以及疫苗瓶（或预填充注射器）有裂纹的，一律不得使用。故选项D正确。

16.答案：C

解析：根据《预防接种工作规范（2023年版）》附件5-6疫苗接种方法：2.2.1 确定接种部位。接种部位要避开瘢痕、炎症、硬结和皮肤病变处。2.2.2 用灭菌镊子夹取75%乙醇棉球或用无菌棉签蘸75%乙醇，由内向外螺旋式对接种部位皮肤进行消毒，涂擦直径≥5cm，待晾干后立即接种。故选项C不正确。

17.答案：B

解析：根据《预防接种工作规范（2023年版）》第五章　预防接种实施：8.1 告知受种者或其监护人，在接种疫苗后留在现场观察30分钟后方可离开。8.2 在现场留观期间出现疑似预防接种异常反应的，应按照疑似预防接种异常反应监测与处置相关要求，及时采取救治等措施，必要时转医院救治。故选项B不正确。

18.答案：B

解析：根据《预防接种工作规范（2023年版）》第五章　预防接种实施：9.1.1 实施接种后，预防接种工作人员应在预防接种证和预防接种档案登记受种者基本信息以及疫苗品种、疫苗批号、接种日期等信息。故选项B正确。

19.答案：C

解析：根据《预防接种工作规范（2023年版）》第五章　预防接种实施：6.4.1 实施接种前，将疫苗从冷链设备内取出，尽量减少开启冷链设备的次数。6.4.2 核对接种疫苗的品种，检查疫苗外观。凡过期、变色、污染、发霉、有摇不散凝块或异物、无标签或标签不清以及疫苗瓶（或预填充注射器）有裂纹的，一律不得使用。6.4.3 疫苗说明书规定严禁冻结的疫苗，如百白破疫苗、乙型肝炎疫苗、白破疫苗等，冻结后一律不得使用。6.4.4 检查含吸附剂疫苗是否冻结的方法。将被检和正常对照的疫苗瓶同时摇

匀后静置竖立，被检疫苗在短时间（5~10分钟）内与对照疫苗相比，如出现分层现象且上层液体较清，即可判断被检疫苗曾被冻结。故选项C错误。

20.答案：A

解析：根据《预防接种工作规范（2023年版）》第五章　预防接种实施：6.4.4 检查含吸附剂疫苗是否冻结的方法。将被检和正常对照的疫苗瓶同时摇匀后静置竖立，被检疫苗在短时间（5~10分钟）内与对照疫苗相比，如出现分层现象且上层液体较清，即可判断被检疫苗曾被冻结。故选项A正确。

21.答案：C

解析：根据《预防接种工作规范（2023年版）》附件5-6疫苗接种方法：皮内注射法用相应规格注射器吸取1人份疫苗，排尽注射器内空气，皮肤常规消毒，待乙醇干后，左手绷紧注射部位皮肤，右手以平执式持注射器，示指固定针管，针头斜面向上，与皮肤呈5°~10°角刺入皮内。再用左手拇指固定针栓，然后注入疫苗，使注射部位形成一个圆形隆起的皮丘，皮肤变白，毛孔变大，注射完毕，针管顺时针方向旋转180°后，迅速拔出针头。故选项C正确。

22.答案：C

解析：根据《预防接种工作规范（2023年版）》第五章　预防接种实施：准备相关药品和器械5.4.1 消毒用品，包括75%乙醇、镊子、棉球杯、无菌干棉球或棉签、治疗盘等。5.4.2 体检器材，包括体温表、听诊器、压舌板、血压计等。5.4.3 常用急救药械，包括1：1000肾上腺素、0.9%生理盐水、抗过敏药、输液器、止血带和吸氧等急救设备。肾上腺素等急救药械应加强保管，并做好定期检查核对。5.4.4 接种安全器材，包括注射器毁型装置或锐器盒、医疗废物桶等。故选项C正确。

23.答案：B

解析：根据《预防接种工作规范（2023年版）》第五章　预防接种实施：6.2.1 询问健康状况。受种者健康状况询问内容包括是否有发热、咳嗽、腹泻等患病情况及过敏史、用药史等。6.2.2 核查接种禁忌证。在询问健康状况的

同时，核查接种禁忌证，可参考"健康状况询问与接种禁忌证核查表"。向受种者或其监护人提出医学建议，并如实记录提出医学建议的情况。故选项B正确。

24.答案：D

解析：根据《预防接种工作规范（2023年版）》第五章 预防接种实施：6.4.3 疫苗说明书规定严禁冻结的疫苗，如百白破疫苗、乙型肝炎疫苗、白破疫苗等，冻结后一律不得使用。故选项D除外。

（二）多选

1.答案：ABC

解析：根据《预防接种工作规范（2023年版）》第五章 预防接种实施：6.3 预防接种告知：在正式实施接种前，接种人员应采取面对面的方式进行告知，并做到知情同意。应告知受种者或其监护人所接种疫苗的品种、作用、禁忌证、注意事项、可能出现的不良反应和预防接种异常反应补偿方式等信息。受种者或其监护人选择非免疫规划疫苗，接种单位还应告知疫苗的价格和接种费用等信息。故选项ABC正确。

2.答案：ACD

解析：根据《预防接种工作规范（2023年版）》附件5-6疫苗接种方法：皮下注射法：适用疫苗：麻腮风疫苗、乙脑减毒活疫苗、A群流脑多糖疫苗、A群C群流脑多糖疫苗、甲型肝炎减毒活疫苗、钩端螺旋体疫苗等。接种部位是上臂外侧三角肌下缘附着处。注射时左手绷紧注射部位皮肤，右手持注射器，针头斜面向上，与皮肤呈30°~40°角，快速刺入皮下，进针深度1/2~2/3，松左手，固定针管，缓慢推注疫苗，注射完毕后用消毒干棉球或干棉签轻压针刺处，快速拔出针头。故选项ACD正确。

3.答案：ABCDE

解析：根据《预防接种工作规范（2023年版）》第五章 预防接种实施：实施接种前，要做到"三查七对一验证"，做到受种者、预防接种证和疫苗信息相一致，接种人员和受种者双方确认无误后方可实施接种。三查包括：一是检查受种者健康状况、核查接种禁忌证；二是查对预

防接种证；三是检查疫苗、注射器的外观、批号、有效期。"七对"是指核对受种者的姓名、年龄和疫苗的品名、规格、剂量、接种部位、接种途径。"一验证"是指接种前请受种者或其监护人验证接种疫苗的品种和有效期等。故选项ABCDE正确。

4.答案：CDE

解析：根据《预防接种工作规范（2023年版）》附件5-6疫苗接种方法：2.1.1 将疫苗瓶上部疫苗弹至底部，用75%乙醇棉球消毒开启部位。故选项CDE错误。

5.答案：BE

解析：根据《预防接种工作规范（2023年版）》附件5-6疫苗接种方法：2.1.1 将疫苗瓶上部疫苗弹至底部，用75%乙醇棉球消毒开启部位。在乙醇挥发后将注射器针头斜面向下插入疫苗瓶的液面下吸取疫苗。2.1.5 使用含有吸附剂的疫苗前，应充分摇匀。使用冻干剂型疫苗时，用一次性注射器抽取稀释液，沿疫苗瓶内壁缓慢注入，轻轻摇荡，使疫苗充分溶解，避免出现泡沫。2.1.8 多人份疫苗建议集中预约接种。多人份脊髓灰质炎减毒活疫苗滴剂容器开启后，如未能立即用完，应置于2~8℃，并于当天内用完。故选项BE错误。

6.答案：ABDE

解析：根据《预防接种工作规范（2023年版）》附件5-5健康状况询问与接种禁忌证核查表：是否对药物、食物等过敏？是否对疫苗成分过敏或曾经在接种疫苗后出现过严重反应？是否有癫痫、惊厥、脑病或其他神经系统疾病？是否患有癌症、白血病、艾滋病或其他免疫系统疾病？在过去3个月内，是否使用过可的松、强的松、其他类固醇或抗肿瘤药物，或进行过放射性治疗？有哮喘、肛周脓肿、肠套叠、肺部疾病、心脏疾病、肾脏疾病、代谢性疾病（如糖尿病）或血液系统疾病吗？在过去的1年内，是否接受过输血或血液制品，或使用过免疫球蛋白？故选项ABDE正确。

7.答案：ABCD

解析：根据《预防接种工作规范（2023年版）》第五章 预防接种实施：6.3.2 在正式实

施接种前，接种人员应采取面对面的方式进行告知，并做到知情同意。6.3.3 应告知受种者或其监护人所接种疫苗的品种、作用、禁忌证、注意事项、可能出现的不良反应和预防接种异常反应补偿方式等信息。受种者或其监护人选择非免疫规划疫苗，接种单位还应告知疫苗的价格和接种费用等信息。故选项ABCD正确。

8.答案：ABCD

解析：根据《预防接种工作规范（2023年版）》第五章 预防接种实施：5.2.1 采取口头、书面、电话、短信等方式，通知受种者或其监护人，告知接种疫苗的品种、时间、地点和相关要求。故选项ABCD正确。

9.答案：ABCDE

解析：根据《预防接种工作规范（2023年版）》第五章 预防接种实施：6.4.2 核对接种疫苗的品种，检查疫苗外观。凡过期、变色、污染、发霉、有摇不散凝块或异物、无标签或标签不清以及疫苗瓶（或预填充注射器）有裂纹的，一律不得使用。故选项ABCDE正确。

10.答案：ABC

解析：根据《预防接种工作规范（2023年版）》第五章 预防接种实施：6.4.3 疫苗说明书规定严禁冻结的疫苗，如百白破疫苗、乙型肝炎疫苗、白破疫苗等，冻结后一律不得使用。故选项ABC正确。

11.答案：BC

解析：根据《预防接种工作规范（2023年版）》第五章 预防接种实施：6.4.1 实施接种前，将疫苗从冷链设备内取出，尽量减少开启冷链设备的次数。6.4.2 核对接种疫苗的品种，检查疫苗外观。凡过期、变色、污染、发霉、有摇不散凝块或异物、无标签或标签不清以及疫苗瓶（或预填充注射器）有裂纹的，一律不得使用。6.4.3 疫苗说明书规定严禁冻结的疫苗，如百白破疫苗、乙型肝炎疫苗、白破疫苗等，冻结后一律不得使用。根据《预防接种工作规范（2023年版）》附件5-6疫苗接种方法：2.1.7 疫苗瓶开启后应尽快使用。如不能立即用完，应在瓶身上标注开启时间，并应盖上无菌干棉球2～8℃冷藏。疫苗瓶开启后，减毒活疫苗超过半小时、灭活

疫苗超过1小时未用完（疫苗说明书另有规定除外），应将剩余疫苗废弃。故选项BC正确。

12.答案：ABCDE

解析：根据《预防接种工作规范（2023年版）》附件5-5 健康状况询问与接种禁忌证核查表：包括姓名、健康状况、医学建议、医疗卫生人员（签名）、监护人/受种者（签名）。故选项ABCDE正确。

13.答案：ABCDE

解析：根据《预防接种工作规范（2023年版）》第五章 预防接种实施：6.3.3 应告知受种者或其监护人所接种疫苗的品种、作用、禁忌证、注意事项、可能出现的不良反应和预防接种异常反应补偿方式等信息。受种者或其监护人选择非免疫规划疫苗，接种单位还应告知疫苗的价格和接种费用等信息。故选项ABCDE正确。

14.答案：AD

解析：根据《预防接种工作规范（2023年版）》附件5-6疫苗接种方法：2.2.1确定接种部位。接种部位要避开瘢痕、炎症、硬结和皮肤病变处。2.2.2 用灭菌镊子夹取75%乙醇棉球或用无菌棉签蘸75%乙醇，由内向外螺旋式对接种部位皮肤进行消毒，涂擦直径≥5cm，待晾干后立即接种。故选项AD正确。

15.答案：ACDE

解析：根据《预防接种工作规范（2023年版）》第五章 预防接种实施：8.1 告知受种者或其监护人，在接种疫苗后留在现场观察30分钟后方可离开。10.1 接种预约：本次接种完成后，视情况与受种者或其监护人预约下次接种疫苗的品种和接种日期。10.2.1 清洁冷藏设备。10.2.2 处理使用后的自毁型注射器、一次性注射器及其他医疗废物。10.2.3 镊子、治疗盘等器械按要求灭菌或消毒后备用。10.3.1 记录疫苗的使用和损耗数量。故选项ACDE正确。

（三）判断

1.答案：错误

解析：根据《预防接种工作规范（2023年版）》附件5-6疫苗接种方法：肌内注射法：左手将注射肌肉部位绷紧，右手持注射器，与皮肤呈90°角，将针头快速垂直刺入肌肉，进针深

度约为针头的2/3。

2.答案：错误

解析：振荡试验是检查含吸附剂疫苗是否冻结的方法。将被检和正常对照的疫苗瓶同时摇匀后静置竖立，被检疫苗在短时间（5~10分钟）内与对照疫苗相比，如出现分层现象且上层液体较清，即可判断被检疫苗曾被冻结。

3.答案：正确

解析：根据《预防接种工作规范（2023年版）》第五章　预防接种实施：10.3.3 接种单位应配备回收医疗废物专用包装袋或容器、警示标识和标签，以及安全储存废弃疫苗的空间。待废弃疫苗不得继续放置在冷链设备中保存。

4.答案：正确

解析：根据《预防接种工作规范（2023年版）》第五章　预防接种实施：6.1.1 登记时，接种人员应查验受种者预防接种证、预防接种档案信息，核对受种者姓名、出生日期及接种记录，确定本次受种者、接种疫苗的种类。

5.答案：错误

解析：根据《预防接种工作规范（2023年版）》第五章　预防接种实施："一验证"是指接种前请受种者或其监护人验证接种疫苗的品种和有效期等。

6.答案：错误

解析：根据《预防接种工作规范（2023年版）》附件5-6疫苗接种方法：皮内注射法适用疫苗为卡介苗。皮内注射法用相应规格注射器吸取1人份疫苗，排尽注射器内空气，皮肤常规消毒，待乙醇干后，左手绷紧注射部位皮肤，右手以平执式持注射器，示指固定针管，针头斜面向上，与皮肤呈5°~10°角刺入皮内。再用左手拇指固定针栓，然后注入疫苗，使注射部位形成一个圆形隆起的皮丘，皮肤变白，毛孔变大，注射完毕，针管顺时针方向旋转180°后，迅速拔出针头。

7.答案：错误

解析：根据《预防接种工作规范（2023年版）》第五章　预防接种实施：6.3.2 在正式实施接种前，接种人员应采取面对面的方式进行告知，并做到知情同意。

8.答案：错误

解析：根据《预防接种工作规范（2023年版）》第五章　预防接种实施：6.4.3 疫苗说明书规定严禁冻结的疫苗，如百白破疫苗、乙型肝炎疫苗、白破疫苗等，冻结后一律不得使用。

9.答案：错误

解析：根据麻腮风减毒活疫苗说明书要求：注射过免疫球蛋白的儿童和麻腮风减毒活疫苗接种应间隔三个月。

10.答案：错误

解析：根据《预防接种工作规范（2023年版）》第五章　预防接种实施：6.5 接种部位和接种方法：疫苗接种途径通常为口服、皮下注射、皮内注射、肌内注射和划痕法。注射部位通常为上臂外侧三角肌处和大腿前外侧中部。

11.答案：错误

解析：根据《预防接种工作规范（2023年版）》第五章　预防接种实施：5.4 准备相关药品和器械5.4.3 常用急救药械，包括1：1000肾上腺素、0.9%生理盐水、抗过敏药、输液器、止血带和吸氧等急救设备。肾上腺素等急救药械应加强保管，并做好定期检查核对。

12.答案：错误

解析：根据《预防接种工作规范（2023年版）》第五章　预防接种实施：6.3.2 在正式实施接种前，接种人员应采取面对面的方式进行告知，并做到知情同意。6.3.4 告知后由受种者或其监护人在纸质或电子知情同意书上签名确认，纸质签字存根由接种单位留底保存，电子知情同意书由接种单位备份保存，纸质或电子知情同意书签名资料由接种单位留档保存至疫苗有效期满后不少于5年备查。

13.答案：错误

解析：根据《预防接种工作规范（2023年版）》第五章　预防接种实施："一验证"是指接种前请受种者或其监护人验证接种疫苗的品种和有效期等。

14.答案：错误

解析：根据《预防接种工作规范（2023年版）》第五章　预防接种实施：6.4.4 检查含吸附剂疫苗是否冻结的方法。将被检和正常对照的疫苗瓶同时摇匀后静置竖立，被检疫苗在短时间（5～10分钟）内与对照疫苗相比，如出现分层现象且上层液体较清，即可判断被检疫苗曾被冻结。

（四）填空

1.答案： 接种方案　免疫规划信息系统

解析：根据《预防接种工作规范（2023年版）》第五章　预防接种实施：5.1筛选受种者根据国家免疫规划疫苗免疫程序、非免疫规划疫苗使用指导原则、接种方案等，通过免疫规划信息系统筛选受种者。

2.答案： 大腿前外侧中部肌肉

解析：根据《预防接种工作规范（2023年版）》附件5-6疫苗接种方法：肌内注射法2.5.2接种部位：上臂外侧三角肌、大腿前外侧中部肌肉。

3.答案： 接种疫苗的品种和有效期

解析：根据《预防接种工作规范（2023年版）》：实施接种前，要做到"三查七对一验证"，做到受种者、预防接种证和疫苗信息相一致，接种人员和受种者双方确认无误后方可实施接种。"一验证"是指接种前请受种者或其监护人验证接种疫苗的品种和有效期等。

4.答案： 检查疫苗、注射器的外观、批号、有效期

解析：根据《预防接种工作规范（2023年版）》：实施接种前，要做到"三查七对一验证"，做到受种者、预防接种证和疫苗信息相一致，接种人员和受种者双方确认无误后方可实施接种。三查包括：一是检查受种者健康状况、核查接种禁忌证；二是查对预防接种证；三是检查疫苗、注射器的外观、批号、有效期。

六、安全注射

（一）单选

1.答案： D

解析：根据《中国疫苗接种用注射器（注射针）选用专家共识》：4.1.1根据疫苗剂量和用途选择相应容量的注射器疫苗接种剂量为0.1ml，可选择0.1ml或0.5ml注射器；疫苗接种剂量为0.5ml，可选择0.5ml或1ml注射器；疫苗接种剂量为1ml，可选择1ml或2ml注射器。稀释用时，

可选择2～5ml注射器。故选项D错误。

2.答案： C

解析：根据《中国疫苗接种用注射器（注射针）选用专家共识》：4.1.2 根据受种者年龄和注射途径选择注射针长度皮内注射时，可选择10～16mm注射针。皮下注射时，可选择16～25mm注射针。肌内注射时，2岁及以下儿童上臂外侧三角肌可选择16～25mm注射针，大腿前外侧选择20～30mm注射针；3～17岁儿童和青少年可选择16～25mm注射针；≥18岁成人可选择25～38mm注射针。稀释用注射器，可选择25～38mm注射针。故选项C错误。

3.答案： B

解析：根据《预防接种工作规范（2023年版）》第五章　预防接种实施：7.1接种前方可打开或取出注射器材。7.2抽取疫苗后和注射完毕后不得回套针帽，不得用手分离注射器针头，防止被针头误伤。7.3应将使用后的注射器具直接或毁型后投入安全盒或防刺穿的容器内，按照《医疗废物管理条例》统一回收销毁。故选项B错误。

4.答案： D

解析：世界卫生组织（WHO）将安全注射定义为三个层级：是指对接受注射者（含患者、接受疫苗的健康人）无害；对实施注射操作的医护人员不带来可避免的暴露风险；注射的废弃物不对他人的环境造成危害。故选项D错误。

5.答案： C

解析：一次性自毁型注射器因其设计特点，能够有效避免注射后的二次使用，从而大大降低了交叉感染的风险，保障了接种的安全性。这种注射器在使用后能自动毁坏，无法再次利用，确保了每次接种都是使用全新的、无菌的注射器。相比之下，普通注射器、固定针头注射器和可重复使用注射器在预防接种中并不具备自毁型注射器的优势。普通注射器和固定针头注射器存在被重复使用的风险，而微量注射器则主要用于精确控制药物剂量的场合，并不适合作为预防接种的首选。因此，在预防接种时，应首选一次性自毁型注射器，以确保接种的安全性和有效性。故选项C正确。

6.答案： A

解析：根据中华护理学会团体标准T/CNAS 41—2024《针刺伤预防与处理》：6.1.1 应立即取出或移除伤口处的锐器。6.1.2 应在伤口旁由近心端向远心端挤压出损伤处的血液。6.1.3 应使用肥皂液等碱性溶液和流动水冲洗，之后用75%乙醇或0.5%碘伏消毒伤口，必要时包扎。6.2.1 伤口处理完成后，应按所在医疗机构管理流程逐级报告。6.3.1 应尽快根据患者的血源性检测结果、发生暴露的护理人员的免疫状况等信息评估暴露情况。故选项A错误。

7.答案：B

解析：根据《预防接种工作规范（2023年版）》第五章 预防接种实施：5.3.2 为接种的疫苗选择合适的注射器类型和规格。根据《一次性使用无菌注射器》（GB15810—2019）、《一次性使用无菌注射器（第3部分：自毁型固定剂量疫苗注射器）》（YY/T 0573.3—2019）和《一次性使用无菌注射器（第4部分：防止重复使用注射器）》（YY/T 0573.4—2020）等标准以及疫苗接种剂量、接种途径和接种方式等准备注射器。故选项B正确。

8.答案：A

解析：根据《GBZ/T 213-2008 血源性病原体职业接触防护导则》：发生血源性病原体意外职业接触后应立即进行局部处理，包括：7.2.1 用肥皂液和流动水清洗被污染的皮肤，用生理盐水冲洗被污染的黏膜。7.2.2 如有伤口，应当轻轻由近心端向远心端挤压，避免挤压伤口局部，尽可能挤出损伤处的血液，再用肥皂水和流动水进行冲洗。7.2.3 受伤部位的伤口冲洗后，应当用消毒液，如用70%乙醇或者0.5%碘伏进行消毒，并包扎伤口；被接触的黏膜，应当反复用生理盐水冲洗干净。故选项A错误。

9.答案：C

解析：根据《预防接种工作规范（2023年版）》第五章 预防接种实施：7.1 接种前方可打开或取出注射器材。7.2 抽取疫苗后和注射完毕后不得回套针帽，不得用手分离注射器针头，防止被针头误伤。7.3 应将使用后的注射器具直接或毁型后投入安全盒或防刺穿的容器内，按照《医疗废物管理条例》统一回收销毁。

（二）多选

1.答案：BCDE

解析：根据《预防接种工作规范（2023年版）》第五章 预防接种实施：5.3.1 按受种者人数的1.1倍准备注射器材。5.3.2 为接种的疫苗选择合适的注射器类型和规格。根据《一次性使用无菌注射器》（GB 15810—2019）、《一次性使用无菌注射器（第3部分：自毁型固定剂量疫苗注射器）》（YY/T 0573.3—2019）和《一次性使用无菌注射器（第4部分：防止重复使用注射器）》（YY/T 0573.4—2020）等标准以及疫苗接种剂量、接种途径和接种方式等准备注射器。5.3.3 注射器使用前要检查包装是否完好并在有效期内使用。故选项BCDE正确。

2.答案：ABCDE

解析：针刺职业暴露疾病是通过血液途径进行传播的传染性疾病，包括乙型病毒性肝炎、丙型病毒性肝炎、艾滋病、梅毒、疟疾等。故选项ABCDE正确。

3.答案：ABCDE

解析：根据《预防接种工作规范（2023年版）》第五章 预防接种实施：7.1 接种前方可打开或取出注射器材。7.2 抽取疫苗后和注射完毕后不得回套针帽，不得用手分离注射器针头，防止被针头误伤。7.3 应将使用后的注射器具直接或毁型后投入安全盒或防刺穿的容器内，按照《医疗废物管理条例》统一回收销毁。故选项ABCDE正确。

4.答案：ABCE

解析：根据中华护理学会团体标准T/CNAS 41—2024《针刺伤预防与处理》：6.1.1 应立即取出或移除伤口处的锐器。6.1.2 应在伤口旁由近心端向远心端挤压出损伤处的血液。6.1.3 应使用肥皂液等碱性溶液和流动水冲洗，之后用75%乙醇或0.5%碘伏消毒伤口，必要时包扎。6.2.1 伤口处理完成后，应按所在医疗机构管理流程逐级报告。6.3.1 应尽快根据患者的血源性检测结果、发生暴露的护理人员的免疫状况等信息评估暴露情况。根据《GBZ/T 213-2008 血源性病原体职业接触防护导则》：发生血源性病原体意外职业接触后应立即进行局部处理，包括：7.2.1用肥皂液和流动水清洗被污染的皮肤，用生理盐水冲洗被污染的黏膜。7.2.2如有伤口，应当轻轻由近心端向远心端挤压，避免挤压伤口局部，尽可能挤出损伤处的血液，再用肥皂水和流动水进行冲洗。7.2.3受伤部位的伤口冲洗后，应当用消毒液，如用70%乙醇或者0.5%碘伏进行消毒，并包扎伤口；被接触的黏膜，应当反复用生理盐水冲洗干净。故选项ABCE正确。

5.答案：ABCDE

解析：根据中华护理学会团体标准T/CNAS 41—2024针刺伤预防与处理：6.1.1应立即取出或移除伤口处的锐器。6.1.2应在伤口旁由近心端向远心端挤压出损伤处的血液。6.1.3应使用肥皂液等碱性溶液和流动水冲洗，之后用75%乙醇或0.5%碘伏消毒伤口，必要时包扎。6.2.1伤口处理完成后，应按所在医疗机构管理流程逐级报告。6.3.1应尽快根据患者的血源性检测结果、发生暴露的护理人员的免疫状况等信息评估暴露情况。根据《GBZ/T 213-2008血源性病原体职业接触防护导则》：发生血源性病原体意外职业接触后应立即进行局部处理，包括：7.2.1用肥皂液和流动水清洗被污染的皮肤，用生理盐水冲洗被污染的黏膜。7.2.2如有伤口，应当轻轻由近心端向远心端挤压，避免挤压伤口局部，尽可能挤出损伤处的血液，再用肥皂水和流动水进行冲洗。7.2.3受伤部位的伤口冲洗后，应当用消毒液，如用70%乙醇或者0.5%碘伏进行消毒，并包扎伤口；被接触的黏膜，应当反复用生理盐水冲洗干净。故选项ABCDE正确。

6.答案：ABCD

解析：根据《预防接种工作规范（2023年版）》第五章 预防接种实施：7.1接种前方可打开或取出注射器材。7.2抽取疫苗后和注射完毕后不得回套针帽，不得用手分离注射器针头，防止被针头误伤。7.3应将使用后的注射器具直接或毁型后投入安全盒或防刺穿的容器内，按照《医疗废物管理条例》统一回收销毁。故选项ABCD正确。

（三）判断

1.答案：正确

解析：根据《预防接种工作规范（2023年版）》第五章 预防接种管理：7.2抽取疫苗后和注射完毕后不得回套针帽，不得用手分离注射器针头，防止被针头误伤。

2.答案：正确

解析：根据《中国疫苗接种用注射器（注射针）选用专家共识》：4.3.1预灌封注射器：预灌封注射器的针管如为固定式，不能调换，遇到体型肥胖、皮下脂肪较厚的受种者需要进行肌内注射时，注射者须用手指绷紧、按压局部皮肤再进行接种，以免针管不能到达肌肉层。在皮下接种时如遇针管相对皮肤过长情况，可采用捏起局部皮肤方式进行操作，以防刺入过深。

3.答案：正确

解析：预防接种安全注射管理制度明确规定，预防接种应全部使用一次性注射器或自毁型注射器，并确保这些注射器是正规厂家的合格产品。

4.答案：错误

解析：根据《医疗废物管理条例》第十七条：医疗卫生机构应当建立医疗废物的暂时储存设施、设备，不得露天存放医疗废物；医疗废物暂时储存的时间不得超过2天。

5.答案：错误

解析：根据《预防接种工作规范（2023年版）》第五章 预防接种实施：7.2抽取疫苗后和注射完毕后不得回套针帽，不得用手分离注射器针头，防止被针头误伤。

6.答案：正确

解析：根据《中国疫苗接种用注射器（注射针）选用专家共识》：根据中国法律和法规要求，按照安全、环保、舒适和易操作的原则，充分参考国内外同类接种指南和研究证据，根据受种者年龄、体重、接种部位、注射途径、疫苗剂量等，推荐疫苗接种使用合格和适宜的注射器（注射针）。

（四）填空

答案：医疗废物管理条例

解析：根据《预防接种工作规范（2023年版）》第五章预防接种实施：7.3应将使用后的注射器具直接或毁型后投入安全盒或防刺穿的容器内，按照《医疗废物管理条例》统一回收销毁。

（徐夏超 程 菊 沈灵智 陈雅萍 沈伊娜）

第六节 疑似异常反应监测与处置

一、疑似预防接种异常反应监测与报告

（一）单选

1. 责任报告人发现AEFI后，应在多长时间内填写AEFI个案报告卡向受种者所在地的县级疾病预防控制机构报告（　　）

    A.6小时　　　　　　　B.12小时

    C.24小时　　　　　　D.48小时

2. 预防接种过程中，出现群体性心因性反应或群体性不良反应，应该在多长时间内报告（　　）

    A.6小时　　　　　　　B.4小时

    C.2小时　　　　　　　D.1小时

3. 关于AEFI的报告，以下描述正确的是（　　）

    A.一般反应不需要报告

    B.接种事故不属于异常反应，不需要报告

    C.偶合症不属于异常反应，不需要报告

    D.怀疑与预防接种有关的不明原因死亡、严重残疾，或者群体性AEFI需要2小时内逐级上报

4. 根据《中华人民共和国疫苗管理法（2019年版）》规定，疫苗上市许可持有人发现疑似预防接种异常反应的，应当向什么机构报告（　　）

    A.接种单位

    B.卫生健康主管部门

    C.药品监督管理部门

    D.疾病预防控制机构

5. 根据全国疑似预防接种异常反应监测方案要求，AEFI监测指标中要求AEFI在发现后48小时内报告率是（　　）

    A.≥80%　　　　　　B.≥85%

    C.≥90%　　　　　　D.≥95%

6. 根据全国疑似预防接种异常反应监测方案要求，需要调查的AEFI，应当在接到报告后什么时间内组织开展调查（　　）

    A.12小时　　　　　　B.48小时

    C.72小时　　　　　　D.96小时

7. 根据全国疑似预防接种异常反应监测方案要求，AEFI监测指标中要求在报告后48小时内调查率是（　　）

    A.≥80%　　　　　　B.≥85%

    C.≥90%　　　　　　D.≥95%

8. 县级疾病预防控制机构接到AEFI报告后，应当核实以下哪些情况（　　）

    A.基本情况、发生时间和人数

    B.主要临床表现和初步临床诊断

    C.疫苗预防接种的情况

    D.以上都是

9. 根据全国疑似预防接种异常反应监测方案要求，以下哪些AEFI是需要开展调查的（　　）

    A.单纯发热

    B.免疫性血小板减少性紫癜

    C.接种部位红肿

    D.接种部位硬结

10. 以下哪个选项不属于AEFI的调查内容（　　）

    A.受种者对经济补偿的要求

    B.注射器使用消毒情况

    C.患者病史或临床记录资料

    D.疫苗运输条件、储存条件和冰箱温度记录

11. 根据全国疑似预防接种异常反应监测方案要求，死亡、严重残疾、群体性AEFI、对社会有重大影响的AEFI，疾病预防控制机构应当在调查开始后多长时间内完成初步调查报告（　　）

    A.3日　　　　　　　　B.7日

    C.10日　　　　　　　D.14日

12. 根据全国疑似预防接种异常反应监测方案要求，AEFI的调查报告不需要包括（　　）

    A.AEFI描述、诊断、治疗及实验室检查

    B.疫苗和预防接种组织实施情况

    C.AEFI分类情况

    D.采取的措施和原因分析

13. 疑似预防接种异常反应经过调查诊断分析，以下选项按发生原因分类正确的是（　　）

    A.一般反应、不良反应、疫苗质量事故、接种事故、偶合症、心因性反应

    B.一般反应、异常反应、疫苗质量事故、接

种事故、偶合症、心因性反应

  C.不良反应、异常反应、疫苗质量事故、接
种事故、偶合症、心因性反应

  D.一般反应、异常反应、疫苗质量事故、接
种事故、偶合症、不明原因

14. 关于一般反应，下面选项错误的是（ ）

  A.一般反应属于异常反应

  B.反应通常是一过性的而不是持久性的

  C.由疫苗本身所固有的特性引起的

  D.可能是局部反应，也可能是全身反应

15. 儿童在接种疫苗后接种部位发生红肿、疼痛、
硬结等症状，反应轻微，多在1~2天内自行
恢复，这些反应的分类是（ ）

  A.一般反应   B.异常反应

  C.偶合症   D.心因性反应

16. 预防接种异常反应的定义不包括（ ）

  A.使用合格的疫苗

  B.实施规范性操作

  C.造成受种者机体组织器官、功能等损害

  D.疫苗本身固有特性引起的一般反应

17. 关于预防接种异常反应，以下说法正确的是
（ ）

  A.发生率相对较高

  B.反应程度比较轻，恢复较快，一般不需要
处置

  C.是在接种后与一般反应同时或前后发生，
反应性质、临床表现与一般反应相同

  D.同批疫苗、同时接种的人绝大多数并无异
常反应出现，只是在极少数人中发生

18. 根据全国疑似预防接种异常反应监测方案要
求，县级疾病预防控制机构对AEFI报告信息
的审核频率是（ ）

  A.日审核   B.周审核

  C.旬审核   D.月审核

19. 根据全国疑似预防接种异常反应监测方案要
求，省级疾病预防控制机构对AEFI报告信息
的分析报告频率是（ ）

  A.每月一次

  B.每两月一次

  C.每季度一次

  D.每半年一次

20. 以下选项中不属于疾病预防控制机构职责
的是（ ）

  A.开展AEFI知识宣传

  B.发布AEFI监测信息

  C.开展受种者或其监护人的沟通工作

  D.AEFI报告

21. 一名儿童接种甲型肝炎疫苗后第二天接种部
位出现红肿瘙痒，有灼热感，局部皮肤呈淡
红色，紧张发亮，压之不痛，无其他明显不
适。初步判断为下面哪种反应（ ）

  A.局部化脓性红肿

  B.Arthus反应

  C.血管神经性水肿

  D.无菌性脓肿

22. 关于卡介苗接种以下选项中描述不正确的是
（ ）

  A.接种卡介苗2周左右，局部可出现红肿浸
润，随后化脓，形成小溃疡

  B.大多在8~12周后结痂（卡疤）

  C.接种卡介苗出现的局部化脓一般不需处理，
但要注意局部清洁，防止继发感染

  D.接种卡介苗出现的局部红肿，可以热敷

23. 以下关于AEFI监测工作指标要求的说法错误
的是（ ）

  A.AEFI报告县覆盖率达到≥90%

  B.需要调查的AEFI在报告后48小时内调查率
≥90%

  C.疑似预防接种异常反应分类率≥90%

  D.AEFI个案调查表关键项目填写完整率达到
100%

24. 疑似预防接种异常反应按照发生原因分类不
包括（ ）

  A.不良反应

  B.心因性反应

  C.群体性疑似预防接种异常反应

  D.偶合症

25. 接种含麻疹成分疫苗所致血小板减少性紫癜
发生，常见时间范围为（ ）

  A.1~10天   B.7~30天

  C.10~20天   D.15~30天

26. 群体性AEFI是指短时间内同一接种单位的受

种者中，发生几例及以上相同或类似临床症状的严重 AEFI（　　）

A. 2　　　　　　　　B. 3

C. 4　　　　　　　　D. 10

E. 15

27. 少数人接种疫苗后可能会出现红肿热痛等不良反应，接种灭活疫苗后一般多长时间内可能出现发热？一般持续多长时间（　　）

A. 12 小时，1～2 天

B. 12 小时，1～3 天

C. 24 小时，1～2 天

D. 24 小时，1～3 天

28. 根据《全国疑似预防接种异常反应监测方案（2022 年版）》中有关 AEFI 报告的要求，以下关于 AEFI 报告范围说法错误的是（　　）

A. 24 小时内的过敏性休克

B. 5 天内的血管性水肿

C. 15 天内的淋巴管炎

D. 6 周内的血小板减少性紫癜

29. 2022 年我国对全国疑似预防接种异常反应监测方案进行了修订，第一版全国疑似预防接种异常反应监测方案是在什么时候发布的（　　）

A. 2008 年　　　　　B. 2009 年

C. 2010 年　　　　　D. 2005 年

30. 县级疾控机构应当根据疑似预防接种异常反应调查诊断进展和结果，_____ 对个案报告信息和调查报告内容进行订正和补充（　　）

A. 每日　　　　　　B. 每周

C. 每月　　　　　　D. 以上都不对

（二）多选

1. 关于 AEFI 监测方案要求达到的监测指标，以下说法正确的是（　　）

A. AEFI 在发现后 48 小时内报告率≥90%

B. AEFI 在报告后 48 小时内调查率≥90%

C. AEFI 个案调查表在调查后 3 日内报告率≥90%

D. AEFI 个案调查表关键项目填写完整率≥90%

E. AEFI 反应分类率达到 100%

2. 接种疫苗后出现以下哪些情况应归类为严重疑似预防接种异常反应（　　）

A. 过敏性喉头水肿

B. 过敏性紫癜

C. 血小板减少性紫癜

D. 格林巴利综合征

E. 臂丛神经炎

3. 以下哪些选项可能导致接种事故（　　）

A. 禁忌证掌握不严

B. 误用与剂型不符的疫苗稀释液

C. 疫苗运输或储存不当

D. 不安全注射

E. 疫苗生产过程中被污染

4. 根据全国疑似预防接种异常反应监测方案，接种疫苗后 5 天内发生的怀疑与疫苗接种有关的以下哪些情形需要进行报告（　　）

A. 发热（腋温≥38.6℃）

B. 接种部位红肿/硬结（直径≤2.5cm）

C. 血管性水肿

D. 蜂窝织炎

E. 热性惊厥

5. 根据全国疑似预防接种异常反应监测方案，接种疫苗后第 7 天发生以下哪些情形需进行报告（　　）

A. 血小板减少性紫癜

B. 过敏性紫癜

C. 血管性水肿

D. 癫痫

E. 毒血症

6. 参考预防接种异常反应补偿范围参考目录，在接种疫苗后 8 个月如果发生了以下疾病，哪些可以作为疑似预防接种异常反应进行报告（　　）

A. 血小板减少性紫癜

B. 全身播散性卡介苗感染

C. 格林巴利综合征

D. 卡介苗骨髓炎

E. 麻疹疫苗株感染所致麻疹

7. 以下选项中，哪些应归类为严重疑似预防接种异常反应（　　）

A. 过敏性喉头水肿

B. 脑炎

C. 血小板减少性紫癜

D.格林巴利综合征

E.疫苗相关麻痹型脊髓灰质炎

8. 在预防接种实施过程中或接种后发生下列AEFI，哪些属不良反应（　　）

A.偶合症 　　　　 B.接种事故

C.心因性反应 　　 D.一般反应

E.异常反应

9. 全国预防接种异常反应报告情况，应由哪些部门统一公布，其余部门未经授权不得发布上述信息（　　）

A.国务院卫生健康主管部门

B.国务院药品监督管理部门

C.中国食品药品检定研究院

D.中国疾病预防控制中心

E.国家药品不良反应监测中心

10. 以下哪些机构为AEFI的责任报告单位（　　）

A.接种单位

B.药品不良反应监测机构

C.疾病预防控制机构

D.医疗机构

E.疫苗上市许可持有人

11. 以下关于AEFI监测数据分析与评价的说法正确的是（　　）

A.国家、省级疾病预防控制机构和药品不良反应监测机构至少每月进行一次分析报告

B.市、县级疾病预防控制机构和药品不良反应监测机构至少每半年进行一次分析报告

C.国家疾病预防控制机构和药品不良反应监测机构对于全国范围内开展的群体性预防接种活动，应当及时进行疑似预防接种异常反应监测信息的分析报告

D.省级疾病预防控制机构和药品不良反应监测机构对于全国范围内开展的群体性预防接种活动，应当及时进行疑似预防接种异常反应监测信息的分析报告

E.地方各级疾病预防控制机构和药品不良反应监测机构对于全省（区、市）范围内或局部地区开展的群体性预防接种或应急接种活动，应当及时进行疑似预防接种异常反应监测信息的分析报告

12. 根据全国疑似预防接种异常反应监测方案，哪些机构应当每月以例会、座谈会等形式，针对疑似预防接种异常反应监测情况、疫苗安全性相关问题等内容进行信息交流（　　）

A.国家和省级卫生行政部门

B.药品监督管理部门

C.疾病预防控制机构

D.药品不良反应监测机构

E.药品检验机构

13. 关于AEFI数据的审核与分析利用，以下说法正确的有（　　）

A.AEFI监测系统的数据由各接种单位维护管理

B.各级药品不良反应监测机构应当共享AEFI监测信息

C.疾病预防控制机构和药品不良反应监测机构应当实时跟踪AEFI监测信息

D.国家、省级疾病预防控制机构和药品不良反应监测机构对于全国范围内开展的群体性预防接种活动，应当及时进行AEFI监测信息的分析报告

E.地方各级疾病预防控制机构和药品不良反应监测机构对于全省（区、市）范围内或局部地区开展的群体性预防接种或应急接种活动，应当及时进行AEFI监测信息的分析报告

（三）判断

1. 死亡、严重残疾、群体性、对社会有重大影响的AEFI需要12小时内尽快通过网络上报。（　　）

2. 预防接种后，腋温≤38.6℃的单纯发热不属于疑似预防接种异常反应要求报告的范围。（　　）

3. 疫苗生产企业、批发企业作为利益相关方，在疑似预防接种异常反应监测工作中应避嫌，不承担疑似异常反应发现报告职责，主要配合调查人员提供所需要的疫苗相关信息。（　　）

4. 受种者有疫苗说明书规定的接种禁忌证，在接种前受种者或者其监护人未如实提供受种者的健康状况和接种禁忌证等情况，接种后受种者原有疾病急性复发或者病情加重不属于预防接种异常反应。（　　）

5. 接种疫苗后出现40℃的单纯性发热，应分类为预防接种异常反应。（　　）

6. 疑似预防接种异常反应中的不良反应包括一般反应和异常反应。（ ）

7. 各级疾病预防控制机构对 AEFI 报告信息实行日审核制度，并需要不定期进行分析报告。（ ）

8. 疾病预防控制机构着重于分析评价疑似预防接种异常反应发生情况及监测系统运转情况，药品不良反应监测机构着重于分析评价疫苗安全性问题。（ ）

9. 预防接种异常反应监测方案由地方各级卫生健康主管部门会同药品监督管理部门制定。（ ）

10. 接种疫苗后发生的一般反应无须报告。（ ）

11. 国家疾病预防控制机构应当根据疑似预防接种异常反应调查诊断进展和结果，随时对疑似预防接种异常反应个案报告信息和调查报告内容进行订正和补充。（ ）

12. 卫生行政部门和药品监督管理部门负责对 AEFI 监测数据进行分析与评价；定期与相关部门进行信息交流；开展受种者或其监护人的沟通工作。（ ）

（四）填空

1. 群体性疑似预防接种异常反应是指短时间内同一接种单位的受种者中，发生_____例及以上严重疑似预防接种异常反应；或短时间内同一接种单位的同种疫苗受种者中，发生相同或类似临床症状的非严重疑似预防接种异常反应明显增多。

2. AEFI 是指在预防接种后发生的怀疑与预防接种有关的_____或_____。

3. 对于死亡或群体性 AEFI，除按照《全国 AEFI 监测方案》进行报告外，同时还应当按照《_____》的有关规定进行报告。

4. 对需要调查的 AEFI，应当在接到报告后_____小时内调查，在调查开始后_____日内初步完成 AEFI 个案调查表的填写，并通过中国疾病预防控制信息系统进行网络直报。

5. 预防接种不良反应，是指合格的疫苗在实施规范接种后，发生的与预防接种目的无关或意外的有害反应，包括_____和_____。

6. 接种事故是由于在预防接种实施过程中违反预防接种工作规范、免疫程序、_____、_____，造成受种者机体组织器官、功能损害。

7. 疑似预防接种异常反应报告实行_____管理。

二、疑似预防接种异常反应调查诊断与鉴定

（一）单选

1. 预防接种异常反应调查诊断专家组由下面哪个部门成立（ ）
  A. 县级以上卫生健康主管部门
  B. 县级以上药品监督管理部门
  C. 县级以上医学会
  D. 县级以上疾病预防控制机构

2. 预防接种异常反应调查诊断专家组成员至少包括以下哪些专业（ ）
  A. 流行病学　　　　B. 临床医学
  C. 药学　　　　　　D. 以上都是

3. AEFI 诊断结论应由以下哪个机构作出（ ）
  A. 县级以上疾控机构
  B. 三级以上医院
  C. 县级以上预防接种异常反应调查诊断专家组
  D. 市级以上医学会

4. 下列哪些 AEFI 不需要设区的市级或省级预防接种异常反应调查诊断专家组进行调查诊断（ ）
  A. 受种者死亡
  B. 群体性 AEFI
  C. 受种者严重残疾
  D. 心因性反应

5. 以下哪些是 AEFI 调查诊断的依据（ ）
  A. 法律、行政法规、部门规章和技术规范
  B. 临床表现、医学检查结果
  C. 疫苗储存、运输情况，接种实施情况
  D. 以上都是

6. AEFI 的调查诊断结论应当在调查结束后多长时间内尽早作出（ ）
  A. 7 天　　　　　　B. 15 天
  C. 30 天　　　　　D. 60 天

7. 对 AEFI 调查诊断结论有争议时，谁可以申请启动预防接种异常反应的鉴定程序（ ）
  A. 受种方
  B. 接种单位

C.疫苗上市许可持有人

D.以上都可

8.申请预防接种异常反应鉴定，由申请鉴定方预缴鉴定费。经鉴定不属于预防接种异常反应的，鉴定费用由什么部门承担（ ）

A.同级财政部门

B.相关的疫苗生产企业

C.提出预防接种异常反应鉴定的申请方

D.保险公司

9.对设区的市级医学会鉴定结论不服的，可以在收到预防接种异常反应鉴定书之日起多长时间内，向接种单位所在地的省、自治区、直辖市医学会申请再鉴定（ ）

A. 10日   B. 15日

C. 30日   D. 60日

10.对预防接种异常反应调查诊断结论有争议时，可以在收到预防接种异常反应调查诊断结论之日起多长时间内向接种单位所在地设区的市级医学会申请进行预防接种异常反应鉴定（ ）

A. 15日   B. 30日

C. 60日   D.无限制

11.根据《预防接种异常反应鉴定办法》，医学会应当在作出鉴定结论后多长时间内将预防接种异常反应鉴定书送达申请人，并报送所在地同级卫生健康主管部门和药品监督管理部门（ ）

A. 5日   B. 10日

C. 15日   D. 30日

12.预防接种异常反应鉴定书应由谁来签发（ ）

A.医学会

B.专家鉴定组

C.专家鉴定组组长

D.卫生健康主管部门

13.负责鉴定的医学会可以根据专家鉴定组的要求进行调查取证，进行调查取证时不得少于多少专家（ ）

A. 1人   B. 2人

C. 3人   D. 4人

14.预防接种异常反应鉴定专家组为多少以上的单数（ ）

A. 3人   B. 5人

C. 7人   D. 9人

15.经预防接种异常反应鉴定属于免疫规划疫苗引起的预防接种异常反应的，鉴定费由以下哪个部门按照规定统筹安排（ ）

A.同级财政部门

B.相关的疫苗生产企业

C.提出预防接种异常反应鉴定的申请方

D.不收费

16.医学会鉴定文件的文书档案和有关资料应至少保存多长时间（ ）

A. 5年   B. 10年

C. 15年   D. 20年

（二）多选

1.疑似预防接种异常反应发生后，进行现场调查的人员应收集下列哪些资料（ ）

A.患者的预防接种史、既往健康状况、家族史等

B.疫苗的运输条件、过程、储存情况等

C.接种现场组织实施情况、接种人员的资质

D.疑似预防接种异常反应发生后就医所产生的费用

E.当地相关疾病的发病情况

2.县级疾病预防控制机构接到AEFI报告后，首先应当核实下列哪些资料（ ）

A. AEFI的基本情况

B.发生时间和人数

C.主要临床表现

D.初步临床诊断

E.疫苗接种情况

3. AEFI发生后，现场调查人员应收集以下哪些资料（ ）

A.患者的既往预防接种反应史、既往健康状况、家族史、过敏史

B.疫苗的运输条件、过程及储存情况

C.接种单位和接种人员的资质

D.接种同批次疫苗其他人员的反应情况

E.当地相关疾病发病情况

4.预防接种异常反应鉴定由谁来负责（ ）

A.省级卫生健康主管部门

B.省级医学会

C.设区的地市级预防医学会

D.设区的地市级医学会

E.省级预防医学会

5.预防接种异常反应鉴定专家库由以下哪些学科的专家组成（　　）

A.临床学科　　　　B.流行病

C.药学　　　　　　D.法医

E.医学检验

6.预防接种异常反应鉴定材料包括（　　）

A.预防接种异常反应调查诊断结论

B.受种者健康状况、知情同意告知以及医学建议等预防接种有关记录

C.与诊断治疗有关的门诊病历、住院志、体温单、医嘱单、化验单（检验报告）、医学影像检查资料、病理资料、护理记录等病历资料

D.疫苗接收、购进记录和储存温度记录

E.相关疫苗该批次检验合格或者抽样检验报告，进口疫苗还应由批发企业提供进口药品通关文件

7.县级疾控机构接到下面哪些AEFI报告，不需要开展调查（　　）

A.单纯发热

B.接种部位的红肿

C.接种部位的硬结

D.过敏性紫癜

E.过敏性休克

8.下面哪些情况下医学会不予受理预防接种异常反应鉴定（　　）

A.无预防接种异常反应调查诊断结论的或调查诊断结论不明确的

B.已向人民法院提起诉讼的（人民法院、检察院委托的除外），或者已经人民法院调解达成协议或者判决的

C.受种方、接种单位、疫苗生产企业未按规定提交有关材料的

D.提供的材料不真实的

E.不缴纳鉴定费的

9.病例调查诊断或鉴定工作应规范，对同时符合以下哪些原则的，可以判定为预防接种异常反应（　　）

A.疾病符合临床诊断明确，符合临床诊断标准

B.明确排除其他病因，具有明确支持是由疫苗导致疾病的临床或实验室证据，或者具有明确排除其他重要致病因素的临床或实验室证据

C.基本排除其他病因，具有倾向于支持是由疫苗导致疾病的临床或实验室证据，或者具有基本排除其他重要致病因素的临床或实验室证据

D.属于目前已知范围内确定的疫苗损害

E.接种疫苗至该疾病发生的时间范围内可参考补偿范围参考目录中的常见时间范围

（三）判断

1.受种者有疫苗说明书规定的接种禁忌证，在接种前受种者或者其监护人未如实提供受种者的健康状况和接种禁忌证等情况，接种后受种者原有疾病急性复发或者病情加重不属于预防接种异常反应。（　　）

2.县级疾控机构接到需要调查疑似预防接种异常反应报告后应当在24小时内开展调查。（　　）

3.死亡、严重残疾、群体性疑似预防接种异常反应，县级疾控机构调查开始后3天内完善初步调查报告，并上传至监测系统。（　　）

4.只有三级医院才能出具预防接种异常反应调查诊断结论。（　　）

5.死亡、严重残疾、群体性AEFI、对社会有重大影响的AEFI，由市级或省级疾控机构组织预防接种异常反应调查诊断专家组进行调查诊断。（　　）

6.省级、设区市级和县级疾病预防控制机构成立预防接种异常反应调查诊断专家组，负责辖区内预防接种异常反应的调查诊断。其他任何医疗卫生单位或个人无权出具预防接种异常反应诊断证明。（　　）

7.调查不明原因死亡病例时需要进行尸检，受种方有权拒绝，不需要承担无法进行调查诊断的责任。（　　）

8.预防接种异常反应调查诊断专家组由流行病学、临床医学、药学等专家组成，其中，流行病学专家主要来自疾病预防控制机构、高校、

科研机构等。（　　）

9.预防接种异常反应鉴定书由医学会来签发。（　　）

（四）填空

1.专家鉴定组可以根据需要，提请医学会邀请其他专家参加预防接种异常反应鉴定。邀请的专家可以提出技术意见、提供有关资料，但_____鉴定结论的表决。

2.负责组织鉴定的医学会应在自收到各方预防接种异常反应鉴定材料之日起_____日内组织鉴定，并出具鉴定书，情况特殊的可延长至_____日。

三、疑似预防接种异常反应处置原则

（一）单选

1.过敏性休克通常发生在接种疫苗后什么时间内（　　）

　A. 4小时　　　　　　B. 6小时

　C. 12小时　　　　　D. 24小时

2.因疫苗质量不合格给受种者造成损害的，以及因接种单位违反预防接种工作规范、免疫程序、疫苗使用指导原则、接种方案给受种者造成损害的，依照什么处理（　　）

　A.依照《中华人民共和国药品管理法（2019年版）》《中华人民共和国疫苗管理法（2019年版）》和《医疗事故处理条例》

　B.《中华人民共和国药品管理法（2019年版）》和《预防接种异常反应鉴定办法》

　C.《医疗事故处理条例》和《预防接种异常反应鉴定办法》

　D.《疫苗流通和预防接种管理条例》和《医疗事故处理条例》

3.发生过敏性休克时，体重不明的2岁以下儿童立即肌内注射多少剂量1∶1000肾上腺素（　　）

　A. 0.0625ml（1/16支）

　B. 0.125ml（1/8支）

　C. 0.25ml（1/4支）

　D. 0.33ml（1/3支）

4.对接种后现场留观期间出现的急性严重过敏反应，以下处置正确的是（　　）

　A.应立即建议受种者及时到规范的医疗机构就诊

　B.一般不需要临床治疗，可自行缓解

　C.应立即组织紧急抢救，必要时转诊治疗

　D.可给予一般处理指导，如吸氧、转移注意力等

5.有关AEFI，以下关于媒体公众沟通的说法错误的是（　　）

　A.建立媒体沟通机制

　B.诱导媒体对疑似预防接种异常反应作出主观报道

　C.开展与受种者或其监护人的沟通

　D.对疑似预防接种异常反应发生原因、事件处置的相关政策等问题进行解释和说明

6.以下关于群体性心因性反应描述不正确的是（　　）

　A.预防接种后多人同时或先后发生，多数表现相同或相似的癔病

　B.急性群体发病

　C.暗示性强，可相互影响，诱发症状

　D.主观症状与客观检查相符

（二）多选

1.关于接种疫苗后出现硬结的处置，以下哪些选项做法是正确的（　　）

　A.红肿和硬结直径＜15mm的局部反应，一般不需要任何处理

　B.红肿和硬结直径在15～30mm的局部反应，可用干净的毛巾先冷敷（24小时内）

　C.出现硬结者可热敷，每日数次，每次10～15分钟

　D.红肿和硬结直径≥30mm的局部反应，应及时到医院就诊

　E.接种卡介苗出现的局部红肿，可热敷

2.下列关于心因性反应说法，以下说法正确的是（　　）

　A.心因性反应与疫苗成分无关

　B.主要发生在婴幼儿人群中

　C.常见原因为害怕注射

　D.暗示性强，可相互影响，诱发症状

　E.主要表现为紧张、焦虑、换气过度、晕厥（晕针）、癔症等

（三）判断

1.参与现场调查新型冠状病毒疫苗疑似预防接

种异常反应的调查人员原则上应当不少于3个人。（　）

2. 当受种方、接种单位、疫苗生产企业对疑似预防接种异常反应调查诊断结论有争议时，按照《预防接种异常反应鉴定办法》的有关规定处理。（　）

（四）填空

因疫苗质量不合格给受种者造成损害的，以及因接种单位违反预防接种工作规范、免疫程序、疫苗使用指导原则、接种方案给受种者造成损害的，依照_____、_____、及_____有关规定处理。

四、补偿

（一）单选

1. 关于疑似预防接种异常反应补偿，以下说法错误的是（　）

　A. 国家实施预防接种异常反应补偿制度

　B. 实施接种过程中或接种后出现受种者死亡、严重残疾、器官组织损伤等损害，属于或不能排除预防接种异常反应的，应当给予补偿

　C. 预防接种异常反应补偿范围实施目录管理，并根据实际情况动态调整

　D. 补偿经费均由各地财政部门在预防接种经费中安排

2. 对于我国目前的预防接种异常反应补偿制度，以下说法错误的是（　）

　A. 接种免疫规划疫苗所需的补偿费用，由省、自治区、直辖市人民政府财政部门在预防接种经费中安排

　B. 接种非免疫规划疫苗所需的补偿费用，由相关疫苗上市许可持有人承担

　C. 国家鼓励通过商业保险等多种形式对预防接种异常反应受种者予以补偿

　D. 补偿范围实行目录管理，并根据实际情况两年一次进行动态调整

（二）多选

1. 根据《预防接种异常反应补偿范围参考目录及说明（2020年版）》，以下疫苗中，接种后可能发生疑似预防接种异常反应或导致疾病的时限最长的是哪些疫苗（　）

　A. 脊髓灰质炎减毒活疫苗

　B. 麻腮风减毒活疫苗

　C. 百白破疫苗

　D. 卡介苗

　E. 水痘减毒活疫苗

2. 2014年4月国家8部门联合下发《关于进一步做好预防接种异常反应处置工作的指导意见》，其主要内容包括（　）

　A. 加强对预防接种异常反应处置工作的组织领导

　B. 进一步加强疑似预防接种异常反应监测和应急处置工作

　C. 切实做好预防接种异常反应病例救治和康复工作

　D. 进一步规范完善预防接种异常反应调查诊断和鉴定工作

　E. 依法落实预防接种异常反应补偿政策和病例后续关怀救助工作

3. 国家实行预防接种异常反应补偿制度，以下选项中应当给予补偿的情况有（　）

　A. 受种者死亡的预防接种异常反应

　B. 受种者死亡不能排除预防接种异常反应的

　C. 受种者出现器官组织损伤的预防接种异常反应

　D. 受种者出现器官组织损伤不能排除预防接种异常反应的

　E. 因疫苗质量问题导致受种者出现器官组织损伤

（三）判断

1. 只要在异常反应补偿目录范围内的均可以直接判定异常反应。（　）

2. 预防接种异常反应补偿为一次性补偿，不再另行支付医疗费、残疾生活补助费、残疾用具费、陪护费、交通费、丧葬费等其他费用。（　）

3. 预防接种异常反应补偿范围、标准、程序由国务院规定，省、自治区、直辖市制定具体实施办法。（　）

4. 接种疫苗后7天内发生过敏性紫癜，虽然存在病毒感染的证据，也可以诊断分类为"不能排除预防接种异常反应"。（　　）

5. 国家实行预防接种异常反应补偿制度，实施接种过程中或者实施接种后出现受种者死亡、严重残疾、器官组织损伤等损害，只有属于预防接种异常反应的，才能给予补偿。（　　）

6. 国家实行预防接种异常反应补偿制度。补偿范围实行目录管理，并根据实际情况进行动态调整。（　　）

（四）填空

1. 国家实行预防接种异常反应_____制度。补偿范围实行_____管理，并根据实际情况进行动态调整。

2. 《预防接种异常反应补偿范围参考目录及说明（2020年版）》中对于急性严重过敏反应，接种疫苗至疾病发生的常见时间间隔为≤_____。

3. 《预防接种异常反应补偿范围参考目录及说明（2020年版）》中对于局部过敏坏死反应，接种疫苗至疾病发生的常见时间范围为≤_____天。

4. 接种免疫规划疫苗所需的补偿费用，由_____在预防接种经费中安排；接种非免疫规划疫苗所需补偿费用，由_____承担。

5. 国家鼓励建立通过_____等形式对预防接种异常反应受种者予以补偿的机制。

📋 **答案及解析**

一、疑似预防接种异常反应监测与报告

（一）单选

1.答案：D

解析：根据《关于修改全国疑似预防接种异常反应监测方案部分内容的通知》（国卫办疾控函[2022]208号）文件，责任报告人发现AEFI后，应在48小时内填写AEFI个案报告卡向受种者所在地的县级疾病预防控制机构报告。

2.答案：C

解析：根据《关于修改全国疑似预防接种异常反应监测方案部分内容的通知》（国卫办疾控函[2022]208号）文件，发现怀疑与预防接种有关的死亡、严重残疾、群体性疑似预防接种异常反应、对社会有重大影响的疑似预防接种异常反应时，责任报告单位和报告人应当在发现后2小时内向所在地县级卫生行政部门、药品监督管理部门报告。

3.答案：D

解析：根据《关于修改全国疑似预防接种异常反应监测方案部分内容的通知》（国卫办疾控函[2022]208号）文件，责任报告人发现AEFI后，应在48小时内填写AEFI个案报告卡向受种者所在地的县级疾病预防控制机构报告。一般反应、接种事故、偶合症均属于AEFI。

4.答案：D

解析：根据《中华人民共和国疫苗管理法（2019年版）》第五十四条规定：接种单位、医疗机构等发现疑似预防接种异常反应的，应当按照规定向疾病预防控制机构报告。

5.答案：C

解析：根据《关于修改全国疑似预防接种异常反应监测方案部分内容的通知》（国卫办疾控函[2022]208号）文件，AEFI监测指标中要求AEFI在发现后48小时内报告率≥90%。

6.答案：B

解析：根据《关于修改全国疑似预防接种异常反应监测方案部分内容的通知》（国卫办疾控函[2022]208号）文件，需要调查的AEFI，应当在接到报告后48小时内组织开展调查。

7.答案：C

解析：根据《关于修改全国疑似预防接种异常反应监测方案部分内容的通知》（国卫办疾控函[2022]208号）文件，AEFI监测指标中要求在报告后48小时内调查率≥90%。

8.答案：D

解析：根据《关于修改全国疑似预防接种异常反应监测方案部分内容的通知》（国卫办疾控函[2022]208号）文件，县级疾病预防控制机

构接到疑似预防接种异常反应报告后，应当核实疑似预防接种异常反应的基本情况、发生时间和人数、主要临床表现、初步临床诊断、疫苗接种等，完善相关资料，做好深入调查的准备工作。

9.答案：B

解析：根据《关于修改全国疑似预防接种异常反应监测方案部分内容的通知》（国卫办疾控函[2022]208号）文件规定，除明确诊断的一般反应（如单纯发热、接种部位的红肿、硬结等）外的疑似预防接种异常反应均需调查。

10.答案：A

解析：根据《关于修改全国疑似预防接种异常反应监测方案部分内容的通知》（国卫办疾控函[2022]208号）文件规定，AEFI调查内容包括：一是临床资料，如患者的既往预防接种异常反应史、既往健康状况（如有无基础疾病等）、家族史、过敏史，掌握患者的主要症状和体征及有关的实验室检查结果、已采取的治疗措施和效果等资料。二是预防接种资料，如疫苗进货渠道、供货单位的资质证明、疫苗购销记录；疫苗运输条件和过程、疫苗储存条件和冰箱温度记录、疫苗送达基层接种单位前的储存情况；疫苗的种类、生产企业、批号、出厂日期、有效期、来源（包括分发、供应或销售单位）、领取日期、同批次疫苗的感官性状；接种服务组织形式，接种现场情况，接种时间和地点，接种单位和接种人员的资质；接种实施情况，接种部位、途径、剂次和剂量，打开的疫苗何时用完；安全注射情况，注射器材的来源，注射操作是否规范；接种同批次疫苗其他人员的反应情况，当地相关疾病发病情况。

11.答案：B

解析：根据《关于修改全国疑似预防接种异常反应监测方案部分内容的通知》（国卫办疾控函[2022]208号）文件规定，死亡、严重残疾、群体性AEFI、对社会有重大影响的AEFI，疾病预防控制机构应当在调查开始后7天内完成初步调查报告。

12.答案：C

解析：根据《关于修改全国疑似预防接种异常反应监测方案部分内容的通知》（国卫办疾控函[2022]208号）文件规定，调查报告包括以下内容：对疑似预防接种异常反应的描述，疑似预防接种异常反应的诊断、治疗及实验室检查，疫苗和预防接种组织实施情况，疑似预防接种异常反应发生后所采取的措施，疑似预防接种异常反应的原因分析，对疑似预防接种异常反应的初步判定及依据，撰写调查报告的人员、时间等。

13.答案：B

解析：根据《关于修改全国疑似预防接种异常反应监测方案部分内容的通知》（国卫办疾控函[2022]208号）文件，疑似预防接种异常反应经过调查诊断分析，按发生原因分成以下五种类型：一般反应、异常反应、疫苗质量事故、接种事故、偶合症、心因性反应。

14.答案：A

解析：根据《关于修改全国疑似预防接种异常反应监测方案部分内容的通知》（国卫办疾控函[2022]208号）文件规定：一般反应是指在预防接种后发生的，由疫苗本身所固有的特性引起的，对机体只会造成一过性生理功能障碍的反应，主要有发热和局部红肿，同时可能伴有全身不适、倦怠、食欲不振、乏力等综合症状；异常反应指合格的疫苗在实施规范接种过程中或者实施规范接种后造成受种者机体组织器官、功能损害，相关各方均无过错的药品不良反应。

15.答案：A

解析：根据《关于修改全国疑似预防接种异常反应监测方案部分内容的通知》（国卫办疾控函[2022]208号）文件规定：一般反应是指在预防接种后发生的，由疫苗本身所固有的特性引起的，对机体只会造成一过性生理功能障碍的反应，主要有发热和局部红肿，同时可能伴有全身不适、倦怠、食欲不振、乏力等综合症状。

16.答案：D

解析：根据《关于修改全国疑似预防接种异常反应监测方案部分内容的通知》（国卫办疾控函[2022]208号）文件规定：异常反应指合格的疫苗在实施规范接种过程中或者实施规范接种后造成受种者机体组织器官、功能损害，相关各方均无过错的药品不良反应。

17.答案：D

解析：根据《关于修改全国疑似预防接种异常反应监测方案部分内容的通知》（国卫办疾控函[2022]208号）文件规定：异常反应指合格的疫苗在实施规范接种过程中或者实施规范接种后造成受种者机体组织器官、功能损害，相关各方均无过错的药品不良反应。异常反应是由疫苗本身所固有的特性引起的相对罕见、严重的不良反应，与疫苗的毒株、纯度、生产工艺、疫苗中的附加物如防腐剂、稳定剂、佐剂等因素有关。

18. 答案：A

解析：根据《关于修改全国疑似预防接种异常反应监测方案部分内容的通知》（国卫办疾控函[2022]208号）文件规定：各级疾病预防控制机构和药品不良反应监测机构对疑似预防接种异常反应报告信息实行日审核、定期分析报告制度。

19. 答案：A

解析：根据《关于修改全国疑似预防接种异常反应监测方案部分内容的通知》（国卫办疾控函[2022]208号）文件规定：国家和省级疾病预防控制机构和药品不良反应监测机构至少每月进行一次分析报告。

20. 答案：B

解析：根据《关于修改全国疑似预防接种异常反应监测方案部分内容的通知》（国卫办疾控函[2022]208号）文件规定：由卫生行政部门和药品监督管理部门联合发布AEFI监测信息。

21. 答案：C

解析：根据《预防接种工作规范（2023年版）》，血管性水肿的临床特征包括：（1）注射疫苗后不久或最迟于1～2天内产生；（2）注射局部的红肿范围逐渐扩大，皮肤光亮，不痛，仅有瘙痒、麻木、胀感。重者肿胀范围可以显著扩大至肘关节及整个上臂；（3）水肿在全身各个部位均可发生，出现的部位可引起不同的症状和后果。

22. 答案：D

解析：根据《预防接种工作规范（2023年版）》，接种卡介苗出现的局部红肿，不能热敷。

23. 答案：A

解析：根据《关于修改全国疑似预防接种异常反应监测方案部分内容的通知》（国卫办疾控函[2022]208号）文件规定，以省（区、市）为单位，每年达到以下疑似预防接种异常反应监测指标要求：疑似预防接种异常反应在发现后48小时内报告率≥90%；需要调查的疑似预防接种异常反应在报告后48小时内调查率≥90%；死亡、严重残疾、群体性疑似预防接种异常反应、对社会有重大影响的疑似预防接种异常反应在调查后7日内完成初步调查报告率≥90%；疑似预防接种异常反应个案调查表在调查后3日内报告率≥90%；疑似预防接种异常反应个案调查表关键项目填写完整率达到100%；疑似预防接种异常反应分类率≥90%；疑似预防接种异常反应报告县覆盖率达到100%。

24. 答案：C

解析：根据《关于修改全国疑似预防接种异常反应监测方案部分内容的通知》（国卫办疾控函[2022]208号）文件，疑似预防接种异常反应经过调查诊断分析，按发生原因分成以下五种类型：一般反应、异常反应、疫苗质量事故、接种事故、偶合症、心因性反应。

25. 答案：B

解析：根据《国家卫生健康委办公厅关于印发预防接种异常反应补偿范围参考目录及说明（2020年版）的通知》（国卫办疾控函〔2020〕979号），接种含麻疹成分疫苗所致血小板减少性紫癜发生，常见时间范围为7～30天。

26. 答案：A

解析：根据《关于修改全国疑似预防接种异常反应监测方案部分内容的通知》（国卫办疾控函[2022]208号）文件规定，群体性AEFI是指短时间内同一接种单位的受种者中，发生的2例及以上相同或类似临床症状的严重疑似预防接种异常反应；或短时间内同一接种单位的同种疫苗受种者中，发生相同或类似临床症状的非严重疑似预防接种异常反应明显增多。

27. 答案：C

解析：根据《预防接种工作规范（2023年版）》，少数受种者接种灭活疫苗后24小时内可能出现发热，一般持续1～2天，很少超过3天。

28. 答案：C

解析：根据《关于修改全国疑似预防接种

异常反应监测方案部分内容的通知》（国卫办疾控函[2022]208号）文件规定，AEFI报告范围包括：24小时内：如过敏性休克、不伴休克的过敏反应（荨麻疹、斑丘疹、喉头水肿等）、中毒性休克综合征、晕厥、癔症等；5天内：如发热（腋温≥38.6℃）、血管性水肿、全身化脓性感染（毒血症、败血症、脓毒血症）、接种部位发生的红肿（直径>2.5cm）、硬结（直径>2.5cm）、局部化脓性感染（局部脓肿、淋巴管炎和淋巴结炎、蜂窝织炎）等；15天内：如麻疹样或猩红热样皮疹、过敏性紫癜、局部过敏坏死反应（Arthus反应）、热性惊厥、癫痫、多发性神经炎、脑病、脑炎和脑膜炎等；6周内：如血小板减少性紫癜、格林巴利综合征、疫苗相关麻痹型脊髓灰质炎等；3个月内：如臂丛神经炎、接种部位发生的无菌性脓肿等；接种卡介苗后1~12个月：如淋巴结炎或淋巴管炎、骨髓炎、全身播散性卡介苗感染等；其他：怀疑与预防接种有关的其他严重疑似预防接种异常反应。

29.答案：C

解析：我国于2010年出台第一版全国疑似预防接种异常反应监测方案（卫办疾控[2010]94号），2022年进行了修订。

30.答案：D

解析：根据《关于修改全国疑似预防接种异常反应监测方案部分内容的通知》（国卫办疾控函[2022]208号）文件规定，县级疾病预防控制机构应当根据疑似预防接种异常反应调查诊断进展和结果，随时对疑似预防接种异常反应个案报告信息和调查报告内容进行订正和补充。

（二）多选

1.答案：ABC

解析：根据《关于修改全国疑似预防接种异常反应监测方案部分内容的通知》（国卫办疾控函[2022]208号）文件规定，以省（区、市）为单位，每年达到以下疑似预防接种异常反应监测指标要求：疑似预防接种异常反应在发现后48小时内报告率≥90%；需要调查的疑似预防接种异常反应在报告后48小时内调查率≥90%；死亡、严重残疾、群体性疑似预防接种异常反应、

对社会有重大影响的疑似预防接种异常反应在调查后7日内完成初步调查报告率≥90%；疑似预防接种异常反应个案调查表在调查后3日内报告率≥90%；疑似预防接种异常反应个案调查表关键项目填写完整率达到100%；疑似预防接种异常反应分类率≥90%；疑似预防接种异常反应报告县覆盖率达到100%。

2.答案：ABCDE

解析：根据《关于修改全国疑似预防接种异常反应监测方案部分内容的通知》（国卫办疾控函[2022]208号）文件规定，可能的严重异常反应包括过敏性休克、过敏性喉头水肿、过敏性紫癜、血小板减少性紫癜、局部过敏坏死反应（Arthus反应）、热性惊厥、癫痫、臂丛神经炎、多发性神经炎、格林巴利综合征、脑病、脑炎和脑膜炎、疫苗相关麻痹型脊髓灰质炎、卡介苗骨髓炎、全身播散性卡介苗感染等。

3.答案：ABCD

解析：根据《关于修改全国疑似预防接种异常反应监测方案部分内容的通知》（国卫办疾控函[2022]208号）文件规定，接种事故是指由于在预防接种实施过程中违反预防接种工作规范、免疫程序、疫苗使用指导原则、接种方案，造成受种者机体组织器官、功能损害。

4.答案：ACDE

解析：根据《关于修改全国疑似预防接种异常反应监测方案部分内容的通知》（国卫办疾控函[2022]208号）文件规定，AEFI报告范围包括：24小时内：如过敏性休克、不伴休克的过敏反应（荨麻疹、斑丘疹、喉头水肿等）、中毒性休克综合征、晕厥、癔症等；5天内：如发热（腋温≥38.6℃）、血管性水肿、全身化脓性感染（毒血症、败血症、脓毒血症），接种部位发生的红肿（直径>2.5cm）、硬结（直径>2.5cm），局部化脓性感染（局部脓肿、淋巴管炎和淋巴结炎、蜂窝织炎）等；15天内：如麻疹样或猩红热样皮疹、过敏性紫癜、局部过敏坏死反应（Arthus反应）、热性惊厥、癫痫、多发性神经炎、脑病、脑炎和脑膜炎等；6周内：如血小板减少性紫癜、格林巴利综合征、疫苗相关麻痹型脊髓灰质炎等；3个月内：如臂丛神经炎、接种

部位发生的无菌性脓肿等；接种卡介苗后1~12个月：如淋巴结炎或淋巴管炎、骨髓炎、全身播散性卡介苗感染等；其他：怀疑与预防接种有关的其他严重疑似预防接种异常反应。

5.答案：ABD

解析：根据《关于修改全国疑似预防接种异常反应监测方案部分内容的通知》（国卫办疾控函[2022]208号）文件规定，AEFI报告范围包括：24小时内：如过敏性休克、不伴休克的过敏反应（荨麻疹、斑丘疹、喉头水肿等）、中毒性休克综合征、晕厥、癔症等；5天内：如发热（腋温≥38.6℃）、血管性水肿、全身化脓性感染（毒血症、败血症、脓毒血症），接种部位发生的红肿（直径＞2.5cm）、硬结（直径＞2.5cm），局部化脓性感染（局部脓肿、淋巴管炎和淋巴结炎、蜂窝织炎）等；15天内：如麻疹样或猩红热样皮疹、过敏性紫癜、局部过敏坏死反应（Arthus反应）、热性惊厥、癫痫、多发性神经炎、脑病、脑炎和脑膜炎等；6周内：如血小板减少性紫癜、格林巴利综合征、疫苗相关麻痹型脊髓灰质炎等；3个月内：如臂丛神经炎、接种部位发生的无菌性脓肿等；接种卡介苗后1~12个月：如淋巴结炎或淋巴管炎、骨髓炎、全身播散性卡介苗感染等；其他：怀疑与预防接种有关的其他严重疑似预防接种异常反应。

6.答案：BDE

解析：根据《国家卫生健康委办公厅关于印发预防接种异常反应补偿范围参考目录及说明（2020年版）的通知》（国卫办疾控函〔2020〕979号）血小板减少性紫癜常见时间范围为接种含麻疹成分疫苗后7~30天，格林巴利综合征常见时间范围为接种流感疫苗后3~42天。

7.答案：ABCDE

解析：根据《关于修改全国疑似预防接种异常反应监测方案部分内容的通知》（国卫办疾控函[2022]208号）文件规定，可能的严重异常反应包括过敏性休克、过敏性喉头水肿、过敏性紫癜、血小板减少性紫癜、局部过敏坏死反应（Arthus反应）、热性惊厥、癫痫、臂丛神经炎、多发性神经炎、格林巴利综合征、脑病、脑炎和脑膜炎、疫苗相关麻痹型脊髓灰质炎、卡介苗骨

髓炎、全身播散性卡介苗感染等。

8.答案：DE

解析：根据《关于修改全国疑似预防接种异常反应监测方案部分内容的通知》（国卫办疾控函[2022]208号）文件规定：不良反应指合格的疫苗在实施规范接种后，发生的与预防接种目的无关或意外的有害反应，包括一般反应和异常反应。

9.答案：AB

解析：根据《关于修改全国疑似预防接种异常反应监测方案部分内容的通知》（国卫办疾控函[2022]208号）文件规定，国家卫生健康委员会和国家药品监督管理局负责对疑似预防接种异常反应监测工作的监督管理工作；联合发布全国疑似预防接种异常反应监测和重大不良事件处理的信息。

10.答案：ABCDE

解析：根据《关于修改全国疑似预防接种异常反应监测方案部分内容的通知》（国卫办疾控函[2022]208号）文件规定，医疗机构、接种单位、疾病预防控制机构、药品不良反应监测机构、疫苗生产企业、疫苗批发企业及其执行职务的人员为疑似预防接种异常反应的责任报告单位和报告人。

11.答案：ACDE

解析：根据《关于修改全国疑似预防接种异常反应监测方案部分内容的通知》（国卫办疾控函[2022]208号）文件规定，B错误。

12.答案：ABCDE

解析：根据《关于修改全国疑似预防接种异常反应监测方案部分内容的通知》（国卫办疾控函[2022]208号）文件规定，国家和省级卫生行政部门、药品监督管理部门、疾病预防控制机构、药品不良反应监测机构、药品检验机构等应当每月以例会、座谈会等形式，针对疑似预防接种异常反应监测情况、疫苗安全性相关问题等内容进行信息交流。

13.答案：BCDE

解析：根据《关于修改全国疑似预防接种异常反应监测方案部分内容的通知》（国卫办疾控函[2022]208号）文件规定，预防接种信息

管理系统的数据由各级疾病预防控制机构维护管理。

（三）判断

1. 答案：错误

解析：根据《关于修改全国疑似预防接种异常反应监测方案部分内容的通知》（国卫办疾控函[2022]208号）文件，死亡、严重残疾、群体性、对社会有重大影响的AEFI需要2小时内通过网络上报。

2. 答案：错误

解析：根据《关于修改全国疑似预防接种异常反应监测方案部分内容的通知》（国卫办疾控函[2022]208号）文件规定，AEFI报告范围包括：5天内发热（腋温≥38.6℃）、血管性水肿、全身化脓性感染（毒血症、败血症、脓毒血症）、接种部位发生的红肿（直径＞2.5cm）、硬结（直径＞2.5cm），局部化脓性感染（局部脓肿、淋巴管炎和淋巴结炎、蜂窝织炎）等。

3. 答案：错误

解析：根据《关于修改全国疑似预防接种异常反应监测方案部分内容的通知》（国卫办疾控函[2022]208号）文件，医疗机构、接种单位、疾病预防控制机构、药品不良反应监测机构、疫苗生产企业、疫苗批发企业及其执行职务的人员为疑似预防接种异常反应的责任报告单位和报告人。

4. 答案：正确

解析：根据《中华人民共和国疫苗管理法（2019年版）》第五十二条规定，下列情形不属于预防接种异常反应：（一）因疫苗本身特性引起的接种后一般反应；（二）因疫苗质量问题给受种者造成的损害；（三）因接种单位违反预防接种工作规范、免疫程序、疫苗使用指导原则、接种方案给受种者造成的损害；（四）受种者在接种时正处于某种疾病的潜伏期或者前驱期，接种后偶合发病；（五）受种者有疫苗说明书规定的接种禁忌证，在接种前受种者或者其监护人未如实提供受种者的健康状况和接种禁忌证等情况，接种后受种者原有疾病急性复发或者病情加重；（六）因心理因素发生的个体或者群体的心因性反应。

5. 答案：错误

解析：根据《关于修改全国疑似预防接种异常反应监测方案部分内容的通知》（国卫办疾控函[2022]208号）文件，一般反应指在预防接种后发生的，由疫苗本身所固有的特性引起的，对机体只会造成一过性生理功能障碍的反应，主要有发热和局部红肿，同时可能伴有全身不适、倦怠、食欲不振、乏力等综合症状。

6. 答案：正确

解析：根据《关于修改全国疑似预防接种异常反应监测方案部分内容的通知》（国卫办疾控函[2022]208号）文件，疑似预防接种异常反应中的不良反应包括一般反应和异常反应。

7. 答案：错误

解析：根据《关于修改全国疑似预防接种异常反应监测方案部分内容的通知》（国卫办疾控函[2022]208号）文件规定，各级疾病预防控制机构对AEFI报告信息实行日审核、定期分析报告制度。

8. 答案：正确

解析：根据《关于修改全国疑似预防接种异常反应监测方案部分内容的通知》（国卫办疾控函[2022]208号）文件规定，疾病预防控制机构着重于分析评价疑似预防接种异常反应发生情况及监测系统运转情况，药品不良反应监测机构着重于分析评价疫苗安全性问题。

9. 答案：错误

解析：根据《中华人民共和国疫苗管理法（2019年版）》第五十三条规定，国家加强预防接种异常反应监测。预防接种异常反应监测方案由国务院卫生健康主管部门会同国务院药品监督管理部门制定。

10. 答案：错误

解析：根据《关于修改全国疑似预防接种异常反应监测方案部分内容的通知》（国卫办疾控函[2022]208号）文件规定，接种疫苗后发生一般反应同样属于监测报告范围。

11. 答案：错误

解析：根据《关于修改全国疑似预防接种异常反应监测方案部分内容的通知》（国卫办

疾控函[2022]208号）文件规定，县级疾病预防控制机构应当根据疑似预防接种异常反应调查诊断进展和结果，随时对疑似预防接种异常反应个案报告信息和调查报告内容进行订正和补充。

12.答案：错误

解析：根据《关于修改全国疑似预防接种异常反应监测方案部分内容的通知》（国卫办疾控函[2022]208号）文件规定，疾病预防控制机构对疑似预防接种异常反应监测数据进行分析与评价；定期与相关部门进行信息交流；开展受种者或其监护人的沟通工作。

（四）填空

1.答案：2

解析：根据《关于修改全国疑似预防接种异常反应监测方案部分内容的通知》（国卫办疾控函[2022]208号）文件规定，群体性疑似预防接种异常反应是指短时间内同一接种单位的受种者中，发生的2例及以上严重疑似预防接种异常反应；或短时间内同一接种单位的同种疫苗受种者中，发生相同或类似临床症状的非严重疑似预防接种异常反应明显增多。

2.答案：反应 事件

解析：根据《关于修改全国疑似预防接种异常反应监测方案部分内容的通知》（国卫办疾控函[2022]208号）文件规定，AEFI是指在预防接种后发生的怀疑与预防接种有关的反应或事件。

3.答案：突发公共卫生事件应急条例

解析：根据《关于修改全国疑似预防接种异常反应监测方案部分内容的通知》（国卫办疾控函[2022]208号）文件规定，对于死亡或群体性AEFI，除按照《全国AEFI监测方案》进行报告外，同时还应当按照《突发公共卫生事件应急条例》的有关规定进行报告。

4.答案：48 3

解析：根据《关于修改全国疑似预防接种异常反应监测方案部分内容的通知》（国卫办疾控函[2022]208号）文件规定，对需要调查的AEFI，应当在接到报告后48小时内调查，在调查开始后3日内初步完成AEFI个案调查表的填

写，并通过中国疾病预防控制信息系统进行网络直报。

5.答案：一般反应 异常反应

解析：根据《关于修改全国疑似预防接种异常反应监测方案部分内容的通知》（国卫办疾控函[2022]208号）文件规定，预防接种不良反应是指合格的疫苗在实施规范接种后，发生的与预防接种目的无关或意外的有害反应，包括一般反应和异常反应。

6.答案：疫苗使用指导原则 接种方案

解析：根据《关于修改全国疑似预防接种异常反应监测方案部分内容的通知》（国卫办疾控函[2022]208号）文件规定，接种事故是由于在预防接种实施过程中违反预防接种工作规范、免疫程序、疫苗使用指导原则、接种方案，造成受种者机体组织器官、功能损害。

7.答案：属地化

解析：根据《关于修改全国疑似预防接种异常反应监测方案部分内容的通知》（国卫办疾控函[2022]208号）文件规定，疑似预防接种异常反应报告实行属地化管理，责任报告单位和报告人发现属于报告范围的疑似预防接种异常反应（包括接到受种者或其监护人的报告）后应当及时向受种者所在地的县级卫生行政部门、药品监督管理部门报告。

二、疑似预防接种异常反应调查诊断与鉴定

（一）单选

1.答案：D

解析：根据《预防接种异常反应鉴定办法》（中华人民共和国卫生部令 第60号）（2008年）规定，省级、设区的市级和县级疾病预防控制机构应当成立预防接种异常反应调查诊断专家组，负责预防接种异常反应调查诊断。

2.答案：D

解析：根据《预防接种异常反应鉴定办法》（中华人民共和国卫生部令 第60号）（2008年）规定，省级、设区的市级和县级疾病预防控制机构应当成立预防接种异常反应调查诊断专家组，负责预防接种异常反应调查诊断。调查诊断专家组由流行病学、临床医学、药学等专家组成。

3.答案：C

解析：根据《关于修改全国疑似预防接种异常反应监测方案部分内容的通知》（国卫办疾控函[2022]208号）文件，县级卫生行政部门、药品监督管理部门接到疑似预防接种异常反应报告后，对需要进行调查诊断的，交由县级疾病预防控制机构组织专家进行调查诊断。死亡、严重残疾、群体性疑似预防接种异常反应、对社会有重大影响的疑似预防接种异常反应，由市级或省级疾病预防控制机构组织预防接种异常反应调查诊断专家组进行调查诊断。

4.答案：D

解析：根据《关于修改全国疑似预防接种异常反应监测方案部分内容的通知》（国卫办疾控函[2022]208号）文件，县级卫生行政部门、药品监督管理部门接到疑似预防接种异常反应报告后，对需要进行调查诊断的，交由县级疾病预防控制机构组织专家进行调查诊断。死亡、严重残疾、群体性疑似预防接种异常反应、对社会有重大影响的疑似预防接种异常反应，由市级或省级疾病预防控制机构组织预防接种异常反应调查诊断专家组进行调查诊断。

5.答案：D

解析：根据《关于修改全国疑似预防接种异常反应监测方案部分内容的通知》（国卫办疾控函[2022]208号）文件，调查诊断专家组应当依据法律、行政法规、部门规章和技术规范，结合临床表现、医学检查结果和疫苗质量检验结果等，进行综合分析，作出调查诊断结论。

6.答案：C

解析：根据《关于修改全国疑似预防接种异常反应监测方案部分内容的通知》（国卫办疾控函[2022]208号）文件，疑似预防接种异常反应的调查诊断结论应当在调查结束后30天内尽早作出。

7.答案：D

解析：根据《预防接种异常反应鉴定办法》（中华人民共和国卫生部令 第60号）（2008年）规定，受种方、接种单位、疫苗生产企业对预防接种异常反应调查诊断结论有争议时，可以在收到预防接种异常反应调查诊断结论之日起60日内向接种单位所在地设区的市级医学会申请进行预防接种异常反应鉴定，并提交预防接种异常反应鉴定所需的材料。

8.答案：C

解析：根据《预防接种异常反应鉴定办法》（中华人民共和国卫生部令 第60号）（2008年）规定，申请预防接种异常反应鉴定，由申请鉴定方预缴鉴定费。经鉴定属于一类疫苗引起的预防接种异常反应的，鉴定费用由同级财政部门按照规定统筹安排；由二类疫苗引起的预防接种异常反应的，鉴定费用由相关的疫苗生产企业承担。不属于异常反应的，鉴定费用由提出异常反应鉴定的申请方承担。

9.答案：B

解析：根据《预防接种异常反应鉴定办法》（中华人民共和国卫生部令 第60号）（2008年）规定，对设区的市级医学会鉴定结论不服的，可以在收到预防接种异常反应鉴定书之日起15日内，向接种单位所在地的省、自治区、直辖市医学会申请再鉴定。

10.答案：C

解析：根据《预防接种异常反应鉴定办法》（中华人民共和国卫生部令 第60号）（2008年）规定，受种方、接种单位、疫苗生产企业对预防接种异常反应调查诊断结论有争议时，可以在收到预防接种异常反应调查诊断结论之日起60日内向接种单位所在地设区的市级医学会申请进行预防接种异常反应鉴定，并提交预防接种异常反应鉴定所需的材料。

11.答案：B

解析：根据《预防接种异常反应鉴定办法》（中华人民共和国卫生部令 第60号）（2008年）规定，医学会应当在作出鉴定结论10日内将预防接种异常反应鉴定书送达申请人，并报送所在地同级卫生行政部门和药品监督管理部门。

12.答案：C

解析：根据《预防接种异常反应鉴定办法》（中华人民共和国卫生部令 第60号）（2008年）规定，预防接种异常反应鉴定书由专家鉴定组组长签发。鉴定书应当加盖预防接种异常反应鉴定专用章。

13.答案：B

解析：根据《预防接种异常反应鉴定办法》（中华人民共和国卫生部令 第60号）（2008年）规定，负责鉴定的医学会可以根据专家鉴定组的要求进行调查取证，进行调查取证时不得少于2人。

14.答案：B

解析：根据《预防接种异常反应鉴定办法》（中华人民共和国卫生部令 第60号）（2008年）规定，预防接种异常反应鉴定专家组为5以上的单数。

15.答案：A

解析：根据《预防接种异常反应鉴定办法》（中华人民共和国卫生部令 第60号）（2008年）规定，经鉴定属于一类疫苗（免疫规划疫苗）引起的预防接种异常反应的，鉴定费用由同级财政部门按照规定统筹安排。

16.答案：D

解析：根据《预防接种异常反应鉴定办法》（中华人民共和国卫生部令 第60号）（2008年）规定，医学会鉴定文件的文书档案和有关资料保存不得少于20年。

（二）多选

1.答案：ABCE

解析：根据《关于修改全国疑似预防接种异常反应监测方案部分内容的通知》（国卫办疾控函[2022]208号）文件规定，AEFI调查内容包括：一是临床资料，如患者的既往预防接种异常反应史、既往健康状况（如有无基础疾病等）、家族史、过敏史，掌握患者的主要症状和体征及有关的实验室检查结果、已采取的治疗措施和效果等资料。二是预防接种资料，如疫苗进货渠道、供货单位的资质证明、疫苗购销记录；疫苗运输条件和过程、疫苗储存条件和冰箱温度记录、疫苗送达基层接种单位前的储存情况；疫苗的种类、生产企业、批号、出厂日期、有效期、来源（包括分发、供应或销售单位）、领取日期、同批次疫苗的感官性状；接种服务组织形式、接种现场情况、接种时间和地点、接种单位和接种人员的资质；接种实施情况，接种部位、途径、剂次和剂量，打开的疫苗何时用完；安全注射情

况、注射器材的来源、注射操作是否规范；接种同批次疫苗其他人员的反应情况、当地相关疾病发病情况。

2.答案：ABCDE

解析：根据《关于修改全国疑似预防接种异常反应监测方案部分内容的通知》（国卫办疾控函[2022]208号）文件规定，县级疾病预防控制机构接到疑似预防接种异常反应报告后，应当核实疑似预防接种异常反应的基本情况、发生时间和人数、主要临床表现、初步临床诊断、疫苗接种等，完善相关资料，做好深入调查的准备工作。

3.答案：ABCDE

解析：根据《关于修改全国疑似预防接种异常反应监测方案部分内容的通知》（国卫办疾控函[2022]208号）文件规定，AEFI调查内容包括：一是临床资料，如患者的既往预防接种异常反应史、既往健康状况（如有无基础疾病等）、家族史、过敏史，掌握患者的主要症状和体征及有关的实验室检查结果、已采取的治疗措施和效果等资料。二是预防接种资料，如疫苗进货渠道、供货单位的资质证明、疫苗购销记录；疫苗运输条件和过程、疫苗储存条件和冰箱温度记录、疫苗送达基层接种单位前的储存情况；疫苗的种类、生产企业、批号、出厂日期、有效期、来源（包括分发、供应或销售单位）、领取日期、同批次疫苗的感官性状；接种服务组织形式、接种现场情况、接种时间和地点、接种单位和接种人员的资质；接种实施情况，接种部位、途径、剂次和剂量，打开的疫苗何时用完；安全注射情况、注射器材的来源、注射操作是否规范；接种同批次疫苗其他人员的反应情况、当地相关疾病发病情况。

4.答案：BD

解析：根据《预防接种异常反应鉴定办法》（中华人民共和国卫生部令 第60号）（2008年）规定，省、自治区、直辖市医学会建立预防接种异常反应鉴定专家库，为省级、设区的市级医学会的预防接种异常反应鉴定提供专家。专家库由临床、流行病、医学检验、药学、法医等相关学科的专家组成，并依据相关学科设置专业组。

5.答案：ABCDE

解析：根据《预防接种异常反应鉴定办法》（中华人民共和国卫生部令　第60号）（2008年）规定，省、自治区、直辖市医学会建立预防接种异常反应鉴定专家库，为省级、设区的市级医学会的预防接种异常反应鉴定提供专家。专家库由临床、流行病、医学检验、药学、法医等相关学科的专家组成，并依据相关学科设置专业组。

6.答案：ABCDE

解析：根据《预防接种异常反应鉴定办法》（中华人民共和国卫生部令　第60号）（2008年）规定，有关预防接种异常反应鉴定材料应当包括下列内容：（一）预防接种异常反应调查诊断结论；（二）受种者健康状况、知情同意告知以及医学建议等预防接种有关记录；（三）与诊断治疗有关的门诊病历、住院志、体温单、医嘱单、化验单（检验报告）、医学影像检查资料、病理资料、护理记录等病历资料；（四）疫苗接收、购进记录和储存温度记录等；（五）相关疫苗该批次检验合格或者抽样检验报告，进口疫苗还应当由批发企业提供进口药品通关文件；（六）与预防接种异常反应鉴定有关的其他材料。受种方、接种单位、疫苗生产企业应当根据要求，分别提供由自己保存或者掌握的上述材料。

7.答案：ABC

解析：根据《关于修改全国疑似预防接种异常反应监测方案部分内容的通知》（国卫办疾控函[2022]208号）文件规定，除明确诊断的一般反应（如单纯发热，接种部位的红肿、硬结等）外的疑似预防接种异常反应均需调查。

8.答案：ABCDE

解析：根据《预防接种异常反应鉴定办法》（中华人民共和国卫生部令　第60号）（2008年）规定，有下列情形之一的，医学会不予受理预防接种异常反应鉴定：（一）无预防接种异常反应调查诊断结论的；（二）已向人民法院提起诉讼的（人民法院、检察院委托的除外），或者已经人民法院调解达成协议或者判决的；（三）受种方、接种单位、疫苗生产企业未按规定提交有关材料的；（四）提供的材料不真实的；（五）不缴纳鉴定费的；（六）省级卫生行政部门规定的其他情形。

9.答案：ABDE

解析：根据《国家卫生健康委办公厅关于印发预防接种异常反应补偿范围参考目录及说明（2020年版）的通知》（国卫办疾控函〔2020〕979号），对同时符合以下原则的，可以判定为预防接种异常反应：1.疾病临床诊断明确，符合临床诊断标准；2.明确排除其他病因，具有明确支持是由疫苗导致疾病的临床或实验室证据，或者具有明确排除其他重要致病因素（如感染、外伤、中毒等）的临床或实验室证据。详细的既往史、发病史、临床检查以及实验室检查等资料，有助于确定和解释是否有其他重要病因；3.属于目前已知范围内确定的疫苗损害：属于本目录中疾病与疫苗之间有确定的或倾向于支持存在因果关系的疾病；4.接种疫苗至该疾病发生的时间范围可参考本目录中的常见时间范围。

（三）判断

1.答案：正确

解析：根据《中华人民共和国疫苗管理法（2019年版）》第五十一条规定，预防接种异常反应，是指合格的疫苗在实施规范接种过程中或者实施规范接种后造成受种者机体组织器官、功能损害，相关各方均无过错的药品不良反应。受种者有疫苗说明书规定的接种禁忌证，在接种前受种者或者其监护人未如实提供受种者的健康状况和接种禁忌证等情况，接种后受种者原有疾病急性复发或者病情加重不属于预防接种异常反应。

2.答案：错误

解析：根据《关于修改全国疑似预防接种异常反应监测方案部分内容的通知》（国卫办疾控函[2022]208号）文件规定，县级疾控机构接到需要调查疑似预防接种异常反应报告后应当在48小时内开展调查。

3.答案：错误

解析：根据《关于修改全国疑似预防接种异常反应监测方案部分内容的通知》（国卫办疾控函[2022]208号）文件规定，死亡、严重残疾、群体性AEFI、对社会有重大影响的AEFI，由市级或省级疾控机构组织预防接种异常反应调查诊断专家组进行调查诊断，疾病预防控制机构在调查开始后7天内完成初步调查报告。县级疾病预防控制机构及时通过系统上报初次调查报告。

4.答案：错误

解析：根据《预防接种异常反应鉴定办法》（中华人民共和国卫生部令 第60号）（2008年）规定，省级、设区的市级和县级疾病预防控制机构应当成立预防接种异常反应调查诊断专家组，负责预防接种异常反应调查诊断。

5.答案：正确

解析：根据《关于修改全国疑似预防接种异常反应监测方案部分内容的通知》（国卫办疾控函[2022]208号）文件规定，死亡、严重残疾、群体性AEFI、对社会有重大影响的AEFI，由市级或省级疾控机构组织预防接种异常反应调查诊断专家组进行调查诊断。

6.答案：正确

解析：根据《预防接种异常反应鉴定办法》（中华人民共和国卫生部令 第60号）（2008年）规定，省级、设区的市级和县级疾病预防控制机构应当成立预防接种异常反应调查诊断专家组，负责预防接种异常反应调查诊断。

7.答案：错误

解析：根据《预防接种异常反应鉴定办法》（中华人民共和国卫生部令 第60号）（2008年）规定，死亡病例调查诊断需要尸检结果的，受种方拒绝或者不配合尸检，承担无法进行调查诊断的责任。

8.答案：错误

解析：根据《关于修改全国疑似预防接种异常反应监测方案部分内容的通知》（国卫办疾控函[2022]208号）文件规定，调查诊断专家组由流行病学、临床医学、药学等专家组成，其中疾病预防控制机构和药品不良反应监测机构的人员不得进入异常反应调查诊断专家组。

9.答案：错误

解析：根据《预防接种异常反应鉴定办法》（中华人民共和国卫生部令 第60号）（2008年）规定，预防接种异常反应鉴定书由专家鉴定组组长签发。鉴定书应当加盖预防接种异常反应鉴定专用章。

（四）填空

1.答案：不参加

解析：根据《预防接种异常反应鉴定办法》（中华人民共和国卫生部令 第60号）（2008年）规定，专家鉴定组可以根据需要，提请医学会邀请其他专家参加预防接种异常反应鉴定。邀请的专家可以提出技术意见、提供有关资料，但不参加鉴定结论的表决。

2.答案：45 90

解析：根据《预防接种异常反应鉴定办法》（中华人民共和国卫生部令 第60号）（2008年）规定，负责组织鉴定的医学会应在自收到各方预防接种异常反应鉴定材料之日起45日内组织鉴定，并出具鉴定书，情况特殊的可延长至90日。

三、疑似预防接种异常反应处置原则

（一）单选

1.答案：A

解析：根据《预防接种异常反应补偿范围参考目录及说明（2020年版）》，过敏性休克常见时间范围为接种疫苗后4小时内。

2.答案：A

解析：根据《关于修改全国疑似预防接种异常反应监测方案部分内容的通知》（国卫办疾控函[2022]208号）文件规定，因疫苗质量不合格给受种者造成损害的，以及因接种单位违反预防接种工作规范、免疫程序、疫苗使用指导原则、接种方案给受种者造成损害的，依照《中华人民共和国药品管理法（2019年版）》《中华人民共和国疫苗管理法（2019年版）》及《医疗事故处理条例》有关规定处理。

3.答案：A

解析：根据《预防接种工作规范（2023年版）》，发生过敏性休克时，体重不明的2岁以下儿童立即肌内注射1∶1000肾上腺素0.0625ml（1/16支）。

4.答案：C

解析：解析如题。

5.答案：B

解析：根据《关于修改全国疑似预防接种异常反应监测方案部分内容的通知》（国卫办疾

控函[2022]208号）文件规定，应引导媒体对疑似预防接种异常反应作出客观报道，澄清事实真相。

6.答案：D

解析：根据《预防接种工作规范（2023年版）》，群体性心因性反应表现为主观症状与客观检查不符，无阳性体征。

（二）多选

1.答案：ABCD

解析：根据《预防接种工作规范（2023年版）》，接种卡介苗出现的局部红肿不可热敷。

2.答案：ACDE

解析：根据《预防接种工作规范（2023年版）》，心因性反应多见于年轻体弱的女性或小学生，婴幼儿较少见。

（三）判断

1.答案：错误

解析：根据国家卫生健康委《新型冠状病毒疫苗疑似预防接种异常反应监测处置技术指导意见》，参与现场调查新型冠状病毒疫苗疑似预防接种异常反应的调查人员原则上应当不少于2个人。

2.答案：正确

解析：根据《关于修改全国疑似预防接种异常反应监测方案部分内容的通知》（国卫办疾控函[2022]208号）文件，当受种方、接种单位、疫苗生产企业对疑似预防接种异常反应调查诊断结论有争议时，按照《预防接种异常反应鉴定办法》的有关规定处理。

（四）填空

答案：《中华人民共和国药品管理法（2019年版）》《中华人民共和国疫苗管理法（2019年版）》《医疗事故处理条例》

四、补偿

（一）单选

1.答案：D

解析：根据《中华人民共和国疫苗管理法（2019年版）》第五十六条规定，国家实行预防接种异常反应补偿制度。实施接种过程中或者实施接种后出现受种者死亡、严重残疾、器官组织损伤等损害，属于预防接种异常反应或者不能排除的，应当给予补偿。接种免疫规划疫苗所需的补偿费用，由省、自治区、直辖市人民政府财政部门在预防接种经费中安排；接种非免疫规划疫苗所需的补偿费用，由相关疫苗上市许可持有人承担。国家鼓励通过商业保险等多种形式对预防接种异常反应受种者予以补偿。

2.答案：D

解析：根据《中华人民共和国疫苗管理法（2019年版）》规定，补偿范围实行目录管理，并根据实际情况进行动态调整。

（二）多选

1.答案：BD

解析：根据《预防接种异常反应补偿范围参考目录及说明（2020年版）》，麻疹疫苗株感染所致麻疹和卡介苗所致卡介苗骨髓炎或全身播散性卡介苗感染，接种后可能发生疑似预防接种异常反应或导致疾病的时限最长均为12个月。

2.答案：ABCDE

解析：解析如题。

3.答案：ABCD

解析：根据《中华人民共和国疫苗管理法（2019年版）》第五十六条规定，国家实行预防接种异常反应补偿制度。实施接种过程中或者实施接种后出现受种者死亡、严重残疾、器官组织损伤等损害，属于预防接种异常反应或者不能排除的，应当给予补偿。

（三）判断

1.答案：错误

解析：根据《国家卫生健康委办公厅关于印发预防接种异常反应补偿范围参考目录及说明（2020年版）的通知》（国卫办疾控函〔2020〕979号）文件规定，不应将是否在本目录范围内作为是否属于或不能排除预防接种异常反应的直接判定依据。

2.答案：错误

解析：根据《关于修改全国疑似预防接种异常反应监测方案部分内容的通知》（国卫办疾控函[2022]208号）文件，取消了一次性补偿的说法。

3.答案：正确

解析：根据《中华人民共和国疫苗管理法（2019年版）》规定，预防接种异常反应补偿范围、标准、程序由国务院规定，省、自治区、直辖市制定具体实施办法。

4.答案：错误

解析：根据《国家卫生健康委办公厅关于印发预防接种异常反应补偿范围参考目录及说明（2020年版）的通知》（国卫办疾控函〔2020〕979号）文件规定，诊断为"不能排除预防接种异常反应"需要基本排除其他病因：具有倾向于支持是由疫苗导致疾病的临床或实验室证据，或者具有基本排除其他重要致病因素（如感染、外伤、中毒等）的临床或实验室证据。存在病毒感染的证据则不能诊断为"不能排除预防接种异常反应"。

5.答案：错误

解析：根据《中华人民共和国疫苗管理法（2019年版）》第五十六条规定，国家实行预防接种异常反应补偿制度。实施接种过程中或者实施接种后出现受种者死亡、严重残疾、器官组织损伤等损害，属于预防接种异常反应或者不能排除的，应当给予补偿。

6.答案：正确

解析：根据《中华人民共和国疫苗管理法（2019年版）》第五十六条规定，国家实行预防接种异常反应补偿制度。实施接种过程中或者实施接种后出现受种者死亡、严重残疾、器官组织损伤等损害，属于预防接种异常反应或者不能排除的，应当给予补偿。补偿范围实行目录管理，并根据实际情况进行动态调整。

（四）填空

1.答案：补偿 目录

解析：根据《中华人民共和国疫苗管理法（2019年版）》第五十六条规定，国家实行预防接种异常反应补偿制度。实施接种过程中或者实施接种后出现受种者死亡、严重残疾、器官组织损伤等损害，属于预防接种异常反应或者不能排除的，应当给予补偿。补偿范围实行目录管理，并根据实际情况进行动态调整。

2.答案：4小时

解析：根据《国家卫生健康委办公厅关于印发预防接种异常反应补偿范围参考目录及说明（2020年版）的通知》（国卫办疾控函〔2020〕979号）文件，急性严重过敏反应，接种疫苗至疾病发生的常见时间间隔为≤4小时。

3.答案：10

解析：根据《国家卫生健康委办公厅关于印发预防接种异常反应补偿范围参考目录及说明（2020年版）的通知》（国卫办疾控函〔2020〕979号）文件，局部过敏坏死反应（Arthus反应），接种疫苗至疾病发生的常见时间范围为≤10天。

4.答案：省、自治区、直辖市人民政府财政部门 相关疫苗上市许可持有人

解析：根据《中华人民共和国疫苗管理法（2019年版）》第五十六条规定，接种免疫规划疫苗所需的补偿费用，由省、自治区、直辖市人民政府财政部门在预防接种经费中安排；接种非免疫规划疫苗所需的补偿费用，由相关疫苗上市许可持有人承担。

5.答案：商业保险

解析：根据《中华人民共和国疫苗管理法（2019年版）》第五十六条规定，国家鼓励通过商业保险等多种形式对预防接种异常反应受种者予以补偿。

（徐娜妮 王婵敏 潘雪娇 符 剑）

第七节 宣传沟通

一、健康教育与健康促进

（一）单选

1.健康促进的核心策略是（ ）

A.组织领导 B.群众参与

C.监督评估 D.社会动员

2.关于健康教育与健康促进关系的叙述，正确的是（ ）

A.健康促进是健康教育的核心内容

B.健康教育对健康促进起着维护和推动作用

C.健康促进包括健康教育和环境支持

D.健康教育要以健康促进为先导

3.以下属于第二级预防措施的是（　）

    A.接种疫苗　　　　B.健康促进

    C.康复训练　　　　D.早期诊断

4.以下不属于在预防接种场所显著位置必须要公示的内容的是（　）

    A.预防接种工作流程

    B.免疫规划疫苗品种、预防疾病种类、免疫程序、接种方法

    C.非免疫规划疫苗上市许可持有人、价格、预防接种服务价格

    D.接种单位及接种人员资质证明

5.哪种健康传播研究方法是一种经过精心设计，并在高度控制的条件下，通过操纵某些因素，来研究变量之间因果关系的方法（　）

    A.问卷调查法　　　　B.实验法

    C.文献研究法　　　　D.个案研究法

6.健康信念模式的核心部分包括4种与行为转变紧密相关的信念，以下哪种说法是指感知到的疾病严重性（　）

    A.个体认为不健康行为给他带来的总体危害，以及该行为导致其自身出现疾病的概率和可能性

    B.个体认为不健康行为所导致的疾病会给他带来多大程度的身体、心理和社会危害

    C.个体对改变不良行为所带来的好处的认识和评价

    D.个体感知到的行为改变可能带来的身体、心理和金钱方面的不良影响

7.下列哪项不属于提高健康素养的具体方法（　）

    A.健康教育　　　　B.行为干涉

    C.健康传播　　　　D.个案研究

8.下列哪项不是传统媒体健康传播活动效果的影响因素（　）

    A.传播者属性　　　　B.内容属性

    C.效果属性　　　　D.传播对象属性

9.关于健康素养的描述，正确的是（　）

A.个体具有获得、理解和处理基本健康信息或服务的能力，并能运用信息和服务来促进群体健康

B.个体具有获得、理解和处理基本健康信息或服务的能力，并能运用信息和服务来促进个体健康

C.群体具有获得、理解和处理基本健康信息或服务的能力，并能运用信息和服务来促进个体健康

D.群体具有获得、理解和处理基本健康信息或服务的能力，并能运用信息和服务来促进群体健康

10.2008年1月，我国卫生部发布了世界上第一份界定公民健康素养的文件，该文件是（　）

    A.《中国公民健康素养——基本知识和技能（试行）》

    B.《全国健康教育与健康促进工作规划纲要》

    C.《中国公民健康素养促进行动工作方案》

    D.《全民健康素养促进行动规划》

11.下列关于健康促进的主要内涵，描述正确的是（　）

    A.健康促进仅针对某些疾病或危险因素，不涉及人群的健康以及人们生活的各个方面

    B.健康促进主要是间接作用于影响健康的病因或危险因素的活动或行动

    C.健康促进不仅作用于卫生领域，还作用于社会各个领域

    D.健康促进不强调个体与组织的有效和积极参与

12.疾病预防在健康促进中起着重要的作用，分为几级预防（　）

    A.二级预防　　　　B.三级预防

    C.四级预防　　　　D.五级预防

13.关于传统媒体报道公共卫生事件的特点，不正确的是（　）

    A.导向性　　　　B.服务性

    C.人性化　　　　D.灵活性

14.依据健康传播对人的心理、行为的作用，可按达到传播目的的难度层次，由低到高将健康传播的效果分为哪四个层次（　）

    A.知晓健康信息、健康信念认同、形成健康

态度、采纳健康行为

B.知晓健康信息、形成健康态度、健康信念认同、采纳健康行为

C.知晓健康信息、健康信念认同、采纳健康行为、形成健康态度

D.形成健康态度、知晓健康信息、健康信念认同、采纳健康行为

15. 大众传播媒介的选择原则不包括（ ）

A.针对性原则　　　B.速度快原则

C.美观性原则　　　D.可及性原则

16. 健康教育干预的一级目标人群是指（ ）

A.行政决策者

B.经济资助者

C.其他对计划的成功有重要影响的人

D.健康教育计划中被期望采纳健康行为的人群

17. 健康教育评价中，起始于健康教育计划实施开始之时，贯穿于计划执行的全过程的评价是（ ）

A.形成评价　　　　B.过程评价

C.效应评价　　　　D.结局评价

18. 哪种健康传播研究方法是一种通过收集和分析现存的以文字、数字、符号、画面等信息形式出现的文献资料，来探讨和分析各种社会行为、社会关系及其他社会现象的研究方式（ ）

A.问卷调查法　　　B.实验法

C.文献研究法　　　D.个案研究法

19. 健康教育的定义是（ ）

A.健康教育是一门研究如何传播保健知识和技术、影响个体和群体行为、消除危险因素、预防疾病、促进健康的科学

B.健康教育是帮助人们通过系统的、有计划的学习，获得控制健康主观因素的一门过程性学科

C.健康教育是有计划、有组织、有系统的社会和教育活动，促使人们自愿地改变不良的健康行为和影响健康行为的相关因素，消除或减轻影响健康的危险因素，促进健康和提高生活质量

D.增进个人或社区卫生知识、态度和行为而提供的学习经验之过程

20. 健康促进的基本策略不包括（ ）

A.倡导　　　　　　B.赋权

C.监测　　　　　　D.协调

21. 健康传播5W模式是（ ）

A.讯息-媒介-传播者-受传者-效果

B.讯息-传播者-媒介-受传者-效果

C.传播者-讯息-媒介-受传者-效果

D.传播者-媒介-讯息-受传者-效果

22. 以下关于拉斯韦尔健康传播5W模式说法错误的是（ ）

A.传播者是指在传播过程中发送信息的人或组织

B.自媒体平台以及新媒体用户，即使由专业团队运营，也不能被视为传播者

C.效果评估是衡量传播活动是否达成预期目标的关键

D.健康传播的信息以维护和促进人类健康为目的

23. 根据_____规定：各级人民政府及有关部门、疾病预防控制机构、接种单位、疫苗上市许可持有人和疫苗行业协会应当通过全国儿童预防接种日等活动定期开展疫苗安全法律、法规以及预防接种知识的宣传、教育工作（ ）

A.《中华人民共和国传染病防治法（2025年修订）》

B.《中华人民共和国药品管理法（2019年版）》

C.《疫苗流通和预防接种管理条例（2016年版）》

D.《中华人民共和国疫苗管理法（2019年版）》

24. 新形势下，我国卫生与健康工作方针是：以基层为重点，以改革创新为动力，_____，中西医并重，把健康融入所有政策，人民共建共享。我国卫生健康事业从"以治病为中心"向"以人民健康为中心"迈进，努力全方位、全周期保障人民健康（ ）

A.健康为主　　　　B.预防为主

C.治疗为主　　　　D.宣传教育为主

25. 科普宣传中关于预防接种异常反应说法错误的（ ）

A.因疫苗本身特性引起的接种后一般反应不属于预防接种异常反应

B.因接种单位违反免疫程序或接种方案给受种者造成的损害不属于预防接种异常反应

C.因疫苗质量不合格给受种者造成的损害属于预防接种异常反应

D.因接种单位违反预防接种工作规范或疫苗使用指导原则给受种者造成的损害不属于预防接种异常反应

26. 健康教育的特定目标是（ ）

A.传播健康知识

B.增强健康意识

C.改善对象的健康相关行为

D.提升健康素养

27. 关于健康教育与卫生宣传的关系，正确的是（ ）

A.两者概念完全相同

B.卫生宣传是健康教育的重要手段，但不等同于健康教育

C.健康教育是卫生宣传的组成部分

D.卫生宣传的内涵比健康教育更为广泛

28. 首届国际健康促进大会通过的《渥太华宣言》指出来健康促进的5大行动领域，不包括（ ）

A.制定促进健康的个人政策

B.营造支持性环境

C.强化社区行动

D.调整卫生服务方向

29. 传播学研究中"一个描述传播行为的简便方法"是谁提出的（ ）

A.施拉姆

B.拉斯韦尔

C.格林

D.纽科姆

30. 预防接种单位在宣传过程中，不得进行以下哪种行为（ ）

A.根据科学依据宣传疫苗接种的好处

B.强调疫苗的安全性和有效性

C.使用虚假的宣传资料

D.解答居民的疫苗接种疑问

31. 在制作科普材料时，以下哪种做法可能会导致读者对科学知识的理解产生偏差或误导（ ）

A.使用通俗易懂的语言来阐述复杂的科学概念

B.引用权威科研机构发布的数据和研究报告以增强说服力

C.断章取义地引用研究结论

D.根据最新的科学研究成果更新科普内容

32. 在编写科普材料时，下列哪种做法是应当避免的（ ）

A.引用国际知名期刊发表的研究结果

B.清晰标明信息来源

C.使用尚未得到验证的理论或假设

D.用图表辅助说明复杂内容

33. 健康教育的核心是（ ）

A.传播健康知识

B.树立健康观念

C.改变行为与生活方式

D.创造健康环境

34. 健康教育的两大工作手段是（ ）

A.心理辅导与行为矫正

B.健康传播和行为干预

C.疾病筛查与健康管理

D.健康评估与风险管理

35. 在疾病的三级预防策略中，健康促进主要强调的是哪个阶段（ ）

A.一级预防甚至更早阶段

B.一级预防

C.二级预防

D.三级预防

36. 格林（PRECEDE-PROCEED）模式的核心特点不包括以下哪一项（ ）

A.是健康教育与健康促进领域目前应用最广泛、最具有权威性的设计模式

B.强调从结果入手，从健康问题倒推行为、环境、政策等影响因素。用演绎的方法进行推理思考，先追溯起因再制定计划

C.仅针对个体行为进行干预，忽视群体与环境因素

D.在计划设计和实施过程中，考虑了影响健康的生物、心理、社会等多重因素

37. 某疾控机构微信公众号上《免疫规划疫苗与非免疫规划疫苗有啥差别》的文章点击量属于（　　）

A.形成评价指标　　　B.过程评价指标

C.效应评价指标　　　D.结局评价指标

38. 下列哪项是拉斯韦尔"5W"传播模式的特点（　　）

A.信息单向传播无反馈

B.信息单向传播有反馈

C.信息双向传播有反馈

D.信息双向传播无反馈

39. 在学校预防接种宣传活动中，工作人员将疫苗接种流程制作成互动游戏，并设置"接种知识大富翁"闯关环节，参与者在游戏中学习疫苗知识的热情明显高于传统讲座。这体现了受传者的（　　）

A.求新心理　　　B.求真心理

C.求近心理　　　D.求快心理

40. 下列关于预防接种告知说法错误的是（　　）

A.在正式实施接种前，接种人员应采取面对面的方式进行告知，并做到知情同意

B.受种者或其监护人选择非免疫规划疫苗，接种单位还应告知疫苗的价格和接种费用等信息

C.受种者健康状况询问内容包括是否有发热、咳嗽、腹泻等患病情况及过敏史、用药史等

D.无须告知受种者或其监护人预防接种异常反应补偿方式等信息

41. 下列关于预防接种场所显著位置公示相关资料说法错误的是（　　）

A.接种单位及人员资质，预防接种工作流程

B.预防接种服务时间、咨询电话和监督电话

C.非免疫规划疫苗商品宣传和商业推广的科普内容

D.免疫规划疫苗品种、预防疾病种类、免疫程序、接种方法；非免疫规划疫苗还应公示疫苗上市许可持有人、价格、预防接种服务价格

42. 各级人民政府及其有关部门、疾病预防控制机构、接种单位、疫苗上市许可持有人和疫苗行业协会等应当通过全国儿童预防接种日等活动定期开展＿＿＿＿＿＿法律、法规以及预防接种知识等的宣传教育、普及工作（　　）

A.疫苗流通　　　B.疫苗生产

C.疫苗管理　　　D.疫苗安全

43. 接收或者购进疫苗时未按照规定索取并保存相关证明文件、温度监测记录，根据《中华人民共和国疫苗管理法（2019年版）》可追究的法律责任说法错误的是（　　）

A.由县级以上人民政府卫生健康主管部门没收违法所得

B.情节严重的，对主要负责人、直接负责的主管人员和其他直接责任人员依法给予警告直至撤职处分

C.责令负有责任的医疗卫生人员暂停六个月以上一年以下执业活动

D.造成严重后果的，对主要负责人、直接负责的主管人员和其他直接责任人员依法给予开除处分，由原发证部门吊销负有责任的医疗卫生人员的执业证书

44. 下列有关疫苗与可预防疾病的科普宣传说法正确的是（　　）

A.接种卡介苗可以预防继发性肺结核

B.接种乙型肝炎疫苗可以预防乙型肝炎

C.接种EV71型灭活疫苗可以预防包括肠道病毒71型、柯萨奇病毒A16型等病毒感染所致的手足口病

D.接种麻腮风减毒活疫苗可以预防麻疹、风疹、急性腮腺炎

45. 根据《中华人民共和国疫苗管理法（2019年版）》下列有关疫苗科普说法错误的是（　　）

A.疫苗分为免疫规划疫苗和非免疫规划疫苗，前者由政府免费提供，后者由居民自愿接种

B.接种后出现受种者死亡、严重残疾、器官组织损伤等损害，经过调查诊断，属于预防接种异常反应的，由政府部门负责补偿

C.接种单位接种非免疫规划疫苗可以收取接种服务费

D.居住在中国境内的居民，依法享有接种免疫规划疫苗的权利，履行接种免疫规划疫

苗的义务

46. 下列关于疫苗保险科普宣传说法错误的有（　　）

A.国家实行疫苗责任强制保险制度，疫苗上市许可持有人应当按照规定投保疫苗责任强制保险

B.因疫苗质量问题造成受种者损害的，保险公司在承保的责任限额内予以赔付

C.国家鼓励通过商业保险等多种形式对预防接种异常反应受种者予以补偿

D.预防接种异常反应补偿费用，由相关疫苗上市许可持有人承担

47. 下列关于预防接种注意事项科普说法错误的是（　　）

A.接种疫苗后应在接种点留观30分钟

B.接种卡介苗2周左右，局部出现红肿浸润，随后化脓，形成小溃疡，是正常免疫反应，通常不需要特殊处理

C.口服减毒活疫苗可用热水送服

D.对于轻微的全身性或局部的一般反应，一般不需要临床治疗

48. 卫生宣传的主要目标是（　　）

A.提高公众对特定健康问题的认识和理解

B.改变个体或群体的健康行为

C.调整卫生服务方向

D.营造支持性社会环境

49. 健康促进与健康教育的主要区别在于（　　）

A.两者是同一个概念的不同称呼，没有区别

B.健康促进包括健康教育，但更侧重于政策和环境因素

C.健康促进是健康教育的基础和先导，侧重于个人行为

D.健康教育是健康促进的发展和延伸

50. 在拉斯韦尔健康传播5W模式中，"Say What"指的是（　　）

A.信息的传播者

B.信息的传播渠道

C.信息的内容和形式

D.信息的受传者

51. 根据拉斯韦尔健康传播5W模式，"With What Effect"主要关注的是（　　）

A.信息的传播者

B.信息的传播渠道

C.信息传播的受众

D.信息传播产生的影响和结果

52. 接种单位在进行预防接种宣传时应遵守哪项规定（　　）

A.可以为疫苗进行商品宣传和商业推广

B.必须提供科学、准确的预防接种信息

C.可选择性隐瞒疫苗接种可能引起的不良反应

D.可以随意更改预防接种的程序和时间表

53. 在科普材料中，以下哪种做法可能导致读者误解科学概念（　　）

A.为专业术语配备通俗易懂的解释

B.借助生活中的常见现象阐述科学概念

C.根据读者的知识水平对科学内容进行适度简化

D.省略关键细节以避免信息过载

（二）多选题

1. 拉斯韦尔五因素传播模式与施拉姆双向传播模式的区别包括（　　）

A.传播者不同　　　　B.传播的方向性

C.传播要素不同　　　D.传播效果的侧重点

E.受传者不同

2. 行为改变阶段模式的基本结构包括（　　）

A.无改变打算阶段

B.打算改变阶段

C.改变准备阶段

D.改变行为阶段

E.行为反复阶段

3. 健康素养的影响因素主要包括（　　）

A.健康信息层面

B.健康信息与受众的匹配度层面

C.受众因素层面

D.健康行为层面

E.医疗资源层面

4. 健康教育的原则包括（　　）

A.适合性原则　　　　B.实效性原则

C.综合运用原则　　　D.最佳效益原则

E.主观性原则

5. 依据个体的自主性大小以及参与到对健康和健

康决定因素的行动的范围和程度，可把健康素养分为（　　）

A.功能性健康素养

B.互动性健康素养

C.批判性健康素养

D.创新性健康素养

E.基础性健康素养

6.传统媒体中健康信息的传播者主要包括（　　）

A.政府部门

B.医疗卫生机构及医务人员

C.健康教育机构

D.媒体机构

E.短视频平台博主

7.新媒体健康传播的特点包括（　　）

A.健康传播主体多元化

B.健康传播渠道复杂化

C.健康信息海量化和细分化

D.受众的控制力提高

E.传播内容权威性更高

8.在突发公共卫生事件中，政府传播必须坚持（　　）

A.及时原则

B.公开透明原则

C.公共利益至上原则

D.个体利益最大化原则

E.信息最小化原则

9.首届国际健康促进大会上通过的《渥太华宣言》列出的健康促进的活动优先领域包括（　　）

A.建立促进健康的公共政策

B.创造健康支持环境

C.加强社区行动

D.发展个人技能

E.调整卫生服务方向

10.在行为的影响因素中，自然环境对行为的影响主要表现在（　　）

A.人类行为对自然环境的适应

B.与人类行为有关的可得环境资源上

C.自然环境不同，经济活动的内容不同，居民的性格特点往往也不同

D.社会人口对行为的影响

E.政策法规对行为的影响

11.危害健康的行为主要特点有（　　）

A.危害性　　　　　B.明显性和稳定性

C.习得性　　　　　D.隐蔽性

E.不可改变性

12.著名的健康行为学家Gochman等从"健康－疾病"动态过程的角度将健康相关行为分为（　　）

A.预防行为　　　　B.治疗行为

C.生病行为　　　　D.患者角色行为

E.康复行为

13.开展社区健康教育的基本步骤包括（　　）

A.了解社区居民对健康教育的需要和需求

B.对选定的问题进行深入分析

C.制订和实施健康教育计划

D.效果和效益评估

E.信息反馈和进一步激励

14.健康教育计划的具体目标必须回答"4个W、2个H"，其中"4个W"是指（　　）

A.who——对谁？

B.what——实现什么变化？

C.where——在什么范围内实现这种变化？

D.when——在多长期限内实现这种变化？

E.why——为什么要实现这种变化？

15.拉斯韦尔健康传播5W模式包含（　　）

A.传播者　　　　　B.媒介渠道

C.受传者　　　　　D.反馈

E.信息与讯息

16.预防接种单位宣传需要开展的宣传内容包括（　　）

A.疫苗可预防疾病科普宣传

B.预防接种过程中的沟通技巧与知情同意须知

C.减少公众对疫苗的误解，消除疫苗犹豫现象

D.疫苗接种禁忌证及接种可能出现的不良反应

E.推荐固定的接种单位以确保接种的连续性

17.下列属于科普材料中常见错误的是（　　）

A.健康教育宣传栏海报被小广告覆盖，内容模糊不清

B.宣传内容涉及商品宣传和商业推广

C.预防接种科普海报、折页、视频未能及时更新，仍参照旧规范、旧指南

D.预防接种人员仅提供免疫规划疫苗科普信息，未提供非免疫规划疫苗科普信息

E.预防接种区域内摆放的科普材料与预防接种无关

18.以下哪些内容是预防接种单位在宣传时应该避免的（　　）

A.引用未经科学验证的信息

B.片面强调疫苗绝对保护效果

C.明确告知疫苗常见不良反应

D.提供规范接种流程说明

E.采用带有明显主观性的疫苗对比宣传

19.以下哪些措施可以提高妈妈课堂参与率（　　）

A.聚焦家长关心的核心问题

B.采用通俗语言解读专业内容，避免术语堆砌

C.通过扣留接种证等手段强制家长参加

D.提供线上线下多渠道参与方式

E.设计互动问答环节，增强家长参与感

20.哪些单位应当通过全国儿童预防接种日等活动定期开展疫苗安全法律、法规以及预防接种知识的宣传教育、普及工作（　　）

A.各级人民政府及其有关部门

B.疾病预防控制机构

C.接种单位

D.疫苗上市许可持有人

E.疫苗行业协会

21.预防接种单位除了应当公示接种单位及人员资质，预防接种工作流程外，还应该重点公示（　　）

A.疫苗品种、预防疾病种类

B.疫苗免疫程序、接种方法

C.预防接种服务时间、咨询电话和监督电话

D.非免疫规划疫苗价格、接种服务价格

E.生产企业名称

22.下列有关免疫规划疫苗与非免疫规划疫苗的宣传正确的是（　　）

A.非免疫规划疫苗效果好，一分钱一分货

B.免疫规划疫苗效果好，国家要求的质量有

保障

C.针对同一种疾病的不同技术路线疫苗，建议根据个体情况科学选择

D.非免疫规划疫苗作为国家免疫规划的补充，鼓励在知情自愿前提下结合经济条件自主选择

E.两类疫苗均为疫苗可预防疾病体系的重要组成，共同构建人群免疫屏障

23.下列关于卫生宣传、健康教育和健康促进的概念描述正确的是（　　）

A.卫生宣传是指通过各种传播媒介向公众传播健康信息，以提高他们对健康问题的认识

B.健康教育是有计划的教育干预，提高个体或群体对健康问题的知识、态度和行为

C.健康促进是一种以个体为中心的方法，目标在于改变个人的健康行为

D.健康促进包括健康教育，但更侧重于创造支持性环境和政策，以促进整体健康

E.卫生宣传、健康教育和健康促进是不同的概念，互相之间没有联系

（三）判断

1.健康促进是通过信息传播和行为干预，帮助个人和群体掌握卫生保健知识，树立健康观念，自愿采纳有利于健康行为、生活方式的教育活动与过程。（　　）

2.健康促进与健康教育的区别在于：健康教育是健康促进的一部分，健康教育是健康促进的重要策略和方法之一，健康促进侧重于政策和环境因素。（　　）

3.问卷调查法是健康传播研究中采用最为广泛的研究方法。（　　）

4."知信行"模式中，"知-信-行"三者之间是逐个递进的，在实践过程中这种递进关系是必然存在的。（　　）

5.健康教育的实质是一种干预，其核心是教育人们树立健康意识、促使人们改变不健康的行为生活方式，养成良好的行为生活方式，以降低或消除影响健康的危险因素。（　　）

6.健康教育评价中，简单时间系列设计需要设计对照组，在对目标人群进行多次观察后，实施

干预，干预过程结束后再进行观察。（ ）

7.社会诊断的目的和任务不包括动员社区或对象人群参与健康教育项目。（ ）

8.人际传播是信息在个体与个体之间的传播，其主要形式是面对面的传播。（ ）

9.影响健康教育工作成败和可持续性的首要因素是社区组织和社区建设。（ ）

10.行为的变化是一个瞬间的事件。（ ）

11.认知的提高是健康教育对象自愿采纳有益健康行为的前提。（ ）

12.健康教育市场中，营销产品具有存储性。（ ）

13.A型行为模式是一种促进健康的行为。（ ）

14.预警行为是一种促进健康的行为。（ ）

15.习得性是促进健康行为的主要特点之一。（ ）

16.直接提供大量信息是大众传媒对行为影响的表现。（ ）

17.社会动员以人民群众的需求为基础，以社区参与为原则，以自我完善为手段。（ ）

18.健康传播的要素包括传播者、信息、传播途径、受传者、效果和反馈。（ ）

19.预防接种单位在宣传预防接种时，必须按照《预防接种工作规范（2023年版）》的要求，及时为辖区内0～6岁儿童建立预防接种证和预防接种卡（簿），并在儿童居住满3个月后进行。（ ）

20.健康教育不仅包括学校健康教育，也包括医院、社区、家庭和媒体等多种渠道的健康教育。（ ）

21.预防接种单位在宣传疫苗时，为提高疫苗接种率，可以适当夸大疫苗的效果，以增强居民接种的积极性。（ ）

22.为掌握辖区群众流感疫苗接种情况，接种单位可以向社区（村社）提供居民疫苗接种信息。（ ）

23.因接种单位已经公示了疫苗品种、预防疾病种类、免疫程序、接种方法，因此接种前无须面对面告知受种者或其监护人。（ ）

24.为消除公众疫苗犹豫，在接种告知时可以不

告知接种后可能出现的不良反应。（ ）

25.宣传免疫规划疫苗时可以向家长宣教：免疫规划疫苗是政府规定应当接种的免费疫苗，监护人应当依法保证适龄儿童按时接种。（ ）

（四）填空题

1. _____是健康传播研究中采用最为广泛的研究方法。

2.根据拉斯韦尔五因素传播模式，一个基本的传播过程构成要素包括：_____、_____、_____、_____和_____。

3.知信行理论认为：_____是基础，_____是动力，_____是目标。

4.每年的4月25日是_____。

5.2025年全国儿童预防接种日宣传主题是____，_____，_____。

6."知信行"模式这一范式由_____、_____、_____三要素构成，用以说明知识、信念、行为在促进健康改变过程中的关键步骤。

7.健康素养的两大视角包括：_____和_____。

8.健康促进的组成部分包括：_____、_____和_____。

9.健康促进的三项基本策略：_____、_____和_____。

10.2025年7月28日是第_____个世界肝炎日。

11.健康教育中常用的人际传播形式包括：____、_____、_____。

12.当目标人群失访比例超过_____，会影响健康教育评价结果。

13.按事件发展过程，可将应对突发公共卫生事件健康教育分为：_____的健康教育、_____的健康教育和_____的健康教育。

14.健康教育评价时，影响评价结果的因素包括：_____、_____、_____、_____和_____。

15.健康教育评价的核心是_____，评价的基本工具是_____。

16.健康教育干预工作必须建立在认真的____基础之上。

17.健康促进的核心策略是_____。

二、风险沟通与舆情处置

（一）单选

1. 以下情况不需要开展专题风险评估的是（　　）

A.国外新发传染病输入我国并出现本土传播

B.某地报告1例鼠疫病例

C.某传染病发病率、死亡率明显上升

D.发生病原体菌毒种丢失事件

2. 在处理舆情时，哪个环节是最重要的第一步（　　）

A.制定详细的舆情处置预案

B.撰写声明稿

C.监测和收集舆情信息

D.向公众发布权威信息

3. 以下哪项最准确地描述了风险沟通与舆情处置流程的概念（　　）

A.风险沟通是组织单向发布风险信息的过程，舆情处置是针对负面新闻的应急公关

B.风险沟通仅涉及专家与公众的信息传递，舆情处置流程需依赖外部公关公司

C.风险沟通与舆情处置流程均以控制舆论为核心目标

D.风险沟通是个体、群体以及机构之间交换信息和看法的相互作用过程，舆情处置是指针对突发的舆情事件，通过采取一系列的措施和手段，及时、有效地做出应对和处理

4. 风险沟通与舆情处置流程的主要作用不包括（　　）

A.维护组织声誉和形象

B.提高组织公信力

C.预测未来风险事件的发生概率

D.有序、科学、迅速地处理舆情事件，减少负面影响

5. 以下哪项不是风险沟通与舆情处置的基本原则（　　）

A.准确性原则　　　　B.隐瞒性原则

C.及时性原则　　　　D.有效性原则

6. 以下哪项不属于风险沟通与舆情处置的方法（　　）

A.监测、收集、分析舆情动态

B.制定应对策略和沟通原则

C.对负面信息采取冷处理

D.与媒体和公众保持双向沟通

7. 不属于风险沟通与舆情处置评估的主要内容的是（　　）

A.评估舆情事件造成的负面影响程度

B.评估风险沟通的成本效益比

C.评估公众对风险沟通和舆情处置的满意度

D.评估风险事件的预测准确性

8. 风险沟通与舆情处置流程评估通常涵盖（　　）

A.确定舆情监测的范围与频率，以及监测的时间跨度

B.采集舆情相关数据，并对采集到的数据进行初步整理和筛选

C.运用专业方法对数据进行情感分析，依据整理后的数据开展风险状况评估

D.以上所有选项

9. 预防接种风险沟通包括（　　）

A.发生突发病例的风险沟通

B.发生AEFI的风险沟通

C.疫苗供应短缺的风险沟通

D.以上都是

10. 下列有关舆情处置概念表述最完整、正确的是（　　）

A.舆情处置是指对于网络事件引发的舆论危机，通过对海量网络舆论信息进行实时的自动采集、分析、汇总和监测，识别其中的关键信息，及时通知到相关人员，从而第一时间应急响应，变被动为主动，为正确舆论导向及收集网友意见提供更准、更快、更好直接支持的一种危机处理方法

B.舆情处置是指面对网络事件引发的舆论危机，采用与媒体和公众直接沟通的方式，运用恰当的语言风格和沟通技巧，先于负面信息传播，快速引导舆情走向，从而有效控制舆论局面的一种危机处理方法

C.舆情处置是指在应对网络事件引发的舆论危机时，运用多样化的舆情监测工具和方法，深入分析舆情的发展趋势和潜在影响，积极加强与各类媒体及公众的互动沟通，及时回应关切，以缓解舆论压力的一

种危机处理方法

D.舆情处置是指针对网络事件引发的舆论危机，通过采取一系列措施，如信息筛选、真伪辨别等，最大程度地减少不实信息、谣言的传播扩散，维护信息传播秩序，从而稳定舆论环境的一种危机处理方法

11.在风险沟通中，下列哪种行为最可能导致公众对政府机构的不信任（　　）

A.及时发布权威信息

B.频繁更改已经发布的声明

C.主动回应公众关切

D.由专业人员提供科学、专业的解释和说明

12.在舆情处置过程中，最有助于缓解公众紧张情绪的措施是（　　）

A.选择性披露信息以免引起公众恐慌

B.及时、准确发布权威声明澄清误解

C.限制网络评论区的互动功能

D.仅通过新媒体发布声明

13.在风险沟通过程中，下列哪种方式能有效传递信息（　　）

A.使用复杂专业术语进行详细解释

B.通过短视频等多种媒介进行传播

C.仅在官方平台发布正式公告

D.向特定利益相关方进行口头传达

14.评估风险沟通的效果时，最核心的指标是（　　）

A.媒体覆盖率与报道频次

B.目标受众认知水平和信任度提升

C.社交媒体互动量

D.主管部门的认可和表彰

15.当接种单位被受种者投诉时，以下操作不正确的是（　　）

A.经初步核实接种单位无过错后无须回应

B.经核实接种单位存在过错时对受种者诚恳道歉

C.及时调查并核实情况，并及时回复调查结果和处置意见

D.针对问题进行整改，同时建章立制杜绝类似事件再次发生

16.某地计划开展重点人群流感疫苗接种工作前，疾控机构、预防接种单位未提前制定异常反应应急预案，也未进行风险沟通培训。接种首日出现多例急性过敏反应后，接种单位因缺乏统一应对流程，无法快速安抚公众情绪，导致现场秩序混乱，媒体质疑声不断。这种情况违反了风险沟通中的哪项原则（　　）

A.信息真实　　　　B.及时主动

C.提早准备　　　　D.口径一致

17.某地一名孕妇在接种流感疫苗后出现流产，尽管接种单位严格遵循操作规范，但事件仍引发公众对疫苗安全性的质疑。预防接种单位在进行类似事件风险沟通中，下列哪种方式是错误的（　　）

A.仅由接种单位进行风险沟通

B.争取行政部门的支持

C.发挥医学会等社会团体的作用

D.建立多部门合作机制

18.某婴儿在接种百白破疫苗与脊髓灰质炎灭活疫苗后24小时出现发热（38.5℃）。家长在某短视频平台看到"疫苗混打会引发白血病"的不实言论后，要求接种单位赔偿并书面承诺孩子未来10年健康。接种单位在沟通中错误的做法是（　　）

A.采用共情沟通方式，理解家长焦虑情绪

B.提供疫苗说明书和权威研究数据佐证安全性

C.联合疾控中心专家进行专业解释

D.为避免冲突，签署"终身健康保障"协议

19.在舆情处置过程中，最能体现对舆情的敏感性和响应能力的是（　　）

A.联合权威机构共同发布事件调查报告，提升公信力

B.在舆情发生后立即启动舆情处置应急预案

C.在重大政策出台前启动舆情风险评估，建立跨部门联动机制

D.通过新媒体平台进行24小时不间断的舆情动态播报

20.在有关预防接种的舆情处置过程中，下列最能体现透明性原则的措施是（　　）

A.仅在必要情况下进行信息通报

B.所有问题均内部处理，避免外部介入

C.定期公开工作进展及处置结果

D.仅在问题解决后公布最终结果

21. 在应对重大疫苗安全事件时，下列哪项不是风险沟通与舆情处置流程中推荐的方法（　）

　　A.组建多部门联合的危机处置团队

　　B.在完成调查处理形成调查报告后再向公众通报结果

　　C.利用社交媒体实时通报调查进度及最新结果

　　D.预先制定包含信息要点和目标受众的沟通方案

（二）多选

1. 在评估舆情处置效果时，下列哪些是关键要素（　）

　　A.舆情信息扩散的广度和速度

　　B.公众情绪演变与舆论态度转向

　　C.政府部门响应速度

　　D.社交媒体传播热度的波动趋势

　　E.各大新闻媒体的关注度

2. 某家长选择自费为孩子接种乙脑灭活疫苗替代免费的乙脑减毒活疫苗，接种单位收取28元接种服务费。事后家长认为收费不合理，向县级卫生健康行政部门投诉，县级卫生健康行政部门应做出何种处理（　）

　　A.向家长说明收费依据及政策合规性

　　B.责令接种单位退还已收取的服务费

　　C.将案件移送市场监管部门调查处理

　　D.要求接种单位就收费问题与家长进行详细沟通

　　E.对涉事接种单位启动行政处罚程序

3. 家长问接种了水痘疫苗后是否就不会得水痘了，以下哪些回答比较恰当（　）

　　A.预防接种是预防和控制传染病最经济有效的手段，但所有疫苗的保护率达不到100%

　　B.个体免疫应答差异或健康状况等因素可能导致接种后无免疫力

　　C.即使接种后仍然感染发病，症状通常较未接种者明显减轻

　　D.免疫应答过强会引起无效接种

　　E.疫苗诱导的抗体水平可能随时间逐渐降低，导致保护效果减弱

4. 下列关于预防接种风险沟通说法正确的是（　）

　　A.接种单位应基于舆情监测结果，主动与利益相关方（公众、媒体、社区等）开展风险沟通，以降低负面舆情对预防接种服务的信任冲击

　　B.当无法提供非免疫规划疫苗接种时，接种单位无须向受种者说明原因及预期恢复服务时间

　　C.因服务流程不规范引发投诉时，接种单位需在初步核查后及时给予回应

　　D.接种单位需建立常态化舆情监测机制，通过多渠道（社交媒体、投诉平台等）收集分析预防接种相关话题动态，加以分析与评价

　　E.发生群体性疑似预防接种异常反应时，接种单位应立即启动应急预案，配合疾控机构、卫生行政部门和药监部门开展调查

5. 风险沟通的原则有（　）

　　A.及时性　　　　　　B.公开性

　　C.准确性　　　　　　D.有效性

　　E.互动性

6. 在有关预防接种的风险沟通中，需要采取哪些有效的方式和策略（　）

　　A.信息公开：向公众提供真实、准确、全面的疫苗信息，包括疫苗的安全性、有效性以及不良反应等

　　B.告知风险：针对不同人群采用通俗易懂的语言，告知疫苗接种可能出现的不良反应以及接种疫苗的价值

　　C.统一口径：建立多部门联合审核制度，确保在突发舆情中发布的风险提示、科普内容等信息口径一致，避免引发公众误解

　　D.强调收益：通过流行病学数据和典型案例，直观展示疫苗接种对个人健康和社会公共卫生的长期效益

　　E.快速响应：对于公众提出的疑问和关注的预防接种问题，及时回应和处理，消除疑虑和误解

7. 风险沟通的主要目的是（　）

　　A.传递真实、准确的信息

　　B.促进公众对风险的理解

　　C.建立公信力与接受度

　　D.缓解恐惧与不确定性

E.推动公开、透明的对话

8.在风险沟通中，下列哪些方法可以提高公众的理解和接受度（　　）

A.运用可视化工具

B.建立常态化信息发布机制

C.权威专家解读信息

D.仅在危机爆发时被动回应

E.提供具体的行动指南

9.下列哪些措施是进行有效的风险沟通与舆情处置的关键组成部分（　　）

A.组建多部门联动的信息发布机制

B.在未经核实的情况下仓促发布信息以争夺舆论主导权

C.构建分阶段信息发布框架

D.实施动态舆情响应机制，灵活调整沟通策略和信息内容

E.仅提供事实陈述而忽略公众情感诉求

10.在风险沟通和舆情处置中，维护组织形象和公共利益的关键沟通措施包括（　　）

A.发布未经核实的初步声明以快速响应

B.构建全媒体传播矩阵确保信息覆盖

C.建立利益相关者对话机制收集反馈

D.建立标准化危机响应流程减少主观性

E.采用情感化沟通策略获得公众支持

11.以下哪些措施是预防接种风险沟通与舆情处置流程中推荐的做法（　　）

A.在预防接种实施前，对预防接种全流程存在的风险进行评估并公开评估报告

B.仅在咨询量激增时，被动响应式进行信息供给

C.构建覆盖全人群的全媒体传播网络

D.组建跨学科专家团队形成预防接种风险沟通专家共识

E.因个别不良反应全面暂停接种

12.在开展风险沟通与舆情处置流程有效性评估时，以下哪些是必须考虑的关键评估指标（　　）

A.信息响应时效性：是否及时回应了事件的发展动态

B.内容深度适配性：是否提供了足够的背景

信息和细节支撑

C.渠道选择精准性：是否选择了目标受众最常使用的传播渠道

D.信息发布频率：是否与受众的信息需求和期望相匹配

E.反馈监测机制：是否有效收集并分析了受众的反馈信息

（三）判断

1.公民、法人或者其他组织均有权向所在地人民政府、有关主管部门或者指定的专业机构报告突发事件及其隐患。（　　）

2.风险沟通与舆情处置作为预防接种工作的重要组成部分，直接关系到公共卫生服务的成效。（　　）

3.预防接种风险沟通与舆情处置流程的作用不仅在于提高公众信任度，更在于通过科学信息传递、及时回应质疑等方式，提升公众对疫苗的认知水平，保障接种工作的顺利推进，维护公共卫生安全。（　　）

4.预防接种风险沟通与舆情处置流程的基本原则包括科学性、准确性、及时性、公开性、有效性和互动性等。（　　）

5.开展公众预防接种知识宣传教育是预防接种风险沟通与舆情处置流程的策略之一。（　　）

6.预防接种风险沟通与舆情处置过程中仅对处置效果开展评估。（　　）

7.风险沟通是个体、群体以及机构之间交换信息和看法的相互作用过程；舆情处置是指针对突发的舆情事件，通过采取一系列措施和手段，及时、有效地做出应对和处理。（　　）

8.保持信息透明和公开是风险沟通中取得公众信任的关键因素之一。（　　）

9.在舆情处置过程中，迅速回应与及时、公开、透明的信息发布是遏制负面舆情扩散、阻断虚假信息传播的关键举措。（　　）

10.仅依赖社交媒体的数据就能评估舆情处置的效果。（　　）

11.在突发事件处置的全流程中，需实施风险沟通效果的动态评估机制，并基于多维度数据

反馈持续优化沟通策略，形成"评估-改进-再评估"的闭环管理体系。（　）

12. 预防接种单位收集、整理本单位预防接种相关健康教育年度计划、总结等的行为属于风险沟通。（　）

13. 复杂突发事件发生后，在确保信息准确性的前提下，应尽快发布简明核心信息，后续补充详细报道。（　）

14. 在风险沟通和舆情处置中，相关组织机构应优先迅速响应而非等到准确的信息，即使信息不充分也要立即发布初步声明。（　）

15. 在风险沟通与舆情处置中，为避免引发公众恐慌，即使面对潜在严重风险，也应通过淡化问题、选择性回避核心问题的方式进行沟通。（　）

16. 在进行风险沟通与舆情处置流程评估时，评估工作仅在所有风险沟通与舆情处置结束后进行，据此来优化未来的沟通策略与处置流程。（　）

（四）填空

突发公共卫生事件应急风险沟通按方式可以分为：政府及部门沟通、部门内部沟通、＿＿＿＿和＿＿＿＿。

答案及解析

、健康教育与健康促进

（一）单选

1. 答案：D

解析：健康促进是指通过有计划、有组织的活动，创造有利于健康的社会、经济、文化、自然环境，提高人们维护和促进自身健康的能力。其核心策略是社会动员，即通过广泛的社会参与和多部门合作，调动全社会的力量来促进健康。社会动员强调政府、社区、企业、社会组织和公众等各方的协同作用，共同推动健康目标的实现。组织领导（A）和监督评估（C）是健康促进过程中的重要环节，但不是核心策略。群众参与（B）是健康促进的重要组成部分，但更侧重于公众的个体参与，而社会动员则涵盖了更广泛的层面，包括政策制定、资源调配、社会支持等。故选D。

2. 答案：C

解析：A不正确。健康教育是健康促进的基础和核心，通过传播健康知识和技能，帮助人们形成健康的行为和生活方式。B不正确。健康促进是健康教育发展的结果，又对健康教育起着维护和推动作用。健康教育是健康促进的组成部分，二者是包含关系，而不是单向的推动关系。C正确。健康促进不仅包括健康教育，还包括创造有利于健康的环境（如政策支持、社会环境、

物理环境等）。D不正确。健康促进以健康教育为先导，健康教育是健康促进的起点，通过教育让人们了解健康的重要性，从而推动健康促进的实施。故选C

3. 答案：D

解析：A.接种疫苗、B.健康促进均属于第一级预防措施，C.康复训练属于第三级预防措施。第二级预防的核心是"三早"原则，即早发现、早诊断、早治疗，故选D。

4. 答案：D

解析：根据《预防接种工作规范（2023年版）》第二章第五节第六条："在预防接种场所显著位置公示相关资料，包括接种单位及人员资质，预防接种工作流程、免疫规划疫苗品种、预防疾病种类、免疫程序、接种方法等，非免疫规划疫苗还应公示疫苗上市许可持有人、价格、预防接种服务价格等。此外，还需公示预防接种服务时间、咨询电话和监督电话。"因此ABC选项均正确。资质证明属备查资料，非必须公示内容，故选D。

5. 答案：B

解析：实验法是一种经过精心设计，并在高度控制的条件下，通过操纵某些因素，来研究变量之间因果关系的方法。问卷调查法：是一种通过向被调查者发放问卷，收集数据的方法。它适用于收集大量数据，但无法确定变量之间的因

果关系。文献研究法：是通过分析和研究已有的文献资料来获取信息的方法。它适用于理论研究和历史研究，但无法直接确定变量之间的因果关系。个案研究法：是通过深入研究个别案例来获取信息的方法。它适用于探索性研究和描述性研究，但无法确定变量之间的因果关系。因此选B。

6.答案：B

解析：健康信念模式中与行为转变紧密相关的信念包括感知到易感性、感知到疾病严重性、感知到益处、感知到障碍等。A项属于感知到易感性，B项属于感知到疾病严重性，C项属于感知到益处，D项属于感知到障碍。因此选B。

7.答案：D

解析：提高健康素养的具体方法主要是通过各种方式来传播健康知识、影响行为等，因此ABC均正确。个案研究通常指对个别案例进行深入分析，用于研究特定情况下的问题或现象。在健康领域，个案研究可能用于学术研究或特定干预措施的效果评估，但它本身并不是一种直接提高大众健康素养的方法，而是更多用于研究或教学。故选D。

8.答案：C

解析：A.传播者属性：包括传播者的信誉、专业性、形象等，这些因素直接影响信息的可信度和接受度。B.内容属性：涉及健康信息的科学性、针对性、易懂性、实用性等，信息内容的质量直接影响传播效果。D.传播对象属性：包括受众的年龄、性别、文化水平、健康需求、心理特征等，这些因素决定了信息的接受和反馈。C.效果属性：是健康传播活动效果的评估指标，用于衡量传播活动是否达到了预期目标，并不是影响因素，故选C。

9.答案：B

解析：健康素养是指个人获取和理解基本健康信息和服务，并运用这些信息和服务做出正确决策，以维护和促进自身健康的能力。故选B。

10.答案：A

解析：2008年1月，中华人民共和国卫生部发布了《中国公民健康素养——基本知识和技能（试行）》。这是我国健康教育领域发布的第一个

政府公告，也是世界上第一份界定公民健康素养的政府文件。故选A。

11.答案：C

解析：A错误。健康促进不仅针对某些疾病或危险因素，还涉及人群的整体健康以及生活的各个方面。B错误。健康促进不仅仅是间接作用于影响健康的病因或危险因素，还包括直接改善健康环境和促进健康行为的形成。D错误。健康促进强调个体与组织的有效和积极的参与，这是健康促进的重要组成部分。健康促进不仅局限于卫生领域，还涉及社会、经济、环境、教育等多个领域。它强调通过跨部门合作来改善健康状况。故选C。

12.答案：B

解析：疾病预防通常分为三级预防，即一级预防（病因预防）、二级预防（三早预防）、三级预防（临床预防）。故选B。

13.答案：D

解析：传统媒体在报道公共卫生事件时具有导向性、服务性、人性化特点。新媒体（如社交媒体、即时通讯工具等）在报道公共卫生事件时，通常具有更高的灵活性，能够快速发布和更新信息。故选D。

14.答案：A

解析：健康传播的效果可以按照达到传播目的的难度层次，由低到高分为以下四个层次：知晓健康信息、健康信念认同、形成健康态度、采纳健康行为。故选A。

15.答案：C

解析：大众传播媒介的选择原则主要包括以下几个方面：①针对性原则：选择的媒介应能够精准地覆盖目标受众，确保信息能够到达需要的人群。②速度快原则：选择传播速度快的媒介，以确保信息能够及时传递，尤其是对于时效性强的健康信息。③可及性原则：选择受众能够方便获取的媒介，确保信息传播的渠道畅通，受众能够方便地接触到信息。美观性原则虽然在某些情况下可能会影响媒介的吸引力，但它并不是大众传播媒介选择的核心原则。故选C。

16.答案：D

解析：健康教育干预的一级目标人群是指计

划中被期望采纳健康行为的人群。这些人群是健康教育计划的直接干预对象，通常是健康问题直接影响的人群或需要改变行为的个体。故选D。

17. 答案：B

解析：过程评价：主要目的是监测和评估健康教育计划在实施过程中的各项活动是否按计划进行，包括活动的执行情况、资源的使用情况、目标人群的参与情况等。它从计划开始实施时启动，并持续到计划结束。形成评价：主要在计划设计阶段进行，目的是完善计划，确保计划的科学性和可行性。效应评价：主要评估健康教育活动对目标人群健康相关行为及其影响因素的变化，通常在计划实施后进行。结局评价：主要评估健康教育项目实施后对目标人群健康状况和生活质量的长期影响。故选B。

18. 答案：C

解析：文献研究法是一种通过收集和分析现存的以文字、数字、符号、画面等信息形式出现的文献资料，来探讨和分析各种社会行为、社会关系及其他社会现象的研究方式。故选C。

19. 答案：C

解析：健康教育的定义强调了其计划性、组织性和系统性，并且明确指出是一种社会和教育活动，核心是促使人们自愿改变不良健康行为及相关因素，以消除或减轻健康危险因素，最终达到促进健康和提高生活质量的目的。故选C。

20. 答案：C

解析：健康促进的基本策略包括倡导、赋权、协调，不包括监测，故选C。

21. 答案：C

解析：健康传播的5W模式是指传播过程中包含的五个基本要素，其顺序为：传播者（Who）—讯息（Says What）—媒介（In Which Channel）—受众（To Whom）—效果（With What Effect）。故选C。

22. 答案：B

解析：在健康传播中，自媒体和新媒体用户（包括专业团队和个人）都可以作为传播者。自媒体和新媒体用户通过社交媒体平台、博客、视频号等渠道传播健康信息，是重要的传播力量。故选B。

23. 答案：D

解析：根据《中华人民共和国疫苗管理法（2019年版）》第十二条的规定：各级人民政府及其有关部门、疾病预防控制机构、接种单位、疫苗上市许可持有人和疫苗行业协会等应当通过全国儿童预防接种日等活动定期开展疫苗安全法律、法规以及预防接种知识等的宣传教育、普及工作。故选D。

24. 答案：B

解析：党的十八大以来，以习近平同志为核心的党中央坚持以人民为中心的发展思想，把人民健康放在优先发展的战略位置，确立了新时代卫生与健康工作方针，即：以基层为重点，以改革创新为动力，预防为主，中西医并重，把健康融入所有政策，人民共建共享。故选B。

25. 答案：C

解析：A项属一般反应，B、D项属预防接种事故，C项属疫苗质量事故。故选C。

26. 答案：C

解析：健康教育的特定目标是通过传播健康信息、推广健康技能、改变健康信念等手段，最终达到改善对象的健康相关行为。行为的改变是健康教育的核心目标，因为只有当个体或群体真正采取健康行为时，健康教育的效果才能体现出来。故选C。

27. 答案：B

解析：A项健康教育和卫生宣传是两个不同的概念。卫生宣传主要是通过各种媒体和渠道向公众传播健康信息，而健康教育则更注重通过教育活动促使个体或群体改变健康相关行为。B项卫生宣传是健康教育的一种手段，通过宣传可以传播健康信息，但健康教育还包括教育活动、行为干预等，目的是促使行为改变。C项健康教育是一个更广泛的概念，卫生宣传只是健康教育的一部分。D项健康教育的内涵更为广泛，它不仅包括信息传播，还包括行为改变等多方面的内容。故选B。

28. 答案：A

解析：《渥太华宣言》将健康促进的五个方面活动列为优先领域，分别是制定促进健康的公共政策、营造支持性环境、加强社区的行动、发展个人技能、调整卫生服务方向。故选A。

29.答案：B

解析：拉斯韦尔提出了传播学研究中最有名的"一个描述传播行为的简便方法"，即"5W"模式。故选B。

30.答案：C

解析：根据《中华人民共和国疫苗管理法（2019年版）》及相关规定，预防接种单位在宣传疫苗时，必须遵循全面、科学、客观、公正的原则，不得进行虚假宣传或误导公众，故选C。

31.答案：C

解析：C项断章取义是指只引用研究的一部分内容，而忽略其他重要信息，从而导致误解或误导读者。这种做法可能会歪曲研究的真实意图和结论。故选C。

32.答案：C

解析：科普材料应基于科学事实和经过验证的理论，以确保信息的准确性和可靠性。使用未经验证的理论可能会误导读者，损害科普材料的可信度。故选C项。

33.答案：C

解析：健康教育的核心目标是通过传播健康知识、树立科学的健康观念，最终促使个体或群体改变不健康的行为和生活方式，从而提高健康水平和生活质量。故选C。

34.答案：B

解析：健康教育的两大工作手段是健康传播和行为干预，故选B。

35.答案：A

解析：在疾病的三级预防中，健康促进强调的是一级预防甚至更早阶段。一级预防是指在疾病尚未发生时，针对病因或危险因素采取措施，以降低有害暴露的水平，增强个体对抗有害暴露的能力，从而预防疾病的发生或至少推迟疾病的发生。健康促进通过宣传和教育，提高人们对疾病危险因素的认识，培养健康的生活方式和行为习惯，属于一级预防的重要组成部分。故选A。

36.答案：C

解析：A项正确，格林模式被广泛应用于健康教育和健康促进领域，是权威的设计模式之一。B项正确，格林模式强调从最终目标出发，

通过逻辑推理确定影响因素，然后制定相应的干预措施。C项错误，格林模式不仅关注个体行为的改变，还强调群体和环境的综合影响。它包括多个阶段，如社会诊断、流行病学诊断、行为与环境诊断等，全面考虑了影响健康的多种因素。D项正确，格林模式通过多阶段的诊断和评估，全面考虑了影响健康的多重因素，包括个体、群体和环境因素。故选C。

37.答案：B

解析：过程评价指标：是指在健康教育或传播活动实施过程中，用于监测活动执行情况的指标。文章点击量是衡量公众号文章传播效果的重要指标之一，反映了文章在传播过程中的关注度和影响力。故选B。

38.答案：A

解析：拉斯韦尔"五W"传播模式，即"5因素"模式，该模式的特点是信息单向传播无反馈。单向传播："5W"模式将传播过程分为传播者（Who）、传播内容（Says What）、传播渠道（In Which Channel）、受传者（To Whom）、传播效果（With What Effect）这五个部分，信息是从传播者单向地流向受传者，没有考虑到受传者对信息的反馈以及传播者根据反馈进行的调整等互动环节，是一种线性传播模式，缺乏反馈机制。故选A。

39.答案：A

解析：A.求新心理：人们总是对新鲜、有趣的事物更感兴趣，这种心理可以提高信息的吸引力和传播效果。B.求真心理：指人们对真实、可靠信息的需求，与新鲜、有趣的内容无关。C.求近心理：指人们对与自己生活密切相关的内容更感兴趣，与新鲜、有趣的内容无关。D.求快心理：指人们对快速获取信息的需求，与新鲜、有趣的内容无关。在预防接种知识传播中，加入新鲜、有趣的游戏、有奖问答等娱乐因素，能够吸引受传者的注意力，激发他们的兴趣。这种做法体现了受传者的求新心理，即人们对于新鲜、有趣的内容更容易产生兴趣和关注。故选A。

40.答案：D

解析：《预防接种工作规范（2023年版）》第五章6.2.1询问健康状况：受种者健康状况询

问内容包括是否有发热、咳嗽、腹泻等患病情况及过敏史、用药史等。6.3.2在正式实施接种前，接种人员应采取面对面的方式进行告知，并做到知情同意。6.3.3应告知受种者或其监护人所接种疫苗的品种、作用、禁忌证、注意事项、可能出现的不良反应和预防接种异常反应补偿方式等信息。受种者或其监护人选择非免疫规划疫苗，接种单位还应告知疫苗的价格和接种费用等信息。综上ABC均正确，D错误，故选D。

41.答案：C

解析：《预防接种工作规范（2023年版）》第二章5.6.2在预防接种场所显著位置公示相关资料，包括接种单位及人员资质，预防接种工作流程，免疫规划疫苗品种、预防疾病种类、免疫程序、接种方法等，非免疫规划疫苗还应公示疫苗上市许可持有人、价格、预防接种服务价格等。此外，还需公示预防接种服务时间、咨询电话和监督电话。5.6.3公示内容不得涉及商品宣传和商业推广行为。综上ABD正确，C错误，故选C。

42.答案：D

解析：《中华人民共和国疫苗管理法（2019年版）》第十二条规定，各级人民政府及其有关部门、疾病预防控制机构、接种单位、疫苗上市许可持有人和疫苗行业协会等应当通过全国儿童预防接种日等活动定期开展疫苗安全法律、法规以及预防接种知识等的宣传教育、普及工作。故选D。

43.答案：A

解析：《中华人民共和国疫苗管理法（2019年版）》第八十八条的规定，接收或者购进疫苗时未按照规定索取并保存相关证明文件、温度监测记录的法律责任包括：由县级以上人民政府卫生健康主管部门责令改正，给予警告；情节严重的，对主要负责人、直接负责的主管人员和其他直接责任人员依法给予警告直至撤职处分，责令负有责任的医疗卫生人员暂停六个月以上一年以下执业活动；造成严重后果的，对主要负责人、直接负责的主管人员和其他直接责任人员依法给予开除处分，由原发证部门吊销负有责任的医疗卫生人员的执业证书。根据上述规定，未按规

定告知、询问受种者或其监护人有关情况的处罚中，并未提及没收违法所得这一措施。故选A。

44.答案：B

解析：A项错误，卡介苗主要用于预防儿童重症结核病（如结核性脑膜炎、粟粒性结核），对原发性结核感染有一定保护作用，但对继发性肺结核（如成人肺结核）的预防效果有限；B项正确，乙型肝炎疫苗是预防乙型肝炎的有效手段，能有效降低感染风险。C项错误，肠道病毒71型（EV71）灭活疫苗仅针对EV71病毒感染引发的手足口病，对柯萨奇病毒A16型无交叉保护作用。D项错误，麻腮风减毒活疫苗可有效预防麻疹、风疹、流行性腮腺炎，不能预防急性腮腺炎。故选B。

45.答案：B

解析：根据《中华人民共和国疫苗管理法（2019年版）》第五十六条规定：接种免疫规划疫苗所需的补偿费用，由省、自治区、直辖市人民政府财政部门在预防接种经费中安排；接种非免疫规划疫苗所需的补偿费用，由相关疫苗上市许可持有人承担。国家鼓励通过商业保险等多种形式对预防接种异常反应受种者予以补偿。故选B。

46.答案：D

解释：A正确，根据《中华人民共和国疫苗管理法（2019年版）》，疫苗上市许可持有人必须投保疫苗责任强制保险。B正确，保险公司会在责任限额内对因疫苗质量问题导致的受种者损害进行赔付。C正确。国家鼓励通过多种方式对预防接种异常反应的受种者进行补偿。D错误。接种免疫规划疫苗所需的补偿费用，由省、自治区、直辖市人民政府财政部门在预防接种经费中安排；接种非免疫规划疫苗所需的补偿费用，由相关疫苗上市许可持有人承担。故选D

47.答案：C

解析：A正确，接种疫苗后应在接种点留观30分钟，以便及时处理可能出现的不良反应。B正确，接种卡介苗后，局部出现红肿、化脓和小溃疡是正常的免疫反应过程，通常不需要特别处理。C错误，口服减毒活疫苗后不能使用热水送服，以免影响疫苗效果。D正确，轻微的局部或

全身反应（如红肿、低热等）通常不需要特殊治疗，可自行缓解。故选B。

48. 答案：A

解析：A.提高公众对特定健康问题的认识和理解：这是卫生宣传的核心目标。通过传播健康信息，提高公众对健康问题的了解，增强健康意识，为健康行为的改变奠定基础。B.改变个体或群体的健康行为：这是健康教育的主要目标，虽然卫生宣传也有一定的行为改变作用，但其核心目标是提高公众的认识和理解。C.调整卫生服务方向、D.营造支持性社会环境：这两项均属于健康促进的五大行动领域，不是卫生宣传的主要目标。故选A。

49. 答案：B

解析：健康促进包括健康教育，且涵盖的范围更广，更侧重于政策和环境因素等对健康的影响和推动作用，健康促进是健康教育的发展和延伸。健康教育是健康促进的基础和先导，侧重于个人和群体的知识、态度和行为的改变。故选B。

50. 答案：C

解析：健康传播5W模式：Who（谁）——传播者；Says What（说了什么）——信息的内容和形式；In Which Channel（通过什么渠道）——传播渠道；To Whom（对谁）——受传者；With What Effect（有什么效果）——传播效果。故选C。

51. 答案：D

解析：健康传播5W模式：Who（谁）——传播者；Says what（说了什么）——信息的内容和形式；In Which Channel（通过什么渠道）——传播渠道；To Whom（对谁）——受传者；With What Effect（有什么效果）——传播效果。故选D。

52. 答案：B

解析：根据《中华人民共和国疫苗管理法（2019年版）》《预防接种工作规范（2023年版）》等规定，预防接种单位在宣传时，必须遵循全面、科学、客观、公正原则，不得进行虚假宣传或误导公众，故选B。

53. 答案：D

解析：省略关键细节可能会导致读者对科学概念的理解不完整或不准确。关键细节对于理解科学概念至关重要，省略可能会使读者对概念产生误解。故选D。

（二）多选

1. 答案：BCD

解析：拉斯韦尔五因素传播模式与施拉姆双向传播模式的区别主要包括以下几点：1.传播的方向性：拉斯韦尔五因素传播模式强调信息从传播者到受传者的线性流动，没有反馈机制；施拉姆双向传播模式强调传播过程的双向互动性，信息可以在传播者和受传者之间循环流动，并且存在反馈机制。2.传播要素不同：拉斯韦尔五因素传播模式明确提出了五个基本要素，即谁（Who）、说什么（Says What）、通过什么渠道（In Which Channel）、对谁（To Whom）、效果如何（With What Effect）；施拉姆双向传播模式更强调意见领袖（Opinion Leaders）和人际传播（Interpersonal Communication）的作用。3.传播效果的侧重点：拉斯韦尔五因素传播模式重点关注传播的内容和效果，强调信息对受传者产生的影响；施拉姆双向传播模式更关注传播过程中的互动性和反馈，强调传播双方的相互作用。因此，两者的主要区别在于传播的方向性（B）、传播要素不同（C）以及传播效果的侧重点（D）。故选BCD。

2. 答案：ABCD

解析：行为改变阶段模式的基本结构包括：无改变打算阶段、打算改变阶段、改变准备阶段、改变行为阶段、行为维持阶段，不包括行为反复阶段，故选ABCD。

3. 答案：ABC

解析：健康素养是指个人获取和理解基本健康信息和服务，并运用这些信息和服务做出正确决策，以维护和促进自身健康的能力。其影响因素主要包括以下层面：1.健康信息层面，包括信息的复杂性、准确性、传播渠道；2.健康信息与受众的匹配度层面，包括文化适配性、个性化需求；3.受众因素层面，包括文化程度、年龄、经济状况等。健康行为是健康素养的一种外在表现，是健康素养的结果而非影响因素。故选ABC。

4.答案：ABCD

解析：健康教育的原则包括：适合性原则、实效性原则、综合运用原则、最佳效益原则；健康教育应基于科学的知识和方法，以客观事实为依据，不能依据主观意愿或个人偏好来进行。故选ABCD。

5.答案：ABC

解析：健康素养可以分为功能性健康素养、互动性健康素养和批判性健康素养三个层次，故选ABC。

6.答案：ABCD

解析：传统媒体中健康信息的传播者主要包括政府部门、医疗卫生机构及医务人员、健康教育机构和媒体机构，故选ABCD。

7.答案：ABCD

解析：新媒体健康传播的特点包括健康传播主体多元化、健康传播渠道复杂化、健康信息海量化和细分化以及受众的控制力提高；新媒体环境下，由于传播主体的多元化，存在大量非专业人士发布的健康信息，这些信息的质量和权威性参差不齐。与传统媒体相比，新媒体的信息发布门槛相对较低，缺乏严格的审核机制，导致一些未经证实甚至错误的健康信息也能广泛传播。故选ABCD。

8.答案：ABC

解析：在突发公共卫生事件中，政府传播必须坚持以下基本原则：及时原则（A）：政府必须确保信息的及时传递，以便公众能够迅速了解事件的进展和应对措施。公开透明原则（B）：政府应保持信息的公开和透明，避免瞒报、缓报或谎报，确保公众能够获取准确的信息。公共利益至上原则（C）：政府在传播信息时，应将公共利益放在首位，确保信息传播有助于保护公众健康和安全。故选ABC。

9.答案：ABCDE

解析：《渥太华宣言》列出的健康促进的活动优先领域包括建立促进健康的公共政策、创造健康支持环境、加强社区行动、发展个人技能、调整卫生服务方向，故选ABCDE。

10.答案：ABC

解析：ABC项属于自然环境对行为的影响因素，DE项属于社会环境对行为的影响因素，故选ABC。

11.答案：ABC

解析：危害健康的行为指的是偏离个人、他人乃至社会的健康期望，客观上不利于健康的一组行为。主要有以下特点：危害性、明显性和稳定性、习得性。危害健康的行为一般是明显的，不具有隐蔽性；虽然危害健康的行为具有一定的稳定性，但是通过健康教育可以改变这些行为。故选ABC。

12.答案：ACD

解析：著名的健康行为学家Gochman等从"健康－疾病"动态过程的角度将健康相关行为分为预防行为、生病行为、患者角色行为，故选ACD。

13.答案：ABCDE

解析：开展社区健康教育的基本步骤包括了解社区居民的健康需求、对问题进行深入分析、制订和实施健康教育计划、效果和效益评估以及信息反馈和进一步激励。故选ABCDE。

14.答案：ABCD

解析：4个W（Who，What，When，Where）；2个H（How much，How to measure）。故选ABCD。

15.答案：ABCE

解析：健康传播5W模式包含Who（谁）——传播者；Says What（说了什么）——信息的内容和形式；In Which Channel（通过什么渠道）——传播渠道；To Whom（对谁）——受传者；With What Effect（有什么效果）——传播效果。5W模式属于单线模式，不涉及信息的反馈。故选ABCE。

16.答案：ABCD

解析：E项不属于预防接种单位宣传内容，故选ABCD。

17.答案：ABCDE

解析：科普材料的常见错误通常涉及内容的准确性、及时性、全面性、针对性和传播效果。ABCED均都描述了科普材料中常见的错误，故选ABCDE。

18.答案：ABE

解析：根据《中华人民共和国疫苗管理法（2019年版）》《预防接种工作规范（2023年版）》等规定，预防接种单位在宣传时，必须遵循全面、科学、客观、公正原则，不得进行虚假宣传或误导公众，故选ABE。

19.答案：ABDE

解析：C.扣留接种证可能会引起家长的不满和抵触情绪，不利于建立良好的医患关系，也不符合教育和沟通的原则。故选ABDE。

20.答案：ABCDE

解析：根据《中华人民共和国疫苗管理法（2019年版）》第十二条：各级人民政府及其有关部门、疾病预防控制机构、接种单位、疫苗上市许可持有人和疫苗行业协会等应当通过全国儿童预防接种日等活动定期开展疫苗安全法律、法规以及预防接种知识等的宣传教育、普及工作。故选ABCDE。

21.答案：ABCD

解析：《预防接种工作规范（2023年版）》第二章5.6.2：在预防接种场所显著位置公示相关资料，包括接种单位及人员资质，预防接种工作流程、免疫规划疫苗品种、预防疾病种类、免疫程序、接种方法等，非免疫规划疫苗还应公示疫苗上市许可持有人、价格、预防接种服务价格等。此外，还需公示预防接种服务时间、咨询电话和监督电话。生产企业名称不属于重点公示内容，故选ABCD。

22.答案：CDE

解析：根据《中华人民共和国疫苗管理法（2019年版）》《预防接种工作规范（2023年版）》等规定，预防接种单位在宣传时，必须遵循全面、科学、客观、公正原则，不得进行虚假宣传或误导公众，故选CDE。

23.答案：ABD

解析：A项正确，卫生宣传主要是通过各种媒体和渠道向公众传播健康信息，目的是提高公众对健康问题的认识和理解；B项正确，健康教育通过教育干预，帮助个体或群体掌握健康知识，树立健康观念，并采取健康行为；D项正确，健康促进不仅包括健康教育，还强调通过多部门合作、政策支持和环境改变来促进整体健康。C项错误，健康促进不仅关注个体行为的改变，还强调通过政策、环境和社会支持来促进健康；E项错误，卫生宣传、健康教育和健康促进是相互关联的，健康教育是健康促进的重要组成部分，而卫生宣传是健康教育的基础。故选ABD。

（三）判断

1.答案：错误

解析：健康教育侧重于通过信息传播和行为干预，帮助个人和群体获取健康知识、改变行为。健康促进则更广泛，不仅包括健康教育，还强调通过政策、法规、环境改造、社区动员等系统性支持（如禁烟立法、创建健身公共设施），为健康行为提供可持续的条件（世界卫生组织《渥太华宪章》定义）。题干仅描述了健康促进的一部分（健康教育），未涵盖其核心的"环境与政策支持"特征，表述不完整。

2.答案：正确

解析：健康促进包括健康教育，健康教育是健康促进的重要策略和方法之一，但更侧重于政策和环境因素。健康教育主要是通过信息传播和行为干预，帮助个人和群体掌握卫生保健知识，树立健康观念，自愿采纳有利于健康的行为和生活方式。而健康促进则是一个更广泛的概念，它不仅包括健康教育，还涉及政策、法规、组织等多方面的支持，以创造有利于健康的环境。

3.答案：正确

解析：问卷调查法是健康传播研究中采用最为广泛的研究方法。它通过设计问卷并分发给目标人群，能够了解他们对健康信息的认知、态度和行为，从而评估健康传播的效果和影响。问卷调查法不仅可以用于探索性研究，还适用于大型的传播效果和传播者研究。

4.答案：错误

解析：知识不一定转化为信念，信念不一定驱动行为，行为可能独立于知、信。

5.答案：正确

解析：健康教育是通过信息传播和行为干预，帮助个人和群体掌握卫生保健知识，树立健康观念，自愿采纳有利于健康行为、生活方式的教育活动与过程。

6.答案：错误

解析：简单时间系列设计不设对照组，在对目标人群进行多次观察后，实施干预，干预结束后再进行多次观察。

7.答案：错误

解析：社会诊断的主要目的是从分析广泛的社会问题入手，了解社会问题与健康问题的相关性。其任务包括评估目标人群中的社会环境及其生活质量，而动员社区或对象人群参与是实现这些目的和任务的重要手段。

8.答案：正确

解析：人际传播确实主要发生在个体与个体之间，其主要形式是面对面的传播。

9.答案：正确

解析：社区组织和社区建设对健康教育工作具有重要影响，是其成败和可持续性的关键因素之一。社区组织能够有效动员社区成员参与健康教育项目，促进健康信息的传播和健康行为的改变。同时，社区建设能够改善社区环境，为健康教育提供良好的基础。良好的社区组织和建设能够提高居民的健康意识和参与度，从而增强健康教育工作的效果和可持续性。

10.答案：错误

解析：行为的变化是一个长期、动态的过程。

11.答案：正确

解析：认知的提高是健康教育对象自愿采纳有益健康行为的前提，它为健康行为的形成和持续提供了重要的基础。

12.答案：错误

解析：根据健康教育市场的特点，其营销产品具有不可存储性。这意味着健康教育服务不能像传统商品那样被储存起来以备后用。例如，一场健康讲座或一次健康咨询活动，一旦完成，就无法像实物产品那样留待以后使用。这种不可存储性要求健康教育提供者及时、有效地向目标受众提供服务，以确保其价值能够被充分利用。

13.答案：错误

解析：A型行为模式是一种与健康风险相关的行为模式，而不是促进健康的行为。A型行为模式的特征包括争强好胜、工作节奏快、有时间紧迫感、警戒性和敌对意识较强等。研究表明，

具有A型行为模式的人冠心病的发生率、复发率和死亡率均显著高于非A型行为者。这种行为模式还与高血压、慢性压力、心血管疾病等健康问题密切相关。

14.答案：正确

解析：预警行为是指对可能发生的危害健康的事件预先采取预防措施，从而预防事件的发生，并在事故发生后能够正确处置的行为，是一种促进健康的行为。

15.答案：错误

解析：促进健康行为的主要特点包括有利性、规律性、和谐性、一致性和适宜性，并不包括习得性。

16.答案：正确

解析：直接提供大量信息是大众传媒对行为产生影响的重要表现形式之一。此外，大众传媒还可通过树立榜样、营造舆论氛围等方式对行为产生影响。

17.答案：正确

解析："社会动员以人民群众的需求为基础，以社区参与为原则，以自我完善为手段"这些要素和原则共同构成了社会动员的有效框架，为激发社会活力、推动社会变革提供了有力支持。

18.答案：正确

解析：健康传播的要素包括传播者、信息、传播途径、受传者、效果和反馈，这些要素相互关联、相互作用，共同构成了健康传播的基本框架。

19.答案：错误

解析：根据《预防接种工作规范（2023年版）》，预防接种单位应在儿童出生后1个月内，为其建立预防接种证和预防接种卡（簿）等儿童预防接种档案，并及时录入信息系统。

20.答案：正确

解析：健康教育的实施渠道是多元化的，涵盖了学校、社区、家庭和媒体等多个方面。

21.答案：错误

解析：根据《中华人民共和国疫苗管理法（2019年版）》《预防接种工作规范（2023年版）》等规定，预防接种单位在宣传时，必须遵循全

面、科学、客观、公正原则，不得进行虚假宣传或误导公众。

22.答案：错误

解析：根据《预防接种工作规范（2023年版）》第五章3.2.6：疾控机构、接种单位及相关工作人员要负责做好受种者预防接种档案信息安全管理和隐私保护，未经同级疾控主管部门许可，不得擅自向其他任何单位和个人提供。

23.答案：错误

解析：根据《预防接种工作规范（2023年版）》第五章6.3.2：在正式实施接种前，接种人员应采取面对面的方式进行告知，并做到知情同意。6.3.3：应告知受种者或其监护人所接种疫苗的品种、作用、禁忌证、注意事项、可能出现的不良反应和预防接种异常反应补偿方式等信息。受种者或其监护人选择非免疫规划疫苗，接种单位还应告知疫苗的价格和接种费用等信息。

24.答案：错误

解析：根据《中华人民共和国疫苗管理法（2019年版）》《预防接种工作规范（2023年版）》等规定，预防接种单位在宣传时，必须遵循全面、科学、客观、公正原则，不得进行虚假宣传或误导公众；《预防接种工作规范（2023年版）》第五章6.3.3：应告知受种者或其监护人所接种疫苗的品种、作用、禁忌证、注意事项、可能出现的不良反应和预防接种异常反应补偿方式等信息。

25.答案：正确

解析：《中华人民共和国疫苗管理法（2019年版）》第六条规定：居住在中国境内的居民，依法享有接种免疫规划疫苗的权利，履行接种免疫规划疫苗的义务。免疫规划疫苗是由政府免费向居民提供的疫苗，监护人应当依法保证适龄儿童按时接种这些疫苗。

（四）填空

1.答案：问卷调查法

2.答案：传播者　受传者　信息　传播媒介　传播效果

3.答案：知识　信念　行为改变

4.答案：全国儿童预防接种日

5.答案：打疫苗　防疾病　保健康

6.答案：知识传递　态度转变　行为改变

7.答案：临床视角　公共卫生视角

8.答案：健康教育　疾病预防　健康保护

9.答案：倡导　赋权　协调

10.答案：15

11.答案：咨询　交谈或个别访谈　劝服指导。

12.答案：10%

13.答案：潜伏期　暴发期　消退期

14.答案：时间因素　测试或观察因素　回归因素　选择因素　失访

15.答案：比较　指标体系

16.答案：调查研究

17.答案：社会动员

二、风险沟通与舆情处置流程

（一）单选

1.答案：D

解析：根据《传染病疫情风险评估管理办法（试行）》第十条：在常规监测或日常风险评估中发现异常情形时，当地疾病预防控制机构应开展专题风险评估。这些情形包括：1.发现新发突发急性传染病、甲类或按甲类管理的法定传染病；2.国外发生、国内尚未发生的传染病输入我国并出现本土传播；3.传染病常见的流行模式发生明显改变、发病率或者死亡率异常升高或地区分布明显扩大；4.发现群体不明原因性疾病，或2例及以上的聚集性重症或死亡病例；5.监测发现新型病原体或重要的病原体出现耐药、免疫逃逸、致病力增强；6.发生高致病性病原体菌毒种丢失；7.其他需要开展专题风险评估的情形。D选项病原体菌毒种丢失事件不需要开展专题风险评估，高致病性病原体菌毒种丢失才需要。

2.答案：C

解析：舆情处理的第一步是监测和收集舆情信息。只有掌握了全面、准确的信息，才能为后续处置工作提供坚实的基础。

3.答案：D

解析：风险沟通不是一个单向的信息传递过程，而是一个多向的互动过程。它涉及个体、群体以及机构之间的信息交流和看法交换。这种沟通是双向的，不仅要向公众传递风险信息，还需要倾听公众的反馈和意见。舆情处置不仅包括对负面舆情的应对，也包括对正面舆情的引导和管理，以及对舆情的整体监测和分析。

4.答案：C

解析：风险沟通与舆情处置流程的主要作用不包括预测未来风险事件的发生。预测未来风险事件属于风险评估和风险管理的范畴，是风险沟通和舆情处置的基础，但不是其直接作用。风险沟通与舆情处置更侧重于对已发生的舆情事件进行处理和应对，而不是预测未来事件。

5.答案：B

解析：风险沟通与舆情处置的基本原则包括及时性、准确性、有效性等，而隐瞒性原则是完全错误的。正确的做法是公开、透明、及时、准确地向公众传递信息，以维护组织的声誉和公众的信任。

6.答案：C

解析：风险沟通与舆情处置的方法包括监测、收集、分析舆情动态，制定应对策略和沟通原则，与媒体和公众保持双向沟通等。而对负面信息采取冷处理是不正确的做法，这会加剧舆情危机，损害组织的声誉和公众的信任。

7.答案：D

解析：风险沟通与舆情处置评估的主要内容包括评估舆情事件的负面影响程度、风险沟通的效果和效率，以及公众满意度等。而评估风险事件的预测准确性属于风险评估的范畴，不属于风险沟通与舆情处置评估的内容。

8.答案：D

解析：风险沟通与舆情处置流程评估应该包括舆情监控的覆盖范围和时间周期、舆情数据的收集和预处理、对数据进行情感分析以及根据数据进行风险评估等步骤。

9.答案：D

解析：以上均是预防接种风险沟通内容。

10.答案：A

解析：舆情处置是指对于网络事件引发的舆论危机，通过对海量网络舆论信息进行实时的自动采集、分析、汇总和监测，识别其中的关键信息，及时通知到相关人员，从而第一时间应急

响应，变被动为主动，为正确舆论导向及收集网友意见提供更准、更快、更好直接支持的一种危机处理方法。这种描述涵盖了舆情处置的核心环节，包括信息的实时采集与分析、关键信息的识别、及时通知相关人员以及应急响应等，能够有效应对网络舆论危机，引导舆论走向。

11.答案：B

解析：频繁更改声明会让公众对政府的信息产生怀疑，认为其不可靠，从而降低公众的信任度。

12.答案：B

解析：及时发布权威信息澄清误解是舆情处置过程中最有助于缓解公众紧张情绪的措施，这种做法不仅体现了信息的透明度，还有助于建立和维护公众的信任。

13.答案：B

解析：A.使用复杂专业术语进行详细解释：可能会导致信息难以理解，尤其是对于非专业受众。C.仅在官方平台发布正式公告：覆盖范围有限，尤其是对于不经常访问官方网站的受众。D.向特定利益相关方进行口头传达：信息传播范围有限，不能让更广泛的公众了解相关信息，不利于信息的广泛传播和有效传递。通过短视频等多种媒介形式传播是风险沟通中一种非常有效的信息传递方式

14.答案：B

解析：受众能否准确理解沟通内容是衡量风险沟通效果的关键。如果受众不能理解信息，那么沟通就失去了意义。信任是风险沟通的基础。如果公众对信息发布方不信任，即使信息是准确的，也可能被忽视或误解。因此，目标受众认知水平和信任度提升是风险沟通的核心目标。

15.答案：A

解析：即使经初步核实接种单位无过错，也应该对受种者进行回应。受种者进行了投诉，无论结果如何，都有权利得到反馈和解释。不回应会让受种者感觉自己不被重视，可能会进一步激化矛盾，影响接种单位的形象和公信力。

16.答案：C

解析：风险沟通中的提早准备原则，旨在强调在可能引发风险的事件或活动开展之前，相关

部门应提前预估潜在风险，并做好充分的准备工作，包括制定应急预案、开展人员培训、准备应急物资等，以便在风险发生时能够迅速、有序地应对，最大程度降低负面影响。

17.答案：A

解析：当发生预防接种突发事件时，仅依靠接种单位完成风险沟通是不充分的。这类舆情事件通常涉及多个层面的问题，需要多部门协同合作，包括疾控机构、行政部门等。仅依靠接种单位会导致信息片面，缺乏权威性，无法全面回应公众的关切，也可能引发公众对信息真实性和完整性的质疑。

18.答案：D

解析：在与家长沟通时，应该基于事实和科学依据，遵循相关规定和原则。对于家长合理的要求，可以积极协商解决；但对于一些不合理或超出接种单位能力和职责范围的要求，不能盲目答应。否则，可能会给接种单位带来不必要的麻烦和责任，也不利于问题的真正解决，还可能会引发其他不良后果。

19.答案：B

解析：在舆情发生后立即启动舆情处置应急预案体现了对舆情的快速反应能力。一旦舆情发生，迅速启动应急预案可以确保信息的及时收集、分析和处理。团队的快速响应能够有效控制事态的发展，避免舆情的进一步恶化。

20.答案：C

解析：选项A"仅在必要情况下进行信息通报"过于主观，难以保证信息的及时性和完整性。选项B"所有问题均内部处理，避免外部介入"违背了透明性原则，不利于公众了解情况，容易引发猜疑和误解。选项D"仅在问题解决后向公众公布最终结果"虽然能提供最终结果，但忽略了处置过程中的信息透明，无法满足公众对事件全程的关注需求。选项C"定期公开工作进展和处置结果"能够持续地向公众展示事件的处理动态，让公众清楚地了解整个处置过程，体现了高度的透明性。

21.答案：B

解析：A选项组建多部门联合的危机处置团队：这有助于整合资源和信息，确保沟通的全面

性和协调性。C选项利用社交媒体实时通报调查进度及最新结果：社交媒体是快速传播信息、回应公众关切的有效工具，能够帮助及时监控和回应谣言。D选项预先制定包含信息要点和目标受众的沟通方案：这有助于确保信息的准确性和针对性，提高公众对信息的接受度。B选项在完成调查处理形成调查报告后再向公众通报结果并不是推荐的方法。重大疫苗安全事件往往需要快速响应，等待形成调查报告后再通报结果，可能导致公众恐慌和谣言的滋生。在确保信息准确的前提下，及时发布并持续更新信息更为重要。

（二）多选

1.答案：ABCDE

解析：ABCDE选项均是评估舆情处置效果的关键要素。

2.答案：AD

解析：《中华人民共和国疫苗管理法（2019年版）》第四十九条规定：接种单位接种非免疫规划疫苗，除收取疫苗费用外，还可以收取接种服务费。接种服务费的收费标准由省、自治区、直辖市人民政府价格主管部门会同财政部门制定。同时《预防接种工作规范（2023年版）》规定：受种者或其监护人选择非免疫规划疫苗，接种单位还应告知疫苗的价格和接种费用等信息。

3.答案：ABCE

解析：ABCE选项正确。D项免疫应答过强不会引起无效接种，反而说明免疫系统对疫苗产生了良好的反应。如果免疫应答过强，可能会出现一些不良反应，但一般不会导致疫苗失效。

4.答案：ACDE

解析：ACDE选项正确。B选项当无法提供非免疫规划疫苗接种时，接种单位需向受种者说明原因及预期恢复服务时间，以避免误解和谣言的传播。

5.答案：ABCDE

解析：ABCDE均是风险沟通的原则。

6.答案：ABCDE

解析：ABCDE均是预防接种风险沟通需要采取的有效方式和策略。

7.答案：ABCDE

解析：ABCDE均是风险沟通的目的。

8.答案：ABCE

解析：ABCE正确。D选项仅在危机爆发时被动回应这种做法是不可取的。仅在危机爆发时被动回应导致信息滞后，容易引发公众的恐慌和误解。风险沟通应注重及时性，即使信息还在完善中，也应尽早发布初步信息，并持续更新，以保持公众的信任和稳定情绪。

9.答案：ACD

解析：ACD选项正确。B.在没有充分了解情况的情况下迅速发布信息以抢占先机这种做法可能会导致信息不准确或不完整，从而引发更多的误解和谣言。在风险事件中，信息的准确性和可靠性比抢占时间更为重要，因此需要在充分了解情况后再发布信息。E.仅提供事实陈述而忽略公众情感诉求是不可取的。公众不仅需要了解事实，还需要感受到沟通主体的关心和理解。忽视情感诉求可能会导致公众的不满和抵触，从而加剧舆情的恶化。有效的沟通需要关注公众的情绪，及时回应关切，建立情感上的连接。

10.答案：BCDE

解析：BCDE选项正确。A选项这种做法可能会导致信息错误或不完整，引发公众的质疑和不信任。在危机沟通中，应确保信息的准确性和可靠性，避免因错误信息导致问题进一步恶化。如果信息不完全准确，可能会引发更多的误解和谣言，反而不利于维护组织形象和公共利益。

11.答案：ACD

解析：ACD选项正确。B选项仅在咨询量激增时，被动响应式进行信息供给这种做法可能导致信息滞后，引发公众的不满和误解。预防接种项目应主动、及时地提供信息，而不是被动等待公众询问。E选项因个别不良反应全面暂停接种这种做法可能会导致公众恐慌和不必要的延误。在出现不良反应时，应立即启动调查并及时公布调查结果，而不是全面停止接种。

12.答案：ABCDE

解析：ABCDE均是评估过程中必须考虑的关键指标。

（三）判断

1.答案：正确

解析：《中华人民共和国突发事件应对法（2024年版）》第六十条规定：公民、法人或者其他组织发现发生突发事件，或者发现可能发生突发事件的异常情况，应当立即向所在地人民政府、有关主管部门或者指定的专业机构报告。接到报告的单位应当按照规定立即核实处理，对于不属于其职责的，应当立即移送相关单位核实处理。

2.答案：正确

解析：《预防接种工作规范（2023年版）》规定，有关单位和人员应按照要求开展与受种者或其监护人的沟通交流，对疑似预防接种异常反应处置流程和相关政策等进行解释和说明。同时应做好预防接种工作的宣传沟通，引导媒体对疑似预防接种异常反应进行客观报道。

3.答案：正确

解析：预防接种风险沟通与舆情处置流程的作用是多方面的。它不仅能够提高公众信任度；还能保障预防接种工作的顺利进行，维护公共卫生安全，提升政府公信力，促进公众健康意识的提升以及优化预防接种服务。

4.答案：正确

解析：预防接种风险沟通与舆情处置流程的基本原则包括科学性、准确性、及时性、公开性、有效性和互动性等。

5.答案：正确

解析：预防接种风险沟通与舆情处置流程的策略中，开展公众宣传教育是不可或缺的一部分。它能够增强公众对预防接种的认知和信任，缓解疑虑，提升参与度，从而保障预防接种工作的顺利进行。

6.答案：错误

解析：预防接种风险沟通与舆情处置流程的评估是一个全面、系统的过程，不仅包括处置效果，还涵盖了舆情态势、风险评估、沟通效果、处置效果等多个方面。

7.答案：正确

解析：符合风险沟通及舆情处置的定义。

8.答案：正确

解析：保持信息透明和公开是风险沟通中的重要原则，它能够有效提升公众信任，减少误解和恐慌，促进预防接种工作的顺利进行。

9. 答案：正确

解析：迅速回应与及时、公开、透明的信息发布是舆情处置中的重要策略，能够有效防止事态扩大和谣言传播，增强公众信任，掌握舆论主导权。在预防接种舆情处置中，应充分利用多种渠道，及时、准确地发布信息，积极回应公众关切，从而维护社会稳定和公众健康。

10. 答案：错误

解析：社交媒体数据可能存在信息来源的局限性、信息内容的片面性、传播范围的有限性，不能全面反映舆情变化。

11. 答案：正确

解析：风险沟通效果评估贯穿突发事件处置的各个阶段。

12. 答案：错误

解析：预防接种单位收集、整理健康教育资料，如年度健康教育工作计划与总结、开展各类健康教育的本底资料等，属于健康教育工作的内容，而不是风险沟通。

13. 答案：正确

解析：在复杂的突发事件发生后，因发布时机的关系，可以在确保信息准确的前提下，先发布核心简短信息，再做后续报道。这种做法有助于及时传达关键信息、稳定公众情绪，为后续报道奠定基础以及提高政府公信力；但同时也要注意确保信息的准确性，平衡及时性和完整性，持续更新和跟进以及建立有效的沟通机制。

14. 答案：错误

解析：在风险沟通和舆情处置中，相关组织机构应该尽量避免在没有充分信息的情况下发布初步声明，因为准确的信息比迅速的响应更为重要。

15. 答案：错误

解析：有效的风险沟通与舆情处置不应通过淡化问题或避而不谈核心问题来避免恐慌，而应该采取透明、真实、准确的方式，直面问题并提供指导。这样不仅能够增强公众的信任，还能减少误解和恐慌，确保公众能够理性地应对风险。

16. 答案：错误

解析：风险沟通与舆情处置流程的评估工作不应仅在所有风险沟通结束与舆情处置结束后进行，而应该贯穿整个过程。通过持续评估，可以及时发现问题、动态调整策略，并为未来的沟通策略提供改进方向，从而提升应对风险事件的能力。

（四）填空

答案：公众沟通 媒体沟通

（毛屹松 方施思 丁林玲 陈雅萍 符 剑 沈伊娜）

第四章　疾病防控

第一节　消除消灭传染病

一、脊髓灰质炎

（一）单选

1.脊髓灰质炎病毒的特点不包括（　）

　　A.传播方式主要是粪－口途径

　　B.易侵入中枢神经系统造成肢体痉挛性瘫痪

　　C.易感者多为5岁以下儿童

　　D.感染后获得持久免疫力

2.脊髓灰质炎是由脊髓灰质炎病毒所致的＿＿＿＿传染病（　）

　　A.接触传播　　　　　　B.急性消化道

　　C.急性呼吸道　　　　　D.血液传播

3.下列哪个选项不符合脊髓灰质炎的流行病学特征（　）

　　A.潜伏期为3～35天

　　B.发病季节以冬春季为主

　　C.人对脊髓灰质炎病毒普遍易感

　　D.病毒主要存在于患者的脊髓和脑部

4.脊髓灰质炎的潜伏期为（　）

　　A.3～35天　　　　　　B.5～14天

　　C.1～3天　　　　　　　D.6～40天

5.VAPP病例是什么病的简称（　）

　　A.脊髓灰质炎疫苗相关病例

　　B.疫苗衍生病毒病例

　　C.脊髓灰质炎野病毒病例

　　D.急性弛缓性麻痹病例

6.VDPV病例是什么病的简称（　）

　　A.脊髓灰质炎疫苗相关病例

　　B.疫苗衍生病毒病例

　　C.脊髓灰质炎野病毒病例

　　D.急性弛缓性麻痹病例

7.目前WHO对VDPV通行的鉴定标准为经核苷酸序列分析，与原始疫苗Sabin株相比，Ⅰ型和Ⅲ型VDPV，VP1编码区核苷酸序列变异范围为（　）

　　A.≥6个，且＜10个

　　B.≥6个，且＜135个

　　C.≥10个，且＜135个

　　D.≥135个

8.目前WHO对VDPV通行的鉴定标准为经核苷酸序列分析，与原始疫苗Sabin株相比，Ⅱ型VDPV，VP1编码区核苷酸序列变异范围为（　）

　　A.≥3个，且＜10个

　　B.≥6个，且＜10个

　　C.≥6个，且＜135个

　　D.≥10个，且＜135个

9.目前全球已经消灭的脊髓灰质炎野毒株血清型是（　）

　　A.Ⅰ型、Ⅱ型

　　B.Ⅰ型、Ⅲ型

　　C.Ⅱ型、Ⅲ型

　　D.Ⅰ型、Ⅱ型、Ⅲ型

10.经WHO认证，最早实现消灭脊髓灰质炎的是哪个区（　）

　　A.西太区　　　　　　　B.美洲区

　　C.非洲区　　　　　　　D.欧洲区

11.AFP病例分类参考WHO推荐的病毒学分类标准，哪个级别的专家诊断小组对AFP病例进行诊断分类（　）

　　A.国家级　　　　　　　B.省级

　　C.市级　　　　　　　　D.县级及以上各级

12.异地AFP病例的管理，归属（　）

　　A.暂住地县级以上疾控机构

　　B.户籍地县级以上疾控机构

　　C.现就诊地县级以上疾控机构

D.原居住地县级以上疾控机构

13. 保存AFP病例粪便标本时，通常维持的温度为（　　）

A. 2～8℃　　　　　　B. 37℃

C. −20℃　　　　　　D.常温

14. AFP病例的两份粪便标本采集时间均在麻痹后多少天内（　　）

A. 30天　　　　　　B. 14天

C. 60天　　　　　　D. 7天

15. AFP病例采集的两份粪便标本至少间隔时间为（　　）

A. 72小时　　　　　B. 12小时

C. 24小时　　　　　D. 48小时

16. 运送AFP病例粪便标本时，温度要求为（　　）

A.冷藏　　　　　　B. 37℃

C. −20℃　　　　　D.常温

17. 有1例AFP病例，1月1日完成便标本采样，此标本哪天前要送达省级脊髓灰质炎实验室（　　）

A. 1月4日　　　　　B. 1月8日

C. 1月15日　　　　D. 1月29日

18. AFP监测的及时性指标中，对病例报告后48小时内调查及时率的要求是（　　）

A. ≥70%　　　　　B. ≥80%

C. ≥85%　　　　　D. ≥90%

19. 常见的AFP病例不包括以下哪种疾病（　　）

A.高钾性麻痹　　　B.神经性麻痹

C.外伤性神经炎　　D.急性多发性肌炎

20. 某AFP病例，1月1日发热，1月3日左下肢麻痹，应该在哪天前完成双份合格大便标本采集，双份合格大便标本至少间隔多长时间（　　）

A. 1月15日，12小时

B. 1月17日，12小时

C. 1月17日，24小时

D. 1月15日，24小时

21. 关于AFP病例随访，在麻痹后几天开始随访（　　）

A. 30天　　　　　　B. 45天

C. 60天　　　　　　D. 75天

22. AFP病例的诊断要点是（　　）

A.急性起病、肌张力增强、肌力下降、腱反射减弱或消失

B.急性起病、肌张力减弱、肌力下降、腱反射减弱或消失

C.急性起病、肌张力减弱、肌力下降、腱反射增强或亢进

D.以上都不正确

23. 接到AFP病例报告后，县级疾控机构应在多长时间内派专业人员对病例开展个案调查（　　）

A. 12小时　　　　　B. 24小时

C. 48小时　　　　　D. 72小时

24. 某AFP病例便标本采集日期分别为4月25日、4月28日，如两份标本一起运送，最晚应该在哪天送达省级实验室（　　）

A. 4月30日　　　　B. 5月1日

C. 5月2日　　　　　D. 5月5日

25. 省级脊髓灰质炎实验室一般应在收到标本后几天内完成检测（　　）

A. 7天　　　　　　B. 14天

C. 28天　　　　　　D. 30天

26. 关于《全国急性弛缓性麻痹（AFP）病例监测方案》对AFP监测指标的要求，下列错误的是（　　）

A. AFP病例报告后48小时内调查及时率≥80%

B.AFP病例粪便标本7天内送达省级脊髓灰质炎实验室及时率≥80%

C. 15岁以下儿童非脊髓灰质炎AFP病例报告发病率≥2/10万

D. AFP病例14天内双份合格大便标本采集率≥80%

27. 以下病例属于AFP监测病例的是（　　）

A.王某，3岁，四肢乏力活动障碍1周，双上肢肌力Ⅳ级，肌张力低，双下肢肌力Ⅱ级，肌张力低下。双侧膝腱反射未引出，腹壁反射明显减弱，咽反射可引出，巴氏征阴性，颈无抵抗，布氏征阴性，克氏征阴性

B.李某，2岁，走路不稳，易摔跤，伴睡醒后四肢抖动，四肢肌力、肌张力正常，腹

壁反射、膝反射引出，双侧巴氏征阳性

　　C.张某，12岁，无明显诱因出现左踝关节肿痛，左踝关节轻度肿胀，压痛明显，活动轻度受限，四肢肌力、肌张力正常

　　D.罗某，1月龄，自出生后出现四肢瘫软，浑身无力，双上肢不能垂直、水平方向位移，仅有稍微握持反射，不能紧握，下肢无力，能水平方向位移，不能垂直方向移动

28. 异地AFP病例的报告、调查、采样送检等各项监测工作，原则上由哪个机构负责完成（　　）

　　A.原居住地县级疾控机构

　　B.暂住地县级及以上疾控机构

　　C.暂住地市级疾控机构

　　D.原居住地市级疾控机构

29. VHPV是以下哪种病毒的简称（　　）

　　A.脊髓灰质炎疫苗相关病毒

　　B.脊髓灰质炎疫苗衍生病毒

　　C.脊髓灰质炎疫苗高变异株病毒

　　D.脊髓灰质炎野病毒

30. 根据监测方案，对所有的AFP病例都要求间隔24小时以上采集双份便标本，是什么原因（　　）

　　A.实验室标本检测的质控要求

　　B.方便保留原始标本

　　C.脊髓灰质炎病毒的间歇排毒特点

　　D.保证标本克数

31. 《脊髓灰质炎野病毒输入性疫情和疫苗衍生病毒相关事件应急预案（试行）》中，根据事件性质、危害程度、波及范围，将脊髓灰质炎相关事件分为几级（　　）

　　A.三级　　　　　　B.四级

　　C.五级　　　　　　D.六级

32. 某地发生单例输入性脊髓灰质炎野病毒并造成局部传播，根据《脊髓灰质炎野病毒输入性疫情和疫苗衍生病毒相关事件处置预案（试行）》属于几级事件（　　）

　　A.Ⅰ级事件　　　　B.Ⅱ级事件

　　C.Ⅲ级事件　　　　D.Ⅳ级事件

33. 脊髓灰质炎野病毒阳性者，每间隔几天采集

1次粪便标本，直至连续3次标本病毒分离或PCR检测阴性为止（　　）

　　A.1　　　　　　　　B.7

　　C.14　　　　　　　D.28

34. 脊髓灰质炎野病毒和疫苗衍生脊髓灰质炎病毒或健康携带者的接触者，应进行医学观察几天（　　）

　　A.21　　　　　　　B.28天

　　C.35天　　　　　　D.60天

35. 某地出现脊髓灰质炎疫苗衍生病毒循环病例局限于单个省份或在外环境、健康人群中发现脊髓灰质炎野病毒，属几级事件（　　）

　　A.Ⅰ　　　　　　　B.Ⅱ

　　C.Ⅲ　　　　　　　D.Ⅳ

36. 中国疾病预防控制中心发现脊髓灰质炎野病毒病例后，应在多长时间内报告国家卫生健康委员会（　　）

　　A.2小时　　　　　B.12小时

　　C.24小时　　　　　D.48小时

37. 目前我国在使用的国家免疫规划疫苗脊髓灰质炎疫苗包括（　　）

　　A.tOPV、IPV　　　B.bOPV、IPV

　　C.nOPV、bOPV　　D.nOPV、IPV

38. 一个2025年1月1日出生的孩子，按照目前国家脊髓灰质炎疫苗的免疫程序是（　　）

　　A.2、3、4、18月龄各接种1剂IPV

　　B.2、3、4月龄接种1剂IPV，4周岁接种1剂bOPV

　　C.2、3月龄接1剂种IPV，4月龄和4周岁接种1剂bOPV

　　D.2月龄接种1剂IPV，3、4月龄和4周岁接种1剂bOPV

（二）多选

1. 脊髓灰质炎病毒按抗原性不同，可分为以下哪几个型别（　　）

　　A.Ⅰ型　　　　　　B.Ⅱ型

　　C.Ⅲ型　　　　　　D.Ⅳ型

　　E.Ⅴ型

2. 关于脊髓灰质炎描述正确的是（　　）

　　A.脊髓灰质炎病毒排出主要通过粪便

　　B.脊髓灰质炎病毒只感染儿童，尤其是5岁以

下儿童

C.维持无脊髓灰质炎的国家不存在输入病毒的风险

D.人是脊髓灰质炎病毒的唯一自然宿主

E.脊髓灰质炎病毒可通过患者鼻咽排出

3.脊髓灰质炎的传播途径是（　）

A.飞沫传播　　　　　B.粪－口传播

C.母婴传播　　　　　D.接触传播

E.血液传播

4.以下哪些是脊髓灰质炎的传染源（　）

A.患者　　　　　　　B.隐性感染者

C.病毒携带者　　　　D.医护人员

E.蚊子

5.脊髓灰质炎患者的哪些标本中可以分离到脊髓灰质炎病毒（　）

A.粪便　　　　　　　B.咽部分泌物

C.脑脊液　　　　　　D.脑组织

E.脊髓组织

6.关于脊髓灰质炎的临床表现，以下正确的是（　）

A.发热、恶心、呕吐

B.肢体无力，肌力、肌张力减弱

C.肌腱反射减弱

D.感觉障碍

E.麻痹后期出现肌肉萎缩

7.通常的脊髓灰质炎病例是指麻痹型病例，临床表现分为（　）

A.前驱期　　　　　　B.麻痹前期

C.麻痹期　　　　　　D.恢复期

E.后遗症期

8.下列关于脊髓灰质炎的描述，正确的是（　）

A.脊髓灰质炎感染以隐性感染为主

B.隐性感染者和轻症患者是本病的主要传染源

C.脊髓灰质炎的预防主要通过被动免疫

D.脊髓灰质炎患者大多数（会）遗留肢体瘫痪或畸形后遗症

E.流行高峰为夏秋季

9.以下关于肌力的描述正确的是（　）

A.0级：刺激肌肉时，毫无收缩现象

B.1级：刺激肌肉时，肌腱或肌体略见收缩或触之有收缩感，但不引起动作

C.2级：肢体能向上抬举并能在平面上移动

D.3级：肢体可自动向上抬举，但不能承受任何压力

E.4级：肢体可自动向上抬举，亦能承受一定压力，但不能对抗阻力

10.以下哪些情况可能分离到脊髓灰质炎病毒（　）

A.脊髓灰质炎病例　　B.AFP病例

C.健康儿童　　　　　D.生活污水

E.病例的密切接触者

11.以下说法符合脊髓灰质炎流行病学特点的是（　）

A.发病高峰在夏秋季

B.主要经粪－口途径传播，发病早期咽部排毒可经飞沫传播

C.人感染后能产生对同型病毒的持久免疫力

D.人是脊髓灰质炎病毒的唯一天然宿主

E.人体感染脊髓灰质炎病毒后，约90%的感染者无症状表现

12.目前全球下列哪几个国家仍有脊髓灰质炎野病毒流行（　）

A.阿富汗　　　　　　B.巴基斯坦

C.巴勒斯坦　　　　　D.印度

E.塔吉克斯坦

13.关于脊髓灰质炎疫苗衍生病毒的定义，下列选项正确的是（　）

A.病毒与原始疫苗株病毒相比，VP1区全基因序列变异介于1%～15%之间

B.Ⅰ、Ⅲ型脊髓灰质炎病毒与原始疫苗株病毒相比，VP1区全基因序列变异介于1%～15%之间

C.Ⅱ型脊髓灰质炎病毒与原始疫苗株病毒相比，VP1区全基因序列变异介于1%～15%之间

D.Ⅱ型脊髓灰质炎病毒与原始疫苗株病毒相比，VP1区全基因序列变异介于0.6%～15%之间

E.病毒与原始疫苗株病毒相比，VP1区全基因序列变异超过15%

14.以下哪些属于脊髓灰质炎野病毒（　）

A.脊髓灰质炎病毒分离株与Sabin疫苗株病毒

相比，病毒衣壳蛋白1区（VP1区）核苷酸序列变异为1%～15%

B.脊髓灰质炎病毒分离株与Sabin疫苗株病毒相比，病毒衣壳蛋白1区（VP1区）核苷酸序列变异超过15%

C.脊髓灰质炎病毒分离株与Sabin疫苗株病毒相比，VP1区核苷酸序列变异≥135个

D.Ⅰ型和Ⅱ型脊髓灰质炎病毒，与Sabin疫苗株比较，VP1区核苷酸序列变异≥10个

E.Ⅱ型脊髓灰质炎病毒，与Sabin疫苗株比较，VP1区核苷酸序列变异为26个

15. AFP病例标本采集和运送的要求包括（　　）

A.患者出现麻痹后7天内采集粪便标本

B.应采集双份粪便标本，时间间隔至少为24小时

C.每份标本重量≥5克

D.采集的粪便标本应放在无菌的容器内，带冰冷藏运送

E.采集好的粪便标本应在14天内送到指定的实验室进行病毒分离

16. AFP监测中，有关市级疾病预防控制机构的职责，以下正确的是（　　）

A.收集辖区内县级疾控机构及有关医疗机构AFP病例疫情报告及个案调查表

B.监督、指导县级各项监测活动的开展

C.负责对县级疾控机构和有关医疗机构人员培训

D.组织对高危AFP病例、聚集性临床符合病例、VDPV病例的调查和处理

E.评价辖区内病例监测现状，并向本级卫生行政部门和上级疾控机构报告

17. 监测方案中，高危AFP病例的条件包括（　　）

A.免疫功能低下者

B.小于15岁

C.服脊髓灰质炎疫苗少于3次或不详

D.未采或未采集到合格便

E.临床怀疑为脊髓灰质炎的病例

18. AFP病例的诊断要点，包括（　　）

A.急性起病　　　　B.肌张力减弱

C.肌力下降　　　　D.腱反射减弱

E.腱反射消失

19. 关于AFP病例标本的采集要求正确的是（　　）

A.在麻痹出现后7天内采集

B.在麻痹出现后14天内采集

C.两份标本采集时间至少间隔24小时

D.两份标本采集时间至少间隔48小时

E.两份标本重量合计≥5克

20. 关于AFP下列说法正确的是（　　）

A.是急性弛缓性麻痹病例的英文缩写的简称

B.全身型重症肌无力应作为AFP病例报告

C.AFP病例应采集双份合格便

D.AFP主动监测医院每月开展本院的AFP病例的主动搜索

E.单纯眼肌型的重症肌无力应作为AFP病例报告

21. 以下AFP主动监测医院的说法正确的是（　　）

A.所有县级以上综合性医院开展主动监测

B.人口集中的乡级医院开展AFP病例主动监测工作

C.交通不便以及边远的乡级医院也应开展AFP病例主动监测工作

D.个体和私立医院不需要开展主动监测

E.主动监测应每月开展

22. 急性弛缓性麻痹病例（AFP）主动监测的相关要求包括（　　）

A.所有乡级医院及县级以上综合性医院、神经专科医院、儿童医院、传染病医院、综合性中医医院等，每旬开展AFP病例主动搜索工作

B.AFP主动监测医院每旬开展本院的AFP病例的主动搜索；县级疾控机构应每旬对辖区内AFP主动监测医院开展主动搜索

C.开展主动监测时，监测人员应到监测医院的儿科、神经内科（或内科）、传染科的门诊和病房、病案室等，查阅门诊日志、出入院记录或病案，并与医务人员交谈，主动搜索AFP病例，并记录监测结果

D.如发现漏报的AFP病例，应按要求开展调查和报告

E.各级进行AFP病例主动监测时应填写主动监测登记表等相关表格

23. 关于脊髓灰质炎疫苗衍生病毒（VDPV）病例，

以下正确的是（　　）

A. AFP病例大便标本分离到VDPV

B. 病毒与原始疫苗株病毒相比，Ⅰ型、Ⅲ型脊髓灰质炎病毒VP1区全基因序列变异介于1%～15%之间

C. 病毒与原始疫苗株病毒相比，Ⅰ型、Ⅲ型脊髓灰质炎病毒VP1区全基因序列变异＞15%

D. 在一定时间内发生2例或2例以上相关的VDPV病例，为VDPV循环

E. 不需要调查处理

24. 以下哪些选项达到AFP监测的及时性指标（　　）

A. AFP病例监测报告（包括"零"病例报告）及时率≥80%

B. AFP病例报告后48小时内调查及时率≥90%

C. AFP病例14天内双份合格大便标本采集率≥80%

D. AFP病例大便标本7天内送达省级脊髓灰质炎实验室及时率≥80%

E. AFP病例麻痹60天内随访表及时送达率≥80%

25. 以下哪些情况应采集AFP病例的5名接触者大便标本（　　）

A. 每年AFP病例大便标本数少于150份的省

B. 未采集到合格大便标本的AFP病例

C. 根据临床资料高度怀疑为脊髓灰质炎的AFP病例

D. 死亡的AFP病例

E. 根据流行病学资料高度怀疑为脊髓灰质炎的AFP病例

26. 以下哪些不属于AFP监测范围内的疾病（　　）

A. 肌萎缩

B. 急性脑炎

C. 肉毒中毒

D. 单纯眼肌型的重症肌无力

E. 痉挛性麻痹

27. 《脊髓灰质炎野病毒输入疫情和疫苗衍生病毒相关事件处置技术指南》中，接触者的定义包括（　　）

A. 曾与处于传染期的病例共同生活的人员

B. 曾与处于传染期的病例共用卫生间的人员

C. 处置过病例的医护人员

D. 检验过标本的实验室检测人员

E. 与病例存在传染或共同感染可能的人员

28. 以下哪些选项符合Ⅱ型VDPVs循环（cVDPVs）的定义（　　）

A. 从两个及以上标本中检测到的Ⅱ型VDPVs，经国家脊髓灰质炎实验室鉴定为遗传学相关

B. 标本可以来源于两个或以上的非家庭接触者（不一定为AFP病例）的标本

C. 1个AFP病例或者健康者的标本和1个或多个环境监测标本

D. 采自两个及以上环境监测点的污水标本，或采集时间间隔2个月以上的同一环境监测点的标本

E. 任何来源的标本中分离到的Ⅱ型VDPVs，如果其分子遗传特征表明该VDPVs已循环较长时间（即根据病毒的核苷酸变异数目推断该毒株已循环＞1.5年），在排除免疫缺陷相关VDPVs后，也认定为cVDPVs

29. 关于医疗机构的AFP主动搜索，下列说法正确的是（　　）

A. 发现脊髓灰质炎野病毒病例，对所在地（市）及相邻地（市）的各级各类医疗机构开展AFP病例主动搜索

B. 发现cVDPVs病例或脊髓灰质炎疫苗高变异株循环病例，对所在地（市）及相邻地（市）的各级各类医疗机构开展AFP病例主动搜索

C. 发现VDPV病例或携带者，对所在县（区）及邻县（区）的各级各类医疗机构开展AFP病例主动搜索

D. 在环境或健康人群中发现脊髓灰质炎野病毒，对所在地（市）及相邻地（市）的各级各类医疗机构开展AFP病例主动搜索

E. 发现脊髓灰质炎疫苗高变异株病例，对病例所在县（区）的各级各类医疗机构开展AFP病例的主动搜索

30. 发现VDPVs病例或携带者，应成立由省级卫生

行政部门牵头的调查小组，成员应包括（　　）

A.流行病学专家

B.儿科或神经内科专家

C.骨科专家

D.实验室专家

E.皮肤科专家

31. 发现脊髓灰质炎野病毒、VDPV后应采取现场调查与病例核实，要做好以下哪些工作（　　）

A.重点调查病例发病过程、治疗情况、脊髓灰质炎疫苗免疫史、发病前的旅行史和接触史

B.分析发生的可能原因及可能波及的范围，分析高危AFP病例的聚集性、脊髓灰质炎临床符合病例聚集性、AFP病例聚集性

C.了解密切接触者以及周围儿童中近年AFP病例的发生情况

D.若临床怀疑iVDPV时，在取得知情同意后，进行定量免疫球蛋白或细胞免疫功能测定

E.拍摄病例影像资料，记录残留麻痹情况和现场调查工作进展

32. 发生脊髓灰质炎相关事件，哪些机构可以发布信息（　　）

A.国家卫生健康委员会

B.国家卫生健康委员会授权省级卫生健康委员会

C.中国疾病预防控制中心

D.省级疾控机构

E.各级卫生行政部门

33. 根据脊髓灰质炎野病毒输入传播风险评估工具，一级指标AFP病例监测包括以下哪些二级指标（　　）

A.近3年15岁以下儿童非脊髓灰质炎AFP病例报告发病率均（/100000）

B.近3年合格便采集率均

C.近3年高危AFP病例所占比例

D.近3年是否报告聚集性高危AFP病例

E.近3年非脊髓灰质炎肠道病毒平均分离率

34. 根据脊髓灰质炎野病毒输入传播风险评估工具，一级指标人群免疫状况包括以下哪些二级指标（　　）

A.近5年3剂OPV常规免疫平均估算接种率

B.近5年6月龄以上的AFP病例中，OPV "0" 剂次病例数所占比例

C.近5年6月龄以上的AFP病例中，OPV未全程免疫的病例数所占比例

D.近5年6月龄以上的AFP病例中，OPV免疫史不详的病例数所占比例

E.近3年首剂百白破疫苗实种人数变化趋势

35. 根据脊髓灰质炎野病毒输入传播风险评估工具，以下哪些选项属于一级指标（　　）

A.人群免疫情况

B.急性弛缓性麻痹（AFP）病例监测系统运转情况

C.脊髓灰质炎野病毒输入风险

D.病例主动搜索情况

E.0～6岁在册儿童中来自脊髓灰质炎流行国家/地区的儿童数

36. 发生脊髓灰质炎病毒相关事件后，关于标本运送和检测要求描述正确的是（　　）

A.应在采集后72小时内，将便标本冷藏运送至省级疾病预防控制中心进行检测

B.省级疾病预防控制中心在7天内将脊髓灰质炎病毒阳性分离物送中国疾病预防控制中心进行型内鉴别和基因测序

C.怀疑为脊髓灰质炎野病毒的阳性分离物应于48小时内上送

D.怀疑为Ⅱ型脊髓灰质炎疫苗相关病毒时，标本应于48小时内上送，省级疾病预防控制中心不再开展相关检测

E.运送应严格按照国家生物安全有关规定执行

37. 发生脊髓灰质炎病毒相关事件后，评估防控措施落实情况，以下描述正确的是（　　）

A.发生脊髓灰质炎野病毒疫情，启动应急响应期间，疫情相关地区15岁以下儿童AFP病例报告发病率要达到2/10万

B.发生cVDPVs病例疫情，启动应急响应期间，疫情相关地区15岁以下儿童AFP病例报告发病率要达到2/10万

C.发生Ⅱ型脊髓灰质炎疫苗相关病毒疫情，启动应急响应期间，疫情相关地区15岁以下儿童AFP病例报告发病率要达到2/10万

D.发生脊髓灰质炎疫苗高变异株循环病例疫情，启动应急响应期间，疫情相关地区15岁以下儿童AFP病例报告发病率要达到1/10万

E.应急强化免疫目标人群的接种率达到95%以上

38.有一儿童2019年10月1日出生，其脊髓灰质炎疫苗的接种记录可能是（　　）

A. 2剂次IPV+2剂次bOPV

B. 1剂次IPV+3剂次bOPV

C. 2剂次IPV+2剂次tOPV

D. 3剂次IPV+1剂次bOPV

E. 4剂次IPV

39.关于IPV和OPV的区别，下面描述正确的是（　　）

A.IPV和OPV均可诱发血清产生中和抗体

B.IPV可以刺激肠道局部产生sIgA

C.OPV可以刺激肠道局部产生sIgA

D.免疫缺陷患者既可以使用IPV，也可以使用OPV

E.IPV和bOPV均可预防脊髓灰质炎病毒Ⅰ、Ⅱ和Ⅲ型

40.关于脊髓灰质炎疫苗，以下描述正确的是（　　）

A.我国目前常规免疫不使用三价口服脊髓灰质炎减毒活疫苗

B.如果儿童已按疫苗说明书接种过IPV或含IPV成分的联合疫苗，可视为完成相应剂次的脊髓灰质炎疫苗接种

C.不管既往免疫史如何，儿童4岁时均应接种1剂bOPV

D.补种脊髓灰质炎疫苗时遵循先IPV后bOPV的原则

E.接种IPV也可能发生疫苗相关型脊髓灰质炎（VAPP）

41.关于脊髓灰质炎病毒，以下选项正确的是（　　）

A.单股正链RNA

B.对热和干燥敏感

C.耐热不耐寒

D.属于肠道病毒

E.耐乙醚和乙醇

42.脊髓灰质炎临床上常见的类型有（　　）

A.无症状型　　　　B.顿挫型

C.无瘫痪型　　　　D.瘫痪型

E.暴发型

43.AFP相关疾病损伤主要定位的地方是（　　）

A.周围神经

B.脊髓前角

C.神经肌肉接头

D.末梢神经

E.肌肉

（三）判断

1.脊髓灰质炎仅通过粪－口途径传播。（　　）

2.脊髓灰质炎病毒可以使用乙醚杀灭。（　　）

3.脊髓灰质炎病毒按其抗原性不同可分为Ⅰ型、Ⅱ型、Ⅲ型共3个血清型，型间存在交叉免疫。（　　）

4.脊髓灰质炎病毒按其抗原性不同可分为Ⅰ型、Ⅱ型、Ⅲ型共3个血清型，目前在用减毒活疫苗为Ⅰ型、Ⅲ型减毒活疫苗，主要是由于Ⅰ型和Ⅱ型存在交叉免疫。（　　）

5.1999年全球报告最后一例Ⅱ型脊髓灰质炎野病毒病例，2015年WHO宣布消灭Ⅱ型脊髓灰质炎野病毒。（　　）

6.全球实现消灭脊髓灰质炎可能在2026年开展认证。（　　）

7.脊髓灰质炎疫苗衍生病毒（VDPV）与原始疫苗株病毒相比，Ⅰ型、Ⅲ型脊髓灰质炎病毒VP1区全基因序列变异＞15%。（　　）

8.脊髓灰质炎野病毒流行国家目前只有阿富汗和巴基斯坦。（　　）

9.脊髓灰质炎病毒导致肢体麻痹的轻重可按肌肉活动程度分为6级。（　　）

10.服苗接触者VAPP病例曾与OPV免疫者在服苗后35天内有密切接触史，接触6～40天出现急性弛缓性麻痹。（　　）

11.服苗接触者疫苗相关麻痹性脊髓灰质炎病例属于预防接种异常反应。（　　）

12.任何年龄出现急性弛缓性麻痹的病例均应该作为AFP病例报告。（　　）

13.如某地在一定的时间内发生2例或2例以

上相关的VDPV病例，则视为VDPV循环（cVDPVs）。（ ）

14. 同一县（区）或相邻县（区）发现2例或2例以上，且发病时间间隔在2个月以内的临床符合病例称为聚集性脊髓灰质炎临床符合病例。（ ）

15. 高危AFP病例指的是年龄小于5岁、接种OPV次数少于2次或服苗史不详、未采或未采集到合格大便标本的AFP病例；或临床怀疑为脊髓灰质炎的病例。（ ）

16. 接到AFP病例报告后，市级疾控机构应在48小时内派专业人员对病例开展个案调查，在临床医生配合下，详细填写"急性弛缓性麻痹病例个案调查表"。（ ）

17. 市级专家诊断小组能够做出VAPP的诊断。（ ）

18. 所有乡级医院都需要开展AFP病例主动搜索工作。（ ）

19. 无标本或无合格标本，未检测到脊髓灰质炎野病毒和VDPV，无论60天随访时有无残留麻痹/或死亡、失访，经省级专家诊断小组审查，临床不能排除脊髓灰质炎诊断的病例称为脊髓灰质炎临床符合病例。（ ）

20. AFP标本的采集要求是：在就诊后14天内采集；两份标本采集时间至少间隔24小时；两份标本重量≥5克。（ ）

21. AFP病例标本应在第二份标本采集完成后7天内送达省级脊髓灰质炎实验室。（ ）

22. AFP病例采集到的标本不合格，需要采集接触者标本。（ ）

23. 采便不合格的AFP病例必须由省级疾病预防控制中心组织AFP病例分类诊断专家小组对AFP病例进行最终分类。（ ）

24. AFP病例标本应由市级实验室初筛后送省级实验室。（ ）

25. AFP病例麻痹60天内随访及时率≥80%。（ ）

26. 在麻痹发生60天后，要对所报告的AFP病例进行随访。随访由县或市级疾控机构完成，可以面对面随访，也可以电话进行随访。（ ）

27. 2011年，我国新疆发生输入性脊髓灰质炎野病毒导致的脊髓灰质炎疫情，意味着我国维持无脊髓灰质炎工作的彻底失败。（ ）

28. Ⅱ型疫苗病毒或变异株检出者，每间隔14天采集1次粪便标本，直至连续2次标本病毒分离或PCR检测阴性为止。（ ）

29. 对Ⅱ型脊髓灰质炎疫苗相关病毒病例/携带者周围存在感染风险的人群，如家庭成员、托幼机构或学校的同学等，应进行医学观察35天。（ ）

30. 对Ⅲ级脊髓灰质炎相关事件的应急响应：中国疾病预防控制中心成立技术指导小组，省级卫生行政部门应当立即成立应急处置领导小组和技术指导组。（ ）

31. 发生脊髓灰质炎相关的疫情时，必须使用脊髓灰质炎减毒活疫苗开展强化免疫。（ ）

32. 发现Ⅱ型疫苗病毒或变异株，应成立由省级卫生健康部门牵头的调查小组。（ ）

33. 发现Ⅱ型疫苗病毒或变异株，在病毒可能传播的地区，至少采集5～10名接触者或一般人群的粪便标本。（ ）

34. 发现VDPV病例后应开展病例核实工作，重点调查病例发病过程、治疗情况、脊髓灰质炎疫苗免疫史、发病前35天内的旅行史和接触史。（ ）

35. 根据事件性质、危害程度、波及范围，将脊髓灰质炎相关事件分为六级。（ ）

36. 怀疑VDPVs来源于免疫缺陷者（iVDPVs）时，在取得知情同意后，进行定量免疫球蛋白或细胞免疫功能测定。（ ）

37. 脊髓灰质炎野病毒阳性者，每间隔7天采集1次粪便标本，直至连续3次采集的标本病毒分离或PCR检测阴性为止。（ ）

38. 任何来源的标本中发现任何Ⅱ型脊髓灰质炎相关病毒，均为公共卫生应急事件。（ ）

39. 如果发现来源于单个人的Ⅱ型VDPVs，或在环境监测标本中发现Ⅱ型VDPVs且变化>15个核苷酸，或发现分离自AFP病例的Ⅱ型脊髓灰质炎疫苗变异株和Ⅱ型脊髓灰质炎疫苗病毒，风险评估可判断为高风险。（ ）

40. 医疗机构发现疑似脊髓灰质炎患者，应在12

小时内通过疾病监测信息报告管理系统报告脊髓灰质炎疑似病例。（　　）

41. 在发现Ⅱ型脊髓灰质炎疫苗相关病毒疫情时，在AFP监测系统保持高敏感性的基础上，最后1例病例发生麻痹3个月后无新发病例，或者病毒检出后连续3个月未再发现相关病毒，可结合脊髓灰质炎病毒环境监测、人群脊髓灰质炎抗体水平调查结果，经综合风险评估后可终止应急响应。（　　）

42. 2024年开展的脊髓灰质炎灭活疫苗补种工作目的是，为两次脊髓灰质炎疫苗免疫策略转换期间仅接种1剂IPV的儿童再提供1次Ⅱ型脊髓灰质炎疫苗免疫史。（　　）

43. VDPV2是一种疫苗衍生脊髓灰质炎病毒，由bOPV里面的减毒株遗传变异而来，目前我国cVDPV2的传播风险持续存在。（　　）

44. 如2016年3月1日至2019年9月30日之间出生儿童已按当时的国家免疫规划疫苗儿童免疫程序完成4剂次脊髓灰质炎疫苗接种，则无须再补种任何脊髓灰质炎疫苗。（　　）

45. 消灭脊髓灰质炎可以通过使用脊髓灰质炎减毒活疫苗实现。（　　）

46. 脊髓灰质炎病毒属嗜神经病毒，引起中枢神经系统广泛受损。（　　）

（四）填空

1. 麻痹型脊髓灰质炎临床表现分为_____、麻痹前期、麻痹期、恢复期和_____期等5个阶段。

2. 世界脊髓灰质炎日是_____。

3. AFP病例的诊断要点：急性起病、肌张力减弱、_____、腱反射减弱或消失。

4. 急性弛缓性麻痹（AFP）病例是指_____以下出现急性弛缓性麻痹症状的病例，和_____年龄临床诊断为脊髓灰质炎的病例。

5. Ⅰ和Ⅲ型VP1编码区核苷酸序列变异_____，视为脊髓灰质炎疫苗病毒高变异株。

6. VDPV检出者，每间隔_____天采集1次粪便标本，直至连续_____次标本病毒分离或PCR检测阴性为止。

7. 根据《人间传染的病原微生物目录》，脊髓灰质炎病毒运输包装分类为_____类。

8. 我国自_____年之后未再发现本土脊髓灰质炎野病毒病例。

9. 我国脊髓灰质炎疫苗第二次序贯免疫程序调整时间是_____。

二、麻疹风疹

（一）单选

1. 麻疹病毒基因组为有包膜的单股负链RNA，包括24个基因组，分属于8个进化分支，其中疫苗株属于哪个基因型（　　）

A. H或H1　　　　　　　B. A

C. D8　　　　　　　　D. B3

2. 按照《麻疹风疹防控方案（2024年版）》中规定的监测指标，以下错误的是（　　）

A. 监测病例报告后2天内完整调查率达到80%以上

B. 标本采集后3日内送达网络实验室的比例达到80%以上

C. 实验室收到标本后麻疹风疹IgM抗体结果4天内报告率达到80%以上

D. 实验室收到标本后麻疹风疹核酸检测结果7天内报告率达到80%以上

3. 麻疹的典型临床表现为高热、皮疹，以下哪组符合典型的麻疹出疹顺序（　　）

A. 颜面－发际－耳后－颈部－四肢－躯干－手足心

B. 耳后－发际－颜面－颈部－躯干－四肢－手足心

C. 手足心－颜面－颈部－躯干－四肢－耳后－发际

D. 颜面－颈部－躯干－耳后－发际－四肢－手足心

4. 某小学发现1例麻疹确诊病例，病例所在班级的密切接触者健康监测期限为最后近距离接触病例之日起多少天（　　）

A. 7天　　　　　　　　B. 10天

C. 21天　　　　　　　D. 28天

5. 关于风疹的潜伏期，以下哪项描述最准确（　　）

A. 3～7天

B. 7～10天

C.14～28天

D.14～21天

6. 人群对风疹病毒普遍易感，感染风疹病毒后最大的危害是（ ）

A.可导致大量死亡

B.可导致先天性风疹综合征

C.可导致严重并发症

D.以上都对

7. 根据再生数的相关理论，假设麻疹的基本再生数 $R_0=15$，麻疹疫苗全程接种后保护率为 95%，那么要保证人群不发生麻疹暴发，人群的麻疹疫苗接种率应至少在多少以上（ ）

A.90%　　　　　　　B.93%

C.95%　　　　　　　D.98%

8. 先天性风疹综合征是由于患儿母亲在妊娠早期有风疹病毒感染史，关于该疾病下列说法错误的是（ ）

A.先天性风疹综合征婴儿仅在出生数月内排毒

B.先天性风疹综合征常见表现为先天性心脏病、白内障及耳聋

C.多数先天性风疹患儿出生即有临床症状，也可于出生后数月至数年才出现进行性症状

D.出生后患先天性风疹的婴儿死亡较多见

9. 下列哪项符合麻疹病毒病原学特征（ ）

A.有包膜的单股正链RNA病毒

B.有包膜的单股负链RNA病毒

C.无包膜的单股正链RNA病毒

D.无包膜的单股负链RNA病毒

10. 麻疹病毒有几个血清型，几个基因型（ ）

A.1、20　　　　　　B.1、24

C.2、24　　　　　　D.1、22

11. 急性期的麻疹患者是最重要的传染源，麻疹的传染期一般下列哪个选项（ ）

A.发病到皮疹消失

B.发病到疹后5天

C.发病前7天至出疹后10天

D.发病前5天至出疹后5天

12. 麻疹病例需要进行呼吸道隔离，一般隔离时间为多少天（ ）

A.至出疹后5天　　　B.至出疹后7天

C.至退热后5天　　　D.至皮疹消退

13. 皮疹是风疹的常见临床表现，其特点是（ ）

A.荨麻疹样皮疹

B.水疱样皮疹

C.出血性皮疹

D.充血性斑丘疹，多见于面部及躯干，消退后不遗留色素

14. 有一患儿发热1～2天内出疹，迅速由面部、颈部、躯干波及四肢，皮疹为针头大小，红色斑点状疹或粟粒疹，疹间皮肤不充血，皮肤弥漫性潮红，压之褪色，退疹时一般无脱屑脱皮，白细胞总数减少，淋巴细胞明显升高，下列哪个临床诊断最符合该患儿（ ）

A.麻疹　　　　　　　B.风疹

C.幼儿急疹　　　　　D.猩红热

15. 某小学4月中旬发生了以发热、出疹为主要表现的疫情，经调查其潜伏期为2周左右，不可能的疾病是（ ）

A.风疹　　　　　　　B.麻疹

C.猩红热　　　　　　D.水痘

16. 关于风疹的临床表现，下列说法正确的是（ ）

A.潜伏期7～21天

B.口腔颊黏膜有柯氏斑

C.无色素沉着

D.淡红色斑丘疹，由躯干开始

17. 基本再生系数（ R_0 ）是决定传染病内在传播率的最重要参数，以下哪种疾病的 R_0 值最大（ ）

A.脊髓灰质炎　　　　B.麻疹

C.流行性腮腺炎　　　D.风疹

18. 引起麻疹患儿死亡的主要并发症是（ ）

A.肺炎　　　　　　　B.心肌炎

C.脑炎　　　　　　　D.喉炎

19. 依据麻疹病毒血凝素和核蛋白基因序列的差异，可以将全球曾经流行的麻疹病毒分为几个基因型，中国近20多年来主要以哪个基因型麻疹病毒流行为绝对优势基因型（ ）

A.20，H1　　　　　B.24，H1

C.24，B3　　　　　D.22，D8

20. 根据《全国麻疹监测方案》，监测病例定义为（ ）

A.发热、出疹，伴咳嗽、卡他性鼻炎、结膜炎、淋巴结肿大、关节炎／关节痛症状之一者，或经过培训的卫生人员诊断为麻疹或风疹的病例

B.发热、出疹，伴咳嗽、卡他性鼻炎、结膜炎、淋巴结肿大、关节炎／关节痛症状之一者，或传染病责任疫情报告人怀疑为麻疹或风疹的病例

C.发热、出疹，或有咳嗽、卡他性鼻炎或结膜炎症状之一的病例，或由经过培训的卫生人员诊断为麻疹或风疹的病例

D.发热＋出疹，或有咳嗽、卡他性鼻炎或结膜炎症状之一的病例，或传染病责任疫情报告人怀疑为麻疹或风疹的病例

21. 如果一个麻疹疑似病例，在发病前与确诊患者有过接触，由于失访导致无法进行血清学检查，那么该病例可以作出以下哪种诊断（　　）

A.疑似病例

B.流行病学联系病例

C.确诊病例

D.排除病例

22. 按照《麻疹监测信息报告管理工作规范（2014年版）》，麻疹病例在报告后_____内应完成病例分类的审核订正，全年所有麻疹疑似病例均应在下一年_____前完成订正（　　）

A.7日，1月31日

B.10日，1月31日

C.14日，1月15日

D.21日，1月15日

23. 按照《麻疹监测信息报告管理工作规范（2014年版）》，县级及以上疾病预防控制机构应至少_____对麻疹监测信息报告管理系统的麻疹个案信息进行查重，及时删除或订正重复记录（　　）

A.每天　　　　　　B.每周

C.每旬　　　　　　D.每月

24. 合格的麻疹血标本的基本要求是：出疹后___天内采集，血清量不少于0.5ml，无溶血，无污染；2～8℃条件下保存、运送（　　）

A.28天内　　　　　B.2～7天

C.2～15天　　　　D.4～28天

25. 合格的麻疹病原学标本的基本要求是：出疹后_____采集，冷藏运送，-70℃以下保存（　　）

A.3天内　　　　　B.5天内

C.28天内　　　　D.4～28天

26. 麻疹监测病例个案调查与实验室检测结果录入麻疹监测信息报告管理系统的时限要求是（　　）

A.完成调查后24小时内，完成检测后48小时内录入专病系统

B.完成调查后48小时内，完成检测后48小时内录入专病系统

C.完成调查后24小时内，完成检测后24小时内录入专病系统

D.完成调查后48小时内，完成检测后24小时内录入专病系统

27. 以下哪项是麻疹监测系统敏感性指标（　　）

A.以省为单位，排除麻疹风疹病例报告发病率达到2/10万以上

B.以市为单位，排除麻疹风疹病例报告发病率达到2/10万以上

C.以省为单位，排除麻疹风疹病例报告发病率达到1/10万以上

D.以市为单位，排除麻疹风疹病例报告发病率达到1/10万以上

28. 按照《麻疹监测信息报告管理工作规范（2014年版）》，定时报表按"发病日期"、"报告卡生成日期"统计全年报表的生成时间是（　　）

A.次年1月31日24时

B.次年1月1日24时

C.次年1月10日24时

D.当年12月31日10时

29. 麻疹实验室网络连续多久未监测到输入性病毒基因型，输入性病例导致的输入相关病例传播被阻断，可判断为输入性疫情结束（　　）

A.21天　　　　　B.1个月

C.2个月　　　　D.3个月

30. 麻疹病毒相关标本的运输属于哪类包装（　　）

A.A类　　　　　B.B类

C.C类　　　　　D.D类

31. 在《人间传染的病原微生物目录（2023年版）》中，麻疹病毒培养所需实验室等级是（　　）

A. BSL-4　　　　B. BSL-3

C. BSL-2　　　　D. BSL-1

32. 在《人间传染的病原微生物目录（2023年版）》中，风疹病毒的危害程度分类是（　　）

A.第一类　　　　B.第二类

C.第三类　　　　D.第四类

33.《麻疹风疹防控方案（2024年版）》麻疹聚集性疫情是指在同一家庭、学校或工厂企业等集体单位或场所，10天内报告＿＿＿＿＿例及以上麻疹确诊病例；在同一街道或乡镇，10天内报告＿＿＿＿＿例及以上麻疹确诊病例（　　）

A.2，3　　　　B.2，5

C.3，5　　　　D.5，2

34. 2019年以来，麻疹疫情在多个国家和地区暴发，主要原因是（　　）

A.当地麻疹类疫苗效果不好

B.当地麻疹类疫苗接种率低于95%

C.当地没有每年开展强化免疫

D.当地没有开展凭接种证入学

35. 麻疹疫情发生后，结合疫情调查及疫情扩散风险评估结果，对重点人群开展麻疹疫苗应急接种。对密切接触者的接种尽量在暴露后＿＿＿＿＿内完成（　　）

A.24小时　　　　B.48小时

C.72小时　　　　D.7天

36. 家庭、学校或工厂企业等集体单位或场所发生5例及以上确诊病例报告的聚集性疫情，哪个机构应赴现场指导调查处置（　　）

A.县级疾控机构　　B.市级疾控机构

C.省级疾控机构　　D.中国疾控中心

37. 孕妇在妊娠早期感染风疹病毒，可引起胎儿感染，造成发育迟滞和胎儿畸形等严重后果，导致出生缺陷。一位育龄妇女婚前检查，风疹IgG抗体阴性，最好采取什么措施预防（　　）

A.不接触发热、出疹的患者

B.外出时佩戴口罩

C.注射含风疹成分疫苗，并在接种疫苗3月后再怀孕

D.注射丙种球蛋白

38. 不属于《全国麻疹监测方案（2014版）》监测病例分类的是（　　）

A.实验室确诊病例

B.临床诊断病例

C.排除麻疹风疹病例

D.疑似病例

39. 对麻疹病例现住址的理解不正确的是（　　）

A.麻疹发病时实际居住的地址，可以是家庭地址，也可以是宾馆、旅馆等住址

B.病例如有一处以上住址时，应填写患病期间最容易随访到的住址

C.外地来本地长期（＞3个月）打工病例，其户籍地即为现住址

D.户籍地并不一定等于现住址

40. 在麻疹监测信息报告管理系统中，以下病例可以作为重卡病例删除的是（　　）

A.病例甲先后在A、B医院就诊，分别诊断为麻疹、风疹病例，报至疫情网，疫情管理人员在审核时发现

B.浏览疫情网时发现，两病例性别、年龄、出生日期、家庭地址、所留电话、疾病名称均相同，但姓名不同

C.浏览疫情网时发现，两病例姓名、性别、年龄、出生日期、家庭地址、所留电话、疾病名称均相同

D.浏览疫情网时发现，两病例姓名、性别、年龄、出生日期、所留电话、疾病名称均相同，但家庭住址不同

（二）多选

1. 风疹的实验室检测方法包括（　　）

A.病原学分离与鉴定

B. ELISA捕获法检测风疹IgM抗体

C.间接ELISA法检测风疹IgG抗体

D.血凝抑制试验

E. RT-PCR-荧光探针法

2. 世界卫生组织为什么将麻疹列为可以消除的传染病（　　）

A.麻疹病毒只有一个基因型

B.人是唯一宿主

C.均为显性感染

D.有安全、有效的疫苗

E.人感染后可产生持久的免疫力

3. H1型麻疹病毒曾是中国本土流行的主要基因型，近年来检测到的麻疹病毒基因型主要包括（　）

A. D4　　　　　　　B. D9

C. B3　　　　　　　D. D8

E. G3

4. 下列免疫针对传染病中，属于丙类法定传染病的是（　）

A.麻疹　　　　　　B.风疹

C.百日咳　　　　　D.流行性腮腺炎

E.水痘

5. 下面有关麻疹的临床表现描述错误的有（　）

A.科氏斑为麻疹的早期诊断的依据

B.皮疹自头面部开始，逐渐涉及耳后发际，最后至上臂和小腿

C.成人麻疹与儿童麻疹相比而言症状较轻

D.潜伏期为7~14天，接受过被动免疫者可缩短3~4天

E.肺炎是麻疹最为常见的并发症，是引起死亡的主要原因

6. 影响麻疹流行的因素有（　）

A.麻疹病毒流行规律

B.麻疹类疫苗应用

C.人口流动及环境因素影响

D.易感人群累积数量与累积速度

E.防控政策干预

7. 以下哪些选项属于麻疹的诊断依据（　）

A.发热、出疹伴上呼吸道卡他症状

B.早期口腔内有科氏斑

C.出疹前7~21天与麻疹确诊患者有接触史

D.用ELISA法测血中麻疹IgM抗体阳性

E.用PCR法检测咽拭子中麻疹病毒核酸阳性

8. 关于风疹说法正确的是（　）

A.症状比麻疹轻，潜伏期一般为7~14天，传染性弱于麻疹

B.患者是风疹唯一的传染源，包括亚临床型或隐性感染者，传染期在出疹前7天和出疹后5天

C.孕妇早期感染风疹病毒后，病毒可通过胎血屏障感染胎儿，导致以婴儿先天性缺陷为主的先天性风疹综合征（CRS）

D.风疹的皮疹为红色斑丘疹，可发生在暴露后的14~17天

E.可取风疹患者的鼻咽分泌物或先天性风疹患者的尿、脑脊液、血液等进行风疹病毒分离

9. 关于风疹下列说法正确的是（　）

A.风疹传染源为患者，出疹前后传染性最强

B.风疹患者病后有较持久免疫力

C.冬春季是风疹发病高峰

D.我国人群中大多数人对风疹病毒不易感

E.耳后、枕后及颈部淋巴结肿大

10. 用于分离先天性风疹综合征患儿的风疹病毒的标本包括（　）

A.咽拭子　　　　　B.尿液

C.血/淋巴细胞　　　D.脑脊液

E.脏器活检标本

11. 《全国麻疹监测方案（2014版）》对"实验室诊断麻疹病例"的分类规定正确的是（　）

A.监测病例血标本检测麻疹IgM抗体阳性者

B.病原学标本分离到麻疹病毒者

C.病原学标本检测麻疹病毒核酸阳性者

D.恢复期血清麻疹IgM抗体滴度比急性期有≥4倍升高

E.急性期抗体阴性而恢复期抗体阳转者

12. 《全国麻疹监测方案（2024年版）》中监测系统特异性指标有（　）

A.麻疹暴发疫情实验室确诊率达到90%以上

B.监测病例报告后48小时内完整调查率达到80%

C.血标本采集后3日内送达网络实验室的比例达到80%

D.麻疹暴发疫情病原学标本采集率达到80%以上

E.监测病例血标本采集率达到80%以上

13. 完整的麻疹监测病例流行病学个案调查表，包括以下哪些变量（　）

A.姓名、性别、出生日期、接种史

B.家庭住址、发热日期

C.现住址、出疹日期

D.报告日期、调查日期

E.血标本采集日期、可能的感染地

14. 麻疹疫苗相关病例，要符合以下哪些情形（　　）

A.有出疹，伴或不伴发热，无咳嗽等呼吸道症状

B.接种含麻疹成分疫苗后7~14天之间出疹

C.血标本在接种含麻疹成分疫苗后8周内采集，且检测麻疹IgM抗体阳性

D.流行病学调查未发现该病例引起续发病例

E.流行病学调查和实验室检测未发现其他致病因素

15. 开展麻疹暴发疫情现场调查时，应回顾搜索调查疫情所在地及周边地区近期所有的麻疹疑似病例，搜索范围应包括（　　）

A.医疗机构　　　　B.学校（幼托机构）

C.村（社区）　　　D.机关单位

E.企业

16. 疑似风疹病例定义是发热、全身性皮疹并伴有下列哪些临床症状之一者（　　）

A.咳嗽　　　　　　B.卡他性鼻炎

C.淋巴结肿大　　　D.关节痛或关节炎

E.肌痛

17. 麻疹暴发疫情的感染控制中，以下哪些措施正确的（　　）

A.对麻疹病例所在的一般场所和居家室内环境开窗通风

B.对麻疹病例所在的一般场所和居家室内环境随时消毒

C.集体单位发生麻疹疫情后避免集体活动，减少病毒的传播

D.与病例近距离接触须戴口罩，接触后要及时洗手

E.负责现场流行病学调查、采样和医疗救治的工作人员要加强个人防护，易感者须及时接种麻疹疫苗

18. 麻疹暴发疫情调查的步骤包括（　　）

A.核实疫情

B.病例搜索

C.病例个案调查

D.流行病学特征描述

E.传播风险评估

19. 麻疹病例的密切接触者为在麻疹病例传染期内与其有密切接触的人群，主要包括（　　）

A.患者的看护人员

B.患者的家庭成员

C.患者在托儿所、幼儿园、学校里的同班人群

D.患者处在同一工作、生活、学习环境中的人群

E.患者的接诊医生

20. 麻疹在学校、幼托机构等集体单位暴发时，可开展以下哪些控制措施（　　）

A.病例住院或居家隔离治疗

B.病例所在班级立即开展应急接种，接种对象仅为学生

C.开展晨检，因病缺勤应追查和登记

D.加强监测，做到早发现、早报告、早调查

E.教室等环境保持空气流通

21. 妊娠早期感染风疹病毒，可能导致新生儿发生先天性风疹综合征（CRS），以下哪些症状常见（　　）

A.先天性糖尿病　　B.先天性心脏病

C.唐氏综合征　　　D.先天性白内障

E.先天性耳聋

22. 关于感染风疹后描述以下选项正确的是（　　）

A.可以只有发热、上呼吸道症状和淋巴结肿痛，而不出现皮疹

B.出现皮疹时传染力最强

C.妊娠期妇女只有风疹显性感染才有可能使胎儿发生先天性风疹综合征

D.传染源有临床患者和先天性风疹综合征患儿

E.可以没有任何症状体征，血清学检查风疹抗体为阳性

23. 《全国麻疹监测方案（2014版）》对麻疹监测病例的描述，下列选项正确的是（　　）

A.如血标本检测麻疹IgM抗体阳性，该病例可确认为实验室确诊病例

B.如麻疹监测病例标本不合格，且无其他原因可以明确解释者，可确认为排除病例

C.具备发热、出疹并伴有咳嗽、卡他性鼻炎或结膜炎症状之一者

D.传染病责任疫情报告人怀疑为麻疹的病例

E.经实验室证实为其他发热出疹性疾病，可排除麻疹的可能性

24. 麻疹的并发症有（　　）

A.喉炎　　　　　　B.脑炎

C.肺炎　　　　　　D.心肌炎

E.亚急性硬化性全脑炎

25. 麻疹病毒在体外抵抗力较弱，下列选项正确的是（　　）

A. 56℃10分钟可灭活

B.对紫外线敏感

C.对酸敏感

D.对干燥敏感

E.对寒冷敏感

26. 以下病毒，属于同一个科的有（　　）

A.麻疹病毒　　　　B.风疹病毒

C.腮腺炎病毒　　　D.呼吸道合胞病毒

E.流感病毒

27. 以下选项属于麻疹出疹期特点的是（　　）

A.口腔出现柯氏斑

B.多于发热1～2天开始出疹

C.出疹时体温达到高峰，全身症状加重

D.一般持续3～5天

E.淡红色斑丘疹，压之褪色

28. 根据麻疹病例感染来源，可以分为以下几类（　　）

A.本土病例　　　　B.输入病例

C.输入相关病例　　D.境外病例

E.感染来源不详病例

（三）判断

1. 麻疹皮疹为淡红色斑丘疹，大小不等，压之褪色，可融合成片，疹间皮肤正常。（　　）

2. 麻疹病毒是遗传稳定、血清型单一的病毒，但麻疹病毒流行株的基因存多样性。（　　）

3. 风疹皮疹色淡，2～3天消退，无色素沉着，有糠麸样脱屑。（　　）

4. 麻疹患者的咽拭子、唾液和尿液标本均可用于分离培养麻疹病毒。（　　）

5. 引起麻疹患儿死亡的主要并发症是肺炎。（　　）

6. 人类对风疹病毒普遍易感，病后可获得持久免疫力。（　　）

7. 人是麻疹病毒的唯一自然宿主。（　　）

8. 麻疹流行病学联系病例是指在出疹前7～21日，直接接触过其他实验室确诊麻疹病例。（　　）

9. 麻疹病例密切接触者应进行医学观察，观察期限到最早一次接触后21天。（　　）

10. 对于实验室确诊的孕妇风疹病例，应及时告知其检测结果及可能的健康影响。（　　）

11. 对麻疹监测病例的个案调查，应在接到报告后48小时内完成。（　　）

12. 各级在进行麻疹监测系统运转质量评价时，"排除麻疹风疹病例报告发病率"指标应按照报告地统计。（　　）

13. 有一疑似麻疹患儿，在出疹后第三天采血，麻疹风疹抗体均为阴性，且与实验室诊断麻疹病例无明确流行病学联系，可以直接排除。（　　）

14. 风疹病例为了保证标本的病毒分离成功率，应在出生后尽快采集；标本类型除包括咽拭子、尿液外，还可采集婴儿的鼻咽吸出物、血/淋巴细胞、脑脊液等。（　　）

15. 麻疹疑似病例的病原学标本采集后可在2～8℃暂时保存，但不能超过1周；长期保存需放−20℃。（　　）

16. 麻疹病毒感染后可形成两次病毒血症。（　　）

17. 当针对麻疹疫情开展应急接种时，可根据疫情流行病学特征考虑对疫情波及范围内的6～7月龄儿童接种1剂含麻疹成分疫苗，接种剂次计入常规免疫剂次。（　　）

18. 麻疹暴发疫情的结束通常以最后一例麻疹患者痊愈后21天内无新的麻疹病例出现为判断标准。（　　）

19. 在麻疹暴发期间，为防止麻疹疫情进一步发生和流行，对已暴露的感染人群接种含麻疹成分疫苗。这种预防接种形式称为补充免疫。（　　）

20. 接触过风疹病例的孕妇应做风疹IgM和IgG检查。（　　）

21. 有癫痫家族史是接种百白破和麻疹疫苗的禁忌证。（ ）

22. 对孕妇、严重免疫缺陷者等无法接种含麻疹风疹成分疫苗的密切接触者，应于暴露后6天内尽早遵医嘱使用丙种球蛋白进行预防。（ ）

23. 麻疹传染期一般是从皮疹出现前5天持续到皮疹发生后5天，免疫力低下患者传染期可缩短。（ ）

（四）填空

1. 风疹传染源为_____、_____及_____。

2. 县级疾病预防控制机构负责_____浏览传染病报告卡，将经过审核的监测病例纳入专病管理。

3. 麻疹的基本再生数为_____。

4. 风疹为风疹病毒感染引起的急性传染病，经_____传播，临床表现以_____、_____、_____为特点。

5. 麻疹患者口腔可出现_____，是前驱期的特征性体征，具有诊断价值。

6. 《全国麻疹监测方案（2014年版）》中为掌握麻疹病毒基因型变化及其动态分布情况，各省应按照监测连续性和代表性的原则，以地市为单位每年至少采集_____的监测病例病原学标本。

7. 关于麻疹监测系统敏感性指标，《全国麻疹监测方案（2014年版）》中规定：以省为单位，排除麻疹风疹病例报告发病率达到_____以上。

8. 开展麻疹病例个案调查时，对首发病例和指示病例要重点调查其发病前____日以及在____的活动情况、接触人群，了解可疑的暴露因素以及与续发病例间的流行病学关联等流行病学信息。

9. 《全国麻疹监测方案（2014年版）》规定，每例监测病例都应该进行流行病学个案调查。报告单位所在地的_____负责组织开展监测病例的流行病学个案调查。

10. 风疹暴发疫情完成调查处置后，应于_____内填写风疹暴发疫情信息汇总表，同时上传_____。

11. 开展麻疹暴发疫情现场调查时，应回顾搜索调查疫情所在地及周边地区近期所有的麻疹疑似病例，搜索的时间范围应从首发病例发病日向前推_____个最长潜伏期。

12. _____疫情为世卫组织《2030年免疫议程》疫苗接种计划绩效的追踪指标。

13. 为控制麻疹疫情，应急接种应尽快开展，越早开展越有效。对密切接触者的接种尽量在暴露后_____内完成，对社区内开展应急接种，应在一个_____内完成。

三、乙型肝炎

（一）单选

1. HBV感染者的血清中不存在（ ）

　A. 大球形颗粒

　B. 小球形颗粒

　C. 柱状颗粒

　D. 丝状或核状颗粒（管形颗粒）

2. 2012年5月，我国提前实现了WHO西太区提出的到2012年将5岁以下儿童慢性乙型肝炎病毒感染率降至_____以下的地区控制目标（ ）

　A. 1%　　　　　　　　B. 2%

　C. 3%　　　　　　　　D. 5%

3. 2014年中国疾病预防控制中心对全国人群乙型肝炎血清流行病学调查结果显示，1~4岁人群HBsAg阳性率为（ ）

　A. 0.32%　　　　　　 B. 4.38%

　C. 0.94%　　　　　　 D. 3.39%

4. 婴儿围产期感染乙型肝炎病毒，有多少概率成为慢性感染者（ ）

　A. <5%　　　　　　　B. 80%~90%

　C. 30%~50%　　　　　D. 50%~70%

5. 根据Polaris国际流行病学合作组织推算，2016年我国慢性HBV流行率为（ ）

　A. 6.1%　　　　　　　B. 9.2%

　C. 2.9%　　　　　　　D. 5.8%

6. 关于我国乙型肝炎流行强度的说法，以下正确的是（ ）

　A. 我国一直为乙型肝炎高流行区

B.我国一直为乙型肝炎中流行区

C.我国既往是乙型肝炎中流行区，目前已逐渐进入低流行区

D.我国既往是乙型肝炎高流行区，目前已逐渐进入中流行区

7.我国乙型肝炎病毒最主要的传播方式是（　　）

A.母婴传播　　　　B.血液传播

C.消化道传播　　　D.性传播

8.乙型肝炎的传染源包括（　　）

A.乙型肝炎病毒携带者

B.急性乙型肝炎患者

C.慢性乙型肝炎患者

D.以上人群均可

9._____年全国启动乙型肝炎监测试点工作（　　）

A.2010　　　　　　B.2011

C.2012　　　　　　D.2013

10.某患者在体检中发现HBsAg（＋），抗-HBe（＋），以下说法正确的是（　　）

A.获得了免疫力　　B.传染性强

C.传染性低　　　　D.乙型肝炎恢复期

11.实时荧光转录介导扩增法（TMA）是乙型肝炎DNA检测的一种方法，其核心特点是（　　）

A.高温扩增　　　　B.等温扩增

C.低温扩增　　　　D.以上均可

12.某患者乙型肝炎病毒标志物检查结果为HBsAg（＋），HBeAg（＋），抗-HBc（＋），抗-HBs（－），抗-HBe（－），以下哪项解释最符合这一结果（　　）

A.患者处于乙型肝炎急性期，病毒复制活跃，传染性较强

B.患者处于乙型肝炎慢性期，病毒复制逐渐转为静止，传染性较弱

C.患者为乙型肝炎病毒携带者，但无传染性

D.患者处于乙型肝炎恢复期，已获得免疫力

13.按照《传染病学（第10版）（国家卫生健康委员会"十四五"规划教材）》，乙型肝炎病毒主要分为几个基因型，我国流行的基因型主要为哪两个型（　　）

A.8、C型、B型　　B.8、C型、A型

C.6、C型、B型　　D.6、C型、A型

14.下列乙型肝炎病毒标记物中反映病毒复制多

处于静止状态，传染性降低的是（　　）

A.HBsAg　　　　　B.抗-HBs

C.HBeAg　　　　　D.抗-HBe

15.有1位患者的HBV血清学检验结果为：HBsAg（－），HBsAb（＋），HBcAb（＋），HBeAg（－），HBeAb（＋），这个患者可能正处于（　　）

A.HBV感染窗口期

B.HBV感染恢复期

C.HBV病毒活跃复制期

D.HBV急性感染后期

16.慢性乙型肝炎病毒感染发病率与感染年龄相关，以下哪类人群感染乙型肝炎病毒后，最容易发展为慢性病毒携带者（　　）

A.新生儿及婴幼儿

B.青少年

C.大学生

D.老人

17.新生儿接种乙型肝炎疫苗强调24小时内及时接种，以阻断母婴传播中的哪一环节（　　）

A.宫内传播

B.产程传播

C.分娩后新生儿哺乳传播

D.分娩后夹剪脐带的血液传播

18.我国哪一年将乙型肝炎疫苗纳入计划免疫管理（　　）

A.1992年　　　　　B.2002年

C.2005年　　　　　D.2008年

19.《慢性乙型肝炎防治指南（2022年版）》中规定，被HBV阳性患者血液、体液污染的锐器刺伤，如未接种过乙型肝炎疫苗，或虽接种过乙型肝炎疫苗，但抗-HBs<10 mIU/ml 或抗-HBs水平不详者，应最好于多长时间内注射乙型肝炎免疫高价球蛋白（　　）

A.24小时内　　　　B.12小时内

C.立即注射　　　　D.48小时内

20.接种乙型肝炎疫苗前是否需要进行乙型肝炎血清学筛检（　　）

A.必须做筛检后才能接种乙型肝炎疫苗

B.成人必须做筛检后才能接种乙型肝炎疫苗

C.接种乙型肝炎疫苗前可以不做血清学筛检

D.未进行筛检就接种乙型肝炎疫苗是非常危

险的

21. HBsAg阳性或不详产妇所生新生儿建议在出生后多长时间内尽早接种第1剂HepB（　）

 A. 6小时   B. 12小时

 C. 18小时   D. 24小时

22. HBsAg阳性或不详产妇所生新生儿体重小于2000g者，也应在出生后尽早接种第1剂HepB，并在婴儿满＿＿＿月龄、＿＿＿月龄、＿＿＿月龄时按程序再完成3剂次HepB接种（　）

 A. 0、1、6   B. 0、2、6

 C. 1、2、7   D. 1、3、7

23. 乙型肝炎疫苗的保护作用取决于接种后抗–HBs的IgG抗体水平，高危人群抗–HBs检测结果为以下哪项，可给予加强免疫（　）

 A. <10mIU/ml   B. <100mIU/ml

 C. <50mIU/ml   D. <20mIU/ml

24. 以下哪个指标阳性提示机体获得免疫力（　）

 A. HBcAg   B. 抗–HBs

 C. HBsAg   D. 抗–HBc

25. 某儿童2025年2月2日出生，2月3日接种首剂乙型肝炎疫苗，第二剂乙型肝炎疫苗接种时间错误的是（　）

 A. 2025年3月2日

 B. 2025年3月3日

 C. 2025年3月4日

 D. 2025年3月4日～4月2日期间

26. 乙型肝炎疫苗接种对象为（　）

 A. HBsAg阳性母亲所生的新生儿

 B. HBsAg和HBeAg双阳性母亲所生的新生儿

 C. 家庭成员中有乙型肝炎病毒感染者的新生儿

 D. 所有新生儿

27. 以下哪个指标是乙型肝炎病毒复制的直接标志（　）

 A. HBsAg阳性   B. HBeAg阳性

 C. HBV DNA阳性   D. 抗–HBc阳性

28. 某患者体检中发现抗HBc-IgM抗体的出现，其意义是提示（　）

 A. 患者系乙型肝炎急性期，或慢性乙型肝炎急性发作

 B. 是属于乙型肝炎恢复期抗体，表示预后良好

 C. 提示病情恶化

 D. 表示过去已感染乙型肝炎病毒的标志物

29. 下面哪种情况下需要接种乙型肝炎疫苗（　）

 A. HBsAg阴性、HBeAg阴性、抗–HBc阳性、抗–HBs阴性、抗–HBe阴性

 B. HBsAg阴性、HBeAg阴性、抗–HBc阴性、抗–HBs阳性、抗–HBe阴性

 C. HBsAg阴性、HBeAg阴性、抗–HBc阳性、抗–HBs阳性、抗–HBe阴性

 D. HBsAg阳性、HBeAg阴性、抗–HBc阳性、抗–HBs阴性、抗–HBe阴性

（二）多选

1. 乙型肝炎病毒感染后可能出现的症状有（　）

 A. 乏力、疲劳

 B. 食欲减退、恶心、厌油

 C. 黄疸

 D. 严重腹泻

 E. 肝掌和蜘蛛痣

2. HBV基因组包含以下哪几个重叠编码区域（　）

 A. S区   B. C区

 C. P区   D. X区

 E. B区

3. 以下哪些行为可能传播乙型肝炎病毒（　）

 A. 与乙型肝炎病毒感染者共同吃饭

 B. 与乙型肝炎病毒感染者共同工作

 C. 与乙型肝炎病毒感染者共用牙刷和剃须刀

 D. 与乙型肝炎病毒感染者进行无保护的性行为

 E. 与乙型肝炎病毒感染者近距离交谈

4. 以下各型肝炎病毒中，可导致急性肝炎的有（　）

 A. 甲型病毒性肝炎

 B. 乙型病毒性肝炎

 C. 丙型病毒性肝炎

 D. 戊型病毒性肝炎

 E. 丁型病毒性肝炎

5. 下列可以用于乙型肝炎病毒的消毒方法有（　）

A. 70%乙醇　　　　　B. 高压蒸汽灭菌

C. 0.5%过氧乙酸　　　D. 煮沸10分钟

E. 65℃10小时

6. 如何对慢性HBV感染者进行管理（　）

A. 避免与他人共用牙具、剃须刀

B. 避免与他人共用注射器及取血针

C. 为家属中易感者接种乙型肝炎疫苗

D. 禁止捐献血液和组织器官

E. 定期接受医学随访

7. 通常说的乙型肝炎"小三阳"是指哪几项检测指标为阳性（　）

A. 乙型肝炎表面抗原

B. 乙型肝炎表面抗体

C. 乙型肝炎e抗原

D. 乙型肝炎e抗体

E. 乙型肝炎核心抗体

8. 以下哪些是感染乙型肝炎病毒的高危人群（　）

A. 吸烟者

B. HBsAg阳性母亲的新生儿

C. 血站工作人员

D. 医务人员

E. 多性伴者

9. 根据世卫组织的划分，全球乙型肝炎流行率最高的两个区域是（　）

A. 西太区　　　　　B. 美洲区

C. 非洲区　　　　　D. 欧洲区

E. 东南亚

10. 医务人员在工作中意外被乙型肝炎患者血液污染的针头刺伤，以下处理正确的是（　）

A. 在伤口周围轻轻挤压，排出伤口中的血液，再对伤口用等渗盐水冲洗，然后用消毒液处理

B. 应立即检测HBsAg、HBV DNA，3～6个月后复查

C. 如接种过乙型肝炎疫苗并有应答者，且已知抗-HBs阳性（抗-HBs≥10mIU/ml）者，可不再注射HBIG或乙型肝炎疫苗

D. 如未接种过乙型肝炎疫苗，或虽接种过乙型肝炎疫苗，但抗-HBs＜10mIU/ml或抗-HBs水平不详者，应立即注射HBIG

200～400IU，同时在不同部位接种1剂乙型肝炎疫苗（20μg），于1个月和6个月后分别接种第2剂和第3剂乙型肝炎疫苗（20μg）

E. 无须填写职业暴露登记表，直接进行预防性用药

11. 阻断母婴乙型肝炎传播的有效方法有（　）

A. 新生儿出生后接种乙型肝炎免疫球蛋白

B. 新生儿出生后及时接种乙型肝炎疫苗

C. 分娩方式选择剖宫产

D. 禁止母乳喂养

E. 抗病毒治疗

12. 主要经肠道外途径传播的肝炎病毒为（　）

A. HAV　　　　　B. HBV

C. HCV　　　　　D. HDV

E. HEV

（三）判断

1. 血清中HBeAg主要存在于Dane颗粒的核心，它的存在表示病毒复制活跃。（　）

2. 高流行区慢性乙型肝炎病毒感染主要是由于母婴传播所致。（　）

3. 初次感染乙型肝炎病毒的年龄越小，出现慢性化的可能性越高。（　）

4. 日常学习、工作或生活接触，如同一办公室工作（包括共用计算机等办公用品）、握手、拥抱、同住一宿舍、同一餐厅用餐和共用厕所等无血液暴露的接触，一般不会传染乙型肝炎病毒。（　）

5. HBsAg只有抗原性，没有传染性。（　）

6. 检测乙型肝炎表面抗体浓度为100 mIU/ml时，通常认为具有保护效果。（　）

7. 用人单位在招、用工过程中，要将乙型肝炎病毒血清学指标作为体检标准。（　）

8. 在我国，乙型肝炎病毒携带者不能被录用为公务员。（　）

9. WHO提出的"2030年消除病毒性肝炎公共卫生危害"的总体目标：到2030年实现慢性乙型肝炎发病率减少90%、死亡率降低65%。（　）

10. 怀孕或哺乳期都不是乙型肝炎疫苗接种的禁

忌证。（ ）

11. 对免疫功能低下或无应答者，应增加乙型肝炎疫苗的接种剂量（如 $60\mu g$）或剂次。（ ）

12. 对乙型肝炎病毒表面抗体阳性的一般人群而言，即使后期抗体转阴，也不需再接种乙型肝炎疫苗。（ ）

13. 目前，针对病毒性肝炎的疫苗种类包括甲型肝炎疫苗、乙型肝炎疫苗。（ ）

14. 延缓第3剂乙型肝炎疫苗接种不会降低乙型肝炎疫苗的接种效果。（ ）

15. 乙型肝炎疫苗第2剂与第1剂间隔应不小于30天，第3剂与第2剂间隔应不小于60天，第3剂与第1剂间隔不小于4个月。（ ）

16. 《预防艾滋病、梅毒和乙型肝炎母婴传播工作规范（2020年版）》，乙型肝炎感染孕产妇所生儿童首剂乙型肝炎疫苗及时接种率达95%以上，乙型肝炎免疫球蛋白及时注射率达98%以上。（ ）

17. 在传染病报告卡上，乙型肝炎病例的临床分类为急性、慢性和未分型三种。（ ）

18. 在出生12小时内接种乙型肝炎疫苗和乙型肝炎免疫球蛋白后，HBsAg阳性母亲所生新生儿可接受其哺乳。（ ）

19. 母亲为HBsAg阳性的儿童接种最后一剂HepB后 $1\sim2$ 个月进行HBsAg和乙型肝炎病毒表面抗体（抗-HBs）检测，若发现HBsAg阴性、抗-HBs阴性或小于10mIU/ml，可再按程序免费接种3剂次HepB。（ ）

20. 乙型肝炎疫苗首针采取"谁出生，谁接种"的原则，主要目的是为了提高首针及时接种率。（ ）

21. 乙型肝炎患者，其血清抗HBc-IgM抗体 1 : 1000 阳性，可提示为急性期或慢性乙型肝炎急性发作。（ ）

（四）填空

1. 2014年全国人群乙型肝炎血清流行病学调查结果表明，我国 $1\sim29$ 岁人群乙型肝炎表面抗原携带率为_____%，5岁人群乙型肝炎表面抗原携带率为_____%。

2. 我国进行第5次全国范围的乙型肝炎血清学流行病学调查是_____年。

3. 世界肝炎日为每年的_____；我国首届世界肝炎日的宣传主题是_____。

4. 乙型肝炎就诊患者，有明确的6个月内HBsAg阴性检测结果，本次就诊发现 IIDsAg 阳性，同时有相关症状（体征）或ALT异常，应网络直报为_____。

5. _____年，新生儿乙型肝炎疫苗免疫用10μg代替5μg。

6. 对首次确定的HBsAg阳性者，建议对其家庭成员进行血清_____、_____、_____检测，对易感者接种乙型肝炎疫苗。

7. 《健康中国行动（2019－2030年）》传染病及地方病防控行动目标：到2022年和2030年，5岁以下儿童HBsAg流行率分别控制在_____和_____以下。

8. HBV属于嗜肝_____病毒科，完整病毒颗粒是直径为_____的球形体。

9. 目前上市的重组乙型肝炎疫苗有_____、_____、_____三种，免疫保护效果相似。

📋 答案及解析

一、脊髓灰质炎

（一）单选

1. 答案：B

解析：根据《传染病学（第10版）（国家卫生健康委员会"十四五"规划教材）》，脊髓灰质炎好发于6个月至5岁儿童，经粪-口途径传播。人群普遍易感，感染后获持久免疫力并具有特异性。因此选项ACD都是脊髓灰质炎病毒的特点。脊髓灰质炎病毒导致的瘫痪为弛缓性瘫痪（肌肉松弛、无力），而非"痉挛性瘫痪"（肌肉强直、僵硬），因此本题答案是B。

2. 答案：B

解析：根据《传染病学（第10版）（国家卫生健康委员会"十四五"规划教材）》，脊髓灰质炎是由脊髓灰质炎病毒所致的急性消化道传染病，因此本题答案是B。

3.答案：B

解析：根据《脊髓灰质炎诊断（WS 294-2016）》，脊髓灰质炎一年四季均可发生，夏、秋季为流行高峰。故选项B不符合。

4.答案：A

解析：根据《脊髓灰质炎诊断（WS 294-2016）》，脊髓灰质炎潜伏期为3~35天（一般为5~14天）。因此本题答案是A。

5.答案：A

解析：根据《脊髓灰质炎诊断（WS 294-2016）》，VAPP是指疫苗相关麻痹型脊髓灰质炎。因此本题答案是A。

6.答案：B

解析：根据《脊髓灰质炎诊断（WS 294-2016）》，VDPV是指疫苗衍生脊髓灰质炎病毒。因此本题答案是B。

7.答案：C

解析：根据《脊髓灰质炎诊断（WS 294-2016）》，VDPV是指I型和III型脊髓灰质炎病毒，与原始疫苗病毒Sabin株比较，VP1编码区核苷酸序列变异≥10个，且<135个（变异率>1%，且<15%）。因此本题答案是C。

8.答案：C

解析：根据《脊髓灰质炎诊断（WS 294-2016）》，II型脊髓灰质炎病毒，与原始疫苗病毒Sabin株比较，VP1编码区核苷酸序列变异≥6个，且<135个（变异率>0.6%，且<15%）。因此本题答案是C。

9.答案：C

解析：自1999年以来，全球未再发现II型脊髓灰质炎野病毒；2015年，WHO宣布II型脊髓灰质炎野病毒已在全球范围内被消灭。2012年以来，全球未再发现III型脊髓灰质炎野病毒；2019年，WHO宣布III型脊髓灰质炎野病毒已在全球范围内被消灭。这意味着，3种不同型别的脊髓灰质炎野病毒中，仅剩I型还存在野毒株导致的脊髓灰质炎病例。因此本题答案是C。

10.答案：B

解析：根据WHO认证无脊髓灰质炎时间：美洲区于1994年认证，西太平洋区于2000年，欧洲区于2002年，东南亚区于2014年认证，非洲区于2020年认证。因此最早实现消灭脊髓灰质炎的是美洲区。

11.答案：B

解析：根据《全国急性弛缓性麻痹（AFP）病例监测方案》，省级专家诊断小组根据脊髓灰质炎实验室检测结果，结合流行病学、临床等资料对AFP病例进行诊断分类。因此本题答案是B。

12.答案：D

解析：根据《全国急性弛缓性麻痹（AFP）病例监测方案》，异地AFP病例是指非本地户籍的AFP病例。如病例麻痹前在本地居住35天以上，则不属于异地AFP病例。异地AFP病例归属原居住地县级以上疾控机构管理。因此本题答案是D。

13.答案：C

解析：根据《全国急性弛缓性麻痹（AFP）病例监测方案》，标本送达省级脊髓灰质炎实验室后要及时进行标本登记、编号，并于-20℃保存备检。因此本题答案是C。

14.答案：B

解析：根据《全国急性弛缓性麻痹（AFP）病例监测方案》，对所有AFP病例应采集双份大便标本用于病毒分离。标本的采集要求是：在麻痹出现后14天内采集；两份标本采集时间至少间隔24小时；每份标本重量≥5克。因此本题答案是B。

15.答案：C

解析：根据《全国急性弛缓性麻痹（AFP）病例监测方案》，对所有AFP病例应采集双份大便标本用于病毒分离。标本的采集要求是：在麻痹出现后14天内采集；两份标本采集时间至少间隔24小时；每份标本重量≥5克。因此本题答案是C。

16.答案：A

解析：根据《全国急性弛缓性麻痹（AFP）病例监测方案》，原始标本运送：标本采集后要在7天内送达省级脊髓灰质炎实验室，标本应冷藏运送，在送达省脊髓灰质炎实验室时带冰且包装完整。因此本题答案是A。

17. 答案：B

解析：根据《全国急性弛缓性麻痹（AFP）病例监测方案》，原始标本运送：标本采集后要在7天内送达省级脊髓灰质炎实验室，标本应冷藏运送，在送达省脊髓灰质炎实验室时带冰且包装完整。因此本题答案是B。

18. 答案：B

解析：根据《全国急性弛缓性麻痹（AFP）病例监测方案》，AFP监测的及时性指标：AFP病例报告后48小时内调查及时率≥80%。因此本题答案是B。

19. 答案：B

解析：根据《全国急性弛缓性麻痹（AFP）病例监测方案》，常见的AFP病例包括以下疾病：①脊髓灰质炎；②格林巴利综合征（感染性多发性神经根神经炎，GBS）；③横贯性脊髓炎、脊髓炎、脑脊髓炎、急性神经根脊髓炎；④多神经病（药物性多神经病，有毒物质引起的多神经病、原因不明性多神经病）；⑤神经根炎；⑥外伤性神经炎（包括臀肌药物注射后引发的神经炎）；⑦单神经炎；⑧神经丛炎；⑨周期性麻痹（包括低钾性麻痹、高钾性麻痹、正常钾性麻痹）；⑩肌病（包括全身型重症肌无力、中毒性、原因不明性肌病）；⑪急性多发性肌炎；⑫肉毒中毒；⑬四肢瘫、截瘫和单瘫（原因不明）；⑭短暂性肢体麻痹。不包含神经性麻痹。因此本题答案是B。

20. 答案：C

解析：根据《全国急性弛缓性麻痹（AFP）病例监测方案》，对所有AFP病例应采集双份大便标本用于病毒分离。标本的采集要求是：在麻痹出现后14天内采集；两份标本采集时间至少间隔24小时；每份标本重量≥5克。因此本题答案是C。

21. 答案：C

解析：根据《全国急性弛缓性麻痹（AFP）病例监测方案》，在麻痹发生60天后，要对所报告的AFP病例进行随访。因此本题答案是C。

22. 答案：B

解析：根据《全国急性弛缓性麻痹（AFP）病例监测方案》，AFP病例的诊断要点：急性起病、肌张力减弱、肌力下降、腱反射减弱或消失。因此本题答案是B。

23. 答案：C

解析：根据《全国急性弛缓性麻痹（AFP）病例监测方案》，接到AFP病例报告后，县级疾控机构应在48小时内派专业人员对病例开展个案调查，在临床医生配合下，详细填写"急性弛缓性麻痹病例个案调查表"，因此本题答案是C。

24. 答案：C

解析：根据《全国急性弛缓性麻痹（AFP）病例监测方案》，标本采集后要在7天内送达省级脊髓灰质炎实验室，标本应冷藏运送，在送达省脊髓灰质炎实验室时带冰且包装完整。第一份标本采集时间4月25日，7天内送达省实验室，最晚是5月2日。

25. 答案：C

解析：根据《全国急性弛缓性麻痹（AFP）病例监测方案》，省级脊髓灰质炎实验室应在收到标本后28天内将标本检测结果，包括脊髓灰质炎病毒阴性、脊髓灰质炎病毒阳性型别和非脊髓灰质炎肠道病毒（NPEV），反馈给同级流行病学监测人员和下级送检单位。因此本题答案是C。

26. 答案：C

解析：根据《全国急性弛缓性麻痹（AFP）病例监测方案》，AFP监测的敏感性指标：15岁以下儿童非脊髓灰质炎AFP病例报告发病率≥1/10万。监测的及时性指标：AFP病例报告后48小时内调查及时率≥80%；AFP病例14天内双份合格大便标本采集率≥80%；AFP病例大便标本7天内送达省级脊髓灰质炎实验室及时率≥80%。因此本题错误的选项是C。

27. 答案：A

解析：根据《全国急性弛缓性麻痹（AFP）病例监测方案》，AFP病例的诊断要点：急性起病、肌张力减弱、肌力下降、腱反射减弱或消失。A选项病例四肢乏力活动障碍1周，双下肢肌力下降，肌张力低下，双侧膝腱反射消失，符合AFP病例的诊断要点。B选项病例，四肢肌力、肌张力正常，腹壁反射、膝反射引出，不符合AFP病例诊断。C选项踝关节肿痛而引起活动轻度受限，四肢肌力、肌张力正常，不符合AFP病例诊断。D选项病例1月龄，出生后四肢瘫软，不符合急性起病，故不符合AFP监测病例。

28. 答案：B

解析：根据《全国急性弛缓性麻痹（AFP）病例监测方案》，异地AFP病例的报告、调查、采样送检、随访等各项监测工作，由病例暂住地县级以上疾控机构负责完成。因此本题答案是B。

29. 答案：C

解析：根据《脊髓灰质炎野病毒输入性疫情和疫苗衍生病毒相关事件应急处置技术方案（试行）》，VHPV定义是脊髓灰质炎疫苗高变异株病毒。因此本题答案是C。

30. 答案：C

解析：双份标本主要针对病毒检出，而非实验室内质控；标本保存需求不依赖时间间隔，且通常实验室会分装保存；粪便量是单次采样的要求，与间隔时间无关，因此选项ABD是错误的。根据《浙江省脊髓灰质炎野病毒输入性疫情和疫苗衍生病毒相关事件应急处置技术方案》，粪便是分离脊髓灰质炎病毒的主要标本，由于脊髓灰质炎患者粪便排出病毒主要是在麻痹前期和麻痹后2周内，排毒呈间歇性，故病例标本的采集应在患者麻痹后14天内采集双份粪便，2次采集的间隔至少24小时。故选项C是正确的。

31. 答案：B

解析：《脊髓灰质炎野病毒输入性疫情和疫苗衍生病毒相关事件应急预案（试行）》中，根据事件性质、危害程度、波及范围，将脊髓灰质炎相关事件分为四级。因此本题答案是B。

32. 答案：B

解析：按照《脊髓灰质炎野病毒输入性疫情和疫苗衍生病毒相关事件应急预案（试行）》，根据事件性质、危害程度、波及范围，将脊髓灰质炎相关事件分为四级。Ⅰ级事件：出现广泛流行的脊髓灰质炎野病毒疫情。Ⅱ级事件：出现单例输入性脊髓灰质炎野病毒病例或局限传播；或出现脊髓灰质炎疫苗衍生病毒循环病例关联到两个及以上省份。Ⅲ级事件：出现脊髓灰质炎疫苗衍生病毒循环病例局限于单个省份；或在外环

境、健康人群中发现脊髓灰质炎野病毒。Ⅳ级事件：发现脊髓灰质炎疫苗衍生病毒病例、携带者。本题中某地发生单例输入性脊髓灰质炎野病毒并造成局部传播，属于Ⅱ级事件。

33. 答案：B

解析：根据《脊髓灰质炎野病毒输入性疫情和疫苗衍生病毒相关事件应急处置技术方案（试行）》，脊髓灰质炎野病毒阳性者，每间隔7天采集1次粪便标本，直至连续3次标本病毒分离或PCR检测阴性为止。因此本题答案是B。

34. 答案：C

解析：根据《脊髓灰质炎野病毒输入性疫情和疫苗衍生病毒相关事件应急处置技术方案（试行）》，对脊髓灰质炎野病毒和疫苗衍生脊髓灰质炎病毒（VDPV）病例/携带者以及脊髓灰质炎疫苗高变异株循环病例周围存在感染风险的人群，如家庭成员、托幼机构或学校的同学等，应进行医学观察35天。因此本题答案是C。

35. 答案：C

解析：按照《脊髓灰质炎野病毒输入性疫情和疫苗衍生病毒相关事件应急预案（试行）》，根据事件性质、危害程度、波及范围，将脊髓灰质炎相关事件分为四级。Ⅰ级事件：出现广泛流行的脊髓灰质炎野病毒疫情。Ⅱ级事件：出现单例输入性脊髓灰质炎野病毒病例或局限传播；或出现脊髓灰质炎疫苗衍生病毒循环病例关联到两个及以上省份。Ⅲ级事件：出现脊髓灰质炎疫苗衍生病毒循环病例局限于单个省份；或在外环境、健康人群中发现脊髓灰质炎野病毒。Ⅳ级事件：发现脊髓灰质炎疫苗衍生病毒病例、携带者。本题目脊髓灰质炎疫苗衍生病毒循环病例局限于单个省份或在外环境、健康人群中发现脊髓灰质炎野病毒，属于Ⅲ级事件，因此本题答案是C。

36. 答案：A

解析：《脊髓灰质炎野病毒输入性疫情和疫苗衍生病毒相关事件应急处置技术方案（试行）》，中国疾病预防控制中心发现脊髓灰质炎野病毒病例后，应在2小时内报告国家卫生健康委员会。因此本题答案是A。

37. 答案：B

解析：《关于国家免疫规划脊髓灰质炎疫苗和含麻疹成分疫苗免疫程序调整相关工作的通知》（国卫疾控发〔2019〕65号）文件要求，我国儿童脊髓灰质炎（脊髓灰质炎）疫苗常规免疫程序调整为2剂脊髓灰质炎灭活疫苗（IPV）加2剂两价口服脊髓灰质炎减毒活疫苗（bOPV）的免疫程序。使用的两种疫苗为IPV、bOPV，因此本题答案是B。

38.答案：C

解析：根据《国家免疫规划脊髓灰质炎疫苗和含麻疹成分疫苗免疫程序调整相关工作的通知》，2019年12月起，在全国范围内实施2剂次脊髓灰质炎灭活疫苗和2剂次脊髓灰质炎减毒活疫苗的免疫程序，2月龄和3月龄各接种1剂次脊髓灰质炎灭活疫苗，4月龄和4周岁各接种1剂次2价脊髓灰减毒活疫苗。因此本题答案是C。

（二）多选

1.答案：ABC

解析：《传染病学（第10版）（国家卫生健康委员会"十四五"规划教材）》中，根据抗原性不同可分为Ⅰ、Ⅱ、Ⅲ三个血清型，各型间很少交叉免疫。因此本题答案是ABC。

2.答案：ADE

解析：根据《传染病学（第10版）（国家卫生健康委员会"十四五"规划教材）》，人是脊髓灰质炎病毒的唯一自然宿主，而且人群普遍易感，感染后获持久免疫力并具有特异性。脊髓灰质炎病毒通过粪–口途径传播，感染初期主要通过患者鼻咽排出病毒，随着病程进展病毒随之由粪便排出，粪便带毒时间可长达数月之久，通过污染的水、食物以及日常用品可使之播散。故选项ADE是正确的，选项B是错误的。全球个别地区仍未消灭脊髓灰质炎，无脊髓灰质炎国家仍可能通过国际旅行或移民输入病毒，因此还是存在输入风险，选项C是错误的。

3.答案：AB

解析：根据《传染病学（第10版）（国家卫生健康委员会"十四五"规划教材）》，脊髓灰质炎的传播途径主要通过粪–口途径传播，感染初期主要通过患者鼻咽排出病毒，随着病程进展病毒随之由粪便排出，粪便带毒时间可长达数月

之久，通过污染的水、食物以及日常用品可使之播散。此外，口服的减毒活疫苗在通过粪便排出体外后，在外界环境中有可能恢复毒力，从而感染其他易感者。本病亦可通过空气飞沫传播，但时间短暂。因此本题答案是AB。

4.答案：ABC

解析：根据《传染病学（第10版）（国家卫生健康委员会"十四五"规划教材）》《脊髓灰质炎诊断（WS 294–2016）》，人是脊髓灰质炎病毒的唯一自然宿主，脊髓灰质炎的传染源为患者、隐性感染者和病毒携带者，医护人员本身未被感染时不会传播病毒，故非传染源。

5.答案：ABCDE

解析：根据《脊髓灰质炎诊断（WS 294–2016）》实验室检测，发病后从粪便、咽部、脑脊液、脑或脊髓组织中分离到病毒。因此本题答案是ABCDE。

6.答案：ABCE

解析：根据《脊髓灰质炎诊断（WS 294–2016）》临床表现：早期可有发热、咽部不适，患者可烦躁不安、腹泻或便秘、多汗、恶心、肌肉酸痛等症状。热退后（少数可在发热过程中）出现不对称性弛缓性麻痹。神经系统检查发现肢体和（或）腹肌不对称性（单侧或双侧）弛缓性麻痹，躯体或肢体肌张力减弱、肌力下降、深部腱反射减弱或消失，但无感觉障碍。麻痹60天后随访仍残留迟缓性麻痹（后期可出现肌萎缩）。因此本题答案是ABCE。

7.答案：ABCDE

解析：根据《脊髓灰质炎诊断（WS 294–2016）》，脊髓灰质炎临床上可表现多种类型：隐性感染（无症状型）、顿挫型（轻型）、无麻痹型、麻痹型。麻痹型分为5期：前驱期、麻痹前期、麻痹期、恢复期和后遗症期。因此本题答案是ABCDE。

8.答案：ABDE

解析：根据《传染病学（第10版）（国家卫生健康委员会"十四五"规划教材）》，人是脊髓灰质炎病毒的唯一自然宿主，隐性感染和轻症瘫痪型患者是本病的主要传染源，其中隐性感染者即无症状病毒携带者占90%以上，携带病毒一

般为数周，此类人群难以被及时发现和隔离，在传播过程中具有重要作用，因此选项 AB 是对的。主动免疫是预防本病的主要而有效的措施，因此选项 C 是错误的。感染后多无症状，有症状者临床主要表现为发热、上呼吸道症状、肢体疼痛，部分患者可发生弛缓性神经麻痹并留下瘫痪后遗症，俗称"小儿麻痹症"。此病一年四季均可发生，夏秋季为流行高峰。

9.答案：ABDE

解析：根据《脊髓灰质炎诊断（WS 294-2016）》，肢体麻痹的轻重可按肌肉活动程度分为 6 级：0 级（全麻痹），刺激肌肉时，毫无收缩现象；1 级（次全麻痹），刺激肌肉时，肌腱或肌体略见收缩或触之有收缩感，但不引起动作；2 级（重度麻痹），肢体不能向上抬举，只能在平面上移动；3 级（中度麻痹），可自动向上抬举，但不能承受任何压力；4 级（轻度麻痹），可自动向上抬举，亦能承受一定压力，但不能对抗阻力；5 级：肌力正常。因此本题选项答案是 ABDE。

10.答案：ABCDE

解析：解析：根据《脊髓灰质炎野病毒输入性疫情和疫苗衍生病毒相关事件应急处置技术方案（试行）》，对急性迟缓性麻痹病例进行常规监测，并开展密切接触者、健康人群和环境脊髓灰质炎病毒监测，因此选项中的几种情况都可能分离到脊髓灰质炎病毒。

11.答案：ABCDE

解析：根据《传染病学（第 10 版）（国家卫生健康委员会"十四五"规划教材）》，人是脊髓灰质炎病毒的唯一自然宿主，隐性感染和轻症瘫痪型患者是本病的主要传染源，其中隐性感染者即无症状病毒携带者占 90% 以上。主要经粪-口途径传播，感染初期主要通过患者鼻咽排出病毒，本病亦可通过飞沫传播，故选项 BDE 是对的。根据《脊髓灰质炎诊断（WS 294-2016）》，该病的潜伏期为 3～35 天，一年四季均可发生，夏、秋季为流行高峰。故选项 AC 也是对的。

12.答案：AB

解析：根据 WHO 官网于 2024 年明确指出 1988 年以来，野生脊髓灰质炎病毒病例减少了 99% 以上，从当时在逾 125 个流行国家中估计的 35 万例，减至仅剩两个流行国家。在阿富汗和巴基斯坦的一些地区，野生脊髓灰质炎病毒的地方传播仍在继续。因此本题答案是 AB。

13.答案：BD

解析：根据《脊髓灰质炎诊断（WS 294-2016）》，VDPV 是指 I 型和 III 型脊髓灰质炎病毒，与原始疫苗病毒 Sabin 株比较，VP1 编码区核苷酸序列变异 ≥10 个，且 <135 个（变异率 >1%，且 <15%）；II 型脊髓灰质炎病毒，与原始疫苗病毒 Sabin 株比较，VP1 编码区核苷酸序列变异 ≥6 个，且 <135 个（变异率 >0.6%，且 <15%）。因此本题答案为 BD。

14.答案：BC

解析：脊髓灰质炎病毒分离株与 Sabin 疫苗株病毒相比，病毒衣壳蛋白 1 区（VP1 区）核苷酸序列变异率超过 15% 或变异 ≥135 个，属于脊髓灰质炎野病毒，故本题答案是 BC。

15.答案：BCD

解析：根据《全国急性弛缓性麻痹（AFP）病例监测方案》，对所有 AFP 病例应采集双份大便标本用于病毒分离。标本的采集要求是：在麻痹出现后 14 天内采集；两份标本采集时间至少间隔 24 小时；每份标本重量 ≥5 克。标本采集后要在 7 天内送达省级脊髓灰质炎实验室，标本应冷藏运送，在送达省脊髓灰质炎实验室时带冰且包装完整。因此本题答案是 BCD。

16.答案：ABCE

解析：根据《全国急性弛缓性麻痹（AFP）病例监测方案》，市级疾控职责：收集辖区内县级疾控机构及有关医疗机构 AFP 病例疫情报告及个案调查表，对县级疾控机构报告的资料进行审核，按规定向上级疾控机构报告；监督、指导县级各项监测活动的开展；负责对县级疾控机构和有关医疗机构人员培训；监测辖区内病例的发生情况，参与高危 AFP 病例、聚集性临床符合病例的调查；评价辖区内病例监测现状，并向本级卫生行政部门和上级疾控机构报告。因此本题答案是 ABCE。

17.答案：CDE

解析：根据《全国急性弛缓性麻痹（AFP）病例监测方案》，高危 AFP 病例定义：年龄小于 5

岁、接种OPV次数少于3次或服苗史不详、未采或未采集到合格大便标本的AFP病例；或临床怀疑为脊髓灰质炎的病例。因此本题答案是CDE。

18.答案：ABCDE

解析：根据《全国急性弛缓性麻痹（AFP）病例监测方案》，AFP病例的诊断要点：急性起病、肌张力减弱、肌力下降、腱反射减弱或消失。因此答案ABCDE均属于诊断要点。

19.答案：BC

解析：根据《全国急性弛缓性麻痹（AFP）病例监测方案》，对所有AFP病例应采集双份大便标本用于病毒分离。标本的采集要求是：在麻痹出现后14天内采集；两份标本采集时间至少间隔24小时；每份标本重量≥5克。因此本题答案是BC。

20.答案：ABC

解析：根据《全国急性弛缓性麻痹（AFP）病例监测方案》，急性弛缓性麻痹简称AFP；对所有AFP病例应采集双份大便标本用于病毒分离；常见的14类AFP病例中肌病包括全身型重症肌无力，中毒性、原因不明性肌病；所有县级以上综合性医院、神经专科医院、儿童医院、传染病医院、综合性中医医院等均为AFP主动监测医院，每旬开展AFP病例主动搜索工作。人口集中的乡级医院每旬开展AFP病例主动搜索工作；交通不便以及边远的乡级医院也应定期开展AFP病例主动搜索工作。因此本题答案是ABC。

21.答案：ABC

解析：根据《全国急性弛缓性麻痹（AFP）病例监测方案》，所有县级以上综合性医院、神经专科医院、儿童医院、传染病医院、综合性中医医院等均为AFP主动监测医院，每旬开展AFP病例主动搜索工作。人口集中的乡级医院每旬开展AFP病例主动搜索工作；交通不便以及边远的乡级医院也应定期开展AFP病例主动搜索工作。各省还可根据实际情况适当扩大主动监测医院范围。因此本题答案是ABC。

22.答案：BCDE

解析：根据《全国急性弛缓性麻痹（AFP）病例监测方案》，所有县级以上综合性医院、神经专科医院、儿童医院、传染病医院、综合性中医医院等均为AFP主动监测医院，每旬开展AFP病例主动搜索工作。人口集中的乡级医院每旬开展AFP病例主动搜索工作；交通不便以及边远的乡级医院也应定期开展AFP病例主动搜索工作。各省还可根据实际情况适当扩大主动监测医院范围。A选项中的所有乡级医院是错误的。AFP主动监测医院每旬开展本院的AFP病例的主动搜索；县级疾控机构应每旬对辖区内AFP主动监测医院开展主动搜索。开展主动监测时，监测人员应到监测医院的儿科、神经内科（或内科）、传染科的门诊和病房、病案室等，查阅门诊日志、出入院记录或病案，并与医务人员交谈，主动搜索AFP病例，并记录监测结果。如发现漏报的AFP病例，应按要求开展调查和报告。AFP主动监测医院应于次旬2日前以报表形式向辖区县级疾控机构报告"AFP监测医院旬报表"，县级疾控机构对监测医院进行AFP病例主动监测时应填写"AFP病例主动监测记录表"。因此选项BCDE正确。

23.答案：ABD

解析：根据《全国急性弛缓性麻痹（AFP）病例监测方案》，脊髓灰质炎疫苗衍生病毒（VDPV）病例是AFP病例大便标本分离到VDPV。该病毒与原始疫苗株病毒相比，VP1区全基因序列变异介于1%～15%之间。如发生2例或2例以上相关的VDPV病例，则视为VDPV循环（cVDPVs）。对于VDPV病例、VDPV循环病例和输入性脊髓灰质炎野病毒病例，除进行个案调查外，还应到病例居住地进行现场调查，了解当地OPV接种情况，并结合其年龄、临床表现等特征，判定其危险性，决定其后续关注程度。因此本题答案是ABD。

24.答案：ABCD

解析：根据《全国急性弛缓性麻痹（AFP）病例监测方案》，AFP监测的及时性指标：①AFP病例监测报告（包括"零"病例报告）及时率≥80%；②AFP病例报告后48小时内调查及时率≥80%；③AFP病例14天内双份合格大便标本采集率≥80%；④AFP病例大便标本7天内送达省级脊髓灰质炎实验室及时率≥80%；⑤省级脊髓灰质炎实验室28天内完成AFP病例大便病毒分离及时率≥80%；⑥阳性分离物在14天内送国家脊髓灰质炎实验室的及时率≥80%；⑦国家脊髓灰质炎实验室7天内完成省级送达的阳性分离物型内鉴别的及时率≥80%；⑧需进行核酸序列分析的阳性分离物应在完成病毒型内鉴别后14天完成序列检测；⑨AFP病例麻痹60天内完成病毒型内鉴别及时率≥80%；⑩AFP病例麻痹75天内随访及时率≥80%。因此本题答案是ABCD。

25.答案：ABCDE

解析：根据《全国急性弛缓性麻痹（AFP）病例监测方案》，AFP病例接触者，以下情况应采集AFP病例的5名接触者（原则上5岁以下）大便标本：①每年AFP病例大便标本数少于150份的省；②未采集到合格大便标本的AFP病例；③根据临床或流行病学资料高度怀疑为脊髓灰质炎的AFP病例；④死亡的AFP病例。因此本题答案是ABCDE。

26.答案：ABDE

解析：根据《全国急性弛缓性麻痹（AFP）病例监测方案》，常见的AFP病例包括以下疾病：①脊髓灰质炎；②格林巴利综合征（感染性多发性神经根神经炎，GBS）；③横贯性脊髓炎、脊髓炎、脑脊髓炎、急性神经根脊髓炎；④多神经病（药物性多神经病，有毒物质引起的多神经病、原因不明性多神经病）；⑤神经根炎；⑥外伤性神经炎（包括臀肌药物注射后引发的神经炎）；⑦单神经炎；⑧神经丛炎；⑨周期性麻痹（包括低钾性麻痹、高钾性麻痹、正常钾性麻痹）；⑩肌病（包括全身型重症肌无力、中毒性、原因不明性肌病）；⑪急性多发性肌炎；⑫肉毒中毒；⑬四肢瘫、截瘫和单瘫（原因不明）；⑭短暂性肢体麻痹。因此本题答案是ABDE。

27.答案：ABCDE

解析：《脊髓灰质炎野病毒输入性疫情和疫苗衍生病毒相关事件应急处置技术方案（试行）》中，接触者定义：曾与处于传染期的病例共同生活、共用卫生间的人员；处置过病例的医护人员或检验过标本的实验室检测人员以及其他存在传播或共同感染可能性的人。因此本题答案是ABCDE。

28.答案：ABCDE

解析：根据《Ⅱ型脊髓灰质炎疫苗相关病毒（事件）应急处置技术方案（试行）》，Ⅱ型VDPVs循环（cVDPVs）：从两个及以上标本中检测到的Ⅱ型VDPVs，经国家脊髓灰质炎实验室鉴定为遗传学相关，即为Ⅱ型cVDPVs。这些标本来源包括以下三种情形：①两个或以上的非家庭接触者（不一定为AFP病例）的标本；②1个AFP病例或者健康者的标本和1个或多个环境监测标本；③采自两个及以上环境监测点的污水标本，或采集时间间隔2个月以上的同一环境监测点的标本。任何来源的标本中分离到的Ⅱ型VDPVs，如果其分子遗传特征表明该VDPVs已循环较长时间（即根据病毒的核苷酸变异数目推断该毒株已循环>1.5年），在排除免疫缺陷相关VDPVs后，也认定为cVDPVs。

29.答案：ABCE

解析：根据《脊髓灰质炎野病毒输入性疫情和疫苗衍生病毒相关事件应急处置技术方案（试行）》，医疗机构的AFP主动搜索：①发现脊髓灰质炎野病毒病例、cVDPVs病例或脊髓灰质炎疫苗高变异株循环病例，对所在地（市）及相邻地（市）的各级各类医疗机构开展AFP病例主动搜索。②发现VDPV病例或携带者，或在环境或健康人群中发现脊髓灰质炎野病毒，对所在县（区）及邻县（区）的各级各类医疗机构开展AFP病例主动搜索。③发现脊髓灰质炎疫苗高变异株病例，对病例所在县（区）的各级各类医疗机构开展AFP病例的主动搜索。如有必要，可根据病例波及范围和年龄分布情况，进一步扩大AFP病例主动搜索地区、病例年龄以及时间范围。因此本题答案是ABCE。

30.答案：ABD

解析：根据《Ⅱ型脊髓灰质炎疫苗相关病毒（事件）应急处置技术方案（试行）》，发现VDPVs病例或携带者，省级卫生行政部门应成立调查小组，成员包括流行病学、儿科或神经内科专家和实验室专家，负责病例的个案调查、诊断，开展接种率调查，评价AFP病例监测系统质量等工作。因此本题答案是ABD。

31.答案：ABCDE

解析：根据《脊髓灰质炎野病毒输入性疫情和疫苗衍生病毒相关事件应急处置技术方案（试行）》，发现脊髓灰质炎野病毒、VDPV或脊髓灰质炎疫苗高变异株病毒后，调查小组赴现场开展调查，并对相关病例进行医学检查，核实诊断。①重点调查病例发病过程、治疗情况、脊髓灰质炎疫苗免疫史、发病前35天内的旅行史和接触史。对于脊髓灰质炎野病毒病例或cVDPVs病例，需了解病例可能排毒期（便标本检测阴性前）的活动范围、接触情况。②分析发生的可能原因及可能波及的范围，分析高危AFP病例的聚集性、脊髓灰质炎临床符合病例聚集性、AFP病例聚集性（同一县区或相邻县区一个月内发生2例及2例以上AFP病例）。③了解密切接触者以及周围儿童中近年AFP病例的发生情况。④若临床怀疑iVDPV时，在取得知情同意后，进行定量免疫球蛋白或细胞免疫功能测定。⑤拍摄病例影像资料，记录残留麻痹情况和现场调查工作进展。因此本题答案是ABCDE。

32.答案：AB

解析：《脊髓灰质炎野病毒输入性疫情和疫苗衍生病毒相关事件应急预案（试行）》中根据报告的脊髓灰质炎相关事件危害性和紧急程度，由国家卫生健康委员会或国家卫生健康委员会授权省级卫生健康委员会发布、调整和解除预警信息。因此本题答案是AB。

33.答案：ABCDE

解析：根据脊髓灰质炎野病毒输入传播风险评估工具，一级指标AFP病例监测包括的二级评估指标：①近3年15岁以下儿童非脊髓灰质炎AFP病例报告发病率均（/100000）；②近3年合格便采集率均；③近3年报告高危AFP病例所占比例；④近3年是否报告聚集性高危AFP病例；⑤近3年非脊髓灰质炎肠道病毒平均分离率。故选项ABCDE均正确。

34.答案：BCDE

解析：根据脊髓灰质炎野病毒输入传播风险评估工具，脊髓灰质炎野病毒输入传播风险评估一级指标人群免疫状况包括以下二级指标：①近3年3剂OPV常规免疫平均估算接种率（%）；②近5年6月龄以上的AFP病例中，OPV"0"剂次病例数所占百分比（%）；③近5年6月龄以上的AFP病例中，OPV未全程免疫的病例数所占百分比（%）；④近5年6月龄以上的AFP病例中，OPV免疫史不详的病例数所占百分比（%）；⑤近3年首剂百白破疫苗实种人数变化趋势。因此本题答案是BCDE。

35.答案：ABC

解析：根据脊髓灰质炎野病毒输入传播风险评估工具，脊髓灰质炎野病毒输入传播风险评估的一级评估指标包括人群免疫情况、急性弛缓性麻痹（AFP）病例监测系统运转情况和脊髓灰质炎野病毒输入风险。因此本题答案是ABC。

36.答案：ABCDE

解析：根据《脊髓灰质炎野病毒输入性疫情和疫苗衍生病毒相关事件应急处置技术方案（试行）》《Ⅱ型脊髓灰质炎疫苗相关病毒（事件）应急处置技术方案（试行）》标本运送与检测要求：应在采集后72小时内，将便标本冷藏运送至省级疾病预防控制中心进行检测。省级疾病预防控制中心在7天内将脊髓灰质炎病毒阳性分离物送中国疾病预防控制中心进行型内鉴别和基因测序。怀疑为脊髓灰质炎野病毒的阳性分离物应于48小时内上送。运送应严格按照国家生物安全有关规定执行。怀疑为Ⅱ型脊髓灰质炎疫苗相关病毒时，标本应于48小时内上送，省级疾病预防控制中心不再开展相关检测。因此本题答案是ABCDE。

37.答案：ABCE

解析：根据《脊髓灰质炎野病毒输入性疫情和疫苗衍生病毒相关事件应急处置技术方案（试行）》《Ⅱ型脊髓灰质炎疫苗相关病毒（事件）应急处置技术方案（试行）》，AFP病例监测：发生脊髓灰质炎野病毒、cVDPVs病例、脊髓灰质炎疫苗高变异株循环病例疫情，启动应急响应期间，疫情相关地区15岁以下儿童AFP病例报告发病率要达到2/10万，确保监测报告系统的敏感性和及时性。应急强化免疫：目标人群的接种率达到95%以上。发生Ⅱ型脊髓灰质炎疫苗相关病毒疫情，按照《脊髓灰质炎野病毒输入性疫情和疫苗衍生病毒相关事件应急预案（试行）》的要求启动应急响应期间，疫情相关地区15岁以下儿童AFP病例报告发病率要达到2/10万，确保监测报告系统的敏感性和及时性。因此正确选项是ABCE。

38.答案：ADE

解析：《脊髓灰质炎疫苗免疫策略调整技术方案》，自2020年1月1日起，脊髓灰质炎疫苗常规免疫程序由1剂IPV加3剂bOPV，调整为2剂IPV加2剂bOPV，脊髓灰质炎疫苗常规免疫程序前两剂使用IPV，即2019年10月1日（含）后出生的儿童，未完成第2剂脊髓灰质炎疫苗接种的，在接种第2剂脊髓灰质炎疫苗时，按照调整后的免疫程序接种IPV疫苗。受种者监护人也可以主动要求接种含IPV成分的非国家免疫规划疫苗，如儿童已按疫苗说明书完成4剂IPV或含IPV成分的联合疫苗，4岁时不需再接种bOPV；如非全程使用IPV则按本方案要求的免疫程序完成接种。本题儿童至少需接种2剂次IPV，非全程使用IPV，则后续使用bOPV。因此本题答案是ADE。

39.答案：AC

解析：IPV通过注射接种，主要诱导血清中的中和抗体，但不会在肠道产生局部免疫，因为它不经过肠道。而OPV因为是口服的，会在肠道复制，刺激产生sIgA，从而提供肠道局部免疫，同时也能诱导血清抗体。故选项AC是正确的，选项B是错误的。选项D错误，因为免疫缺陷患者不能使用OPV，有风险。选项E要看疫苗类型，IPV通常覆盖所有三型，但bOPV是二价，只覆盖Ⅰ和Ⅲ型，所以E错误。

40.答案：ABD

解析：根据《国家免疫规划疫苗儿童免疫程序及说明（2021年版）》，我国目前常规免疫使用脊髓灰质炎灭活疫苗（IPV）、二价脊髓灰质炎减毒活疫苗（bOPV）。如果儿童已按疫苗说明书接种过IPV或含IPV成分的联合疫苗，可视为完成相应剂次的脊髓灰质炎疫苗接种。如儿童已按免疫程序完成4剂次含IPV成分疫苗接种，则4岁无须再接种bOPV。患有胸腺疾病的儿童建议按照说明书全程使用IPV。补种原则：补种时遵循先IPV后bOPV的原则。IPV是灭活疫苗，

不可能发生疫苗相关型脊髓灰质炎。因此本题答案是ABD。

41.答案：ABDE

解析：根据《传染病学（第10版）（国家卫生健康委员会"十四五"规划教材）》，脊髓灰质炎病毒为小核糖核酸病毒科，肠道病毒属直径27～30nm，核衣壳为立体对称20面体，含60个壳微粒，无包膜，属单股正链RNA。脊髓灰质炎病毒在外界环境中有较强的生存力，在污水和粪便中可存活数月，冰冻条件下（−70℃）可保存数年，在酸性环境中较稳定，不易被胃酸和胆汁灭活，耐乙醚和乙醇，但加热至56℃30分钟以上、紫外线照射1小时或在含氯0.05mg/L的水中10分钟以及甲醛、2%碘酊、各种氧化剂（如过氧化氢溶液）、含氯石灰、高锰酸钾等均能灭活。因此只有选项C是错误的。

42.答案：ABCD

解析：《传染病学（第10版）（国家卫生健康委员会"十四五"规划教材）》对脊髓灰质炎临床表现分为无症状型（隐性感染）、顿挫型、无瘫痪型、瘫痪型，因此本题答案是ABCD。

43.答案：ABCE

解析：格林–巴利综合征是AFP的典型病因，其病变位于周围神经，导致脱髓鞘或轴索损伤；脊髓灰质炎病毒选择性破坏脊髓前角运动神经元，导致弛缓性瘫痪；肉毒中毒等疾病影响神经肌肉接头的乙酰胆碱释放，阻碍神经信号传递至肌肉；急性坏死性肌炎等原发性肌肉病变可直接损害肌纤维，引发肌无力；末梢神经通常指周围神经的远端分支，虽然某些周围神经病变可能累及末梢，但AFP的主要病因（如格林–巴利综合征）更广泛影响神经根或主干，而非局限于末梢，因此本题答案是ABCE。

（三）判断

1.答案：错误

解析：根据《传染病学（第10版）（国家卫生健康委员会"十四五"规划教材）》，脊髓灰质炎主要通过粪–口途径传播，感染初期主要通过患者鼻咽排出病毒，随着病程进展病毒随之由粪便排出，粪便带毒时间可长达数月之久，通过污染的水、食物以及日常用品可使之播散。此

外，口服的减毒活疫苗在通过粪便排出体外后，在外界环境中有可能恢复毒力，从而感染其他易感者。本病亦可通过空气飞沫传播，但时间短暂。因此本题答案是错误。

2.答案：错误

解析：根据《传染病学（第10版）（国家卫生健康委员会"十四五"规划教材）》，脊髓灰质炎病毒在外界环境中有较强的生存力，在污水和粪便中可存活数月，冰冻条件下（-70℃）可保存数年，在酸性环境中较稳定，不易被胃酸和胆汁灭活，耐乙醚和乙醇，但加热至56℃30分钟以上，紫外线照射1小时或在含氯0.05mg/L的水中10分钟以及甲醛、2%碘酊、各种氧化剂（如过氧化氢溶液）、含氯石灰、高锰酸钾等均能灭活。因此不可以使用乙醚杀灭。

3.答案：错误

解析：《传染病学（第10版）（国家卫生健康委员会"十四五"规划教材）》对脊髓灰质炎病原学描述：根据抗原性不同可分为Ⅰ、Ⅱ、Ⅲ三个血清型，各型间很少交叉免疫。因此本题答案是错误。

4.答案：错误

解析：《传染病学（第10版）（国家卫生健康委员会"十四五"规划教材）》对脊髓灰质炎病原学描述：根据抗原性不同可分为Ⅰ、Ⅱ、Ⅲ三个血清型，各型间很少交叉免疫。2015年，世界卫生组织（WHO）宣布Ⅱ型脊髓灰质炎野病毒已经在全球范围内被消灭，2016年我国实施新的脊髓灰质炎疫苗免疫策略，开始使用的减毒活疫苗为Ⅰ型、Ⅲ型减毒活疫苗。因此本题答案是错误。

5.答案：正确

解析：最后一例自然感染Ⅱ型脊髓灰质炎野病毒的病例发生在1999年的印度。此后，全球再未发现该型野病毒的自然传播。2015年，世界卫生组织（WHO）宣布Ⅱ型脊髓灰质炎野病毒已经在全球范围内被消灭。因此本题答案是正确。

6.答案：错误

解析：根据全球消灭脊髓灰质炎倡议（GPEI）的计划，若野生病毒传播在2023年后被

完全阻断，全球可能在2026年启动消灭认证程序。但实际时间取决于监测结果和疫苗衍生病毒的控制进展。因此本题答案是错误。

7.答案：错误

解析：根据《脊髓灰质炎诊断（WS 294-2016）》，VDPV是指Ⅰ型和Ⅲ型脊髓灰质炎病毒，与原始疫苗病毒Sabin株比较，VP1编码区核苷酸序列变异≥10个，且<135个（变异率>1%，且<15%）；Ⅱ型脊髓灰质炎病毒，与原始疫苗病毒Sabin株比较，VP1编码区核苷酸序列变异≥6个，且<135个（变异率>0.6%，且<15%）。因此本题答案是错误。

8.答案：正确

解析：根据WHO官网于2024年明确指出1988年以来，野生脊髓灰质炎病毒病例减少了99%以上，从当时在逾125个流行国家中估计的35万例，减至仅剩两个流行国家。在阿富汗和巴基斯坦的一些地区，野生脊髓灰质炎病毒的地方传播仍在继续。因此本题答案是正确。

9.答案：正确

解析：根据《脊髓灰质炎诊断（WS 294-2016）》，肢体麻痹的轻重可按肌肉活动程度分为6级，即0级、1级、2级、3级、4级、5级。因此本题答案是正确。

10.答案：错误

解析：根据《脊髓灰质炎诊断（WS 294-2016）》，服苗接触者VAPP病例曾与OPV免疫者在服苗后35天内有密切接触史，接触6~60天出现急性弛缓性麻痹。因此本题答案是错误。

11.答案：错误

解析：根据《脊髓灰质炎诊断（WS 294-2016）》，服苗接触者疫苗相关麻痹性脊髓灰质炎病例定义是曾与OPV免疫者在服苗后35天内有密切接触，接触6~60天后出现急性迟缓性麻痹；或发病前40天未服过OPV，临床表现符合脊髓灰质炎。根据《全国疑似预防接种异常反应监测方案》中预防接种异常反应的定义是指合格的疫苗在实施规范接种过程中或者实施规范接种后造成受种者机体组织器官、功能损害，相关各方均无过错的药品不良反应。前者病例未服用OPV，不属于预防接种异常反应范围，因此本题

答案是错误。

12.答案：错误

解析：根据《全国急性弛缓性麻痹（AFP）病例监测方案》，急性弛缓性麻痹（AFP）病例定义：所有15岁以下出现急性弛缓性麻痹症状的病例，和任何年龄临床诊断为脊髓灰质炎的病例均作为AFP病例。因此本题答案是错误。

13.答案：正确

解析：根据《全国急性弛缓性麻痹（AFP）病例监测方案》，如发生2例或2例以上相关的VDPV病例，则视为VDPV循环（cVDPVs）。因此本题答案是正确。

14.答案：正确

解析：根据《全国急性弛缓性麻痹（AFP）病例监测方案》，聚集性临床符合病例：同一县（区）或相邻县（区）发现2例或2例以上的临床符合病例，发病时间间隔2个月以内。因此本题答案是正确。

15.答案：错误

解析：根据《全国急性弛缓性麻痹（AFP）病例监测方案》，高危AFP病例定义：年龄小于5岁、接种OPV次数少于3次或服苗史不详、未采或未采集到合格大便标本的AFP病例；或临床怀疑为脊髓灰质炎的病例。因此本题答案是错误。

16.答案：错误

解析：根据《全国急性弛缓性麻痹（AFP）病例监测方案》，接到AFP病例报告后，县级疾控机构应在48小时内派专业人员对病例开展个案调查，在临床医生配合下，详细填写"急性弛缓性麻痹病例个案调查表"，因此本题答案错误。

17.答案：错误

解析：根据《全国急性弛缓性麻痹（AFP）病例监测方案》，省级专家诊断小组根据脊髓灰质炎实验室检测结果，结合流行病学、临床等资料对AFP病例进行诊断分类。因此本题答案是错误。

18.答案：错误

解析：根据《全国急性弛缓性麻痹（AFP）病例监测方案》，AFP主动监测医院：所有县级以上综合性医院、神经专科医院、儿童医院、传染病医院、综合性中医医院等均为AFP主动监测医院，每旬开展AFP病例主动搜索工作。人口集中的乡级医院每旬开展AFP病例主动搜索工作；交通不便以及边远的乡级医院也应定期开展AFP病例主动搜索工作。因此本题答案是错误。

19.答案：正确

解析：根据《全国急性弛缓性麻痹（AFP）病例监测方案》，无标本或无合格标本，未检测到脊髓灰质炎野病毒和VDPV，无论60天随访时有无残留麻痹/或死亡、失访，经省级专家诊断小组审查，临床不能排除脊髓灰质炎诊断的病例称为脊髓灰质炎临床符合病例。因此本题答案是正确。

20.答案：错误

解析：根据《全国急性弛缓性麻痹（AFP）病例监测方案》，对所有AFP病例应采集双份大便标本用于病毒分离。标本的采集要求是：在麻痹出现后14天内采集；两份标本采集时间至少间隔24小时；每份标本重量≥5克。就诊时间不一定是麻痹时间，因此本题答案是错误。

21.答案：错误

解析：根据《全国急性弛缓性麻痹（AFP）病例监测方案》，原始标本运送：标本采集后要在7天内送达省级脊髓灰质炎实验室，标本应冷藏运送，在送达省脊髓灰质炎实验室时带冰且包装完整。两份标本均要采集完成后7天内送达省级脊髓灰质炎实验室。因此本题答案是错误。

22.答案：正确

解析：根据《全国急性弛缓性麻痹（AFP）病例监测方案》，AFP病例接触者：以下情况应采集AFP病例的5名接触者（原则上5岁以下）大便标本。①每年AFP病例大便标本数少于150份的省；②未采集到合格大便标本的AFP病例；③根据临床或流行病学资料高度怀疑为脊髓灰质炎的AFP病例；④死亡的AFP病例。因此未采集到合格大便标本的AFP病例还是需要采集接触者标本。

23.答案：正确

解析：根据《全国急性弛缓性麻痹（AFP）病例监测方案》，无标本或无合格标本，未检测到脊髓灰质炎野病毒和VDPV，无论60天随访时有无残留麻痹/或死亡、失访，经省级专家诊断小组审查，判定为临床排除脊髓灰质炎诊断的病例或临床不能排除脊髓灰质炎诊断的病例。因此本题答案是正确。

24. 答案：错误

解析：根据《全国急性弛缓性麻痹（AFP）病例监测方案》，原始标本运送：标本采集后要在7天内送达省级脊髓灰质炎实验室，标本应冷藏运送，在送达省脊髓灰质炎实验室时带冰且包装完整。因此本题答案是错误。

25. 答案：错误

解析：根据《全国急性弛缓性麻痹（AFP）病例监测方案》，AFP监测的及时性指标：AFP病例麻痹75天内随访及时率≥80%。因此本题答案是错误。

26. 答案：错误

解析：根据《全国急性弛缓性麻痹（AFP）病例监测方案》AFP病例随访：在麻痹发生60天后，要对所报告的AFP病例进行随访。随访由县或市级疾控机构完成，随访必须要见到病例本人，建议随访者为对该病例进行过调查的人员。因此本题答案是错误。

27. 答案：错误

解析：2011年8月25日，中国疾控中心报告从新疆送检的4例可疑病例标本中发现脊髓灰质炎野病毒。经世卫组织对病毒基因序列分析，确认此次疫情系由巴基斯坦输入引起局部传播。2012年11月29日，世卫组织西太区消灭脊髓灰质炎证实委员会经过审议，认为中国已达到世界卫生大会有关无脊髓灰质炎状态的所有标准，恢复无脊髓灰质炎状态。这件事意味着，尽管全球在消灭脊髓灰质炎方面取得了显著进展，但仍需持续关注和应对脊髓灰质炎野病毒的输入和传播风险。因此本题答案是错误。

28. 答案：错误

解析：根据《Ⅱ型脊髓灰质炎疫苗相关病毒（事件）应急处置技术方案（试行）》，Ⅱ型疫苗病毒或变异株检出者，每间隔7天采集1次粪便标本，直至连续2次标本病毒分离或PCR检测阴性为止。因此本题答案是错误。

29. 答案：正确

解析：根据《Ⅱ型脊髓灰质炎疫苗相关病毒（事件）应急处置技术方案（试行）》，对Ⅱ型脊髓灰质炎疫苗相关病毒病例/携带者周围存在感染风险的人群，如家庭成员、托幼机构或学校的同学等，应进行医学观察35天。因此本题答案是正确。

30. 答案：正确

解析：《脊髓灰质炎野病毒输入性疫情和疫苗衍生病毒相关事件应急预案（试行）》中分级响应：对Ⅲ级脊髓灰质炎相关事件的应急响应：中国疾病预防控制中心成立技术指导小组，省级卫生行政部门应当立即成立应急处置领导小组和技术指导组。因此本题答案是正确。

31. 答案：错误

解析：原表述部分正确但不全面。OPV通常是脊髓灰质炎疫情应急免疫的首选，但并非绝对"必须"，需根据病毒类型、流行病学背景和风险评估综合决策。在特定情况下（如2型VDPV疫情），可能使用改良型OPV或调整策略，而非机械套用传统OPV。

32. 答案：正确

解析：根据《Ⅱ型脊髓灰质炎疫苗相关病毒（事件）应急处置技术方案（试行）》，发现Ⅱ型疫苗病毒或变异株，应成立由省级卫生健康部门牵头的调查小组。因此本题答案是正确。

33. 答案：错误

解析：根据《Ⅱ型脊髓灰质炎疫苗相关病毒（事件）应急处置技术方案（试行）》，发现Ⅱ型疫苗病毒或变异株，在病毒可能传播的地区，至少采集30名接触者或一般人群的粪便标本。因此本题答案是错误。

34. 答案：正确

解析：根据《脊髓灰质炎野病毒输入性疫情和疫苗衍生病毒相关事件应急处置技术方案（试行）》，发现脊髓灰质炎野病毒、VDPV或脊髓灰质炎疫苗高变异株病毒后，调查小组赴现场开展调查，并对相关病例进行医学检查，核实诊断，重点调查病例发病过程、治疗情况、脊髓灰质炎疫苗免疫史、发病前35天内的旅行史和接触史。因此本题答案是正确。

35. 答案：错误

解析：《脊髓灰质炎野病毒输入性疫情和疫苗衍生病毒相关事件应急预案（试行）》中，根据事件性质、危害程度、波及范围，将脊髓灰质炎相关事件分为四级。因此本题答案是错误。

36.答案：正确

解析：根据《脊髓灰质炎野病毒输入性疫情和疫苗衍生病毒相关事件应急处置技术方案（试行）》，若临床怀疑iVDPV时，在取得知情同意后，进行定量免疫球蛋白或细胞免疫功能测定。因此本题答案是正确。

37.答案：正确

解析：根据《脊髓灰质炎野病毒输入性疫情和疫苗衍生病毒相关事件应急处置技术方案（试行）》，脊髓灰质炎野病毒阳性者，每间隔7天采集1次粪便标本，直至连续3次采集的标本病毒分离或PCR检测阴性为止。因此本题答案是正确。

38.答案：正确

解析：根据《Ⅱ型脊髓灰质炎疫苗相关病毒（事件）应急处置技术方案（试行）》，鉴于我国已完成从三价口服脊髓灰质炎减毒活疫苗（tOPV）到应用二价OPV（Ⅰ+Ⅲ型）的转换，因此任何来源的标本中发现任何Ⅱ型脊髓灰质炎相关病毒，均为公共卫生应急事件。因此本题答案是正确。

39.答案：错误

解析：根据《Ⅱ型脊髓灰质炎疫苗相关病毒（事件）应急处置技术方案（试行）》，如果发现2例及以上Ⅱ型cVDPVs病例，判断为高风险；如果发现来源于单个人的Ⅱ型VDPVs，或在环境监测标本中发现Ⅱ型VDPVs且变化>15个核苷酸，或发现分离自AFP病例的Ⅱ型脊髓灰质炎疫苗变异株和Ⅱ型脊髓灰质炎疫苗病毒，则判断为中风险；如果发现的Ⅱ型VDPVs来源于环境监测标本且变化≤15个核苷酸，或来源于非AFP病例的Ⅱ型脊髓灰质炎疫苗变异株和Ⅱ型脊髓灰质炎疫苗病毒，或单个iVDPVs，且进一步传播的风险低时，则判断为低风险。因此本题风险评估可判断为中风险。

40.答案：错误

解析：根据《传染病信息报告管理规范

（2015年版）》，责任报告单位和责任疫情报告人发现甲类传染病和乙类传染病中的肺炭疽、传染性非典型肺炎等按照甲类管理的传染患者或疑似患者时，或发现其他传染病和不明原因疾病暴发时，应于2小时内将传染病报告卡通过网络报告。对其他乙、丙类传染病患者、疑似患者和规定报告的传染病病原携带者在诊断后，应于24小时内进行网络报告。脊髓灰质炎属于乙类传染病，发现后于24小时内进行网络报告。

41.答案：正确

解析：根据《Ⅱ型脊髓灰质炎疫苗相关病毒（事件）应急处置技术方案（试行）》评估防控措施效果：在发现Ⅱ型脊髓灰质炎疫苗相关病毒疫情时，在AFP监测系统保持高敏感性的基础上，最后1例病例发生麻痹3个月后无新发病例，或者病毒检出后连续3个月未再发现相关病毒，可结合脊髓灰质炎病毒环境监测、人群脊髓灰质炎抗体水平调查结果，经综合风险评估后可终止应急响应。因此本题答案是正确。

42.答案：正确

解析：根据《关于开展有关人群第二剂次脊髓灰质炎灭活疫苗补种工作的通知》（国疾控卫免发〔2024〕1号），为提升人群免疫水平，经国务院同意，决定对第一、二次脊髓灰质炎疫苗免疫程序调整期间（出生日期在2016年3月1日至2019年9月30日之间）仅接种过1剂次脊髓灰质炎灭活疫苗的儿童补种第二剂次脊髓灰质炎灭活疫苗。因此本题答案是正确。

43.答案：错误

解析：VDPV2是一种Ⅱ型脊髓灰质炎疫苗衍生脊髓灰质炎病毒，bOPV疫苗有效成分为Ⅰ型和Ⅲ型Sabin株脊髓灰质炎减毒活病毒，不存在Ⅱ型脊髓灰质炎减毒活病毒。因此本题答案是错误。

44.答案：错误

解析：根据《关于开展有关人群第二剂次脊髓灰质炎灭活疫苗补种工作的通知》，2016年5月1日，我国对脊髓灰质炎疫苗免疫程序进行第一次调整，全国范围内实施1剂次脊髓灰质炎灭活疫苗和3剂次脊髓灰质炎减毒活疫苗的免疫程序。2019年12月31日，我国对脊髓灰质炎疫苗免疫程序进行第二次调整，全国范围内实施2剂次脊髓灰质炎灭活疫苗和2剂次脊髓灰质炎减毒活疫苗的免疫程序。对第一、二次脊髓灰质炎疫苗免疫程序调整期间（出生日期在2016年3月1日至2019年9月30日之间）仅接种过1剂次脊髓灰质炎灭活疫苗的儿童补种第二剂次脊髓灰质炎灭活疫苗。因此本次答案是错误。

45.答案：错误

解析：WHO明确指出，OPV在阻断脊髓灰质炎野病毒传播中不可或缺，但为实现无脊髓灰质炎世界，需逐步淘汰OPV并推广IPV。使用OPV存在VAPP和VDPV风险，无法达到消灭脊髓灰质炎，因此本题答案是错误。

46.答案：正确

解析：根据《传染病学（第10版）（国家卫生健康委员会"十四五"规划教材）》，脊髓灰质炎病毒属嗜神经病毒，引起中枢神经系统广泛受损，以脊髓损害最严重，脑干次之。

（四）填空

1.答案：前驱期　后遗症

解析：根据《脊髓灰质炎诊断（WS 294-2016）》，脊髓灰质炎临床上可表现多种类型：隐性感染（无症状型）、顿挫型（轻型）、无麻痹型、麻痹型。麻痹型分为5期：前驱期、麻痹前期、麻痹期、恢复期和后遗症期。

2.答案：10月24日

解析：世界著名病毒学家Jonas Salk博士于1955年研制出脊髓灰质炎疫苗，在世界范围内大大降低了新生儿罹患脊髓灰质炎的概率。为纪念这位伟人，人们将他的诞辰日即每年10月24日，作为"世界脊髓灰质炎日"。

3.答案：肌力下降

解析：根据《全国急性弛缓性麻痹（AFP）病例监测方案》，AFP病例的诊断要点：急性起病、肌张力减弱、肌力下降、腱反射减弱或消失。因此本题答案是肌力下降。

4.答案：15岁　任何

解析：根据《全国急性弛缓性麻痹（AFP）病例监测方案》，急性弛缓性麻痹（AFP）病例定义：所有15岁以下出现急性弛缓性麻痹症状的

病例，和任何年龄临床诊断为脊髓灰质炎的病例均作为AFP病例。

5.答案：6~9个

解析：根据《脊髓灰质炎诊断（WS 294-2016）》，Ⅰ和Ⅲ型VP1编码区核苷酸序列变异6~9个，视为脊髓灰质炎疫苗病毒高变异株。

6.答案：7　2

解析：根据《脊髓灰质炎野病毒输入性疫情和疫苗衍生病毒相关事件应急处置技术方案（试行）》，VDPV阳性者，每间隔7天采集1次粪便标本，直至连续2次标本病毒分离或PCR检测阴性为止。

7.答案：A

解析：根据《人间传染的病原微生物目录（2023年版）》，脊髓灰质炎病毒运输包装分类为A类。

8.答案：1994

解析：根据《浙江省脊髓灰质炎野病毒输入性疫情和疫苗衍生病毒相关事件应急处置技术方案》，我国自1994年10月以来未再分离到本土脊髓灰质炎野病毒，2000年10月WHO宣布我国所在的西太平洋地区成为无脊髓灰质炎地区。因此本题答案是1994年。

9.答案：2019年12月31日

解析：根据《国家免疫规划脊髓灰质炎疫苗和含麻疹成分疫苗免疫程序调整相关工作的通知》，2019年12月起，在全国范围内实施2剂次脊髓灰质炎灭活疫苗和2剂次脊髓灰质炎减毒活疫苗的免疫程序。该文件于2019年12月31日印发，因此本题答案是2019年12月31日。

二、麻疹风疹

（一）单选

1.答案：B

解析：根据《麻疹风疹防控方案（2024年版）》病原学特征描述：基因组为有包膜的单股负链RNA，包括24个基因组，分属于8个进化分支（A-H），其中疫苗株属于A基因型。

2.答案：D

解析：根据《麻疹风疹防控方案（2024年版）》及时性监测指标要求：监测病例报告后2

天内完整调查率达到80％以上，标本采集后3日内送达网络实验室的比例达到80％以上，实验室收到标本后麻疹风疹IgM抗体和核酸检测结果4天内报告率达到80％以上。因此本题答案选D。

3.答案：B

解析：根据《麻疹诊疗方案（2024年版）》，皮疹首现于耳后、发际、颜面部和颈部，逐渐蔓延至躯干和四肢，最后至手掌和足底。因此本题答案是B。

4.答案：C

解析：根据《麻疹风疹防控方案（2024年版）》麻疹预防措施：密切接触者做好自我健康监测，健康监测期限为最后近距离接触病例之日起21天。因此本题答案选C。

5.答案：D

解析：根据《风疹诊断标准（WS297-2008）》风疹潜伏期一般为14～21天，平均18天。因此本题答案是D。

6.答案：B

解析：人群对风疹病毒普遍易感，感染后症状通常较轻，如发热、皮疹等，死亡率较低。孕妇在妊娠早期感染风疹病毒时，病毒可通过胎盘感染胎儿，导致"先天性风疹综合征"。先天性风疹综合征可引发胎儿多器官畸形，如先天性心脏病、听力障碍、视力缺陷等。因此本题答案选B。

7.答案：D

解析：$R_0=15$，表示在没有任何干预措施的情况下，一个感染者平均可以传染给15个人，只有当有效再生数（Re）小于1时，传染病会逐渐消失。Re=R_0*（1-接种率*疫苗保护率）<1，推算：疫苗接种率>（1-1/R_0）/疫苗保护率，求得疫苗接种率至少在98％以上。

8.答案：A

解析：根据《风疹诊断标准（WS297-2008）》，妊娠早期感染风疹可造成死胎、流产，自然流产率可达20％。出生后患先天性风疹的婴儿死亡也较多。多数先天性风疹患儿出生即有临床症状，也可于出生后数月至数年才出现进行性症状。新生儿出生后可表现为低体重，肝、脾肿大，黄疸，紫癜，贫血，前囟饱满，脑炎、脑膜炎，或

间质性肺炎等。出生即发现先天性心脏病、白内障、耳聋、小头畸形等预后差。先天性心脏病、白内障及耳聋是先天性风疹综合征存活儿常见的表现。先天性风疹综合征婴儿可以在出生后数周、数月甚至1年的时间内排毒。因此本题答案选A。

9.答案：B

解析：根据《传染病学（第10版）（国家卫生健康委员会"十四五"规划教材）》，麻疹病毒属于副黏液病毒科、麻疹病毒属，呈球状或丝状，直径150～200nm，外有脂蛋白包膜，中心是单股负链RNA，只有1个血清型。因此本题答案是B。

10.答案：B

解析：根据《麻疹诊疗方案（2024年版）》，麻疹病毒为副黏病毒科麻疹病毒属，只有一个血清型，人是麻疹病毒的唯一宿主。基因组为单股负链RNA，包括24个基因型，分属于8个进化分支（A–H），基因型A仅见于疫苗株。因此本题答案选B。

11.答案：D

解析：解析：根据《麻疹风疹防控方案（2024年版）》麻疹传染期：一般是在皮疹出现前5天持续到皮疹发生后5天，免疫力低下患者传染期可延长。因此本题D选项符合。

12.答案：A

解析：根据《麻疹诊疗方案（2024年版）》传染源管理：麻疹患者隔离至出疹后5天，伴呼吸道并发症患者应延长到出疹后10天。因此本题答案是A。

13.答案：D

解析：根据《风疹诊断标准（WS297-2008）》，发热1～2天后出疹，迅速由面部、颈部、躯干波及四肢，仅1天内布及全身，但手掌、足跖大多无疹。皮疹呈浅红色，稍稍隆起，大小约2mm，分布均匀，疹间有正常皮肤，躯干尤其是背部皮疹较密集。皮疹于1～4天消退，不留色素沉着，无脱屑或有细小脱屑，可伴有轻至中度发热及上呼吸道感染症状，随疹退而消退。因此本题答案是D。

14.答案：B

解析：从出疹时间判断，麻疹在发热后3～4天，风疹和猩红热在发热1～2天，幼儿急疹在热骤降后出疹，可排除选项A和C。风疹退疹后无色素沉着和脱屑，猩红热会有大片脱皮，而且白细胞和中性粒细胞会显著增高，因此本题答案是风疹。

15.答案：C

解析：本题主要考查出疹性疾病的潜伏期，根据《麻疹诊断（WS 296-2017）》，麻疹潜伏期7～21天，风疹潜伏期为14～21天，猩红热潜伏期2～5天。根据《传染病学（第10版）》（国家卫生健康委员会"十四五"规划教材）》，水痘潜伏期10～21天。题中潜伏期约为2周左右，不可能的疾病是猩红热。

16.答案：C

解析：根据《风疹诊断标准（WS297-2008）》，风疹潜伏期14～21天，部分患者可在软腭及咽部附近见到充血性斑疹，大小如针尖或稍大，但无黏膜斑，因此选项AB均不符合。皮疹由面部、颈部、躯干波及四肢，于1～4天消退，不留色素沉着，无脱屑或有细小脱屑。故正确的选项是C。

17.答案：B

解析：脊髓灰质炎的R_0值在5～7，麻疹的R_0值在12～18，流行性腮腺炎的R_0值在4～7，风疹的R_0值在6～7，因此这几个疾病中基本再生数（R_0）最大的是麻疹。

18.答案：A

解析：根据《麻疹诊疗方案（2024年版）》，肺炎为麻疹最常见并发症，主要为麻疹病毒所致间质性肺炎，亦可继发细菌及其他病毒性肺炎。多发生于出疹期，以5岁以下婴幼儿和儿童多见，是引起患儿死亡的主要原因。因此本题答案是A。

19.答案：B

解析：根据《麻疹诊断标准（WS 296-2017）》，依据麻疹病毒血凝素和核蛋白基因序列的差异，可以将全球曾经流行的麻疹病毒分为24个基因型，一些国家或地区具有特定的本土基因型，中国近20多年来主要以H1基因型麻疹病毒流行为绝对优势基因型，通过分子流行病学

监测可以追踪麻疹病毒的来源和传播途径。因此本题答案是B。

20.答案：B

解析：根据《全国麻疹监测方案》，监测病例定义为发热、出疹，伴咳嗽、卡他性鼻炎、结膜炎、淋巴结肿大、关节炎/关节痛症状之一者，或传染病责任疫情报告人怀疑为麻疹或风疹的病例。因此本题答案是B。

21.答案：B

解析：《全国麻疹监测方案（2014版）》对"临床诊断麻疹病例"分为流行病学联系病例和临床符合病例。其中流行病学联系麻疹病例是：监测病例无标本或标本不合格，但与实验室确诊麻疹病例有流行病学关联。本题病例符合流行病学联系病例。

22.答案：B

解析：根据《麻疹监测信息报告管理工作规范（2014年版）》，县级疾病预防控制机构在检测单位录入血清学或/和病原学检测结果后，根据相应结果并结合流行病学调查信息综合判断，尽量在病例报告后10日内订正传染病报告卡中的"疾病病种"以及"病例分类"选项。全年所有监测病例均应在次年1月31日前完成订正。因此本题答案是B。

23.答案：C

解析：根据《麻疹监测信息报告管理工作规范（2014年版）》数据查重要求：县级及以上疾病预防控制机构应至少每旬对麻疹监测信息报告管理系统的麻疹个案信息进行查重，及时删除或订正重复记录。因此本题答案是C。

24.答案：A

解析：《全国麻疹监测方案（2014版）》标本采集与运送中对合格血标本的基本要求是：出疹后28日内采集，血清量不少于0.5ml，无溶血，无污染；2～8℃条件下保存、运送。因此本题答案是A。

25.答案：B

解析：根据《全国麻疹监测方案（2014版），合格病原学标本的基本要求：出疹后5日内采集，冷藏运送，-70℃以下保存。因此本题答案是B。

26. 答案：D

解析：根据《全国麻疹监测方案（2014版）》，流行病学个案调查信息由县级疾病预防控制中心于调查完成后48小时内录入麻疹监测信息报告管理系统。实验室检测结果由检测单位于检测完成后24小时内录入麻疹监测信息报告管理系统。因此本题答案是D。

27. 答案：A

解析：《全国麻疹监测方案（2014版）》中监测系统敏感性指标：以省为单位，排除麻疹风疹病例报告发病率达到2/10万以上。因此本题答案是A。

28. 答案：A

解析：根据《麻疹监测信息报告管理工作规范（2014年版）》，定时统计报表可以分别按照病例的"发病日期""终审日期""报告卡生成日期"统计，报表生成时间为当月最后一日24时，按"发病日期""报告卡生成日期"统计全年（即1～12月累计）报表的生成时间为次年1月31日24时。因此本题答案是A。

29. 答案：D

解析：根据《麻疹疫情调查与处置技术指南（2013年版）》，麻疹实验室网络连续3个月未监测到输入性病毒基因型，输入性病例导致的输入相关病例传播被阻断，可判断为输入性疫情结束。因此本题答案是D。

30. 答案：B

解析：在《人间传染的病原微生物目录（2023年版）》中，麻疹病毒的运输包装分类为B类，因此本题答案是B。

31. 答案：C

解析：在《人间传染的病原微生物目录（2023年版）》中，麻疹病毒培养所需实验室等级是BSL-2，故本题答案是C。

32. 答案：C

解析：根据《人间传染的病原微生物目录（2023年版）》，风疹病毒的危害程度分类为第三类，故本题答案是C。

33. 答案：B

解析：根据《麻疹风疹防控方案（2024年版）》聚集性疫情定义：指在同一家庭、学校或工厂企业等集体单位或场所，10天内报告2例及以上麻疹或风疹确诊病例；在同一街道或乡镇，10天内报告5例及以上麻疹或风疹确诊病例。故本题选B。

34. 答案：B

解析：当地麻疹类疫苗效果不好，导致的结果是麻疹发病率增高，而麻疹类疫苗接种率低会导致疫情暴发。当地没有每年开展强化免疫、当地没有开展凭接种证入学与麻疹暴发没有直接关系。因此本题答案是B。

35. 答案：C

解析：根据《麻疹疫情调查与处置技术指南（2013年版）》，对密切接触者的接种尽量在暴露后72小时内完成。

36. 答案：C

解析：根据《麻疹风疹防控方案（2024年版）》疫情处置，家庭、学校或工厂企业等集体单位或场所发生5例及以上确诊病例报告的聚集性疫情，省级疾控机构应赴现场指导调查处置，故本题选C。

37. 答案：C

解析：WHO推荐育龄期女性接种风疹疫苗，确保孕前获得免疫力。风疹疫苗属于减毒活疫苗，按照说明书要求在接种疫苗3个月后再怀孕。故本题答案选C。

38. 答案：D

解析：《全国麻疹监测方案（2014版）》中监测病例分为实验室确诊病例、临床诊断病例、排除麻疹风疹病例，因此本题答案是D。

39. 答案：C

解析：根据《全国麻疹监测方案（2014版）》，病例现住址指"该病例发病时实际居住的地址，可以是家庭地址，也可以是寄宿地址或宾馆、旅店，应详细填写到村民组（门牌号）。病例如有一处以上住址时，应填写患病期间最容易随访到的住址"。病例在旅途中发病的，现住址以该次旅行出发前的居住地为准。病例的现住址与感染地不一定相同。病例户籍：为该病例户口登记所在地的属性。因此本题答案是C。

40. 答案：C

解析：根据《全国传染病信息报告管理工

作技术指南（2016年版）》，网络直报系统设有报告卡自动查重功能，可按照系统设置的默认条件查重，也可自行设置查重条件。①填写有效身份证号码的报告卡查重时，至少选择患者的有效证件号码、疾病名称2个条件。②未填写有效身份证号码的报告卡查重时，选择患者姓名、性别、人群分类、疾病名称、出生日期、现住址6个条件。②患者在本年度内患同一种传染病但为2个及以上病程的，不作为重卡处理，建议在患者姓名后面加数字或其他字符以示区别。故选项C是重卡。

（二）多选

1. 答案：ABCDE

解析：根据《风疹诊断标准（WS297-2008）》，风疹的实验室检测包括病原学分离与鉴定、病毒核酸的RT-PCR检测、ELISA捕获法检测风疹IgM抗体、间接ELISA法检测风疹IgG抗体、血凝抑制试验，因此本题答案是ABCDE。

2. 答案：BCDE

解析：麻疹病毒只有一个血清型，但包含了24个基因型，因此选项A是错误的。根据《传染病学（第10版）（国家卫生健康委员会"十四五"规划教材）》，人是麻疹病毒的唯一宿主，无症状病毒携带者和隐性感染者较少见，作为传染源意义不大。人群对麻疹病毒普遍易感，病后可获得持久免疫力。故选项BCE是正确的。疫苗的高效性是麻疹可消除的主要原因，因此选项D也是正确的。

3. 答案：CD

解析：H1型曾是中国本土流行的主要基因型，但通过高覆盖率疫苗接种和监测防控，本土传播链已被阻断。近年来检测到的主要麻疹病毒基因型为以下两种：D8型是目前全球传播最广泛的麻疹病毒基因型之一，常见于亚洲、欧洲和非洲地区，近年来国内报告的麻疹病例中，D8型占主导地位，多与输入性病例及局部传播有关。B3型在非洲和东南亚地区活跃，是另一主要流行株，在部分边境省份（如广西、新疆）的散发病例中检出，通常与跨境传播或境外输入相关。

4. 答案：BD

解析：根据《中华人民共和国传染病防治法（2025年修订）》，选项中的风疹和流行性腮腺炎属于丙类法定传染病。

5. 答案：BCD

解析：柯氏斑是麻疹的早期特异性体征，为诊断依据，故A选项是正确的。皮疹自上而下蔓延，最终覆盖全身，包括四肢末端，故B选项是错误的。成人因免疫反应更强，高热、皮疹持续时间和并发症风险更高，故C选项也是错误的。被动免疫可减轻症状，但不会缩短潜伏期，因此D选项是错误的。根据《麻疹诊疗方案（2024年版）》，"麻疹最常见并发症，主要为麻疹病毒所致间质性肺炎，亦可继发细菌及其他病毒性肺炎。多发生于出疹期，以5岁以下婴幼儿和儿童多见，是引起患儿死亡的主要原因。"故选项E是正确的。

6. 答案：ABCDE

解析：疾病流行只受自然因素、社会因素、病原体因素、宿主因素、干预措施等因素影响。本题选项中的5个因素均能影响麻疹流行，因此本题答案是ABCDE。

7. 答案：ABCDE

解析：麻疹的诊断依据包括流行病学史、临床表现和实验室检测，根据《麻疹诊断标准（WS 296-2017）》，选项C描述的流行病学史，选项AB描述的临床表现和选项DE的实验室检测均符合麻疹诊断，故本题答案是ABCDE。

8. 答案：BCDE

解析：风疹潜伏期一般为14～21天，故选项A是错误的。风疹的传染源为患者（包括显性感染和隐性感染者），隐性感染者（亚临床型）虽无症状但仍可排毒传播病毒传染期在出疹前7天和出疹后5～7天。故选项B是正确的。根据《风疹诊断标准（WS297-2008）》孕妇在妊娠早期感染风疹病毒可通过胎盘导致胎儿先天性风疹综合征（CRS），表现为先天性心脏病、耳聋、白内障等。病毒分离的标本可取风疹患者的鼻咽分泌物或先天性风疹患者的尿、脑脊液、血液等，因此选项CE都是正确的。风疹皮疹为红色斑丘疹，通常在暴露后14～17天（即潜伏期后）出现，从面部开始扩散至全身。因此选项D也是正确的。

9.答案：ABCE

解析：根据《风疹诊断标准（WS297-2008）》，风疹一年四季均可发生，冬春季是风疹发病高峰；风疹传染源为患者，出疹前后传染性最强，人群普遍易感，感染后获得持久免疫力，风疹临床表现常有耳后、枕后及颈部淋巴结肿大。因此本题答案是ABCE。

10.答案：ABCDE

解析：根据《风疹诊断标准（WS297-2008）》，先天性风疹综合征患儿除取咽拭子、尿液标本外，亦可根据情况于出生后尽快取鼻咽吸出物、血/淋巴细胞、脑脊液或脏器活检标本。因此本题答案是ABCDE。

11.答案：ABCE

解析：《全国麻疹监测方案（2014年版）》恢复期血清麻疹IgG抗体滴度比急性期有≥4倍升高，因此D选项是错误的，其余选项均符合监测方案对确诊病例的判定。

12.答案：ADE

解析：根据《全国麻疹监测方案（2014年版）》，监测系统指标分为敏感性指标、及时性指标和特异性指标。BC选项为监测系统及时性指标，ADE属于特异性指标。

13.答案：ACDE

解析：根据《全国麻疹监测方案（2014年版）》，完整调查是指：病例姓名、性别、出生日期、现住址、含麻疹/风疹成分疫苗接种史、出疹日期、报告日期、调查日期、血标本采集日期、可能的感染地等变量均无空缺且均准确的。因此本题答案是ACDE。

14.答案：ABCDE

解析：根据《麻疹风疹防控方案（2024年版）》麻疹相关病例：鉴定出麻疹疫苗株病毒，且未检测出麻疹野病毒；或同时符合以下5种情形：①有出疹，伴或不伴发热，无咳嗽等呼吸道症状；②接种含麻疹成分疫苗后7~14天之间出疹；③血标本在接种含麻疹成分疫苗后8周内采集，且检测麻疹IgM抗体阳性；④流行病学调查未发现该病例引起续发病例；⑤流行病学调查和实验室检测未发现其他致病因素。故选项ABCDE均正确。

15.答案：ABCDE

解析：根据《麻疹疫情调查与处置技术指南（2013年版）》，病例搜索的范围包括：医疗机构、学校（幼托机构）、村（社区），根据当地实际情况采取其他适宜的搜索方式，如对机关、企业、厂矿等单位进行搜索。因此本题答案是ABCDE。

16.答案：CD

解析：根据《风疹诊断标准（WS297-2008）》，风疹的临床表现有发热、皮疹，耳后、枕后、颈部淋巴结肿大或结膜炎或伴有关节痛（关节炎）。因此疑似风疹病例伴有的临床表现是淋巴结肿大、关节痛或关节炎，选择CD。

17.答案：ACDE

解析：根据《麻疹疫情调查与处置技术指南（2013年版）》，对麻疹病例所在的一般场所和居家室内环境可开窗通风，但随时消毒并无必要。集体单位发生麻疹疫情后避免集体活动，减少病毒的传播。与病例近距离接触须戴口罩，接触后要及时洗手。负责现场流行病学调查、采样和医疗救治的工作人员要加强个人防护，易感者须及时接种麻疹疫苗。因此本题答案是ACDE。

18.答案：ABCDE

解析：根据《麻疹疫情调查与处置技术指南（2013年版）》，麻疹暴发疫情调查的步骤：核实疫情、病例搜索、病例个案调查、流行病学特征描述、传播风险评估。因此本题答案是ABCDE。

19.答案：ABCDE

解析：根据《麻疹疫情调查与处置技术指南（2013年版）》，麻疹病例密切接触者：在麻疹病例传染期（即出疹前4日至出疹后4日，出疹当日为第0日）内与其有密切接触者，包括患者的看护人员、家庭成员，以及托儿所、幼儿园、学校里的同班者或处在同一工作、生活、学习环境中的人。选项ABCD均为密切接触人群。麻疹传染性强，在室内场所（包括交通工具）与传染期患者近距离（2米内）共处时间超过15分钟或任意时间的面对面接触可视为有效接触。故患者的接诊医生也属于密切接触人群，E选项也正确。

20.答案：ACDE

解析：根据《麻疹疫情调查与处置技术指南（2013年版）》，麻疹在学校、托幼机构等集体单位暴发时，病例须暂时离开学校，住院或居家隔离治疗，出疹后4天内避免与易感者接触。病例所在班级应立即开展应急接种，同时对校内所有儿童免疫史进行查验并开展查漏补种，校内工作人员如果无免疫史也应接种含麻疹成分疫苗。在发生暴发疫情的学校及周边学校，应开展晨检和因病缺勤病因追查与登记，加强监测，做到早发现、早报告、早调查。教室等环境保持空气流通。因此本题答案是ACDE。

21.答案：BDE

解析：根据《风疹诊断标准（WS297-2008）》，先天性风疹综合征：妊娠早期感染风疹可造成死胎、流产，自然流产率可达20%。出生后患先天性风疹的婴儿死亡也较多。多数先天性风疹患儿出生即有临床症状，也可于出生后数月至数年才出现进行性症状。先天性心脏病、白内障及耳聋是先天性风疹综合征存活儿常见的表现。因此本题答案是BDE。

22.答案：ABDE

解析：根据《麻疹风疹防控方案（2024年版）》和《风疹疫苗：世卫组织立场文件》，风疹患者、隐性感染者及先天性风疹综合征患者均为传染源；传染期一般是在出疹前7天至出疹后5天，以出现皮疹时传染力最强；人群普遍易感，30%~50%的感染者呈隐性感染。血清学研究显示：20%~50%的风疹感染可无皮疹，或仅为亚临床表现；孕前或孕后8~10周内感染风疹病毒，90%可引发多种胎儿畸形且可导致流产或死产。因此本题正确的选项是ABDE。

23.答案：ACDE

解析：根据《全国麻疹监测方案（2014版）》监测病例分类，麻疹监测病例无标本或标本不合格且无其他原因可以明确解释者，属于临床诊断病例，不能确认为排除病例，故B选项是错误的。其余选项描述均正确。

24.答案：ABCDE

解析：根据《传染病学（第10版）（国家卫生健康委员会"十四五"规划教材）》麻疹并发症：喉炎、肺炎、心肌炎、脑炎、亚急性硬化性全脑炎（SSPE），因此本题全部选项都符合。

25.答案：BCD

解析：根据《麻疹风疹防控方案（2024年版）》，麻疹病毒对外界抵抗力较弱，对热、酸、干燥、紫外线和一般消毒剂均敏感；在室温物体表面存活时间不足2小时，56℃30分钟即可灭活；但在冻干状态下存活时间较久，加入蛋白稳定剂后于-70℃可存放数十年。故本题答案为BCD。

26.答案：ACD

解析：麻疹、呼吸道合胞和腮腺炎病毒均属于副黏液病毒科，风疹病毒属于披膜病毒科，流感病毒属于正黏病毒科，故本题答案是ACD。

27.答案：CDE

解析：根据《麻疹诊疗方案（2024年版）》，起病后2~3天约90%患者口腔出现麻疹黏膜斑（Koplik's spots，柯氏斑），为0.5~1mm白色、浅灰色隆起，基底发红，可发生融合，通常位于与第二磨牙相对的颊黏膜，也可蔓延至硬腭和软腭，为麻疹前驱期特征性体征，具有临床诊断意义。因此选项A不属于麻疹出疹期的特点。出疹期多于发热3~4天开始出疹，持续3~5天。皮疹为淡红色斑丘疹，大小不等，直径2~5mm，压之褪色，可融合成片，疹间皮肤正常。此期中毒症状加重，体温升高，咳嗽加剧，全身淋巴结、肝、脾也肿大。因此选项CDE是正确的。

28.答案：ABCE

解析：根据《全国麻疹监测方案（2014版）》，按照麻疹病例来源可分为以下四类：本土病例、输入病例、输入相关病例、感染来源不详病例，故本题答案是ABCE。

（三）判断

1.答案：正确

解析：根据《麻疹风疹防控方案（2024年版）》，本题描述麻疹皮疹特点是正确的。

2.答案：正确

解析：根据《麻疹诊疗方案（2024年版）》，麻疹病毒为副黏病毒科麻疹病毒属，只有一个血清型，人是麻疹病毒的唯一宿主。基因组为单股负链RNA，包括24个基因型，分属于8个进化分支（A–H），基因型 A 仅见于疫苗株。因此本题答案是正确。

3.答案：错误

解析：根据《麻疹诊疗方案（2024 年版）》，风疹皮疹色淡，2～3 天消退，无色素沉着和脱屑。故本题答案是错误。

4.答案：正确

解析：根据《麻疹诊疗方案（2024 年版）》，核酸检测和病毒分离常用标本为咽拭子、鼻咽拭子或鼻咽分泌物、唾液、尿液，出疹 5 天内采集标本最佳。因此麻疹患者的咽拭子和尿液标本均可用于分离培养病毒。

5.答案：正确

解析：根据《麻疹诊疗方案（2024 年版）》，肺炎是麻疹最常见并发症，多发生于出疹期，以 5 岁以下婴幼儿和儿童多见，是引起患儿死亡的主要原因。

6.答案：正确

解析：根据《风疹诊断标准（WS297–2008）》，人群普遍易感，感染后可以获得持久的免疫力。

7.答案：正确

解析：根据《麻疹诊断标准（WS 296–2017）》，麻疹病毒是已知的最具传染性病原体之一，人类是麻疹病毒的唯一自然宿主。

8.答案：错误

解析：根据《全国麻疹监测方案（2014 年版）》，"流行病学关联"是指在出疹前 7～21 日，直接接触过其他实验室确诊病例，或存在以下情况：①与其他实验室确诊病例在同一个村、社区、学校或其他集体单位；②参加过同一个集体活动，如集市或其他集会等；③到访过有实验室确诊病例就诊的医疗机构。因此本题答案是错误。

9.答案：错误

解析：根据《麻疹疫情调查与处置技术指南（2013 年版）》，对密切接触者的观察期限为最后一次接触后 21 天。

10.答案：正确

解析：根据世卫组织风疹立场文件，如果风疹感染恰好发生在妊娠前或孕早期，则很可能导致流产、死产或先天性缺陷。中国《孕前和孕期保健指南（2023）》建议在孕前筛查风疹抗体，若孕期确诊感染，需充分告知孕妇风疹病毒对胎儿的致畸风险（如流产、先天性心脏病、耳聋等），并提供终止妊娠或继续观察的医学建议。因此本题答案是正确。

11.答案：正确

解析：根据《全国麻疹监测方案（2014 年版）》，负责调查的专业人员应在接到报告后 48 小时内开展流行病学个案调查，填写"麻疹监测病例流行病学个案调查表"，各变量要准确、有依据。

12.答案：错误

解析：根据《麻疹监测信息报告管理工作规范（2014 年版）》，各级在进行麻疹监测系统运转质量评价时，"排除麻疹风疹病例报告发病率"指标应按照现住址统计，其他指标应分别按照报告地和现住址统计监测指标，二者均应达到《全国麻疹监测方案（2014 年版）》要求。

13.答案：错误

解析：《全国麻疹监测方案（2014 年版）》标本采集与运送中对血标本采集要求是：出疹后 3 日内采集的血标本检测麻疹、风疹 IgM 抗体均为阴性，且无病原学标本核酸检测结果的，应在出疹后 4～28 日采集第 2 份血标本进行检测。题中患儿为出疹后 3 天内的阴性结果，不能直接排除。

14.答案：正确

解析：根据《风疹诊断标准（WS297–2008）》，先天性风疹综合征患儿除取咽拭子、尿液标本外，亦可根据情况于出生后尽快取鼻咽吸出物、血/淋巴细胞、脑脊液或脏器活检标本。因此本题答案是正确。

15.答案：错误

解析：根据《全国麻疹监测方案（2014 年版）》，病原学标本应尽快送达麻疹风疹网络实验室。48 小时内能送达的，可在 2～8℃保存，否则 –70℃保存。无 –70℃保存条件者，可在 –20℃保存并在 1 周内送达。因此本题答案是错误。

16.答案：正确

解析：根据《传染病学（第 10 版）（国家卫生健康委员会"十四五"规划教材）》麻疹病

毒感染后第2~3天引起第一次病毒血症，随后病毒进入全身单核－巨噬细胞系统并进行大量繁殖。感染后第5~7天病毒再次入血，形成第二次病毒血症，然后随血流播散至全身各组织器官。

17.答案：错误

解析：根据《浙江省麻疹疫情调查与处置技术指南（2014年版）》，6~7月龄可接种免疫球蛋白，隔3个月后接种含麻疹成分疫苗（当免疫球蛋白不能获得时，可接种1剂含麻疹成分疫苗，但不计入常规免疫剂次）。因此本题答案是错误。

18.答案：错误

解析：根据《麻疹疫情调查与处置技术指南（2013年版）》，最后一例麻疹患者发病后21天内无新的麻疹病例出现可判断为暴发结束。因此本题答案是错误。

19.答案：错误

解析：根据《预防接种工作规范（2023年版）》，在传染病暴发、流行时，为控制传染病疫情蔓延，对目标人群开展的预防接种活动称为应急接种。故本题答案是错误。

20.答案：正确

解析：根据世卫组织风疹立场文件，如果风疹感染恰好发生在妊娠前或孕早期，则很可能导致流产、死产或先天性缺陷，因此孕妇接触过风疹病例需要做风疹相关抗体检查。感染风疹后14~18天可检测出抗体，此时大约同步出现斑丘疹。免疫球蛋白M（IgM）和免疫球蛋白G（IgG）抗体滴度初起均出现上升，随后IgG持续处于较高滴度，而IgM抗体滴度迅速降低，8周后一般已检测不出。因此风疹IgM和IgG都要检查。

21.答案：错误

解析：根据百白破疫苗和麻疹疫苗说明书，患脑病、未控制的癫痫和其他进行性神经系统疾病者为接种禁忌证，因此本题答案是错误。

22.答案：正确

解析：根据《麻疹风疹防控方案（2024年版）》特殊群体管理：对孕妇、严重免疫缺陷者等无法接种含麻疹风疹成分疫苗的密切接触者，应于暴露后6天内尽早遵医嘱使用丙种球蛋白进

行预防。因此本题答案是正确。

23.答案：错误

解析：根据《麻疹风疹防控方案（2024年版）》，麻疹传染期一般是从皮疹出现前5天持续到皮疹发生后5天，免疫力低下患者传染期可延长。

（四）填空

1.答案：风疹患者 先天性风疹综合征患者 隐性感染者

解析：根据《麻疹风疹防控方案（2024年版）》，风疹患者、隐性感染者及先天性风疹综合征患者均为传染源。

2.答案：每日

解析：根据《麻疹监测信息报告管理工作规范（2014年版）》，县级疾病预防控制机构负责每日浏览传染病报告卡，将经过审核的监测病例纳入专病管理。

3.答案：12~18

解析：麻疹的基本再生数为12~18。

4.答案：飞沫 发热 全身性皮疹 淋巴结肿大

解析：根据《风疹诊断标准（WS297－2008）》，风疹为风疹病毒感染引起的急性传染病，临床以发热、全身性皮疹、淋巴结肿大为特点。风疹通过飞沫传播，母亲在孕期患风疹，可以通过胎盘侵入胎儿。

5.答案：黏膜斑

解析：根据《麻疹诊疗方案（2024年版）》，起病后2~3天约90%患者口腔出现麻疹黏膜斑（Koplik's spots，柯氏斑），为0.5~1mm白色、浅灰色隆起，基底发红，可发生融合，通常位于与第二磨牙相对的颊黏膜，也可蔓延至硬腭和软腭，为麻疹前驱期特征性体征，具有临床诊断意义。因此口腔出现黏膜斑是前驱期的特征性体征。

6.答案：10%

解析：根据《全国麻疹监测方案（2014版）》，为掌握麻疹病毒基因型变化及其动态分布情况，各省应按照监测连续性和代表性的原则，以地市为单位每年至少采集10%的监测病例病原学标本。

7.答案：2/10万

解析：《全国麻疹监测方案（2014年版）》监测系统敏感性指标：以省为单位，排除麻疹风疹病例报告发病率达到2/10万以上。

8.答案：7～21 传染期

解析：根据《麻疹疫情调查与处置技术指南（2013年版）》，对首发病例和指示病例要重点调查其发病前7～21日以及在传染期的活动情况、接触人群，了解可疑的暴露因素以及与续发病例间的流行病学关联等流行病学信息。

9.答案：县级疾病预防控制中心

解析：《全国麻疹监测方案（2014年版）》规定，每例监测病例都应进行流行病学个案调查。报告单位所在地的县级疾病预防控制中心负责组织开展监测病例的流行病学个案调查。

10.答案：10日 调查报告

解析：根据《全国麻疹监测方案（2014年版）》，同属一起暴发疫情的麻疹病例，在监测信息报告管理系统中应通过赋予相同的暴发编码进行关联，完成疫情调查处置后10日内填写麻疹暴发疫情信息汇总表，同时上传调查报告。

11.答案：2～3

解析：根据《麻疹疫情调查与处置技术指南（2013年版）》，搜索的病例定义包括搜索时间段、地域范围和人群范围及病例症状体征等要素。为操作方便，搜索的时间范围应从首发病例发病日向前推2～3个最长潜伏期。当发现新的首发病例时，应相应地扩大搜索的时间范围，直至首发病例前1个最长潜伏期内无疑似病例。

12.答案：麻疹

解析：世界卫生组织（WHO）的《2030年免疫议程》旨在通过疫苗接种减少可预防疾病的死亡和发病率，并推动全球免疫系统的公平性和韧性。麻疹疫情也是一个重点追踪指标。

13.答案：72小时 最短潜伏期

解析：根据《麻疹疫情调查与处置技术指南（2013年版）》，应急接种应尽快开展，越早开展越能有效控制麻疹疫情。对密切接触者的接种尽量在暴露后72小时内完成。对社区内开展应急接种，应在尽可能短的时间（如一个最短潜伏期内）内完成（争取3天内接种率达到95%以上）。

三、乙型肝炎

（一）单选

1.答案：C

解析：根据《传染病学（第10版）（国家卫生健康委员会"十四五"规划教材）》，在电镜下观察，HBV感染者血清中存在三种形式的颗粒：大球形颗粒、小球形颗粒和丝状或核状颗粒。因此本题答案选C。

2.答案：B

解析：2012年5月，我国提前实现了世界卫生组织西太平洋地区提出的目标，将5岁以下儿童慢性乙型肝炎病毒感染率降至1%以下，显著优于原定的2%控制目标。因此控制目标是2%以下。

3.答案：A

解析：根据《慢性乙型肝炎防治指南（2019年版）》，2014年，中国疾病预防控制中心对全国1～29岁人群乙型肝炎血清流行病学调查结果显示，1～4岁、5～14岁和15～29岁人群HBsAg流行率分别为0.32%、0.94%和4.38%。因此本题答案是A。

4.答案：B

解析：根据《乙型肝炎疫苗：世卫组织立场文件–2017年7月》慢性乙型肝炎病毒感染发病率与感染年龄相关，发生在80%～90%的婴儿围产期感染，30%～50%6岁以下儿童感染，<5%的感染发生在其他健康成年人中。故本题答案选B。

5.答案：A

解析：根据《慢性乙型肝炎防治指南（2022年版）》，根据Polaris国际流行病学合作组织推算，2016年我国一般人群HBsAg流行率为6.1%，慢性HBV感染者为8600万例。因此本题答案是A。

6.答案：D

解析：根据《乙型肝炎疫苗：世卫组织立场文件–2017年7月》，HBsAg患病率≥8%定义为高度流行地区，5%～7%的流行率定义为高中等流行区，2%～4%为低中等流行区，<2%定义为低流行区。根据流行病学数据：1992年全国

调查显示，我国HBsAg阳性率为9.75%，2006年调查显示，HBsAg阳性率降至7.18%，2014年数据显示，5岁以下儿童HBsAg阳性率降至0.32%，全人群阳性率为5%～6%。因此选项D符合我国乙型肝炎流行强度。

7.答案：A

解析：根据《慢性乙型肝炎防治指南》，传播途径：HBV经母婴、血液（包括皮肤和黏膜微小创伤）和性接触传播。在我国以母婴传播为主，占新发感染的40%～50%，多发生在围生期，通过HBV阳性母亲的血液和/或体液传播。因此本题答案选A。

8.答案：D

解析：根据《乙型病毒性肝炎诊断标准（WS 299–2008）》，乙型肝炎的传染源包括急性、慢性感染患者和病毒携带者，其中以慢性感染者和病毒携带者最为重要。因此本题答案是D。

9.答案：C

解析：根据《2012年国家免疫规划常规免疫项目技术方案》（中国疾病预防控制中心疫发〔2012〕348号）有关全国乙型病毒性肝炎监测项目的要求，全国于2012年启动乙型肝炎监测试点工作。因此本题答案是C。

10.答案：C

解析：HBsAg阳性反映现症HBV感染，抗–HBe阳性则表示病毒复制多处于静止状态，传染性低，这两项阳性临床上代表急性或慢性乙型肝炎，传染性低，故选C。

11.答案：B

解析：实时荧光转录介导扩增法（TMA）属于等温扩增技术，其核心特点是在恒定温度（通常为41℃）下完成核酸扩增，无须像PCR那样依赖温度循环。因此本题答案是B。

12.答案：A

解析：HBsAg阳性反映现症HBV感染，HBeAg阳性则表示病毒复制活跃且有较强的传染性，这三项阳性临床上代表急性或慢性乙型肝炎，传染性强，故选A。

13.答案：A

解析：根据《传染病学（第10版）》（国家卫生健康委员会"十四五"规划教材）》，HBV分为A–H，8个基因型，B、C型主要在亚洲及远东地区。因此本题选A。

14.答案：D

解析：根据《传染病学（第10版）》（国家卫生健康委员会"十四五"规划教材）》，抗–HBe阳转后，病毒复制多处于静止状态，传染性降低，因此本题答案是D。

15.答案：B

解析：三个抗体阳性，说明既往感染；急性HBV感染恢复期，因此本题答案选B。

16.答案：A

解析：根据《乙型肝炎疫苗：世卫组织立场文件–2017年7月》慢性乙型肝炎病毒感染发病率与感染年龄相关，发生在80%～90%的婴儿围产期感染，30%～50%6岁以下儿童感染，<5%的感染发生在其他健康成年人中。故本题答案选A。

17.答案：B

解析：根据《慢性乙型肝炎防治指南（2019年版）》，HBV经母婴、血液（包括皮肤和黏膜微小创伤）和性接触传播。在我国以母婴传播为主，占新发感染的40%～50%，多发生在围生期，通过HBV阳性母亲的血液和/或体液传播。因此新生儿要接种乙型肝炎疫苗，HBV阳性母亲所生新生儿还要注射乙型肝炎免疫球蛋白，阻断母婴传播。因此本题答案是B。

18.答案：A

解析：根据《2006年—2010年全国乙型病毒性肝炎防治规划》，我国于1992年原卫生部将乙型肝炎疫苗纳入儿童计划免疫管理，并颁布了《全国乙型肝炎疫苗免疫接种实施方案》；2002年，经国务院批准，将乙型肝炎疫苗纳入计划免疫。故本题答案为A。

19.答案：C

解析：根据《慢性乙型肝炎防治指南（2022年版）》，当发生HBV暴露（如被HBV阳性患者的血液或体液污染的锐器刺伤）时，若未接种过乙型肝炎疫苗，或虽接种但抗–HBs抗体水平不足（<10 mIU/ml）或抗体水平不详，应立即注射乙型肝炎免疫高价球蛋白（HBIG）。故本题答案为C。

20. 答案：C

解析：根据国家卫健委相关规定和《乙型肝炎疫苗接种指导原则》，接种乙型肝炎疫苗前不需要进行乙型肝炎血清学筛检，尤其是对于新生儿的普遍接种。乙型肝炎疫苗是一种安全、有效的疫苗，适用于所有人，包括已经感染乙型肝炎病毒的人。即使个体已经感染，也不会因为接种疫苗而产生危险。故本题答案为C。

21. 答案：B

解析：根据《国家免疫规划疫苗儿童免疫程序及说明（2021年版）》中提到HBsAg阳性或不详产妇所生新生儿建议在出生后12小时内尽早接种第1剂HepB。因此本题答案为B。

22. 答案：C

解析：根据《国家免疫规划疫苗儿童免疫程序及说明（2021年版）》中提到HBsAg阳性或不详产妇所生新生儿体重小于2000g者，也应在出生后尽早接种第1剂HepB，并在婴儿满1月龄、2月龄、7月龄时按程序再完成3剂次HepB接种。因此本题答案为C。

23. 答案：A

解析：抗-HBs检测结果<10mIU/ml，建议加强免疫，因此本题答案是A。

24. 答案：B

解析：接种乙型肝炎疫苗后产生的是乙型肝炎抗-HBs，因此本题答案是B。

25. 答案：A

解析：乙型肝炎疫苗第二剂为出生后满自然月，并且与第一剂次至少间隔28天，故2025年3月3日及之后尽早接种均可以，选项A是错误的。

26. 答案：D

解析：根据《国家免疫规划疫苗儿童免疫程序及说明（2021年版）》，乙型肝炎疫苗的接种对象为所有新生儿。

27. 答案：C

解析：根据《传染病学（第10版）（国家卫生健康委员会"十四五"规划教材）》，HBV DNA是病毒复制和传染性的直接指标，而HBeAg反映病毒活跃性，但可能因基因变异出现假阴性。因此本题答案选C。

28. 答案：A

解析：根据《传染病学（第10版）（国家卫生健康委员会"十四五"规划教材）》，抗-HBc IgM是HBV感染后较早出现的抗体，高滴度的抗-HBc IgM对诊断急性乙型肝炎或慢性乙型肝炎急性发作有帮助。因此本题答案是A。

29. 答案：A

解析：BC选项抗-HBs阳性，已经产生保护性抗体，不需要接种乙型肝炎疫苗，D选项HBsAg阳性表示已经感染，也不需要接种乙型肝炎疫苗。A选项除了抗-HBc阳性，其余均为阴性，需要接种乙型肝炎疫苗。

（二）多选

1. 答案：ABCE

解析：根据《乙型病毒性肝炎诊断标准（WS 299-2008）》，急性乙型肝炎最常见的临床表现为全身乏力、食欲减退、恶心、呕吐、厌油、腹泻及腹胀，部分患者有发热、黄疸等症状。慢性乙型肝炎主要临床表现：乏力、食欲减退、腹胀等，体检可发现肝掌及蜘蛛痣、面色灰暗、脾大、肝大，肝脏触痛或叩痛等。因此本题答案是ABCE。

2. 答案：ABCD

解析：根据《传染病学（第10版）（国家卫生健康委员会"十四五"规划教材）》，HBV基因组包含的4个重叠编码区域，分别为S区、C区、P区和X区。

3. 答案：CD

解析：根据《慢性乙型肝炎防治指南（2022年版）》，HBV通过母婴、血液和性接触传播，不经呼吸道和消化道传播，故本题答案为CD。

4. 答案：ABCDE

解析：根据《乙型肝炎疫苗：世卫组织立场文件-2017年7月》，所有肝炎病毒均可导致急性肝炎；HBV、HCV和HDV也常常引起慢性肝炎。因此答案为ABCDE。

5. 答案：BCDE

解析：根据《传染病学（第10版）（国家卫生健康委员会"十四五"规划教材）》，HBV的抵抗力很强，对热、低温、干燥、紫外线及一般浓度的消毒剂均能耐受。在37℃可存活7天，在血清中30~32℃可保存6个月，-20℃可保存15年。100℃10分钟、65℃10小时或高压蒸汽清毒可被灭活，对0.5%过氧乙酸敏感。因此本题答案是BCDE。

6.答案：ABCDE

解析：根据《慢性乙型肝炎防治指南（2022年版）》，慢性HBV感染者应避免与他人共用牙具、剃须刀、注射器及取血针等，禁止献血、捐献器官和捐献精子等，并定期接受医学随访；其家庭成员或性伴侣应尽早接种乙型肝炎疫苗。因此本题答案是ABCDE。

7.答案：ADE

解析：通常说的乙型肝炎"小三阳"是指HBsAg（+），HBeAg（-），抗-HBc（+），抗-HBs（-），抗-HBe（+），因此本题答案选ADE。

8.答案：BCDE

解析：根据《中国病毒性肝炎防治规划》，乙型肝炎病毒感染的高危人群：医务人员、经常接触或暴露血液人员、托幼机构工作人员、器官移植患者、经常接受输血或血液制品者、免疫功能低下者、职业易发生外伤者、乙型肝炎病毒表面抗原阳性者家庭成员、多性伴者等。因此答案为BCDE。

9.答案：AC

解析：根据《乙型肝炎疫苗：世卫组织立场文件-2017年7月》，乙型肝炎流行率在非洲（6.1%）和西太平洋地区（6.2%）最高。因此本题答案是AC。

10.答案：ABCD

解析：根据《慢性乙型肝炎防治指南（2022年版）》，意外暴露于HBV者可按照以下方法处理：①在伤口周围轻轻挤压，排出伤口中的血液，再对伤口用等渗盐水冲洗，然后用消毒液处理。②应立即检测HBsAg、HBV DNA，3~6个月后复查。③如接种过乙型肝炎疫苗并有应答者，且已知抗-HBs阳性（抗-HBs≥10mIU/ml）者，可不再注射HBIG或乙型肝炎疫苗。如未接种过乙型肝炎疫苗，或虽接种过乙型肝炎疫苗，但抗-HBs<10 mIU/ml或抗-HBs水平不详者，应立即注射HBIG 200~400IU，同时在不同部位接种1剂乙型肝炎疫苗（20μg），于1个月和6个月后分别接种第2剂和第3剂乙型肝炎疫苗（20μg）。因此本题答案为ABCD。

11.答案：AB

解析：根据《慢性乙型肝炎防治指南（2022年版）》强调，对高病毒载量孕妇在妊娠中晚期使用TDF进行干预，并结合新生儿联合免疫（疫苗+HBIG），可进一步降低传播风险至近0%。因此本题AB两个选项为正确答案，CD选项中分娩和喂养并不会传播乙型肝炎，故CD不正确；E选项主要针对高病毒载量孕妇，故E选项也不正确。

12.答案：BCD

解析：甲型肝炎、戊肝病毒主要经粪-口途径传播，乙型肝炎、丙肝、丁肝病毒主要经血液、母婴和性传播。

（三）判断

1.答案：错误

解析：根据《传染病学（第10版）（国家卫生健康委员会"十四五"规划教材）》，HBeAg的存在表示病毒复制活跃且有较强的传染性，但存在于Dane颗粒核心的是HBcAg。因此本题答案是错误。

2.答案：正确

解析：在高流行地区，慢性乙型肝炎病毒（HBV）感染确实主要由母婴传播（垂直传播）引起，这一现象与流行病学特征和防控措施密切相关。高流行区育龄女性中，HBeAg阳性比例较高，导致垂直传播风险显著增加。若母亲为HBsAg阳性且HBeAg阳性，母婴传播风险可高达70%~90%。新生儿感染HBV后，90%以上会发展为慢性感染。

3.答案：正确

解析：根据《疫苗可预防疾病流行病学和预防（第12版）》，急性HBV感染者中，约有5%可发展为慢性感染，年龄越小，发生慢性HBV感染的风险越大。出生时从母体获得HBV感染的婴儿中，有高达90%成为慢性感染者。因此本题答案是正确。

4.答案：正确

解析：根据《慢性乙型肝炎防治指南（2022

年版）》，HBV不经呼吸道和消化道传播。因此，日常学习、工作或生活接触，如在同一办公室工作（包括共用计算机等）、握手、拥抱、同住一宿舍、同一餐厅用餐和共用厕所等无血液暴露的接触，不会传染HBV。因此本题答案是正确。

5.答案：正确

解析：根据《传染病学（第10版）（国家卫生健康委员会"十四五"规划教材）》，HBsAg本身只有抗原性，无传染性，因此本题答案是正确。

6.答案：错误

解析：检测乙型肝炎表面抗体浓度为大于10mIU/ml时，通常认为具有保护效果。因此本题答案是错误。

7.答案：错误

解析：《关于进一步规范入学和就业体检项目维护乙型肝炎表面抗原携带者入学和就业权利的通知》（人社部发〔2010〕12号）明确规定："各级各类教育机构、用人单位在公民入学、就业体检中，不得要求开展乙型肝炎项目检测……不得以劳动者携带乙型肝炎表面抗原为由拒绝录用或辞退。"进一步明确禁止因乙型肝炎携带状态拒绝录用。因此本题说法错误。

8.答案：错误

解析：根据《公务员录用体检通用标准（试行）》（人社部发〔2016〕140号）第七条明确规定："各种急慢性肝炎，不合格。乙型肝炎病原携带者，经检查排除肝炎的，合格。"即：乙型肝炎病毒携带者（仅携带病毒但肝功能正常、无肝炎症状）符合录用条件；仅当发展为肝炎（肝功能异常）时才不合格。因此本题说法错误。

9.答案：正确

解析：世界卫生组织（WHO）于2016年发布的《全球卫生部门病毒性肝炎战略》提出了"2030年消除病毒性肝炎作为公共卫生危害"的目标，即到2030年，病毒性肝炎的新发感染率要减少90%，病死率减少65%，诊断率达到90%，治疗率达到80%。

10.答案：正确

解析：根据《慢性乙型肝炎防治指南（2022年版）》，怀孕或哺乳期都不是乙型肝炎疫苗接种的禁忌证。

11.答案：正确

解析：根据《慢性乙型肝炎防治指南（2022年版）》，对免疫功能低下或无应答者，应增加乙型肝炎疫苗的接种剂量（如60μg）或剂次；对0、1、6个月免疫程序无应答者可再接种1针60μg或3针20μg乙型肝炎疫苗，并于完成第2次接种程序后1～2个月时检测血清抗-HBs，如仍无应答，可再接种1针60μg重组酵母乙型肝炎疫苗，故本题答案是正确。

12.答案：正确

解析：根据《疫苗可预防疾病流行病学和预防（第12版）》，现有数据表明，疫苗诱导的抗体水平会随着时间延长而下降。然而，免疫记忆在接种20年后仍存在。无论成人或儿童，虽抗体水平下降，但仍可预防明显的HBV感染（如临床疾病、HBsAg抗原血症或肝转氨酶明显升高）。暴露HBV后引起抗-HBs的记忆反应，从而预防临床上明显的HBV感染。对疫苗产生免疫应答者发生慢性HBV感染非常罕见。不建议对免疫功能正常的成人和儿童加强免疫，也不建议进行常规血清学试验检测受种者的免疫状态。因此本题答案是正确。

13.答案：错误

解析：目前针对病毒性肝炎的疫苗包括甲型肝炎疫苗、乙型肝炎疫苗和戊肝疫苗，因此本题答案是错误。

14.答案：正确

解析：乙型肝炎疫苗具有回忆反应，前两剂是基础针，第3剂是加强，即使时间间隔较长，接种第3剂后，正常情况也会刺激机体快速产生抗体。因此本题答案是正确。

15.答案：错误

解析：根据《国家免疫规划疫苗儿童免疫程序及说明（2021年版）》，第2剂与第1剂间隔应不小于28天，第3剂与第2剂间隔应不小于60天，第3剂与第1剂间隔不小于4个月。因此本题答案是错误。

16.答案：错误

解析：根据《预防艾滋病、梅毒和乙型肝炎母婴传播工作规范（2020年版）》，乙型肝炎感染孕产妇所生儿童首剂乙型肝炎疫苗及时接种率达95%以上，乙型肝炎免疫球蛋白及时注射率达95%以上。

17.答案：正确

解析：在传染病报告卡上，乙型肝炎病例的临床分类为急性、慢性和未分型三种。

18.答案：正确

解析：根据《慢性乙型肝炎防治指南（2022年版）》，新生儿在出生12小时内接种了HBIG和乙型肝炎疫苗后，可以接受HBsAg阳性母亲的母乳。

19.答案：正确

解析：根据《国家免疫规划疫苗儿童免疫程序及说明（2021年版）》，母亲为HBsAg阳性的儿童接种最后一剂HepB后1~2个月进行HBsAg和乙肝病毒表面抗体（抗-HBs）检测，若发现HBsAg阴性、抗-HBs阴性或小于10mIU/ml,可再按程序免费接种3剂次HepB。

20.答案：正确

解析：新生儿在出生后尽快接种乙型肝炎疫苗，可以有效预防乙型肝炎病毒感染，特别是在乙型肝炎高发地区，及时接种可以显著降低感染风险。通过这一原则，确保每个新生儿在出生后都能及时接种乙型肝炎疫苗，能够最大限度地保护婴儿免受乙型肝炎病毒的侵害，从而提高整体的免疫覆盖率和预防效果。因此，题目中的说法是正确的。

21.答案：正确

解析：1:1000是一种稀释度，表示血清样本稀释1000倍后仍能检测到抗HBc-IgM抗体。这说明抗体的浓度较高，提示感染的活跃性较强，提示急性感染或慢性乙肝的急性发作。

（四）填空

1.答案：2.94 0.32

解析：根据《慢性乙型肝炎防治指南（2022年版）》，2014年中国疾病预防控制中心调查结果显示，我国1~29岁人群的HBsAg阳性率为2.94%，5岁以下儿童为0.32%。

2.答案：2020

解析：根据中国疾病预防控制中心网站信息显示，我国曾是HBV感染高流行区，1979~1980

年和1992年两次全国病毒性血清学调查结果显示，全人群HBsAg流行率分别为8.83%、9.75%；2006年全国乙肝血清流行病学调查结果显示，中国1~59岁人群HBsAg流行率为7.18%，由高流行区转为中流行区；2014年全国1~29岁人群乙肝血清流行病学调查结果显示，1~4岁、5~14岁和15~29岁人群HBsAg流行率较2006年进一步下降；2020年最新的全国慢性病毒性肝炎流行病学调查结果显示，我国人群HBsAg流行率已经下降至5.86%，其中，1~4岁人群HBsAg流行率下降至0.30%。故本题答案是2020年。

3.答案：7月28日 "认识肝炎，科学防治"

解析：7月28日是已故诺贝尔奖得主巴鲁克·布隆伯格的诞辰日，为纪念这位乙型肝炎病毒发现者，世界卫生组织2010年5月决定，从2011年开始将每年的世界肝炎日从5月19日变更为7月28日。我国首届世界肝炎日的宣传主题是"认识肝炎，科学防治"。

4.答案：急性乙型肝炎

解析：根据《乙型病毒性肝炎诊断标准（WS 299-2008）》，有明确的证据证明6个月内HBsAg阴性检测结果，本次就诊发现HBsAg阳性，同时有相关症状（体征）或ALT异常，诊断为急性乙型肝炎。网络直报应报急性乙型肝炎。

5.答案：2012

解析：根据《成人乙型肝炎疫苗接种专家建议》描述，2012年，新生儿乙型肝炎疫苗免疫用 $10\mu g$ 代替 $5\mu g$。

6.答案：HBsAg 抗-HBs 抗-HBc

解析：根据《慢性乙型肝炎防治指南（2022年版）》，对首次确定的HBsAg阳性者，建议对其家庭成员进行血清HBsAg、抗-HBs、抗-HBc检测，对易感者接种乙型肝炎疫苗。

7.答案：1% 0.5%

解析：根据《健康中国行动（2019-2030年）》传染病及地方病防控行动目标：到2022年和2030年，5岁以下儿童HBsAg流行率分别控制在1%和0.5%以下。

8.答案：DNA 42nm

解析：根据《传染病学（第10版）（国家卫生健康委员会"十四五"规划教材）》，HBV是嗜肝DNA病毒科，大球形颗粒为完整的HBV颗粒，又名Dane颗粒，直径42nm。

9.答案： 汉逊酵母　酿酒酵母　CHO细胞

解析：乙肝疫苗主要分为重组乙肝疫苗和血源乙肝疫苗两种类型，目前全球广泛使用的是重组乙型肝炎疫苗、汉逊酵母乙型肝炎疫苗、酿酒酵母乙型肝炎疫苗和中国仓鼠卵巢（CHO）细胞乙型肝炎疫苗。

（巴芳芳　王婵敏　严　睿　唐学雯　符　剑）

第二节　重点防控传染病

一、流行性脑脊髓膜炎

（一）单选

1. 以下哪项是流行性脑脊髓膜炎特征性表现（　　）

　A.皮肤荨麻疹　　　　B.皮肤疱疹

　C.瘀点瘀斑　　　　　D.皮肤瘙痒

2. 流脑是由细菌引起的急性化脓性脑膜炎，病原菌为（　　）

　A.沙门氏菌　　　　　B.克雷伯杆菌

　C.军团杆菌　　　　　D.脑膜炎奈瑟菌

3. 根据《全国流脑监测方案》，流脑聚集性疫情定义为：当以村、居委会、学校或其他集体为单位，7天内发现多少例流脑病例（　　）

　A.2例或2例以上

　B.3例或3例以上

　C.5例或5例以上

　D.10例或10例以上

4. 下列哪项为流脑的临床诊断病例（　　）

　A.同时符合疑似病例及末梢血常规白细胞总数、中性粒细胞计数明显增加

　B.同时符合疑似病例及皮肤、黏膜出现瘀点或瘀斑

　C.冬春季发病，且1周内有流脑患者密切接触史

　D.同时符合疑似病例及脑脊液外观呈浑浊米汤样或脓样，白细胞数明显增高，并以多核细胞增高为主，糖及氯化物明显减少，蛋白含量升高

5. 流脑脑脊液的特点是（　　）

　A.糖↑、氯化物↓、蛋白↑

　B.糖↑、氯化物↓、蛋白↓

　C.糖↓、氯化物↓、蛋白↑

　D.糖↓、氯化物↑、蛋白↑

6. 流脑最后1例病例发病多少天后，没有出现续发疑似流脑病例可停止晨检和务工人员健康状况监测（　　）

　A.7　　　　　　　　　B.10

　C.14　　　　　　　　D.20

7. 关于医疗机构采集流脑患者脑脊液标本时应遵循的原则，以下正确的是（　　）

　A.如果已经使用过抗生素，则无须采集

　B.标本采集应在使用抗生素治疗前进行

　C.脑脊液标本量应不少于4毫升

　D.脑脊液标本可以放置几小时后再送实验室

8. 采集流脑患者标本后，在运送样品或培养物时，应保持样品处于（　　）

　A.20～36℃　　　　　B.18～25℃

　C.2～8℃　　　　　　D.-20℃

9. 以下哪种药物不是流脑菌株的敏感性药物（　　）

　A.阿奇霉素　　　　　B.头孢噻肟

　C.青霉素　　　　　　D.复方新诺明

10. 对于鉴别流脑和其他化脓性脑膜炎最有特异性的指标是（　　）

　A.起病急骤

　B.皮肤出现瘀点和瘀斑

　C.意识障碍

　D.脑脊液改变

11. 流脑流行时，感染形式最常见的是（　　）

　A.感染带菌状态

　B.上呼吸道感染，鼻咽炎

　C.败血症

　D.菌血症

12. 以下哪项是确诊流脑最重要的依据（　　）

A.脑脊液外观呈浑浊米汤样或脓样，白细胞数明显增高，并以多核细胞增高为主，糖及氯化物明显减少，蛋白含量升高

B.流行季节发病，出现剧烈头痛，频繁呕吐，神志变化

C.皮肤黏膜出血点，脑膜刺激征

D.脑膜炎奈瑟菌病原学检测结果

13. 随着流脑疫苗的广泛接种，我国流脑菌群发生了明显变化，2000年以前流行的主要菌群是（　）

A. A群　　　　　　　B. B群和C群

C. D群　　　　　　　D. X群和Y群

14. 根据临床表现，流脑可分为四型，其中最常见的是（　）

A.轻型　　　　　　　B.暴发型

C.慢性败血症型　　　D.普通型

15. 关于流脑疑似病例标本的采集，下列说法错误的是（　）

A.在使用抗生素之前采集样本

B.应尽快送检

C.皮肤瘀点涂片或脑脊液涂片阳性率低于血培养

D.脑膜炎球菌可从患者血液、带菌者鼻咽、脑脊液及皮肤瘀点瘀斑中获得

16. 脑膜炎奈瑟菌镜下形态是（　）

A.革兰氏阴性双球菌

B.革兰氏阳性双球菌

C.革兰氏阴性球杆菌

D.革兰氏阳性棒状杆菌

17. 进行流脑的健康人群带菌率调查时，咽拭子标本应选下列哪种平板接种（　）

A.鲍—金培养基（B—G）

B.亚碲酸钾选择培养基

C.吕氏血清斜面培养基

D.双抗巧克力培养基

18. 下列关于流行性脑脊髓膜炎的流行病学特征不正确的是（　）

A.带菌者为主要传染源

B.经呼吸道传播

C.全年均可发生，无明显季节性

D.6个月至2岁婴幼儿发病率高

19. 脑膜炎奈瑟菌在以下哪种培养基上不易生长（　）

A.普通培养基　　　　B.巧克力培养基

C.卵黄培养基　　　　D.血培养基

20. 以下关于流行性脑脊髓膜炎的病原学特征中，描述不正确的是（　）

A.能产生自溶酶

B.对环境抵抗力强，对寒冷、干燥、高温、日光及紫外线都不敏感

C.新分离的菌株大多带有荚膜和菌毛，人工培养后可呈卵圆形或球形

D.为革兰氏阴性菌

21. 以下关于流行性脑脊髓膜炎的人群易感性描述中，不正确的是（　）

A.男女发病率大致相同

B.患病后可获得同型菌群牢固免疫力，再次患病罕见

C.新生儿从母体获得免疫抗体，对B群Nm最不易感

D.本病5岁以下是多发年龄

22. 流行性脑脊髓膜炎的实验室检测中，末梢血常规的特征是（　）

A.白细胞总数、中性粒细胞计数明显降低

B.白细胞总数、中性粒细胞计数明显升高

C.白细胞总数降低、中性粒细胞计数升高

D.白细胞总数升高、中性粒细胞计数降低

23. 流行性脑脊髓膜炎患者的瘀点（斑）组织液、脑脊液涂片检测，可在_____内见到革兰阴性肾形双球菌（　）

A.中性粒细胞（多形核白细胞）

B.嗜酸性粒细胞

C.淋巴细胞

D.嗜碱性粒细胞

24. 关于脑膜脑炎型流行性脑脊髓膜炎可能出现的临床表现中，描述不正确的是（　）

A.高热、头痛、呕吐

B.迅速陷入昏迷，频繁抽搐，椎体束征阳性

C.部分患者出现脑疝，瞳孔对光反应敏感或增强

D.球结膜水肿

25. 关于脑膜炎奈瑟菌血清学分群实验结果的读

取，可报告为"血清不可分群脑膜炎奈瑟菌"的是（　）

A. 在生理盐水或PBS中凝集，说明脑膜炎奈瑟菌有自凝性，判为自凝菌的

B. 无自凝现象，但与两种或两种以上血清发生凝集，判为多凝菌的

C. 与任何一种血清或生理盐水或PBS都不能发生凝集，判为不凝菌的

D. A、B、C三种情况均可报告

26. 脑膜炎奈瑟菌的血清群是基于_____分的（　）

A. 荚膜多糖结构

B. 主要外膜蛋白（PorB）

C. 管家基因

D. 主要外膜蛋白（PorA）

27. 根据《全国流行性脑脊髓膜炎监测方案（2006）》，哪个机构负责菌株复核鉴定与耐药性检测，指导聚集性病例疫情的调查（　）

A. 县级疾病预防控制机构

B. 市级疾病预防控制机构

C. 省级疾病预防控制机构

D. 以上均可

（二）多选

1. 流脑的主要临床表现包含（　）

A. 呕吐　　　　　B. 皮肤瘀点瘀斑

C. 阵发性咳嗽　　D. 脑膜刺激征

E. 发热、头痛

2. 关于流脑疫苗的接种程序，下列说法正确的是（　）

A. 大于或等于24月龄儿童不再补种或接种MPSV-A

B. 大于或等于24月龄儿童如未接种过MPSV-A，可在3周岁前接种MPSV-AC

C. 大于或等于24月龄儿童如已接种过1剂次MPSV-A，间隔不小于1个月尽早接种MPSV-AC

D. 针对小于24月龄儿童，如已按流脑结合疫苗说明书接种了规定的剂次，可视为完成MPSV-A接种剂次

E. 如儿童3周岁和6周岁时已接种含A群和C群流脑疫苗成分的疫苗，可视为完成相应

剂次的MPSV-AC接种

3. 下列哪些属于诊断流脑病例常用的实验室检测方法（　）

A. 皮肤瘀点涂片革兰氏染色

B. 血培养

C. 脑脊液涂片革兰氏染色

D. 咽拭子培养

E. 脑脊液培养

4. 流脑疫情的责任报告人包括（　）

A. 乡村医生　　　　B. 疾病预防控制人员

C. 公众　　　　　　D. 个体开业医生

E. 医护人员

5. 疑似流脑病例定义包括（　）

A. 流脑流行季节，出现发热、头痛、呕吐、脑膜刺激征等症状者

B. 实验室检查末梢血常规白细胞总数、中性粒细胞计数明显增加

C. 脑脊液外观呈浑浊米汤样或脓样，白细胞数明显增高，并以多核细胞增高为主，糖及氯化物明显减少，蛋白含量升高

D. 颅内压力增高

E. 瘀点（斑）组织液、脑脊液涂片，可见革兰阴性肾形双球菌

6. 流脑密切接触者包括（　）

A. 看护者　　　　　B. 同住者

C. 同班同学　　　　D. 家庭成员

E. 同小区住户

7. 发生流脑疫情时，对密切接触者进行预防性服药，以下哪些药物为流脑菌株的敏感性药物（　）

A. 氯霉素　　　　　B. 环丙沙星

C. 青霉素　　　　　D. 左氧氟沙星

E. 复方新诺明

8. 辖区出现首例流脑病例时，县级疾病预防控制机构要对密切接触者采取以下哪些措施（　）

A. 采集咽拭子标本

B. 采集血液标本

C. 密切观察

D. 预防性服药

E. 居家隔离

9. 发生流脑聚集性病例疫情后，在开展常规疫情

监测的基础上，要开展哪些监测工作（　　）

A.日报告和"零病例"报告

B.主动监测与主动搜索

C.学校、托幼机构、工地等集体单位监测

D.应急接种监测

E.核酸和抗原检测

10.下列符合流脑聚集性疫情定义的是（　　）

A.同一学校、幼儿园、自然村寨、社区、建筑工地等集体单位3天内发生3例及以上流脑病例

B.同一学校、幼儿园、自然村寨、社区、建筑工地等集体单位发生流脑病例有2例及以上死亡

C.以村、居委会、学校或其他集体为单位，7天内发现2例或2例以上流脑病例

D.在1个乡镇14天内发现3例或3例以上流脑病例

E.在1个县1个月内发现5例或5例以上流脑病例

11.流脑个案调查中，流行病学史包含（　　）

A.发病前25天旅居史

B.发病前一周是否被蚊虫叮咬过

C.发病地点近期是否有同类（流脑）患者

D.发病前一周是否有与同类（流脑）患者接触史及接触方式

E.家庭内是否有同类（流脑）患者

12.以下关于流脑的说法，正确的是（　　）

A.人是唯一宿主，病原菌主要通过飞沫传播，进入呼吸道引起感染

B.流脑早期症状不典型，容易误诊或漏诊

C.流脑具有发病急、进展快、传染性强、隐性感染率高、病死率高等特点

D.不同菌群可通过基因水平转移发生荚膜转换，从而产生免疫逃逸，致使现有疫苗免疫失去效力

E.脑膜炎奈瑟菌（Nm）有12个血清型，流脑主要由A、B、C、W、Y、X群的Nm引起

13.1名刚满2岁的儿童，2岁前仅接种过1剂次A群流脑多糖疫苗，下列关于其后续流脑疫苗的接种说法正确的是（　　）

A.该儿童可直接接种A群C群流脑多糖疫苗

或ACYW135群流脑多糖疫苗，与上一剂次A群流脑多糖疫苗最短时间间隔3个月

B.该儿童可直接接种A群C群流脑多糖结合疫苗，与上一剂次A群流脑多糖疫苗最短时间间隔3个月

C.该儿童可直接接种A群C群流脑多糖疫苗或ACYW135群流脑多糖疫苗，与上一剂次A群流脑多糖疫苗最短时间间隔1年

D.该儿童可直接接种A群C群流脑多糖结合疫苗，与上一剂次A群流脑多糖疫苗最短时间间隔1年

E.该儿童不需要再补种A群流脑多糖疫苗

14.学校发生流脑疫情时，应采取下列哪些措施（　　）

A.易感者接种流脑疫苗

B.及时将患者隔离

C.密切接触者进行预防服药

D.进行集体活动或文艺演出

E.开展晨检工作

15.下列关于流脑的说法正确的是（　　）

A.在化脓性脑膜炎的发病率中居首位

B.突发高热，剧烈头痛，频繁呕吐，皮肤黏膜瘀点，脑膜刺激征

C.隐性感染率高

D.脑膜炎球菌病还包括上、下呼吸道，关节，心包，眼或泌尿生殖系统感染

E.成人感染率较高

16.下列关于流脑治疗的说法正确的是（　　）

A.强调早期诊断，就地隔离治疗

B.保证足够液体量和电解质

C.尽早使用足量敏感抗生素

D.所使用的抗生素无须透过血脑屏障

E.为节省治疗费用，首选磺胺药

17.以下关于我国流行性脑脊髓膜炎流行情况描述中正确的包括（　　）

A.A群多糖疫苗广泛使用后，发病率大幅下降

B.散发为主，部分地区出现聚集性疫情

C.1977年以来，未再现全国范围暴发流行

D.老年人为发病主要人群

E.近5年呈逐年下降趋势

（三）判断

1.流脑多糖结合疫苗免疫原性和免疫持久性均优于流脑多糖疫苗。（　　）

2.2岁以下婴幼儿对MPV（多糖疫苗）的免疫应答较弱，只产生短暂的免疫反应。（　　）

3.脑膜炎双球菌是革兰氏阳性菌，致病毒素是内毒素。（　　）

4.脑膜炎奈瑟菌各菌群均对磺胺类药物耐药。（　　）

5.应急接种是流脑疫情防控最重要的措施，主要预防晚期继续病例，可以替代密切接触者的预防服药。（　　）

6.脑膜炎球菌感染幸存者可留有永久性的后遗症。（　　）

7.人是脑膜炎奈瑟菌的唯一宿主。（　　）

（四）填空

1.按照《流行性脑脊髓膜炎诊断标准》，流脑的潜伏期一般为_____天。

2.对于流脑，5岁以下儿童尤其是_____的婴幼儿发生率高。

3.流脑的传染源为_____和_____，_____是本菌的唯一天然宿主。

4.医疗机构发现疑似流脑病例时，无论是否使用抗生素治疗，都要尽快采集患者的_____、_____、_____标本，标本要尽可能在使用抗生素治疗前采集。

5.对于流脑，人群普遍易感，本病_____高。

6.根据流脑监测方案要求，发现流脑病例后城市必须在_____以内，农村必须在_____以内进行报告。

7.各级医疗机构和疾病预防控制机构发现在同一学校、幼儿园、自然村寨、社区、建筑工地等集体单位3天内发现_____例及以上流脑病例，或者有_____例及以上死亡时，应同时按《国家发生突发公共卫生事件相关信息报告管理工作规范（试行）》的要求报告。

8.流脑疫情发生后，县级疾病预防控制机构要指导各级医疗机构开展流脑日报告和"零病例"报告，即医院每天向辖区县级疾病预防控制机构汇总报告所发现的不明原因的_____或/和

_____、出现_____等症状的病例，如果未发现流脑病例，则报告"零"病例。

9.普通型流行性脑脊髓膜炎按病情可分为：_____、_____、_____和_____。

10.暴发型流行性脑脊髓膜炎病情凶险，进展迅速，可分为_____、_____、_____和_____。

11.脑膜炎奈瑟菌可通过患者或带菌者_____部以咳嗽、喷嚏等形式的飞沫直接从空气传播。

12.脑膜炎奈瑟菌实验室检测方法中，乳胶凝集试验处理脑脊液样本时，如果样品不能立即检测，应于_____℃短期冷藏，或_____℃以下长期冻存。

13.流行性脑脊髓膜炎确诊病例的首选抗生素是_____。

14.根据《全国流行性脑脊髓膜炎监测方案（2006）》，省级疾病预防控制机构收到标本后，应于_____天内完成菌株复核鉴定、菌株的耐药性检测，还应对培养阴性标本进行特异性核酸PCR检测。

15.根据《全国流行性脑脊髓膜炎监测方案（2006）》，病例脑脊液或血液标本采集率≥_____。

16.根据《全国流行性脑脊髓膜炎监测方案（2006）》，疾病预防控制机构收到标本7天内完成检测、反馈率≥_____。

二、流行性乙型脑炎

（一）单选

1.以下哪些情形达到了乙型脑炎突发公共卫生事件报告的标准（　　）

A. 1周内，某小学发生1例乙脑病例，无死亡病例

B. 1周内，某街道发生2例乙脑病例，无死亡病例

C. 1周内，某街道发生5例乙脑病例，无死亡病例

D. 1周内，某区县发生10例乙脑病例，共分布在5个乡镇，无死亡病例

2.要切断乙脑的传播途径，防蚊灭蚊是关键，应对病家周围_____范围进行药物快速灭蚊

（ ）
 A. 5 ~ 10m   B. 10 ~ 50m
 C. 50 ~ 100m D. 100 ~ 500m

3. 乙型脑炎综合性预防措施中，应以下哪项为主（ ）
 A. 隔离与治疗患者
 B. 猪等动物传染源的管理
 C. 密切接触者预防性用药
 D. 防蚊、灭蚊与疫苗接种

4. 乙型脑炎血液标本的采集时间是（ ）
 A. 发病1周内采集第1份血标本，发病后 3 ~ 4 周采集第2份血标本
 B. 发病2周内采集第1份血标本，发病后 3 ~ 4 周采集第2份血标本
 C. 发病1周内采集第1份血标本，发病后 1 ~ 2 周采集第2份血标本
 D. 发病2周内采集第1份血标本，发病后 1 ~ 2 周采集第2份血标本

5. 以下哪项不是乙脑的预防措施（ ）
 A. 做好人畜分离 B. 防蚊、灭蚊
 C. 预防性服药 D. 乙脑疫苗接种

6. 发现乙脑后，城市和农村报至当地县级疾病预防控制机构的时限分别是（ ）
 A. 6、6小时   B. 6、12小时
 C. 12、12小时 D. 12、24小时

7. 人或动物感染乙脑病毒后，血中可出现哪些抗体（ ）
 A. 补体结合抗体 B. 血凝抑制抗体
 C. 中和抗体 D. 以上都是

8. 乙脑疫苗应急接种时要考虑受种者的乙脑疫苗免疫史。如已有乙脑灭活疫苗接种史者，应优先考虑接种_____；如无乙脑疫苗接种史者，应优先考虑接种_____（ ）
 A. 乙脑灭活疫苗；乙脑灭活疫苗
 B. 乙脑灭活疫苗；乙脑减毒活疫苗
 C. 乙脑减毒活疫苗；乙脑减毒活疫苗
 D. 乙脑减毒活疫苗；乙脑灭活疫苗

9. 乙脑与流脑的临床鉴别，最重要的是（ ）
 A. 呼吸衰竭的出现 B. 抽搐发作频率
 C. 意识障碍的程度 D. 皮肤瘀点及瘀斑

10. 乙脑监测病例定义不包含（ ）

 A. 蚊虫叮咬季节
 B. 在乙脑流行地区居住或于发病前25天内曾到过乙脑流行地区
 C. 急性起病，发热、头痛、呕吐、嗜睡
 D. 实验室脑脊液检测呈非化脓性炎症改变

11. 根据《全国流行性乙型脑炎监测方案（2006）》，乙脑病例48小时内县级疾控机构调查率要求为（ ）
 A. ≥70%   B. ≥80%
 C. ≥90%   D. ≥95%

12. 下列不属于乙脑疫情控制措施的是（ ）
 A. 治理环境，清除蚊虫孳生地
 B. 教育公众在出现发热、头痛等症状时及时就医
 C. 病例的密切接触者需进行隔离医学观察
 D. 必要时可对重点人群进行乙脑疫苗应急接种

13. 开展健康人群乙脑免疫水平监测，一般在每年_____月份和_____月份各采血1次（ ）
 A. 3 ~ 4月份和10月下旬
 B. 3 ~ 4月份和11月下旬
 C. 4 ~ 5月份和12月下旬
 D. 4 ~ 5月份和11月下旬

14. 关于乙脑，下列表述不正确的是（ ）
 A. 乙脑感染后，隐性感染者居多
 B. 主要传染源是患者和隐性感染者
 C. 乙脑病毒属于黄病毒科
 D. 蚊虫既是传播媒介，又是长期的储存宿主

15. 下列关于乙脑病毒的叙述，错误的是（ ）
 A. 单股正链RNA病毒
 B. 属于虫媒病毒黄病毒科黄病毒属
 C. 含三种结构蛋白，分别为衣壳蛋白（C）、包膜蛋白（E）及内膜蛋白（M）
 D. 衣壳蛋白是乙脑病毒的主要抗原成分

16. 急性期乙脑病例脑脊液检测项目不包含（ ）
 A. 抗乙脑病毒IgM抗体
 B. 乙脑病毒分离
 C. 乙脑病毒核酸检测
 D. 抗乙脑病毒IgG抗体

（二）多选

1. 乙脑在亚热带和温带地区有严格的季节性，80% ~ 90%的病例集中在7、8、9三个月，这

主要与哪些因素有关（　　）

A.蚊繁殖 　　　　　B.气温

C.雨量 　　　　　　D.户外活动增加

E.疫苗接种

2.乙脑病例个案调查表内容包括（　　）

A.病例基本情况

B.临床表现

C.流行病学史

D.实验室检测结果

E.疫苗接种史

3.有关乙型脑炎下列描述正确的是（　　）

A.乙脑是人畜共患的自然疫源性疾病

B.病例是乙脑的主要传染源

C.蚊子是乙脑的主要传播媒介

D.三带喙库蚊是主要传播媒介

E.不典型症状或隐性感染者是乙脑主要传染源

4.流行性乙型脑炎的临床表现可能包括（　　）

A.嗜睡 　　　　　　B.呕吐

C.鸡鸣样咳嗽 　　　D.发热、头痛

E.皮疹

5.乙脑病毒的传播媒介包含（　　）

A.库蚊 　　　　　　B.跳蚤

C.苍蝇 　　　　　　D.伊蚊

E.按蚊

6.医疗机构发现乙脑病例或疑似病例时，需要采集什么标本（　　）

A.脑脊液 　　　　　B.尿液

C.咽拭子 　　　　　D.咽漱液

E.血液

7.以下哪些情况不适合接种乙脑减毒活疫苗（　　）

A.有发热及其他急、慢性疾病患者

B.既往接种乙脑疫苗发生严重过敏反应的人群

C.有脑及神经系统疾病的患者

D.艾滋病患者

E.近期进行免疫抑制剂治疗者

8.乙脑是人兽共患的自然疫源性疾病，乙脑的动物传染源包含（　　）

A.鹭鸟、水鸟 　　　B.牛、羊

C.马 　　　　　　　D.猪

E.蝙蝠

9.在蚊虫叮咬季节，县级疾病预防控制机构要结合急性弛缓性麻痹（AFP）病例监测工作，前往县级以上医疗机构的哪些科室开展乙脑病例的主动搜索（　　）

A.传染病科 　　　　B.神经内科

C.儿科 　　　　　　D.皮肤科

E.病案室

10.乙脑疫苗纳入免疫规划之后的流行特征有（　　）

A.发病率大幅度下降

B.发病年龄后移

C.地域分布以城市为主

D.在既往低流行区域出现成人流行

E.流行区域缩小

11.当出现乙脑暴发疫情时，以下关于县级疾控机构应开展的工作描述正确的是（　　）

A.在接到疫情报告后12小时内开展流行病学调查

B.对疫情进行核实，确定疫情波及范围

C.及时向同级卫生行政部门和上级疾病预防控制机构报告

D.实施相关控制措施

E.疫情处理完毕后7天内写出调查处理报告并逐级上报

12.目前我国生产与使用的乙脑疫苗有（　　）

A.基因疫苗 　　　　B.灭活疫苗

C.减毒活疫苗 　　　D.重组亚单位疫苗

E.核酸疫苗

13.下列哪种疾病以隐性感染为主（　　）

A.脊髓灰质炎 　　　B.狂犬病

C.麻疹 　　　　　　D.霍乱

E.乙脑

14.乙脑的分型包括（　　）

A.轻型 　　　　　　B.普通型

C.重型 　　　　　　D.一般型

E.极重型

15.医疗机构发现乙脑病例或疑似病例时，以下生物样本采集的要求正确的是（　　）

A.发病1周内采集脑脊液和第1份血液标本

B.发病2～3周后采集第2份血液标本

C.若第1份血液标本/脑脊液标本实验室病原

学检测阳性或乙脑特异性抗体IgG为阳性，可不采集第2份血液标本

D.标本的短期（3天以内）保存要求冷冻（-20℃以下）

E.应优先采集患者尿液样本用于病毒分离

16. 以下哪些实验室检测结果可以作为确诊乙脑病例的依据（ ）

A.1个月内未接种过乙脑疫苗者，血或脑脊液中抗乙脑病毒IgG抗体阳性

B.恢复期血清中抗乙脑病毒IgM抗体或乙脑病毒中和抗体滴度比急性期有≥4倍升高者，或急性期抗乙脑病毒IgM/IgG抗体阴性，恢复期阳性者

C.在组织、血液或其他体液中通过直接免疫荧光或聚合酶链反应（PCR）检测到乙脑病毒抗原或特异性核酸

D.脑脊液外观清亮，单核细胞增高，蛋白轻度增高，糖与氯化物正常

E.脑脊液、脑组织及血清中分离出乙脑病毒

17. 乙脑媒介蚊虫监测的内容包括（ ）

A.蚊虫种类监测

B.蚊虫密度监测

C.蚊虫带毒率监测

D.蚊虫抗药性监测

E.蚊虫孳生地调查

（三）判断

1. 出现乙脑疫情时，对幼猪进行疫苗免疫有助于控制人群中的乙脑流行。（ ）

2. 乙脑灭活疫苗的接种程序为8月龄儿童接种2剂，间隔7~10天完成基础免疫，2、6周岁时各加强免疫1剂。（ ）

3. 隔离乙脑患者是预防乙脑最主要的措施。（ ）

4. 乙脑疫苗被纳入国家免疫规划后，随着疫苗接种率的提高，病例发病年龄构成发生变化，开始向大年龄转移。（ ）

5. 乙脑聚集性病例指的是当以村、居委会、学校或其他集体为单位，1周内发现2例或2例以上乙脑病例；或在1个乡镇14天内发现3例或3例以上的乙脑病例；或在1个县1个月内发现5例或5例以上乙脑病例疫情时，视为聚集性病例。（ ）

6. 乙脑的病死率和致残率高，对人群健康尤其是儿童健康构成严重威胁。（ ）

7. 县级疾病预防控制机构应在接到报告后48小时内对乙脑病例或疑似病例开展个案调查，并于3个月后进行病例随访调查。（ ）

8. 根据我国最新免疫程序的规定，每年7~9月暂停乙脑减毒活疫苗的接种。（ ）

9. 乙脑监测系统评价指标中，要求疑似病例报告及时率≥80%。（ ）

10. 青海、新疆和西藏地区无免疫史的居民迁居其他省份或在乙脑流行季节前往其他省份旅行时，建议接种1剂乙脑减毒活疫苗。（ ）

11. 流行性乙型脑炎的临床症状是急性起病，发热、头痛、喷射性呕吐，发热2~3天后出现不同程度的意识障碍，重症患者可出现全身抽搐、强直性痉挛或瘫痪等中枢神经症状，严重病例出现中枢性呼吸衰竭。（ ）

12. 责任报告单位或责任报告人在乙脑病例确诊、排除或死亡后，应于24小时内报出订正报告或死亡报告。（ ）

13. 受乙脑病毒感染的人和动物通过蚊子叮咬传播均可成为乙脑的传染源。（ ）

14. 乙脑灭活疫苗第2剂接种应在儿童小于3周岁完成。（ ）

（四）填空

1. 乙脑是人兽共患的_____疾病。

2. 乙脑的主要传播媒介是_____。

3. 乙脑呈高度_____，家庭成员中_____有多人同时发病。

4. 乙脑疫苗纳入免疫规划后出生且未接种乙脑疫苗的适龄儿童，如果使用JE-L进行补种，应补齐_____剂，接种间隔不小于_____个月；如果使用JE-I进行补种，应补齐_____剂，第1剂与第2剂接种间隔为_____天，第2剂与第3剂接种间隔为_____个月，第3剂与第4剂接种间隔不小于_____年。

5. 县级疾病预防控制机构接到乙脑病例或疑似病例报告后，应在_____内开展个案调查。

6. 我国乙脑的发病高峰季节在_____季。

7. 当出现乙脑暴发疫情时，县级疾控机构应在接

到疫情报告后的_____内开展流行病学调查。

8. 乙脑疑似病例的定义为：蚊虫叮咬季节在乙脑流行地区居住或于发病前_____天内曾到过乙脑流行地区，急性起病，发热、头痛、呕吐、嗜睡，有不同程度的意识障碍症状和体征的病例。

9._____是乙脑病毒的主要动物宿主。

三、百日咳

（一）单选

1. 关于百日咳下列说法不正确的是（　）

　　A. 主要通过飞沫传播，传染性极强

　　B. 人群普遍易感，婴幼儿更加易感

　　C. 疫苗接种无法获得终生免疫，但自然感染可以

　　D. 卡他期传染性最强

2. 需要采集百日咳疑似病例什么标本进行细菌分离培养（　）

　　A. 鼻咽拭子　　　　　B. 咽拭子

　　C. 脑脊液　　　　　　D. 血清

3. 百日咳的主要传染源是（　）

　　A. 患者　　　　　　　B. 隐性感染者

　　C. 带菌者　　　　　　D. 以上都是

4. 以下关于百日咳的说法不正确的是（　）

　　A. 主要通过患者咳嗽、打喷嚏或说话时产生的飞沫传播

　　B. 特征性症状为阵发性、痉挛性咳嗽（痉咳），表现为连续多次短促咳嗽，随后一次深长吸气，伴有高调"鸡鸣样"回声

　　C. 人群普遍易感，但多发生于儿童，尤其是5岁以下的小儿

　　D. 百日咳在全球已得到有效控制，疫苗预防接种已不必要

5. 我国百日咳病例主要集中在哪个年龄组（　）

　　A. 20～30岁　　　　B. 40～50岁

　　C. 15岁以下　　　　D. 60岁以上

6. 百日咳主要通过以下哪种方式传播（　）

　　A. 呼吸道飞沫　　　　B. 接触传播

　　C. 垂直传播　　　　　D. 消化道传播

7. 百日咳的潜伏期通常为（　）

　　A. 7～14天　　　　　B. 5～21天

　　C. 5～28天　　　　　D. 10～21天

8. 针对以下哪种抗原产生的抗体是百日咳鲍特菌特有的抗体（　）

　　A. PT　　　　　　　　B. FHA

　　C. PRN　　　　　　　D. FIM-2

9. 百日咳病例解除隔离需满足以下哪个条件（　）

　　A. 隔离治疗至症状完全消失后

　　B. 至少应持续到有效抗菌药物治疗后5天

　　C. 如未及时给予有效抗菌药物治疗，隔离期应为痉咳后14天

　　D. 无条件培养时，应至少隔离至症状消失后14天

10. 百日咳脑病主要发生于哪个时期（　）

　　A. 恢复期　　　　　　B. 前驱期

　　C. 卡他期　　　　　　D. 痉咳期

11. 百日咳传染性最强的时期是（　）

　　A. 卡他期　　　　　　B. 痉挛期

　　C. 恢复期　　　　　　D. 潜伏期

12. 某月子中心周一报告3例实验室确诊百日咳病例，周三报告7例临床诊断百日咳病例，县级疾控机构应在多长时间内通过突发公共卫生事件管理信息系统报告（　）

　　A. 1小时　　　　　　B. 2小时

　　C. 12小时　　　　　D. 24小时

13. 百日咳聚集性疫情中，对于未进行抗生素治疗的确诊病例，其密切接触者判定期限是（　）

　　A. 发病前1周至发病后1周内

　　B. 发病前2周至发病后2周内

　　C. 发病前1周至发病后3周内

　　D. 发病前2周至发病后3周内

14. 在百日咳聚集性疫情处置中，对于重点密切接触者，以下建议错误的是（　）

　　A. 在暴露后21天内接受药物预防

　　B. 在暴露后1～2周内接受药物预防

　　C. 在暴露后立即接种疫苗

　　D. 在临床医生指导下进行药物预防

15. 对于百日咳暴露后的重点密切接触者，以下哪种措施是推荐的暴露后预防手段（　）

　　A. 立即接种百日咳疫苗

B.口服抗生素进行预防性治疗

C.进行血液净化治疗

D.接种流感疫苗以防止并发症

16. 百日咳鲍特菌最适宜的生长温度为（　）

A. 15～20℃　　　B. 20～25℃

C. 30～35℃　　　D. 35～37℃

17. 百日咳鲍特菌最适宜的pH为（　）

A. 4.5～5.0　　　B. 5.0～6.5

C. 6.8～7.0　　　D. 7.2～7.5

18. 百日咳杆菌抵抗力较弱，日光照射_____即可灭活（　）

A. 10分钟　　　B. 30分钟

C. 1小时　　　D. 24小时

19. 关于百日咳毒素，下列说法错误的是（　）

A.是一种外毒素

B.具有多态性

C.副百日咳鲍特菌也能分泌

D.是无细胞百日咳疫苗的主要成分

20. 我国含百日咳成分的疫苗哪一年完成了从全细胞疫苗到无细胞疫苗的代替（　）

A. 2007年　　　B. 2009年

C. 2010年　　　D. 2012年

21. 百日咳细菌培养的最佳时期是（　）

A.卡他期

B.咳嗽开始后的前2周

C.咳嗽开始后的2～4周

D.恢复期

22. 选择合适的部位采集标本有利于培养阳性率，百日咳优先采集哪种标本有利于培养阳性率（　）

A.鼻咽拭子、鼻咽分泌物

B.咽部拭子

C.鼻前部拭子

D.唾液标本

23. 含百日咳成分疫苗的注射方式是（　）

A.皮内注射　　　B.皮下注射

C.肌内注射　　　D.雾化吸入

24. 关于我国百日咳分布特征的描述，下列正确的为（　）

A.中老年人发病率高

B.报告发病率较2010年左右高

C.城市多发

D.春秋季高发

（二）多选

1. 《百日咳防控方案（2024年版）》中提到的重点防控机构有（　）

A.月子中心

B.托幼机构

C.中小学校

D.儿童福利机构和养老机构

E.医疗机构

2. 百日咳重现的可能原因有（　）

A.群众健康意识提升

B.监测敏感性提高

C.疫苗保护期有限

D.实验室诊断水平进步

E.病原体变异

3. 根据百日咳诊断标准（WS274-2007），以下哪些情况可诊断为百日咳确诊病例（　）

A.临床诊断病例同时符合实验室检查中外周血白细胞计数及淋巴细胞明显增高

B.临床诊断病例同时符合实验室检查中从痰、鼻咽部分泌物分离到百日咳鲍特菌

C.临床诊断病例同时符合实验室检查中恢复期血清特异性抗体比急性期呈≥4倍增长

D.阵发性痉挛性咳嗽，病程≥2周，与百日咳确诊病例有明确的流行病学关联

E.婴儿有反复发作的呼吸暂停、窒息、发绀和心动过缓症状

4. 以下哪些情形属于百日咳聚集性疫情（　）

A.某儿童福利机构7天内报告5例临床诊断百日咳病例

B.某托幼机构7天内报告4例实验室确诊百日咳病例

C.某大学7天内报告8例实验室确诊百日咳病例

D.某中学7天内报告12例临床诊断百日咳病例

E.某小学7天内报告6例临床诊断百日咳病例

5. 根据《百日咳防控方案（2024年版）》要求，以下哪些病例，需由病例报告所在地的县级疾控机构会同医疗机构开展流行病学调查

（　　）

A.门诊病例　　　　　　B.住院病例

C.ICU治疗病例　　　　D.死亡病例

E.1岁以下病例

6. 根据《百日咳诊疗方案（2023年版）》，在百日咳的标本检测中，以下哪些方法可用于确诊（　　）

A.病原体培养　　　　　B.血清学检测

C.影像学检查　　　　　D.核酸检测

E.宏基因组测序

7. 关于百日咳的诊断，以下说法正确的是（　　）

A.阵发性、痉挛性咳嗽，持续咳嗽≥2周者即可判定为疑似病例

B.阵发性、痉挛性咳嗽，持续咳嗽≥4周者即可判定为疑似病例

C.婴儿有反复发作的呼吸暂停、窒息、发绀和心动过缓症状，或有间歇的阵发性咳嗽即可判定为疑似病例

D.疑似病例，且外周血白细胞和淋巴细胞增多，明显高于相应年龄正常范围即可判定为临床诊断病例

E.PT-IgG抗体阳转（排除婴幼儿1年内接种含百日咳成分疫苗或既往感染）的疑似病例或临床诊断病例即可判定为确诊病例

8. 以下含百日咳成分疫苗中，目前在我国能接种到的有（　　）

A.DTaP　　　　　　　　B.DTwP

C.Tdap　　　　　　　　D.DTaP-IPV/Hib

E.DTaP‐Hib

9. 关于百日咳鲍特菌的特征描述，以下说法正确的是（　　）

A.百日咳鲍特菌是百日咳的病原体

B.该细菌对外界理化因素具有较强的抵抗力

C.百日咳鲍特菌致病力主要与其产生的毒素和黏附素有关

D.百日咳鲍特菌最适生长的温度为35～37℃

E.75%乙醇和含氯消毒剂可有效灭活该细菌

10. 以下哪些措施有利于提高百日咳的监测敏感性（　　）

A.加强对医疗机构病例报告的审核和指导

B.定期对医务人员进行百日咳诊断和报告的

培训

C.对所有疑似病例进行隔离治疗

D.建立高效的标本转运和检测系统

E.对百日咳防控知识进行广泛宣教

11. 以下哪类人群属于百日咳的重点密切接触者，建议进行暴露后预防（　　）

A.全程接种含百日咳成分疫苗的婴幼儿

B.家庭内和托幼机构的密切接触者

C.有明确接触史的托幼机构工作人员

D.婴幼儿看护者

E.新生儿病房医务工作者

12. 关于百日咳鲍特菌，下列说法正确的是（　　）

A.兼性厌氧菌　　　　　B.革兰氏染色阴性

C.有鞭毛　　　　　　　D.有菌毛

E.能表达多种毒力因子

13. 下列哪些方法能灭活百日咳鲍特菌（　　）

A.紫外线

B.56℃30分钟

C.日光照射1小时

D.干燥3～5小时

E.干燥1～2小时

14. 百日咳的临床症状包括（　　）

A.阵发性痉挛性咳嗽，咳嗽末伴有鸡鸣样尾声

B.咳嗽后呕吐

C.夜间咳嗽加重

D.荨麻疹

E.高热

15. 百日咳卡他期可表现为（　　）

A.流涕　　　　　　　　B.打喷嚏

C.流泪　　　　　　　　D.咽痛

E.阵发性咳嗽

16. 百日咳患者的血常规一般表现包括（　　）

A.卡他期末及痉咳期可见白细胞增多

B.白细胞增多在痉咳期最明显

C.以中性粒细胞升高为主

D.痉咳期白细胞多为（20～50）×10⁹/L

E.婴幼儿白细胞升高不明显

17. 百日咳人群抗体水平监测方法包括（　　）

A.微量凝集试验

B.酶联免疫吸附试验（ELISA）

C.毒素中和抗体试验

D.核酸检测

E.咽拭子培养

18.下列哪些百日咳患者，细菌培养率较高（　　）

A.病程超过3周

B.已使用抗生素治疗

C.未使用抗生素治疗

D.卡他期

E.痉咳早期

19.根据《2023年版百日咳诊疗方案》，具有以下哪任一症状者，可认为疑似病例（　　）

A.阵发性痉挛性咳嗽，病程≥2周

B.婴儿有反复发作的呼吸暂停、窒息、发绀和心动过缓症状

C.婴儿有间歇的阵发性咳嗽，有百日咳流行病学暴露史或者确诊病例接触史

D.大龄儿童、青少年、成人持续2周以上咳嗽，不伴发热，无其他原因可解释，有百日咳流行病学暴露史或者确诊病例接触史

E.阵发性痉挛性咳嗽，病程≥2周，与百日咳确诊病例有明确的流行病学关联

20.百日咳的病程较长，临床上可分为哪几期（　　）

A.前驱期　　　　　B.痉咳期

C.恢复期　　　　　D.卡他期

E.潜伏期

（三）判断

1.百日咳聚集性疫情调查采取措施处置后，连续14天无新发病例可判定聚集性疫情结束。（　　）

2.接种百白破疫苗后引起神经系统不良反应的成分主要是破伤风成分。（　　）

3.百日咳的潜伏期一般为3～21天，平均10～14天。（　　）

4.接种百日咳疫苗后，个体可以获得终身免疫保护，无须再次接种。（　　）

5.学生确诊百日咳后，在有效抗菌药物治疗21天后可返校，室内活动时应佩戴口罩直至症状消失。（　　）

6.百日咳实验室检测常用鼻咽拭子培养法，培养越早阳性率越高。（　　）

7.2月龄～6周岁未完成百白破疫苗规定剂次的儿童，需补种未完成的剂次，所有剂次之间接种间隔均不小于28天。（　　）

8.百日咳鲍特菌在体外较难培养，对热和紫外线敏感，可以被75%乙醇和含氯消毒剂有效灭活。（　　）

9.发现百日咳聚集性疫情后，县级疾控机构应在1小时内报告。（　　）

10.百日咳是由百日咳鲍特菌引起的慢性呼吸道传染病。（　　）

11.发现百日咳聚集性疫情后，省级疾控机构应及时开展病例主动搜索、病例管理、密切接触者判定和管理、环境消毒等措施，动态开展疫情分析研判，加强健康宣教，及时回应公众关切。（　　）

12.人是百日咳鲍特菌的唯一宿主。（　　）

13.全细胞百日咳疫苗接种后不良反应发生率低于无细胞百日咳疫苗。（　　）

14.采集鼻咽拭子用于百日咳鲍特菌培养，最好采用棉拭子。（　　）

15.含百日咳成分疫苗接种后局部反应以发红、肿胀、压痛为主。（　　）

16.百日咳一般呈散发性发病。（　　）

17.婴儿百日咳病例感染后多呈现典型的痉挛性咳嗽表现。（　　）

（四）填空

1._____对控制百日咳的暴发和流行起着尤为重要的作用。

2.根据《百日咳防控方案（2024年版）》，同一学校或其他集体单位，7天内报告≥_____例临床诊断/确诊百日咳病例，可判定为发生了百日咳聚集性疫情。

3.百日咳杆菌对紫外线及一般消毒剂均_____。

4.在进行百日咳病例的标本采集时，_____是细菌培养或PCR检测首选的标本类型。

5.百日咳鲍特菌的培养基一般为含选择性添加剂的鲍-金培养基（B-G培养基）或_____平板。

6.百白破疫苗是由百日咳菌苗、白喉类毒素及_____混合制成。

7.百日咳鲍特菌的特异性外毒素为_____，是无

细胞百日咳疫苗的主要成分。

8. 当集体单位或家庭内发生疫情时，密接应进行医学观察至最后一次接触后_____天。

9. 百日咳防控要坚持"_____、_____、_____、_____"的原则。

10. 从潜伏期开始至发病后_____周内均有传染性，尤以潜伏期末至发病后_____周内传染性最强。

11. 百日咳属于_____类法定传染病。

四、白喉

（一）单选

1. 常规接种率监测对象中需要补种白破疫苗的儿童年龄上限是（　　）

A. 7岁　　　　　　　B. 12岁

C. 14岁　　　　　　D. 18岁

2. 常规预防白喉的方法是对易感人群接种（　　）

A. 抗毒素　　　　　B. 类毒素

C. 外毒素　　　　　D. 灭活菌苗

3. 白喉棒状杆菌的分离培养可用以下哪种平板（　　）

A. 卵黄培养基

B. 含亚碲酸钾的血琼脂平板

C. 麦康凯培养基

D. 双抗巧克力培养基

4. 下列关于白喉的说法，正确的是（　　）

A. 仅携带 β–棒状杆菌噬菌体的白喉杆菌才能产生外毒素，非产毒菌株不致病

B. 主要通过呼吸道空气传播，不会通过接触传播

C. 皮肤、眼结膜、耳、外阴、新生儿脐部、食管等处也可发生白喉

D. 艾力克试验可用于判断人体对白喉有无免疫力

5. 白喉属于哪类法定传染病（　　）

A. 甲类　　　　　　B. 乙类

C. 丙类　　　　　　D. 以上均不对

6. 以下哪项是白喉杆菌的主要致病物质（　　）

A. 类脂质　　　　　B. 内毒素

C. 外毒素　　　　　D. 多糖

7. 下列哪项不是白喉的临床表现（　　）

A. 早期多表现为非特异性症状，如咽痛、发热、乏力、食欲减退、恶心、呕吐、头痛等

B. 扁桃体和咽部水肿，假膜延至咽部及鼻咽部甚至整个口腔，呈灰白色和黑色

C. 颌下淋巴结肿大及压痛

D. 阵发性痉挛性咳嗽，伴有"鸡鸣"样吸气性吼声

8. 预防白喉最有效的措施是（　　）

A. 接种百白破疫苗

B. 改善卫生条件

C. 使用抗生素

D. 隔离患者

9. 百白破疫苗的主要成分有（　　）

A. 百日咳菌苗成分、白喉类毒素、破伤风类毒素

B. 百日咳类毒素、白喉类毒素、破伤风类毒素

C. 百日咳菌苗成分、白喉活菌苗、破伤风类毒素

D. 百日咳灭活菌、白喉类毒素、破伤风活菌苗

10. 以下哪项是白喉特异性治疗药物（　　）

A. 抗生素　　　　　B. 抗病毒药物

C. 白喉抗毒素　　　D. 激素治疗

11. 白喉类毒素在疫苗中的作用是（　　）

A. 直接杀死白喉棒状杆菌

B. 刺激机体产生抗毒素抗体

C. 抑制白喉毒素的释放

D. 增强抗生素的效果

12. 我国白喉的流行情况在哪个年代开始显著改善（　　）

A. 20世纪90年代

B. 20世纪80年代

C. 20世纪70年代

D. 21世纪初

13. 白喉杆菌的唯一天然宿主是（　　）

A. 鸭　　　　　　　B. 马

C. 狗　　　　　　　D. 人

14. 关于白喉的发病机制与病理改变，叙述正确的是（　　）

A. 白喉棒状杆菌直接侵入血液，引起全身感染

B.白喉外毒素经淋巴和血液到达心肌、末梢神经，引起严重损伤

C.白喉的主要病理改变是肺部纤维化和肺泡破坏

D.白喉杆菌在鼻咽部繁殖形成急性假膜性炎症，此假膜易脱落

15. 以下哪种疫苗可预防白喉（　　）

A. DTP　　　　　　B. IIV

C. MPSV　　　　　D. HAV

16. 关于白喉潜伏期的说法，正确的是（　　）

A.潜伏期1~7天，多数为2~4天

B.潜伏期1~3天，多数为2天

C.潜伏期6~21天，多数为10~14天

D.潜伏期1~3天，多数为1天

17. 白喉病例密切接触者应医学观察多少天（　　）

A. 5天　　　　　　B. 7天

C. 9天　　　　　　D. 11天

18. 我国白喉报告最少几例就能达到突发公共卫生事件的报告标准（　　）

A. 4例　　　　　　B. 3例

C. 2例　　　　　　D. 1例

19. 关于白喉的临床表现，以下说法正确的是（　　）

A.喉白喉占病例数的20%

B.咽白喉占病例数的20%

C.潜伏期1~3天

D.白喉病例假膜一般出现在恢复期

20. 中毒性心肌炎是白喉最常见的并发症，以下描述正确的是（　　）

A.常见于重症鼻白喉

B.多发生在病程的第2~3周

C.心率多正常

D.心电图T/ST段正常，但心肌酶显著升高

21. 关于白喉疫情处置原则，不正确的是（　　）

A.按呼吸道传染病隔离至临床治愈

B.接触者检疫7天

C.带菌者隔离10天，并用庆大霉素治疗

D.患者分泌物及所用物品应严格消毒

22. 关于白喉的病原学描述正确的是（　　）

A.革兰氏染色阴性

B.菌体呈橄榄状

C.菌体内有异染颗粒

D.可产生芽膜

23. 以下不引起白喉的细菌是（　　）

A.白喉棒状杆菌

B.溃疡棒状杆菌

C.假结核棒状杆菌

D.不典型棒状杆菌

24. 关于我国白喉的分布特征，以下描述正确的是（　　）

A.我国白喉发病率较高，主要集中在大城市

B.我国白喉病例呈大规模流行，尤其在农村地区

C.我国白喉发病率极低，病例呈零星散发状态

D.我国白喉病例主要集中在未接种疫苗的成年人中

（二）多选

1. 白喉的传染源有（　　）

A.轻型患者　　　　B.不典型患者

C.健康带菌者　　　D.受感染的动物

E.急性期患者

2. 关于白喉棒状杆菌特性的描述，以下错误的是（　　）

A.革兰氏染色阳性

B.兼性厌氧菌

C.最适生长温度为20~25℃

D.依据菌落形态和生化反应可分为5种生物型

E.无芽孢

3. 关于白喉的说法，正确的是（　　）

A人群普遍易感，患病后可产生针对外毒素的抗体，免疫力持久

B.主要经呼吸道飞沫传播，也可经食物、玩具及物品间接传播

C.白喉内毒素经淋巴和血液到达心肌、末梢神经，引起严重损伤

D.居住拥挤，卫生条件差容易发生该病流行

E.白喉棒状杆菌镜下形态是革兰氏阴性棒状杆菌

4. 根据《白喉诊断标准（WS275-2007）》，下列哪些情况属于白喉确诊病例（　　）

A.仅有临床症状（犬吠样咳嗽、咽喉部假膜等），实验室结果为阴性

B.具有临床症状，同时咽拭子直接涂片镜检可见棒状杆菌，并有异染颗粒

C.具有临床症状，同时白喉棒状杆菌分离培养阳性并证明能产生白喉毒素

D.具有临床症状，同时患者急性期和恢复期血清特异性抗体四倍或四倍以上增长

E.患者有发热，咽痛、声嘶，鼻、咽、喉部有不易剥落的假膜

5. 白喉病例解除隔离需满足以下哪些条件（　　）

A.患者隔离治疗至症状完全消失后

B.患者隔离治疗至症状完全消失后，两次鼻咽分泌物培养阴性

C.无条件培养时，应至少隔离至症状消失后7天

D.无条件培养时，患者应至少隔离至症状消失后14天

E.无条件培养时，患者应至少隔离至症状消失后21天

6. 白喉按假膜所在部位分类，错误的是（　　）

A.咽白喉　　　　　　B.喉白喉

C.鼻白喉　　　　　　D.舌白喉

E.口腔白喉

7. 关于白喉，以下说法错误的是（　　）

A.患白喉后，人体可获得较持久的免疫力，但亦有多次患病情况

B.白喉一年四季均可发病，但春夏季发病较多

C.感染白喉杆菌的人可以是无症状携带者

D.白喉毒素是预防白喉的被动免疫的生物制品

E.白喉是一种疫苗可预防的病毒性疾病

8. 以下哪些不是白喉毒素可能导致的严重全身性中毒症状（　　）

A.皮肤红斑　　　　　B.心律失常

C.心肌损伤　　　　　D.视物模糊

E.消化不良

9. 关于白喉杆菌的下列描述中正确的是（　　）

A.产生外毒素，抑制蛋白质合成

B.感染者可能出现无症状携带状态

C.感染者一定会出现咽部假膜

D.仅寄生侵袭人类

E.通过消化道传播

10. 白喉的并发症包括（　　）

A.心肌炎　　　　　　B.支气管肺炎

C.周围神经麻痹　　　D.肝硬化

E.肾炎

11. 以下是白喉棒状杆菌主要致病物质的有（　　）

A.白喉毒素　　　　　B.索状因子

C.K抗原　　　　　　D. E抗原

E.黏附素

12. 以下关于对白喉病例接触者的管理描述正确的是（　　）

A.应进行医学观察或必要时进行抗生素预防

B.如果免疫史离上次接种已超过5年，应加强1剂白喉类毒素

C.如果免疫史离上次接种已超过5年，应加强2剂白喉类毒素

D.无免疫史的接触者应进行基础免疫

E.如果免疫史离上次接种已超过3年，应加强1剂白喉类毒素

13. 以下属于白喉外毒素引起的神经系统的可能病理变化有（　　）

A.末梢神经呈中毒性神经炎改变

B.神经髓鞘呈脂肪性改变

C.神经轴断裂

D.脑膜呈炎性改变

E.脊髓前角神经细胞水肿

14. 白喉的临床表现为（　　）

A.呼吸道感染症状

B.咽、喉、鼻等处假膜形成

C.严重者并发心肌炎和神经瘫痪

D.全身中毒症状

E.腹泻

15. 白喉人群抗体水平监测方法包括（　　）

A.锡克试验　　　　　B.肥达试验

C.核酸检测　　　　　D. ELISA

E.补体结合试验

16. 咽白喉典型的临床表现有（　　）

A.高热，体温可达到40℃

B.咽喉灰白色假膜

C.牛颈

D.三凹征

E.皮肤瘀点瘀斑

17.白喉患者血常规描述不正确的是（　　）

  A.白细胞降低   B.中性粒细胞减少

  C.白细胞升高   D.中性粒细胞升高

  E.可出现中毒性颗粒

18.白喉病原治疗包括（　　）

  A.疫苗接种   B.支持治疗

  C.抗毒素治疗   D.抗生素治疗

  E.对症治疗

19.关于白喉的病原治疗，以下措施正确的是（　　）

  A.尽早使用白喉抗毒素（DAT）中和游离毒素

  B.使用青霉素或红霉素杀灭白喉棒状杆菌

  C.仅对症治疗，无须使用抗生素

  D.抗毒素和抗生素联合使用效果更佳

  E.抗毒素的使用剂量与病情严重程度无关

20.以下关于白喉致病机制说法正确的有（　　）

  A.外毒素是主要致病物质

  B.外毒素B片段无直接毒性

  C.抗A片段的抗体能够中和毒素活性

  D.携带Tox基因溶原性噬菌体且分泌外毒素的白喉杆菌才有致病性

  E.白喉毒素通过抑制蛋白质合成，导致局部组织坏死和假膜形成

21.WHO认为白喉血清抗体滴度的保护力等级可分为以下哪些等级（　　）

  A.抗体滴度<0.01IU/ml，无保护性水平

  B.抗体滴度≥0.01IU/ml，具有保护性水平

  C.抗体滴度≥0.1IU/ml，高度保护性水平

  D.抗体滴度为0.01~0.1IU/ml，部分保护性水平

  E.抗体滴度≥1.0IU/ml，终身免疫水平

22.白喉治疗首选抗生素有（　　）

  A.青霉素   B.红霉素

  C.头孢菌素   D.左氧氟沙星

  E.多西环素

（三）判断

1.锡克试验是在被测定对象的前臂掌侧中下1/3处皮内注射0.1ml锡克试验液，注射后96小时判定结果，注射部位皮肤出现≥10mm×10mm的红色浸润为阳性，表示体内对白喉有免疫力。（　　）

2.白喉是由一类能分泌白喉毒素的棒状杆菌属病原体引起的急性呼吸道传染病。（　　）

3.白喉最常见的并发症是中毒性心肌炎，为本病的主要死亡原因。（　　）

4.鼻白喉多来自咽白喉，原发性鼻白喉少见。（　　）

5.白喉杆菌对热、高温有较强的抵抗能力。（　　）

6.白喉以飞沫传播为主，偶可经破损的皮肤、黏膜而感染。（　　）

7.白喉患者和带菌者为传染源，鼻白喉症状严重。（　　）

8.白喉的致死率极高，在未接种疫苗的人群中死亡率为3%~17%。（　　）

9.白喉类毒素是白喉外毒素与少量甲醛在一定温度下孵育脱毒后再纯化，或先将白喉外毒素纯化再用甲醛脱毒制成的无毒但保留免疫原性的蛋白制品。（　　）

10.白喉抗毒素是从经DTd免疫的牛血清中提取的抗体，可中和患者循环系统中的白喉毒素。（　　）

11.白喉外毒素通过受体介导的内吞作用进入细胞质，干扰靶细胞内核酸复制，从而使靶细胞死亡。（　　）

12.白喉外毒素可透过呼吸道黏膜组织进入血液循环，进而累及全身组织，导致心肌炎和周围神经病变等。（　　）

（四）填空

1.白喉的临床特征为咽、喉部____和全身____症状。

2.____是调查人群对白喉是否有免疫力的皮内试验，其原理是外毒素和抗毒素的中和反应。

3.白喉疑似病例标本的采集部位是_____。

4.白喉杆菌主要的致病物质是_____。

5.无培养条件时，白喉患者应隔离至症状消失后_____。

6.白喉患者及_____是白喉的唯一传染源。

五、结核病

（一）单选

1. 关于卡介苗，下列说法不正确的是（　）

A. ≥4岁未接种卡介苗的儿童也需要补种

B. 除禁忌证者外，未接种卡介苗的3月龄以下儿童可直接补种

C. 3月龄~3周岁儿童对结核菌素（PPD）试验阴性者可补种

D. 与免疫球蛋白接种间隔不做特别限制

2. 以下哪种人群易发生全身播散性卡介苗感染（　）

A. 母亲乙型肝炎表面抗原阳性

B. 原发性或继发性免疫缺陷

C. 出生孕周≤32周

D. 低出生体重儿

3. 判断卡介苗接种是否成功，可在接种卡介苗　　　　后做PPD试验（　）

A. 14周　　　　　　　　B. 12周

C. 10周　　　　　　　　D. 8周

4. 出生40天的儿童接种第2针乙型肝炎疫苗后1周，家长发现左臂三角肌下缘出现红肿硬结和小脓疱，最可能是（　）

A. 接种第1针乙型肝炎疫苗引起的无菌化脓

B. 接种第2针乙型肝炎疫苗引起的无菌化脓

C. 接种卡介苗后的一般反应

D. 接种第2针乙型肝炎疫苗时注射感染

5. 新生儿接种BCG疫苗可用来预防（　）

A. 原发性肺结核　　　　B. 继发性肺结核

C. 结核性脑膜炎　　　　D. 结核性胸膜炎

6. 结核病的保护性免疫主要依赖以下哪种免疫应答（　）

A. 抗体介导的体液免疫

B. Th1型细胞免疫

C. Th2型细胞免疫

D. 补体系统激活

7. 以下哪项是确诊肺结核患者最重要的检查项目（　）

A. 痰结核菌检查　　　　B. 血常规检查

C. 胸片检查　　　　　　D. 肺功能检查

8. 结核病易感人群是指（　）

A. 接种过卡介苗，但未受结核杆菌自然感染的人群

B. 未接种过卡介苗，但受结核杆菌自然感染的人群

C. 未受结核杆菌自然感染，未接种过卡介苗，对结核病缺乏特异性免疫力的人群

D. 健康人群

9. 关于卡介苗接种的作用，描述正确的是（　）

A. 对成人肺结核保护效果好

B. 对重症儿童结核有保护效果

C. 只对耐药结核有保护效果

D. 能预防结核分枝杆菌感染

10. 感染结核分枝杆菌后是否发病主要的影响因素是（　）

A. 结核菌的数量和机体的抵抗力

B. 感染的时间长短

C. 遗传因素

D. 宿主年龄

11. 结核杆菌中对人的感染率和致病率最高的是（　）

A. 结核分枝杆菌　　　　B. 牛分枝杆菌

C. 非洲分枝杆菌　　　　D. 田鼠分枝杆菌

12. 肺结核患者的哪种标本传染性最强（　）

A. 痰液　　　　　　　　B. 血液

C. 脑脊液　　　　　　　D. 尿液

13. 以下哪类患者是结核病的主要传染源（　）

A. 痰菌阳性的肺结核患者

B. 痰菌阴性的肺结核患者

C. 结核性脑膜炎患者

D. 肺外结核患者

14. 下列关于结核分枝杆菌特性的描述中，正确的是（　）

A. 是兼性厌氧菌

B. 最适宜生长温度为20~25℃

C. 在普通培养基上生长迅速

D. 常用的培养基为罗氏培养基

15. 关于结核病的临床表现，正确的是（　）

A. 原发结核感染后结核菌可向全身传播，可累及肺脏、胸膜以及肺外器官，初期以淋巴结核为主

B. 发热通常为低热，午后为主，伴盗汗

C.胸片正常可排除肺结核

D.结核病的主要类型以淋巴结核为主，次之为肺结核

16. 哪种类型的结核病在一般人群中最常见（　　）

A.肺结核　　　　　　B.淋巴结结核

C.骨关节结核　　　　D.消化系统结核

17. 下列防控结核病的措施不准确的是（　　）

A.建立、健全和稳定各级防痨机构，负责组织和实施治、管、防、查的系统和全程管理

B.对密切接触者进行筛查和预防性治疗

C.从当地疫情实际出发，对服务性行业、学校、托幼机构及儿童玩具工作人员等定期健康检查，每1～2年1次

D.及早发现结核患者，对症状不严重的，教育患者居家彻底治疗即可

18. 关于结核病，下列说法正确的是（　　）

A.是由结核分枝杆菌引起的急性感染性疾病

B.卡介苗来源于牛分枝杆菌，利用结核分枝杆菌与牛分枝杆菌的抗原交叉免疫原性提供免疫保护

C.主要通过接触结核病患者引起感染

D.随着我国国民生活水平提高，诸如生活贫困、居住拥挤、营养不良等造成结核病易感的因素减少，我国的结核病疫情不需要再受重视

19. 以下属于结核病病理学诊断的是（　　）

A.抗酸染色　　　　　B.免疫组织化学法

C.分子检测　　　　　D.以上均是

20. 结核病的发生、发展，主要依赖以下哪种细胞介导的细胞免疫反应（　　）

A.CD4$^+$T细胞　　　　B.CD8$^+$T细胞

C.单核细胞　　　　　D.B细胞

21. 关于"肺结核患者规则服药率"的定义，规则服药是指患者在规定的服药时间实际服药次数占应服药次数的（　　）

A.80%及以上　　　　B.100%

C.90%及以上　　　　D.95%及以上

22. 关于结核分枝杆菌说法错误的是（　　）

A.大部分感染者体内的结核分枝杆菌可以处于静止状态持续存活，处于结核潜伏感染状态

B.结核分枝杆菌培养生长很快，增值周期为1～6小时，2～3天就可以见到菌落

C.确诊结核病的重要手段是培养

D.结核分枝杆菌复合群包括结核分枝杆菌、牛分枝杆菌、非洲分枝杆菌和田鼠分枝杆菌，都是人类结核病的病原体

23. 以下哪项不属于结核分枝杆菌的特性（　　）

A.易感性　　　　　　B.变异性

C.抵抗性　　　　　　D.致病性

24. 下列属于控制结核病传播最主要的措施的是（　　）

A.注意环境卫生

B.及早发现患者，治愈传染源

C.预防用药

D.接种卡介苗

25. PPD试验结果判定，正确的是（　　）

A. 24小时判定结果，局部反应直径≥10mm为阴性

B. 48小时判定结果，局部反应直径≥5mm为阳性

C. 48小时判定结果，局部反应直径≥10mm为阴性

D. 72小时判定结果，局部反应直径≥5mm为阳性

（二）多选

1. 关于卡介苗接种注意事项表述正确的是（　　）

A.严禁皮下或肌内注射

B.接种卡介苗的接种台应单设，注射器应专用，不得用作其他注射

C.4岁及以下儿童PPD试验阴性者，应予以接种

D.疫苗开启后应立即使用，如需放置，应置于是2～8℃，超过半小时的不能使用

E.注射免疫球蛋白者，应至少间隔1个月以上才能接种卡介苗

2. 下列关于传染性肺结核住院治疗的流行病学意义的说法不正确的是（　　）

A.住院治疗可完全阻断结核病的传播

B.住院治疗对结核病的流行病学控制无显著

作用

C.隔离传染源，降低结核病患者在人群中的传播

D.住院治疗仅适用于重症患者，与流行病学控制无关

E.住院治疗可替代社区防控措施

3. 关于肺结核的临床症状，以下描述正确的是（　　）

A.咳嗽、咳痰持续2周以上是常见症状

B.咯血是肺结核的典型表现之一

C.发热、盗汗、乏力是全身中毒症状

D.胸痛通常为剧烈刺痛，与呼吸无关

E.无症状的肺结核患者不存在

4. 针对卡介苗淋巴结炎的处理措施，以下正确的是（　　）

A.早期可采用物理方法和使用抗结核药物，促进肿大淋巴结的吸收

B.长期未吸收的肿大淋巴结可用干净的热毛巾进行热敷

C.淋巴结化脓，表皮完好时不宜切开，待其完全液化可在无菌操作下抽取脓液

D.脓疡有破溃趋势，应及早切开

E.出现淋巴结化脓，应尽快切开

5. 以下哪些属于按病原学检查结果分类的活动性结核病（　　）

A.涂片阳性肺结核

B.血行播散性肺结核

C.培养阳性肺结核

D.分子生物学阳性肺结核

E.原发性肺结核

6. 关于学校结核病突发公共卫生事件的定义，正确的是（　　）

A.一所学校在同一学期发生10例及以上有流行病学关联的结核病例

B.出现结核病死亡病例

C.高一入学体检发现8例结核病例

D.初中入学体检发现10例PPD强阳性

E.一所学校在同一学期发生8例及以上有流行病学关联的结核病例

7. 以下关于结核分枝杆菌说法正确的是（　　）

A.结核分枝杆菌的典型形态为直或微弯曲的细长杆菌

B.结核分枝杆菌用萋-尼氏染色法抗酸性弱

C.结核分枝杆菌为需氧菌

D.结核分枝杆菌最适生长温度为37℃

E.结核分枝杆菌革兰氏染色阴性

8. 肺结核的常见症状有（　　）

A.咳嗽、咳痰

B.低热、盗汗、食欲减退

C.咯血、胸闷、胸痛

D.恶心、呕吐

E.头晕、眼花

9. 结核病高危人群包括（　　）

A.肺结核患者的密切接触者

B.长期使用免疫抑制剂者

C.HIV感染者

D.冠心病患者

E.高脂血症患者

10. 下列关于肺结核病的临床特点不正确的是（　　）

A.常急性发病，常见发热、乏力、盗汗、咳痰咳血

B.肺结核的体征取决于病变性质、部位、范围和程度

C.痰中培养出结核分枝杆菌即可确诊为肺结核，可排除肺癌的可能

D.一般人群中的结核病例以肺结核病为主要类型，占80%，15%为肺外结核，5%两者均累及

E.慢性纤维空洞性肺结核的体征有患侧胸廓塌陷、气管和纵隔移位、叩诊音浊、听诊呼吸音降低或闻及湿啰音，以及肺气肿征象

11. 关于结核病的传播，下列描述正确的是（　　）

A.任何类型的结核病患者均可引起结核病的传播

B.目前威胁全球结核病防控的两大主要问题是艾滋病与结核病共感染以及耐药结核病

C.免疫力低下是结核病发病的主要原因，生活贫困、居住拥挤、营养不良等因素是社会经济落后地区人群结核病高发的原因

D.通风不良的环境增加传播风险

E. 患者咳嗽排出的结核分枝杆菌悬浮在飞沫核中，当被人吸入后可引起感染

12. 下列与抗结核药物治疗成败无关的因素是（　　）

　　A. 抗结核药物在血液中的浓度

　　B. 病变的范围和程度

　　C. 是否为耐药结核分枝杆菌

　　D. 药物的剂型（片剂或注射剂）

　　E. 抗结核药物方案的制定

13. 我国目前开展的肺结核主动筛查的人群包括（　　）

　　A. 病原学阳性的肺结核患者密切接触者

　　B. 艾滋病病毒感染者和患者

　　C. 65岁以上老年人

　　D. 糖尿病患者

　　E. 健康人群

（三）判断

1. 接种卡介苗出现的局部红肿，视情况可进行热敷。（　　）

2. 结核病开始治疗后，症状消失了就能停药。（　　）

3. 结核菌素皮肤试验阳性强弱与结核病的活动程度呈正相关。（　　）

4. 经呼吸道传播并非结核病的唯一传播途径。（　　）

5. 国际上缺乏统一的结核分枝杆菌潜伏感染诊断的金标准，目前公认的结核分枝杆菌潜伏感染筛查方法是结核菌素皮肤试验（TST）和 γ - 干扰素释放试验（IGRA）。（　　）

6. 分枝杆菌属包含结核分枝杆菌、非结核分枝杆菌和麻风分枝杆菌。分枝杆菌所致感染中以麻风分枝杆菌感染为主。（　　）

7. 接种BCG的地区由于皮肤结核菌素试验出现假阳性的比率较高，结核菌素皮肤试验（TST）更适宜于诊断潜伏期结核感染。（　　）

8. 结核分枝杆菌对物理和化学因素的抵抗力与普通细菌相同。（　　）

9. 对疑似肺结核患者进行早发现、早分开能够减少结核病的传播。（　　）

10. 接种卡介苗可以预防结核感染。（　　）

（四）填空

1. 结核分枝杆菌引起的迟发型超敏反应属于____型超敏反应。

2. 肺结核是由_____引起的慢性呼吸道传染病。

3. 咳嗽、咳痰_____应怀疑患了肺结核。

4. 卡介苗（BCG）的主要效应因子是_____。

5. 一般每位排菌的肺结核患者一年可传染_____个人。

6. 肺结核患者在经过_____周正规抗结核治疗后传染性大幅度降低。

六、流感

（一）单选

1. 根据《中国流感疫苗预防接种技术指南（2023—2024）》，以下说法错误的是（　　）

　　A. 接种流感疫苗可为母婴提供双重保护

　　B. 接种流感疫苗是预防流感最经济、最有效的手段

　　C. 所有无接种禁忌证的人群均建议接种流感疫苗

　　D. 孕妇属于流感疫苗优先推荐接种的高风险人群

2. 下列哪项属于流感最常见的并发症（　　）

　　A. 肌炎和横纹肌溶解

　　B. 肺炎

　　C. 肝肾功能损伤

　　D. 心脏损伤

3. 下列关于流行性感冒病毒的描述正确的是（　　）

　　A. 人禽流感是由甲型流感的某些感染禽类亚型中的一些毒株引起的急性呼吸道传染病

　　B. 流行性感冒病毒属副黏液病毒，为单股、负链、分节段的RNA病毒

　　C. 乙型流感病毒除感染人外，在动物中广泛存在

　　D. 丙型流感病毒只引起人类不明显的或轻微的上呼吸道感染，通常造成局部流行

4. 人类流感病毒分型的依据是（　　）

　　A. 核蛋白和基质蛋白的抗原性

　　B. 血凝素（HA）

　　C. 病毒毒力的强弱

D.神经氨酸酶（NA）

5.下列不属于流感主要治疗措施的是（　　）

    A.抗菌治疗　　　　　B.对症治疗

    C.抗病毒治疗　　　　D.支持治疗

6.关于流感病毒分型描述正确的是（　　）

    A.丙型流感病毒可感染人、狗和猪，仅导致上呼吸道感染的散发病例

    B.流感病毒分为甲、乙、丙三型

    C.由于都是流感病毒，各型流感病毒患者可以在一个房间内进行隔离

    D.乙型流感病毒不易变异，流行比较局限，因此不必重视乙型流感

7.对于流感灭活疫苗，6月龄~8岁儿童首次接种流感疫苗的应接种2剂次，间隔≥_____周（　　）

    A.2　　　　　　　　B.4

    C.6　　　　　　　　D.8

8.下面不属于流感疫苗接种优先接种人群的是（　　）

    A.医务人员

    B.50岁及以上的老年人

    C.养老机构、长期护理机构、福利院人群聚集场所脆弱人群及员工

    D.孕妇

9.流感患者外周血常规白细胞总数不高或偏低，淋巴细胞相对增加。重症患者多为白细胞总数及淋巴细胞数（　　）

    A.升高　　　　　　　B.正常

    C.下降　　　　　　　D.无规律

10.以下哪项是流感病毒最常见的传播方式（　　）

    A.消化道传播　　　　B.血液传播

    C.接触传播　　　　　D.空气飞沫

11.每年什么时候是接种流感疫苗的最佳时间（　　）

    A.每年10月至次年1月

    B.每年1月至3月

    C.每年3月至6月

    D.每年6月至9月

（二）多选

1.关于流感的临床表现，错误的是（　　）

    A.以咽喉痛、干咳、鼻塞、流涕等为主要临床表现

    B.以发热、头痛、肌痛和全身不适起病

    C.部分患者症状轻微或无症状

    D.儿童的发热程度通常高于成人，患乙型流感时恶心、呕吐腹泻等消化道症状也较成人多见

    E.皮疹是流感的典型表现

2.下列关于流感病毒病原学特点的描述正确的是（　　）

    A.属于副黏病毒科

    B.是单股、负链、分节段的DNA病毒

    C.根据病毒核蛋白和基质蛋白的抗原性，分为甲、乙、丙、丁四型

    D.对乙醇、碘伏、碘酊等常用消毒剂敏感

    E.对紫外线和热敏感，56℃条件下30分钟可灭活

3.关于流感疫苗，以下说法正确的是（　　）

    A.优先接种对象包括孕妇、6月龄~5岁儿童、慢性病患者以及6月龄以下婴儿的家庭成员和看护人员等

    B.接种流感疫苗后可在下一年度内起到预防流感的作用，减少患流感的机会或减轻流感的症状

    C.应在流感高发期前完成接种，一般是每年的9~11月份之间

    D.四价流感疫苗可以预防乙型Yamagata系、乙型Victoria系、甲型H1N1以及H7N9四种流感病毒引起的流感

    E.流感病毒可通过基因突变、基因重组和染色体变异导致遗传物质发生改变，且变异频率比其他生物高，导致之前研制的疫苗无效，因此需每年重新接种

4.以下不属于流感主要传播途径的是（　　）

    A.空气飞沫

    B.口腔、鼻腔、眼睛等处黏膜

    C.接触患者的呼吸道分泌物、体液

    D.蚊虫叮咬

    E.握手

5.流感病毒结构分为以下哪三个部分（　　）

    A.包膜　　　　　　　B.基质蛋白

    C.细胞壁　　　　　　D.核心

E.棘突

6.我国现有的流感疫苗包含（ ）

A.流感病毒灭活疫苗

B.流感病毒减毒活疫苗

C.流感病毒重组疫苗

D.流感病毒吸附疫苗

E.流感病毒口服疫苗

（三）判断

1.人群对流行性感冒病毒普遍易感，感染后各型及亚型之间有交叉免疫。（ ）

2.抗原性转变是指编码抗原的基因组重排引起的变异幅度大时，产生新的亚型，这种变异为质的改变，往往引起流感的世界大流行。（ ）

3.流感感染主要以发热、头痛、肌痛和全身不适起病，体温可达39～40℃，可有畏寒、寒战。（ ）

4.接种流感疫苗后，可立即产生具有保护水平的抗体。（ ）

5.孕妇不属于《中国流感疫苗预防接种技术指南（2023-2024）》推荐的重点人群。（ ）

6.流感重症患者胸部X射线检查可显示单侧或双侧肺实质性病变，少数可伴有胸腔积液等。（ ）

7.流感和普通感冒一样，不会引起并发症，预后良好。（ ）

8.流感和普通感冒都可以通过抗生素治疗。（ ）

（四）填空

1._____和_____是季节性流感的主要传染源。

2.我国南北方地区一般均会在_____季节出现季节性流感高发流行。

3.乙型流感病毒根据血凝素（HA）基因型分为_____系和_____系。

4.流感的潜伏期一般是_____天。

5.人禽流感是由_____流感病毒的某些感染禽类亚型中的一些毒株引起的急性呼吸道传染病。

七、狂犬病

（一）单选

1.按照《狂犬病暴露预防处置工作规范（2023年版）》要求：全程接种狂犬病疫苗后多长时间

内的再次暴露，一般无须加强接种（ ）

A.12个月内　　　　B.6个月内

C.3个月内　　　　D.1个月内

2.关于狂犬病暴露下列说法不正确的是（ ）

A.Ⅰ级暴露无须进行医学处置

B.Ⅱ级暴露均需处置伤口及接种疫苗

C.Ⅱ级暴露位于头面部要按Ⅲ级暴露处置

D.Ⅲ级暴露需处置伤口并注射狂犬病被动免疫制剂和接种疫苗

3.小丽4月1日被狗咬伤，接种了狂犬病疫苗，但当天因故未使用被动免疫制剂，则她在_____前仍可接种被动免疫制剂（ ）

A.4月4日　　　　B.4月6日

C.4月8日　　　　D.4月15日

4.小明在溪边游玩时不慎被岸边玻璃片割伤脚部，前往清洗伤口血渍时，路人养的宠物狗不小心舔到伤口。小明随即前往医院，接种医生发现该儿童无狂犬病疫苗接种史，但免疫规划疫苗接种史齐全，请问该医生该如何处置（ ）

A.规范处置伤口后，注射狂犬病疫苗和破伤风疫苗

B.规范处置伤口后，注射狂犬病疫苗和狂犬病被动免疫制剂

C.规范处置伤口后，注射狂犬病疫苗、破伤风疫苗和破伤风被动免疫制剂

D.规范处置伤口后，注射狂犬病疫苗、狂犬病被动免疫制剂和破伤风疫苗

5.董小姐2024年1月20日被狗咬伤全程接种了狂犬病疫苗，2025年1月1日又再次被咬伤，应该如何处置（ ）

A.伤口冲洗和消毒，无须接种狂犬病疫苗

B.伤口冲洗和消毒，于0和3天各接种一剂狂犬病疫苗

C.伤口冲洗和消毒，于0、3、7天各接种一剂狂犬病疫苗

D.伤口冲洗和消毒，全程接种狂犬病疫苗

6.以下哪些情况不属于狂犬病Ⅲ级暴露（ ）

A.单处或多处贯穿皮肤的咬伤或抓伤

B.没有出血的轻微抓伤或擦伤

C.开放性伤口或黏膜被唾液污染

D.暴露于蝙蝠

7.狂犬病毒属于下列哪种病毒科（　　）

A.狂犬病毒科　　　　B.披膜病毒科

C.弹状病毒科　　　　D.星状病毒科

8.狂犬病的致病因子为（　　）

A.病犬（猫）　　　　B.狂犬病毒

C.狂犬病患者　　　　D.食用疯狗肉

9.狂犬病毒streetvirus指（　　）

A.实验室动物及细胞传代用毒株

B.自然状态下在犬、猫等哺乳动物中传播的狂犬病毒

C.动物中和试验中所用的标准攻击毒株

D.巴斯德用兔子传代100次后的狂犬病毒株

10.除下列哪项外，其余均是已证实的狂犬病毒传播途径（　　）

A.气溶胶传播

B.器官移植

C.粪-口途径传播

D.咬伤、抓伤

11.小明从朋友处领养了一条小狗，朋友声称小狗已全程接种过狂犬病疫苗，如果小明喂食时不小心被其咬伤，他还需要接种狂犬病疫苗吗（　　）

A.动物接种过狂犬病疫苗，不需要了

B.由于很难判断该动物是否感染有狂犬病毒，因此仍需及早接种狂犬病疫苗

C.等确定该动物是否感染有狂犬病毒，再决定是否接种狂犬病疫苗

D.无所谓

12.下列哪项是狂犬病毒最主要的抗原是（　　）

A.核蛋白（N蛋白）

B.糖蛋白（G）

C.磷蛋白（P）

D.依赖RNA的RNA聚合酶（L）

13.下列不属于狂躁型狂犬病临床表现的是（　　）

A.有怕水、怕光、怕声的"三怕"症状

B.流涎

C.咽肌痉挛

D.脉搏加速

14.下列动物中属于狂犬病的自然储存宿主的是（　　）

A.变色龙　　　　　　B.蜥蜴

C.貉　　　　　　　　D.鸭

15.以下关于狂犬病毒不正确的描述是（　　）

A.1%肥皂水以及5%～7%碘溶液可在1分钟内灭活病毒

B.不会引起化脓性脑炎

C.于-70℃或冻干0～4℃可保持活力数年

D.对紫外线不敏感，不易被甲醛、新洁尔灭等消毒剂灭活

16.以下除哪项外均是狂犬病的主要死因（　　）

A.呼吸衰竭

B.循环衰竭

C.咽肌痉挛而窒息

D.脑血管意外

17.以下哪种动物最不可能携带狂犬病毒（　　）

A.臭鼬　　　　　　　B.乌龟

C.猫　　　　　　　　D.浣熊

18.下列关于狂犬病毒的描述错误的是（　　）

A.狂犬病毒为嗜神经性病毒

B.狂犬病毒主要侵犯周围神经系统

C.狂犬病毒在pH 7.2～8.0较为稳定，超过pH 8易被灭活

D.在病例神经细胞浆内可见狂犬病毒内基小体

19.狂犬病的临床经过不包括以下哪个时期（　　）

A.前驱期　　　　　　B.兴奋期

C.麻痹期　　　　　　D.恢复期

20.小明在小区和流浪猫玩耍时不慎被其抓伤，但无明显出血，应属于狂犬病几级暴露（　　）

A.Ⅰ级　　　　　　　B.Ⅱ级

C.Ⅲ级　　　　　　　D.Ⅳ级

21.2023年的世界狂犬病日是哪一天？其口号是什么（　　）

A.9月28日，口号"同一健康，共建共享，消除狂犬病"

B.9月28日，口号"共同行动，使狂犬病成为历史"

C.10月28日，口号"预防狂犬病，健康生活"

D.12月28日，口号"同一个健康，零死亡"

22.在狂犬病暴露处置时，如果伤口清洗或消毒时疼痛剧烈，以下哪项是错误的（　　）

A.使用局部麻醉可能影响疫苗效果

B.使用局部麻醉可能影响被动免疫制剂效果

C.使用局部麻醉可以减轻疼痛，但应谨慎使用

D.应避免使用局部麻醉，以免影响免疫效果

23. 对于孕妇被疯动物咬伤后，以下哪项是错误的（　　）

A.应立即注射狂犬病疫苗

B.应推迟注射狂犬病疫苗，以保护胎儿

C.应进行全面的狂犬病暴露后处置

D.应优先考虑母亲和胎儿的安全

24. 狗咬伤，伤口处理时对伤口的彻底冲洗应进行大约多少分钟（　　）

A. 10分钟　　　　　B. 15分钟

C. 20分钟　　　　　D. 30分钟

25. 狂犬病引起的主要组织损伤和病理变化是（　　）

A.急性弥漫性脑脊髓炎

B.肺毛细血管出血

C.周围神经炎

D.脑垂体病变

26. 有关狂犬病毒的蛋白成分，下列选项错误的是（　　）

A.其固定毒株可供制备疫苗

B.核蛋白是荧光检测的靶抗原

C.核蛋白能刺激机体产生保护性抗体

D.狂犬病毒含有5种主要的蛋白成分

27. 狂犬病免疫球蛋白的使用剂量是每千克体重多少国际单位（　　）

A. 10IU/kg　　　　B. 20IU/kg

C. 40IU/kg　　　　D. 50IU/kg

28. 抗狂犬病血清的使用剂量是每千克体重多少国际单位（　　）

A. 10IU/kg　　　　B. 20IU/kg

C. 40IU/kg　　　　D. 60IU/kg

29. 世界卫生组织推荐的犬间免疫屏障所需的免疫率约为（　　）

A. 50%～60%　　　B. 60%～70%

C. 70%～80%　　　D. 80%～90%

30. 以下哪种类型标本不适合用于狂犬病病原学实验室诊断（　　）

A.患者的唾液　　　　B.患者的血液

C.患者的脑脊液　　　D.患者的尿液

31. 依据《传染病信息报告管理规范》的规定，发现狂犬病病例应于多长时间内报告（　　）

A. 4小时　　　　　B. 6小时

C. 12小时　　　　D. 24小时

32. 2015年12月，世界卫生组织、世界动物卫生组织等组织提出在_____年实现消除犬传人狂犬病，全球零病例的目标，我国政府也承诺将在_____年全面消除本土狂犬病（　　）

A. 2020年　　　　B. 2025年

C. 2030年　　　　D. 2035年

33. 关于狂犬病的传播来源，以下哪项描述是不准确的（　　）

A.发达国家狂犬病的传染源主要是野生动物

B.部分外貌健康的犬也可传播狂犬病

C.我国狂犬病的传染源主要是病犬

D.死亡的病犬不会传播狂犬病

34. 被病犬咬伤后的伤口处理，下列选项不正确的是（　　）

A.立即用20%肥皂水和新洁尔灭冲洗并缝合伤口

B.注射免疫血清于伤口周围

C.必要时注射破伤风抗毒素

D.用力去除狗涎和淤血

35. 在完成狂犬病疫苗全程接种时，以下哪项是推荐的做法（　　）

A.必须使用同一品牌疫苗完成全程接种

B.可以使用不同品牌的疫苗替换，但需重新开始免疫程序

C.不得使用不同品牌的疫苗替换

D.可以使用不同品牌的疫苗替换，按替换疫苗的免疫程序继续完成剩余剂次

36. 根据规定，狂犬病预防处置门诊应配备多少种不同类型的狂犬病疫苗（　　）

A.至少一种　　　　B.至少两种

C.至少三种　　　　D.至少四种

37. 以下哪种措施对减少狂犬病传播作用不大（　　）

A.犬只拴养　　　　B.犬只免疫

C.保持犬只清洁　　D.犬只外出戴嘴套

(二)多选

1. 根据狂犬病预防控制技术指南,被以下哪些动物咬伤后无须接种狂犬病疫苗( )

A.马　　　　　　　B.猫

C.兔子　　　　　　D.仓鼠

E.狼

2. 接种狂犬病疫苗后,可采用以下哪些方法检测抗体水平( )

A.胶体晶法

B.酶联免疫吸附试验

C.快速荧光灶抑制试验

D.小鼠脑内中和试验

E.凝集试验

3. 狂犬病临床症状有( )

A.怕风、怕声

B.呼吸困难

C.咬伤处有麻木、感觉异常

D.幻觉、焦虑

E.看到水或听到水声时出现痉挛

4. 下列关于狂犬病疫苗说法正确的是( )

A.若无法使用同一品牌狂犬病疫苗完成全程接种,可用不同品牌的狂犬病疫苗替换,并按原疫苗的免疫程序继续完成剩余剂次

B.若无法使用同一品牌狂犬病疫苗完成全程接种,可用不同品牌的狂犬病疫苗替换,并按替换疫苗的免疫程序继续完成剩余剂次

C.全程免疫后3个月内再次暴露者一般不需要再次免疫

D.全程免疫后3个月及以上再次暴露者,应于0、3天各加强接种1剂次狂犬病疫苗

E.被动免疫制剂如未能在接种狂犬病疫苗的当天使用,接种首针狂犬病疫苗7天内(含7天)仍可注射被动免疫制剂

5. 狂犬病暴露伤口处置时,对于眼内伤口的处理下述不正确的是( )

A.用肥皂水冲洗

B.适当使用消毒剂

C.用蒸馏水冲洗

D.用无菌生理盐水冲洗

E.注射抗生素

6. 下列关于狂犬病的描述正确的是( )

A.狂犬病因临床表现以惧怕水为特征,又称"恐水病";因多为被狗抓咬伤后发病,故我国民间也称"疯犬病"或"疯狗病"

B.狂犬病是由狂犬病毒感染所引起的以损害呼吸系统为主的传染病

C.狂犬病是由狂犬病毒引起的急性传染病,主要感染家畜、宠物、野生动物,基本不会感染人

D.狂犬病在我国属于乙类传染病,但按照甲类传染病进行管理

E.狂犬病一旦发病,几乎100%死亡

7. 对于狂犬病的预防控制措施,下列正确的是( )

A.预防人狂犬病的根本措施应加强犬狂犬病的控制

B.对家养宠物进行定期免疫接种

C.应用狂犬病疫苗是预防狂犬病的一种最有效的方法

D.狂犬病高暴露风险者应当进行暴露前免疫

E.暴露后若超过72小时才接种狂犬病疫苗,则意义不大

8. 关于狂犬病疫苗的使用,下述说法不正确的是( )

A.首次暴露后的狂犬病疫苗接种应当越早越好

B.儿童注射狂犬病疫苗按照千克体重计算剂量

C.正在进行计划免疫接种的儿童可按照正常免疫程序接种狂犬病疫苗

D.暴露后狂犬病疫苗接种无禁忌证

E.正在注射计划免疫产品的儿童碰巧被犬咬伤,注射狂犬病疫苗会影响计划免疫疫苗的效果

9. 以下关于狂犬病病程描述正确的是( )

A.潜伏期一般为2~5个月

B.前驱期一般为2~10天

C.兴奋期一般持续3~7天

D.麻痹期一般持续6~18小时

E.整个自然病程一般不超过30日

10. 全球狂犬病主要分布在哪些地区( )

A.亚洲　　　　　　B.欧洲

C.非洲　　　　　　　　D.大洋洲

E.美洲

11.以下哪些因素与狂犬病发病相关（　）

A.咬伤部位

B.患者年龄

C.是否及时处理伤口

D.是否接种狂犬病疫苗

E.是否应用抗生素

12.以下哪些溶剂可灭活狂犬病毒（　）

A.季铵盐类

B.70%乙醇

C.高锰酸钾

D.0.01%碘液

E.来苏水

13.以下关于狂犬病疫苗免疫程序的说法正确的是（　）

A.5针免疫程序，0、3、7、14、28天分别注射1剂

B."2-1-1"免疫程序

C.2岁以下儿童接种部位为臀部或大腿前外侧

D.2岁及以上人群接种部位为上臂三角肌

E.接种狂犬病疫苗期间可按照正常免疫程序接种其他疫苗，但优先接种狂犬病疫苗

14.狂犬病暴露处置时，下列哪些被动免疫制剂的注射使用方法正确（　）

A.被动免疫制剂应尽早使用，最好在伤口清洗完成后立刻开始

B.如未能及时注射，在第一剂狂犬病疫苗接种后的7天内均可使用

C.狂犬病被动免疫制剂应严格按照体重计算剂量，一次性足量使用

D.不得把狂犬病被动免疫制剂和狂犬病疫苗注射在同一部位

E.禁止用同一注射器注射狂犬病疫苗和狂犬病被动免疫制剂

15.《狂犬病暴露预防处置工作规范（2023年版）》中，哪些人群属于高暴露风险者（　）

A.动物收容机构工作人员

B.接触野生动物的研究人员

C.猎人

D.所有儿童

E.中学老师

16.针对狂犬病暴露前免疫预防，以下哪些情况可以推迟免疫（　）

A.妊娠妇女

B.患急性发热性疾病

C.处于急性过敏期

D.使用类固醇和免疫抑制剂

E.正在接种其他免疫规划疫苗期间

17.关于狂犬病被动免疫制剂的使用，以下哪些说法是正确的（　）

A.应根据受种者体重计算剂量

B.一次性全部使用

C.如果剂量不足以浸润注射全部伤口，可以稀释后再使用

D.不可以稀释，会降低免疫效果

E.与受种者体重无关，均注射一整支

18.针对狂犬病患者，以下哪些治疗措施可采取（　）

A.维持水、电解质平衡

B.大剂量抗生素

C.环境保持安静

D.单独隔离

E.营养支持

19.人狂犬病的诊断依据包括（　）

A.有与狂犬病患者接触史

B.患者出现恐水、怕风，躁动，大量流涎等症状

C.患者脑脊液检查发现白细胞及蛋白增高，糖及氯化物减少

D.咬人动物已断定有狂犬病

E.荧光抗体法检查分泌物中的病毒抗原

（三）判断

1.接种狂犬病疫苗时，若某一针次延迟一天或数天注射，其后续针次接种时间应按原免疫程序的时间间隔相应顺延。（　）

2.狂犬病为致死性疾病，高风险暴露后均应按程序接种狂犬病疫苗，无任何禁忌证。（　）

3.抗狂犬病免疫球蛋白的注射剂量是40IU/kg。

（ ）

4.狂犬病毒主要侵入人体的唾液腺并在其中大量增殖，因此狂犬病患者咬人时可能传染病毒。（ ）

5.狂犬病暴露处置时，Ⅱ级暴露如果位于头面部，应建议其参照Ⅲ级暴露处置。（ ）

6.狂犬病疫苗应于暴露后尽早接种，超过48小时意义就不大了。（ ）

7.在狂犬病宿主中，啮齿类（如：松鼠、小鼠、大鼠、豚鼠）和兔形目（包括家兔和野兔）属于低风险。（ ）

8.狂犬病的病程发展通常较快，潜伏期即可出现高热、头痛、全身无力、怕风、原暴露部位疼痛或感觉异常等症状。（ ）

9.在实验室环境、蝙蝠居住的洞穴吸入狂犬病毒气溶胶和角膜移植一般不会感染狂犬病。（ ）

10.狂犬病毒是分节段的单链负股RNA病毒。（ ）

（四）填空

1.暴露后预防狂犬病的唯一有效手段是_____。世界卫生组织认为，及时、科学和彻底的暴露后预防处置能够避免狂犬病的发生。

2.狂犬病疫苗接种的途径是_____。2岁及以上儿童和成人于_____注射；2岁以下儿童可在_____注射。

3.目前，我国批准上市的狂犬病疫苗的暴露后免疫程序包括_____和_____程序两种，所有的Ⅲ级暴露者均应使用_____。

4.狂犬病的潜伏期一般为_____个月，极少数短至两周以内或长至一年以上，此时期内无任何诊断方法。狂犬病的整个自然病程一般不超过_____日。

5.狂犬病易感动物主要包括_____、_____及_____动物。

6.狂犬病毒对_____敏感，因此肥皂水可用于清洗伤口。

7.狂犬病毒含有_____、_____、_____、磷蛋白（P）和基质蛋白（M）等5种主要的蛋白成分。

八、新型冠状病毒感染

（一）单选

1.新型冠状病毒属于（ ）

A.单股正链RNA病毒，属于α属冠状病毒

B.单股正链RNA病毒，属于β属冠状病毒

C.单股负链RNA病毒，属于α属冠状病毒

D.单股负链RNA病毒，属于β属冠状病毒

2.除外以下哪项，其余均能有效灭活新型冠状病毒（ ）

A.氯己定　　　　　B.乙醚

C.紫外线照射　　　D.含氯消毒剂

3.关于新型冠状病毒的主要传播途径，以下错误的是（ ）

A.飞沫传播　　　　B.接触传播

C.血液传播　　　　D.气溶胶传播

4.关于新型冠状病毒的描述，以下错误的是（ ）

A.潜伏期即有传染性

B.老年人及伴有严重基础疾病患者感染后重症率、病死率较高

C.儿童不易感染

D.有发热、干咳、乏力等症状

5.以下关于新型冠状病毒灭活疫苗的接种部位和接种途径描述正确的是（ ）

A.上臂三角肌，肌内注射

B.上臂三角肌，皮内注射

C.上臂三角肌，皮下注射

D.左右臀大肌，皮下注射

6.下列关于新型冠状病毒感染临床表现中说法错误的是（ ）

A.新型冠状病毒感染主要表现为咽干、咽痛、咳嗽、发热等

B.所有患者均有双肺多发磨玻璃影、浸润影

C.儿童感染后临床表现与成人相似

D.病情危重者多见于老年人、有慢性基础疾病者、晚期妊娠和围产期女性、肥胖人群等

7.新型冠状病毒感染临床分型为（ ）

A.轻型、中型、重型、危重型

B.轻型、中型、重型

C.无症状型、轻型、中型、重型

D.轻型、重型、危重型

8.新型冠状病毒感染主要传染源为（ ）

A.新型冠状病毒感染者

B.无症状感染者

C.康复期患者

D.医学观察期患者

9.关于新型冠状病毒的描述，下列不正确的是（　　）

A.新型冠状病毒感染后出现的发热多为中低热

B.奥密克戎变异株平均潜伏期多为3~7天

C.新型冠状病毒能够在人与人之间传播而导致发病

D.新型冠状病毒感染在潜伏期即有传染性

10.关于新型冠状病毒疫苗接种，以下说法正确的是（　　）

A.所有符合疫苗接种条件的人员必须无条件接种疫苗

B.鼓励6月龄及以上适龄无接种禁忌证人群应接尽接

C.在完成第一剂次加强免疫接种满1个月后，可进行第二剂次加强免疫接种

D.倡导公众特别是老年人积极主动全程接种疫苗和加强免疫接种

11.关于新型冠状病毒S蛋白，下列说法错误的是（　　）

A.又称为刺突蛋白

B.容易变异

C.氨基酸的突变可能会增强病毒的传播力

D.氨基酸的突变可能会增强对疫苗的交叉保护力

12.以下不属于新型冠状病毒感染重型/危重型高危人群的是（　　）

A.有慢性基础疾病者

B.肥胖（体质指数≥30）人群

C.老年人

D.孕早期女性

13.成人符合下列哪一条且不能以新型冠状病毒感染以外其他原因解释则被认为是重型新型冠状病毒感染的是（　　）

A.持续高热>3天

B.临床症状进行性加重，肺部影像学显示24~48小时内病灶明显进展>50%

C.静息状态下吸空气时指氧饱和度>93%

D.出现休克

（二）多选

1.我国使用的新型冠状病毒疫苗包含哪些技术路线（　　）

A.腺病毒载体疫苗

B.灭活疫苗

C.重组蛋白疫苗

D.减毒流感病毒载体疫苗

E.核酸疫苗

2.关于公众预防新型冠状病毒感染的措施的说法，下列正确的有（　　）

A.佩戴N95口罩，遮住口鼻

B.保持社交距离，注意咳嗽礼仪

C.注意手部卫生

D.合理膳食、适量运动

E.室内经常通风，保持空气流通

3.新型冠状病毒感染发病早期实验室检查表现为（　　）

A.外周血白细胞总数正常或减少

B.淋巴细胞计数减少

C.C反应蛋白降低

D.部分患者血沉升高

E.降钙素降低

4.新型冠状病毒颗粒中包含的结构蛋白有（　　）

A.刺突蛋白　　　　　B.包膜蛋白

C.膜蛋白　　　　　　D.核壳蛋白

E.吸附蛋白

5.关于新型冠状病毒感染的描述，以下正确的有（　　）

A.主要临床表现有咽干、咽痛、咳嗽、发热等

B.病毒抗原检测阴性可排除感染

C.儿童呼吸频率增快是重型/危重型早期预警指标

D.一旦感染，推荐早期静脉注射COVID-19人免疫球蛋白

E.大多数患者预后差

6.关于新型冠状病毒感染流行病学特点，以下不正确的是（　　）

A.传染源主要是新型冠状病毒感染者

B.潜伏期即有传染性，发病后3天内传染性最强

C.经呼吸道飞沫和消化道传播是主要的传播

途径

D.成年人较儿童更易感染

E.老年人及伴有严重基础疾病患者感染后重症率、病死率高于一般人群

7.截至2022年底，下列属于世界卫生组织提出的新型冠状病毒中"关切的变异株"的有（　　）

A.阿尔法　　　　　B.贝塔

C.伽玛　　　　　　D.德尔塔

E.奥密克戎

8.下列关于新型冠状病毒感染实验室检查的描述，正确的是（　　）

A.发病早期外周血白细胞总数正常或减少

B.荧光定量PCR是目前最常用的新型冠状病毒核酸检测方法

C.病毒抗原检测阳性支持诊断，但阴性不能排除

D.从呼吸道标本、粪便标本等可分离、培养获得新型冠状病毒

E.恢复期IgM抗体水平为急性期4倍或以上升高有回顾性诊断意义

（三）判断

1.新型冠状病毒（SARS–CoV–2）与SARS和MERS冠状病毒同属于冠状病毒这一大家族，且属于相同的亚群。（　　）

2.人群对新型冠状病毒普遍易感，特别是儿童感染后发病以重症为主。（　　）

3.随着新型冠状病毒变异株的增多，我国境内常规使用的PCR检测方法的准确性下降。（　　）

4.接种新型冠状病毒疫苗时，为保障场所安全，应每天对接种区域进行环境采样及检测。（　　）

5.新型冠状病毒有脂质包膜，难以被水破坏，洗手时需要用皂液作用一定时间后才能起到清除病毒的作用。（　　）

答案及解析

一、流行性脑脊髓膜炎

（一）单选

1.答案：C

解析：根据《流行性脑脊髓膜炎诊疗方案（2023年版）》临床表现，败血症期，多数患者可出现皮肤黏膜瘀点或瘀斑，病情重者瘀点瘀斑迅速增多、扩大，可出现皮肤坏死。故本题选C。

2.答案：D

解析：根据《流行性脑脊髓膜炎诊疗方案（2023年版）》病原学，流脑病原体为脑膜炎奈瑟菌，也称脑膜炎球菌，为革兰氏染色阴性、肾形的双球菌，有荚膜和菌毛。故本题选D。

3.答案：A

解析：《全国流行性脑脊髓膜炎监测方案（2006）》中关于聚集性病例的定义：当以村、居委会、学校或其他集体为单位，7天内发现2例或2例以上流脑病例；或在1个乡镇14天内发现3例或3例以上的流脑病例；或在1个县1个月

内发现5例或5例以上流脑病例疫情时，视为聚集性病例。

4.答案：B

解析：《全国流行性脑脊髓膜炎监测方案（2006）》中临床诊断病例的定义：疑似病例皮肤、黏膜出现瘀点或瘀斑者为临床诊断病例。

5.答案：C

解析：流脑疑似病例定义：流脑流行季节，出现发热、头痛、呕吐、脑膜刺激征等症状者，实验室检查末梢血常规白细胞总数、中性粒细胞计数明显增加；或脑脊液外观呈浑浊米汤样或脓样，白细胞数明显增高，并以多核细胞增高为主，糖及氯化物明显减少，蛋白含量升高；颅内压力增高。

6.答案：B

解析：最后一例病例发病10天后，没有出现续发疑似流脑病例可停止晨检和务工人员健康状况监测。

7.答案：B

解析：医疗机构发现疑似流脑病例时，无

论是否使用抗生素治疗，都要尽快采集患者脑脊液、血液、瘀点（斑）组织液标本，标本要尽可能在使用抗生素治疗前采集。脑脊液：采集1毫升脑脊液，进行涂片检测、培养分离、抗原检测和核酸检测。门诊及病房采集的标本应转送本院检验科或化验室妥善保存，并立即报告辖区县级疾病预防控制机构，联系转运标本。

8.答案：A

解析：脑膜炎双球菌比较脆弱，采集标本后，在运送样品或培养物时，应保持样品处于20～36℃。

9.答案：D

解析：据我国多年的抗生素耐药监测显示，中国A、B、C、X、W135和Y群Nm菌株对环丙沙星、左氧氟沙星、复方新诺明等药物均有不同程度的耐药。因此，在流脑密切接触者预防用药时，不建议选择磺胺类和喹诺酮类药物。建议选择头孢类、氯霉素、阿奇霉素等敏感性药物。具体请遵循医嘱用药。

10.答案：B

解析：根据《传染病学（第10版）（国家卫生健康委员会"十四五"规划教材）》流行性脑脊髓膜炎鉴别诊断，其他化脓性脑膜炎无明显季节性，以散发为主，无皮肤瘀点、瘀斑。

11.答案：A

解析：流脑大多数感染者表现为无症状带菌状态，即鼻咽部携带细菌但不发病。带菌者是流脑传播的主要传染源。

12.答案：D

解析：确诊流脑最重要的依据是病原学检测结果，其他临床症状、体征、血常规检查均是辅助诊断。

13.答案：A

解析：我国2000年以前流行的流行性脑脊髓膜炎主要菌群是A群脑膜炎奈瑟菌，曾发生多次全国性大流行。自1985年开展大规模A群流行性脑脊髓膜炎疫苗接种后，发病率持续下降。

14.答案：D

解析：根据《流行性脑脊髓膜炎诊疗方案（2023年版》，流行性脑脊髓膜炎根据临床表现可分为普通型、暴发型、轻型、慢性败血症型。

其中最常见的是普通型。

15.答案：C

解析：皮肤瘀点涂片和脑脊液涂片的阳性率通常高于血培养，选项C错误。

16.答案：A

解析：脑膜炎奈瑟菌也称脑膜炎球菌，为革兰氏染色阴性、肾形的双球菌，有荚膜和菌毛。

17.答案：D

解析：鲍—金培养基（B—G）主要用于分离培养百日咳鲍特菌，亚碲酸钾选择培养基、吕氏血清斜面培养基主要用于培养白喉棒状杆菌。

18.答案：C

解析：流脑为呼吸道传播疾病，在我国有明显的季节性，冬春季为高发季节。C项错误。

19.答案：A

解析：脑膜炎奈瑟菌为革兰氏染色阴性双球菌，有荚膜，无芽孢，不活动，细菌培养时对营养要求较高，需在含有血清、血液等的培养基中方能生长，专性需氧，在5%CO_2条件下生长更佳。

20.答案：B

解析：根据《流行性脑脊髓膜炎诊疗方案（2023年版）》：脑膜炎奈瑟菌对环境的抵抗力低，对寒冷、干燥、高温、日光及紫外线都敏感。1%苯酚、75%乙醇、0.1%苯扎溴铵等可将其灭活。

21.答案：C

解析：B群Nm的荚膜多糖结构与人体组织成分（如神经细胞黏附分子）相似，导致免疫原性较低，因此即使母体有抗体，可能也无法有效中和B群细菌。此外，B群流脑疫苗的研发较其他血清群（如A、C、W、Y）更为困难，部分原因也在于此。因此C项错误。

22.答案：B

解析：根据《全国流行性脑脊髓膜炎监测方案（2006版）》中疑似病例定义：流脑流行季节，出现发热、头痛、呕吐、脑膜刺激征等症状者，实验室检查末梢血常规白细胞总数、中性粒细胞计数明显增加。

23.答案：A

解析：脑膜炎奈瑟菌常存在于中性粒细

（多形核白细胞）内。

24. 答案：C

解析：C项脑疝时，患侧瞳孔会因动眼神经受压而散大，对光反射减弱或消失。

25. 答案：D

解析：通常，血清学分群是通过凝集反应来进行的，使用不同群的特异性抗血清。当菌株与某一种抗血清发生凝集时，就可以确定其所属的血清群。如果出现自凝、多凝或不凝的情况，通常意味着无法准确分群，这时候可能需要报告为不可分群。

26. 答案：A

解析：脑膜炎奈瑟菌的血清群分类依据是荚膜多糖结构。

27. 答案：C

解析：省级疾病预防控制机构：负责菌株复核鉴定与耐药性检测，指导聚集性病例疫情的调查，收集、汇总、分析、反馈及上报全省监测资料，组织本省健康人群流脑抗体水平检测和带菌情况检测，培训下级单位业务人员，对流脑监测工作进行督导。

（二）多选

1. 答案：ABDE

解析：C项阵发性咳嗽常见于百日咳。

2. 答案：ABDE

解析：①小于24月龄儿童补齐MPSV-A剂次。大于或等于24月龄儿童不再补种或接种MPSV-A，仍需完成两剂次MPSV-AC。②大于或等于24月龄儿童如未接种过MPSV-A，可在3周岁前尽早接种MPSV-AC；如已接种过1剂次MPSV-A，间隔不小于3个月尽早接种MPSV-AC。③对于小于24月龄儿童，如已按流脑结合疫苗说明书接种了规定的剂次，可视为完成MPSV-A接种剂次。④如儿童3周岁和6周岁时已接种含A群和C群流脑疫苗成分的疫苗，可视为完成相应剂次的MPSV-AC接种。

3. 答案：ABCE

解析：根据《流行性脑脊髓膜炎诊疗方案（2023年版）》病原学和血清学检查：用于病原学诊断的临床标本包括脑脊液、血液、瘀点（斑）组织液，由于脑膜炎奈瑟菌在健康人群中具有较高的携带率，咽拭子标本一般不用于病原学检测。

4. 答案：ABDE

解析：按照《中华人民共和国传染病防治法（2025年修订）》对乙类法定报告传染病的要求，执行职务的医护人员和检疫人员、疾病预防控制人员、乡村医生、个体开业医生均为责任疫情报告人。

5. 答案：ABCD

解析：《全国流行性脑脊髓膜炎监测方案（2006）》中关于流脑疑似病例定义：流脑流行季节，出现发热、头痛、呕吐、脑膜刺激征等症状者，实验室检查末梢血常规白细胞总数、中性粒细胞计数明显增加；或脑脊液外观呈浑浊米汤样或脓样，白细胞数明显增高，并以多核细胞增高为主，糖及氯化物明显减少，蛋白含量升高；颅内压力增高。

6. 答案：ABCD

解析：密切接触者指同吃同住人员，包括家庭成员、托儿所，幼儿园、学校里的同班者及处在同一小环境中的人群。

7. 答案：AC

解析：据我国多年的抗生素耐药监测显示，中国A、B、C、X、W135和Y群Nm菌株对环丙沙星、左氧氟沙星、复方新诺明等药物均有不同程度的耐药。因此，在流脑密切接触者预防用药时，不建议选择磺胺类和喹诺酮类药物。建议选择头孢类、氯霉素、阿奇霉素等敏感性药物。具体请遵循医嘱用药。

8. 答案：ACD

解析：根据《全国流行性脑脊髓膜炎监测方案（2006年版）》，辖区出现首例流脑病例时，县级疾病预防控制机构要对密切接触者在其预防性服药前采集咽拭子标本，以分离脑膜炎奈瑟菌。对密切接触者进行密切观察，一旦出现发病迹象（发热），立即送诊，以免延误。同时对密切接触者选择敏感抗生素进行预防性服药。因此本题答案选ACD。

9. 答案：ABCD

解析：根据《全国流行性脑脊髓膜炎监测方案（2006年版）》，发生聚集性病例疫情后，在开展常规疫情监测的基础上，要进行下列监测工作：①日报告和"零病例"报告；②主动监测与主动搜索；③学校、托幼机构、工地等集体单位监测；④应急接种监测。

10.答案：CDE

解析：《全国流行性脑脊髓膜炎监测方案（2006）》中关于聚集性病例的定义：当以村、居委会、学校或其他集体为单位，7天内发现2例或2例以上流脑病例；或在1个乡镇14天内发现3例或3例以上的流脑病例；或在1个县1个月内发现5例或5例以上流脑病例疫情时，视为聚集性病例。

11.答案：CDE

解析：流行性脑脊髓膜炎主要通过咳嗽、打喷嚏借飞沫由呼吸道直接传播，而非通过虫媒传播，因此流行病学史需关注的是近期周边、家庭是否有同类患者以及接触史、接触方式。

12.答案：ABCDE

解析：所有选项均正确。

13.答案：ABE

解析：①两剂次MPSV-A间隔不小于3个月。②第1剂MPSV-AC与第2剂MPSV-A，间隔不小于12个月。③两剂次MPSV-AC间隔不小于3年，3年内避免重复接种。④小于24月龄儿童补齐MPSV-A剂次。大于或等于24月龄儿童不再补种或接种MPSV-A，仍需完成两剂次MPSV-AC。⑤大于或等于24月龄儿童如未接种过MPSV-A，可在3周岁前尽早接种MPSV-AC；如已接种过1剂次MPSV-A，间隔不小于3个月尽早接种MPSV-AC。

14.答案：ABCE

解析：D项错误，应尽量减少集体活动或文艺演出。

15.答案：ABCD

解析：E项流脑的感染率在婴幼儿和儿童中较高。

16.答案：ABC

解析：D项所使用的抗生素应能透过血脑屏障。E项脑膜炎奈瑟菌对磺胺类药物耐药。

17.答案：ABC

解析：根据《流行性脑脊髓膜炎诊疗方案（2023年版）》：人群普遍易感，6月龄至2岁时发病率最高，随着年龄的增长发病率逐渐降低。

（三）判断

1.答案：正确

解析：结合疫苗将荚膜多糖与蛋白载体（如破伤风类毒素、CRM197等）共价结合，可激活T细胞依赖性免疫应答（多糖疫苗仅为T细胞非依赖性），对2岁以下婴幼儿可产生良好免疫应答（多糖疫苗对婴幼儿无效）。结合疫苗诱导免疫记忆：抗体水平下降后可被快速回忆，保护持续时间长达5~10年。

2.答案：正确

解析：多糖疫苗属于T细胞非依赖性抗原，其免疫机制依赖于B细胞直接识别抗原并产生抗体。然而，2岁以下婴幼儿的B细胞功能尚未完全成熟，难以有效识别和响应多糖抗原，导致抗体生成不足且维持时间短暂。

3.答案：错误

解析：脑膜炎双球菌为革兰氏阴性菌，其细胞壁成分中的脂多糖为致病毒素，属于内毒素。

4.答案：正确

解析：该说法正确。

5.答案：错误

解析：应急接种不能替代密切接触者的预防服药，尽管接种疫苗有较好的保护作用，但从接种疫苗到身体能产生预防流行性脑脊髓膜炎的效果，需要10~14天时间。因此对于流行性脑脊髓膜炎患者的密切接触者来说，最好是在临床医师的指导下服用敏感的抗生素进行预防。

6.答案：正确

解析：脑膜炎球菌感染的幸存者确实可能遗留永久性后遗症，其发生风险与感染严重程度、治疗及时性及并发症密切相关。

7.答案：正确

解析：根据《传染病学（第10版）（国家卫生健康委员会"十四五"规划教材）》：人是脑膜炎奈瑟菌的唯一天然宿主。

（四）填空

1.答案：2~3天

解析：潜伏期为1~7天，一般为2~3天。

2.答案： 6个月～2岁

解析：根据《传染病学（第10版）（国家卫生健康委员会"十四五"规划教材）》，以5岁以下儿童尤其是6月龄～2岁的婴幼儿发生率最高。

3.答案： 带菌者　患者　人

解析：根据《传染病学（第10版）（国家卫生健康委员会"十四五"规划教材）》，带菌者和流脑患者是本病的传染源，人是本菌唯一的天然宿主。

4.答案： 脑脊液　血液　瘀点/斑组织液

解析：根据《全国流行性脑脊髓膜炎监测方案（2006年版）》，医疗机构发现疑似流脑病例时，无论是否使用抗生素治疗，都要尽快采集患者脑脊液、血液、瘀点（斑）组织液标本，标本要尽可能在使用抗生素治疗前采集。

5.答案： 隐性感染率

解析：根据《传染病学（第10版）（国家卫生健康委员会"十四五"规划教材）》，人群普遍易感，本病隐性感染率高。

6.答案： 6小时　12小时

7.答案： 3　2

8.答案： 突然发热　头痛　瘀点/瘀斑

9.答案： 前驱期（上呼吸道感染期）　败血症期　脑膜炎期　恢复期

10.答案： 休克型　脑膜脑炎型　混合型

11.答案： 鼻咽

12.答案： 2～8　-20

13.答案： 青霉素

14.答案： 7

15.答案： 80%

16.答案： 80%

二、流行性乙型脑炎

（一）单选

1.答案： C

解析：根据《全国流行性乙型脑炎监测方案（2006）》：如发现在1周内，同一乡镇、街道等发生5例及以上乙脑病例，或者死亡1例及以上时，应按《国家突发公共卫生事件相关信息报告管理工作规范（试行）》的要求报告。

2.答案： C

解析：流行性乙型脑炎病家周围50～100米是药物快速灭蚊的标准范围。

3.答案： D

解析：流行性乙型脑炎的预防需要采取综合性措施，但最关键的核心策略是切断传播途径（防蚊灭蚊）和保护易感人群（疫苗接种）。A项流行性乙型脑炎患者病毒血症期短，且人际传播罕见，隔离意义有限。B项管理难度大。C项流行性乙型脑炎无特效预防药物。

4.答案： A

解析：根据《全国流行性乙型脑炎监测方案（2006）》：血液：抽取患者全血2～4ml，进行抗体测定、病原培养分离、核酸检测。要求在发病1周内采集第1份血液标本，发病3～4周后采集第2份血液标本2ml；若第1份血液标本/脑脊液标本实验室病原学检测阳性或乙脑特异性抗体IgM为阳性，可不采集第2份血液标本。

5.答案： C

解析：流行性乙型脑炎无特效预防药物。

6.答案： D

解析：根据《全国流行性乙型脑炎监测方案（2006）》：城市必须在12小时以内，农村必须在24小时以内报至当地县级疾病预防控制机构。

7.答案： D

解析：A、B、C项几种抗体均可检出。

8.答案： B

解析：已有流行性乙型脑炎灭活疫苗接种史者，继续使用灭活疫苗可保持免疫程序一致性，避免混合疫苗类型的潜在风险；对于应急接种，减毒活疫苗是首选，因为它更快，适合快速应急响应。

9.答案： D

解析：D项是流行性脑脊髓膜炎的特征性表现，是流行性乙型脑炎与流行性脑脊髓膜炎关键的鉴别点。

10.答案： D

解析：根据《全国流行性乙型脑炎监测方案（2006）》疑似病例定义：蚊虫叮咬季节在乙脑流行地区居住或于发病前25天内曾到过乙脑流行地区，急性起病，发热、头痛、呕吐、嗜睡，有不同程度的意识障碍症状和体征的病例。

11. 答案：B

解析：根据《全国流行性乙型脑炎监测方案（2006）》：病例48小时内县级疾病预防控制机构调查率≥80%。

12. 答案：C

解析：流行性乙型脑炎是蚊媒传染病，无须对密切接触者进行隔离医学观察。

13. 答案：D

解析：根据《全国流行性乙型脑炎监测方案（2006）》健康人群免疫水平监测：在每年4~5月份流行性乙型脑炎流行季节前（流行季节出现较早或终年流行的地区可根据当地情况而定）和11月下旬流行性乙型脑炎流行季节后（可根据当地情况而定）各采血1次。

14. 答案：D

解析：B项乙脑主要传染源是幼猪。

15. 答案：D

解析：乙脑病毒的主要抗原成分是包膜（E）蛋白。

16. 答案：D

解析：IgG抗体产生较晚，不用于急性期诊断，且一般检测双份血清。

（二）多选

1. 答案：ABCD

解析：乙脑的季节性主要与媒介蚊虫的活动高峰、病毒在蚊虫体内的繁殖效率、猪的病毒血症期、人类活动增加，以及气候条件等因素密切相关。

2. 答案：ABDE

解析：根据《全国流行性乙型脑炎监测方案（2006）》：病例个案调查表，内容包括病例基本情况、临床表现、实验室检测结果、疫苗接种史等。

3. 答案：ACDE

解析：B项乙脑主要传染源是猪。

4. 答案：ABD

解析：C项为百日咳临床表现，E项为流行性脑脊髓膜炎临床表现。

5. 答案：ADE

解析：流行性乙型脑炎主要通过蚊虫叮咬传播，库蚊、伊蚊和按蚊的某些种类能传播流行性乙型脑炎病毒，其中三带喙库蚊是主要传播媒介。

6. 答案：AE

解析：根据《全国流行性乙型脑炎监测方案（2006）》：医疗机构发现乙脑病例或疑似病例时，按《流行性乙型脑炎病例标本采集指南》要采集、保存患者脑脊液、血液标本。

7. 答案：ABCDE

解析：ABCDE均正确，A为疫苗通用禁忌证，DE免疫功能受损，不适合接种减毒活疫苗。

8. 答案：ABCDE

解析：ABCDE均正确，其中猪是最重要的扩增宿主。

9. 答案：ABCE

解析：根据《全国流行性乙型脑炎监测方案（2006）》：在蚊虫叮咬季节，乙脑流行地区，县级疾病预防控制机构要结合急性弛缓性麻痹（AFP）病例监测工作，对县级以上医疗机构开展乙脑病例的主动监测，到相关科室（传染病科门诊和内科或神经内科病房、儿科、病案室等）查阅门诊日志、出入院记录或病案，并记录监测结果。如发现漏报病例，应及时追踪并补报。乙脑的核心症状不涉及皮肤病变，皮肤科无须主动搜索。

10. 答案：ABD

解析：C项错误，农村地区由于蚊虫较多、家畜养殖等因素，流行性乙型脑炎发病率相对城市更高；E项由于儿童普遍接种疫苗，流行性乙型脑炎发病年龄后移，部分地区出现成人流行，流行区域并未缩小。

11. 答案：ABCD

解析：根据《全国流行性乙型脑炎监测方案（2006）》：当出现乙脑暴发疫情时，县级疾病预防控制机构应在接到疫情报告后及时（12小时内）开展流行病学调查，对疫情进行核实、确定疫情波及范围，及时向同级卫生行政部门和上级疾病预防控制机构报告，实施相关控制措施，疫情处理完毕后3天内写出调查处理报告并逐级上报；上级疾病预防控制机构也要派人指导或参与处理疫情。

12.答案：BC

解析：目前我国生产与使用的流行性乙型脑炎疫苗有灭活疫苗和减毒活疫苗。

13.答案：AE

解析：AE以隐性感染为主，BCD以显性感染为主，其中B几乎无隐性感染，一旦发病几乎100%致死。

14.答案：ABCE

解析：根据流行性乙型脑炎诊断标准（WS 214-2008）：流行性乙型脑炎临床分型包括轻型、普通型、重型、极重型。

15.答案：AD

解析：根据《全国流行性乙型脑炎监测方案（2006）》：医疗机构发现流行性乙型脑炎病例或疑似病例时，要采集、保存患者脑脊液、血液标本。脑脊液：发病1周内采集1～2ml脑脊液，进行病毒培养分离、抗体检测和核酸检测。血液：要求在发病1周内采集第1份血液标本，发病3～4周后采集第2份血液标本2ml；若第1份血液标本/脑脊液标本实验室病原学检测阳性或流行性乙型脑炎特异性抗体IgM为阳性，可不采集第2份血液标本。脑脊液、血清标本要求低温（-20℃以下）保存。因此BCE选项错误。

16.答案：CE

解析：根据《全国流行性乙型脑炎监测方案（2006）》：确诊病例为疑似或临床诊断基础上，病原学及血清学检测结果符合下述任一项的病例：①1个月内未接种过乙脑疫苗者，血或脑脊液中抗乙脑病毒IgM抗体阳性。②恢复期血清中抗乙脑病毒IgG抗体或乙脑病毒中和抗体滴度比急性期有≥4倍升高者，或急性期抗乙脑病毒IgM/IgG抗体阴性，恢复期阳性者。③在组织、血液或其他体液中通过直接免疫荧光或聚合酶链反应（PCR）检测到乙脑病毒抗原或特异性核酸。④脑脊液、脑组织及血清中分离出乙脑病毒。

17.答案：ABCDE

解析：流行性乙型脑炎媒介蚊虫监测应包括蚊虫种类、密度、带毒率、抗药性及孳生地等全面内容，所有选项均正确。

（三）判断

1.答案：正确

解析：猪感染流行性乙型脑炎病毒后病毒血症水平高、持续时间长，是流行性乙型脑炎的主要传染源，对幼猪进行疫苗免疫可显著降低人群感染风险。

2.答案：正确

解析：根据《国家免疫规划疫苗儿童免疫程序及说明（2021年版）》，该程序正确。

3.答案：错误

解析：乙脑属于虫媒传染病，防控的核心是蚊媒控制与疫苗接种，而非隔离患者。

4.答案：正确

解析：由于儿童普遍接种疫苗，未接种或免疫力下降的成人成为主要发病群体，病例发病年龄开始向大年龄转移。

5.答案：错误

解析：上述为流脑聚集性疫情定义。乙脑无聚集性疫情定义。

6.答案：正确

解析：根据《全国流行性乙型脑炎监测方案（2006）》：流行性乙型脑炎的病死率和致残率高，是威胁人群特别是儿童健康的主要传染病之一。

7.答案：错误

解析：根据《全国流行性乙型脑炎监测方案（2006）》：应于6个月后进行病例随访调查。

8.答案：错误

解析：全年均可接种。

9.答案：错误

解析：根据《全国流行性乙型脑炎监测方案（2006）》：疑似病例报告及时率要求为90%。

10.答案：正确

解析：根据《国家免疫规划疫苗儿童免疫程序及说明（2021年版）》，该说法正确。

11.答案：正确

解析：根据流行性乙型脑炎诊断标准（WS 214-2008），流行性乙型脑炎的临床症状：急性起病，发热、头痛、喷射性呕吐，发热2~3天后出现不同程度的意识障碍，重症患者可出现全身抽搐、强直性痉挛或瘫痪等中枢神经症状，严重病例出现中枢性呼吸衰竭。

12.答案：正确

解析：根据《全国流行性乙型脑炎监测方案（2006）》：责任报告单位或责任报告人在病例确诊、排除或死亡后，应于24小时内报出订正报告或死亡报告。

13.答案：正确

解析：流行性乙型脑炎是人兽共患的自然疫源性疾病，传播媒介为蚊子。

14.答案：错误

解析：根据《国家免疫规划疫苗儿童免疫程序及说明（2021年版）》，乙脑减毒活疫苗第2剂或乙脑灭活疫苗第3剂、甲型肝炎灭活疫苗第2剂：小于3周岁完成。

（四）填空

1.答案： 自然疫源性

2.答案： 三带喙库蚊

3.答案： 散发性 很少

解析：人感染乙脑病毒后多数呈隐性感染，而且感染后可获得较持久的免疫力，所以乙型脑炎集中暴发少。

4.答案： 2 12 4 7～10 1～12 3

5.答案： 48小时

解析：根据《全国流行性乙型脑炎监测方案（2006）》：县级疾病预防控制机构应在接到报告后48小时内对乙脑病例或疑似病例开展个案调查，详细填写病例个案调查表，内容包括病例基本情况、临床表现、实验室检测结果、疫苗接种史等。

6.答案： 夏秋

7.答案： 12小时

解析：根据《全国流行性乙型脑炎监测方案（2006）》：当出现乙脑暴发疫情时，县级疾病预防控制机构应在接到疫情报告后及时（12小时内）开展流行病学调查。

8.答案： 25

9.答案： 猪

三、百日咳

（一）单选

1.答案：C

解析：根据《百日咳防控方案（2024年版）》：接种含百日咳成分的疫苗或自然感染，均不能获得终生保护。

2.答案：A

解析：根据《百日咳防控方案（2024年版）》：细菌培养、核酸检测优先采集鼻咽拭子，其次为鼻咽吸取液。

3.答案：A

解析：感染者是主要传染源。对于婴幼儿，感染百日咳鲍特菌的父母或其他同住人员是最主要的传染源。

4.答案：D

解析：尽管疫苗接种大幅降低了百日咳发病率和死亡率，但近年来全球多国（包括发达国家）出现百日咳再现现象。疫苗接种仍是预防该病的最有效方式。

5.答案：C

解析：15岁以下符合我国百日咳的实际流行特征。

6.答案：A

解析：百日咳主要通过呼吸道飞沫传播，如感染者咳嗽、打喷嚏等将细菌播散到空气中，易感者因吸入带菌的飞沫而被感染。也可经密切接触传播。

7.答案：B

解析：根据《百日咳防控方案（2024年版）》：百日咳潜伏期通常为5～21天，平均7～14天。

8.答案：A

解析：百日咳鲍特菌致病力主要与其产生的各种毒素和黏附素有关，如百日咳毒素（PT）、丝状血凝素（FHA）、黏附素（PRN）、菌毛（FIM）。针对PT产生的抗体是百日咳鲍特菌特有的抗体。

9.答案：B

解析：根据《百日咳防控方案（2024年版）》：对于使用有效抗菌药物治疗的百日咳病例，自我隔离期限为临床诊断至有效抗菌药物治疗后5天；对于未及时进行有效抗菌药物治疗的病例，自我隔离期限为发病后21天。

10.答案：D

解析：根据《百日咳诊疗方案（2023年版）》：百日咳脑病主要发生于痉咳期。

11.答案：A

解析：根据《百日咳诊疗方案（2023年版）》：从潜伏期开始至发病后6周均有传染性，尤以潜伏期末到病后卡他期2~3周内传染性最强。

12.答案：B

解析：根据《百日咳防控方案（2024年版）》：发现百日咳聚集性疫情后，县级疾控机构应在2小时内通过突发公共卫生事件管理信息系统报告，事件级别选择"未分级"。按照《国家突发公共卫生事件应急预案》关于突发公共卫生事件的分级标准，进一步确定百日咳疫情的事件级别，及时进行订正。

13.答案：C

解析：根据《百日咳防控方案（2024年版）》中密切接触者定义：指与百日咳病例在发病前1周至发病后3周内，有共同居住、学习、工作、生活等近距离接触者。经有效抗菌药物治疗的病例，其密切接触者判定期限为该病例发病前1周至有效抗菌药物治疗5天内。

14.答案：C

解析：根据《百日咳防控方案（2024年版）》：建议对重点密切接触者（包括未全程接种含百日咳成分疫苗的婴幼儿、家庭内和托幼机构的密切接触者、有明确接触史的托幼机构工作人员、婴幼儿看护者、新生儿病房医务工作者等人群）实施暴露后预防，即在暴露后21天内（尽可能在暴露后1~2周内）在临床医生指导下接受药物预防。

15.答案：B

解析：根据《百日咳防控方案（2024年版）》：建议对重点密切接触者实施暴露后预防，即在暴露后21天内（尽可能在暴露后1~2周内）在临床医生指导下接受药物预防。

16.答案：D

解析：根据《百日咳防控方案（2024年版）》：百日咳鲍特菌最适宜生长的温度为35~37℃。

17.答案：C

解析：根据《传染病学（第10版）（国家卫生健康委员会"十四五"规划教材）》：百日咳鲍特菌最适pH为6.8~7.0。

18.答案：C

解析：根据《百日咳诊疗方案（2023年版）》：百日咳鲍特菌对理化因素抵抗力弱，56℃30分钟、日光照射1小时、干燥3~5小时可灭活，对紫外线和一般消毒剂敏感。

19.答案：C

解析：C项错误，副百日咳鲍特菌不能分泌百日咳毒素。

20.答案：C

解析：2007年我国开始逐步引入无细胞百日咳疫苗，2012年国家免疫规划正式全面替换，将免费提供的"百白破疫苗"从全细胞升级为无细胞工艺。

21.答案：B

解析：B选项正确，咳嗽开始后的前2周是百日咳细菌培养的最佳时期，此阶段细菌载量达到高峰，培养阳性率最高。

22.答案：A

解析：根据《百日咳防控方案（2024年版）》：细菌培养、核酸检测优先采集鼻咽拭子，其次为鼻咽吸取液。

23.答案：C

解析：含百日咳成分的疫苗注射方式均为肌内注射。

24.答案：B

解析：自2010年后，我国百日咳报告发病率呈现上升趋势，可能与疫苗接种后免疫力下降（无细胞疫苗保护期较短）、病原体变异及诊断意识增强等有关。另外根据《传染病学（第10版）（国家卫生健康委员会"十四五"规划教材）》：本病在不同年龄组均有发病，但多发生于儿童，尤其是5岁以下的小儿；百日咳无明显季节性，全年均可发病，但较多见于冬春季节。

（二）多选

1.答案：ABCE

解析：《百日咳防控方案（2024年版）》中提到的重点防控机构有月子中心、托幼机构、中小学校、儿童福利机构和未成年人救助保护机构、医疗机构。

2.答案：ABCDE

解析：ABCDE均正确，所有选项均可能是百日咳发病率升高的原因。

3.答案：BC

解析：根据《百日咳诊断标准（WS274-2007）》临床诊断病例同时符合以下任何一项的规定：从痰、鼻咽部分泌物分离到百日咳鲍特菌；恢复期血清特异性抗体比急性期呈≥4倍增长。

4.答案：ABD

解析：根据《百日咳防控方案（2024年版）》聚集性疫情定义：指在同一托幼机构、月子中心、儿童福利机构和未成年人救助保护机构等有6岁及以下人群聚集的重点机构，7天内报告3例及以上临床诊断或实验室确诊百日咳病例；在同一学校或其他集体单位，7天内报告10例及以上临床诊断或实验室确诊百日咳病例。

5.答案：CD

解析：根据《百日咳防控方案（2024年版）》：需要进行流行病学调查的对象为进入ICU治疗的百日咳病例、百日咳死亡病例。

6.答案：ABD

解析：确诊病例为疑似病例或临床诊断病例，具有以下任一项者：培养到百日咳鲍特菌；百日咳鲍特菌核酸检测阳性；PT-IgG抗体阳转或恢复期较急性期滴度呈4倍及以上升高（排除婴幼儿1年内接种含百日咳成分疫苗或既往感染）。

7.答案：ADE

解析：根据《百日咳诊疗方案（2023年版）》①疑似病例：具有以下任一项者：阵发性痉挛性咳嗽，病程≥2周；婴儿有反复发作的呼吸暂停、窒息、发绀和心动过缓症状，或有间歇的阵发性咳嗽，有百日咳流行病学暴露史或者确诊病例接触史；大龄儿童、青少年、成人持续2周以上咳嗽，不伴发热，无其他原因可解释，有百日咳流行病学暴露史或者确诊病例接触史。②临床诊断病例：具有以下任一项者：疑似病例，且外周血白细胞和淋巴细胞增多，明显高于相应年龄正常范围；阵发性痉挛性咳嗽，病程≥2周，与百日咳确诊病例有明确的流行病学

关联（与首发或者继发病例发病间隔5~21天）。③确诊病例：疑似病例或临床诊断病例，具有以下任一项者：培养到百日咳鲍特菌；百日咳鲍特菌核酸检测阳性；PT-IgG抗体阳转或恢复期较急性期滴度呈4倍及以上升高（排除婴幼儿1年内接种含百日咳成分疫苗或既往感染）。

8.答案：ADE

解析：A无细胞百白破疫苗、D五联疫苗、E四联疫苗能接种到，B全细胞百白破疫苗我国已于2012年后淘汰，C青少年及成人用百白破疫苗目前国内未上市。

9.答案：ACDE

解析：根据《百日咳防控方案（2024年版）》：百日咳鲍特菌致病力主要与其产生的各种毒素和黏附素有关，如百日咳毒素（PT）、丝状血凝素（FHA）、黏附素（PRN）、菌毛（FIM）等。百日咳鲍特菌最适生长的温度为35~37℃，对生长营养条件需求较高，体外较难培养。百日咳鲍特菌对外界理化因素抵抗力较弱，在体外存活时间短。该细菌对热及紫外线敏感，加热至56℃ 30分钟，日光照射1小时，干燥3~5小时均可灭活；75%乙醇、含氯消毒剂、过氧化氢、过氧乙酸等常用消毒剂可有效灭菌。

10.答案：ABDE

解析：监测敏感性的提升更依赖于病例发现、报告和检测能力，C选项与监测敏感性无直接关联。

11.答案：BCDE

解析：根据《百日咳防控方案（2024年版）》：建议对重点密切接触者（包括未全程接种含百日咳成分疫苗的婴幼儿、家庭内和托幼机构的密切接触者、有明确接触史的托幼机构工作人员、婴幼儿看护者、新生儿病房医务工作者等人群）实施暴露后预防，即在暴露后21天内（尽可能在暴露后1~2周内）在临床医生指导下接受药物预防。

12.答案：BDE

解析：根据《百日咳诊疗方案（2023年版）》：百日咳鲍特菌为专性需氧菌，革兰氏染色阴性，为两端着色较深的短杆菌，无鞭毛。百日咳鲍特菌表达多种毒力因子，产生大量毒素和

生物活性产物，最重要的毒力因子是百日咳毒素（PT），具有促分裂活性，影响淋巴细胞循环，并作为细菌与呼吸道纤毛细胞结合的黏附素。

13.答案：ABCD

解析：根据《百日咳诊疗方案（2023年版）》：百日咳鲍特菌对理化因素抵抗力弱，56℃ 30分钟、日光照射1小时、干燥3～5小时可灭活，对紫外线和一般消毒剂敏感。

14.答案：ABC

解析：百日咳通常不会有荨麻疹、高热。

15.答案：ABCDE

解析：根据《百日咳诊疗方案（2023年版）》：卡他期表现为流涕、打喷嚏、流泪、咽痛、阵发性咳嗽等上呼吸道感染症状。多无发热或初期一过性发热。

16.答案：ABD

解析：根据《百日咳诊疗方案（2023年版）》：在卡他期末及痉咳期可见白细胞增多，痉咳期最明显，多为（20～50）×10^9/L，少数可达70×10^9/L以上，以淋巴细胞为主，多见于婴幼儿。

17.答案：ABC

解析：DE项用于病原体检测，而非抗体水平监测。

18.答案：CDE

解析：根据《百日咳诊疗方案（2023年版）》：细菌培养：鼻咽部分泌物可培养到百日咳鲍特菌。卡他期或痉咳期早期鼻咽拭子标本阳性率高，病程3周以后阳性率较低。既往接种含百日咳成分疫苗且已接受抗菌药物治疗或者病程超过3周的患者，检出率较低。

19.答案：ABCD

解析：根据《百日咳诊疗方案（2023年版》，具有以下任一项者为疑似病例：1.阵发性痉挛性咳嗽，病程≥2周；2.婴儿有反复发作的呼吸暂停、窒息、发绀和心动过缓症状，或有间歇的阵发性咳嗽，有百日咳流行病学暴露史或者确诊病例接触史；3.大龄儿童、青少年、成人持续2周以上咳嗽，不伴发热，无其他原因可解释，有百日咳流行病学暴露史或者确诊病例接触史。E为确诊病例。

20.答案：BCD

解析：根据《百日咳诊疗方案（2023年版》：百日咳病程分为卡他期、痉咳期、恢复期。

（三）判断

1.答案：错误

解析：连续21天无新发病例可判定聚集性疫情结束。

2.答案：错误

解析：引起神经系统不良反应的成分主要是百日咳成分。

3.答案：错误

解析：根据《百日咳防控方案（2024年版）》：百日咳潜伏期通常为5～21天，平均7～14天。

4.答案：错误

解析：根据《百日咳防控方案（2024年版）》：接种含百日咳成分的疫苗或自然感染，均不能获得终生保护。

5.答案：错误

解析：学生确诊百日咳后，在有效抗菌药物治疗5天后可返校，室内活动时应佩戴口罩直至症状消失。

6.答案：正确

解析：根据《百日咳防控方案（2024年版）》：细菌培养、核酸检测优先采集鼻咽拭子，其次为鼻咽吸取液。

7.答案：错误

解析：前3剂每剂次间隔不小于28天，第4剂与第3剂间隔不小于6个月，第5剂与第4剂间隔不小于12个月。

8.答案：正确

解析：百日咳鲍特菌对营养要求高，需特殊培养基（如鲍-金培养基），对理化因素抵抗力弱，对紫外线和一般消毒剂敏感。

9.答案：错误

解析：根据《百日咳防控方案（2024年版）》：发现百日咳聚集性疫情后，县级疾控机构应在2小时内通过突发公共卫生事件管理信息系统报告，事件级别选择"未分级"。按照《国家突发公共卫生事件应急预案》关于突发公共卫生事件的分级标准，进一步确定百日咳疫情的事件级别，及时进行订正。

10.答案： 错误

解析：百日咳是由百日咳鲍特菌引起的急性呼吸道传染病。

11.答案： 错误

解析：根据《百日咳防控方案（2024年版）》：发现聚集性疫情后，县级疾控机构应及时开展病例主动搜索、病例管理、密切接触者判定和管理、环境消毒等措施，动态开展疫情分析研判，加强健康宣教，及时回应公众关切。

12.答案： 正确

解析：人是百日咳鲍特菌的唯一自然宿主。

13.答案： 错误

解析：全细胞百日咳疫苗由灭活的全菌体制成，含有多种抗原成分，不良反应发生率高于无细胞百日咳疫苗。

14.答案： 错误

解析：棉纤维可能含有脂肪酸或其他抑制物质，影响百日咳鲍特菌的生长。棉拭子的吸附能力较强，可能导致样本中细菌释放效率低，降低培养阳性率。不宜使用棉拭子，推荐使用涤纶拭子或人造纤维拭子。

15.答案： 正确

解析：发红（红斑）、肿胀（硬结）、压痛是含百日咳成分疫苗（如DTaP、DTaP-Hib等）接种后最常见的局部不良反应。发病机制为百日咳抗原可能引发局部炎症反应，导致血管扩张（发红）、组织液渗出（肿胀）和神经敏感（压痛）。

16.答案： 错误

解析：百日咳通过飞沫传播，传染性强，易在人群中快速传播，通常呈暴发流行。

17.答案： 错误

解析：婴儿百日咳病例多不表现典型的痉挛性咳嗽，而是以呼吸暂停、青紫等非典型症状为主。

（四）填空

1.答案： 疫苗接种

2.答案： 10

解析：根据《百日咳防控方案（2024年版）》聚集性疫情定义：指在同一托幼机构、月子中心、儿童福利机构和未成年人救助保护机构等有6岁及以下人群聚集的重点机构，7天内报告3例及以上临床诊断或实验室确诊百日咳病例；在同一学校或其他集体单位，7天内报告10例及以上临床诊断或实验室确诊百日咳病例。

3.答案： 敏感

4.答案： 鼻咽拭子

解析：根据《百日咳防控方案（2024年版）》：细菌培养、核酸检测优先采集鼻咽拭子，其次为鼻咽吸取液。血清学检测采集单份或双份（急性期、恢复期）血清。

5.答案： 木炭琼脂培养基（R—L培养基）

6.答案： 破伤风类毒素

7.答案： 百日咳毒素

8.答案： 21

9.答案： 预防为主　防治结合　精准防控快速处置

10.答案： 6　2～3

11.答案： 乙

四、白喉

（一）单选

1.答案： B

解析：根据《国家免疫规划疫苗儿童免疫程序及说明（2021年版）》：3月龄-5周岁使用DTaP，6-11周岁使用儿童型DT，因此需要补种白破疫苗的儿童年龄上限是12岁。

2.答案： B

解析：将细菌外毒素用0.3%～0.4%甲醛处理脱去其毒性，保存其免疫原性即为类毒素。

3.答案： B

解析：白喉棒状杆菌的选择性培养基为常含亚碲酸钾的血琼脂平板，因亚碲酸钾能抑制其他杂菌生长，而白喉棒状杆菌可将其还原为碲（黑色沉淀），形成特征性黑色或灰黑色菌落。A.卵黄培养基主要用于分离产气荚膜梭菌等厌氧菌；C.麦康凯培养基用于肠道杆菌（如大肠杆菌）的分离；D双抗巧克力培养基主要用于培养嗜血杆菌和奈瑟菌等苛养菌。

4.答案： C

解析：A非产毒菌株致病性较弱，但也可

能致病。B 主要经呼吸道飞沫传播，也可经食物、玩具及物品间接传播，偶尔可经破损的皮肤传播。D 锡克试验可用于判断人体对白喉有无免疫力。

5.答案：B

解析：根据《中华人民共和国传染病防治法（2025 年修订）》，白喉属于乙类传染病。

6.答案：C

解析：白喉杆菌的主要致病物质是白喉外毒素，它是由 β–棒状杆菌噬菌体携带的 tox 基因编码产生的，可抑制细胞蛋白质合成，导致组织细胞坏死和炎症反应，引起白喉的典型症状。白喉杆菌无内毒素、芽孢，荚膜也不是其主要致病物质。

7.答案：D

解析：D 项为百日咳的临床表现。

8.答案：A

解析：接种百白破疫苗是预防白喉最根本、最有效的措施。

9.答案：A

解析：根据疫苗说明书，百白破疫苗的主要成分为百日咳菌苗成分、白喉类毒素、破伤风类毒素。

10.答案：C

解析：白喉抗毒素是白喉的特异性治疗药物，可直接中和白喉毒素，阻断其对心脏、神经等靶器官的损害。

11.答案：B

解析：白喉类毒素是白喉毒素经甲醛脱毒后保留免疫原性的产物，本身无毒，但能诱导免疫应答，刺激机体产生抗毒素抗体。

12.答案：C

解析：1978 年百白破疫苗纳入国家计划免疫，百白破疫苗普遍使用后，白喉发病率大幅度下降。

13.答案：D

解析：根据《白喉诊断标准（WS 275–2007）》：人类是白喉杆菌已知的唯一宿主。

14.答案：B

解析：A 项错误，白喉棒状杆菌通常不侵入血液，主要在局部繁殖并产生毒素。C 项错误，

白喉主要影响上呼吸道，而非肺部。D 项错误，鼻咽部假膜整体黏附性强，不易自行脱落。

15.答案：A

解析：A 项百白破三联疫苗，B 项灭活流感疫苗，C 项流脑多糖疫苗，D 项为甲型肝炎疫苗。

16.答案：A

解析：《根据白喉诊断标准（WS 275–2007）》：潜伏期 1~7 天，多数为 2~4 天。

17.答案：B

解析：根据《白喉诊断标准（WS 275–2007）》：潜伏期 1~7 天。密切接触者应医学观察一个最长潜伏期。

18.答案：D

解析：我国白喉报告达到突发公共卫生事件的最少病例数为 1 例。

19.答案：A

解析：B 项咽白喉是白喉最常见的临床类型，占病例总数的 70%～80%；C 项潜伏期 1～7 天，多数为 2～4 天；D 项假膜是白喉的典型特征，通常出现在急性期而非恢复期。

20.答案：B

解析：A 项中毒性心肌炎多见于重症咽白喉和喉白喉，而非鼻白喉。鼻白喉病情通常较轻，并发症较少。C 项中毒性心肌炎常表现为心律失常（如心动过速或心动过缓）、心音低钝等，心率通常异常。D 项中毒性心肌炎的心电图常显示 T 波倒置、ST 段改变等异常，同时伴有心肌酶（如 CK-MB、肌钙蛋白）显著升高。

21.答案：C

解析：C 项不正确，带菌者隔离时间应根据培养结果确定，且治疗首选青霉素或红霉素。

22.答案：C

解析：A 项白喉棒状杆菌为革兰氏染色阳性杆菌。B 项菌体形态为细长弯曲的棒状，两端膨大呈杵状。C 项白喉棒状杆菌用奈瑟氏染色菌体染成黄褐色，一端或二端染成蓝色或深蓝色颗粒，称为异染颗粒。D 项不产生芽膜。

23.答案：D

解析：D 项不典型棒状杆菌通常指无致病性或条件致病性棒状杆菌（如干燥棒状杆菌），不产白喉毒素，与白喉无关。

24.答案：C

解析：得益于高疫苗接种率，我国白喉已多年无大规模流行，年均报告病例＜10例，属于零星散发状态。

（二）多选

1.答案：ABCE

解析：白喉的传染源为患者和带菌者。

2.答案：BCD

解析：为需氧或兼性厌氧菌，最适宜生长温度为34～37℃，pH 7.0～7.6。白喉棒状杆菌依据菌落形态和生化反应可分为以下四种生物型：重型、中间型、轻型、贝尔凡提型。

3.答案：ABD

解析：C项应该是白喉外毒素经淋巴和血液到达心肌、末梢神经，引起严重损伤。E项白喉棒状杆菌镜下形态是革兰氏阳性棒状杆菌。

4.答案：CD

解析：根据《白喉诊断标准（WS 275-2007）》，疑似病例同时符合以下任意一项即为确诊病例：①白喉棒状杆菌分离培养阳性并证明能产生白喉毒素；②患者急性期和恢复期血清特异性抗体四倍或四倍以上增长。

5.答案：BD

解析：白喉病例解除隔离的金标准为症状消失后，鼻咽拭子两次培养阴性（间隔24小时以上）。无条件培养时，患者应至少隔离至症状消失后14天。

6.答案：DE

解析：白喉根据发病位置的不同，可分为咽白喉、喉白喉、鼻白喉和其他部位的白喉。

7.答案：BDE

解析：B项一年四季均可发病，以冬春季节多发。D项白喉抗毒素是预防白喉被动免疫的生物制品。E项白喉是一种疫苗可预防的细菌性疾病。

8.答案：ADE

解析：白喉毒素通过血液扩散至全身，主要损伤心肌、肾脏和周围神经。

9.答案：ABD

解析：C项虽然咽部假膜是典型白喉的临床表现，但并非所有感染者均会出现（如无症状携带者或轻症患者）。E项主要经呼吸道飞沫传播，也可经食物、玩具及物品传播。

10.答案：ABC

解析：A项心肌炎是白喉的一种常见并发症。白喉杆菌产生的毒素可以损害心肌细胞，导致心肌炎的发生。患者可能会出现心悸、胸闷、气短等症状，严重时甚至可能危及生命。B项白喉患者由于喉部假膜的形成和脱落，容易堵塞呼吸道，引起支气管肺炎。C项白喉毒素还可能损害神经系统，导致周围神经麻痹。

11.答案：ABC

解析：A项白喉毒素是白喉棒状杆菌最重要的致病物质，能够抑制蛋白质的合成，导致细胞死亡，从而引发白喉的症状。白喉毒素具有高度的毒性，是白喉疾病严重性的主要原因。B项索状因子是白喉棒状杆菌的一种重要毒力因子，能够使细菌在咽喉部位形成一层假膜，这层假膜会阻塞呼吸道，导致呼吸困难，严重时甚至可能窒息。C项K抗原是白喉棒状杆菌的一种荚膜多糖抗原，与细菌的毒力有关。它能够帮助细菌逃避宿主的免疫防御，从而增加细菌的致病性。

12.答案：ABD

解析：ABD选项正确。

13.答案：ABC

解析：D项白喉外毒素不直接作用于中枢神经系统（如脑膜）。E项脊髓前角神经元属于中枢神经系统，白喉病变主要累及周围神经。

14.答案：BCD

解析：白喉的主要症状特点为咽、喉、鼻等部位假膜形成，全身中毒症状及严重并发症。

15.答案：AD

解析：B项肥达试验用于伤寒和副伤寒的诊断。C项核酸检测用于病原体检测，而非抗体水平监测。E项该方法主要用于检测病毒抗体（如流感），不适用于白喉抗毒素抗体检测。

16.答案：ABC

解析：D项可出现于白喉，E项非白喉典型临床表现。

17.答案：AB

解析：根据《传染病学（第10版）》（国家卫生

健康委员会"十四五"规划教材）》白喉血常规表现为：外周血白细胞升高，多为（10～20）×10^9/L，中性粒细胞增高，严重时可出现中毒颗粒。

18.答案：CD

解析：A不属于治疗，BE不是病原治疗。

19.答案：ABD

解析：C项抗生素是病原治疗的重要组成部分，不可省略。E项抗毒素剂量需根据病情严重程度、假膜范围及病程早晚调整。

20.答案：ABDE

解析：A项白喉的致病性主要由白喉外毒素（由A和B两个亚单位组成）决定。B项外毒素的B片段负责与宿主细胞受体结合，帮助毒性A片段进入细胞。C项中和抗体针对的是B片段（如疫苗诱导的抗体），而非A片段。D项白喉杆菌本身不携带产毒基因（Tox基因），需通过溶原性噬菌体（如β-噬菌体）整合该基因后才能分泌外毒素并致病。E项白喉毒素通过抑制宿主细胞的蛋白质合成，引起组织坏死和炎症反应，形成特征性假膜。

21.答案：ABCD

解析：E项错误，无证据支持该滴度可终身免疫。

22.答案：ABC

解析：根据《实用传染病防治》：抗生素中首选药物为青霉素G，也可选用红霉素，头孢菌素亦可用于治疗本病。

（三）判断

1.答案：错误

解析：锡克试验是用于检测人体对白喉毒素敏感性的试验。通过在前臂掌侧下1/3处皮内注射精制白喉毒素稀释液，观察注射部位96小时后是否出现红肿反应。局部反应直径≤10mm为阴性，提示有免疫力。

2.答案：正确

解析：该说法正确。

3.答案：正确

解析：根据《传染病学（第10版）（国家卫生健康委员会"十四五"规划教材）》中毒性心肌炎是白喉最常见的并发症，也是其死亡的主要原因。

4.答案：正确

解析：根据《白喉诊断标准（WS 275-2007）》：原发性鼻白喉少见，多由咽白喉扩展而来。

5.答案：错误

解析：白喉杆菌对热和高温的抵抗力较弱，常规物理消毒（如煮沸）和化学消毒均可有效灭活。

6.答案：正确

解析：根据《传染病学（第10版）（国家卫生健康委员会"十四五"规划教材）》白喉传播途径：主要经呼吸道飞沫传播，也可经食物、玩具及物品间接传播，偶尔可经破损的皮肤传播。

7.答案：错误

解析：鼻白喉症状通常较轻。表现为单侧或双侧鼻腔分泌物增多，初为浆液性，后转为血性脓涕，鼻前庭或鼻中隔可见灰白色假膜，假膜较咽白喉薄且范围小，全身症状轻微，可有低热、食欲减退等。

8.答案：正确

解析：该说法正确。

9.答案：正确

解析：该说法正确。

10.答案：错误

解析：白喉抗毒素是从经白喉类毒素免疫的马血清中提取的抗体，用于中和患者循环系统中的游离白喉外毒素。

11.答案：错误

解析：白喉外毒素通过受体介导的内吞作用进入细胞质，抑制蛋白质合成（而非核酸复制），从而导致靶细胞死亡。

12.答案：正确

解析：该说法正确。

（四）填空

1.答案：灰白色假膜　毒血症

2.答案：锡克试验

3.答案：假膜边缘

4.答案：白喉外毒素

5.答案：14天

解析：有培养条件时，患者需连续两次鼻咽分泌物培养阴性才能解除隔离；无培养条件时，白喉患者应隔离至症状消失后14天。

6.答案：带菌者

五、结核病

（一）单选

1.答案：A

解析：根据《国家免疫规划疫苗儿童免疫程序及说明（2021年版）》：①未接种BCG的小于3月龄儿童可直接补种。②3月龄～3岁儿童对结核菌素纯蛋白衍生物（TB-PPD）或卡介菌蛋白衍生物（BCG-PPD）试验阴性者，应予补种。③大于或等于4岁儿童不予补种。④已接种BCG的儿童，即使卡痕未形成也不再予以补种。⑤卡介苗与免疫球蛋白接种间隔不做特别限制。

2.答案：B

解析：卡介苗是一种来自牛型结核杆菌的减毒活疫苗，全身播散性卡介苗感染易发生于免疫缺陷人群。

3.答案：B

解析：通常在卡介苗接种后12周（3个月）进行PPD试验。

4.答案：C

解析：新生儿通常在出生时同时接种卡介苗（左臂三角肌下缘）和第1针乙肝疫苗，卡介苗接种后会出现局部红肿、脓疱，最终结痂形成卡疤，而乙肝疫苗极少引起化脓反应，题目中"出生40天"（约6周）出现脓疱，与卡介苗的正常反应时间窗高度吻合。

5.答案：C

解析：接种卡介苗用于预防结核性脑膜炎及粟粒性结核。

6.答案：B

解析：结核免疫以Th1细胞免疫为核心，通过IFN-γ激活巨噬细胞杀灭胞内菌。

7.答案：A

解析：确诊肺结核最重要的检查项目是痰结核菌检查，包括痰涂片和痰培养。痰涂片可以快速检测结核分枝杆菌，而痰培养是确诊的金标准，能够提高检测的敏感性和特异性。

8.答案：C

解析：结核病易感人群指的是对结核分枝杆菌缺乏特异性免疫力的个体，C项符合。D项无法判断是否有特异性免疫力。

9.答案：B

解析：卡介苗对重症儿童结核病有显著保护效果：如结核性脑膜炎和粟粒性肺结核，这些疾病在儿童中病死率高，接种卡介苗可以显著降低其发病率和死亡率。

10.答案：A

解析：是否发病主要取决于结核菌的数量和机体的抵抗力。

11.答案：A

解析：A.结核分枝杆菌：是人类结核病的主要致病菌，占结核病病例的绝大多数。D.牛分枝杆菌：主要感染牛类，也可通过未消毒的牛奶或乳制品传染给人类，但在人类中的感染率较低。C.非洲分枝杆菌：主要分布于非洲部分地区，对人类的影响较小。D.田鼠分枝杆菌：主要感染啮齿类动物，对人类几乎无致病性。

12.答案：A

解析：肺结核主要通过空气传播，当患者咳嗽、打喷嚏或说话时，含有结核分枝杆菌的飞沫会释放到空气中，被他人吸入后可能导致感染。因此，痰液是肺结核患者传染性最强的标本，尤其是痰涂片阳性患者。

13.答案：A

解析：结核病的主要传染源是痰菌阳性的肺结核患者，即痰涂片或痰培养检测出结核分枝杆菌的患者。这类患者在咳嗽、打喷嚏或说话时，会将含有结核菌的飞沫释放到空气中，他人吸入后可能被感染。

14.答案：D

解析：结核分枝杆菌是专性需氧菌，最适宜生长温度为35～37℃，接近人体体温，结核分枝杆菌生长缓慢，对营养要求较高，需要在特殊培养基（如罗氏培养基）中才能生长。

15.答案：B

解析：A项错误，原发结核感染后，结核菌可能通过血液或淋巴系统传播，但初期并不一定以淋巴结核为主，肺结核更为常见。C项错误，胸片正常不能完全排除肺结核（如早期或隐匿性），需结合痰涂片、培养等综合诊断。D项错误，结核病的主要类型是肺结核，淋巴结核相对较少见。

16.答案：A

解析：结核病可累及全身多个器官，但在一般人群中，肺结核是最常见的类型，占结核病病例的绝大多数。B.淋巴结结核：多见于儿童或免疫力低下者。C.骨关节结核：较少见，通常继发于肺结核。D.消化系统结核：较少见，可能与饮用未消毒的牛奶或乳制品有关

17.答案：D

解析：D项结核病具有强传染性，即使症状轻微的患者也可能传播病菌。单纯"教育居家治疗"缺乏对传染期的有效管理，可能导致家庭内或社区传播。正确做法应是在专业医疗监督下进行规范治疗，并采取隔离措施（如佩戴口罩、通风等），直至不再具有传染性。

18.答案：B

解析：A错误，结核病是由结核分枝杆菌引起的慢性感染性疾病，而非急性感染性疾病。C错误，结核病主要通过空气传播（如吸入含结核菌的飞沫），而非直接接触。D错误，尽管生活条件改善，但结核病仍然是重要的公共卫生问题，尤其是耐药结核病的出现，仍需高度重视。

19.答案：D

解析：A.抗酸染色：如齐-尼染色，用于检测组织或痰液中的抗酸杆菌（如结核分枝杆菌）。B.免疫组织化学法：通过特异性抗体检测结核分枝杆菌抗原，提高诊断的敏感性和特异性。C.分子检测：如PCR技术，能够快速、灵敏地检测结核分枝杆菌的DNA，适用于早期诊断和耐药性检测。

20.答案：A

解析：结核分枝杆菌是胞内寄生菌，$CD4^+T$细胞（Th1型）是抗结核免疫的关键效应细胞，通过分泌 γ-干扰素（IFN-γ）激活巨噬细胞，增强其杀灭胞内结核分枝杆菌的能力。

21.答案：C

解析：根据世界卫生组织（WHO）和我国结核病防治指南，规则服药的定义是：患者在规定

的服药时间内，实际服药次数达到应服药次数的90%及以上。

22.答案：B

解析：B项错误。结核分枝杆菌的培养生长速度非常缓慢，其增殖周期为18~24小时，远长于普通细菌（如大肠埃希菌的增殖周期为20~30分钟）。在固体培养基上，结核分枝杆菌通常需要2~6周才能形成可见的菌落。

23.答案：A

解析：A项易感性通常指宿主对病原体的易感程度，而非病原体本身的特性。

24.答案：B

解析：控制结核病传播的核心措施是及早发现患者并治愈传染源。A.注意环境卫生：有助于减少传播，但无法从根本上控制传染源。C.预防用药：主要用于高危人群的预防，而非控制传播的主要手段。D.接种卡介苗：主要用于预防重症结核病，对控制传播的作用有限

25.答案：D

解析：D项正确。

（二）多选

1.答案：ABD

解析：C项3月龄~3岁儿童对结核菌素纯蛋白衍生物（TB-PPD）或卡介菌蛋白衍生物（BCG-PPD）试验阴性者，应予补种，大于或等于4岁儿童不予补种。E项卡介苗与免疫球蛋白接种间隔不做特别限制。

2.答案：ABDE

解析：传染性肺结核患者（尤其是痰涂片阳性患者）是结核病传播的主要传染源。住院治疗的流行病学意义在于隔离传染源。

3.答案：ABC

解析：D项肺结核的胸痛通常为钝痛或隐痛，与呼吸相关，剧烈刺痛更常见于胸膜炎或气胸。E项部分肺结核患者（如早期或免疫抑制者）可能无症状，称为隐匿性肺结核。

4.答案：ABCD

解析：E项淋巴结未破溃时，禁止切开引流，应通过无菌穿刺抽脓，避免活菌扩散。

5.答案：ACD

解析：B.血行播散性肺结核：属于临床分类，

描述结核病的播散方式。E.原发性肺结核：属于临床分类，描述结核病的发病类型。

6.答案：AB

解析：根据《学校结核病防控工作规范（2017版）》：一所学校在同一学期内发生10例及以上有流行病学关联的结核病病例，或出现结核病死亡病例时，学校所在地的县级卫生计生行政部门应当根据现场调查和公共卫生风险评估结果，判断是否构成突发公共卫生事件。

7.答案：ACD

解析：B项错误，结核分枝杆菌具有强抗酸性，姜-尼氏染色法（齐-尼染色）是其常用的染色方法。E项错误，结核分枝杆菌属于革兰氏染色阳性菌，但由于其细胞壁含有大量脂质，常规革兰氏染色效果不佳，通常采用抗酸染色。

8.答案：ABC

解析：A项咳嗽、咳痰：是肺结核最常见的症状，尤其是持续咳嗽超过2周或痰中带血时需高度警惕。B项低热、盗汗、食欲减退：结核病的典型全身症状，低热多见于午后或傍晚，盗汗常发生在夜间。C项咯血、胸闷、胸痛：当结核病灶累及血管或胸膜时，可能出现咯血、胸闷或胸痛。

9.答案：ABC

解析：A项与排菌的肺结核患者密切接触者，感染结核菌的风险显著增加。BC免疫力低下，是结核病的高危人群。

10.答案：AC

解析：A项错误，肺结核通常为慢性起病，急性发病较少见。C项错误，痰中培养出结核分枝杆菌可确诊肺结核，但不能完全排除合并肺癌的可能性，尤其是老年患者。

11.答案：BCDE

解析：A项只有排菌的肺结核患者才可能引起结核病的传播，其他类型的结核病患者一般不会传播结核病。

12.答案：BD

解析：B项病变的范围和程度可能影响病情严重程度，但不直接影响药物治疗的成败。D项药物的剂型不影响治疗效果，只要剂量和给药途径正确即可。

13.答案：ABCD

解析：E项健康人群不属于结核病高危人群，一般不进行主动筛查。

（三）判断

1.答案：错误

解析：卡介苗接种后的红肿不可热敷，热敷可能破坏减毒活菌的活性，影响疫苗效果，并可能加重炎症反应或导致感染扩散。

2.答案：错误

解析：结核病的治疗需要遵循早期、联合、适量、规律、全程的原则。即使症状（如咳嗽、发热、盗汗等）消失，也不代表体内的结核菌已被完全清除。因此，结核病患者必须严格按照医生的指导完成全程治疗（通常为6~9个月），即使症状消失也不能擅自停药。

3.答案：错误

解析：结核菌素皮肤试验（TST）的阳性结果仅表示机体曾感染结核分枝杆菌或接种过卡介苗（BCG），但不能区分活动性结核病与潜伏性结核感染。阳性反应的强弱（如硬结直径大小）与结核病的活动程度无直接关系。

4.答案：正确

解析：虽然呼吸道传播是结核病最主要的传播途径（通过吸入含结核分枝杆菌的飞沫），但结核病还有其他传播途径，包括：消化道传播：通过食用被牛分枝杆菌污染的未消毒牛奶或乳制品，可能导致消化道结核。母婴传播：极少数情况下，结核分枝杆菌可通过胎盘或分娩过程传播给胎儿。皮肤传播：罕见情况下，结核分枝杆菌可通过皮肤伤口感染。

5.答案：正确

解析：该说法正确。

6.答案：错误

解析：分枝杆菌所致感染中以结核分枝杆菌感染为主。

7.答案：错误

解析：γ-干扰素释放试验更适宜。

8.答案：错误

解析：结核分枝杆菌细胞壁中含有大量类脂质，具有疏水性，对物理和化学因素的抵抗力强于普通细菌。

9.答案：正确

解析：早发现能减少传播窗口期，提高治疗的及时性，早分开能阻断传播链。

10.答案：错误

解析：卡介苗的主要作用是预防重症结核病：如结核性脑膜炎和粟粒性肺结核，尤其在儿童中效果显著。

（四）填空

1.答案：Ⅳ

解析：迟发性超敏反应是Ⅳ型细胞介导的迟发型变态反应。给感染者注射结核菌素后，由致敏T−淋巴细胞与抗体结合，引起局部以淋巴细胞和单核细胞浸润为主伴有细胞变性坏死、肉芽肿的局部超敏性炎症反应，注射局部红肿、硬结甚至有水疱、坏死。这种反应一般在注射后48～72小时最明显，故名迟发型超敏反应。

2.答案：结核分枝杆菌

3.答案：2周及以上

4.答案：T细胞

5.答案：10～20

6.答案：2

六、流感

（一）单选

1.答案：C

解析：C项建议所有≥6月龄且无接种禁忌证的人都应接种流感疫苗。

2.答案：B

解析：根据《中国流感疫苗预防接种技术指南（2023−2024）》：并发症中肺炎最为常见。

3.答案：A

解析：B项流行性感冒病毒属正黏病毒科；C项甲型流感病毒除感染人外，在动物中广泛存在；D项丙型流感病毒可感染人、狗和猪，仅导致上呼吸道感染的散发病例。

4.答案：A

解析：人类流感病毒主要依据其核蛋白（NP）和基质蛋白（M）的抗原性进行分型。血凝素（HA）和神经氨酸酶（NA）用于流感病毒亚型的划分（如H1N1、H3N2等）。

5.答案：A

解析：A项抗菌治疗主要用于细菌感染的治疗，对病毒感染（如流感）无效。

6.答案：A

解析：B项根据病毒核蛋白和基质蛋白，分为甲、乙、丙、丁（或A、B、C、D）四型。C项不同型别的流感病毒可能存在交叉感染风险，应分开隔离。D项乙型流感病毒虽变异较少，但仍可引起季节性流行，需重视防控。

7.答案：B

解析：根据《中国流感疫苗预防接种技术指南（2023−2024）》：对流感灭活疫苗，首次接种流感疫苗的6月龄～8岁儿童应接种2剂次（2剂次选择同一剂型的疫苗），间隔≥4周；2022−2023年度或以前接种过1剂或以上流感疫苗的儿童，则建议接种1剂。

8.答案：B

解析：《中国流感疫苗预防接种技术指南（2023−2024）》推荐优先接种人群：医务人员，60岁及以上的老年人，罹患一种或多种慢性病者，养老机构、长期护理机构、福利院等人群聚集场所脆弱人群及员工，孕妇，6～59月龄的儿童，6月龄以下婴儿的家庭成员和看护人员，重点场所人群。

9.答案：C

解析：根据《流行性感冒诊疗方案（2020年版）》：外周血白细胞总数一般不高或降低，重症病例淋巴细胞计数明显降低。

10.答案：D

解析：根据《中国流感疫苗预防接种技术指南（2023−2024）》：流感病毒主要通过感染者打喷嚏和咳嗽等产生的呼吸道飞沫传播，也可经口腔、鼻腔、眼睛等黏膜直接或间接接触感染。

11.答案：A

解析：接种流感疫苗的最佳时间是在流感流行季节开始前，以确保机体有足够时间产生免疫保护。

（二）多选

1.答案：AE

解析：A项这些症状更常见于普通感冒。流感的突出症状是全身症状（如发热、头痛、肌痛等）。E项皮疹在流感中极为罕见，不是典型表现。

2.答案：CDE

解析：A项属于正黏病毒科。B项流感病毒是单股、负链、分节段的RNA病毒。

3.答案：AC

解析：B项接种疫苗后可在本流行季起到预防作用；D项四价流感疫苗可以预防乙型Yamagata系、乙型Victoria系、甲型H1N1以及H3N2四种流感病毒引起的流感；E项流感病毒为RNA病毒，无染色体。

4.答案：DE

解析：D项流感病毒不通过蚊虫叮咬传播。E项单纯握手不会传播流感，除非接触后触摸口、鼻或眼睛。

5.答案：ABD

解析：流感病毒的结构自外而内可分为以下三部分：A.包膜：病毒的最外层，由宿主细胞膜衍生而来，表面镶嵌有血凝素（HA）和神经氨酸酶（NA）两种糖蛋白。B.基质蛋白：位于包膜内侧，形成一层保护性结构，维持病毒形态。D.核心：包含病毒的遗传物质（RNA）和核蛋白（NP），是病毒复制和感染的关键部分。

6.答案：ABC

解析：根据《中国流感疫苗预防接种技术指南（2023—2024）》：全球已上市的流感疫苗分为流感病毒灭活疫苗、流感病毒减毒活疫苗和流感病毒重组疫苗。这几种工艺的流感疫苗我国均有。

（三）判断

1.答案：错误

解析：该说法错误，流感感染后各型及亚型之间无交叉免疫。

2.答案：正确

解析：此为抗原转变的定义。抗原漂移是指由基因组发生突变导致抗原的小幅度变异，不产生新的亚型，属于量变，没有质的变化。多引起流感的中小型流行。

3.答案：正确

解析：根据《流行性感冒诊疗方案（2020年版）》流感临床表现：主要以发热、头痛、肌痛和全身不适起病，体温可达39~40℃，可有畏寒、寒战，多伴全身肌肉关节酸痛、乏力、食欲减退等全身症状，常有咽喉痛、干咳，可有鼻塞、流涕、胸骨后不适、颜面潮红、眼结膜充血等。

4.答案：错误

解析：根据《中国流感疫苗预防接种技术指南（2023—2024）》：通常接种流感疫苗2~4周后，可产生具有保护水平的抗体。

5.答案：错误

解析：《中国流感疫苗预防接种技术指南（2023—2024）》推荐优先接种人群：医务人员，60岁及以上的老年人，罹患一种或多种慢性病者，养老机构、长期护理机构、福利院等人群聚集场所脆弱人群及员工，孕妇，6~59月龄的儿童，6月龄以下婴儿的家庭成员和看护人员，重点场所人群。

6.答案：正确

解析：该说法正确，流感重症患者可能会发展为肺炎等严重肺部疾病。

7.答案：错误

解析：流感与普通感冒不同，可能引起严重并发症，尤其是高危人群（如老年人、儿童、孕妇、慢性病患者等）。

8.答案：错误

解析：流感和普通感冒都是由病毒引起的，抗生素对病毒无效，只能用于治疗细菌感染。

（四）填空

1.答案：流感患者 无症状感染者

2.答案：冬春

3.答案：Victoria Yamagata

4.答案：1~3

5.答案：甲型

解析：人禽流感是由甲型流感病毒（A型流感病毒）的某些感染禽类亚型（如H5N1、H7N9等）中的一些毒株引起的急性呼吸道传染病。

七、狂犬病

（一）单选

1.答案：C

解析：全程接种后3个月内再次暴露者一般不需要加强接种；全程接种后3个月及以上再次暴露者，应于0、3天各加强接种1剂次狂犬病疫苗。

2.答案：C

解析：根据《狂犬病暴露预防处置工作规范（2023年版）》要求：第四条 判定为Ⅰ级暴露者，清洗暴露部位，无须进行医学处置。第五条 判定为Ⅱ级暴露者，应处置伤口并接种狂犬病疫苗。确认为Ⅱ级暴露且严重免疫功能低下者，或者Ⅱ级暴露者其伤口位于头面部且不能确定致伤动物健康状况时，按照Ⅲ级暴露者处置。第六条 判定为Ⅲ级暴露者，应处置伤口并注射狂犬病被动免疫制剂和接种狂犬病疫苗。

3.答案：C

解析：根据《狂犬病暴露预防处置工作规范（2023年版）》第二十三条：如未能在接种狂犬病疫苗的当天使用被动免疫制剂，接种首针狂犬病疫苗7天内（含7天）仍可注射被动免疫制剂。

4.答案：B

解析：《狂犬病暴露预防处置工作规范（2023年版）》第二条：根据接触方式和暴露程度将狂犬病暴露分为三级。接触或者喂饲动物，或者完好的皮肤被舔舐为Ⅰ级暴露。裸露的皮肤被轻咬，或者无明显出血的轻微抓伤、擦伤为Ⅱ级暴露。单处或者多处贯穿性皮肤咬伤或者抓伤，或者破损皮肤被舔舐，或者开放性伤口、黏膜被唾液或者组织污染，或者直接接触蝙蝠为Ⅲ级暴露。本例属于狂犬病Ⅲ级暴露且免疫规划疫苗接种史齐全。根据《非新生儿破伤风诊疗规范（2024年版）》，全程免疫且最后一次注射后的5年内，所有外伤后，均不需使用主动免疫制剂和被动免疫制剂。

5.答案：B

解析：全程接种后3个月内再次暴露者一般不需要加强接种；全程接种后3个月及以上再次暴露者，应于0、3天各加强接种1剂次狂犬病疫苗。

6.答案：B

解析：B属于Ⅱ级暴露。

7.答案：C

解析：狂犬病毒属于弹状病毒科狂犬病毒属。

8.答案：B

解析：狂犬病是由狂犬病毒感染引起的一种动物源性传染病。

9.答案：B

解析：狂犬病毒street virus指自然状态下在犬、猫等哺乳动物中传播的狂犬病毒，也被称为街毒株或野毒株。

10.答案：C

解析：《狂犬病预防控制技术指南（2016年版）》指出：狂犬病暴露是指被犬、疑似狂犬或者不能确定是否患有狂犬病的宿主动物咬伤、抓伤、舔舐黏膜或者破损皮肤处，或者开放性伤口、黏膜直接接触可能含有狂犬病毒的唾液或者组织。此外，罕见情况下，可以通过器官移植或吸入气溶胶而感染狂犬病毒。

11.答案：B

解析：B项正确，动物疫苗的保护效果并非绝对，抗体浓度会降低，无法绝对保证不会将病毒传染给人。

12.答案：B

解析：《狂犬病预防控制技术指南(2016年版)》指出：G蛋白是狂犬病毒最主要的抗原。

13.答案：D

解析：脉搏加速不属于狂躁型狂犬病的临床表现。

14.答案：C

解析：《狂犬病预防控制技术指南（2016年版）》指出：狂犬病在自然界的储存宿主动物包括食肉目动物和翼手目动物，狐、狼、豺、鼬獾、貉、臭鼬、浣熊、猫鼬和蝙蝠等也是狂犬病的自然储存宿主。

15.答案：D

解析：《狂犬病预防控制技术指南（2016年版）》指出：狂犬病毒不耐高温，悬液中的病毒经56℃ 30～60分钟或100℃ 2分钟即失去感染力。狂犬病毒对脂溶剂（肥皂水、三氯甲烷、丙酮等）、乙醇、过氧化氢、高锰酸钾、碘制剂以及季铵类化合物（如苯扎溴铵）等敏感。1∶500

稀释的季胺类消毒剂、45%～70%乙醇、1%肥皂水以及5%～7%碘溶液均可在1分钟内灭活病毒，但不易被来苏水溶液灭活。

16.答案：D

解析：脑血管意外不是狂犬病的主要死因。

17.答案：B

解析：乌龟属于爬行动物，其余均为哺乳动物。

18.答案：B

解析：B项狂犬病毒主要侵犯的是中枢神经系统。

19.答案：D

解析：《狂犬病预防控制技术指南（2016年版）》指出：根据病程，狂犬病的临床表现可分为潜伏期、前驱期、急性神经症状期（兴奋期）、麻痹期、昏迷和死亡几个阶段。

20.答案：B

解析：《狂犬病暴露预防处置工作规范（2023年版）》第二条：根据接触方式和暴露程度将狂犬病暴露分为三级。接触或者喂饲动物，或者完好的皮肤被舔舐为Ⅰ级暴露。裸露的皮肤被轻咬，或者无明显出血的轻微抓伤、擦伤为Ⅱ级暴露。单处或者多处贯穿性皮肤咬伤或者抓伤，或者破损皮肤被舔舐，或者开放性伤口、黏膜被唾液或者组织污染，或者直接接触蝙蝠为Ⅲ级暴露。本例属于狂犬病Ⅲ级暴露且免疫规划疫苗接种史齐全。根据《外伤后破伤风疫苗和被动免疫制剂使用指南（2019年版）》，全程免疫且最后一次注射后的5年内，所有类型伤口，均不推荐使用破伤风疫苗和被动免疫制剂。

21.答案：A

解析：A项正确。

22.答案：D

解析：《狂犬病预防控制技术指南(2016年版)》指出：如清洗或消毒时疼痛剧烈，可先给予局部麻醉。

23.答案：B

解析：狂犬病疫苗无禁忌证，孕妇被咬伤后应立即接种。B项错误。

24.答案：B

解析：《狂犬病暴露预防处置工作规范（2023年版）》第七条：伤口冲洗：用肥皂水（或者其他弱碱性清洁剂、专业冲洗液）和一定压力的流动清水交替彻底冲洗所有咬伤和抓伤处约15分钟，然后用生理盐水将伤口洗净，最后用无菌脱脂棉将伤口处残留液吸尽，避免在伤口处残留肥皂水或者清洁剂。

25.答案：A

解析：狂犬病毒对神经组织有很强的亲和力，发病后病毒会沿周围传入神经迅速上行到达背根神经节后大量繁殖，然后侵入脊髓和中枢神经系统，主要侵犯脑干及小脑等处的神经元，引发脑和脊髓的广泛性炎症。

26.答案：C

解析：C项糖蛋白（G）能刺激机体产生保护性抗体。《狂犬病预防控制技术指南（2016年版）》指出：病毒颗粒由囊膜和核衣壳两部分组成，基因组RNA及外层紧密盘绕的核蛋白（N）、磷蛋白（P）、多聚酶（L蛋白）共同构成具有转录、翻译功能的核衣壳；颗粒外层脂质膜表面镶嵌着G蛋白以三聚体构成的纤突，为病毒中和抗原及与宿主受体结合的部位，基质蛋白（M）位于外壳内侧和核衣壳之间，连接内外两部分。

27.答案：B

解析：《狂犬病暴露预防处置工作规范(2023年版)》第二十条：狂犬病人免疫球蛋白按照每千克体重20个国际单位计算。

28.答案：C

解析：《狂犬病暴露预防处置工作规范(2023年版)》第二十条：抗狂犬病血清按照每千克体重40个国际单位计算。

29.答案：C

解析：世界卫生组织推荐的犬间免疫屏障所需的免疫率为70%~80%。

30.答案：B

解析：病毒最初进入伤口时，不进入血液循环（通常在血液中检测不到狂犬病毒），而是在被咬伤的肌肉组织中复制，然后通过运动神经元的终板和轴突侵入外周神经系统。

31.答案：D

解析：狂犬病属于乙类传染病，《传染病信息报告管理规范》中乙类传染病需要24小时内报告。

32.答案：C

解析：2015年12月，世界卫生组织、世界动物卫生组织等组织提出在2030年实现消除犬传人狂犬病，全球零病例的目标，我国政府也承诺将在2030年全面消除本土狂犬病。

33.答案：D

解析：D.死亡的病犬也可能会传播狂犬病。

34.答案：A

解析：肥皂水和新洁尔灭不能同时使用，因为肥皂会中和新洁尔灭的消毒效果，且被病犬咬伤后的伤口原则上不缝合。

35.答案：D

解析：《狂犬病暴露预防处置工作规范（2023年版）》第十八条：应尽量使用同一品牌狂犬病疫苗完成全程接种。若无法实现，可用不同品牌的狂犬病疫苗替换，并按替换疫苗的免疫程序继续完成剩余剂次。狂犬病疫苗不得交由受种者保存或携带至其他门诊接种。

36.答案：B

解析：《狂犬病暴露预防处置工作规范（2023年版）》第二十九条：狂犬病预防处置门诊应合理设置外伤处置和疫苗接种等功能分区，具备必要的伤口冲洗、冷链等设备以及狂犬病疫苗及其被动免疫制剂、应急抢救药品等，原则上应配备至少两种不同种类的狂犬病疫苗。

37.答案：C

解析：C项保持犬只清洁对减少狂犬病传播作用不大，狂犬病毒主要通过咬伤、抓伤、舔破损的黏膜和皮肤等途径传播，而不是因为犬只不清洁而传播。

（二）多选

1.答案：CD

解析：《狂犬病预防控制技术指南（2016年版）》指出：啮齿类（尤其小型啮齿类，如：花栗鼠、松鼠、小鼠、大鼠、豚鼠、沙鼠、仓鼠）和兔形目（包括家兔和野兔）极少感染狂犬病，也未发现此类动物导致人间狂犬病的证据。

2.答案：CD

解析：根据《狂犬病暴露预防处置工作规范（2023年版）》第二十四条：全程、规范接种狂犬病疫苗后，一般无须进行抗体检测。如需检测抗体水平，应采取快速荧光灶抑制试验（RFFIT）、小鼠脑内中和试验等国家认证认可的检测方法。

3.答案：ABCDE

解析：所有选项均是狂犬病的临床症状。

4.答案：BCDE

解析：A项错误，若无法使用同一品牌狂犬病疫苗完成全程接种，可用不同品牌的狂犬病疫苗替换，并按替换疫苗的免疫程序继续完成剩余剂次。

5.答案：ABCE

解析：《狂犬病暴露预防处置工作规范（2023年版）》第十条：处置眼内伤口时，要用无菌生理盐水冲洗，一般不用任何消毒剂。

6.答案：AE

解析：B项主要损害神经系统；C项会感染人；D项未按照甲类传染病进行管理。

7.答案：ABCD

解析：E项错误，狂犬病疫苗的接种没有时间限制，只要在发病前完成全程接种，均能有效预防。但越早接种越好（首针最好在24小时内）。

8.答案：BE

解析：根据《狂犬病暴露预防处置工作规范（2023年版）》：第十三条 狂犬病疫苗接种不分体重和年龄，每剂次均接种1个剂量。第十六条 正在进行国家免疫规划疫苗接种的儿童可按照正常免疫程序接种狂犬病疫苗。接种狂犬病疫苗期间也可按照正常免疫程序接种其他疫苗，但优先接种狂犬病疫苗。注射了狂犬病免疫球蛋白者，应按要求推迟接种其他减毒活疫苗。

9.答案：BD

解析：根据《狂犬病预防控制技术指南（2016年版）》：潜伏期一般为1~3个月，极少数短至两周以内或长至一年以上。前驱期一般为2~10天（通常2~4天）。兴奋期一般持续1~3天。麻痹期持续6~18小时。狂犬病的整个自然病程一般不超过5日。

10.答案：AC

解析：《狂犬病预防控制技术指南(2016年版)》

指出：目前，99%的人间狂犬病发生在发展中国家，主要分布在亚洲、非洲和拉丁美洲及加勒比海地区。

11.答案：ACD

解析：咬伤部位与狂犬病发病相关，神经分布丰富的部位，如头面部等，病毒更容易快速进入中枢神经系统，咬伤后是否发病关键取决于暴露后处置和疫苗接种。

12.答案：ABCD

解析：根据《狂犬病预防控制技术指南（2016年版）》：狂犬病毒不易被来苏水溶液灭活。

13.答案：ABDE

解析：《狂犬病暴露预防处置工作规范（2023年版）》第十四条：对于狂犬病疫苗注射部位，2岁及以上受种者在上臂三角肌肌内注射，2岁以下婴幼儿在大腿前外侧肌内注射，避免臀部注射。

14.答案：ABCDE

解析：《狂犬病暴露预防处置工作规范(2023年版)》第二十条：按照受种者体重计算被动免疫制剂使用剂量，一次性全部使用；第二十三条：如未能在接种狂犬病疫苗的当天使用被动免疫制剂，接种首针狂犬病疫苗7天内（含7天）仍可注射被动免疫制剂。不得将被动免疫制剂和狂犬病疫苗注射在同一部位；禁止用同一注射器注射狂犬病疫苗和被动免疫制剂。

15.答案：ABC

解析：《狂犬病暴露预防处置工作规范(2023年版)》第二十六条：狂犬病高暴露风险者应进行暴露前免疫，包括从事狂犬病研究的实验室工作人员、接触狂犬病换阵的工作人员、兽医、动物收容机构工作人员、接触野生动物的研究人员、猎人等。计划前往狂犬病流行高风险国家和地区的人员也可进行暴露前免疫。

16.答案：ABCD

解析：《狂犬病暴露预防处置工作规范(2023年版)》第二十六条：对妊娠妇女及患急性发热性疾病、处于急性过敏期、使用类固醇和免疫抑制剂者可酌情推迟暴露前免疫。

17.答案：ABC

解析：《狂犬病暴露预防处置工作规范(2023年版)》第二十条：按照受种者体重计算被动免疫制剂使用剂量，一次性全部使用。如计算剂量不足以浸润注射全部伤口，可用生理盐水将被动免疫制剂适当稀释到足够体积再进行注射。

18.答案：ACDE

解析：B项错误，抗生素仅用于继发性细菌感染，对狂犬病毒本身无效，非常规治疗措施。

19.答案：ABDE

解析：C项错误，狂犬病脑脊液表现为白细胞和蛋白轻度增高，但糖和氯化物正常，此表现无特异性，不能作为确诊依据。

（三）判断

1.答案：正确

解析：《狂犬病暴露预防处置工作规范（2023年版）》第十七条：应按时完成狂犬病疫苗全程接种，全程、规范接种狂犬病疫苗可刺激机体产生抗狂犬病毒的免疫力。当某一剂次出现延迟，其后续剂次接种时间按原免疫程序作相应顺延，无须重启疫苗免疫程序。

2.答案：正确

解析：《狂犬病暴露预防处置工作规范(2023年版)》第十九条：狂犬病病死率几乎达100%，暴露后狂犬病疫苗接种无禁忌证。

3.答案：错误

解析：《狂犬病暴露预防处置工作规范（2023年版）》第二十条：按照受种者体重计算被动免疫制剂使用剂量，一次性全部使用。狂犬病免疫球蛋白按照每千克体重20个国际单位（20IU/kg）计算；抗狂犬病血清按照每千克体重40个国际单位（40IU/kg）计算；单克隆抗体按照批准的剂量使用。如计算剂量不足以浸润注射全部伤口，可用生理盐水将被动免疫制剂适当稀释到足够体积再进行注射。

4.答案：错误

解析：狂犬病毒主要侵入中枢神经系统，并在中枢神经系统中大量复制，然后扩散到唾液腺。

5.答案：错误

解析：Ⅱ级暴露如果位于头面部，且致伤动物高度怀疑为疯动物时，应建议其参照Ⅲ级暴露处置。

6.答案：错误

解析：虽然建议在暴露后24小时内接种疫苗，但超过24小时仍然有意义。即使超过24小时，只要在症状出现前接种疫苗，仍然可以有效预防狂犬病。

7.答案：正确

解析：根据《狂犬病预防控制技术指南(2016年版)》：美国疾病预防与控制中心也指出，啮齿类（尤其小型啮齿类，如：花栗鼠、松鼠、小鼠、大鼠、豚鼠、沙鼠、仓鼠）和兔形目（包括家兔和野兔）极少感染狂犬病，也未发现此类动物导致人间狂犬病的证据。

8.答案：错误

解析：潜伏期通常没有任何症状。

9.答案：错误

解析：《狂犬病预防控制技术指南(2016年版)》指出：罕见情况下，可以通过器官移植或吸入气溶胶而感染狂犬病毒。

10.答案：错误

解析：狂犬病毒是不分节段的单股负链RNA病毒。

（四）填空

1.答案：暴露后处置。

2.答案：肌内注射　上臂三角肌　大腿前外侧肌

3.答案：Essen（5针法）　Zagreb（2-1-1）狂犬病被动免疫制剂

4.答案：1～3　5

5.答案：犬科　猫科　翼手目

6.答案：脂溶剂

7.答案：糖蛋白（G）　核蛋白（N）　双聚酶（L）

八、新型冠状病毒感染

（一）单选

1.答案：B

解析：新型冠状病毒为单股正链RNA病毒，属于β属冠状病毒。

2.答案：A

解析：《新型冠状病毒感染防控方案（第十版）》：新型冠状病毒属于β属冠状病毒，对紫外线和热敏感，乙醚、75%乙醇、含氯消毒剂、过氧乙酸和三氯甲烷等脂溶剂均可有效灭活病毒。

3.答案：C

解析：《新型冠状病毒感染防控方案（第十版）》：主要传播途径为经呼吸道飞沫和密切接触传播，在相对封闭的环境中经气溶胶传播，接触被病毒污染的物品后也可能造成感染。

4.答案：C

解析：人群普遍易感。

5.答案：A

解析：根据《新冠病毒疫苗接种技术指南（试行第一版）》：推荐上臂三角肌肌内注射。

6.答案：B

解析：B项错误，并非所有感染者都会出现肺部影像学改变，部分轻症或无症状感染者可能无肺炎表现。

7.答案：A

解析：根据《新型冠状病毒感染诊疗方案（试行第十版）》：临床分型分为轻型、中型、重型、危重型。

8.答案：A

解析：《新型冠状病毒感染防控方案（第十版）》：传染源主要是新型冠状病毒感染者。

9.答案：B

解析：根据《新型冠状病毒感染诊疗方案（试行第十版）》：奥密克戎变异株平均潜伏期多为2～4天。

10.答案：D

解析：《新型冠状病毒感染防控方案（第十版）》：1.坚持知情、同意、自愿原则，鼓励3岁以上适龄无接种禁忌证人群应接尽接。倡导公众特别是老年人积极主动全程接种疫苗和加强免疫接种。2.对于符合条件的18岁以上目标人群进行1剂次同源或序贯加强免疫接种，不可同时接受同源加强免疫和序贯加强免疫接种。3.对于感染高风险人群、60岁以上老年人群、具有较严重基础疾病人群和免疫力低下人群，在完成第一剂次加强免疫接种满6个月后，可进行第二剂次加强免疫接种。提高60岁及以上老年人群等重症高风险人群的全程接种率和加强免疫接种率。

4.根据疫苗研发进展和临床试验结果，进一步完善疫苗接种策略。

11.答案： D

解析：S蛋白（spike protein）是刺突蛋白，不是膜蛋白（M蛋白）。新型冠状病毒的结构蛋白包括刺突蛋白（S蛋白）、膜蛋白（M蛋白）、包膜蛋白（E蛋白）和核衣壳蛋白（N蛋白）。S蛋白是新型冠状病毒中变异较频繁的蛋白之一，尤其是在受体结合域（RBD）区域。S蛋白的氨基酸突变（如D614G、N501Y、E484K等）可能增强病毒与ACE2受体的结合能力，从而提高病毒的传播力。例如，Delta和Omicron变体的传播力增强就与S蛋白的突变有关。S蛋白的突变通常可能导致免疫逃逸，降低疫苗或自然感染产生的抗体对病毒的中和能力，而不是增强交叉保护力。

12.答案： D

解析：根据《新型冠状病毒感染诊疗方案（试行第十版）》：病情危重者多见于老年人、有慢性基础疾病者、晚期妊娠和围产期女性、肥胖人群等。

13.答案： B

解析：根据《新型冠状病毒感染诊疗方案（试行第十版）》：重型新型冠状病毒感染诊断标准为：成人符合下列任何一条且不能以新型冠状病毒感染以外其他原因解释：1.出现气促，RR≥30次/分；2.静息状态下，吸空气时指氧饱和度≤93%；3.动脉血氧分压（PaO_2）/吸氧浓度（FiO_2）≤300mmHg（1mmHg=0.133kPa），高海拔（海拔超过1000米）地区应根据以下公式对PaO_2/FiO_2进行校正：PaO_2/FiO_2错误[760/大气压（mmHg）]；4.临床症状进行性加重，肺部影像学显示24～48小时内病灶明显进展＞50%。儿童符合下列任何一条：1.超高热或持续高热超过3天；2.出现气促（＜2月龄，RR≥60次/分；2～12月龄，RR≥50次/分；1～5岁，RR≥40次/分；＞5岁，RR≥30次/分），除外发热和哭闹的影响；3.静息状态下，吸空气时指氧饱和度≤93%；4.出现鼻翼扇动、三凹征、喘鸣或喘息；5.出现意识障碍或惊厥；6.拒食或喂养困难，有脱水征。

（二）多选

1.答案： ABCDE

解析：所有选项提到的技术路线均包含。

2.答案： BCDE

解析：《新型冠状病毒感染防控方案（试行第十版）》：感染者非必要不外出，避免前往人群密集的公共场所，不参加聚集性活动；如需外出，应全程佩戴N95或KN95口罩。A项错误，普通公众也可选择医用外科口罩。

3.答案： ABD

解析：根据《新型冠状病毒感染诊疗方案（试行第十版）》：发病早期外周血白细胞总数正常或减少，可见淋巴细胞计数减少，部分患者可出现肝酶、乳酸脱氢酶、肌酶、肌红蛋白、肌钙蛋白和铁蛋白增高。部分患者C反应蛋白（CRP）和血沉升高，降钙素原（PCT）正常。重型、危重型病例可见D-二聚体升高，外周血淋巴细胞进行性减少，炎症因子升高。

4.答案： ABCD

解析：《新型冠状病毒感染防控方案（第十版）》：病毒颗粒中包含4种结构蛋白：刺突蛋白（spike，S）、包膜蛋白（envelope，E）、膜蛋白（membrane，M）、核壳蛋白（nucleocapsid，N）。

5.答案： AC

解析：B项抗原检测灵敏度有限，阴性结果不能完全排除感染，需结合核酸检测或临床症状综合判断；D项目前无明确证据支持常规使用COVID-19免疫球蛋白，治疗以抗病毒药物和对症支持为主；E项绝大多数患者（尤其是接种疫苗者）表现为轻症或无症状，预后良好，仅少数高危人群可能进展为重症。

6.答案： CD

解析：根据《新型冠状病毒感染诊疗方案（试行第十版）》：经呼吸道飞沫和密切接触传播是主要的传播途径；在相对封闭的环境中经气溶胶传播；接触被病毒污染的物品后也可造成感染。人群普遍易感。

7.答案： ABCDE

解析：所有选项均属于新型冠状病毒中"关切的变异株"。

8.答案： ABCD

解析：E项恢复期IgG抗体水平为急性期4倍或以上升高有回顾性诊断意义。

（三）判断

1.答案：错误

解析：基因进化分析显示它们分属于不同的亚群分支。

2.答案：错误

解析：儿童感染后临床表现与成人相似，病情危重者多见于老年人、有慢性基础疾病者、晚期妊娠和围产期女性、肥胖人群等。

3.答案：错误

解析：我国主流核酸检测试剂主要针对ORF1ab基因和N基因，这些区域相对保守，不易受变异影响。

4.答案：错误

解析：新型冠状病毒疫苗接种场所的环境管理要求中，并未规定需每日进行环境采样检测。

5.答案：正确

解析：新型冠状病毒具有由脂质和糖蛋白构成的包膜结构，这使得病毒颗粒具有疏水性，仅用清水难以有效清除。

（王婵敏　巴芳芳　符　剑　唐学雯　陈雅萍）

第三节　其他疫苗针对传染病

一、破伤风

（一）单选

1.属于破伤风主动免疫制剂的是（　　）

　A. TAT　　　　　　　B. HTIG

　C. F（ab'）2　　　　D. TTCV

2.一名含破伤风毒素疫苗接种记录不详的患者在2025年2月25日使用破伤风免疫球蛋白或抗毒素治疗后当日未接种破伤风疫苗，则其破伤风疫苗可预约至哪天后接种（　　）

　A. 2025年3月10日

　B. 2025年3月14日

　C. 2025年3月18日

　D. 2025年3月25日

3.破伤风抗毒素的保护时间一般是（　　）

　A. 10天　　　　　　B. 2周

　C. 28天　　　　　　D. 5年

4.破伤风主动免疫多久后抗体才达到保护性水平（　　）

　A. 1周　　　　　　　B. 2周

　C. 3周　　　　　　　D. 4周

5.下面有关破伤风说法错误的是（　　）

　A.由破伤风梭状芽孢杆菌引起

　B.以牙关紧闭或苦笑面容和疼痛性肌肉痉挛为特征

　C.重症患者可发生咽喉肌痉挛导致窒息、肺部

并发症和自主神经功能障碍

　D.即使经过积极治疗，病死率仍接近100%

6.非新生儿破伤风的预防措施不包括（　　）

　A.注射破伤风类毒素

　B.消除伤口中破伤风梭状芽孢杆菌

　C.注射破伤风抗毒素/免疫球蛋白

　D.伤后立即使用镇静剂

7.破伤风患者注射破伤风抗毒素/免疫球蛋白的主要目的是（　　）

　A.灭活循环毒素

　B.预防肺部并发症

　C.控制肌肉痉挛

　D.抑制破伤风梭状芽孢杆菌的繁殖

8.免疫功能受损外伤后破伤风疫苗和被动免疫制剂使用错误的是（　　）

　A.免疫功能受损的外伤患者可以安全使用破伤风疫苗

　B.免疫功能轻度受损外伤患者在遵循一般人群的使用原则基础上，考虑所有伤口均将加强免疫的时间间隔缩短至5年

　C.实体器官移植后使用抗CD20单克隆抗体的患者、非实体肿瘤化疗患者、CD4细胞计数＜300/ul的艾滋病患者主动免疫后可考虑检测破伤风抗体水平，无检测条件时应使用被动免疫制剂进行保护

　D.部分既往接受过破伤风全程免疫的造血干细

胞移植患者移植后失去保护，应在移植后6个月重启破伤风基础免疫

9. 患者2021年7月出生，2025年脚趾被铁锈钉扎伤。既往按国家免疫规划程序全程接种了含破伤风类毒素疫苗。患者受伤后预防破伤风应如何注射疫苗（　　）

A. 仅需加强一针破伤风疫苗

B. 仅需一剂破伤风免疫球蛋白

C. 除加强一剂破伤风疫苗外，还需注射破伤风被动免疫制剂

D. 无须注射破伤风疫苗、破伤风抗毒素或破伤风免疫球蛋白

（二）多选

1. 关于外伤后破伤风疫苗和被动免疫制剂使用正确的是（　　）

A. 破伤风疫苗全程免疫后3年发生污染伤口，仅需接种1剂破伤风疫苗

B. 破伤风疫苗全程免疫后7年发生污染伤口，需接种1剂破伤风疫苗同时注射被动免疫制剂

C. 破伤风疫苗全程免疫后12年发生污染伤口，仅需接种1剂破伤风疫苗

D. 破伤风疫苗免疫史不详的污染伤口，需接种1剂破伤风疫苗同时注射被动免疫制剂

E. 外伤后无须使用破伤风疫苗和被动免疫制剂

2. 关于破伤风疫苗和被动免疫制剂使用表述正确的是（　　）

A. 无破伤风类毒素免疫史、非全程免疫或免疫史不详的人员，全程免疫共接种3剂次，第1、2剂次间隔4~8周，第2、3剂次间隔6~12个月

B. 经全程免疫和加强免疫人员，自最后1次接种后5年内受伤时，所有类型伤口均不推荐破伤风疫苗、破伤风人免疫球蛋白或破伤风抗毒素

C. 经全程免疫和加强免疫人员，5~10年内受伤的清洁伤口，不需接种破伤风疫苗、破伤风人免疫球蛋白或破伤风抗毒素

D. 经全程免疫和加强免疫人员，超过10年受伤时，所有类型伤口加强1剂破伤风疫苗

E. 妊娠期妇女可在妊娠中期接种两剂次破伤风疫苗

3. 以下哪些是新生儿破伤风的危险因素（　　）

A. 使用不洁器械剪断脐带

B. 新生儿脐部消毒不严格

C. 分娩时接生人员手部消毒不严格

D. 母亲未接种破伤风疫苗

E. 新生儿未接种破伤风疫苗

4. 以下哪些是非新生儿破伤风常见病因（　　）

A. 皮肤、黏膜有外伤史或破损史

B. 皮肤、黏膜、软组织有细菌感染史

C. 有消化道破损病史

D. 有癫痫病史

E. 有痔病史

5. 患者，男性，34岁，建筑工地上工作时小腿不慎被锈铁钉划伤，伤口较深，为预防破伤风，下列处理正确的是（　　）

A. 尽快注射破伤风免疫球蛋白

B. 彻底清创伤口，必要时扩大创面

C. 注意气道管理，密切关注防止咽喉肌痉挛引起窒息

D. 用甲硝唑或青霉素抗感染

E. 如果使用破伤风免疫球蛋白当天无法接种破伤风类毒素疫苗，可以用破伤风抗毒素替代

6. 新生儿破伤风的临床表现包括（　　）

A. 潜伏期为3~14天，多为4~7天发病，潜伏期越短，病情越重，死亡率越高

B. 早期症状为哭闹，张口困难，吃奶困难，随后发展为牙关紧闭，面积紧张，呈苦笑面容，伴阵发性双拳紧握，上肢过度屈曲，下肢伸直，呈角弓反张状。一般无发热或只有低热。呼吸肌和喉肌痉挛可引起青紫、窒息

C. 任何轻微刺激可诱发痉挛发作

D. 病程中常并发肺炎和败血症

E. 痉挛发作时患儿神志清楚为本病特点

7. 以下属于破伤风主动免疫特点的是（　　）

A. 起效慢，一般注射约2周后抗体才达到保护性水平

B. 从未接受过TTCV免疫的患者应连续接种3剂才能获得足够高且持久的抗体水平

C. 全程免疫后的保护作用可达5~10年

D. 在使用静脉注射用丙种球蛋白的当日或28天后可进行主动免疫

E. 破伤风抗毒素/破伤风人免疫球蛋白保护时间一般为10天

8. 伤口处置过程中合理使用什么对预防破伤风感染发病至关重要（　　）

A. 破伤风抗毒素

B. 吸附破伤风疫苗

C. 破伤风人免疫球蛋白

D. 吸附无细胞百白破疫苗

E. 吸附白喉破伤风联合疫苗

（三）判断

1. 新生儿破伤风是新生儿出生时，由破伤风杆菌经脐带侵入机体后产生的内毒素所引起的一种严重感染性疾病，俗称脐带风。（　　）

2. 非新生儿破伤风的诊断主要依据是典型的临床表现，而外伤史不是诊断的必要条件。（　　）

3. 注射破伤风抗毒素（TAT）可用于常规预防破伤风。（　　）

4. 被猫、狗咬伤后仅需预防狂犬病，无须预防破伤风。（　　）

5. 破伤风杆菌在自然界中分布广泛，可在土壤、灰尘、哺乳动物粪便等介质中。（　　）

（四）填空

1. 除需要接种狂犬病疫苗、_____等特殊情形外，其他非免疫规划疫苗与免疫规划疫苗的预约接种时间相同但未同时接种的，应当优先接种免疫规划疫苗。

2. 新生儿破伤风民间常称"七日风"，早期症状常表现为不能_____，本病特点为_____。

3. 非新生儿破伤风的潜伏期多数为_____天。

4. 从未接受含破伤风类毒素疫苗免疫的患者应连续接种_____剂才能获得足够高且持久的抗体水平。

二、肺炎球菌性疾病

（一）单选

1. 13价肺炎球菌多糖结合疫苗最早可接种年龄是（　　）

A. 3周龄　　　　　　　　B. 6周龄

C. 1月龄　　　　　　　　D. 2月龄

2. 以下有关肺炎球菌疫苗防控效果说法错误的是（　　）

A. 使用肺炎球菌疫苗后，非疫苗血清型导致的疾病可能增加

B. 在所有接种PPCV13的人群中可观察到肺炎球菌性疾病发生率的下降

C. 接种PPCV13可降低受种者中疫苗血清型的带菌率

D. 接种PPV23后，在人群中可观察到有降低鼻咽部带菌率的显著效果

3. 以下不属于23价肺炎球菌多糖疫苗优先接种人群的是（　　）

A. 慢性基础性疾病（如慢性肺疾病、慢性心血管疾病）者

B. 功能性或解剖性无脾者

C. 免疫功能受损者，如先天性或获得性免疫缺陷、HIV感染、肾病综合征

D. 免疫功能正常者加强免疫

（二）多选

1. 以下为侵袭性肺炎球菌性疾病的有（　　）

A. 菌血症性肺炎

B. 鼻窦炎

C. 脑膜炎

D. 败血症

E. 中耳炎

2. 以下关于肺炎球菌疫苗描述正确的是（　　）

A. 目前所有的13价肺炎球菌多糖结合疫苗6周龄起即可接种

B. 肺炎球菌多糖结合疫苗将荚膜多糖与载体蛋白共价缀合

C. 23价肺炎疫苗可覆盖所有13价肺炎疫苗可预防的肺炎链球菌型别

D. <2岁婴幼儿对23价肺炎球菌多糖疫苗中大多数血清型的肺炎球菌荚膜多糖抗体应答较强

E. 既往接种过1剂23价肺炎球菌疫苗的65岁成年人，可再次接种1剂23价肺炎链球菌疫苗，与上1剂至少间隔3年

3. 关于13价肺炎球菌多糖结合疫苗免疫程序，下列说法正确的是（　　）

A. 进口PCV13推荐常规免疫程序为2、4、6月龄进行基础免疫，12月龄~15月龄进行加强免疫

B. 国产PCV13可给2月龄~6月龄婴儿共接种4剂，推荐首剂在2月龄接种，基础免疫接种3剂，每剂接种间隔2个月，12月龄~15月龄时加强接种第4剂

C. 进口PCV13和国产PCV13接种对象均为6周龄~5岁（6周岁生日前）婴幼儿和儿童

D. 进口PCV13和国产PCV13的基础免疫首剂最早均可在6周龄

E. 不同厂家的PCV13可序贯接种

（三）判断

1. 肺炎球菌是实验室培养难度较高的兼性厌氧，无鞭毛、芽孢，有荚膜的革兰氏阳性双球菌。（　）

2. 肺炎球菌是一种重要的条件致病菌，可定植在人的鼻咽部，通常情况下并不致病。（　）

（四）填空题

肺炎链球菌菌种接种在血平板上培养，菌落周围可见_____溶血环。

三、b型流感嗜血杆菌

（一）单选

1. Hib疫苗的适用人群是（　）

A. 适用于2月龄~14岁儿童接种

B. 适用于14岁以上的成人接种

C. 适用于2月龄~5岁儿童接种

D. 适用于全人群

2. b型流感嗜血杆菌疫苗的主要成分是（　）

A. 灭活细菌　　　　B. 多糖和蛋白

C. 多糖　　　　　　D. 蛋白质

3. 迄今已发现流感嗜血杆菌有哪6个血清型（　）

A. a型、b型、c型、d型、e型和f型

B. a型、c型、d型、e型、f型和h型

C. a型、b型、c型、d型、e型和h型

D. a型、c型、d型、e型、f型和i型

4. Hib疫苗的免疫接种程序是（　）

A. 2、4、6月龄进行基础免疫，18月龄加强免疫

B. 3、4、5月龄进行基础免疫，18月龄加强免疫

C. 2、4、6月龄进行基础免疫，不用加强免疫

D. 接种1~4剂，不同年龄和不同疫苗需接种的剂次不同，详见疫苗说明书

5. 流感嗜血杆菌分为荚膜型和非荚膜型，荚膜型菌株产生的哪种因子是主要的毒力因子（　）

A. 辅助因子　　　　B. X因子

C. 荚膜多糖　　　　D. V因子

6. 以下关于接种b型流感嗜血杆菌疫苗注意事项错误的是（　）

A. 恶性肿瘤患者，正在接受免疫抑制治疗的患者或存在其他免疫功能缺陷者禁止接种

B. 家族和个人有惊厥史者、患慢性疾病者、有癫痫史者慎用

C. 配备肾上腺素等药物以防严重过敏反应发生

D. 接种后应观察至少30分钟

（二）多选

1. 对破伤风类毒素过敏者不适合接种以下哪些疫苗（　）

A. 无细胞百白破疫苗

B. A群C群脑膜炎球菌多糖疫苗

C. 白破二联疫苗

D. Hib疫苗

E. 五联疫苗

2. b型流感嗜血杆菌（Hib）可引起下列哪些疾病（　）

A. 脑膜炎

B. 中耳炎、鼻窦炎、支气管炎

C. 菌血症

D. 脓性关节炎、心包炎

E. 蜂窝织炎

3. 以下说法正确的是（　）

A. Hib肺炎在临床上与许多其他细菌或病毒引起的肺炎较易鉴别

B. 非荚膜型流感嗜血杆菌导致90%以上的流感嗜血杆菌中耳炎

C. Hib中耳炎常常是其他更严重的侵袭性疾病的前兆

D. 在没有使用疫苗的时代，Hib是细菌性鼻窦炎的确证原因之一

E. 大多数上呼吸道流感嗜血杆菌疾病是由无荚膜病原体导致的

（三）判断

1. b 型流感嗜血杆菌是鼻咽部常见寄生菌，鼻咽部 b 型流感嗜血杆菌携带者是重要传播者。（　　）

2. 由鼻咽部定植的 Hib 直接传播引起的疾病通常是非侵袭性的。（　　）

3. b 型流感嗜血杆菌疫苗是一种多糖–蛋白偶联疫苗，能诱导机体产生抗 b 型流感嗜血杆菌荚膜多糖结合抗体。（　　）

（四）填空题

_____ 是流感嗜血杆菌的唯一宿主。

四、流行性腮腺炎

（一）单选

1. 我国开始实施 2 剂麻腮风疫苗免疫程序的日期是（　　）
   A. 2020 年 6 月 1 日
   B. 2019 年 6 月 1 日
   C. 2019 年 12 月 1 日
   D. 2020 年 12 月 1 日

2. 以下哪项是流行性腮腺炎突发公共卫生事件的报告标准（　　）
   A. 一周内，同一学校、幼儿园等集体单位中发生 5 例及以上流行性腮腺炎病例
   B. 一周内，同一学校、幼儿园等集体单位中发生 10 例及以上流行性腮腺炎病例
   C. 10 天内，同一学校、幼儿园等集体单位中发生 10 例及以上流行性腮腺炎病例
   D. 10 天内，同一学校、幼儿园等集体单位中发生 5 例及以上流行性腮腺炎病例

3. 在流行性腮腺炎的控制措施中，对一般接触者可不检疫，但对集体儿童、学校、部队的接触者应检疫几周（　　）
   A. 1 周
   B. 2 周
   C. 3 周
   D. 4 周

4. 流行性腮腺炎的传染期为（　　）
   A. 从症状出现前 3 天到出现症状后 7 天
   B. 从症状出现前 6 天到出现症状后 9 天
   C. 从症状出现前 7 天到出现症状后 14 天
   D. 从症状出现前 3 天到出现症状后 5 天

5. 流行性腮腺炎病例的隔离期为（　　）
   A. 发病后 1 周
   B. 发病后 2 周
   C. 发病后 10 天
   D. 腮肿完全消退

6. 流行性腮腺炎的典型临床特征为（　　）
   A. 发热、耳下腮部漫肿疼痛
   B. 发热、腮腺化脓性肿胀
   C. 发热、乏力、心悸
   D. 发热、出疹、头痛、呕吐

7. 我国将流行性腮腺炎纳入传染病疫情网络直报是哪年（　　）
   A. 2001 年
   B. 2002 年
   C. 2004 年
   D. 2008 年

8. 以下人群中可以接种麻腮风联合减毒活疫苗的是（　　）
   A. 味精过敏者
   B. 精氨酸过敏者
   C. 甲醛过敏者
   D. 尿素过敏者

（二）多选

1. 关于流行性腮腺炎，下列说法正确的是（　　）
   A. 可侵犯神经系统，合并脑膜炎等，是儿童后天获得性耳聋的常见原因
   B. 女性患者可能合并卵巢炎
   C. 男性患者可能合并睾丸炎
   D. 单侧腮腺肿大者居多，一般 3 周左右自愈
   E. 可通过面对面交流或接触患者用过的餐具、玩具传播

2. 关于流行性腮腺炎，以下说法正确的是（　　）
   A. 隐性感染者是唯一传染源
   B. 病毒所含的 S 蛋白能诱导产生保护性抗体
   C. 主要发生在儿童和青少年
   D. 自然感染可获得持久免疫
   E. 大部分单侧腮腺炎肿大，疼痛明显

3. 流行性腮腺炎的流行特征有（　　）
   A. 人是流行性腮腺炎病毒的唯一宿主，早期患者和隐性感染者都是传染源
   B. 流行性腮腺炎以飞沫传播为主
   C. 在历史上曾发生过在军队中因接触传播而引起流行性腮腺炎疫情暴发的案例
   D. 1 岁以内婴儿因免疫力较弱，发生流行性腮腺炎较多

E.流行性腮腺炎在10～14岁儿童中发病率最高

4.流行性腮腺炎的防治要点包括（　　）

A.隔离患者直至腮腺肿大完全消退为止

B.密切接触者检疫3周

C.对易感者接种疫苗

D.可以预防性使用合适的抗生素

E.做好个人卫生

（三）判断

1. 腮腺炎病毒除侵犯腮腺外，尚能引起脑膜炎、脑膜脑炎、睾丸炎、卵巢炎、胰腺炎、乳腺炎和甲状腺炎等。（　　）

2. 青霉素过敏是含腮腺炎成分疫苗的接种禁忌证。（　　）

（四）填空

流行性腮腺炎的传染源包括_____和_____。

五、甲型肝炎

（一）单选

1.以下组合中，主要通过消化道传播的是（　　）

A.脊髓灰质炎病毒、甲型肝炎病毒、寨卡病毒

B.霍乱弧菌、痢疾杆菌、埃可病毒

C.EB病毒、汉坦病毒、丙型肝炎

D.戊型肝炎病毒、副伤寒杆菌、EV71病毒

2.甲型肝炎密切接触者的检疫期为（　　）

A. 15天　　　　　　B. 21天

C. 30天　　　　　　D. 45天

3.甲型肝炎突发公共卫生事件是指（　　）

A.一周内1个村、社区发生5例及以上甲型肝炎病例

B.一周内1个乡镇、街道发生5例及以上甲型肝炎病例

C.一周内1个集体单位发生5例及以上甲型肝炎病例

D.一周内1个集体单位发生2例及以上甲型肝炎病例

4.甲型肝炎和戊肝确诊病例需要按消化道隔离至病后多久（　　）

A. 2周　　　　　　B. 3周

C. 1个月　　　　　D. 3个月

5.为降低甲型肝炎密切接触者的传播风险，可紧急应用以下哪种药物（　　）

A.免疫球蛋白　　　　B.甲型肝炎减毒活疫苗

C.甲型肝炎灭活疫苗　D.抗病毒药物

6.儿童感染甲型肝炎病毒后，以下说法正确的是（　　）

A.多为隐性感染

B.易发展成慢性

C.临床症状一般较严重

D.预后免疫力不持久

7.下列哪种病原携带者在甲型病毒性肝炎中极为罕见（　　）

A.潜伏期携带者　　　B.恢复期携带者

C.症状期携带者　　　D.慢性携带者

（二）多选

关于甲型病毒性肝炎描述正确的有（　　）

A.甲型肝炎的传染源为急性期患者和隐性感染者

B.人感染甲型肝炎病毒后无法产生持久免疫

C.甲型肝炎以隐性感染为主

D.目前能感染人的甲型肝炎病毒血清型只有1个

E.甲型肝炎主要表现为慢性感染

（三）判断

甲型肝炎包括急性黄疸型和急性无黄疸型，潜伏周期为2～6周，平均为4周，不转为慢性肝炎。（　　）

（四）填空

1. 甲型肝炎病毒是RNA病毒，对外界抵抗力较强，甲型肝炎传染源为_____和_____，甲型肝炎_____病毒携带状态。

2. 甲型肝炎病毒可分为_____个基因型，但能感染人的血清型只有_____个。

六、水痘

（一）单选

1.关于免疫球蛋白对疫苗接种的影响，以下说法正确的是（　　）

A.注射常规剂量免疫球蛋白者至少间隔2个月以上接种麻腮风减毒活疫苗

B.注射常规剂量免疫球蛋白者应至少间隔1个月以上接种口服轮状病毒活疫苗，以免影响免疫效果

C.接种前1个月内给予全血、血浆或免疫球蛋白，可降低乙型肝炎疫苗的效果，应避免接种

D.卡介苗接种与乙型肝炎免疫球蛋白使用间隔不做限制

2. 下列疾病在传染过程中以显性感染为主的是（　　）

A.水痘　　　　　　B.新型冠状病毒感染

C.乙型肝炎　　　　D.丁型肝炎

3. 以下疫苗及其中易过敏成分的对应关系错误的是（　　）

A.带状疱疹疫苗—硫柳汞

B.重组乙型肝炎疫苗（CHO细胞）—甲醛

C.甲型肝炎灭活疫苗（西林瓶）—乳胶

D.麻腮风联合减毒活疫苗—硫酸庆大霉素

4. 某小学4月中旬发生了以发热、出疹为主要表现的疫情，经调查其潜伏期约为2周，不可能的疾病是（　　）

A.风疹　　　　　　B.麻疹

C.猩红热　　　　　D.水痘

5. 水痘皮疹的主要特点是（　　）

A.离心性　　　　　B.向心性

C.弥漫性　　　　　D.散发性

6. 水痘突发公共卫生事件的定义为（　　）

A.一个集体单位5天内发生2例及以上水痘病例

B.一个集体单位7天内发生5例及以上水痘病例

C.一个集体单位7天内发生10例及以上水痘病例

D.一个集体单位10天内发生10例及以上水痘病例

7. 为提高水痘疫苗保护效力，世界卫生组织推荐的水痘疫苗接种程序为（　　）

A.一针剂免疫　　　B.两针剂免疫

C.三针剂免疫　　　D.四针剂免疫

（二）多选

1. 正在接受全身免疫抑制治疗的儿童，原则上不可以接种下列哪些疫苗（　　）

A.A群C群流脑多糖疫苗

B.无细胞百白破疫苗

C.卡介苗

D.带状疱疹疫苗

E.水痘疫苗

2. 对密切接触者进行水痘疫苗应急接种下列叙述正确的是（　　）

A.可以阻止其发病或者减轻发病后的临床症状

B.在接触后72小时内应急接种的保护效果最好

C.接触后超过3天仍建议接种

D.水痘疫苗接种2剂次后，超过5年者仍可再接种

E.患急性或慢性严重疾病者不建议接种

3. 下列哪些疾病自然感染后可获得持久免疫（　　）

A.流感　　　　　　B.流行性腮腺炎

C.麻疹　　　　　　D.水痘

E.百日咳

4. 以下关于水痘的出疹特点描述正确的是（　　）

A.皮疹首先见于躯干和头部，以后延及面部及四肢

B.疱疹为单房性，周围有红晕，疱疹壁薄易破

C.1周左右痂皮脱落愈合，一般不留瘢痕

D.同一部位可见斑丘疹、水疱和结痂同时存在

E.皮疹为向心性分布，主要位于躯干，其次为头面部，四肢相对较少，手掌、足底更少

5. 水痘的并发症有（　　）

A.肺炎　　　　　　B.脑炎

C.肝功能异常　　　D.皮肤细菌感染

E.败血症

6. 下列关于水痘-带状疱疹病毒（VZV）的叙述正确的是（　　）

A.VZV为有囊膜的双链RNA病毒，又称为人类α3型疱疹病毒

B.VZV仅有1个血清型，人类是唯一自然宿主

C.VZV对热敏感，60℃30分钟可灭活

D.VZV对紫外线、乙醇、碘伏、碘酊、含氯消毒剂等敏感

E.VZV既可以感染人类也可以感染动物

（三）判断

只接种1剂水痘疫苗者易发生突破性水痘。（　）

（四）填空

12月龄以上未接种过水痘疫苗的儿童，应尽早接种第1剂，并在4～6岁接种第2剂，与前一剂间隔至少_____个月。

七、戊型肝炎

（一）单选

1. 戊肝疫苗需接种多少剂次（　）

　　A. 1　　　　　　　　B. 2

　　C. 3　　　　　　　　D. 4

2. 根据同源性可将戊肝病毒分为至少4个基因型，基因_____和_____型只感染人（　）

　　A. 1型和2型　　　　B. 2型和3型

　　C. 1型和3型　　　　D. 3型和4型

3. 戊肝病毒属于以下哪种形态学（　）

　　A. 有包膜，单股，正链RNA病毒

　　B. 有包膜，双股，负链RNA病毒

　　C. 无包膜，单股，正链RNA病毒

　　D. 无包膜，双股，负链RNA病毒

（二）多选

1. 以下哪些情况可能导致在15～45天后发生戊肝（　）

　　A. 有不洁饮食饮水史

　　B. 有不洁性生活史

　　C. 有戊型病毒性肝炎患者接触史

　　D. 有戊型病毒性肝炎密切接触者接触史

　　E. 到戊型病毒性肝炎高发区或流行区出差、旅游史

2. 戊型肝炎病毒（HEV）对以下哪些条件敏感（　）

　　A. 紫外线　　　　　B. 高热

　　C. 三氯甲烷　　　　D. 氯化铯

　　E. 低温

3. 根据HEV的流行病学特征，以下哪些重点高风险人群推荐接种重组戊型肝炎疫苗（　）

　　A. 畜牧养殖者　　　B. 餐饮业人员

　　C. 学生或部队官兵　D. 育龄期妇女

　　E. 疫区旅行者

（三）判断

1. 戊型肝炎的发病与甲型肝炎类似，细胞免疫是引起肝损伤的主要原因，病毒经消化道侵入人体后，在肝脏复制，从潜伏期后半段开始，病毒开始在胆汁中出现，随粪便排出体外，并持续至起病后1周左右。（　）

2. 重组戊型肝炎疫苗经纯化、冻干制成，需用灭菌注射用水复溶后接种。（　）

（四）填空题

戊型肝炎原称肠道传播的_____。

八、手足口病

（一）单选

1. 目前我国上市的预防手足口病的疫苗，针对哪种病原体（　）

　　A. EV70　　　　　　B. EV71

　　C. CoxA7　　　　　D. CoxA16

2. 入托入学预防接种证查验工作中不是必须查验的疫苗种类是（　）

　　A. 乙型肝炎疫苗、脊髓灰质炎灭活疫苗

　　B. 水痘疫苗、EV71疫苗、轮状病毒疫苗

　　C. 乙型脑炎病毒活疫苗、甲型肝炎灭活疫苗

　　D. A群脑膜炎球菌多糖疫苗或相应疫苗的替代疫苗

3. 手足口病全年均可发病，在我国哪个季节流行强度最低（　）

　　A. 春季　　　　　　B. 夏季

　　C. 秋季　　　　　　D. 冬季

4. 手足口病好发人群是（　）

　　A. 5岁以下儿童　　B. 成人

　　C. 学龄儿童　　　　D. 人群普遍易感

5. 肠道病毒71型疫苗适用年龄为（　）

　　A. 6月龄至5岁EV71的易感者

　　B. 8月龄至5岁EV71的易感者

　　C. 12月龄至5岁EV71的易感者

　　D. 2月龄至5岁EV71的易感者

6. 下列有关我国上市使用的手足口病疫苗说法正确的是（　）

　　A. 肠道病毒71型疫苗是减毒活疫苗

　　B. 肠道病毒71型疫苗是灭活疫苗

C.肠道病毒71型疫苗是基因疫苗

D.肠道病毒71型疫苗是裂解疫苗

7.诊断为手足口病后,应在几小时内进行网络直报( )

A.6小时　　　　　B.12小时

C.24小时　　　　　D.48小时

8.下列关于手足口病描述错误的是( )

A.手足口病的皮疹以斑丘疹或疱疹为主

B.目前我国手足口病大多由EV-A71病毒所致

C.手足口病是丙类传染病

D.手足口病可以通过粪-口传播、飞沫传播

9.关于手足口病以下说法正确的是( )

A.EV71疫苗可刺激机体产生针对EV71病毒的免疫力,故可以用于预防HFMD及其相关疾病

B.保持良好的个人卫生习惯是预防手足口病的关键

C.通过服用预防性药物可以避免手足口病的发生

D.患儿和隐性感染者为主要传染源,手足口病显性感染率高

10.手足口病的常见临床表现不包括( )

A.发热　　　　　B.口腔溃疡

C.腹泻　　　　　D.皮疹

11.手足口病主要影响哪个年龄段的儿童( )

A.婴儿　　　　　B.学龄前儿童

C.青少年　　　　　D.小学生

12.手足口病是由什么病原引起的( )

A.肠道病毒　　　　　B.腺病毒

C.疱疹病毒　　　　　D.流感病毒

13.关于肠道病毒71型灭活疫苗描述不正确的是( )

A.全程接种包括2剂

B.2剂接种间隔至少4周

C.建议在12月龄前完成接种程序

D.可以预防柯萨奇病毒A16型手足口病

14.预防肠道病毒71型引起的手足口病的有效措施包括( )

A.接种疫苗　　　　B.避免与患者接触

C.经常洗手　　　　D.以上都是

15.关于手足口病防控要点的描述正确的是( )

A.早发现,早隔离患者

B.做好个人卫生

C.接种疫苗

D.以上均正确

16.以下属于国家法定报告的丙类传染病的疾病是( )

A.麻疹　　　　　B.水痘

C.手足口病　　　　D.乙型肝炎

17.手足口病传染性最强的时期一般是( )

A.潜伏期　　　　　B.发病后一周内

C.恢复期　　　　　D.发病一周后

18.关于EV71灭活疫苗,以下说法正确的是( )

A.能预防所有类型的手足口病

B.接种后可能出现局部红肿、疼痛等不适

C.免疫程序为3剂次

D.成人也可以接种

19.手足口病主要通过_____途径传染( )

A.消化道和呼吸道

B.皮肤接触

C.输血

D.性接触

20.关于EV71感染导致的手足口病,下列防治措施错误的是( )

A.接种疫苗可预防

B.目前无特效药物

C.以对症治疗为主

D.主要是抗菌治疗

21.手足口病的传染源是( )

A.病毒携带者

B.患者和隐性感染者

C.只有患者

D.受感染的动物和隐性感染的动物

22.手足口病除发热(体温38.5℃),手足部皮疹和口腔疱疹外,在发病第2天查体可见脑膜刺激征阳性,则临床分类属于( )

A.疑似病例　　　　B.普通病例

C.重症病例　　　　D.危重病例

23.EV71疫苗建议的接种对象最小年龄为( )

A.所有易感人群

B.5岁儿童

C.12月龄易感儿童

D. 6月龄易感儿童

24. EV71疫苗的接种程序是（　）

A. 基础免疫程序为3剂次

B. 基础免疫程序为2剂次，间隔1个月。第1剂满6月龄后接种，建议在12月龄内完成基础免疫

C. 基础免疫程序为2剂次，间隔3个月

D. 基础免疫程序为2剂次，满6月龄后接种；需在满5周岁后加强1剂次

25. 我国将手足口病纳入＿＿＿类传染病进行管理，按照《中华人民共和国传染病防治法（2025年修订）》的要求，各级医疗机构需在＿＿＿＿内将HFMD病例上报至国家疾病监测信息报告管理系统（　）

A. 乙类，12小时　　B. 乙类，24小时

C. 丙类，12小时　　D. 丙类，24小时

26. 以下关于预防手足口病的措施中，不正确的是（　）

A. 本病流行期间，儿童应严格佩戴口罩

B. 养成正确洗手等良好的卫生习惯

C. 托幼机构定期对活动室、寝室、教室、门把手、楼梯扶手、桌面等物体表面进行擦拭消毒

D. 医务人员在诊疗、护理每一位病例后，均应认真洗手或对双手消毒，或更换使用一次性手套

27. 家庭中有免疫缺陷者，儿童接种哪种疫苗不会造成疾病的传播（　）

A. 麻腮风疫苗　　　B. 水痘疫苗

C. 口服脊髓灰质炎疫苗　　D. EV71疫苗

（二）多选

1. 关于EV71疫苗，表述正确的是（　）

A. 可以预防所有的手足口病

B. 接种对象为6月龄~5岁儿童

C. 皮下注射0.5ml

D. 基础免疫2剂，至少间隔1个月，建议在12月龄前完成接种程序

E. 预防EV71型的同时还可以预防柯萨奇A16型

2. 下列可以引起手足口病的病毒是（　）

A. 柯萨奇病毒　　　B. 埃可病毒

C. EV71　　　　　D. 肮病毒

E. 腺病毒

3. 目前可用于制备EV71灭活疫苗的是（　）

A. Vero细胞来源　　B. CHO细胞来源

C. 鼠肾细胞来源　　D. 人二倍体细胞来源

E. 鸡胚细胞来源

4. 常见的手足口病的易发人群不包括（　）

A. 5岁以下儿童　　　B. 孕产妇

C. 中学生　　　　　D. 老年人

E. 青壮年

5. 关于EV71描述正确的是（　）

A. EV71疫苗只能预防EV71引起的手足口病，并不能预防其他病毒引起的手足口病

B. EV71适合在湿、热的环境下生存与传播，75%乙醇和5%来苏能将其灭活，对乙醚、去氯胆酸盐等不敏感

C. EV71疫苗主要用于预防5岁以上儿童EV71感染所致HFMD

D. 1969年，EV71首次从美国加利福尼亚州发生中枢神经系统感染症状的婴儿粪便标本中分离到

E. 曾患过手足口病的儿童不推荐接种EV71疫苗

6. 手足口病主要通过什么途径传播（　）

A. 粪−口途径　　　B. 呼吸道传播

C. 血液传播　　　　D. 密切接触传播

E. 母婴传播

7. 可以引起手足口病的病毒包括（　）

A. EV71

B. 柯萨奇病毒A2

C. 柯萨奇病毒A4

D. 柯萨奇病毒B7

E. 柯萨奇病毒A16

8. 手足口病常见以下哪些部位出现斑丘疹或疱疹（　）

A. 手　　　　　　　B. 足

C. 口腔　　　　　　D. 臀部

E. 躯干

9. 关于EV71灭活疫苗描述正确的是（　）

A. 基础免疫接种2剂次

B. 两剂接种至少间隔28天

C. 建议在12月龄前完成接种程序

D.接种3剂

E.适宜人群为6月龄~5岁儿童

10. 手足口病预防措施包括（　　）

A.接种疫苗

B.做好个人卫生

C.患病儿童休学

D.流行期间尽量不前往人群聚集的场所

E.对患病儿童的物品及时进行消毒处理

11. 2020年5月20日至5月27日某地一所农村幼儿园发生手足口暴发疫情，发病共计52例，罹患率21%，波及该村散居儿童和一所小学。下列所采取的预防控制措施正确的是（　　）

A.幼儿园将患者隔离在家，等患儿皮疹消失了就可以上学了

B.幼儿园对患儿所用物品要立即进行消毒处理

C.临床诊断病例和确诊病例按照《中华人民共和国传染病防治法（2025年修订）》中乙类传染病要求进行报告

D.幼儿园每日进行晨检发现可疑患儿时，要采取立即送诊、居家观察等措施

E.对病例的密切接触者进行核酸筛查

12. 手足口病的临床表现具有复杂性和多样性，以下哪些临床症状可能是手足口病导致的（　　）

A.手、足、口腔等部位的皮疹及疱疹

B.发热

C.恐水

D.厌食

E.喷射性呕吐

13. EV71导致的重症手足口病患者部分可发展为严重疾病，如（　　）

A.脑膜炎和脑炎

B.急性弛缓性麻痹

C.呼吸道感染和肺水肿

D.心肌炎

E.中枢神经系统疾病

14. 下列关于EV71疫苗的描述，正确的包括（　　）

A. EV71疫苗的研发类型包括灭活疫苗、减

毒活疫苗、亚单位疫苗、DNA疫苗等

B.灭活疫苗研发进展最快

C.中国研发的EV71疫苗率先在全球上市使用

D.接种EV71疫苗可降低EV71引起的轻型手足口病的发病率

E.接种EV71疫苗是减少EV71所致重症和死亡病例的最有效手段

15. EV71灭活疫苗具有良好的安全性，接种后的反应主要表现为（　　）

A.接种部位红肿、硬结等

B.持续时间超过3天

C.可有发热、腹泻、食欲减退等

D.常常呈现非一过性表现

E.可能出现恶心、呕吐、易激惹等

16. EV71感染导致的手足口病的预防措施包括（　　）

A.及时接种疫苗　　B.加强个人卫生

C.少去拥挤场所　　D.定期消毒物品

E.血液制品管理

17. 下列哪些是手足口病的传播途径（　　）

A.粪–口途径　　B.呼吸道飞沫

C.密切接触　　D.接触患者疱疹液

E.接触被患者污染的物品

18. 引起手足口病的肠道病毒可通过下列哪些途径进行传播（　　）

A.粪–口途径传播　　B.呼吸道传播

C.垂直传播　　D.虫媒传播

E.密切接触传播

19. 以下关于EV71疫苗的说法正确的是（　　）

A.所有EV71疫苗接种对象均为6月龄至5周岁儿童

B.EV71疫苗可用于预防所有肠道病毒感染所致的手足口病

C.EV71疫苗基础免疫程序为2剂次，间隔4周

D.建议EV71疫苗接种对象为≥6月龄易感儿童，尽可能在12月龄前完成接种程序

E.EV71疫苗属于非免疫规划疫苗，因此接种EV71疫苗的相关信息无须登记

20. 为预防手足口病的医院内感染，医疗机构可采取的预防控制措施中正确的是（　　）

A.医务人员在诊疗、护理每一位手足口病患者后，均应认真洗手或消毒，或更换使用一次性手套

B.对手足口病住院患儿使用过的设施和物品必须消毒后才能继续使用

C.诊疗、护理手足口病病例过程中，必须使用一次性仪器及耗材

D.患儿的呼吸道分泌物和粪便及其污染的物品要进行消毒处理

E.各级医疗机构应加强预检分诊，开设专门诊室接待发热、出疹的病例

（三）判断

1. EV71灭活疫苗只能预防EV71感染所致的手足口病。（ ）

2. 手足口病一年四季均可发病，高峰期在3～4月份。（ ）

3. EV71疫苗可以预防由EV71导致的手足口病，对可导致手足口病的其他型别病毒也有一定交叉保护作用。（ ）

4. 手足口病由EV71和CoxA16等肠道病毒引起的急性传染病，多见于学龄前儿童且重症病例多由CoxA16感染所致。（ ）

5. 手足口病以冬季发病较为多见。（ ）

6. 托幼机构和流动人口聚居地的人群可通过密切接触引起手足口病的聚集性发病，对聚集性病例中的首发病例进行流行病学调查意义不大。（ ）

7. 单纯的手足口病主要表现为手、足、口腔黏膜、臀部等部位出现斑丘疹及疱疹，疱疹处痛、痒且有结痂。（ ）

（四）填空

EV71疫苗的免疫程序为：基础免疫_____剂，至少间隔_____个月，建议在_____月龄前完成接种。

九、轮状病毒感染性腹泻

（一）单选

1. 引起婴幼儿腹泻最常见的轮状病毒是（ ）

　A. A组轮状病毒　　　B. B组轮状病毒

　C. C组轮状病毒　　　D.肠道病毒71型

2. 轮状病毒感染的高危人群是（ ）

　A. 6月龄～5岁　　　B. 6月龄～2岁

　C. 2月龄～3岁　　　D. 2月龄～5岁

3. 在我国轮状病毒感染的高发月份是（ ）

　A. 2月～5月　　　B. 3月～4月

　C. 6月～8月　　　D. 10月～次年2月

4. 轮状病毒肠炎在我国好发于_____季（ ）

　A.春夏　　　　　　B.夏秋

　C.秋冬　　　　　　D.冬春

5. 轮状病毒感染的主要传染源是（ ）

　A.患者和隐性感染者

　B.老鼠和猪

　C.被污染的食物

　D.患者

（二）多选

1. 关于轮状病毒，下列说法错误的是（ ）

　A.轮状病毒为秋季腹泻的常见病毒

　B.呼吸道传播

　C.轮状病毒是青少年腹泻的主要病原体之一

　D.人是轮状病毒唯一自然宿主

　E.轮状病毒疫苗是减毒活疫苗

2. 轮状病毒可能通过下列哪些途径传播（ ）

　A.直接或间接接触

　B.飞沫传播

　C.血液传播

　D.粪-口途径

　E.虫媒传播

3. 以下关于轮状病毒的描述正确的是（ ）

　A.人类轮状病毒为单股RNA病毒

　B.是导致5岁以下儿童腹泻的主要原因

　C.成人感染可出现米汤样粪便，无里急后重

　D.病程大多达10天以上

　E.目前没有疫苗可以有效预防

4. 在下列病原体中，病毒性腹泻最常见的包括（ ）

　A.轮状病毒　　　　B.诺如病毒

　C.肠腺病毒　　　　D.星状病毒

　E.杯状病毒

5. 关于五价轮状病毒疫苗描述正确的是（ ）

　A.疫苗主要预防血清型G1、G2、G3、G4和G9导致的婴幼儿轮状病毒胃肠炎

B. 6~32周龄婴儿尽早接种

C. 共接种3剂

D. 6~12周龄接种第1剂

E. 各剂间隔4周及以上

6. 轮状病毒发病特点包括（ ）

A. 全年散在发病

B. 一般表现为急性胃肠炎

C. 多见于婴幼儿腹泻

D. 具有强传染性

E. 平均潜伏期1~3天

7. 轮状病毒肠炎典型病例主要临床表现有（ ）

A. 卡他症状

B. 发热

C. 呕吐，每天10次以下

D. 腹泻，水样大便

E. 淋巴结肿大

8. 关于口服五价重配轮状病毒减毒活疫苗的使用，下列说法正确的是（ ）

A. 预防血清型G1、G2、G3、G4、G10导致的婴幼儿轮状病毒胃肠炎

B. 适用于6~32周龄婴儿

C. 全程免疫3剂，各剂间隔4~10周

D. 6~8周龄口服第1剂

E. 第3剂应在32周龄前

9. 下列关于轮状病毒感染说法正确的是（ ）

A. 主要通过粪–口途径传播

B. 我国轮状病毒感染高峰在6~8月

C. 全球流行

D. 主要感染小肠绒毛上皮细胞

E. A群轮状病毒只感染人

10. 轮状病毒感染的预防策略包括（ ）

A. 做好个人卫生

B. 改善饮用水卫生

C. 加强饮食卫生

D. 寒冷季节减少外出，注意保暖

E. 加强营养

11. 下列哪些是轮状病毒感染后的主要临床症状（ ）

A. 白色米汤样或黄绿色蛋花样稀便

B. 发热

C. 呕吐

D. 腹痛

E. 里急后重

12. 下列哪些是5价重配轮状病毒减毒活疫苗（Vero细胞）的禁忌证（ ）

A. 有肠套叠既往史

B. 患有严重联合免疫缺陷疾病

C. 既往已感染过轮状病毒

D. 对于本疫苗任何成分出现严重过敏反应者

E. 过敏体质

13. 下列关于接种轮状病毒疫苗的作用正确的是（ ）

A. 减少重症病例   B. 缩短病程

C. 治疗腹泻   D. 降低发病

E. 消除轮状病毒感染性腹泻

14. 根据疫苗说明书，三价轮状病毒疫苗可预防轮状病毒的血清型有（ ）

A. G1   B. G2

C. G4   D. G9

E. G3

15. 以下关于轮状病毒的描述正确的是（ ）

A. 成人感染可出现米汤样粪便

B. 我国轮状病毒感染高峰在7~9月

C. 引起婴幼儿腹泻最常见的是B组轮状病毒

D. 主要感染小肠绒毛上皮细胞

E. 可通过呼吸道飞沫传播

（三）判断

1. 轮状病毒感染的潜伏期很短，一般3~7天。（ ）

2. 轮状病毒感染者常从发病前2天到出现症状后8天内通过粪便排出大量病毒，免疫缺陷的轮状病毒感染者的排毒时间会缩短。（ ）

3. 接种轮状病毒疫苗可以缩短轮状病毒感染性腹泻的病程。（ ）

（四）填空

五价口服轮状病毒疫苗的免疫程序为共接种_____剂次，_____周龄接种第一剂，每剂之间需隔_____周，_____周龄前完成接种。

十、人乳头瘤病毒感染

（一）单选

1. 下列哪项HPV型别都属于高危型（ ）

A. 6、11、16、18

B. 11、16、18、52

C. 11、16、18、31

D. 16、18、31、33

2. 我国"两癌"筛查针对的妇女年龄段是（　　）

A. 18～45岁　　　　B. 30～64岁

C. 35～64岁　　　　D. 45～60岁

3. 世卫组织发布的《加速消除宫颈癌全球战略》提出，到2030年保证_____的女孩在15岁前完成HPV疫苗接种（　　）

A. 85%　　　　　　B. 90%

C. 70%　　　　　　D. 95%

4. HPV感染主要引起宫颈癌，其发病率高低取决于人群的年龄和性行为习惯，我国宫颈癌的好发年龄段是（　　）

A. 16～45岁　　　　B. 18～45岁

C. 40～50岁　　　　D. 50～60岁

5. 目前我国上市使用的人乳头瘤病毒疫苗均为重组疫苗，采用的表达系统不包括（　　）

A. 酿酒酵母　　　　B. 汉逊酵母

C. 大肠埃希菌　　　D. 杆状病毒

（二）多选

1. 接种途径为肌内注射的疫苗有（　　）

A. 白破疫苗

B. 脊髓灰质炎灭活疫苗

C. A群C群流脑多糖疫苗

D. 9价HPV疫苗

E. 13价肺炎球菌多糖结合疫苗

2. HPV疫苗接种前需要注意（　　）

A. 接种前需要进行HPV检测

B. 接种HPV疫苗前三个月内应避免使用免疫球蛋白或血液制品

C. 如果完成3剂4价HPV疫苗接种后需要接种9价HPV疫苗，则至少间隔12个月后才能开始接种

D. 9～14岁女性接种2价HPV疫苗可选择2剂次或3剂次的接种方案

E. 妊娠期及哺乳期女性也可接种

3. 下面哪种情况不可以接种HPV疫苗（　　）

A. 哺乳期　　　　　B. 妊娠期

C. 过敏体质　　　　D. 月经期

E. 高血压患者

4. 下列哪项HPV型别属于高危型（　　）

A. 6　　　　　　　B. 11

C. 16　　　　　　　D. 33

E. 56

5. 四价HPV疫苗预防的病毒型别是（　　）

A. 11　　　　　　　B. 6

C. 16　　　　　　　D. 31

E. 18

6. HPV持续感染是宫颈癌的高危因素，其主要的危险型别包括（　　）

A. HPV42　　　　　B. HPV16

C. HPV61　　　　　D. HPV58

E. IIPV18

7. HPV感染可能发生以下哪些疾病（　　）

A. 阴道癌　　　　　B. 宫颈癌

C. 生殖器疣　　　　D. 子宫内膜癌

E. 外阴癌

8. 高危型HPV持续感染可能导致（　　）

A. 肛门癌　　　　　B. 口咽癌

C. 外阴癌和阴道癌　D. 乳腺癌

E. 阴茎癌

9. 关于我国上市使用的3种双价HPV疫苗，下列说法错误的是（　　）

A. 疫苗表达系统相同

B. 推荐的免疫程序均为0、1、6月各接种1剂

C. 接种对象均为9～45岁女性

D. 所有3剂在一年内完成

E. 均添加了铝佐剂成分

10. 低危型HPV感染可引起的疾病有（　　）

A. 扁平疣

B. 肛门-生殖器疣

C. 宫颈癌

D. 复发性呼吸道人乳头状瘤

E. 乳腺癌

11. 以下说法正确的是（　　）

A. 双价HPV疫苗（大肠埃希菌）的接种对象是9～45岁女性

B. 双价HPV疫苗（毕赤酵母）的接种对象是9～30岁女性

C.双价HPV疫苗（昆虫细胞）的接种对象是9～45岁女性

D.双价HPV疫苗（重组酿酒酵母）的接种对象是9～30岁女性

E.所有双价HPV疫苗接种对象都是9～45岁女性

（三）判断

1.四价人乳头瘤疫苗预防的HPV血清型是11、16、18、52型。（　）

2.我国上市使用的HPV疫苗中，仅双价HPV疫苗（大肠埃希菌）和九价HPV疫苗说明书中明确，可用于预防疫苗覆盖HPV型别引起的持续感染。（　）

3.接种四价HPV疫苗可预防因HPV6、11、16、18型引起的子宫颈癌。（　）

（四）填空

1.二价人乳头瘤疫苗预防的HPV血清型是____、____。

2.世界卫生大会发布《加速全球消除宫颈癌战略》中提出了「90-70-90」的战略目标，即90%的女孩____，70%的妇女在35岁和45岁之前接受高效检测方法筛查；90%确诊宫颈疾病的妇女得到治疗。

十一、炭疽

（一）单选

1.接种炭疽疫苗时，选用哪种注射方式（　）
A.皮上划痕　　B.肌内注射
C.皮下注射　　D.皮内注射

2.皮上划痕人用炭疽活疫苗接种时，用手将划痕处的皮肤紧绷，再用消毒的划痕针在每滴疫苗处划上"#"字，确保每条痕长度为（　）
A.1～1.5cm　　B.1～2cm
C.1.5～2cm　　D.2～2.5cm

3.炭疽的主要传染源是（　）
A.患者　　B.隐性感染者
C.患病的食草动物　　D.患者和隐性感染者

4.炭疽疫苗接种后多久可以产生抗体（　）
A.7天　　B.14天
C.30天　　D.60天

5.炭疽最主要的传播途径是（　）
A.接触传播
B.气溶胶传播
C.进食感染肉类
D.被带菌的蚊虫叮咬

6.下列关于炭疽芽孢杆菌的叙述错误的是（　）
A.竹节状排列的革兰氏阳性大杆菌
B.无氧条件下会形成芽孢
C.荚膜和外毒素是重要的毒力因素
D.有毒株才产生荚膜

7.炭疽病首选抗生素是（　）
A.青霉素　　B.环丙沙星
C.四环素　　D.链霉素

8.炭疽减毒活疫苗接种后，免疫力一般可持续多久（　）
A.长期　　B.1年
C.2年　　D.5年

9.下列关于炭疽抗原的说法错误的是（　）
A.荚膜抗原是一种多肽，为非保护性抗原
B.毒素抗原中的保护性抗原是炭疽杆菌主要的保护性抗原
C.菌体抗原缺乏特异性，为非保护性抗原
D.芽孢抗原存在于芽孢的外衣，无免疫保护作用

10.以下药物中炭疽抗菌治疗首选（　）
A.头孢类　　B.大环内酯类
C.氟喹诺酮类　　D.氨基糖苷类

11.皮上划痕人用炭疽活疫苗的有效期一般为____年（　）
A.1　　B.2
C.3　　D.4

12.皮上划痕人用炭疽活疫苗外观形状为（　）
A.白色混悬液　　B.透明液体
C.灰白色悬液　　D.淡粉色透明液体

13.若已将皮上划痕人用炭疽活疫苗调配，则应立即使用或在2～8℃冷藏条件下____内使用，否则不应再使用（　）
A.15分钟　　B.1小时
C.30分钟　　D.2小时

14.皮上划痕人用炭疽活疫苗接种后，接种部位需至少裸露____，再用消毒干棉球擦拭

干净（　　）

  A.1～3分钟   B.3～5分钟

  C.5～10分钟   D.10～15分钟

（二）多选

1. 目前国家扩大免疫规划程序规定的重点地区重点人群使用的疫苗有（　　）

  A.钩端螺旋体疫苗   B.炭疽疫苗

  C.布病疫苗   D.出血热疫苗

  E.霍乱疫苗

2. 责任报告单位和责任疫情报告人发现_____，应于2小时内将传染病报告卡通过网络报告（　　）

  A.甲类传染病

  B.乙类传染病

  C.乙类传染病中的肺炭疽、传染性非典型肺炎等按照甲类管理的传染患者或疑似患者

  D.丙类传染病

  E.其他传染病和不明原因疾病暴发时

3. 下列关于减毒活疫苗的说法正确的是（　　）

  A.接种减毒活疫苗类似于1次轻度感染，疫苗病毒可以在体内复制，但不致病或仅引起轻微的临床症状

  B.免疫作用时间长，只要1次免疫，就可产生持久免疫

  C.接种减毒活疫苗在体内有毒力返祖的潜在危险（如疫苗相关麻痹型脊髓灰质炎VAPP）

  D.免疫缺陷患者接种减毒活疫苗可引起严重或致命的反应

  E.目前我国使用的减毒活疫苗包括卡介苗、麻腮风疫苗、水痘疫苗和炭疽疫苗等

4. 炭疽的传播途径包括（　　）

  A.直接接触传播   B.吸入传播

  C.性传播   D.食物消化道传播

  E.间接接触传播

5. 有人发现自己胳膊上有接种疫苗留下的"瘢痕"，请问可能是以下哪种疫苗留下的（　　）

  A.卡介苗   B.牛痘疫苗

  C.伤寒疫苗   D.鼠疫疫苗

  E.炭疽疫苗

6. 责任报告单位和责任疫情报告人发现以下哪种情况应于2小时内将传染病报告卡通过网络报告（　　）

  A.甲类传染病

  B.人感染高致病性禽流感疑似患者

  C.乙类传染病中的肺炭疽、传染性非典型肺炎等按照甲类管理的疑似患者

  D.丙类传染病暴发

  E.不明原因疾病暴发

7. 下列关于炭疽芽孢杆菌的说法正确的是（　　）

  A.是革兰氏阳性杆菌

  B.是厌氧菌

  C.其繁殖体对热和普通消毒剂有较强抵抗力

  D.在人体、动物体内，该菌可形成荚膜

  E.对青霉素敏感

（三）判断

炭疽疫苗应用消毒注射器吸取疫苗，在接种部位滴2滴，间隔3～4cm，划痕时用手将皮肤绷紧，用消毒划痕针在每滴疫苗处作"井"字划痕，每条痕长1～1.5cm，划破表皮以出现间断小血点为度。（　　）

（四）填空

1. 皮上划痕人用炭疽活疫苗系用_____生产。

2. 炭疽减毒活疫苗主要用于预防_____引起的感染，属于国家免疫规划确定的应急接种性疫苗。

十二、钩端螺旋体

（一）单选

1. 我国重点人群免疫规划疫苗中的钩端螺旋体疫苗接种对象年龄范围为（　　）

  A.6月龄以上   B.7～60周岁

  C.16～60周岁   D.16岁以上

2. 男性，28岁，发热4天，诊断为钩端螺旋体病后，用青霉素80万U肌内注射治疗，2小时后出现寒战、发热，脉搏加快，呼吸急促，首先应考虑（　　）

  A.过敏性休克

  B.合并败血症

  C.并发肺炎和心肌炎

  D.赫氏反应

3.钩端螺旋体病最常见的早期临床类型是（　　）

　　A.黄疸出血型　　　　B.流感伤寒型

　　C.肺出血普通型　　　D.脑膜炎型

4.我国的钩端螺旋体病主要有三种流行形式：稻田型、洪水型和雨水型。黄河流域及其以北各省区主要为洪水型和雨水型，以_____为主要传染源（　　）

　　A.猪　　　　　　　　B.牛

　　C.鼠　　　　　　　　D.狗

5.关于接种钩端螺旋体疫苗，以下说法不正确的是（　　）

　　A.接种2剂，间隔7～10天，流行季节前完成

　　B.第一剂注射0.5ml，第二剂注射1.0ml

　　C.7～13岁接种剂量同成人

　　D. 7周岁以下接种剂量不得超过成人剂量的1/4

6.下列关于钩端螺旋体的描述错误的是（　　）

　　A.革兰氏染色阳性

　　B.由外膜、轴丝（又称鞭毛）和圆柱形菌体组成

　　C.外膜具有抗原性和免疫原性

　　D.抵抗力较弱，易受各种理化及生物学因素影响而迅速死亡

7.钩端螺旋体病主要影响人体的哪个系统（　　）

　　A.呼吸系统　　　　　B.循环系统

　　C.神经系统　　　　　D.泌尿系统

8.钩端螺旋体在水或湿土中可以存活多久（　　）

　　A.数小时　　　　　　B.数天

　　C.数周至数月　　　　D.数年

9.钩端螺旋体病的一种严重表现，通常伴有发热、黄疸和肾衰竭的疾病叫做（　　）

　　A. Weil综合征　　　B. ARDS综合征

　　C.两者都是　　　　　D.两者都不是

10.钩端螺旋体病的严重并发症之一是（　　）

　　A.肺炎　　　　　　　B.肝炎

　　C.急性肾衰竭　　　　D.脑炎

（二）多选

1.属于我国法定报告的乙类传染病是（　　）

　　A.麻疹　　　　　　　B.流行性出血热

　　C.疟疾　　　　　　　D.流行性脑脊髓膜炎

　　E.钩端螺旋体病

2.关于钩端螺旋体疫苗接种的描述，正确的是（　　）

　　A.钩端螺旋体疫苗接种通常在每年的4～5月

　　B.钩端螺旋体疫苗应于2～8℃避光保存和运输

　　C.注射免疫球蛋白者，不需要间隔时间也可接种该疫苗

　　D.月经期妇女暂缓接种

　　E.疫苗开启后应立即使用，如需放置，应置于2～8℃，并于半小时内用完，剩余均应废弃

3.钩端螺旋体对以下哪些消毒剂敏感（　　）

　　A.0.5%来苏　　　　　B.0.1%石炭酸

　　C.1%苯酚　　　　　　D.紫外线

　　E.含氯消毒剂

4.以下哪些条件可以在较短时间内杀死钩端螺旋体（　　）

　　A.56℃下10分钟　　　B.60℃下10秒

　　C.4℃下1小时　　　　D.室温下1天

　　E.40℃下1天

5.钩端螺旋体病说法正确的是（　　）

　　A.该病一般持续数天至3周以内

　　B.该病通常分成两个阶段：钩端螺旋体败血症或发热阶段，持续4～9天，第6～12天进入恢复期或免疫期

　　C.未治疗的病例痊愈需数月

　　D.死亡病例主要死于肾衰竭、心肺衰竭和大面积出血，很少死于肝衰竭

　　E.血白细胞总数和中性粒细胞轻度增高或正常

（三）判断

1.注射免疫球蛋白者，应至少间隔1个月以上接种钩端螺旋体疫苗，以免影响免疫效果。（　　）

2.钩端螺旋体病全年均可发病，主要流行于夏秋季，5～9月发病最多。（　　）

（四）填空

1.钩端螺旋体病是由致病性钩端螺旋体病原体引起的一种传染病，_____和_____是两大主要传染源。

2._____主要通过接触受污染的水传播。

3. 钩端螺旋体病的潜伏期一般为＿＿日，平均＿＿日。

4. 钩端螺旋体病的疫苗主要针对＿＿＿＿＿型钩端螺旋体。

5. 钩端螺旋体疫苗的两种主要类型是＿＿＿＿＿和＿＿＿＿＿疫苗。

6. 钩端螺旋体疫苗的接种途径是＿＿＿＿＿。

十三、出血热

（一）单选

1. 流行性出血热灭活疫苗的免疫程序为（　　）

　A. 基础免疫2剂，0天、14天各接种1剂，不需要加强免疫

　B. 基础免疫2剂，0天、15天各接种1剂，不需要加强免疫

　C. 基础免疫2剂，0天、14天各接种1剂，基础免疫后1年加强1剂

　D. 基础免疫3剂，0天、14天、12月各接种1剂

2. 以下关于流行性出血热相关知识描述不正确的是（　　）

　A. 流行性出血热以发热、有出血倾向、血小板减少和低血压休克为主要特征

　B. 汉坦病毒属布尼亚病毒科

　C. 人类是汉坦病毒的主要宿主动物

　D. 流行性出血热主要的传播途径是动物源性

3. ＿＿＿＿＿年开始，我国将流行性出血热免疫接种纳入了扩大免疫规划，覆盖＿＿＿＿＿疫情高发省份（　　）

　A. 2009；6个　　　　B. 2008；7个

　C. 2008；6个　　　　D. 2009；7个

4. ＿＿＿＿＿年，我国实施流行性出血热疫苗纳入扩大免疫规划工作的省份增加至＿＿＿＿＿（　　）

　A. 2009；11个　　　　B. 2010；11个

　C. 2010；12个　　　　D. 2009；12个

5. 关于流行性出血热疫苗，完成全程免疫共需接种4针的疫苗有（　　）

　A. Ⅰ型灭活疫苗、Ⅱ型灭活疫苗

　B. Ⅰ型灭活疫苗、Ⅰ型纯化疫苗

　C. Ⅱ型灭活疫苗、双价灭活疫苗

　D. Ⅰ型纯化疫苗、双价灭活疫苗

6. 关于流行性出血热疫苗，完成全程免疫共需接种3针的疫苗有（　　）

　A. Ⅰ型灭活疫苗、Ⅱ型灭活疫苗

　B. Ⅰ型纯化疫苗、Ⅱ型灭活疫苗

　C. Ⅰ型纯化疫苗、双价灭活疫苗

　D. Ⅱ型灭活疫苗、双价灭活疫苗

7. 流行性出血热Ⅰ型灭活疫苗，基础免疫阶段接种时间间隔为＿＿＿＿＿；首剂接种后＿＿＿＿＿进行加强免疫（　　）

　A. 第0天–第一针后7天–第二针后21天；6个月

　B. 第0天–第一针后7天–第二针后28天；6个月

　C. 第0天–第一针后21天；12个月

　D. 第0天–第一针后28天；12个月

8. 流行性出血热Ⅱ型灭活疫苗，基础免疫阶段接种时间间隔为＿＿＿＿＿；首剂接种后＿＿＿＿＿进行加强免疫（　　）

　A. 第0天–第一针后28天；6个月

　B. 第0天–第一针后28天；12个月

　C. 第0天–第一针后14天–第二针后21天；12个月

　D. 第0天–第一针后14天–第二针后28天；6个月

9. 流行性出血热Ⅰ型纯化疫苗，基础免疫阶段接种时间间隔为＿＿＿＿＿；首剂接种后＿＿＿＿＿进行加强免疫（　　）

　A. 第0天–第一针后7天–第二针后21天；4～12个月

　B. 第0天–第一针后7天–第二针后21天；4～6个月

　C. 第0天–第一针后14天–第二针后30天；4～12个月

　D. 第0天–第一针后14天–第二针后30天；4～6个月

10. 双价流行性出血热灭活疫苗，基础免疫阶段接种时间间隔为＿＿＿＿＿；首剂接种后＿＿＿＿＿进行加强免疫（　　）

　A. 第0天–第一针后14天–第二针后21天；12个月

　B. 第0天–第一针后14天–第二针后28天；

12个月

C.第0天–第一针后14天；12个月

D.第0天–第一针后28天；12个月

11.流行性出血热疫苗加强免疫剂量为2ml的是（　　）

A.Ⅰ型灭活疫苗　　B.Ⅰ型纯化疫苗

C.Ⅱ型灭活疫苗　　D.双价灭活疫苗

12.肾综合征出血热疫苗属于_____疫苗。出现肾综合征出血热病例后，当地卫生行政部门和疾控部门会组织应急接种，接种范围为病例周边_____范围内的_____人群（　　）

A.免疫规划；1公里；18～60岁

B.免疫规划；0.5公里；16～60岁

C.非免疫规划；0.5公里；18～60岁

D.非免疫规划；1公里；16～60岁

13.肾综合征出血热疫苗成分中不含铝佐剂的疫苗是（　　）

A.Ⅰ型灭活疫苗　　B.Ⅰ型纯化疫苗

C.Ⅱ型灭活疫苗　　D.双价灭活疫苗

14.肾综合征出血热疫苗利用沙鼠肾细胞培养制备的疫苗是（　　）

A.Ⅰ型灭活疫苗　　　　B.Ⅰ型纯化疫苗

C.Ⅱ型灭活疫苗　　　　D.双价灭活疫苗

15.肾综合征出血热疫苗利用乳鼠脑细胞培养制备的疫苗是（　　）

A.Ⅰ型灭活疫苗　　　　B.Ⅰ型纯化疫苗

C.Ⅱ型灭活疫苗　　　　D.双价灭活疫苗

（二）多选

1.下列哪些疫苗的接种方法选用的是肌内注射法（　　）

A.五联疫苗、白破疫苗

B.乙型肝炎疫苗、麻腮风疫苗

C.乙脑灭活疫苗、脊髓灰质炎灭活疫苗

D.A群流脑多糖疫苗、甲型肝炎灭活疫苗

E.出血热疫苗、13价肺炎疫苗

2.目前国家扩大免疫规划程序规定的重点地区重点人群使用的疫苗有（　　）

A.钩端螺旋体疫苗　　B.炭疽疫苗

C.布病疫苗　　　　　D.出血热疫苗

E.鼠疫疫苗

3.流行性出血热典型病例具有哪三大特征（　　）

A.发热　　　　　　　B.出血

C.心衰　　　　　　　D.肾脏损害

E.肝功能异常

4.目前我国研制并正在使用的肾综合征出血热疫苗有（　　）

A.沙鼠肾细胞灭活疫苗（Ⅰ型）

B.金地鼠肾细胞灭活疫苗（Ⅱ型）

C.乳鼠脑纯化汉坦病毒灭活疫苗（Ⅰ型）

D.基因工程疫苗

E.沙鼠肾原代细胞、金地鼠肾细胞和Vero-E6细胞纯化精制双价疫苗（含Ⅰ型和Ⅱ型）

5.流行性出血热Ⅰ型灭活疫苗与Ⅱ型灭活疫苗的区别有（　　）

A.Ⅰ型疫苗经β–丙内酯灭活制成，Ⅱ型疫苗经甲醛灭活制成

B.Ⅰ型灭活疫苗为家鼠型，病毒经沙鼠肾原代细胞培养后获得，Ⅱ型灭活疫苗为野鼠型，病毒于地鼠肾原代细胞培养后获得

C.Ⅰ型灭活疫苗加强免疫剂量为1ml，Ⅱ型灭活疫苗加强免疫剂量为2ml

D.Ⅰ型灭活疫苗接种部位为上臂外侧三角肌肌内注射，Ⅱ型灭活疫苗接种部位为上臂外侧三角肌皮下注射

E.两种疫苗都添加了铝佐剂

6.流行性出血热疫苗中经β–丙内酯灭活病毒制备而成的是（　　）

A.流行性出血热Ⅰ型灭活疫苗

B.流行性出血热Ⅱ型灭活疫苗

C.流行性出血热Ⅰ型纯化疫苗

D.双价流行性出血热灭活疫苗

E.所有流行性出血热灭活疫苗

7.肾综合征出血热疫苗利用地鼠肾细胞培养制备的疫苗是（　　）

A.Ⅰ型灭活疫苗　　　　B.Ⅰ型纯化疫苗

C.Ⅱ型灭活疫苗　　　　D.双价灭活疫苗

E.Ⅱ型纯化疫苗

（三）判断

肾综合征出血热疫苗属于减毒活疫苗，自愿自费接种。（　　）

（四）填空

1. 流行性出血热疫苗是预防_____的主要手段之一。

2. 肾综合征出血热疫苗是用于预防____和____肾综合征出血热最特异和最有效的预防手段。

3. 出血热疫苗的接种途径是_____。

十四、黄热病

（一）单选

1. 接种黄热病疫苗后多长时间可以产生抗体（　　）

　　A. 3天　　　　　　　　B. 7天

　　C. 30天　　　　　　　D. 60天

2. 前往黄热病流行区人员应至少提前多少天接种黄热病疫苗（　　）

　　A. 7天　　　　　　　　B. 10天

　　C. 21天　　　　　　　D. 28天

3. 城市型黄热病传播媒介是（　　）

　　A. 埃及伊蚊　　　　　　B. 非洲伊蚊

　　C. 白纹伊蚊　　　　　　D. 趋血伊蚊

4. 下列关于黄热病病毒描述错误的是（　　）

　　A. 黄热病病毒只有一个血清型

　　B. 与同属的登革热病毒等有免疫交叉反应

　　C. 含双股正链RNA

　　D. 在-70℃低温保存10年后仍有毒力

5. 关于黄热病疫苗描述错误的是（　　）

　　A. 接种对象为9月龄以上进入黄热病流行地区的人员

　　B. 每人每次接种剂量为0.5ml

　　C. 上臂外侧三角肌下缘附着处，深部皮下注射

　　D. 接种程序为2剂次，接种间隔14天

6. 下列关于黄热病的说法，不正确的是（　　）

　　A. 目前无特效药

　　B. 主要在非洲、南美洲热带地区流行

　　C. 黄热病的潜伏期为7~10天

　　D. 典型症状表现为发热、剧烈头痛、黄疸、出血和蛋白尿等

7. 黄热病疫苗接种程序为（　　）

　　A. 1剂次，上臂外侧三角肌皮下注射

　　B. 1剂次，上臂外侧三角肌肌内注射

　　C. 2剂次，每次间隔1个月上臂外侧三角肌皮

下注射

　　D. 2剂次，每次间隔14天上臂外侧三角肌皮下注射

（二）多选

1. 黄热病按照临床症状严重程度可以分为（　　）

　　A. 极轻型　　　　　　　B. 轻型

　　C. 重型　　　　　　　　D. 恶性型

　　E. 危重型

2.《中华人民共和国国境卫生检疫法》规定的检疫传染病包括（　　）

　　A. 鼠疫　　　　　　　　B. 霍乱

　　C. 流行性感冒　　　　　D. 黄热病

　　E. 国务院确定和公布的其他传染病

（三）判断

开启疫苗瓶和注射黄热病疫苗时，消毒剂接触到疫苗不会对疫苗效果产生影响。（　　）

（四）填空

黄热病疫苗的接种方式为_____注射。

十五、霍乱

（一）单选

1. 以下组合中，主要通过消化道传播的是（　　）

　　A. 脊髓灰质炎、甲型肝炎、乙型肝炎

　　B. 霍乱、细菌性痢疾、埃可病毒

　　C. EB病毒、埃博拉、丙肝

　　D. 戊型肝炎、伤寒、EV70病毒

2. 关于我国灭活菌体加重组B亚单位口服霍乱疫苗描述错误的是（　　）

　　A. 2~8℃保存

　　B. 有效成分为：重组霍乱毒素B亚单位、霍乱弧菌菌体

　　C. 免疫程序为初次免疫者须服用3剂次，分别于0、7、21天口服，每次1粒

　　D. 孕妇及2岁以下婴幼儿禁用

3. 下列哪种疫苗不属于国家免疫规划疫苗中的重点人群接种疫苗（　　）

　　A. 双价肾综合征出血热灭活疫苗

　　B. 人用炭疽疫苗

　　C. 霍乱疫苗

　　D. 钩端螺旋体疫苗

4. O1群霍乱弧菌根据O抗原的不同，可以分为几个血清型（　　）

　　A. 1　　　　　　　　　B. 2

　　C. 3　　　　　　　　　D. 4

5. 第七次霍乱大流行是由_____霍乱弧菌引起的（　　）

　　A. O1群古典生物型

　　B. O139群

　　C. O1群埃尔托生物型

　　D. O1群稻叶型

6. 关于霍乱疫苗的不良反应描述正确的是（　　）

　　A. 周围神经炎

　　B. 局部疼痛、瘙痒、红肿

　　C. 有时发生发热、轻度腹痛、荨麻疹、皮疹等

　　D. 偶见嗜神经毒性病例

（二）多选

1. 下列哪些是霍乱治疗的正确原则（　　）

　　A. 按肠道传染病隔离，直至症状消失后6天

　　B. 隔日粪便培养1次，连续3次，如阴性可解除隔离

　　C. 结合患者呕吐情况给流质或禁食

　　D. 静脉或口服补液并纠正电解质

　　E. 必要时手术治疗

2. 我国的重组B亚单位/菌体霍乱疫苗（肠溶胶囊）可以预防下列哪些病原体引起的腹泻（　　）

　　A. 古典生物型霍乱弧菌

　　B. O139型霍乱弧菌

　　C. 埃尔托生物型霍乱弧菌

　　D. 非O1群霍乱弧菌

　　E. 产肠毒素大肠埃希菌

3. 关于霍乱的说法正确的是（　　）

　　A. 患者和带菌者是主要传染源

　　B. 盐碱地区发病率高于非盐碱地区

　　C. 人群普遍易感，隐性感染较多

　　D. 流行季节与当地的自然地理条件密切相关，在热带亚热带一年四季均可发病

　　E. 沿海地区发病率高于平原

4. 霍乱的病原学检查包括（　　）

　　A. 粪便涂片染色　　　B. 悬滴镜检

　　C. 制动试验　　　　　D. 核酸检测

　　E. 增菌培养

5. 下列哪种细菌主要分泌外毒素（　　）

　　A. 白喉杆菌　　　　　B. 破伤风杆菌

　　C. 霍乱弧菌　　　　　D. 伤寒沙门菌

　　E. 流感嗜血杆菌

（三）判断

1. 初次服用霍乱疫苗，应于第0、7、14天分别口服1粒。（　　）

2. 霍乱病例解除隔离的标准：患者症状消失后，隔天粪便培养一次，连续两次粪便培养阴性可解除隔离。对于慢性带菌者：粪便培养连续7天阴性，胆汁培养每周一次，连续两次阴性可解除隔离。（　　）

（四）填空

霍乱疫苗的接种方式为_____接种，共接种3剂次，分别于_____、_____、_____天各接种一剂。

📋 答案及解析

一、破伤风

（一）单选

1. 答案：D

解析：TAT为破伤风抗毒素，HTIG为破伤风人免疫球蛋白，F（ab'）2为马破伤风免疫球蛋白，以上三种均属破伤风被动免疫制剂；TTCV为含破伤风类毒素疫苗，属破伤风主动免疫制剂。

2. 答案：D

解析：患者在使用破伤风免疫球蛋白或抗毒素治疗当日如无法接种含破伤风毒素疫苗，需间隔4周才能接种。

3. 答案：A

解析：破伤风被动免疫制剂均为外源性抗体，注射后使机体快速获得保护力，用于非新

生儿破伤风的短时间应急预防。其特点是保护效果起效快，但保护持续时间较短：F（ab'）$_2$/TAT保护时间一般为10天，HTIG为28天。破伤风的主动免疫制剂全程免疫后的保护作用可达5~10年。

4.答案：B

解析：破伤风的主动免疫制剂特点是起效慢，一般注射约2周后抗体才达到保护性水平。

5.答案：D

解析：破伤风是由破伤风梭状芽孢杆菌侵入人体，在缺氧环境中大量繁殖，释放痉挛毒素引发全身或局部的肌张力增高、痛性痉挛和广泛的自主神经功能障碍。重症患者可发生咽喉肌痉挛导致窒息、肺部并发症、自主神经功能障碍和器官功能衰竭。目前破伤风经过积极治疗是可以治愈的。

6.答案：D

解析：本题聚焦非新生儿破伤风的预防措施，包括以下五点：一是伤口处理：①彻底清创：及时对伤口进行彻底清洗和清创，去除坏死组织和异物，减少破伤风梭菌滋生的环境；②消毒：使用适当的消毒剂（如碘伏）对伤口进行消毒。二是疫苗接种：①主动免疫：根据免疫完成到伤口暴露的年限与伤口清洁程度接种破伤风类毒素疫苗（如百白破疫苗或破伤风-白喉联合疫苗），确保体内有足够的抗体保护。②加强免疫：对于未完成基础免疫或免疫史不明的人群，建议接种加强针。三是被动免疫：破伤风抗毒素/免疫球蛋白（TIG）：对于高风险伤口（如深部伤口、污染伤口）且免疫史不明或未完成基础免疫的人群，应注射破伤风抗毒素/免疫球蛋白，提供应急预防。四是抗生素预防：在特定情况下，医生可能会建议使用抗生素（如甲硝唑）以预防破伤风梭状芽孢杆菌感染。五是健康教育：提高公众对破伤风预防的认识，特别是对高风险人群（如农民、建筑工人等）进行健康教育，强调及时处理伤口和接种疫苗的重要性。

7.答案：A

解析：本题聚焦破伤风被动免疫制剂的作用机制，破伤风被动免疫制剂主要是通过提供外源性抗体，迅速中和破伤风痉挛毒素，从而提供短时间的免疫保护。

8.答案：D

解析：根据《非新生儿破伤风诊疗规范（2024年版）》，免疫功能受损的外伤患者可以安全使用TTCV和被动免疫制剂。免疫功能轻度受损外伤患者在遵循一般人群的使用原则基础上，考虑将所有伤口加强免疫的时间间隔缩短至5年。实体器官移植后使用抗CD20单克隆抗体的患者、非实体肿瘤化疗患者、CD4细胞计数<300/ul的艾滋病患者属于免疫功能严重受损外伤患者，考虑检测破伤风抗体水平，无检测条件时应给予被动免疫制剂进行保护。既往接受过破伤风全程免疫的造血干细胞移植患者移植后失去保护，应在移植后12个月重启破伤风全程免疫。

9.答案：D

解析：根据《非新生儿破伤风诊疗规范（2024年版）》，一般人群全程免疫且最后一次注射后的5年内，所有外伤后均不需使用主动免疫制剂和被动免疫制剂。

（二）多选

1.答案：CD

解析：本题聚焦伤口暴露后的破伤风疫苗的接种程序，根据《非新生儿破伤风诊疗规范（2024年版）》，免疫功能正常外伤一般人群：外伤后TCV和被动免疫制剂的使用应结合伤口性质和既往免疫史综合判断：①全程免疫且最后1剂次注射后5年内，所有类型伤口均不推荐使用TCV、HTIG或F（ab'）2/TAT。②全程免疫最后1剂次注射后≥5年但不足10年，清洁伤口不推荐使用TCV、HTIG或F（ab'）2/TAT。不洁伤口和污染伤口应加强接种1剂TCV，不推荐使用HTIG和F（ab'）2/TAT。③全程免疫最后1剂次注射已≥10年，部分患者体内抗体水平降至保护水平以下，所有类型伤口均应接种1剂TCV，以快速提高体内抗体水平，不推荐使用HTIG和F（ab'）2/TAT。④对于免疫接种史不详或不足3剂次接种，清洁伤口仅需全程接种TCV，不洁伤口和污染伤口在全程接种TCV的同时应注射HTIG或F（ab'）2/TAT。

2.答案：ABCDE

解析：既往未完成含破伤风类毒素疫苗全程免疫（≥3剂）或免疫接种史不详人员，全程免疫共接种3剂次，第1、2剂次间隔4~8周，第2、3剂次间隔6~12个月。

根据《非新生儿破伤风诊疗规范（2024年版）》，免疫功能正常外伤一般人群：外伤后TCV和被动免疫制剂的使用应结合伤口性质和既往免疫史综合判断：①全程免疫且最后1剂次注射后5年内，所有类型伤口均不推荐使用TCV、HTIG或F（ab'）2／TAT。②全程免疫最后1剂次注射后≥5年但不足10年，清洁伤口不推荐使用TCV、HTIG或F（ab'）2／TAT。不洁伤口和污染伤口应加强接种1剂TCV，不推荐使用HTIG和F（ab'）2／TAT。③全程免疫最后1剂次注射已≥10年，部分患者体内抗体水平降至保护水平以下，所有类型伤口均应接种1剂TCV，以快速提高体内抗体水平，不推荐使用HTIG和F（ab'）2／TAT。④对于免疫接种史不详或不足3剂次接种，清洁伤口仅需全程接种TCV，不洁伤口和污染伤口在全程接种TCV的同时应注射HTIG或F（ab'）2／TAT。

根据破伤风疫苗说明书，妊娠期妇女可在妊娠期第4个月注射第一针，6~7个月时注射第二针。

3.答案：ABCD

解析：破伤风梭状芽孢杆菌广泛存在于土壤、尘埃和粪便中，当用受到该菌污染的器械断脐或包扎时，破伤风梭状芽孢杆菌即可进入脐部，包扎引起的缺氧环境更有利于其繁殖。母亲未接种破伤风疫苗无法提供外源性抗体。

4.答案：ABC

解析：根据《非新生儿破伤风诊疗规范（2024年版）》，破伤风常见的病因包括：①皮肤、黏膜有外伤史或破损史（如动物致伤、注射毒品等药物、分娩或流产等）；②皮肤、黏膜、软组织有细菌感染史（如慢性中耳炎、慢性鼻窦炎、牙周感染、肛周感染等）；③有消化道破损病史（如消化道手术史、消化道穿孔等）。

5.答案：ABCD

解析：根据《非新生儿破伤风诊疗规范（2024年版）》，如果使用破伤风免疫球蛋白当天

无法接种破伤风类毒素疫苗，应在4周以后再开始接种。

6.答案：ABCDE

解析：答案出处为《实用内科学（第16版）》P475。

7.答案：ABCD

解析：马破伤风免疫球蛋白/破伤风抗毒素保护时间一般为10天，破伤风人免疫球蛋白为28天。

8.答案：AC

解析：《非新生儿破伤风诊疗规范（2024年版）》破伤风痉挛毒素与神经系统会发生不可逆的结合。尚未与神经系统结合的毒素为循环毒素，使用破伤风被动免疫制剂能中和循环毒素并消除其致病性。诊断非新生儿破伤风后，应当尽快一次性使用破伤风被动免疫制剂。

（三）判断

1.答案：错误

解析：破伤风杆菌产生的毒素包括溶血毒素和痉挛毒素，均为外毒素。

2.答案：正确

解析：根据《非新生儿破伤风诊疗规范（2024年版）》，非新生儿破伤风的诊断主要依据典型的临床表现。在除外其他病因的基础上，至少有以下两项表现之一可诊断为非新生儿破伤风：①牙关紧闭或苦笑面容；②疼痛性肌肉痉挛。

3.答案：错误

解析：破伤风被动免疫制剂主要作用是灭活循环毒素。

4.答案：错误

解析：破伤风梭状芽孢杆菌广泛存在于土壤、尘埃和粪便中，皮肤、黏膜有外伤史或破损史均需预防破伤风。

5.答案：正确

解析：答案出处为《非新生儿破伤风诊疗规范（2024版）》。

（四）填空

1.答案：破伤风疫苗

2.答案：吸乳/吃奶　痉挛发作时患儿神志清楚

3.答案：3~21

解析：根据《非新生儿破伤风诊疗规范（2024年版）》，非新生儿破伤风的潜伏期多为3~21天，最短至1天内，罕见潜伏期达半年以上。感染部位越接近中枢神经系统，潜伏期相对越短；越远离中枢神经系统，潜伏期相对越长。

4.答案：3

二、肺炎球菌性疾病

（一）单选

1.答案：B

解析：中国目前上市的13价肺炎球菌多糖结合疫苗，均可用于6周龄~5周岁（6周岁生日前）婴幼儿和儿童接种。

2.答案：D

解析：PPV23是多糖疫苗，主要诱导体液免疫，但无法有效激活T细胞依赖的免疫应答，因此缺乏免疫记忆和黏膜免疫的激活。肺炎链球菌在鼻咽部的定植依赖于黏膜免疫（如分泌型IgA），多糖疫苗因无法有效刺激黏膜免疫，故对减少定植作用有限。PPV23主要用于预防侵袭性疾病（如肺炎、脑膜炎等），而非减少定植。其保护机制集中在系统性免疫，而非黏膜局部防御。多项研究表明，PPV23接种后对鼻咽部带菌率无显著影响，甚至某些研究显示带菌率可能因免疫压力而发生血清型替换（非疫苗覆盖血清型定植增加）。

3.答案：D

解析：23价肺炎球菌多糖疫苗优先接种人群为：①老年人；②免疫功能正常，但患有慢性疾病（如心血管病、肺病、糖尿病、酒精中毒、肝硬化）者；③免疫功能低下者，如脾切除或脾功能不全、镰状细胞病、何杰金氏病、淋巴瘤、多发性骨髓瘤、慢性肾衰竭、肾病综合征和器官移植者；④无症状艾滋病毒感染者或艾滋病患者；⑤脑脊液漏患者；⑥特殊人群：在感染肺炎球菌或出现其并发症的高危环境中密集居住者或工作人员（如长期住院的老人、福利机构人员等）。

（二）多选

1.答案：ACD

解析：侵袭性肺炎球菌性疾病主要包括以下几种类型：①肺炎球菌性肺炎：最常见的侵袭性肺炎球菌性疾病，表现为发热、咳嗽、胸痛、呼吸困难等。严重者可发展为脓胸或呼吸衰竭。②肺炎球菌性脑膜炎：表现为发热、头痛、呕吐、颈项强直、意识障碍等。病死率高，幸存者可能遗留神经系统后遗症（如听力损失、认知障碍）。③菌血症：肺炎球菌进入血液引起的全身性感染，常伴随高热、寒战、乏力等症状。④可能继发其他器官感染（如心内膜炎、关节炎）。

2.答案：AB

解析：PPV23缺少PCV13中的6A血清型。2岁以下儿童因免疫系统发育不成熟，接种多糖疫苗效果不足，根据PPV23说明书，该疫苗用于2岁以上肺炎球菌感染风险增加的人群，不推荐已接种PPV23的免疫功能正常者再次接种，对于肺炎球菌感染的高危人群、65岁及以上老年人中接种该疫苗超过5年者，或体内抗体滴度显著下降者，建议再次接种。部分疫苗说明书建议10岁以下患有肾病综合征、脾切除和镰状细胞病的儿童间隔3~5年再次接种。

3.答案：ABCD

解析：答案出处为国产、进口PCV13说明书。

（三）判断

1.答案：正确

解析：答案出处为《实用内科学（第16版）》P423。

2.答案：正确

解析：答案出处为《实用内科学（第16版）》P423-424。

（四）填空

答案：草绿色

三、b型流感嗜血杆菌

（一）单选

1.答案：C

解析：答案出处为Hib疫苗说明书。

2.答案：B

解析：Hib疫苗一般采用纯化b型流感嗜血杆菌荚膜多糖和破伤风类毒素共价结合而成。

3. 答案：A

解析：见单选5解析。

4. 答案：D

解析：答案出处为Hib疫苗说明书。

5. 答案：C

解析：本题聚焦流感嗜血杆菌的荚膜型与非荚膜型的区别，见下表。

特征	荚膜型	非荚膜型
荚膜	有（荚膜多糖）	无
血清型	a～f型，b型最常见	不可分型（NTHi）
疫苗	有（Hib结合疫苗）	无
流行病学意义	预防儿童Hib感染的有效手段	近年世界各地侵袭性HI疾病发生率均有明显上升趋势，NTHi是最常见菌型

6. 答案：A

解析：根据疫苗说明书，正在接受免疫抑制治疗的患者或存在其他免疫功能缺陷者接种Hib疫苗可能影响疫苗的免疫效果，并非禁止接种。

（二）多选

1. 答案：ACDE

解析：目前国内上市的疫苗包括b型流感嗜血杆菌结合疫苗（Hib-TT）、13价肺炎球菌结合疫苗（PCV-TT）、脑膜炎球菌结合疫苗（Men-TT）等均为与破伤风类毒素共价结合的疫苗。故接种后可能会引起过敏。

2. 答案：ABCDE

解析：答案出处为《实用内科学（第16版）》P437。

3. 答案：BCDE

解析：Hib肺炎临床表现不具备特征性，需经实验室诊断确诊。

（三）判断

1. 答案：正确

解析：Hib主要定植于人类鼻咽部黏膜，形成无症状携带状态。咳嗽、打喷嚏或密切接触时，携带者将含Hib的呼吸道分泌物传播至他人。

2. 答案：正确

解析：鼻咽部定植无症状携带Hib，细菌黏附于黏膜表面，与宿主免疫系统共存，为非侵袭性。

3. 答案：错误

解析：题中抗b型流感嗜血杆菌荚膜多糖结合抗体是一种抗独特型抗体。

（四）填空

答案：人类

四、流行性腮腺炎

（一）单选

1. 答案：A

解析：答案出处为《关于国家免疫规划脊髓灰质炎和含麻疹成分疫苗免疫程序调整相关工作的通知》。

2. 答案：B

解析：答案出处为《国家突发公共卫生事件相关信息报告管理工作规范（试行）》。

3. 答案：C

解析：一般不检疫，但对学校或工作场所等集体单位接触过患者的易感者，建议在暴露后2～4周医学观察，考虑流行性腮腺炎平均潜伏期为16~18天，故选择3周。

4. 答案：B

解析：答案出处为《传染病学（第10版）（国家卫生健康委员会"十四五"规划教材）》。

5. 答案：D

解析：流行性腮腺炎病例应隔离至腮腺肿大完全消失或发病后9天。

6. 答案：A

解析：流行性腮腺炎以腮腺肿大、腮腺非化脓性炎症等为主要临床症状，少部分有发热、头痛、乏力、食欲缺乏等前驱症状。腮腺最常受累，通常一侧腮腺肿大后2～4天又累及对侧。腮腺肿大是以耳垂为中心，向前、后、下发展，使下颌骨边缘不清。因唾液腺管的阻塞，当进食酸性食物促使唾液分泌时疼痛加剧。

7. 答案：C

解析：答案出处为中国疾病预防控制中心官网。

8. 答案：C

解析：本题聚焦麻腮风联合减毒活疫苗中的疫苗成分，主要包括：人血白蛋白、明胶、蔗糖、味精、尿素、精氨酸、山梨醇、硫酸庆大霉素等。

（二）多选

1.答案： ABCE

解析：流行性腮腺炎患者中双侧腮腺肿大者约占75%，无并发症患者一般1～2周痊愈。

2.答案： CD

解析：流行性腮腺炎的传染源包括早期患者和隐性感染者。流行性腮腺炎病毒的保护性抗体主要由其表面的F蛋白和HN蛋白诱导产生。流行性腮腺炎大部分是双侧腮腺炎肿大，疼痛明显。

3.答案： ABC

解析：1岁以内婴儿体内尚有经胎盘获得的抗腮腺炎病毒的特异性抗体。流行性腮腺炎约90%的病例为1～15岁少年儿童，近年成人病例有增多的趋势。

4.答案： AC

解析：根据《传染病学（第10版）（国家卫生健康委员会"十四五"规划教材）》流行性腮腺炎患者密切接触者一般不检疫，无特异性治疗方法，但预后一般良好。非药物控制措施需做到开窗通风，随时消毒，做好个人防护。

（三）判断

1.答案： 正确

解析：本题聚焦流行性腮腺炎的合并症，常见合并症包括：①神经系统合并症：脑膜炎：常见的神经系统合并症（15%的病例），通常为无菌性脑膜炎，预后良好，但少数病例可能遗留神经系统后遗症。脑膜脑炎或脑炎：病情较重，预后较差。②生殖系统合并症：睾丸炎：多见于青春期后男性患者，表现为睾丸肿胀、疼痛，可能伴发热。卵巢炎：见于女性患者，表现为下腹痛、发热，通常不影响生育能力。③胰腺炎：通常为轻度胰腺炎，预后良好，但少数病例可能发展为重症胰腺炎。④其他：心肌炎、甲状腺炎、乳腺炎等。

2.答案： 错误

解析：麻腮风疫苗中常见抑菌剂为硫酸庆大霉素，而非青霉素。

（四）填空

答案：早期患者　隐性感染者

五、甲型肝炎

（一）单选

1.答案： B

解析：本题聚焦常见消化道传染病，细菌性消化道传染病包括霍乱、细菌性痢疾、伤寒/副伤寒、肠致病性大肠埃希菌感染等；病毒性消化道传染病包括甲型肝炎、戊型肝炎、轮状病毒、诺如病毒、手足口病（如EV71、Cox A16）等；寄生虫性消化道传染病包括阿米巴痢疾、贾第虫病、蛔虫病/钩虫病等。

2.答案： D

解析：甲型肝炎的潜伏期一般为30天，甲型肝炎密切接触者的检疫期为45天，患者隔离期为21天（3周）。

3.答案： C

解析：按照《国家突发公共卫生事件相关信息报告管理工作规范（试行）》，甲型肝炎突发公共卫生事件的报告标准为1周内，同一学校、幼儿园、自然村寨、社区、建筑工地等集体单位发生5例及以上甲型肝炎病例。

4.答案： B

解析：答案出处为《传染病学（第10版）（国家卫生健康委员会"十四五"规划教材）》。

5.答案： A

解析：根据《甲型病毒性肝炎暴发调查指南（2021版）》已暴露于HAV的易感人群，在暴露后14天内接种免疫球蛋白，可降低HAV的感染风险和疾病严重程度。

6.答案： A

解析：本题聚焦感染甲型肝炎的特点，在我国，大多人在幼儿、儿童、青少年时期感染，以隐性感染为主，感染后可产生持久免疫力。甲型肝炎起病较急，不转为慢性肝炎，预后良好。

7.答案： D

解析：甲型肝炎极少形成慢性携带状态，因此慢性携带者在甲型肝炎中极为罕见。

（二）多选

答案：ACD

解析：甲型肝炎自然感染后可获得持久免疫，极少发展为重症肝炎或慢性肝炎。

（三）判断

答案：正确

（四）填空

1.答案：急性期患者　隐性感染者　无

2.答案：7　1

六、水痘

（一）单选

1.答案：D

解析：接种免疫球蛋白后需等待≥3个月（常规剂量）再接种减毒活疫苗，卡介苗不做限制。根据《特殊健康状态儿童预防接种专家共识》大剂量使用免疫球蛋白含麻疹成分疫苗需推迟等待至8~9月后，其他疫苗未做限制。

2.答案：A

解析：本题聚焦于以显性感染为主的传染病，包括：病毒性传染病，麻疹、水痘、流感、狂犬病、埃博拉出血热等；细菌性传染病，霍乱、细菌性痢疾、白喉等；寄生虫病，疟疾、血吸虫病等。

3.答案：A

解析：本题聚焦疫苗成分，目前国内上市的水痘疫苗中的抑菌剂为乳糖酸红霉素、新霉素、红霉素等。硫柳汞主要用于多剂次疫苗。硫酸庆大霉素为麻腮风减毒疫苗常用抑菌剂。乳胶主要来自西林瓶乳胶盖。甲醛主要存在于灭活疫苗中，用于灭活病毒或细菌，使其失去复制和致病能力。

4.答案：C

解析：猩红热潜伏期1~7天。

5.答案：B

解析：答案出处为《传染病学（第10版）（国家卫生健康委员会"十四五"规划教材）》。

6.答案：C

解析：答案出处为《国家突发公共卫生事件相关信息报告管理工作规范（试行）》。

7.答案：B

解析：答案出处为《世界卫生组织关于水痘和带状疱疹疫苗的立场文件（2014年6月）》。

（二）多选

1.答案：CE

解析：本题聚集于减毒活疫苗的总结归纳，主要包括麻腮风联合疫苗、水痘疫苗、带状疱疹疫苗、口服脊髓灰质炎疫苗、轮状病毒疫苗、黄热病疫苗、鼻喷流感疫苗、乙脑减毒活疫苗、卡介苗等。

2.答案：ABCE

解析：答案出处为《水痘疫苗预防接种专家共识》。

3.答案：BCD

解析：本题聚焦于自然感染后可获得持久免疫疾病归纳总结，包括麻疹、水痘、流行性腮腺炎、风疹、天花、脊髓灰质炎、白喉、伤寒等。

4.答案：ABCDE

解析：答案出处为《传染病学（第10版）（国家卫生健康委员会"十四五"规划教材）》。

5.答案：ABCD

解析：水痘并发症常见继发性细菌感染、水痘肺炎、神经系统并发症（脑炎、小脑性共济失调）、瑞氏综合征（Reye Syndrome，水痘期间禁用阿司匹林，改用对乙酰氨基酚）、水痘性紫癜、先天性水痘综合征（妊娠20周前感染）、胎儿畸形、新生儿水痘（分娩前后5天内感染）、播散性水痘、肝炎、心肌炎等。

6.答案：BCD

解析：水痘-带状疱疹病毒（VZV）为有囊膜的双链DNA病毒，属正疱疹病毒科、α疱疹病毒亚科、水痘疱疹病毒属，又称为人类α3型疱疹病毒。

（三）判断

答案：正确

解析：根据《水痘疫苗预防接种专家共识》，水痘突破病例是指接种水痘疫苗超过42天后发生的水痘，与经典水痘病例症状相比，突破病例的病程短、症状轻、皮损一般少于50个，以红斑、丘疹为主，水疱少见，高热和并发症比例也低。国内外研究结果显示接种1剂水痘疫苗的儿童累计突破病例发生率相较2剂的成倍增加。

（四）填空

答案：3

解析：本题聚焦水痘疫苗免疫程序，根据《水痘疫苗预防接种专家共识》：①推荐无水痘疫苗免疫史的1~12岁健康儿童按照程序接种2剂水痘疫苗，第1剂接种时间为12~18月龄，第2剂接种时间为3~4岁。未完成接种目标儿童，尽快补齐2剂，接种间隔不少于3个月；②建议无水痘疫苗免疫史的13岁及以上健康人群接种2剂水痘疫苗，最短间隔4周。

七、戊型肝炎

（一）单选

1.答案：C

解析：戊肝疫苗接种程序为0、1、6个月。

2.答案：A

解析：答案出处为《传染病学（第10版）（国家卫生健康委员会"十四五"规划教材）》。

3.答案：C

解析：答案出处为《传染病学（第10版）（国家卫生健康委员会"十四五"规划教材）》。

（二）多选

1.答案：ACE

解析：答案出处为《传染病学（第10版）（国家卫生健康委员会"十四五"规划教材）》。

2.答案：BCD

解析：戊型肝炎病毒在碱性环境下较稳定，对高热、三氯甲烷、氯化铯敏感。

3.答案：ABCDE

解析：答案出处为重组戊型肝炎疫苗说明书。

（三）判断

1.答案：正确

解析：答案出处为《传染病学（第10版）（国家卫生健康委员会"十四五"规划教材）》。

2.答案：错误

解析：重组戊型肝炎疫苗为液体剂型，而非冻干。

（四）填空

答案：非甲非乙型肝炎

八、手足口病

（一）单选

1.答案：B

解析：目前我国上市的预防手足口病的疫苗主要是针对肠道病毒71型（EV71）。这是因为EV71感染引发的手足口病更容易导致严重的并发症，如脑炎、脑膜炎、肺水肿、肺出血等，甚至会危及生命。而针对EV71的疫苗能够有效预防由EV71感染导致的手足口病及其重症的发生，对降低手足口病的严重危害起到重要作用。

2.答案：B

解析：水痘疫苗、EV71疫苗、轮状病毒疫苗都是非免疫规划疫苗。

3.答案：D

解析：手足口病是由肠道病毒引起的传染病。肠道病毒在适宜的温度和湿度环境下更容易生存和传播。一般来说，春季、夏季和秋季的气温相对较高，湿度也比较适宜肠道病毒的繁殖和传播。

4.答案：A

解析：5岁以下儿童的免疫系统尚未发育完善，相比其他年龄段人群，自身抵抗力较弱。这个年龄段的儿童往往卫生意识相对淡薄，例如不勤洗手，还喜欢用手触摸各种物品后再接触口腔等，增加了感染病毒的机会。同时，5岁以下儿童在幼儿园等集体场所活动较多，人员密集，一旦有病例出现，很容易造成病毒传播。

5.答案：A

解析：肠道病毒71型疫苗适用年龄是6月龄至5岁EV71的易感者。

6.答案：B

解析：目前我国批准上市的肠道病毒71型疫苗主要为灭活疫苗，它可以刺激机体产生免疫反应，从而预防肠道病毒71型感染所致的手足口病等相关疾病。

7.答案：C

解析：手足口病为丙类传染病，对于丙类传染病，责任报告单位应于24小时内进行网络直报。

8.答案：B

解析：肠道病毒71型（EV- A71）和柯萨奇病毒 A16型（CV- A16）是导致手足口病的重要病原体。

9.答案：B

解析：选项A：EV71疫苗确实能刺激机体产生针对EV71病毒的免疫力，但是手足口病（HFMD）是由多种肠道病毒引起的，并非只有EV71这一种病毒，所以仅接种EV71疫苗不能预防所有类型的手足口病及其相关疾病，只能预防由EV71病毒感染导致的手足口病及其相关疾病。选项B：手足口病主要通过密切接触传播，如接触被病毒污染的手、日常用具、分泌物等。保持良好的个人卫生习惯，比如勤洗手，能有效减少手上沾染病毒的机会，避免经手接触口、眼、鼻等部位而感染；注意环境清洁，定期对玩具、餐具等消毒，也能减少病毒传播。选项C：目前并没有特效的预防性药物可以避免手足口病的发生。选项D：患儿和隐性感染者确实是手足口病的主要传染源。然而，手足口病隐性感染率高，显性感染率相对较低，很多人感染肠道病毒后并不发病，呈隐性感染状态。

10.答案：C

解析：选项A：手足口病患者常常会出现发热症状。这是因为病毒侵入人体后，会刺激人体的免疫系统，免疫系统做出反应，导致体温调节中枢紊乱，从而引起发热。选项B：手足口病的"口"就体现在口腔会出现疱疹或溃疡。病毒在口腔黏膜处繁殖，导致局部黏膜受损，形成口腔溃疡。选项C：手足口病主要是由肠道病毒引起的以手、足、口腔等部位疱疹或溃疡为特征的疾病。虽然肠道病毒可能会影响肠道，但腹泻并不是手足口病典型和常见的临床表现。选项D：手足口病的"手"和"足"表现为手、足部位出现皮疹，多为散在分布的小丘疹或疱疹。

11.答案：B

解析：学龄前儿童免疫系统尚未发育完善，且这个阶段儿童多在幼儿园等集体环境中生活，接触病原体的机会较多，相互之间传播容易，是手足口病的主要易感人群。

12.答案：A

解析：手足口病主要是由肠道病毒引起的传

染病，引发手足口病的肠道病毒有20多种（型），其中以柯萨奇病毒A16型（CoXA16）和肠道病毒71型（EV71）最为常见。

13.答案：D

解析：肠道病毒71型灭活疫苗只能预防EV71型。

14.答案：D

解析：A选项：接种针对肠道病毒71型的疫苗，可以使人体产生相应抗体，对预防由该病毒引起的手足口病有重要作用，能有效降低感染风险。B选项：肠道病毒71型可通过接触传播，避免与患者接触，能减少被病毒感染的机会，是预防手足口病的有效方式之一。C选项：经常洗手能去除手上沾染的病毒，防止经手接触口、眼、鼻等部位而感染肠道病毒71型，也是预防手足口病的有效手段。

15.答案：D

解析：A选项：手足口病是一种传染性疾病，对患者早发现、早隔离，能有效控制传染源，防止疾病传播给更多人。B选项：做好个人卫生，可以减少病毒通过手接触进入口腔等途径感染人体，切断传播途径，是防控手足口病的有效方法。C选项：接种疫苗，可使人体获得针对手足口病相关病毒的免疫力，增强机体对病毒的抵抗力，预防疾病发生。

16.答案：C

解析：A选项：麻疹属于乙类传染病。B选项：水痘一般不纳入国家法定传染病报告管理，不属于丙类传染病。C选项：手足口病属于国家法定报告的丙类传染病。D选项：乙型肝炎属于乙类传染病。

17.答案：B

解析：手足口病传染性最强的时期一般是发病后一周内。

18.答案：B

解析：A选项：EV71灭活疫苗主要是针对由肠道病毒71型（EV71）感染引起的手足口病起到预防作用。而手足口病可由多种肠道病毒引起，如柯萨奇病毒A组16型（CV- A16）等其他病毒也能引发手足口病。所以EV71灭活疫苗并非对所有类型的手足口病都有预防效果。B选项：任何疫苗接种后都有可能出现一些不良反应。EV71灭活疫苗接种后，常见的不良反应就包括局部反应，如局部红肿、疼痛等。C选项：EV71灭活疫苗基础免疫程序为2剂次，两剂间隔1个月。D选项：EV71灭活疫苗主要用于6月龄～5岁儿童预防EV71感染所致的手足口病等相关疾病。成人一般不推荐接种该疫苗，因为成人感染EV71后大多症状较轻或为隐性感染，且通过自然感染等途径，成人对EV71已有一定的免疫力。

19.答案：A

解析：A选项：手足口病主要通过消化道（如接触被污染的手、日常用品、餐具等，经口传播）和呼吸道（如飞沫传播）等途径传染。B选项：通过皮肤直接传染手足口病的情况较为少见，不是主要传播途径。C选项：手足口病一般不会通过输血途径传播。D选项：性接触不是手足口病的传播途径。

20.答案：D

解析：EV71是病毒，而抗菌治疗主要针对的是细菌感染。用抗菌药物治疗由病毒引起的手足口病是无效的，不能起到治疗作用，还可能导致抗菌药物滥用等不良后果。

21.答案：B

解析：手足口病的传染源包括患者和隐性感染者，患者症状明显，而隐性感染者虽无明显症状但同样能传播病毒。

22.答案：C

解析：A选项：疑似病例一般是符合相关临床表现但未确诊的情况。通常只是依据部分症状怀疑可能是手足口病，但题干中已经明确有发热、手足部皮疹、口腔疱疹及脑膜刺激征阳性等具体表现，不是单纯疑似状态。B选项：普通病例主要表现为发热，手、足、口、臀等部位出疹（斑丘疹、丘疹、小疱疹），可伴有咳嗽、流涕、食欲不振等症状。一般不出现脑膜刺激征阳性。C选项：重症病例在手足口病普通病例基础上，出现神经系统受累表现，如精神差、嗜睡、易惊、谵妄、头痛、呕吐，甚至出现脑膜刺激征阳性等。D选项：危重病例是在重症病例基础上，病情进一步恶化，出现呼吸、循环衰竭等严重表

现，如呼吸困难、节律改变，面色苍灰、皮肤花纹、四肢发凉、指（趾）发绀，心率增快或减慢，血压升高或下降等。

23.答案：D

解析：EV71疫苗建议接种对象为6月龄～5岁易感儿童，最小年龄为6月龄易感儿童。

24.答案：B

解析：EV71疫苗基础免疫程序为2剂次，间隔1个月。第1剂满6月龄后接种，建议在12月龄内完成基础免疫。

25.答案：D

解析：在我国，传染病分为甲、乙、丙三类进行管理。手足口病被明确规定纳入丙类传染病管理。根据《中华人民共和国传染病防治法（2025年修订）》的要求，对于丙类传染病病例，各级医疗机构需在24小时内将病例上报至国家疾病监测信息报告管理系统。

26.答案：A

解析：手足口病主要通过密切接触传播，如接触被病毒污染的物品、呼吸道飞沫传播等。虽然佩戴口罩在一定程度上能减少呼吸道飞沫传播途径，但手足口病传播途径多样，单纯依靠儿童严格佩戴口罩，难以有效预防。

27.答案：D

解析：A、B、C都是减毒活疫苗，存在对免疫缺陷者恢复毒力并传播疾病的风险。EV71疫苗是肠道病毒71型灭活疫苗，灭活疫苗是将病毒或细菌等病原体通过物理或化学方法杀灭后制成的疫苗。它不具有感染性和复制能力，不会在免疫缺陷者体内引起疾病，所以即使家庭中有免疫缺陷者，儿童接种EV71疫苗也不会造成疾病向其传播。

（二）多选

1.答案：BD

解析：A和E选项：EV71疫苗只能预防由肠道病毒71型（EV71）感染引起的手足口病，而手足口病可由多种肠道病毒引起，如柯萨奇病毒A组16型等。B选项：EV71疫苗的接种对象通常为6月龄～5岁儿童。C选项：EV71疫苗一般是肌内注射，而非皮下注射。D选项：EV71疫苗接种程序是接种2剂，两剂之间至少间隔1个

月，并且建议在12月龄前完成接种程序。

2.答案：ABC

解析：A选项：柯萨奇病毒是引起手足口病的常见病毒之一。柯萨奇病毒A组16型是较为常见的病原体，它可通过密切接触或间接接触传播，导致手足口病的发生。B选项：埃可病毒属于肠道病毒的一种，也可以引起手足口病。虽然相比柯萨奇病毒A组16型和肠道病毒71型，它引发手足口病的报道相对少一些，但确实能导致该疾病。C选项：EV71是引起手足口病的重要病原体。D选项：朊病毒是动物及人类传染性海绵状脑病的病原。E选项：腺病毒主要引起呼吸道感染、眼部感染、胃肠道感染等多种疾病，但不是引起手足口病的病毒。

3.答案：AD

解析：A选项：Vero细胞是一种常用的细胞系，具有生长快、易培养等特点。在疫苗制备中，Vero细胞被广泛应用，肠道病毒71型灭活疫苗可以使用Vero细胞来源进行制备。B选项：CHO细胞即中国仓鼠卵巢细胞，主要用于生产重组蛋白类药物等，一般不用于肠道病毒71型灭活疫苗的制备。C选项：鼠肾细胞在一些病毒疫苗制备中有应用，但对于肠道病毒71型灭活疫苗，目前不是主要采用鼠肾细胞来源进行制备。D选项：人二倍体细胞具有较好的安全性和免疫原性。人二倍体细胞来源也可用于制备肠道病毒71型灭活疫苗。E选项：鸡胚细胞常用于流感病毒等疫苗的制备，通常不用于肠道病毒71型灭活疫苗的制备。

4.答案：BCDE

解析：手足口病是由肠道病毒引起的传染病。该病毒主要通过人群密切接触传播，患者和隐性感染者为主要传染源，流行期间患者是主要传染源。病毒主要侵犯儿童，尤其是5岁以下儿童。

5.答案：AD

解析：A选项：EV71病毒引起的手足口病，不能预防其他病毒引起的手足口病。B选项：75%乙醇和5%来苏不能将EV71灭活。C选项：EV71疫苗主要用于预防5岁以下儿童EV71感染所致HFMD。D选项：1969年EV71首次从美国加利福尼亚州发生中枢神经系统感染症状的婴儿粪便标本中分离到。

6.答案：ABD

解析：手足口病病毒主要存在于患者的粪便、呼吸道分泌物、疱疹液等，所以主要通过粪–口途径、呼吸道、密切接触等方式传播。

7.答案：ACE

解析：引起手足口病的病原体主要为小RNA病毒科、肠道病毒属的柯萨奇病毒A组16、4、5、7、9、10型，B组2、5、13型；埃可病毒和EV71。

8.答案：ABCD

解析：A选项：手足口病通常会在手部出现斑丘疹或疱疹。在疾病过程中，手部皮肤是常见的受累部位，多分布在手掌、手指侧面及指甲周围等。B选项：足部同样是典型手足口病的常见发疹部位。疱疹或斑丘疹常出现在足底、足背、脚趾等部位，与手部类似，是病毒感染后引起皮肤病变的表现。C选项：口腔黏膜在手足口病时也会出现病变，表现为散在的疱疹或溃疡，多位于舌、颊黏膜及硬腭等处，会引起疼痛，影响患儿进食等。D选项：臀部也是典型手足口病容易出现斑丘疹或疱疹的部位。常分布在臀部皮肤，尤其是尿布包裹区域等。E选项：虽然在手足口病少数情况下，可能在躯干等部位出现皮疹，但并不常见。

9.答案：ABCE

解析：D选项：肠道病毒71型灭活疫苗基础免疫是2剂，并非3剂。

10.答案：ABCDE

解析：A选项：及时接种疫苗是预防手足口病非常重要的措施。目前有针对肠道病毒71型（EV71）的疫苗，EV71是导致手足口病重症和死亡的主要病原体之一。接种疫苗后，人体可以产生相应的抗体，当接触到该病毒时，免疫系统能够快速识别并做出反应，从而降低感染手足口病的风险，尤其是降低重症和死亡的发生概率。B选项：保持良好个人卫生至关重要。C选项：手足口病具有传染性，患病儿童上学可能会将病毒传播给其他健康儿童，导致疾病在学校等集体场所快速传播，引发更多儿童感染。D选项：在手足口病流行期间，人群聚集、空气流通差的公共场所，如商场、游乐场等，可能存在较多的病毒，前往这些场所接触到病毒的概率会大大增加，容易感染手足口病。E选项：对患病儿童的物品及时进行消毒处理，能有效杀灭附着在物品上的病毒，避免病毒传播给他人。

11.答案：BD

解析：A选项：手足口病患儿隔离时间并非仅皮疹消失就可以上学。一般来说，手足口病患儿需隔离至症状消失后1周，以确保病毒不再具有传染性，避免传播给其他儿童。B选项：手足口病病毒可通过接触传播，患儿使用过的物品如玩具、餐具、衣物等可能沾染病毒。对这些物品立即进行消毒处理，能有效杀灭病毒，切断传播途径，防止其他儿童接触被污染物品而感染。C选项：手足口病属于丙类传染病，并非按照乙类传染病要求进行报告。D选项：幼儿园每日进行晨检，能够及时发现可疑患儿。一旦发现可疑患儿，立即送诊可以让患儿得到及时诊断和治疗，同时居家观察可以避免其在幼儿园内传播病毒给其他健康儿童，这是控制疫情传播的重要措施。E选项：目前手足口病防控措施中，对于病例的密切接触者，主要采取医学观察等措施，一般不常规进行核酸筛查。因为手足口病多为轻症，且病毒感染后传播规律和检测必要性决定了核酸筛查不是对密切接触者普遍采用的防控手段。

12.答案：ABD

解析：A选项：手足口病典型表现就是在手、足、口腔等部位出现皮疹及疱疹。B选项：病毒感染人体后，会激活人体的免疫系统。免疫系统会产生一系列免疫反应，其中包括体温调节中枢的紊乱，进而导致发热。C选项：恐水恐风是狂犬病的典型症状。狂犬病毒主要侵犯中枢神经系统，导致患者出现吞咽肌痉挛，见到水或听到流水声就会诱发严重的咽喉肌痉挛，从而表现出恐水症状，同时对风等刺激也敏感。D选项：手足口病时，口腔内的疱疹、溃疡会引起疼痛，这种疼痛会影响患者进食，导致食欲下降，出现厌食症状。同时，发热等全身症状也可能影响胃肠道功能，使消化能力减弱，进一步导致厌食。E选项：喷射性呕吐常见于颅内压增高的情况，比如

脑部的感染、肿瘤等导致颅内压力急剧升高时会出现。手足口病一般不累及脑部，不会直接引起颅内压增高导致喷射性呕吐。

13.答案：ABCDE

解析：A选项：当EV71病毒感染引发重症手足口病时，病毒容易侵犯中枢神经系统。脑膜炎是软脑膜的弥漫性炎症性改变，脑炎是脑实质受病原体侵袭导致的炎症性病变。EV71病毒可通过血-脑屏障等途径感染脑膜和脑实质，引发脑膜炎、脑炎。B选项：急性弛缓性麻痹是一种神经肌肉功能障碍表现。EV71病毒感染可累及脊髓前角运动神经元，导致肌肉弛缓性瘫痪，出现急性弛缓性麻痹症状。C选项：EV71病毒感染可能导致心肺功能受累。病毒可引发呼吸道感染，炎症刺激还可能导致肺部毛细血管通透性增加，液体渗出，进而发展为肺水肿。D选项：病毒感染人体后，可能通过血液循环侵犯心肌组织，引发心肌炎。心肌受到炎症损害，影响心脏的正常功能，在EV71导致的重症手足口病中，心肌炎是可能出现的严重并发症之一。E选项：如前面所分析，EV71病毒容易侵犯中枢神经系统，可引发脑膜炎、脑炎等一系列中枢神经系统疾病。

14.答案：ABCDE

解析:EV71疫苗的研发类型包括灭活疫苗、减毒活疫苗、亚单位疫苗、DNA疫苗等，灭活疫苗研发进展最快。中国研发的EV71疫苗率先在全球上市使用。接种EV71疫苗可降低EV71引起的轻型手足口病的发病率，是减少EV71所致重症和死亡病例的最有效手段。

15.答案：ACE

解析：EV71灭活疫苗接种后的反应主要表现为接种部位发红、硬结、肿胀等，以轻度为主。可有发热、腹泻、食欲减退等。全身反应可表现为恶心、呕吐、易激惹等。

16.答案：ABCD

解析：A选项：接种疫苗可以使人体产生针对EV71病毒的抗体，从而有效预防由该病毒感染导致的手足口病，是重要的预防措施之一。B选项：加强个人卫生，如勤洗手等，能减少病毒接触和传播的机会，有助于预防手足口病。C

选项：拥挤的公共场所人员密集，病毒传播风险高，避免前往此类场所可降低感染概率。D选项：定期消毒物品，能减少物品上可能存在的病毒数量，防止儿童接触感染。E选项：EV71感染导致的手足口病主要通过密切接触、呼吸道飞沫等传播，并非主要通过血液制品传播，加强血液制品管理对预防该病毒导致的手足口病作用不大。

17.答案：ABCDE

解析：A选项：粪-口传播是手足口病的传播途径之一。病毒可通过患者的粪便排放至环境中，当易感人群摄入受污染的水源或食物后，就可能感染手足口病。B选项：呼吸道飞沫传播也是手足口病的传播途径。当患者咳嗽、打喷嚏或说话时，会释放出带有病毒的飞沫，易感人群吸入这些飞沫后就有可能感染手足口病。C选项：密切接触传播是手足口病重要的传播途径。病毒可以通过病原携带者的唾液、分泌物等传播给密切接触者。D选项：手足口病病毒存在于患者的疱疹液中，接触患者疱疹液传播属于密切接触传播的一种具体形式。E选项：手足口病病毒可在被污染的日常用品如手、物品等表面存活一段时间，易感人群接触到这些被患者污染的手和物品后容易感染手足口病，这属于接触污染物品传播，也是手足口病的传播途径之一。

18.答案：ABE

解析：A选项：手足口病肠道病毒可存在于患者粪便中，通过污染的手、日常用品等经口进入体内，粪-口途径传播是常见传播途径之一。B选项：患者咳嗽、打喷嚏时，病毒可随着呼吸道飞沫排出，其他人吸入后可能感染。C选项：垂直传播主要是指母婴传播，由母亲传给胎儿或婴儿，手足口病肠道病毒一般不通过这种方式传播。D选项：引起手足口病的肠道病毒不会通过虫媒传播。E选项：日常生活中，如与患者共用毛巾、玩具等密切接触，可能接触到病毒而感染，生活密切接触传播是传播途径之一。

19.答案：CD

解析：选项A：虽然大部分EV71疫苗接种对象是6月龄至5周岁儿童，但表述"所有"过于绝对。选项B：EV71疫苗只能预防由EV71病

毒感染所致的手足口病，不能预防所有肠道病毒感染引起的手足口病。选项C：EV71疫苗基础免疫程序为2剂次，两剂之间间隔1个月。选项D：鉴于EV71感染引起的手足口病重症和死亡病例较多，所以建议接种对象为≥6月龄易感儿童，并且鼓励在12月龄前完成接种程序。选项E：无论疫苗属于免疫规划疫苗还是非免疫规划疫苗，接种信息都应登记，以便准确记录儿童的疫苗接种情况，为后续免疫规划管理和儿童健康服务提供依据。

20.答案：ABDE

解析：选项A：手足口病主要通过密切接触传播，患者的分泌物、排泄物等可能污染医务人员的手，如果不及时进行手部清洁或防护，医务人员的手就可能成为传播媒介，将病毒传播给其他患者或自身，引发交叉感染。选项B：手足口病住院患儿使用过的病床及桌椅等设施和物品可能被患儿的分泌物、排泄物等污染，带有病毒。如果不消毒就继续使用，下一位使用这些设施和物品的患者就有感染手足口病的风险。选项C：诊疗、护理手足口病病例过程中，并非不可使用非一次性仪器及耗材。只要对使用后的非一次性仪器及耗材按照规范进行严格的消毒处理，确保去除病毒，是可以重复使用的。完全禁止使用非一次性仪器及耗材既不现实也不必要。选项D：患儿的呼吸道分泌物和粪便及其污染的物品含有大量手足口病病毒，如果不进行消毒处理，这些病毒会在环境中存活并传播，增加其他人感染的概率。选项E：各级医疗机构加强预检分诊，专开诊室接待发热、出疹的病例，能够将可能患有手足口病等传染性疾病的患者与其他普通患者分开，避免交叉感染。同时，专门的诊室（台）便于采取针对性的防控措施，如对环境进行特殊消毒等。

（三）判断

1.答案：正确

解析：EV71灭活疫苗只能预防EV71感染所致的手足口病。

2.答案：错误

解析：手足口病的发病高峰期通常是在5～7月。

3.答案：错误

解析：EV71疫苗对可导致手足口病的其他型别病毒并没有交叉保护作用。

4.答案：错误

解析：在我国，肠道病毒71型（EV71）感染引起重症病例和死亡病例的比例较高。

5.答案：错误

解析：手足口病通常以夏季和秋季发病较为多见。

6.答案：错误

解析:托幼机构和流动人口聚居地的人群可通过密切接触引起手足口病的聚集性发病，对聚集性病例中的首发病例进行流行病学调查非常重要。

7.答案：错误

解析：手足口病疱疹的特点是周围绕以红晕，疱内液体较少，一般不痛、不痒、不结痂。

（四）填空

答案：2 1 12

九、轮状病毒感染性腹泻

（一）单选

1.答案：A

解析：A组轮状病毒是世界范围内引起婴幼儿重症腹泻的最常见病原体之一。在婴幼儿腹泻的病例中，绝大多数的轮状病毒腹泻都是由A组轮状病毒引起的，几乎所有5岁以下儿童至少感染过一次A组轮状病毒。B组轮状病毒主要引起成人腹泻，而不是婴幼儿腹泻。C组轮状病毒相对A组轮状病毒来说，引起婴幼儿腹泻的情况较少见，不是最常见的导致婴幼儿腹泻的轮状病毒类型。肠道病毒71型是引起手足口病的常见病毒。

2.答案：B

解析：6月龄~2岁为轮状病毒感染的高危人群。

3.答案：D

解析：在我国，轮状病毒感染呈现明显的季节性，秋冬季节是高发期，10月~次年2月这个时间段正好涵盖了秋冬季节。

4.答案：C

解析：在我国，A组轮状病毒是引起婴幼儿腹泻的主要病原体，其流行具有明显的季节性。秋冬季节尤其是10月至次年2月，是我国轮状病毒肠炎的高发季节。

5.答案：A

解析：轮状病毒感染后，患者以及隐性感染者体内携带病毒，可通过粪便等途径排出病毒，从而将病毒传播给其他人，是主要传染源。

（二）多选

1.答案：BCD

解析：选项A：轮状病毒确实是秋季腹泻常见的病毒，在秋冬季节高发，主要侵犯婴幼儿，引起腹泻等症状。选项B：轮状病毒主要通过粪–口途径传播，比如接触被污染的物品、水源、食物等，经手入口感染，并非通过呼吸道传播。选项C：轮状病毒主要引起婴幼儿腹泻，而不是青少年腹泻。选项D：除人之外，轮状病毒还可感染多种动物，如牛、猪、羊等，动物也可作为自然宿主，并非人是唯一自然宿主。选项E：轮状病毒疫苗是减毒活疫苗，通过口服接种，可刺激机体产生免疫反应，预防轮状病毒感染。

2.答案：ABD

解析：A选项：轮状病毒可以通过直接接触被污染的物品，如玩具、衣物等，或者间接接触被污染的环境表面等方式传播。B选项：患者咳嗽、打喷嚏等产生的飞沫中可能含有轮状病毒，周围人吸入含有病毒的飞沫可能会被感染。C选项：轮状病毒一般不以血液传播作为主要传播途径。D选项：轮状病毒感染患者的粪便中含有大量病毒，若污染了水源、食物等，其他人通过摄入被污染的水或食物，经粪–口途径可感染轮状病毒。E选项：轮状病毒通常不通过虫媒传播。

3.答案：BC

解析：选项A：人类轮状病毒是双链RNA病毒，并非单股RNA病毒。选项B：轮状病毒感染是导致全球5岁以下儿童重症腹泻和死亡的主要原因之一，在儿童腹泻病因中占重要地位。选项C：成人感染轮状病毒引发胃肠炎时，其粪便典型表现为米汤样，并且一般无里急后重的症状。
选项D：轮状病毒腹泻通常为自限性疾病，病程一般为3~8天，并非10天以上。

4.答案：ABCDE

解析：选项A：轮状病毒是病毒性腹泻常见的病原体之一。选项B：诺如病毒也是引起病毒性腹泻的常见病原体。诺如病毒具有高度传染性，传播速度快，可通过污染的食物、水，以及人与人之间的密切接触传播。它能引发急性胃肠炎，导致腹泻、呕吐等症状，在学校、幼儿园、医院等人员密集场所容易引起暴发流行。选项C：肠腺病毒可引起胃肠道感染，进而导致腹泻。肠腺病毒主要感染儿童，通过呼吸道飞沫或粪-口途径传播，可影响肠道正常功能，出现腹泻表现。选项D：星状病毒感染后主要侵犯肠道，引起肠道功能紊乱，导致腹泻，尤其在儿童和老年人等免疫力相对较低的人群中较为常见。选项E：杯状病毒包含诺如病毒等多种病毒，其中诺如病毒是引起病毒性腹泻常见病原体，杯状病毒整体而言也可导致病毒性腹泻。

5.答案：ABCDE

解析：疫苗主要预防血清型G1、G2、G3、G4和G9导致的婴幼儿轮状病毒胃肠炎。6周龄—32周龄婴儿尽早接种，共接种3剂，6周龄—12周龄接种第1剂，各剂间隔4周及以上。

6.答案：ABCDE

解析：选项A：轮状病毒在环境中相对较为稳定，人群普遍易感，虽然在秋冬季节可能高发，但其他季节也有病例出现，所以全年都有散发的可能性。选项B：轮状病毒感染人体后，主要侵犯小肠上皮细胞，导致肠道吸收和分泌功能失衡，进而引起以急性胃肠炎表现为主的一系列症状，比如腹泻、呕吐、腹痛等。选项C：婴幼儿的免疫系统尚未发育完善，肠道屏障功能较弱，对轮状病毒的抵抗力较差，所以轮状病毒感染多见于婴幼儿腹泻，是婴幼儿腹泻的常见病原体之一。选项D：轮状病毒具有高度传染性。它可以通过粪-口途径传播，也可通过密切接触传播，如接触被污染的物品、玩具等，还可通过气溶胶形式经呼吸道传播，所以在人群密集场所容易传播。选项E：轮状病毒感染人体后，有1~3

天的潜伏期。

7.答案：BCD

解析：发热：病毒感染人体后刺激免疫系统，引起免疫反应，导致体温调节中枢紊乱。呕吐：病毒侵袭胃肠道，引起胃肠功能紊乱，大多每天10次以下。腹泻：大便性状为水样大便，因轮状病毒损伤小肠黏膜上皮细胞，影响肠道正常消化和吸收功能，使肠道内水分和电解质吸收障碍，大量水样便排出。

8.答案：BCE

解析：适用人群：适用于6~32周龄婴儿。接种程序：共接种3剂。6~12周龄接种第1剂，各剂接种间隔4周及以上，第3剂接种不应晚于32周龄。接种方式：口服接种，将疫苗液体直接喂于婴儿口中。作用：主要预防由血清型G1、G2、G3、G4和G9导致的婴幼儿轮状病毒胃肠炎。

9.答案：ACD

解析：发病特点：全年散发；在我国，轮状病毒感染高峰主要在秋末冬初，通常是10月至次年2月。轮状病毒主要感染小肠绒毛上皮细胞，病毒侵入人体后，在小肠绒毛上皮细胞内增殖，破坏细胞正常功能，导致肠道吸收和分泌功能失衡，从而引起腹泻等症状。A群轮状病毒不仅感染人，还可以感染多种动物，如猪、牛等。

10.答案：ABCE

解析：轮状病毒通过肠道传播，预防与寒冷季节减少外出，注意保暖无关。

11.答案：ABCD

解析：消化系统症状：腹泻：最为常见，粪便多为水样或蛋花汤样，无脓血，每日腹泻次数可达数次甚至十几次。这是因为病毒感染小肠绒毛上皮细胞，破坏了肠道的吸收功能，导致肠腔内渗透压增高，水分大量进入肠道而引起腹泻。呕吐：多在腹泻之前或同时出现，早期较为频繁，每天可达10次以下，呕吐物多为胃内容物。全身症状发热：多数患者会出现发热症状，体温一般在38~39℃，部分患者体温可能更高，发热通常会持续1~3天。精神萎靡、食欲不振：由于身体不适以及营养丢失等原因，患者会表现出精神状态不佳、活动减少、对食物缺乏兴趣等情况。严重腹泻和呕吐还可能导致脱水、电解质紊乱等并发症，如出现眼窝凹陷、皮肤干燥、尿量减少、精神极度萎靡等表现，若不及时处理，可能会危及生命。

12.答案：ABD

解析：选项C：感染过轮状病毒的婴幼儿，其免疫系统已经对轮状病毒有过一定的免疫反应。但这并不意味着不能接种该疫苗，反而接种疫苗可能进一步增强其对轮状病毒不同亚型的免疫保护。选项E：过敏体质婴幼儿并不等同于对该疫苗的特定成分过敏。不能仅凭过敏体质就判定为接种禁忌证，还需进一步明确是否对疫苗成分过敏。

13.答案：ABD

解析：选项A：轮状病毒疫苗可以刺激机休产生相应的抗体。接种疫苗者感染后症状相对较轻，重症病例减少。选项B：接种疫苗后，机体免疫系统对轮状病毒有了预先的"记忆"。因为病毒在体内持续作用的时间缩短，所以由轮状病毒引起的腹泻等症状持续的时间也会相应缩短，即病程缩短。选项C：轮状病毒疫苗是一种预防性疫苗，治疗轮状病毒感染性腹泻通常需要采取补液、纠正电解质紊乱、使用肠黏膜保护剂等措施来缓解症状和促进恢复，而不是依靠疫苗来治疗。选项D：轮状病毒疫苗的主要作用机制就是预防感染。疫苗中的抗原成分能使机体免疫系统产生针对轮状病毒的特异性抗体和免疫细胞，降低轮状病毒感染性腹泻的发病风险。选项E：虽然轮状病毒疫苗在预防轮状病毒感染性腹泻方面有显著效果，但目前还无法做到完全消除这种疾病。

14.答案：ABCDE

解析：参照三价轮状病毒疫苗说明书，三价轮状病毒疫苗可预防的血清型有G1、G2、G3、G4、G9。

15.答案：ADE

解析：选项A：成人轮状病毒胃肠炎时，肠道黏膜受损，分泌功能异常，会排出米汤样粪便。选项B：在我国，轮状病毒感染高峰主要是在秋冬季，而不是7～9月。选项C：引起婴幼儿腹泻最常见的轮状病毒是A组轮状病毒，而B组

轮状病毒主要引起成人腹泻。选项D：轮状病毒主要感染小肠绒毛上皮细胞，病毒在细胞内增殖，导致细胞损伤、脱落，引起肠道吸收和分泌功能紊乱，从而出现腹泻等症状。选项E：轮状病毒的传播途径包括粪-口途径，也可通过飞沫传播，在相对封闭的环境中，含有病毒的飞沫被他人吸入后可能导致感染。

（三）判断

1.答案：错误

解析：潜伏期1～3天。

2.答案：错误

解析：免疫缺陷的轮状病毒感染者的排毒时间会延长，成为重要的传染源。

3.答案：正确

解析：接种轮状病毒疫苗可以缩短轮状病毒感染性腹泻的病程。

（四）填空

答案：3　6～12　4～10　32

十、人乳头瘤病毒感染

（一）单选

1.答案：D

解析：高危型人乳头瘤病毒（HPV）有多种型别，常见的高危型HPV型别包括HPV16、18、31、33、35、39、45、51、52、56、58、59、66、68等。而常见的低危型HPV型别如HPV6、11、40、42、43、44、54、61、70、72、81、89等，主要与生殖器疣等良性病变相关。

2.答案：C

解析：我国"两癌"筛查主要针对的妇女年龄段一般是35～64岁。

3.答案：B

解析：世卫组织发布的《加速消除宫颈癌全球战略》提出，到2030年保证90%的女孩在15岁前完成HPV疫苗接种。

4.答案：C

解析：我国宫颈癌存在两个发病高峰年龄段：第一个高峰：40～50岁。第二个高峰：60～70岁。老年女性身体功能全面衰退，免疫功能进一步下降，对HPV病毒的免疫监视和清除能

力更弱，最终导致宫颈癌在这个年龄段又出现一个发病高峰。

5.答案：B

解析：酿酒酵母是常用于重组疫苗表达的系统之一，很多疫苗的生产会利用酿酒酵母来表达相关抗原。大肠埃希菌表达系统在重组疫苗生产中也较为常用，具有生长快等特点，可用于表达特定的蛋白等。四价和九价HPV疫苗一般采用昆虫–杆状病毒表达系统。昆虫–杆状病毒表达系统可以表达相对复杂的蛋白质，并且在蛋白质翻译后修饰等方面具有一定优势，有助于生产出具有良好免疫原性的HPV疫苗。目前我国上市使用的人乳头瘤病毒疫苗中，4价HPV疫苗、9价HPV疫苗采用酿酒酵母表达系统，2价HPV疫苗采用大肠埃希菌、杆状病毒、毕赤酵母表达系统。

（二）多选

1.答案：ABDE

解析：白破疫苗、脊髓灰质炎灭活疫苗、9价HPV疫苗、13价肺炎球菌多糖结合疫苗接种途径是肌内注射，A群C群流脑多糖疫苗是皮下注射，并非肌内注射。

2.答案：BCD

解析：A选项：目前并没有强制要求接种HPV疫苗前必须进行HPV检测，即使感染了某种HPV亚型，也可以接种疫苗预防其他未感染的亚型。B选项：接种HPV疫苗前三个月内应避免使用免疫球蛋白或血液制品，因为这些制品可能会影响疫苗的免疫效果。C选项：如果完成3剂4价HPV疫苗接种后需要接种9价HPV疫苗，至少间隔12个月后才能开始接种，这是基于相关的临床研究和免疫程序规定，以确保免疫效果和安全性。D选项：9~14岁女性接种2价HPV疫苗可采取2剂次或3剂次的接种方案。E选项：妊娠期女性应避免接种HPV疫苗，因为目前缺乏足够数据证明其对胎儿的安全性；哺乳期女性也不建议接种，虽然目前没有发现疫苗成分会对乳汁产生不良影响，但出于谨慎考虑暂不推荐。

3.答案：AB

解析：对疫苗成分过敏：若对HPV疫苗中的活性成分（如重组的HPV蛋白等）、辅料（如酵母、防腐剂等）过敏，接种后可能引发严重过敏反应，如过敏性休克、呼吸困难等，这类人群禁止接种。处于疾病急性期：比如正患严重感冒、肺炎等感染性疾病，或自身免疫性疾病处于发作期，身体免疫系统已在应对疾病，此时接种疫苗，一方面可能加重原有病情，另一方面会影响疫苗诱导免疫应答的效果，应待病情稳定、症状消退后再接种。免疫功能低下：像先天性免疫缺陷患者，或因疾病（如艾滋病、恶性肿瘤）、药物（如长期使用免疫抑制剂）导致免疫功能受损人群。妊娠期：目前缺乏足够数据证明HPV疫苗对胎儿的安全性，为避免潜在风险，妊娠期女性不建议接种。哺乳期女性也暂不推荐，虽无证据表明疫苗成分影响乳汁，但出于谨慎考虑，建议哺乳期结束后接种。

4.答案：CDE

解析：高危型人乳头瘤病毒（HPV）有多种型别，常见的高危型HPV型别包括HPV16、18、31、33、35、39、45、51、52、56、58、59、66、68等。而常见的低危型HPV型别如HPV 6、11、40、42、43、44、54、61、70、72、81、89等，主要与生殖器疣等良性病变相关。

5.答案：ABCE

解析：四价HPV疫苗可预防4种HPV病毒型别，分别为HPV16、18、6和11。其中，HPV16和18型属于高危型，与约70%的宫颈癌发生相关；HPV6和11型属于低危型，主要与90%的生殖器疣发生有关。

6.答案：BDE

解析：人乳头瘤病毒（HPV）主要危险型别包括HPV16、18、31、33、35、39、45、51、52、56、58、59、66、68等。

7.答案：ABCE

解析：良性病变：生殖器疣、普通疣、扁平疣。恶性肿瘤：宫颈癌、肛门癌、口咽癌、阴道癌、外阴癌、阴茎癌。

8.答案：ABCE

解析：高危型HPV持续感染一般可导致恶性肿瘤如宫颈癌、肛门癌、口咽癌、阴道癌、外阴癌、阴茎癌。

9. 答案：ABCD

解析：选项A：我国上市的3种双价HPV疫苗表达系统并不相同。选项B：不同双价HPV疫苗推荐的免疫程序不完全相同。选项C：毕赤酵母HPV其接种对象为9~30岁女性。选项D：并非所有3剂都在一年内完成（2价HPV疫苗说明书未提及所有3剂疫苗应在1年内完成，4价HPV疫苗说明书提及三针疫苗需在一年内完成）。选项E：佐剂能够增强疫苗的免疫原性，我国上市使用的3款双价HPV疫苗中均添加了铝佐剂成分。

10. 答案：ABD

解析：扁平疣、肛门-生殖器疣、复发性呼吸道人乳头状瘤与低危型HPV感染有关。

11. 答案：ABC

解析：目前市面上双价 HPV 疫苗（重组酿酒酵母）接种对象通常是9~45岁女性，并非9~30岁女性。（目前国内暂无酿酒酵母表达系统制备的2价HPV疫苗，重组酿酒酵母表达系统可用于制备4价和9价HPV疫苗。）

（三）判断

1. 答案：错误

解析：四价人乳头瘤疫苗预防的HPV血清型是6、11、16、18型。

2. 答案：正确

解析：我国上市使用的HPV疫苗中，仅双价HPV疫苗（大肠杆菌）和九价HPV疫苗说明书中明确，可用于预防疫苗覆盖HPV型别引起的持续感染。

3. 答案：错误

解析：HPV 6、11型是低危型，不会引起宫颈癌。

（四）填空

1. 答案：16型　18型

2. 答案：在15岁之前完成人乳头状瘤病毒（HPV）疫苗接种

十一、炭疽

（一）单选

1. 答案：A

解析：炭疽疫苗接种采用皮上划痕注射。

2. 答案：A

解析：皮上划痕人用炭疽活疫苗接种时，用手将划痕处的皮肤紧绷，再用消毒的划痕针在每滴疫苗处划上"#"字，确保每条痕长度约为1~1.5厘米。

3. 答案：C

解析：炭疽的主要传染源是患病的食草动物，如牛、羊、马、骆驼等，以及带菌的动物尸体。

4. 答案：A

解析：皮上划痕人用炭疽活疫苗接种后一般1周左右可产生抗体。

5. 答案：A

解析·接触传播是炭疽最常见的传播途径。

6. 答案：B

解析：A选项：炭疽芽孢杆菌是竹节状排列的革兰氏阳性大杆菌。B选项：炭疽芽孢杆菌是在有氧条件下形成芽孢，并非无氧条件。C选项：炭疽芽孢杆菌的荚膜和外毒素是其重要的毒力因素。D选项：有毒株产生荚膜，无毒株不产生荚膜。

7. 答案：A

解析：炭疽病可以选择的抗生素主要包括青霉素G、四环素、环丙沙星等，但青霉素G是治疗炭疽的首选药物。

8. 答案：B

解析：炭疽减毒活疫苗接种后，免疫力一般可持续1年。

9. 答案：D

解析：芽孢抗原存在于芽孢的外衣，它具有免疫保护作用，能刺激机体产生免疫反应来抵抗炭疽杆菌芽孢的感染。

10. 答案：C

解释：炭疽抗菌治疗首选青霉素。对于青霉素过敏者，可选用环丙沙星替代，环丙沙星属于氟喹诺酮类。

11. 答案：B

解析：皮上划痕人用炭疽活疫苗的有效期一般为2年。

12. 答案：C

解析：皮上划痕人用炭疽活疫苗外观形状为灰白色悬液。

13.答案：B

解析：若已将皮上划痕人用炭疽活疫苗调配，则应立即使用或在2～8℃冷藏条件下1小时内使用，否则不应再使用。

14.答案：C

解析：皮上划痕人用炭疽活疫苗接种后，接种部位需至少裸露5～10分钟，再用消毒干棉球擦拭干净。

（二）多选

1.答案：ABD

解析：目前国家扩大免疫规划程序规定的重点地区重点人群使用的疫苗有钩端螺旋体疫苗、炭疽疫苗、出血热疫苗。

2.答案：ACE

解析：责任报告单位和责任疫情报告人发现甲类传染病（如霍乱、鼠疫）和乙类传染病中的肺炭疽、传染性非典型肺炎的患者或疑似患者时，或发现其他传染病和不明原因疾病暴发时，应于2小时内将传染病报告卡通过网络报告。

3.答案：ACDE

解析：虽然减毒活疫苗免疫作用时间相对较长，一般情况下免疫效果较好，但说只要一次免疫就可产生持久免疫过于绝对。不同的减毒活疫苗，其免疫程序可能不同，有些疫苗可能需要多次接种来强化免疫效果，以保证产生足够且持久的免疫力。例如脊髓灰质炎减毒活疫苗，就需要多次接种。

4.答案：ABDE

解析：炭疽传播途径不包括性传播。

5.答案：ABDE

解析：伤寒疫苗一般通过注射接种，通常不会在接种部位留下明显的"瘢痕"。

6.答案：ACDE

解析：责任报告单位和责任疫情报告人发现甲类传染病（如霍乱、鼠疫）和乙类传染病中的肺炭疽、传染性非典型肺炎的患者或疑似患者时，或发现其他传染病和不明原因疾病暴发时，应于2小时内将传染病报告卡通过网络报告。

7.答案：ADE

解析：炭疽芽孢杆菌是革兰氏阳性杆菌，需氧或兼性厌氧，菌体粗大，两端平截或凹陷，排列似竹节状，无鞭毛，不能运动。在机体内或含血清的培养基中可形成荚膜。芽孢特性：在有氧条件下和适宜的温度（25～30℃）等环境中可形成芽孢。芽孢呈椭圆形，位于菌体中央，直径小于菌体宽度。芽孢对外界环境抵抗力极强，可在土壤中存活数十年，能耐受高温、干燥、化学消毒剂等不良环境条件，在100℃干热1小时或高压蒸汽灭菌（121℃，20～30分钟）才能被杀死。其繁殖体抵抗力并不强，易被一般消毒剂杀灭。治疗炭疽主要使用抗生素，如青霉素、环丙沙星等，早期、足量、足疗程应用抗生素对治疗炭疽至关重要。

（三）判断

答案：正确

解析：炭疽疫苗应用消毒注射器吸取疫苗，在接种部位滴2滴，间隔3～4cm，划痕时用手将皮肤绷紧，用消毒划痕针在每滴疫苗处作"井"字划痕，每条痕长1～1.5cm，划破表皮以出现间断小血点为度。

（四）填空

1.答案：炭疽弱毒菌株（A16R）。

2.答案：炭疽芽孢杆菌。

十二、钩端螺旋体

（一）单选

1.答案：B

解析：我国重点人群免疫规划疫苗中的钩端螺旋体疫苗接种对象年龄范围为7～60周岁。

2.答案：D

解析：赫氏反应是钩端螺旋体病患者在使用青霉素治疗后的2～4小时内，因大量钩端螺旋体被青霉素杀死，释放毒素所致，常表现为突然出现寒战、高热、头痛、全身痛、心率和呼吸加快等症状。

3.答案：B

解析：A选项：黄疸出血型：此型属于中期（器官损伤期）的表现，主要是病菌侵犯肝脏和肾脏等器官，导致黄疸、出血以及肝肾功能损害等。B选项：流感伤寒型：在早期（钩端螺旋体血症期），多数患者表现为寒战、高热、全身酸痛（以腓肠肌为甚）、眼结膜充血等症状，这些症状类似流感和伤寒，且多数患者3～5天可自愈。C选项：肺出血普通型：肺出血相关表现也是在中期（器官损伤期），病菌对肺部造成损伤时才出现。D选项：脑膜炎型：同样是在中期（器官损伤期），当病菌侵犯中枢神经系统时，才会引发脑膜炎型表现。

4.答案：A

解析：黄河流域及其以北各省区主要为洪水型和雨水型，以猪为主要传染源。

5.答案：C

解析：7～13岁接种剂量减半。

6.答案：A

解析：钩端螺旋体革兰氏染色为阴性。

7.答案：B

解析：钩端螺旋体病主要影响人体的循环系统。

8.答案：C

解析：钩端螺旋体在水或湿土中可以存活数周至数月。

9.答案：A

解析：Weil综合征（黄疸型钩端螺旋体病）会出现溶血性黄疸，通常伴有氮质血症（可反映肾衰竭相关情况）、贫血、神志不清和持续发热。

10.答案：C

解析：钩端螺旋体病的严重并发症之一是急性肾衰竭。

（二）多选

1.答案：ABCDE

解析：选项全部是乙类传染病。

2.答案：ABD

解析：注射免疫球蛋白者，需要间隔至少1月以上才能接种该疫苗，以免影响免疫效果。钩端螺旋体疫苗开启后应立即使用，如需放置，应置于2～8℃，并于1小时内用完，剩余均应废弃。

3.答案：ABCE

解析：虽然紫外线具有杀菌作用，但题目问的是对哪些"消毒剂"敏感，紫外线属于物理消毒方法，不属于消毒剂范畴。

4.答案：AB

解析：56℃下10分钟，60℃下10秒可以在较短时间内杀死钩端螺旋体。

5.答案：BCDE

解析：选项A：钩端螺旋体病的病程通常较长，一般分为早期（钩端螺旋体败血症期）、中期（器官损伤期）和后期（恢复期或后发症期），其整个病程一般超过3周。

（三）判断

1.答案：正确

解析：注射免疫球蛋白者，应至少间隔1个月接种钩端螺旋体疫苗，以免影响免疫效果。

2.答案：正确

解析：钩端螺旋体病全年均可发病，主要流行于夏秋季，5～9月发病最多。

（四）填空

1.答案：鼠类 猪

2.答案：钩端螺旋体病

3.答案：7～13 10

4.答案：特定血清

5.答案：灭活 减毒活

6.答案：皮下注射

十三、出血热

（一）单选

1.答案：C

解析：基础免疫2剂，0天、14天各接种1剂，基础免疫后1年加强1剂。

2.答案：C

解析：主要宿主动物是鼠类，如黑线姬鼠、褐家鼠等。

3.答案：B

解析：2008年开始，我国将流行性出血热免疫接种纳入了扩大免疫规划，覆盖7个疫情高发省份。

4.答案：C

解析：2010年我国实施流行性出血热疫苗纳入扩大免疫规划工作的省份增加至12个。

5.答案：B

解析：Ⅰ型灭活疫苗完成全程免疫需接种4针，Ⅱ型灭活疫苗完成全程免疫需接种3针，Ⅰ型纯化疫苗完成全程免疫需接种4针，双价灭活疫苗完成全程免疫需接种3针。

6.答案：D

解析：Ⅱ型灭活疫苗、双价灭活疫苗完成全程免疫共需接种3针。

7.答案：A

解析：流行性出血热Ⅰ型灭活疫苗，基础免疫阶段接种时间间隔为第0天–第一针后7天–第二针后21天，首剂接种后6个月进行加强免疫。

8.答案：B

解析：流行性出血热Ⅱ型灭活疫苗，基础免疫阶段接种时间间隔为第0天–第一针后28天，首剂接种后12个月进行加强免疫。

9.答案：B

解析：流行性出血热Ⅰ型纯化疫苗，基础免疫阶段接种时间间隔为第0天–第一针后7天–第二针后21天，首剂接种后4~6个月进行加强免疫。

10.答案：C

解析：双价流行性出血热灭活疫苗，基础免疫阶段接种时间间隔为第0天–第一针后14天，首剂接种后12个月进行加强免疫。

11.答案：C

解析：流行性出血热疫苗加强免疫剂量为2ml的是Ⅱ型灭活疫苗。

12.答案：C

解析：肾综合征出血热疫苗属于免疫规划疫苗。出现肾综合征出血热病例后，当地卫生行政部门和疾控部门会组织应急接种，接种范围为病例周边0.5公里范围内的16~60岁人群。

13.答案：A

解析：Ⅰ型肾综合征出血热灭活疫苗不含铝佐剂的疫苗。

14.答案：A

解析：肾综合征出血热疫苗利用沙鼠肾细胞培养制备的疫苗是Ⅰ型灭活疫苗。

15.答案：B

解析：肾综合征出血热疫苗利用乳鼠脑细胞培养制备的疫苗是Ⅰ型纯化疫苗。

（二）多选

1.答案：ACE

解析：麻腮风疫苗、A群流脑多糖疫苗皮下接种。

2.答案：ABD

解析：布病疫苗及鼠疫疫苗不属于上述所属疫苗。

3.答案：ABD

解析：流行性出血热典型病例具有发热、出血、肾脏损害三大特征。

4.答案：ABCE

解析：目前我国研制并正在使用的肾综合征出血热疫苗有沙鼠肾细胞灭活疫苗（Ⅰ型）、金地鼠肾细胞灭活疫苗（Ⅱ型）、乳鼠脑纯化汉坦病毒灭活疫苗（Ⅰ型）、沙鼠肾原代细胞、金地鼠肾细胞和Vero-E6细胞纯化精制双价疫苗（含Ⅰ型和Ⅱ型）。

5.答案：AC

解析：选项A：Ⅰ型疫苗经β-丙内酯灭活制成，Ⅱ型疫苗经甲醛灭活制成。选项B：Ⅰ型灭活疫苗为野鼠型，病毒经沙鼠肾原代细胞培养后获得；Ⅱ型灭活疫苗为家鼠型，病毒于地鼠肾原代细胞培养后获得。选项C：Ⅰ型灭活疫苗加强免疫剂量为1ml，Ⅱ型灭活疫苗加强免疫剂量为2ml。选项D：无论是Ⅰ型还是Ⅱ型流行性出血热灭活疫苗，接种部位均为上臂外侧三角肌肌内注射。选项E：Ⅰ型流行性出血热灭活疫苗不含铝佐剂。

6.答案：AD

解析：流行性出血热Ⅰ型灭活疫苗、双价流行性出血热灭活疫苗经β-丙内酯灭活病毒制备而成。

7.答案：CD

解析：肾综合征出血热疫苗利用地鼠肾细胞培养制备的疫苗是Ⅱ型灭活疫苗、双价灭活疫苗。

（三）判断

答案：错误

解析：肾综合征出血热疫苗属于国家扩大免疫规划程序规定的重点地区重点人群使用的免疫规划疫苗，免费接种。

（四）填空

1.答案：流行性出血热

2.答案：Ⅰ型　　Ⅱ型

3.答案：肌内注射

十四、黄热病

（一）单选

1.答案：B

解析：接种黄热病疫苗后7天左右产生抗体。

2.答案：B

解析：前往黄热病流行区人员应至少提前10天接种黄热病疫苗。

3.答案：A

解析：城市型黄热病传播媒介是埃及伊蚊。

4.答案：C

解析：黄热病病毒含的是单股正链RNA，并非双股正链RNA。

5.答案：D

解析：黄热病疫苗接种程序为1剂次。

6.答案：C

解析：黄热病的潜伏期通常为3～6天，而不是7～10天。

7.答案：A

解析：黄热病疫苗接种程序为1剂次，上臂外侧三角肌皮下注射。

（二）多选

1.答案：ABCD

解析：黄热病根据病情轻重，可分为极轻型、轻型、重型和恶性型。

2.答案：ABDE

解析：《中华人民共和国国境卫生检疫法》第三条明确规定，本法规定的传染病是指检疫传染病和监测传染病。其中检疫传染病，是指鼠疫、霍乱、黄热病以及国务院确定和公布的其他传染病。

（三）判断

答案：错误

解析：开启疫苗瓶和注射黄热病疫苗时，消毒剂接触到疫苗会对疫苗效果产生影响。

（四）填空

答案：皮下

十五、霍乱

（一）单选

1.答案：B

解析：A选项：脊髓灰质炎和甲型肝炎主要通过消化道传播，而乙型肝炎主要通过血液、母婴和性接触传播。B选项：霍乱是由霍乱弧菌引起的急性肠道传染病，主要通过被污染的水和食物经消化道传播；细菌性痢疾是由痢疾杆菌引起的肠道传染病，也是通过消化道传播；埃可病毒可引起脑膜炎、疱疹性咽峡炎等多种疾病，主要经消化道传播。C选项：EB病毒主要通过唾液传播，如接吻等密切接触传播；埃博拉病毒主要通过接触患者或感染动物的血液、体液、分泌物等传播；丙肝主要通过血液传播、母婴传播和性传播。D选项：戊型肝炎主要通过消化道传播，伤寒是由伤寒杆菌引起的急性消化道传染病，主要通过消化道传播，而EV70病毒主要引起急性出血性结膜炎，主要通过接触传播。

2.答案：C

解析：免疫程序为初次免疫者须服用3剂次，分别于0、7、28天口服，每次1粒。

3.答案：C

解析：霍乱属于非免疫规划疫苗。

4.答案：C

解析：O1群霍乱弧菌根据O抗原不同分为小川型、稻叶型和彦岛型3个血清型。

5.答案：C

解析：1961年开始的第七次世界性霍乱大流行是由O1群埃尔托生物型霍乱弧菌引起的。

6.答案：C

解析：选项A：霍乱疫苗主要是刺激机体产生针对霍乱相关抗原的免疫反应，其不良反应主要集中在与免疫反应相关的一些症状，而非周围神经炎这种特定的神经系统病变。选项B：局部疼痛、瘙痒、红肿这类不良反应相对比较常见于一些注射类疫苗，但是对于霍乱疫苗来说，它目前国际上常用的接种途径是口服，不是注射。选项C：当人体接种霍乱疫苗后，疫苗作为一种抗原，会刺激机体免疫系统产生免疫应答。在这个过程中，有时会发生发热，这是免疫系统激活的一种表现；轻度腹痛可能是肠道对疫苗成分产生的一种轻度反应；荨麻疹、皮疹等则是免疫系统过度反应导致的过敏相关症状，这些都属于霍乱疫苗可能出现的不良反应。选项D：偶见嗜神经毒性病例不符合霍乱疫苗不良反应的实际情况。

（二）多选

1.答案：ABCD

解析：选项E：霍乱主要是由霍乱弧菌感染引起的肠道疾病，其治疗主要是通过隔离、补液、纠正电解质紊乱以及适当使用抗菌药物或抑制肠道分泌药物等方法来缓解症状、清除病菌和恢复身体功能。

2.答案：ACE

解析：重组B亚单位/菌体霍乱疫苗（肠溶胶囊）主要针对的是O1群霍乱弧菌（包括古典生物型和埃尔托生物型），对于O139型霍乱弧菌和非O1群霍乱弧菌引起的腹泻没有预防作用，除了预防霍乱弧菌引起的腹泻外，对产肠毒素大肠埃希菌引起的腹泻也有一定的预防作用，这是因为疫苗中的某些成分可以在一定程度上抵御产肠毒素大肠埃希菌引发的肠道感染。

3.答案：ABCDE

解析：沿海地区由于人口密集、交通便利、水源丰富且易受污染等因素，发病率通常高于平原地区。盐碱地区更适合霍乱弧菌生存，所以盐碱地区发病率高于非盐碱地区。

4.答案：ABCDE

解析：粪便涂片染色（A选项）：原理：通过对粪便进行涂片染色，可在显微镜下观察细菌的形态特征。霍乱弧菌为革兰氏阴性菌，呈弧形或逗点状。通过染色可以初步判断是否存在霍乱弧菌，为诊断提供形态学依据。意义：能够快速观察到细菌的形态，帮助初步识别霍乱弧菌，在霍乱的早期诊断中有重要意义，是病原学检查的

基础方法之一。悬滴镜检（B选项）：原理：将粪便标本制成悬滴标本，在显微镜下观察细菌的动力。霍乱弧菌具有单鞭毛，运动活泼，呈穿梭样或流星状运动。通过观察细菌的运动状态，可初步判断是否为霍乱弧菌。意义：可以快速观察到霍乱弧菌的特殊运动方式，在临床诊断中能够快速提供初步线索，有助于早期诊断霍乱。制动试验（C选项）：原理：在悬滴标本中加入霍乱弧菌的抗血清，如果细菌的运动停止，即为制动试验阳性。这是因为抗血清中的抗体与霍乱弧菌表面的抗原结合，使细菌失去运动能力。意义：制动试验阳性进一步证实所观察到的细菌为霍乱弧菌，可提高诊断的准确性，是对悬滴镜检结果的进一步确认。核酸检测（D选项）：原理：利用核酸扩增技术（如PCR），针对霍乱弧菌特有的核酸序列进行扩增和检测。通过检测样本中是否存在霍乱弧菌的特定核酸片段，来确定是否感染霍乱弧菌。意义：核酸检测具有高度的特异性和敏感性，能够快速准确地检测出霍乱弧菌的核酸，即使在细菌数量较少的情况下也可能检测到，有助于早期诊断和疫情监测。增菌培养（E选项）：原理：由于粪便中霍乱弧菌的数量可能较少，直接检测可能漏检。增菌培养是将粪便标本接种到适宜的培养基（如碱性蛋白胨水等）中，在合适的条件下培养，使霍乱弧菌大量繁殖，增加细菌数量。意义：经过增菌培养后，可提高后续检测（如涂片、培养等）的阳性率，有助于更准确地诊断霍乱。同时，培养出的细菌还可用于进一步的鉴定和药敏试验，为临床治疗提供依据。

5.答案：ABC

解析：A选项白喉杆菌能产生强烈的外毒素，即白喉毒素，可引起局部炎症和全身中毒症状。B选项破伤风杆菌能产生破伤风痉挛毒素和破伤风溶血毒素等外毒素，破伤风痉挛毒素是引起破伤风特有的临床症状的主要原因。C选项霍乱弧菌可产生霍乱肠毒素，这是一种外毒素，能导致霍乱患者剧烈腹泻等症状。D选项伤寒沙门菌主要是通过内毒素致病，而非分泌外毒素。E选项流感嗜血杆菌分泌内毒素。

（三）判断

1. 答案：错误

解析：初次服用霍乱疫苗免疫程序应为0、7、28天。

2. 答案：正确

解析：霍乱病例解除隔离的标准：患者症状消失后，隔天粪便培养一次，连续两次粪便培养阴性可解除隔离。对于慢性带菌者：粪便培养连续7天阴性，胆汁培养每周一次，连续两次阴性可解除隔离。

（四）填空

答案：口服　0　7　28

（杨　湃　徐娜妮　王俊伟　方施思　邓　璇　陈雅萍）